国家自然科学基金（项目编号 81771209）资助出版

带状疱疹神经痛基础与临床

许 纲 编著

科学出版社

北 京

内 容 简 介

带状疱疹神经痛是带状疱疹最常见的并发症，多见于老年患者，其是由水痘－带状疱疹病毒侵害神经导致的，是典型的神经病理性疼痛，严重影响患者的生活质量。本书围绕带状疱疹神经痛这个常见病，系统阐述近年来水痘－带状疱疹病毒和带状疱疹神经痛的基础与临床研究的主要进展。全书以病毒的基本特性——嗜神经性为切入点，从病毒对神经的破坏入手来认识此病，继而评述了目前带状疱疹神经痛的临床研究成果。最后总结了上万例患者的临床实践，提出了基于营养神经的神经修复策略，以达到"治"痛的目的。

本书可供各级医院皮肤科、神经内科、疼痛科、康复科、中医科、针灸科及其他相关专业学科的医护工作者阅读使用。

图书在版编目（CIP）数据

带状疱疹神经痛基础与临床/许纲编著 .—北京：科学出版社，2021.8
ISBN 978-7-03-069402-7

Ⅰ.①带… Ⅱ.①许… Ⅲ.①带状疱疹—诊疗 Ⅳ.① R752.1

中国版本图书馆 CIP 数据核字 (2021) 第 144518 号

责任编辑：戚东桂 / 责任校对：杨 赛
责任印制：赵 博 / 封面设计：龙 岩

科 学 出 版 社 出版
北京东黄城根北街 16 号
邮政编码：100717
http://www.sciencep.com

北京厚诚则铭印刷科技有限公司印刷
科学出版社发行 各地新华书店经销
*
2021 年 8 月第 一 版 开本：787×1092 1/16
2025 年 3 月第四次印刷 印张：28 插页：6
字数：642 000
定价：158.00 元
（如有印装质量问题，我社负责调换）

作者简介

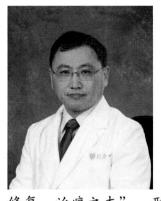

　　许纲　同济大学附属第十人民医院康复医学科主任，医学博士，主任医师，同济大学教授，博士研究生导师。长期从事周围神经损伤的康复治疗，对带状疱疹神经痛、动眼神经损伤、喉返神经损伤、三叉神经痛、偏头痛及视神经炎等疾病的康复治疗有独到的经验，取得了满意的临床疗效。针对带状疱疹神经痛患者的神经损伤，倡导"关注皮下，聚焦外周，营养神经，治痛之源，促进修复，治痛之本"，形成了独特的治疗体系，取得了明显的效果。主持国家自然科学基金面上项目、上海市科学技术委员会临床医学引导项目等多项课题；发表 SCI 论文多篇；获中国康复医学会科学技术进步奖三等奖、上海市康复医学会上海康复医学科技奖三等奖。

彩　　图

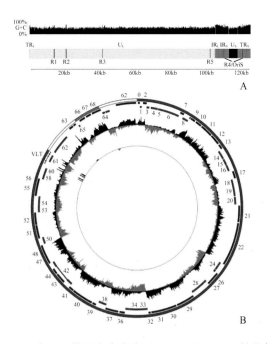

彩图 1　水痘–带状疱疹病毒（VZV）的基因组结构[1]

A. VZV 基因组结构和 G+C 含量的示意图；B. 在 ARPE-19 细胞的裂解感染（外部轨道）和人三叉神经节（内部轨道）的潜伏感染期间的 VZV 转录谱。VZV 基因组的 Circos 图（U_L、TR/IR 和 U_S 分别显示为紫色、白色和灰色条带；有义和反义 ORF 分别显示为红色和蓝色块）。数据表示链特异性 VZV 富集的 mRNA 序列，其中从中心向外（黑色）的峰值读数图表明有义链，而向内（灰色）的峰值读数图为反义链。OriS，复制起点

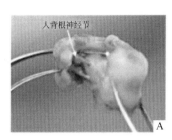

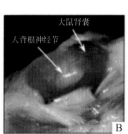

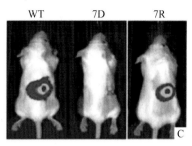

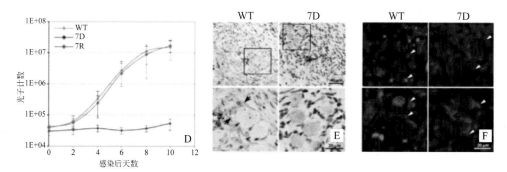

彩图2　VZV的ORF7对于人类神经元中的病毒复制至关重要 [2, 3]

A. 从胎儿脊髓分离出的人背根神经节（DRG）。B. 将人类DRG植入SCID小鼠的肾囊内，并在4周后分别感染100PFU的无细胞野生型（WT）VZV、ORF7缺失突变体（7D）或7D救回体（7R）。C. 每隔一天记录SCID小鼠体内的生物发光信号。显示了感染10天后的图像。D. 对每个样品（5只动物/病毒样品）的总光子进行计数定量，并用于分析生长曲线 [3]。E. 在感染10天时，将SCID小鼠感染WT VZV和7D的DRG进行gE染色（棕色），并用苏木精复染（蓝色）。四联图的下图反映了上图选定区域的高放大倍数。红色箭头表示神经元。在WT感染的样本中观察到了空泡化和可能的神经元–卫星细胞聚集（黑色箭头），广泛存在的病毒gE抗原（棕色）表明VZV裂解性复制，而7D样本保留了正常的DRG形态，未检测到gE。F. 用VZV基因组DNA探针（绿色）对感染的DRG样品进行荧光原位组织化学染色，显示WT VZV感染组织中神经元（红色箭头）和相邻卫星细胞（白色箭头）的细胞核核内信号。在核内复制中心内有活跃的病毒DNA复制；在实验终点7D样本中均未检测到DNA

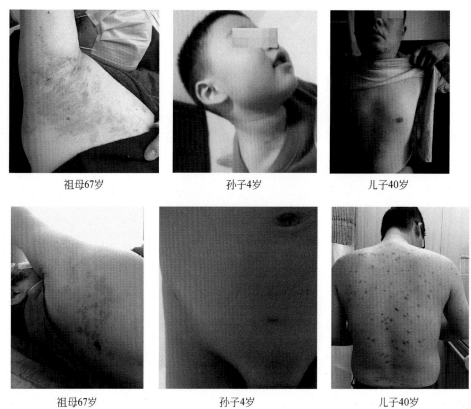

彩图3　一家祖孙三代相继发带状疱疹和水痘

67岁的祖母带状疱疹伴剧烈神经痛，无发热；4岁孙子在祖母发带状疱疹10天后，身体出现零星水痘，轻微瘙痒，没有疼痛和发热等症状；孙子发水痘10天后，40岁的父亲（祖母的儿子）出现周身播散性水痘，伴发热，剧烈的头痛、瘙痒和周身不适等毒血症表现

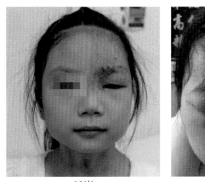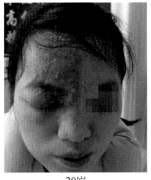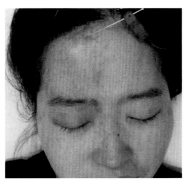

10岁　　　　　　　20岁　　　　　　　30岁

彩图 4　带状疱疹发作期病毒对不同年龄段的人都有神经和皮肤毒性

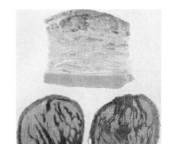

彩图 5　带状疱疹后的背根神经节（DRG）[4]

右下图是 PHN 患者 DRG 纤维化表现，上图是急性带状疱疹 DRG 的背侧出血性发炎，左下图为作对照的带状疱疹后期神经节

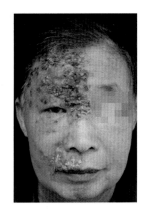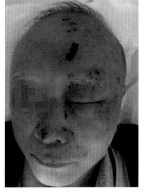

彩图 6　三叉神经第一、二支同时受累

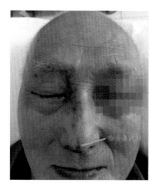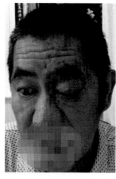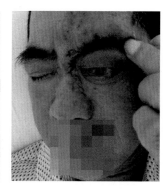

彩图 7　有哈钦森征者提示眼球受累

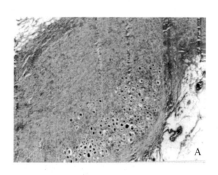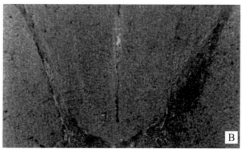

彩图 8　PHN 患者尸检显示 DRG 纤维化（A）、脊髓背角萎缩（B）[5]

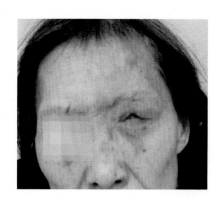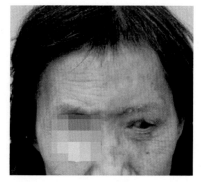

彩图 9　三叉神经眼支带状疱疹后眼睑及额头的瘢痕

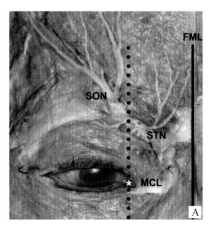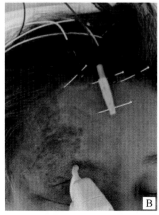

彩图 10　眶上神经和滑车上神经的解剖部位和电极插入的位置[6]

A. STN、SON、SON-s 和 SON-d 分支的解剖图[7]，内眦韧带（MCL）和面部中线的位置（FML）。垂直虚线和实线分别是通过泪小管和鼻根的顶点的参考线。B.患有 HON 的患者（73 岁）左前额疼痛 30 天。将记录电极（黑色）放置于 STN、SON-s 和 SON-d 分支分布区域。共用的参考电极（红色）放置于前额上记录电极的远端。公用地电极（绿色）放置于记录和刺激电极之间

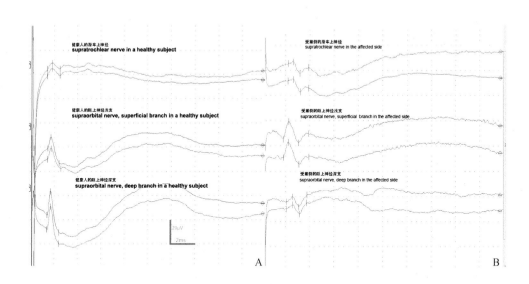

彩图 11　三通道检测 STN、SON、SON-s 和 SON-d 的 SNAP[8]

A. 从健康志愿者前额采集的 STN、SON-s 和 SON-d 的 SNAP。B. 从 HON 患者的受累侧前额采集的 STN、SON-s 和 SON-d 的 SNAP。与健康对照者相比，可见受累侧 STN 和 SON 的 SNAP 潜伏期延迟，波形更宽，波幅明显降低

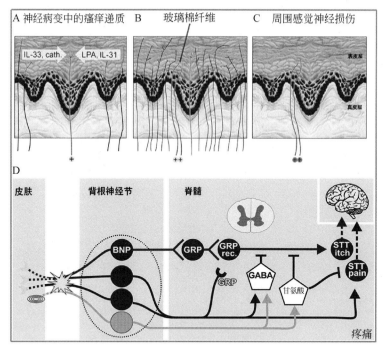

彩图 12　神经病理性瘙痒的潜在机制 [9]

A. 由于周围感觉神经损伤导致的神经纤维（虚线）退变可能会释放激活特异性瘙痒感受器的炎性介质，如 LPA、IL-31 和 IL-33（红线，底部黄色 "+" 标记）。瘙痒感受器通过激活瘙痒特异性通路（红色 "标记线"）引起瘙痒。B. 健康皮肤，当点状刺激（如植物的刺、玻璃棉纤维）仅激活表皮内的少数相邻的伤害性感受纤维（底部黄色 "+" 标记）时，可引起瘙痒，而紧邻的纤维，包括特定的瘙痒感受器（红色），保持沉默。如果这些组合在一起的感受器都被激活（如外伤），会引起疼痛。C. 周围感觉神经损伤（如小纤维神经病和带状疱疹）后，一些残留的表皮异常伤害性感受器（底部黄色 "+" 标记）可出现自发动作电位，未受伤的皮肤也可模拟相同的局部激活而放电（神经病理性瘙痒的空间对比机制）。D. 基于动物数据的瘙痒脊髓加工处理过程：皮肤和黏膜 BNP 初级感觉神经元（红色）与背根神经节（虚线）中的胞体，刺激脊髓背角中释放 GRP 的中间神经元，再刺激接受 GRP 的中间神经元（GRP 受体）和最终投射神经元（瘙痒的脊髓丘脑束），通过对侧脊髓丘脑束将瘙痒信号发送至大脑。疼痛神经元（蓝色）和触摸神经元（灰色）可通过 GABA 能中间神经元抑制瘙痒上行信号，而甘氨酸能中间神经元可抑制瘙痒和疼痛的加工处理。周围神经损伤（黄色爆炸形）可以诱导 GRP 从头合成，这可能有助于脊髓对瘙痒的加工处理（黄色 "GRP"）[1, 7]。BNP，B 型利尿钠肽；cath.，组织蛋白酶 S；GABA，γ- 氨基丁酸；GRP，胃泌素相关肽；IL-31，白介素 31；IL-33，白介素 33；LPA，溶血磷脂酸；黄色爆炸图标前的符号，Pacinian 小体；STT，脊髓丘脑束

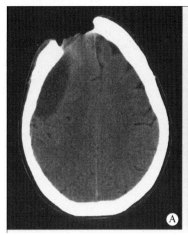
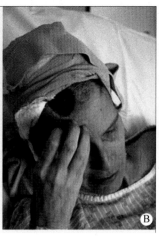
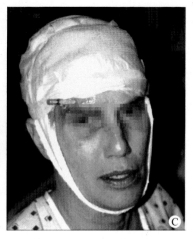

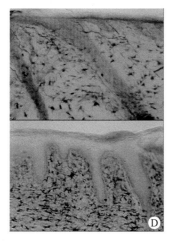

彩图 13　三叉神经眼支带状疱疹后严重瘙痒但无神经痛的女性患者 [10, 11]

发病 1 年内，患者没有疼痛感，但有持续而难耐的瘙痒，使患者反复抓挠而头皮破溃，进而深透额骨至脑膜，导致严重的颅脑损伤。原以为患者抓挠是因为毛滴虫病，但采取针对性治疗无效。神经系统检查表明，大脑皮质从右额颅骨缺损处突出。A. 影像学检查发现右前颅骨缺损为 4cm×6cm，中线移位且硬膜外液被感染。B. 术后患者继续抓挠。患者难以控制的抓挠行为可能归因于额叶脑软化症导致的异常运动行为。C. 多种治疗并没有减轻瘙痒。最后在受累的眶上神经附近插入皮下导管，反复给予丁哌卡因控制症状。睡觉时头部保护性绷带和束缚手也有效。D. 正常头皮（上图）和瘙痒区（下图）的皮肤活检表明，瘙痒区的表皮神经缺失了 96%[12]。感觉测试显示除瘙痒外，大多数感觉均受到严重损害，这说明了为什么抓挠但伤口不痛

参考文献

[1] DEPLEDGE D P, SADAOKA T, OUWENDIJK W J D. Molecular aspects of varicella-zoster virus latency [J]. Viruses, 2018, 10(7):349.

[2] MAHALINGAM R, GERSHON A, GERSHON M, et al. Current *in vivo* models of varicella-zoster virus neurotropism [J]. Viruses, 2019, 11(6): 502.

[3] SELARIU A, CHENG T, TANG Q, et al. ORF7 of varicella-zoster virus is a neurotropic factor [J]. J Virol, 2012, 86(16): 8614-8624.

[4] HEAD H, CAMPBELL A W. The pathology of herpes zoster and its bearing on sensory localisation (Reprinted from Brain, vol 23, pg 353-523, 1900) [J]. Rev Med Virol, 1997, 7(3): 132-143.

[5] WATSON C P, MORSHEAD C, VAN DER KOOY D, et al. Post-herpetic neuralgia: post-mortem analysis of a case [J]. Pain, 1988, 34(2): 129-138.

[6] XU G, ZHOU C, LIU S, et al. Electrophysiological characteristics of the frontal nerve in patients with herpetic ophthalmic neuralgia [J]. Muscle Nerve, 2018, 57(6): 973-980.

[7] SHIN K J, SHIN H J, LEE S H, et al. Emerging points of the supraorbital and supratrochlear nerves in the supraorbital margin with reference to the lacrimal caruncle: implications for regional nerve block in upper eyelid and dermatologic surgery [J]. Dermatol Surg, 2016, 42(8): 992-998.

[8] XU G, ZHOU C, LIU S, et al. Electrophysiological characteristics of the frontal nerve in patients with herpetic ophthalmic neuralgia [J]. Muscle Nerve, 2018, 57(6): 973-980.

[9] STEINHOFF M, OAKLANDER A L, SZABD I L , et al. Neuropathic itch [J]. Pain, 2019, 160(Suppl 1): S11-S16.

[10] SCHOCH D, SOMMER R, AUGUSTIN M, et al. Patient-reported outcome measures in pruritus: a systematic review of measurement properties [J]. J Invest Dermatol, 2017, 137(10): 2069-2077.

[11] MILLER G. Biomedicine. Grasping for clues to the biology of itch [J]. Science, 2007, 318(5848): 188-189.

[12] OAKLANDER A L, COHEN S P, RAJU S V. Intractable postherpetic itch and cutaneous deafferentation after facial shingles [J]. Pain, 2002, 96(1/2): 9-12.

序　一

　　阅读了《带状疱疹神经痛基础与临床》一书，感觉该书的最大特色是全面地阐述了带状疱疹神经痛的病因、病理机制、临床评估和治疗的新进展，又结合了作者自身的临床实践，提出了新的治疗理念。全书系统评述了近年来水痘－带状疱疹病毒和带状疱疹神经痛的基础与临床研究的主要进展，详细阐释了基于机制的带状疱疹神经痛的神经修复治疗理念。全书以病毒的基本结构、遗传学特性、嗜神经性为切入点，首先评述了病毒的分子水平研究，继而评述了带状疱疹的临床和检测评估技术及其对患者生活质量的影响，又围绕神经病理性疼痛的分子机制，介绍了近年的一系列研究成果，以及目前基于疼痛分型的镇痛手段。作者在总结了上万例患者的临床实践的基础上，阅读并引用了近千篇的参考文献，提出了促进损伤神经修复，即神经保护的治疗理念。该书倡导病毒和神经科学研究与临床医学应用的实际相联系，注重病毒分子、神经细胞、神经回路和皮下神经丛各级水平研究的成果及病毒损伤神经问题，力求对带状疱疹神经痛的基础与临床研究起到推动作用。该书是近年来难得遇到的疼痛学领域专著，是慢性疼痛诊疗专科医师的参考书，希望能造福于更多的患者。

中华医学会疼痛学分会副主任委员
中国医师协会疼痛科医师分会副会长
西京医院疼痛科
2020 年 11 月

序 二

　　带状疱疹是国内常见的复发性疼痛病之一，带状疱疹后神经痛是典型的神经病理性疼痛，一直是全球范围内难治性疼痛病之一。带状疱疹后神经痛患者从周围神经末梢至大脑皮质的疼痛信息感受、传递、分析、综合的全程都会发生异常变化，其发病机制目前仍然在探讨中。许多医师仅仅关注此病的疼痛，而不了解病毒损伤周围神经后的变化，临床上控制神经源性炎症和促进神经损伤修复的认识及措施均不足，或者只关注诊疗技术本身而忽视了患者心理异常和实施必要的心理支持治疗。许纲教授是国内为数不多的主攻带状疱疹神经痛的康复专业医师，尽管其临床思路和诊疗体系与疼痛科有些不同，但是他的团队，经过 10 多年的临床实践，不拘常规，勇于探索，形成了促进受损神经修复的治痛理念。许纲教授主持了包括国家自然科学基金在内的多项课题，在国内外发表了多篇论文，形成了自己的治疗体系。

　　《带状疱疹神经痛基础与临床》一书围绕带状疱疹神经痛这个常见病，系统综合了近年来水痘 - 带状疱疹病毒和带状疱疹后神经痛的基础与临床研究的主要进展。以病毒的基本特性——嗜神经性为切入点，从病毒对神经的破坏入手来认识此病，并基于近万例患者的临床实践，总结了自己的临床研究成果，提出促进神经修复这一治疗策略，同时提醒临床医师和患者神经修复过程缓慢持久，需要长期进行治疗。

　　该书较为系统地讲述了带状疱疹神经痛的病因、相关发生机制和研究进展及临床干预方法，能够为神经内科、疼痛科、康复科、皮肤科和中医科等临床医师更好地了解带状疱疹神经痛的发生、发展过程提供参考，是一本启发同道如何从促进神经损伤修复为主的方向实施镇痛治疗的专业书籍。

国家二级教授，中华医学会疼痛学分会功勋专家，原副主任委员
暨南大学附属广州红十字会医院终身荣誉教授
2020 年 11 月 6 日于广州

序　三

　　疼痛是一种原始而深刻触动高级神经中枢的令人不快甚至无法忍受的感觉和体验，给患者带来不能忽视的肉体和精神痛苦，常常严重影响生活质量，有时甚至有性命之忧。疼痛研究和治疗是医学领域最早、最持久的话题，也是医学科学研究和临床实践中最重大的挑战之一。疼痛可以是一种症状，伴随各种炎症、损伤、感染或疾病等，同时，很多慢性疼痛本身就是一种疾病。据美国医学会报道，目前全球有约 25 亿人患有不同程度的慢性疼痛。近十几年来，疼痛医学在全世界蓬勃发展，中国疼痛医学也取得了长足进步，得到了国际同行的称赞。

　　慢性疼痛的发生发展机制非常复杂，其原因和临床表现千差万别，临床疗效常常不够理想。对此，患者不满意，医生和医学科学研究者也常感无奈。临床上有一种疾病——带状疱疹，是由潜伏的水痘 - 带状疱疹病毒再激活和复制所致的病毒性神经损伤性疾病，表现在皮肤上，以单侧分布带状排列的成簇水疱伴神经痛为特征。带状疱疹有自限性，但是带状疱疹神经痛可持续数月甚至数年，而且常常疼痛剧烈，是一种严重的慢性疼痛综合征。带状疱疹病毒感染损伤了皮下神经纤维丛和神经末梢，而导致受累区的疼痛。因此，要想得到理想的治疗效果，不仅要减轻疼痛症状，更要想办法保护和修复受损的神经。十余年前，我在得克萨斯大学医学中心实验室领导课题组成员首次在动物上证实对神经具有营养保护作用的 B 族维生素可以明显缓解神经损伤性疼痛，并对外周神经、感觉神经元兴奋性及其钠通道的活性和脊髓中枢抑制性 γ- 氨基丁酸神经元具有明确的调节和保护作用。这些研究成果发表在美国和欧洲疼痛研究的主流学术期刊包括 *Pain*、*Anesthesiology* 等，得到了国际主要学术团体学会、主流平面媒体和互联网及中国《健康报》等的高度关注和转载推荐，并在圣地亚哥举行的世界医学和实验生物学年会上被选为十大最具新闻和应用价值的研究成果之一。在那之后的较长一段时间，常接到患者的电话或收到邮件询问研究细节和临床应用情况。这让我体会到基础研究和临床应用有机结合的必要性。对于带状疱疹性疼痛这一顽疾的临床治疗，有关专业的医生在长期医疗实践的基础上，总结出各具特色的治疗干预措施。许纲教授及其团队对带状疱疹神经痛具有独到的认识，强调在治疗疼痛症状的同时，加强对受损神经的修复治疗。他们将基础研究的成果应用于临床，临床疗效与研究结果相互验证，积极摸索，大胆实践，形成了独特的治疗体系，其中包括把 B 族维生素通过口服和肌内注射应用到全身，并独创性地结合神经阻滞技术等直接输送到受损神经周围发挥更加明显的疗效。他们将基础研究的成果落地生根，实现了临床与基础研究的有机结合，更为重要的是，在临床医疗中更新传统观念，积极倡导和实践基于疾病机制的干预策略，包括修复神经，治痛之源，攻克顽疾，从而造福患者。

在医学和神经科学发展过程中，疼痛及其相关的学科在我国有其较受重视的历史传统。这也是近十几年来中国疼痛医学发展较为迅速的重要因素之一。我国疼痛医学发展取得了令人称赞的进步，但与世界先进水平相比，在深度和广度上依然存在差距。在疼痛医学教育、研究和知识总结与普及方面亟待加强和提高。很多临床医生为此已经或正在做出极大的努力。许纲教授总结了近年来水痘 - 带状疱疹病毒和带状疱疹神经痛的基础与临床研究的主要进展，特别是结合了自身多年临床实践所取得的成果和深刻认识，汇集成一本既有系统知识介绍，又具有实用参考价值的书籍。让人读来有耳目一新、拨云雾而见青天之感。该书的出版非常有意义、有价值。

宗学军

中国疼痛研究会主席，国际疼痛学会中国分会主席
中国神经科学学会理事，中国药理学会麻醉药理学专业委员会副主任委员
国际疼痛学会学术委员会和疼痛学名词修订委员会委员
美国疼痛医学会科学和教育委员会委员
2020 年 11 月于深圳

前　言

　　水痘-带状疱疹病毒是人体内最常见的病原体，是一种古老的病毒，几百万年前就与人类——它的唯一宿主共繁衍、共迁徙。尽管水痘-带状疱疹病毒与人类相伴有上百万年的历史，但我们认识它、研究它才只有 100 多年的时间。带状疱疹是常见病，90% 以上的人体内水痘-带状疱疹病毒抗体呈阳性，大部分人一生中都可能会有至少一次的发作。此病毒给人类带来的最严重而持久的并发症是带状疱疹神经痛，会让人痛不欲生、备受折磨。尤其是年高体弱者，带状疱疹和带状疱疹后神经痛发病率更高，疼痛往往会更剧烈、更持久，严重影响患者的生活质量，不仅增加了家庭和社会的负担，更增加了医疗卫生费用支出。

　　"带状疱疹"这个病名，十分形象地反映了这种疾病的特性。"带状"，指其沿着一条神经支配区分布；"疱疹"，是受累神经支配区皮肤的红疹、疱疹、溃变。临床表现为界线清晰、独具特色的单侧皮疹水疱，并常伴有撕心裂肺的疼痛。提示此病毒不仅破坏皮肤，更损伤神经。从病毒的发源地看，它从潜伏的神经元中再激活，合成过程中，沿着轴突输送到神经末梢，播散至皮肤。因此，它侵害神经在先，破坏皮肤在后。万幸的是，病毒由于本身的自限性，2 ～ 3 周后就"寿终正寝"了，不再具有活力；皮肤凭借超强的自愈能力，几周时间溃变就可以修复，但是被病毒蚕食破坏的神经持久难愈。

　　准确地说，"带状疱疹"不仅仅是皮肤病，更是神经损伤性疾病。它带给人类难耐、持久的痛苦，不在于对皮肤的破坏，而在于对神经的蚕食，表现为急性期的剧痛难忍，带状疱疹消退后，10% ～ 15% 甚至以上的人还要遭受疼痛的折磨，疼痛迁延不止，病程长达数月至数年。

　　带状疱疹神经痛的潜在机制在于病毒对人体神经系统的蚕食和破坏，我们对这种特殊类型神经损伤的认识还非常表浅。因此有必要深入研究此病毒的特性和对神经系统的影响，以找到切实有效的治疗策略，采取有针对性的措施保护神经，避免或减轻病毒对神经的侵害，彻底解除患者的痛苦。

　　全书从临床角度出发，系统论述进入 21 世纪以来带状疱疹神经痛基础与临床研究的主要进展。本书共由 4 篇组成。第一篇以病毒的基本结构、遗传学特性、嗜神经性为切入点，主要论述了该病毒分子水平的研究成果，特别是它的嗜神经性，在神经元中的潜伏，以及在神经元中被重新激活的过程；第二篇论述了水痘和带状疱疹的临床表现、带状疱疹神经系统并发症、带状疱疹神经痛的临床评估技术及对患者生活质量的影响；第三篇围绕带状疱疹神经痛的分子机制，介绍了近年来一系列研究成果，特别是对其残存纤维的异位放电、三叉神经带状疱疹性神经痛和三叉神经痛的差异、三叉神经眼支带状疱疹神经痛、带状疱疹相关的神经病理性瘙痒等进行了阐述；第四篇介绍了带状疱疹神经痛的干预策略，包括系统规范的抗病毒治疗、目前的各种镇痛药物及介入技术、基于疼痛机制的干预策略，最后介绍了作者团队的治疗理念，基于神经修复的营养神经策略。文中指出带状疱疹是神经与皮肤的共病，带状疱疹神经痛是一种特殊类型的神经损伤，是病毒对感觉神经纤维由内而外的蚕食，是病毒从轴突中心向外周的破坏，此病毒的嗜神经亲皮肤特性，决定了皮下神经纤维丛和神经末梢是损伤的重灾区。我们不仅要关注患者的疼痛，更应该关注疼痛区皮下潜在的神经损伤。临床上不仅要镇痛，更要治痛。B 族维生素具有营养神经、促进神经修复的作用，而常规的口服和肌内注射等系统用药方式，药物远离受累神经病灶，对受损神经治疗作用不明显，所以难以发挥显著的疗效。而借鉴于临床广泛采用的神经阻滞技术，将营养神经药物直接输送至受损神经周围，往往可以发挥出明显的治疗效应。本书总结了上万例的临床实践资料，证实采用营养神经、促进神经修复策略后，85% 以上的患者疼痛程度降至 3 分以下（数字分级法 11 分标准），临床疗效显著。本书倡导病毒和神经学基础研究与临床应用相结合，力求为带状疱疹神经痛的临床治疗提供一个新的思路。

感谢吕岩教授、王家双教授和宋学军教授为本书作序。尽管我们一直关注于带状疱疹神经痛这一难题，但是此病牵涉分子病毒学、分子免疫学、分子流行病学、皮肤病学、神经生理学、神经病理学、疼痛学、免疫疫苗学、神经营养治疗等多个领域，横跨众多专业的知识，而现代医学特别是分子生物学的发展日新月异，由于才疏学浅，水平有限，面对如此众多专业领域，颇感力不从心，在编写过程中难免会挂一漏万，百密一疏。恳切希望读者能不吝赐教，指点斧正，可将意见和建议发送到作者邮箱：shsykf@yeah.net，以期再版修订时进一步完善。

2021 年 5 月 10 日

目　　录

第一篇　水痘-带状疱疹病毒

第二篇　水痘和带状疱疹

第三篇　带状疱疹神经痛的机制研究及进展

第四篇　带状疱疹神经痛的干预策略

第一篇 水痘-带状疱疹病毒

全球超过90%的成年人体内水痘-带状疱疹病毒（varicella-zoster virus，VZV）特异性抗体呈阳性，提示大部分人都可能感染过这种α疱疹病毒。这是一种令人困惑而又无可奈何的病毒，它起源于远古时代，对人类"情有独钟"，它与人类共进化，伴随着人类迁徙，播散到世界各地。人类是VZV的唯一天然宿主，VZV具有嗜神经、亲皮肤特性，最易破坏人体的皮肤组织和感觉神经。此病毒对人体有不同的侵袭形式，在不同年龄阶段，人体会表现出两种独立的疾病，即水痘和带状疱疹。首先，病毒经空气播散，主要引起儿童和青少年患病，表现为周身散发的水痘，而水痘极少致命或产生严重的并发症。然后，VZV便在人体背根神经节（dorsal root ganglia, DRG）等神经节中持久寄居，使宿主产生免疫力。在某些内外因素刺激下，潜伏的VZV被重新激活，新合成的大量有毒力的病毒颗粒沿着人体某个神经节神经元所发出的纤维传递到其所支配区，表现为局限于某个支配区皮肤的带状疱疹（herpes zoster, HZ）。直到最近的几十年，我们才知道水痘和HZ有关。1965年英国Hope-Simpson博士提出带状疱疹是水痘病毒感染的自发表现，得出这一结论是非常谨慎的，他们检查了约3500名患者，其中包括192名HZ患者，历经16年的随访，查阅了相关的解剖学和流行病学文献。他首次提出，在原发感染水痘之后，病毒潜伏于感觉神经节，在那里病毒可被重新激活，引起带状疱疹[1]。18年后Gilden博士在潜伏感染的人神经节中发现VZV的DNA，证明了这一假设[2]。过去的几十年中，虽然我们对VZV生物学特性有了一些了解，但VZV的潜伏和重新被激活机制仍然很神秘。

病毒潜伏在哪个神经节？是躯体的每个神经节都有潜伏，还是仅某一个或几个神经节才有潜伏？是随机的还是有解剖特异性的？

我们仅仅知道潜伏在神经系统（主要是在背根神经节和三叉神经节）中的病毒，在机体免疫系统的防御下，处于休眠状态可达几十年。当机体免疫力下降时，潜伏的VZV被重新激活，新合成的病毒沿着人体单侧某一神经节所支配的神经纤维传递到皮肤，在这条神经纤维中新合成的病毒颗粒具备相当大的毒力，蚕食神经，破坏皮肤，在表皮发出水疱之前或同时，常常伴有持续的剧痛，疼痛撕心裂肺，让人痛不欲生；更为可怕的是，疱疹消退后，被损伤的神经难以修复，导致局部疼痛还可能持续数月到数年，形成带状疱疹后神经痛（post-herpetic neuralgia, PHN）。这是典型的神经病理性疼痛，是带状疱疹最常见的并发症，使患者备受折磨，严重影响患者的生活质量。

我国带状疱疹的年发病率为0.19%，即每年至少有277万例带状疱疹患者[3]。带状疱疹发病率增加与年龄增长、免疫功能下降有关，也可能与免疫抑制有关，如感染人类免疫缺陷病毒（HIV）、使用免疫抑制剂、患自身免疫性疾病、接受化疗和放疗的恶性肿瘤患者。HZ 和 PHN 的发病率随着年龄的增长而增高，由于人口老龄化，HZ 发病率上升，50 岁以上的成年女性发病率可能更高，有 27%～73% 的患者会发生 PHN。PHN 难以治愈，严重的疼痛可持续数天至数月，而在 48 岁以上的患者中，48% 患者的疼痛可持续超过 1 年[4]。除了 PHN，三叉神经眼支带状疱疹有可能导致失明和面部瘢痕，面神经受累可能会发生面瘫（拉姆齐 - 亨特综合征），还可能有脑膜炎、脑炎和脊髓炎等并发症，严重影响患者的生活质量[5]。

　　潜伏于体内某个神经节中的病毒是被随机激活的，还是在某个神经节被特异性激活的？病毒被激活的机制是什么？这些问题都有待于深入研究。带状疱疹神经痛的机制在于 VZV 对神经系统（主要是感觉神经系统）的侵袭，是病毒对某一神经节中神经元和神经纤维彻头彻尾的蚕食破坏。纵向看，病毒颗粒是潜伏在 DRG 和（或）三叉神经节[6]神经元细胞核中复制合成的[7]，但它们并不在细胞中累积，新合成并有毒力的病毒颗粒沿神经纤维顺行传送到神经末梢喷射出来，在表皮形成水疱；横断面看，从轴突到髓鞘，在最具毒力的病毒蚕食下，受累神经出现了全面溃变[8-14]。病毒不仅限于破坏某一类型神经元和神经纤维，也不仅限于伤及某个离子通道。这就容易理解带状疱疹神经痛为什么会对现有的镇痛药都不敏感。

　　万幸的是，此病毒本身的自限性和皮肤的自我修复能力，使得皮肤表面的带状疱疹在 2～3 周基本上可以愈合。但不幸的是，对于带状疱疹遗留下的最常见并发症——PHN，我们往往束手无策。在带状疱疹从急性炎性反应向神经损伤演变过程中，也许我们一直忽视了受累的神经：对于早期带状疱疹，我们往往更注重皮肤愈合，而忽视了对神经的保护；后期我们更关注患者的疼痛，全力采取镇痛治疗，却很少顾及受损神经的修复。如何预防和控制此病毒对人体神经系统的损害？到目前为止，有效的手段仍十分有限。抗病毒药和镇痛药的早期干预，并不能完全控制带状疱疹急性期的疼痛。因此临床上迫切需要寻求更好的治疗方法，而前提是对此病毒有全面深刻的认识。

第一章 水痘 – 带状疱疹病毒的分子生物学

第一节 疱 疹 病 毒

疱疹病毒（herpes virus）是一类严重危害人和动物健康的常见病原体。成熟病毒颗粒主要由核心（core）、衣壳（capsid）、皮层（tegument）及包膜（envelope）4 部分组成。病毒颗粒的直径为 100～110nm，有的可达 120～300nm。疱疹病毒可分为 4 个亚科，即 α 疱疹病毒亚科（alpha-herpesvirinae）、β 疱疹病毒亚科（beta-herpesvirinae）、γ 疱疹病毒亚科（gamma-herpesvirinae）和未命名亚科 [15]。其中 α 疱疹病毒亚科分为 I 型单纯疱疹病毒（herpes simplex virus 1，HSV-1，又称人疱疹病毒 1 型）、II 型单纯疱疹病毒（herpes simplex virus 2，HSV-2，又称人疱疹病毒 2 型）和水痘 – 带状疱疹病毒（varicella zoster virus，VZV，又称人疱疹病毒 3 型）。VZV 与马疱疹病毒（equine herpes virus，EHV）1 型和 4 型、伪狂犬病病毒（pseudorabies virus，PRV，又称猪疱疹病毒 I 型）和牛疱疹病毒（bovine herpes virus，BHV）1 型和 5 型同属水痘属。猿猴肉瘤病毒（simian sarcoma virus，SSV）9 型与 VZV 的同源性最高，人类是 VZV 唯一的自然宿主。

人 α 疱疹病毒是嗜神经病毒非常重要的成员，HSV-1、HSV-2 和 VZV 都具有高度嗜神经性，且具有相似的基因组结构（线性双链 DNA 基因组），包括长独特区（U_L）、短独特区（U_S）、内部重复序列（IR）和末端重复序列（TR）。按照长短片段的排列方向，HSV 和 VZV 的基因组都有 4 种异构体。其中 HSV 基因组的 4 种异构体数量基本相同，但 VZV 基因组的两种长片段正向排列异构体的数量占总基因组数量的绝大部分。HSV 基因组的 G+C 含量约为 68%，VZV 基因组的 G+C 含量约为 46%。HSV 和 VZV 基因组的短片段重复序列中都含有一段可引导裂解性感染的高度保守序列 oriLyt 序列，HSV 基因组长片段的中间区域另含有 oriLyt 序列 [16]。HSV 和 VZV 之间较为保守的基因（如 *UL5*、*UL15*、*UL30* 和 *UL40*）多与基因组的复制和代谢相关。

VZV 病毒颗粒与其他疱疹病毒科病毒的病毒颗粒一样，由 DNA 核心、衣壳、皮层与包膜组成（图 1-1）。VZV 基因组是约 125 000bp 的线性双链 DNA 分子，编码至少 71 个独特的可读框（open reading frame，ORF）和相关的启动子序列 [17]。已经鉴定出 5 个系统发育的 VZV 进化枝，但是最不同的进化枝间仍具有 99.8% 的序列保守性 [18]。VZV 病毒颗粒呈多面体至球形，直径为 150～200nm，其中最内层是包含 DNA 基因组的核衣壳（NC），中央为双链 DNA，最外层则是来自宿主细胞膜并含有病毒糖蛋白的包膜，表面由 162 个壳微粒组成，呈对称二十面体，壳外有 1 层或多层的含脂蛋白包膜。

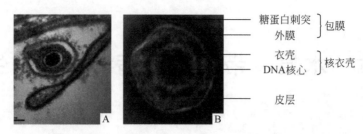

图 1-1　水痘 - 带状疱疹病毒（VZV）电子显微镜照片和组成结构 [19]
A. VZV 的电子显微镜图像，释出细胞的 VZV 病毒颗粒（30 000×）；B. VZV 的组成结构

三层蛋白分别如下：含有病毒双链 DNA（dsDNA）基因组的核衣壳；包膜层，由许多病毒和宿主的蛋白组成，包绕着核衣壳；宿主的脂质双层膜，插入朝向外的病毒糖蛋白（图 1-1B），而两层之间包围着无固定形状的皮层蛋白。透射电镜显示，核衣壳表面附有外膜的、呈双层膜包绕核酸核心构造的 VZV 病毒颗粒为成熟型；无外膜的核衣壳、核酸核心或蛋白衣壳组成的病毒颗粒均属未成熟型。一旦 VZV 病毒颗粒进入宿主细胞，外膜蛋白就会释放到新感染的细胞中，改变宿主环境，从而抑制抗病毒反应，这决定着病毒的命运，或裂解，或潜伏感染 [20]。VZV 在感染细胞核内合成核酸核心、蛋白衣壳，最后组合成核衣壳，核衣壳在通过核膜或细胞膜时获得外膜而形成成熟的 VZV 病毒颗粒，因外膜含有病毒在吸附和侵入细胞时所必需的糖蛋白，所以成熟型 VZV 具有强感染性；细胞核内不同成熟阶段 VZV 病毒颗粒的存在是病毒以该细胞为宿主进行增殖的标志。基因组中包含多种 ORF，编码不同蛋白。目前对包膜糖蛋白 gE（分子质量最大，在包膜上含量最高）研究较为深入。gE 由 ORF68 编码，介导病毒的细胞黏附、穿入、融合及病毒在细胞间转导，包含与中和相关的表位，是制备病毒亚单位疫苗和 DNA 疫苗的主要候选抗原。VZV 基因组共有 71 个基因，约编码 70 种蛋白，按即早（immediate early，IE）、早（early，E）、晚（late，L）基因依次进行转录。病毒侵入后首先转录 IE 基因，编码主要的病毒转录因子；E 基因的表达，提供病毒基因组复制的绝大部分必要组件；DNA 合成后，L 基因开始编码，表达主要病毒颗粒的结构蛋白及糖蛋白。病毒在潜伏期时只有 IE、E 和 ORF63 及 ORF62 基因表达，L 基因不表达，此时病毒低水平复制，受机体免疫系统控制。VZV 只有 1 个血清型，人是它的唯一自然宿主，神经和皮肤是病毒的主要靶细胞 [21-24]。VZV 在体外极不稳定，对温度尤为敏感，60℃ 即能将其迅速灭活。此外，VZV 对各种有机溶剂如乙醚、乙醇、氯仿等敏感 [25]。

第二节　水痘 - 带状疱疹病毒基因结构

一、水痘 - 带状疱疹病毒基因组

1986 年，英国学者 Davison 和 Scott 经过近 6 年的艰苦努力，完成了 Dumas 株的全部核苷酸序列分析[26]。VZV 基因组为线性双链 DNA 分子，全长由 125 000 个碱基（bp）组成，其 G+C 含量为 46%。与 HSV 的 DNA 一样，VZV 的 DNA 也分为长片段（U_L）与短片段（U_S），每个片段的两侧都有对称的、高 G+C 比例的重复序列，反向末端重复序列（TR）和内部重复序列（IR），其中 TR_L/IR_L 为 68%，IR_S/TR_S 为 59%，两个片段（U_L 和 U_S）共价相连而成（彩图 1A，彩图 1B）。长独特区（unique long segment, U_L）长约 105 000bp，两端有长 88bp 的反向重复序列，长末端重复序列（TR_L）通过 U_L 与长内部重复序列（IR_L）结合；短独特区（unique short segment, U_S）长约 5232bp，两端有长约 7300bp 的反向重复序列，短内部重复序列（IR_S）通过 U_S 与短末端重复序列（TR_S）结合。因此 VZV 的结构模式为 TR_L-U_L-IR_L-IR_S-U_S-TR_S[26, 27]。U_S 区可以双向定向，而 U_L 区很少改变其方向；因此，通常在被感染细胞基因组有两种异构体。病毒颗粒的基因组是线性的，每一端都有未配对的核苷酸。VZV 含有 71 个 ORF，几乎均匀分布于两条链上，编码至少 70 种蛋白，其中 *ORF42* 和 *ORF45* 通过接合共编码一种蛋白。3 个基因（*ORF62*、*ORF63*、*ORF64*）在 IR_S 和 TR_S 分别重复 1 次（*ORF71*、*ORF70*、*ORF69*）。基因组中含有 5 个高 G+C 的串联重复区（R 区）。R1 位于 *ORF11*，R2 位于 *ORF14*（糖蛋白 C），R3 位于 22 区；R4 位于 IR_S 的 *ORF62* 与 *ORF63* 之间，R4 在 TR_S 的 *ORF71* 与 *ORF70* 之间重复 1 次，R5 位于 *ORF60* 和 *ORF61* 之间。不同病毒分离株 R 区存在差异，其中 R3 区的差异最大[26]，可用于区分不同的毒株。迄今，已经公布且能从美国国家生物技术中心（NCBI）GenBank 数据库获得的 VZV 全基因序列共 52 株，其中有 4 株为疫苗株（V-Oka/V_{GSK}-Oka/V_{Merck}-Oka/SuduVax）；疫苗株中有 3 株为 Oka 株（V-Oka/V_{GSK}-Oka/V_{Merck}-Oka）[27-29]。

在 VZV 感染的细胞中基因末端是成对的，末端对称重复序列可以使每一片段首尾相连，形成环状结构。环状 DNA 对病毒的潜伏感染有一定意义，与病毒的致癌作用有关[30]。

人们采用基因组学和高通量 VZV 基因组测序探究了 VZV 的进化[31]。观察结果为 VZV 基因组非常稳定，迄今为止与最远的毒株序列之间的保守序列超过 98%；与其他疱疹病毒一样，VZV 的进化是通过广泛重组完成的[31]，这需要在病毒 DNA 复制过程中两个或多个不同的病毒基因组寄居在同一细胞核中。VZV 疫苗的减毒活性使我们能对疫苗诱导的水痘和带状疱疹分离株进行比较分析，表明 VZV 基因组在潜伏期间保持高度稳定[32, 33]。

二、水痘-带状疱疹病毒基因

VZV 可在脑神经、脊神经、自主神经等神经节内终生潜伏，在内外因影响下再次激活。其含量为 30 ～ 3500 基因拷贝 /100ng 总神经节，含量的多少与初次感染（即水痘）的严重程度明显相关[34]。最初报道 VZV 基因组编码 65 种独特的病毒基因，其中三种位于重复的 IR_S/TR_S 区域[26]。此后又鉴定出 4 种额外的 VZV 基因，包括 *ORF0*、*ORF9A*、*ORF33.5* 和新发现的 VZV 潜伏相关转录物（*VLT*）[35]。与感染相关的潜伏基因包括第 21、29、62、63、66 位基因，其中第 63 位基因是目前研究较多的基因[36]，其编码的即早蛋白是在潜伏感染的人类神经节中最早检测出的 VZV 蛋白，随后检测出第 62 位、第 66 位及第 4 位、第 21 位、第 29 位基因编码的蛋白[37]。还有几个基因转录的特征尚不清楚，包括 *ORF0*、

ORF42/45、*ORF50* 和 *VLT*。VZV 的完整转录潜力尚未完全揭示清楚。其他 RNA 类型的编码，包括微 RNA（microRNA，miRNA）和小的非编码 RNA，也是一个研究热点 [30]。

VZV 的基因是层阶式的，其编码的蛋白有一定的时间顺序。依据其出现的顺序可分为 3 类，分别是即早（IE）、早期（E）及晚期（L）基因，此 3 种动力型基因依时序出现且彼此调控。L 基因编码一些结构蛋白如衣壳及糖蛋白，病毒在潜伏期时只表达 IE、E 基因，不表达 L 基因。关于 VZV 的 DNA 株间变异，用限制性内切酶 *Hpa* I 进行分析，发现不同 VZV 的 DNA 中有 3 个变异区，即 *Hpa* I -K、*Hpa* I -F、*Hpa* I -G 3 个片段 [38]。片段的变异范围为 150～300bp，其中以 F 片段变异最大，不仅表现在不同株间，也表现在同一毒株的不同传代水平。K 片段的变异相对较小，在同一毒株内基本保持一致，但在不同毒株间的变异较大，因此可以用来鉴别病毒株，这在流行病学研究上有重要意义。

三、水痘 - 带状疱疹病毒的即早基因

VZV 基因组编码至少 71 个可读框，其中有 3 个（*ORF62*、*ORF63*、*ORF64*）基因包含两个短重复区 [39]。VZV 基因编码至少 5 个即早（IE）蛋白，位于病毒体的衣壳上，调节病毒的转录。即早蛋白 4（IE4）是 IE62 转录调节的重要共激活子，而 IE62 可与上游刺激因子（USF）共同激活 ORF4 的启动子 [40]。IE63 可抑制 VZV 的几个启动子及 α 干扰素的活性 [41]，并与细胞衰老相关蛋白 1 结合 [42]。

IE62 是 VZV 的主要反式激活子，对病毒的生长至关重要，并且是致病的关键组件。IE62 具有几个必不可少的反式激活域，包括酸性反式激活结构域（TAD）、富含丝氨酸结构域（SRT）及上游刺激因子（USF）、转录因子 II B（TF II B）和 TATA 盒结合蛋白（TBP）的结合域。IE62 的 SRT 在 α 疱疹病毒中非常保守，是 TAD 介导的反式激活所必需的。IE62 的 SRT 与核仁 - 核糖体蛋白（EAP）的相互作用导致了核内球状结构的形成 [43]。

四、水痘 - 带状疱疹病毒保守基因簇 *ORF9* ～ *ORF12*

VZV 基因组前端长独特区段中有一段保守基因簇，包含 *ORF9*、*ORF10*、*ORF11* 和 *ORF12* [44]。人们推测 VZV 的 *ORF9* ～ *ORF12* 基因簇所编码的蛋白均为 VZV 皮层蛋白。目前 pORF10 已被证明属于 VZV 病毒颗粒组分，而通过免疫电镜胶体金标记技术证明了 pORF9、pORF11 与 pORF12 在病毒颗粒的皮层定位 [44-46]。

ORF9 是 VZV 感染过程中转录量最大的病毒结构蛋白基因 [47]，并且是 VZV 体内外复制的必需基因 [44]。因此 *ORF9* 很可能在 VZV 感染过程中发挥了重要作用。*ORF10* 不是 VZV 在体外培养细胞中复制的必需基因。在 SCID-hu 人鼠嵌合模型中，*ORF10* 敲除不影响 VZV 感染 T 细胞，但是会使 VZV 感染人皮肤的能力受损 [48, 49]。与 *ORF10* 相似，*ORF11* 也不是 VZV 在体外培养细胞中复制的必需基因，但是在 SCID-hu 人鼠嵌合模型中，*ORF11* 敲除后 VZV 在人皮肤中的感染能力严重受损，因此 pORF11 同样是 VZV 皮肤感染的毒力因子之一 [44]。*ORF12* 不是 VZV 体内外复制的必需基因 [44, 48]，但是 pORF12 仍然对 VZV 感

染与复制有一定的促进作用。*ORF9 ～ ORF12* 基因簇对 VZV 生长复制有重要作用，其中除 *ORF9* 是 VZV 体内外复制的必需基因外，*ORF10* 和 *ORF11* 均不是 VZV 在体外细胞中复制的必需基因，但 pORF10 和 pORF11 均属于 VZV 皮肤感染的重要毒力因子。

五、微 RNA 在水痘－带状疱疹病毒潜伏中的作用

miRNA 是一种由 22 个核苷酸构成的非编码单链 RNA，通过与靶向信使 RNA（mRNA）互补结合，导致 mRNA 降解或抑制蛋白的翻译过程[50]。研究发现，VZV miRNA 缺乏与潜伏相关同源区基因结合的靶向位点，使得潜伏相关 ORF 编码 mRNA 不被降解，以维持病毒潜伏[51]。miRNA 有上百种，不同 miRNA 发挥不同的调控作用，研究发现，其中 miRNA190b、miRNA571、miRNA1276、miRNA1303、miRNA943 和 miRNA661 这六种 miRNA 分子水平的变化可作为 HZ 发病的潜在标志[51]。HZ 患者循环系统中的 miRNA 能通过调控多种信号通路诱导病毒复制，参与疾病的炎性反应和神经损害。例如，miRNA21 表达上调时，通过激活信号转导及转录激活因子 3（STAT3）信号通路促进 VZV 复制[52]，进一步研究发现，VZV 编码的 miRNA 能通过调控核因子 -κB 通路抑制白介素（IL）-6 和 IL-10 等抗病毒细胞因子表达，逃避宿主免疫监视[53]。

第三节　水痘－带状疱疹病毒基因编码的蛋白

VZV 的基因组可编码至少 20 种皮层蛋白，这些皮层蛋白或为结构蛋白，或具有调节病毒复制或宿主代谢的作用，并且它们的功能往往与对应的亚细胞定位紧密相关[54]。VZV 皮层包含大量的蛋白，但是因为 VZV 的细胞结合性强，很难获得大量高纯度的完整病毒颗粒用于质谱分析，以致 VZV 皮层蛋白的种类及其在病毒颗粒内含量尚未确定。由于 VZV 与 HSV-1 的基因组高度同源，VZV 皮层蛋白的种类与功能主要是基于研究相对清楚的 HSV-1 同源蛋白推测而来的[19]。现已发现，感染细胞的病毒含有多种蛋白，包括病毒的结构蛋白与非结构蛋白。病毒包膜上的糖蛋白有 6 ～ 8 种。病毒含有两种主要蛋白酶，即 DNA 聚合酶与胸腺嘧啶核苷激酶（TK）。前者是合成 DNA 所必需的，为疱疹病毒共有，后者仅存在于 HSV 与 VZV。TK 是另一合成 DNA 途径的催化酶。研究发现，不能产生 TK 的病毒就不能造成潜伏感染，因此推测 TK 可能与病毒潜伏有关。由于 VZV 与 HSV 的核衣壳上有一个共同的组织抗原，进行补体结合试验与免疫扩散试验时可出现抗原交叉反应。

一、水痘－带状疱疹病毒的即早蛋白

疱疹病毒皮层蛋白已被证明在病毒感染过程中发挥多种关键作用，包括病毒颗粒的细胞内运输、病毒组装与释放、病毒或宿主基因转录与表达的调控及病毒免疫逃逸等多

方面。

VZV 编码至少 5 种转录调节蛋白，即 4 个即早（IE）基因编码的即早蛋白，包含 IE4（由 *ORF4* 编码）、IE61（由 *ORF61* 编码）、IE62（由 *ORF62* 和 *ORF71* 编码）和 IE63（由 *ORF63* 和 *ORF70* 编码），以及 1 个晚期基因 *ORF10* 编码的晚期蛋白。*ORF62* 和 *ORF63* 在 VZV 基因组的内部重复序列区和末端重复序列区分别重复 1 次，对应为 *ORF71* 和 *ORF70*[17]。除 *ORF61* 编码的蛋白 IE61 外，其余均为 VZV 病毒颗粒的一部分。人们对 VZV 基因转录调控的认识仍然不完整，部分原因是 VZV 的嗜细胞性限制了使用无细胞支持病毒进行同步感染的研究。主要的转录调节因子可能和只由病毒编码的即早蛋白 IE62 是同源的[55]。在没有其他病毒蛋白的情况下，VZV IE62 的主要病毒反式激活蛋白可激活 VZV 所有 3 种动力学类型的基因，包括所有 IE 基因，即 *ORF4*、*ORF61*、*ORF62* 和 *ORF63*，而 IE4、IE61 和 IE63 没有或仅最低限度地刺激 *ORF61* 启动子[56]。宿主转录因子本身，或通过与病毒转录调节蛋白相互作用，促进病毒基因表达[56]。用病毒 DNA 转染细胞时就会产生 VZV 复制，证实 VZV 病毒颗粒在被递送进入新感染的细胞时，不一定需要启动 VZV 基因表达[17]。在不同类型细胞（包括神经元）的复制性感染期间都可检测到几乎相同的 VZV 转录组，表明常见的细胞转录因子和病毒蛋白在协调 VZV 基因表达中发挥突出作用[30]。

对纯化的 VZV 病毒颗粒进行蛋白组分分析时发现，IE4、IE62 与 IE63 均属 VZV 病毒颗粒组分，并很可能位于皮层[57, 58]。经鉴定，pORF61 并非 VZV 病毒颗粒组分[57]。VZV 即早蛋白之间及与其他病毒或宿主因子之间能相互影响，并在病毒与宿主的基因转录和表达调控方面发挥极其重要的作用[59]。此外，VZV 即早蛋白还具有辅助 VZV 免疫逃逸的功能。例如，IE62 能通过拮抗干扰素调节因子 3（IRF3）激活调节宿主的固有免疫信号通路[60]；IE63 能通过阻止真核起始因子 2（eIF-2）α 亚基的磷酸化有效抑制 α 干扰素（IFN-α）的抗病毒作用[41]。因此当 VZV 进入细胞时，皮层中的即早蛋白很可能释放到细胞质及细胞核并立即发挥作用，激活病毒基因转录与表达并抑制宿主细胞的免疫反应，从而促进 VZV 的有效复制与细胞间扩散。

pORF62 和 pORF63 都是即早期表达的重要皮层蛋白，参与调节病毒基因组的表达[61]；对 VZV 在神经系统中潜伏与激活机制的研究发现，即早蛋白 IE4、IE62 与 IE63 能在 VZV 潜伏感染的神经细胞内表达并且主要分布于胞质[62]。这与 IE62 和 IE63 在 VZV 裂解性感染时的细胞核分布迥然不同，因此推测这些即早蛋白可能在 VZV 潜伏期间由于某种原因与细胞核隔离，限制了它们对基因的反式激活，并影响 VZV 自身复制[19, 54, 62]。在用棉鼠做 VZV 潜伏感染模型的研究中还发现，IE4 与 IE63 对 VZV 的潜伏感染必不可少[63, 64]。然而目前对 VZV 即早蛋白在潜伏期间表达的作用仍然不清楚。

分别敲除 *ORF4*、*ORF62/ORF71* 与 *ORF63/ORF70* 后，VZV 将无法在体外培养的细胞、离体培养的人皮肤器官（SOC）和 SCID-hu 人鼠嵌合模型中复制，因此它们属于 VZV 复制的必需基因[48, 65-67]。VZV 复制需要至少一个拷贝的 IE62 或 IE63 基因[65, 67]。然而在 *ORF62/ORF71* 基因敲除的 VZV 突变株基因组内单拷贝异位表达 IE62 时，病毒虽然能够在体外培养细胞内复制，但却无法恢复对移植到 SCID 小鼠中人皮肤的感染能力，这表明 *ORF62* 和（或）*ORF71* 天然的基因位点上可能存在影响邻近基因功能的调控区域[65]。另外研究发现，野生型 VZV Oka 株（P-Oka）的 IE62 比 VZV 疫苗 Oka 株（V-Oka 疫苗株）的 IE62 有更强的反式激活活性，这是由于 VZV 疫苗 Oka 株的 *ORF62* 发生了多处突变，而这可能有助于减轻 VZV 疫苗株对皮肤的毒性。总体看来，*ORF62* 基因序列、基因位点及基因产物均在 VZV 皮肤感染中起决定性作用。相比之下，单拷贝异位表达 IE63 却能使 *ORF63/ORF70* 基因敲除的 VZV 突变株恢复对人皮肤与人 T 细胞的感染能力[67]。因此在 VZV 致病过程中发挥作用的是 *ORF63* 的基因产物，而不是 *ORF63* 天然位点的基因序列。研究 IE63 功能性结构域发现，当 IE63 第 165 位或第 173 位丝氨酸磷酸化位点突变为丙氨酸时，VZV 将丧失感染能力；而 IE63 其他磷酸化位点——第 181 位、第 185 位或第 171 位苏氨酸突变为丙氨酸后，VZV 在体外培养细胞与人皮肤中的感染能力均明显减弱，但这些突变并不影响 VZV 在人 T 细胞中的感染能力[68]。这表明 IE63 在 VZV 皮肤感染过程中发挥作用需要依赖细胞或病毒激酶的磷酸化，但 IE63 磷酸化及其功能的调节机制仍有待确定。IE4 与 IE63 对 VZV 潜伏感染的建立是必不可少的。利用 SCID-hu 人鼠嵌合模型发现潜伏感染时 IE62 和 IE63 表达下调，究其原因是即早蛋白具有抗神经元细胞凋亡的能力，使得病毒初次入侵时能存活于神经元细胞，从而得以在宿主细胞内大量复制[69, 70]。IE63 与抗沉默功能蛋白 1（ASF1）相互作用以增加其与组蛋白结合[42]。ASF1 介导转录过程中组蛋白沉积和驱逐 DNA，IE63 可能通过与 ASF1 的相互作用调节病毒和（或）细胞基因的转录[71]。

二、潜伏相关转录物

包括 HSV-1、HSV-2、PRV 和牛疱疹病毒 1 型（BHV-1）在内的 α 疱疹病毒，潜伏时都伴有单个或有限的几个潜伏相关转录物（*LAT*）[72, 73]。这些潜伏感染神经节的 LAT 与编码细胞蛋白 0（ICP0）同源基因反义，ICP0 是 HSV 感染中保守且多功能的蛋白，除了可抑制内在的细胞抗病毒反应，还是 HSV 再激活所需的裂解病毒基因主要的转录反式激活因子[72, 73]。

最近人们鉴定出 VZV 也有潜伏相关转录物（VLT），*VLT* 在潜伏感染人三叉神经节（TG）神经元中持续表达[35]。*VLT* 是包含至少 5 个不同外显子的多腺苷酸化 RNA，反义编码 VZV 的 *ORF61*，*ORF61* 与 HSV 的 *RL2* 基因同源（编码 ICP0）。潜伏期单个 *VLT* 同型在几乎所有 VZV 感染的人 TG 神经元中表达[35]。HSV-1、PRV 及 BHV-1 的 *LAT* 由两个外显子和单个内含子组成，与 *LAT* 相比，*VLT* 结构复杂。HSV-1 的 *LAT* 稳定内含子在潜伏感染人 TG 中可累积很高丰度[35, 73]，但 *VLT* 在每个神经元拷贝数相对较少[35]。*VLT* 基因座，包括剪接供体/受体位点和 pVLT 编码序列，在野生型 VZV 和疫苗株间高度保守。但未发现 *VLT* 编码的 miRNA 或更广泛的病毒转录组的证据[35, 74]。

当培养的 ARPE-19 细胞有多个 VZV 编码 IE 基因（*ORF61*、*ORF62* 和 *ORF63*）共表达时，*VLT* 选择性地抑制 *ORF61* 转录，导致 *ORF61* 编码蛋白 IE61 表达减少[35]。这种效应不是 pVLT 特异性的，因为启动起始密码子 ATG 突变（对 ATA）也可表现出类似的效果，表明它是由 RNA 本身介导的。推测 *VLT* 可能通过在裂解性感染期间抑制 *ORF61* 转录（一种混杂的转录调节因子）维持 VZV 潜伏[30]。ORF61 能诱导宿主体内具有促进病毒复制作用的核小体（ND10）结构降解[75]。猿猴水痘病毒（SVV）*ORF61* 缺失突变体会破坏 SVV 的

LAT，但其仍可在天然宿主中建立潜伏[76]。VZV 的 *ORF61* 缺失也会破坏 *VLT*，但不影响在棉尾大鼠神经元的潜伏[77]。在共转染的细胞中，*VLT* 特异性地抑制 VZV *ORF61* 和裂解性病毒启动子的混杂反式激活因子表达[78]。尽管 VLT 是潜伏期表达的主要转录物，但其表达不限于潜伏期。在培养的上皮细胞或黑素瘤细胞 VZV 裂解感染期间，有多个可变剪接 *VLT* 同型[35]，即 *VLT*$_{ly}$，这些裂解同型与潜伏期检测到的"核心"潜伏的 *VLT* 同型相比转录更为复杂[30]。外显子跳跃、内含子保留和其他上游外显子都有 *VLT*$_{ly}$ 特征，大多数变异都发生在"核心"外显子 3 和 4 之间。核心潜伏的 *VLT* 同型可能是由细胞类型（即神经元）特异性启动子驱动[30]。与 HSV-1 的 *LAT* 不同，*VLT* 编码的蛋白（pVLT）表达必须依赖体外裂解感染的细胞，或带状疱疹皮损处病毒 DNA 复制，表明其为晚期蛋白，在潜伏期经免疫组化方法检测不到[35, 79]。

VZV 表达两种潜伏相关转录物 *VLT* 和 *ORF63* RNA，其在人 TG 中表达，与潜伏的病毒 DNA 载量无关[35]，而两种转录物的表达是相关的。潜伏在 TG 内的 VZV 可检测到转录裂解的 *ORF63* 基因，表明该病毒基因在潜伏期或早期再激活中发挥作用，提示 *ORF63* 对 VZV 复制至关重要[48]，其编码的蛋白 IE63 不仅是激活 E 基因的转录调节因子[80]，还可调节神经元的凋亡[81]，甚至可阻断 I 型干扰素（IFN）信号转导[82, 83]。因此推测 *ORF63* 一旦翻译（IE63），即启动再激活发挥重要作用。

豚鼠肠神经元中 IE61 是 IE63 入核所必需的[84]，表明 *VLT* 介导的 *ORF61* 转录和翻译抑制，可能有助于将 IE63 保留在细胞质中，并阻止裂解病毒启动子的反式激活。

三、水痘－带状疱疹病毒保守基因簇 *ORF9 ～ ORF12* 的产物

VZV 的 pORF9 具有多种功能，具体如下：pORF9 与 IE62、β 微管蛋白（β-tubulin）存在相互作用，因此推测 pORF9 可能通过细胞微管网络，参与募集 IE62 及其他皮层蛋白（如 IE4、IE63 和 pORF47）包装进入病毒颗粒的过程[85]；pORF9 与病毒包膜糖蛋白 gE 存在相互作用，但是 gE 并不组成 pORF9-IE62-tubulin 复合体，因此推测 pORF9 与 gE 的相互作用可能影响病毒成熟组装[44]；pORF9 是 VZV 病毒激酶蛋白 pORF47 的底物，pORF9 及其磷酸化对 VZV 病毒成熟组装与释出细胞起到关键作用[86]。敲除 *ORF9* 上一小段酸性区域（第 85 ～ 93 位氨基酸，包含 pORF47 磷酸化位点），可破坏 pORF47 与 pORF9 的相互作用，以及 ORF9 磷酸化，并导致 2 种蛋白的细胞核累积，更重要的是，pORF9 可能是融合过程的负调节子，会造成 VZV 病毒颗粒在细胞核初次包膜后出现去包膜缺陷，导致大量 VZV 病毒颗粒累积在核周间隙[87]。因此 pORF9 磷酸化对 VZV 病毒颗粒的出核及成熟至关重要[86, 87]。

pORF10 可反式激活 VZV 即早蛋白 IE62 的启动子，对 VZV 的有效感染起重要作用[88, 89]。另外细胞转录因子的上游刺激因子（USF）能够特异性结合 *ORF10* 启动子中的共有序列，并协同 IE62 的反式激活作用而影响 VZV 复制。敲除 *ORF10* 启动子中 USF 结合位点会使 VZV 在人体皮肤中的感染能力受损，这与 *ORF10* 全基因敲除 VZV 突变株的表型一致[90]。因此 USF 是 VZV 感染人皮肤所必需的细胞自身毒力因子。pORF10 参与了由 VZV 即早蛋

白 IE62 与 USF 共同介导的基因转录与表达调控，是 VZV 体内感染人皮肤的决定因子之一。

pORF11 是一种 RNA 结合蛋白，具有保守的 RNA 结合区域，但是这个 RNA 结合区域的敲除并不影响 VZV 在体内外的毒力[45]。pORF11 在细胞质和细胞核都有分布，且它是一种具有 RNA 结合功能的蛋白，缺失 pORF11 会导致 VZV 即早基因表达下降[91]；pORF11 与 pORF9 存在相互作用，并且当突变的 pORF11 与 pORF9 结合后，VZV 在人皮肤感染中出现与 ORF11 全基因敲除 VZV 突变株相似的生长缺陷[91]。这表明 pORF11 与 pORF9 之间的相互作用很可能是 pORF11 影响 VZV 皮肤致病性的关键。

pORF12 对 VZV 感染与复制有一定的促进作用。pORF12 分布于细胞质，它可以通过磷脂酰肌醇 -3 激酶（PI3K）信号通路间接影响宿主的细胞周期[92]；pORF12 还能激活 ERK1/2 和 p38，抑制被感染细胞凋亡[46]。pORF10 和 pORF11 均属于 VZV 在体内皮肤生长的重要毒力因子。USF 与 ORF10 启动子的共有位点结合，pORF9 与 pORF11 之间的相互作用均参与了 VZV 的皮肤致病机制。另外，虽然 ORF12 对 VZV 的体内外生长不是必需的，但 pORF12 能够激活多种细胞信号通路来促进 VZV 感染。

四、水痘 - 带状疱疹病毒丝氨酸 / 苏氨酸激酶 pORF47 与 pORF66

VZV 含有两类丝氨酸 / 苏氨酸激酶，分别是 pORF47 和 pORF66[93]。两种蛋白均是 VZV 病毒颗粒组分，并根据其在 α 疱疹病毒亚科的同源蛋白性质推测其为 VZV 皮层蛋白[94, 95]。ORF47 与 ORF66 均不是 VZV 在培养细胞中生长的必需基因，但是在 SCID-hu 人鼠嵌合模型中，ORF47 敲除使 VZV 无法感染人皮肤与 T 细胞，ORF66 敲除则对 VZV 皮肤感染几乎无影响，但会造成 VZV 的 T 细胞感染缺陷[96-98]。另外当 pORF47 与 pORF66 的激酶功能区域突变后，VZV 在体内感染实验中显示出与全基因敲除相似的表型[99, 100]。因此 pORF47 与 pORF66 所介导的病毒毒力和组织趋向性与其激酶活性密切相关。

pORF47 能磷酸化的 VZV 皮层蛋白包括 pORF9、IE62 和 IE63[86, 101]。pORF47 磷酸化 pORF9 和 IE63 对 VZV 的复制有至关重要的作用[68, 86, 87]。pORF47 激酶功能对 VZV 皮肤感染十分重要，而 pORF47 与 IE62 之间的相互作用及复合体的形成对 VZV 体内感染人皮肤更是必不可少的[99, 102]。pORF47 还能磷酸化包膜蛋白 gE[103]。ORF47 敲除后，gE 会转而被细胞内酪蛋白激酶（casein kinase Ⅱ，CK Ⅱ）磷酸化，失去反面高尔基网（trans-Golgi network，TGN）定位并直接运输到细胞膜上，导致病毒更快地在细胞间扩散，形成更大的合胞体。另外 pORF47 还能通过抑制干扰素调节因子 3（IRF3）的激活，协助 VZV 免疫逃逸[104]。

研究发现，ORF66 通过磷酸化 IE62，阻止其进入细胞核发挥反式激活作用，同时通过下调细胞表面主要组织相容性复合体（MHC）Ⅰ表达，参与病毒免疫逃逸[105, 106]。在 VZV 感染宿主细胞晚期，pORF66 会通过磷酸化 IE62，导致 IE62 的出核并在细胞质中的蓄积[105, 107]。然而 pORF47 磷酸化并不影响 IE62 的细胞核定位[107]。这提示 VZV pORF66 激酶能通过影响 IE62 亚细胞定位调节其在细胞核内发挥的功能。pORF66 与 IE62 一样能够在潜伏感染的神经细胞中表达并主要分布于细胞质内，因此推测 pORF66 可能通过影响 IE62 进入细胞核发挥反式激活作用而协助 VZV 在神经系统保持潜伏状态[108]。另外 pORF66 磷酸化导致 IE62 的细胞质分布是 IE62 作为皮层蛋白包装进入 VZV 颗粒所必需的[95]，而且 pORF66 还参与了 VZV 免疫逃逸：pORF66 可通过影响 MHC Ⅰ 经高尔基体的胞内运输，导致细胞表面的 MHC Ⅰ 表达量下调，从而影响病毒抗原提呈[106]。

五、首个确定的神经趋向性因子——pORF7

pORF7 属于 VZV 病毒颗粒组分，并根据其在 HSV-1 的同源蛋白 UL51 的性质推测为 VZV 皮层蛋白[109]。与 HSV-1 的 *ul51* 基因相似，*ORF7* 不是 VZV 体外细胞培养中生长的必需基因。pORF7 对 VZV 体外生长的影响与培养细胞的类型有关。一方面，*ORF7* 敲除对 VZV 在人黑素瘤细胞系 MeWo 中的生长无影响；另一方面，与野生型 VZV 相比，*ORF7* 敲除的 VZV 突变株在人二倍体细胞、人视网膜色素上皮细胞系 ARPE-19 中产生的病毒噬斑更小并且生长更慢，表现出细胞间扩散的缺陷[48, 109]。而且 *ORF7* 敲除使 VZV 在离体培养的人皮肤组织中的毒力受损，因此 pORF7 是 VZV 皮肤感染所必需的毒力因子之一[48]。*ORF7* 敲除后的 VZV 在体外诱导分化的人神经母细胞瘤细胞系（SH-SY5Y）、人胚胎干细胞（hESC）衍生的人正常神经元和移植在 SCID-hu 人鼠嵌合模型中的人背根神经节（DRG）内均存在严重的生长缺陷，因此 pORF7 还是影响 VZV 神经趋向性的决定因子[109]。在人胚胎干细胞诱导获得的人神经元中发现，*ORF7* 敲除并不影响 VZV 感染神经细胞，以及病毒颗粒沿轴突向神经元胞体及细胞核的逆行运输[110]。但该实验并没有对 VZV 感染人神经元后病毒的基因转录与蛋白表达水平进行评价，从而无法判断 *ORF7* 敲除的 VZV 突变株在感染人神经元后是潜伏还是开始复制并产生新的病毒颗粒。虽然 pORF7 是 VZV 感染人皮肤和 DRG 的毒力因子，但其分子机制还有待深入研究。

六、水痘－带状疱疹病毒 pORF44 与 pORF49 蛋白

根据 IISV-1 的同源蛋白的性质，推测 pORF44 与 pORF49 为 VZV 皮层蛋白[111]。目前已证明 pORF49 属于 VZV 病毒颗粒组分，而 pORF44 仍未确定[112]。*ORF49* 不是 VZV 生长的必需基因，并且对 VZV 体外生长的影响也与培养细胞的类型有关。*ORF49* 敲除后的 VZV 在 MeWo 细胞中有生长缺陷，而在人二倍体细胞、人胚肺成纤维细胞系（MRC-5）中与野生型 VZV 表型一致，提示 pORF49 为 VZV 体外培养中的细胞趋向因子之一，但其中的机制仍不清楚[112]。*ORF49* 敲除后，VZV 在离体培养的人皮肤组织中存在生长缺陷，提示 pORF49 也是 VZV 皮肤感染的毒力因子之一[48]。而 *ORF44* 属于 VZV 生长的必需基因[48]，但 pORF44 的蛋白性质与功能目前尚未报道。

pORF44 与 pORF49 存在相互作用，pORF44 的第 129 位点苯丙氨酸及 pORF49 的 C 端第 41～44 位点氨基酸是 pORF44 与 pORF49 相互作用的基本序列。而体外实验证明，pORF44 与 pORF49 的相互作用对 VZV 在体外培养细胞中的生长是必需的[113]。一方面，

pORF44 第 129 位点苯丙氨酸突变为丙氨酸会直接导致 VZV 在 MeWo 细胞中无法生长，与 *ORF44* 全基因敲除的 VZV 毒株表型相同；另一方面，pORF49 第 41 ～ 44 位点氨基酸突变后的 VZV 在 MeWo 细胞中有生长缺陷，与 *ORF49* 全基因敲除的 VZV 毒株表型相同。然而目前 pORF49 的突变毒株尚未在 SCID-hu 人鼠嵌合模型中做不同组织的感染评价，因此 pORF44 与 pORF49 相互作用是否影响 VZV 在体内的感染能力还有待阐明。

七、水痘-带状疱疹病毒其他皮层蛋白

根据 HSV-1 皮层蛋白的同源性推测，VZV 的皮层蛋白还包括 pORF3、pORF8、pORF17、pORF21、pORF22、pORF36、pORF38、pORF46、pORF53 和 pORF64/69，这些蛋白中仅宿主关闭蛋白 pORF17 已被证明不是 VZV 病毒颗粒组分 [114]。虽然已证明这些 HSV-1 的同源蛋白对 HSV-1 的复制和生长十分重要 [115]，但目前为止 VZV 的这些皮层蛋白在 VZV 感染过程中的功能研究还十分欠缺。通过对体外 MeWo 细胞和离体人皮肤组织进行不同的单基因敲除的 VZV 突变株的生长特征分析发现，pORF3、pORF8、pORF36 和 pORF64/69 对 VZV 生长均无影响，而 pORF21、pORF22、pORF38 与 pORF53 对 VZV 生长是必需的 [48]。VZV 的 *ORF10* 编码一种衣壳蛋白，与 *pORF62* 启动子形成转录因子复合物，从而激活 *pORF62* 转录。pORF17 诱导 RNA 切割。*pORF33.5* 编码组装蛋白，形成一个支架，可能参与核衣壳的构建。*pORF40* 编码了大部分核衣壳蛋白，而 *pORF21* 也编码核衣壳蛋白。*ORF54* 编码未知的门户蛋白，允许病毒 DNA 进入核衣壳。

八、水痘-带状疱疹病毒基因编码的复制蛋白

VZV 编码病毒 DNA 的聚合酶，包含两个亚基（pORF28 和 pORF16），可被阿昔洛韦所抑制。病毒胸腺嘧啶核苷激酶（pORF36）可使脱氧胞苷、胸苷和阿昔洛韦磷酸化。VZV 的 *pORF19* 和 *pORF18* 编码核糖核苷酸还原酶的大小亚基，使核糖核酸转化为脱氧核糖核酸。VZV 至少编码了 2 个 DNA 结合蛋白：pORF29 是一种单链 DNA 结合蛋白；pORF51 可与 DNA 复制起点结合。VZV 还编码 2 个蛋白激酶。pORF47 可磷酸化 pORF32、IE62、IE63 和糖蛋白 I。pORF66 可磷酸化 IE62，使 IE62 进入病毒衣壳中。VZV 编码其他酶，包括脱氧尿苷焦磷酸酶（pORF8）、胸苷酸合成酶（pORF13）、蛋白酶（pORF33）、脱氧核糖核酸酶（pORF48）和尿嘧啶 DNA 糖基化酶（pORF59）。

第四节　水痘-带状疱疹病毒基因编码的糖蛋白

VZV 核衣壳外有一层或多层脂蛋白包膜，已知包膜上有 gB、gC、gE、gH、gI、gK、gL、gM、gN 共 9 种糖蛋白，其中 gE、gB、gH 能诱导机体产生中和抗体 [116]。目前人们认识到疱疹病毒糖蛋白是在宿主细胞内质网（ER）中进行合成和翻译后修饰，并穿梭于高尔

基体，通过囊泡运输到细胞表面。然后细胞表面糖蛋白被内吞并转运至 TGN，即 VZV 病毒颗粒二次包膜的位点[117]。糖蛋白在病毒颗粒膜上的主要作用是与细胞表面蛋白的相互作用，使 VZV 能够附着、摄取和进入细胞以启动复制周期[118]。除了糖基化，糖蛋白还可以进行翻译后修饰，如磷酸化和泛素化，这些修饰也可能在 VZV 复制中发挥作用。HSV 入侵细胞时，病毒表面的 gD 与细胞表面的特异性受体相互作用而进入细胞。其可通过病毒包膜与细胞膜直接融合进入细胞（非 pH 依赖细胞入侵过程）；或通过细胞内吞作用进入细胞，然后病毒包膜与细胞内膜融合从而释放病毒核衣壳（pH 依赖细胞入侵过程）。VZV 病毒颗粒中不表达 HSV 的 gD 同源糖蛋白，但其包膜中表达大量 gE。曾有报道，细胞内的胰岛素降解酶（IDE）能与 gE 结合，由此认为 IDE 可能是 VZV 入侵细胞的受体[119]；然而进一步实验证明 IDE 主要与未成熟 gE 相结合。因此 IDE 是否为 VZV 入侵细胞的受体仍需验证[120]。此外，因为 VZV 的糖蛋白富含甘露糖 -6- 磷酸（M6P），所以 VZV 可能通过 M6P 与 M6P 受体（MRP）结合而进入细胞，此假说还需进一步证实[121]。病毒糖蛋白 gp1（gE）、gp2、gp3 均能诱导机体产生中和抗体。gE 的分子量较大，具有与中和相关的表位，在病毒包膜上的含量最高，是主要的病毒抗原，也是制备病毒亚单位疫苗的主要来源。VZV 可编码 9 种病毒糖蛋白：gB（ORF31）、gC（ORF14）、gE（ORF68）、gH（ORF37）、gI（ORF67）、gK（ORF5）、gL（ORF60）、gM（ORF50）和 gN（ORF9A）。基于与 HSV 的 gB 具有同源性，VZV 的 gB 对于病毒进入细胞可能是至关重要的。gE 与细胞受体（IDE）[119] 及 gH 和 gM 结合，对病毒在细胞间的传播起重要作用[122]。gI 可促进 gE 成熟，gL 是 gH 的分子伴侣。gK 可在合胞体的形成中发挥重要作用[123, 124]。

一、gE 和 gI 蛋白的多样化功能

gE 和 gI 基因不仅能够介导调控病毒毒力，同时也能介导病毒颗粒的嗜神经性及建立潜伏感染[125, 126]。例如，gE 蛋白和 gI 蛋白可以调控 HSV 和 PRV 侵袭外周或中枢神经系统并建立终身潜伏感染，从而引起脑膜炎、瘫痪及死亡[127, 128]。在调控病毒复制及免疫应答方面，gE 蛋白和 gI 蛋白也发挥着重要的作用，如缺失 gI 基因的 VZV 的复制速率会明显降低，gE 基因通过调控 PRV 对浆细胞样树突状细胞（PDC）的胞外激酶（ERK1/2）磷酸化，影响机体的免疫应答水平。

gE 蛋白是一种典型的 I 型跨膜蛋白，由胞外域、跨膜区和胞内域组成，由 gE 基因编码，该基因又称 US8 基因，位于 α 疱疹病毒基因组的 U_S 区。VZV 的 gE 蛋白由 ORF68 所编码，全长 1872bp，编码 623 个氨基酸。其 N 端第 1 ~ 545 位氨基酸为含有信号肽的亲水胞外区，第 546 ~ 588 位氨基酸为跨膜疏水区，第 559 ~ 623 位氨基酸为胞内区[29]。gE 蛋白是 VZV 表达量最高的糖蛋白，在病毒的复制和组装过程中起主要作用，也介导病毒在细胞间传播[129]。VZV 的 gE 蛋白仅含有 3 个抗原表位结合位点，分别位于第 124 位、第 160 位及第 316 位氨基酸[130, 131]。此外，VZV 的 gE 蛋白胞外域含有 3 种功能区，分别为第 582 ~ 585 位氨基酸的内化作用位点、第 568 ~ 571 位氨基酸与 TGN 结合位点及第 588 ~ 601 位氨基酸的磷酸化位点[124, 132]。从 VZV 体内感染过程来看，VZV 具有嗜上皮、

嗜 T 细胞和嗜神经的特性。VZV 感染 T 细胞时，很难观察到病毒引起的细胞融合；而当 VZV 感染上皮细胞或神经细胞时，细胞融合非常明显。神经细胞表面表达髓鞘相关糖蛋白（myelin-associated glycoprotein，MAG），VZV 包膜表面表达的 gB 蛋白能与 MAG 结合，对 VZV 入侵神经细胞及病毒引起神经细胞融合起关键作用[133]。但 MAG 在 VZV 感染其他细胞（如上皮细胞）中的作用还有待研究。VZV 感染上述 3 种细胞时，均需 gE 蛋白参与。此外在 VZV 感染上皮细胞和神经细胞时还需 gI 蛋白参与。gE 蛋白与 gI 蛋白能相互作用，并以糖蛋白复合物的形式参与病毒入侵细胞的过程。gE 蛋白具有强免疫原性，在病毒的初次感染和再次感染中，能刺激机体产生免疫反应，是制备 VZV 亚单位疫苗和 DNA 疫苗的主要候选抗原[116, 134]。

gI 蛋白由 gI 基因编码，该基因又称 US7 基因，位于 α 疱疹病毒基因组的 U_S 区。HSV 的 gI 蛋白含有 370 个氨基酸，N 端的 248 个氨基酸组成胞外域，C 端 94 个氨基酸组成胞内域，gI 蛋白与 gE 蛋白同属于典型的 I 型跨膜蛋白[135]。所有 α 疱疹病毒的 gI 蛋白胞外域均含有半胱氨酸富集区[136]。不同种属的 gI 蛋白在氨基酸序列上差异较大，如 VZV 和 HSV1 gI 蛋白的氨基酸序列同源性仅为 24%。

gI 蛋白在感染的细胞中常与 gE 蛋白以功能性非共价蛋白复合物（gE-gI）的形式存在并发挥功能，从而影响病毒的生物学特性。VZV 的 gE 蛋白第 1 个半胱氨酸富集区是与 gI 蛋白结合形成异二聚体的关键区域[137]。HSV-1 的 gE 蛋白的第 24 ～ 211 位氨基酸与 gI 蛋白的第 43 ～ 192 位氨基酸是形成 gE-gI 的关键区域[138]。

gE 蛋白和 gI 蛋白会通过不同的方式影响 α 疱疹病毒复制和增殖。缺失 gE 和 gI 的 PRV 变异株与亲本株相比，生长速率更慢，噬斑更小。有研究证明，PRV 的 gE 蛋白胞内域与胞外域会以不同的方式影响病毒的增殖。胞外域与 VP22 的 C 端之间的相互作用会影响包膜形成，进而影响病毒增殖[139, 140]，而胞内域与 gE 蛋白在病毒感染初期自发的内吞作用密切相关，内吞入胞质的 gE 蛋白通过高尔基体加工后被输送到特定部位，间接影响病毒包膜形成和病毒颗粒完整组装，这对病毒的增殖同样起到重要作用[141]。对于 HSV 而言，gE-gI 作为其受体结合蛋白能够促进病毒颗粒进入受体细胞，协同 gD 蛋白完成病毒颗粒的包膜形成[142]。gE 蛋白和 gI 蛋白影响 VZV 病毒颗粒复制的分子机制目前尚未阐明，但 gI 基因缺失会影响 VZV 病毒颗粒在人类背根神经节（DRG）中的复制速率。因此，可以通过缺失 gI 基因降低 VZV 的神经毒力，从而延缓 VZV 在 DRG 中的感染时间，这对研究 VZV 感染引起的神经损伤发病机制具有一定意义[143, 144]。而 gE 蛋白则能够与细胞表面的 IDE 结合，发挥介导 VZV 入侵细胞的功能，加快病毒的复制速率[145, 146]。因此，VZV 的 gE 和 gI 蛋白对病毒的复制发挥着协同作用。

gE 基因是 α 疱疹病毒中一个非常重要的毒力基因，如在 HSV、PRV 中，gE 基因缺失将使病毒的毒力大大减弱[147]。gE-gI 能够促进病毒颗粒在易感细胞间传播，通过影响病毒在细胞间的传播能力影响病毒毒力[148]。在 HSV-1、VZV、PRV 感染的细胞和宿主中，除 gE-gI 对病毒在细胞间传播起作用外，gB 蛋白、gD 蛋白和 gL-gH 对病毒在细胞间传播也是必需的，但它们同时也具有介导胞外病毒侵入易感细胞的能力，而 gE-gI 仅对病毒在细胞间传播有影响。与 gI 基因相比，gE 基因在病毒毒力方面发挥更主要的作用。缺失 gE 基因的 PRV 毒力要比缺失 gI 基因的毒力弱。单独缺失胞内域的 gE 蛋白也会导致病毒毒力减弱[141]。

同时缺失 *gI* 基因和 *gE* 基因的病毒在体外培养时只能产生轻微的细胞病变，对体内组织的侵袭能力也很有限[137, 149]。VZV 的 gE 蛋白胞外域的 TGN 结合位点对病毒在皮肤组织上的毒力有一定影响[150]。

gE-gI 不仅在病毒毒力强弱上起着关键作用，而且对病毒在神经轴突中的传输也有重要影响[149]。*gE* 基因是 PRV 从视网膜、嗅觉上皮细胞、三叉神经节侵入中枢神经组织所必需的，对病毒沿着神经传输起着决定性的作用。PRV 的 *gE* 基因缺失突变株只能侵入神经系统的第一级，而不能侵入第二级、第三级。gE-gI 通过调节 US9 蛋白与驱动蛋白 KIF1A 之间的相互作用，来影响 α 疱疹病毒在神经轴突中的顺向传输[151, 152]。虽然 gE-gI 和 US9 蛋白均对病毒在轴突中的传输起关键作用，但是 US9 对病毒传输的影响更大[153]。HSV 的 gE-gI 与 US9 蛋白协同促进病毒衣壳蛋白和糖蛋白从神经元细胞体向轴突转移，该过程与潜伏于中枢神经的病毒再激活有关。另有研究表明，gE 蛋白和 gI 蛋白的富含半胱氨酸区域的突变会影响 VZV 在 DRG 上的传输[154]，且 *gI* 基因缺失的 VZV 突变株在皮肤和 T 细胞中的感染性缺失。缺失 gE 蛋白胞内域的 BHV-1 能够从鼻和眼的神经末梢逆向传输至三叉神经，而病毒从三叉神经至鼻和眼的神经末梢的顺向传输却有缺陷，因此，gE 蛋白的胞内域对 BHV-1 的神经传输具有特殊意义[155]。*gE* 基因对大多数 α 疱疹病毒的神经传输均有影响，但在不同种属之间发挥的作用有所不同。通过在鼠视网膜模型上的比较分析，PRV 的 *gE* 基因比 VZV 和 HSV-1 的 *gE* 基因对病毒逆神经传输的影响要小[156-158]。gE 蛋白和 gI 蛋白在调节病毒的神经传输与病毒毒力变化之间存在相关性[159]。

二、辅助病毒颗粒附着的糖蛋白

对于大多数 α 疱疹病毒，包括单纯疱疹病毒（HSV）和伪狂犬病病毒（PRV），可以复制出高滴度纯化的病毒颗粒，通常用重组 DNA 方法可产生缺乏特异性糖蛋白的非感染性病毒颗粒，用来鉴定病毒颗粒附着和进入细胞中起作用的糖蛋白。但由于 VZV 的嗜细胞特性，难以用此方法进行 VZV 糖蛋白的研究。从 VZV 黏粒或细菌人工染色体（BAC）中去除 *gB*、*gE*、*gH*、*gK*、*gL* 和 *ORF39*，可使 VZV 失活[160-162]。

VZV 糖蛋白 gB、gH 和 gL 可能是附着和入胞所必需的。利用免疫球蛋白表达系统发现 MAG 可直接与 gB 结合[133]。与结合在 HSV 的 gB 上的配对免疫球蛋白样 2 型受体 α（PILRα）蛋白相比，MAG 的氨基酸有高度同一性，表明 α 疱疹病毒的 gB 可能与类似的细胞表面蛋白结合。MAG 在成纤维细胞中的瞬时转染加剧了 VZV 和 HSV 感染，也提示 MAG 和 PILRα 都有与类似的细胞表面蛋白同源的保守作用。VZV 的 gB 与 MAG 的结合还有唾液酸的参与[163]，唾液酸是 N- 或 O- 聚糖上的多种单糖。MAG 上唾液酸结合位点缺失减少了 MAG 转染细胞中 VZV 进入细胞，以及 gB/gH-gL 介导的细胞融合[163]。然而 MAG 不可能是 gB 结合和融合的唯一受体，因为缺少 MAG 的细胞仍然对 VZV 感染敏感。

除了 gB 之外，稳定的 gH-gL 异二聚体对于病毒颗粒进入细胞的膜融合也是必需的[160]。人们已经确定了中和 VZV 的结合 gH-gL 的人单克隆抗体 (mAb) 的晶体结构[164]。VZV gH-gL 异二聚体与 HSV gH-gL 的结构相近[164-166]。这些单克隆抗体可能抑制了 gH 与表面蛋白的结合，以免 gB 活化 [167, 168]。在针对 gH 的小鼠单克隆抗体研究中，发现通过靶向 VZV gH-gL 可抵消 VZV 感染 [169, 170]。用抗 gH 单克隆抗体（mAb）206 处理 SICD-hu 人鼠嵌合模型时，嵌合的人皮肤组织中由病变导致的病毒滴度和病理变化减少。与 gH-gL 结合的人源 mAb24、mAb94 和 RC 等抗体都有抵消 VZV 的特性，进一步证实了 gH-gL 在 VZV 感染中的重要性 [164, 171, 172]。细胞表面表达的整合素可与其他疱疹病毒的 gH 结合 [173, 174]。整合素也可能在 VZV 附着和进入细胞中起作用，抑制整合素 αV 亚基可减少细胞融合并限制病毒在细胞培养中增殖 [175]。mAb24、mAb94、mAb206 和 RC 对 VZV 的抵消是否是通过 gH-gL 与细胞表面整合素结合来阻止病毒颗粒需要进一步研究。

　　gB/gH-gL 复合物在疱疹病毒科中都高度保守，提示这些糖蛋白是 VZV 包膜进入和融合细胞的核心成分。与其他 α 疱疹病毒（包括 HSV 和 PRV）相比，VZV 明显缺失 gD，gD 是 gB/gH-gL 复合物与受体结合和引发融合所必需的糖蛋白 [176]。gC 也与 HSV、PRV 和其他 α 疱疹病毒中的病毒颗粒附着有关。VZV 病毒颗粒并不需要 gC 与细胞表面受体结合，因为重组 VZV ΔgC 和 ORF14stop 突变体可在细胞培养中增殖，而对复制动力学没有影响 [48]。ΔgC 突变体在人体皮肤组织中的复制不良，提示 gC 在 VZV 传播中确实有作用，gC 对病毒的组织嗜性有间接作用 [48]。与其他糖蛋白不同，gC 转录直到很晚才发生，是 VZV 真正的晚期蛋白，在 VZV 感染期间 gC 的产生和积累发生在复制周期的后期 [177]。

　　VZV gE 与 gI 形成稳定的异二聚体至少与一种细胞蛋白结合，即 IDE[119]。病毒入胞（分化的人 T 细胞）并不需要 IDE 与 gE 相互作用。VZV 入胞的另一种细胞蛋白是由胰岛素样生长因子 2 受体（*IGF2R*）基因编码的不依赖阳离子的甘露糖 -6- 磷酸受体（MRP）[121]。甘露糖 -6- 磷酸是所有糖蛋白上都有的糖，RNA 干扰（RNAi）敲除 *IGF2R* 基因导致 VZV 复制明显减少，证实不依赖阳离子的 MRP 参与了 VZV 感染 [121]。这种作用主要与无支持细胞的病毒感染有关，因为缺乏 IGF2R 对细胞相关 VZV 的扩散几乎没有影响。尽管 IDE 和 IGFR2 在 VZV 复制时就存在，但它们很可能在进入细胞后发挥作用。IDE 与内质网中的 gE 前体结合，IGFR2 在溶酶体生物发生中起作用 [120, 178]。这表明 IDE 和 IGFR2 的作用并不依赖于病毒体对细胞表面的附着及 VZV 进入细胞后的复制。

　　gM-gN 异二聚体也能结合到 VZV 病毒颗粒中，但不清楚异二聚体是否是病毒体附着所必需的 [179]。*ORF50*（编码糖蛋白 gM）和 *ORF9A*（编码糖蛋白 gN）的破坏阻止了 gM 和 gN 的表达，产生 VZV 突变体，在培养的细胞中病毒复制时噬斑数量明显减少 [179]。这些突变体与 ΔORF50 和 ΔORF9A 缺失形成对比，后者灭活了 VZV。表型的差异归因于突变病毒中 *ORF50* 或 *ORF9A* 的完全缺失，因为它破坏了两个必需的 ORF，*ORF8* 和 *ORF51* 分别与 *ORF9* 和 *ORF50* 重叠 [48]。gM 中的两个氨基酸位点变异 V42P 和 G301M 替代物，可阻止 gM 成熟并破坏 gM 和 gN 间的相互作用。将 gM（V42P/G301M）结合到 VZV 基因组产生的病毒在黑素瘤细胞和人胚肺成纤维细胞中的传播减少 [179]。

　　对 VZV gK 和 ORF39 功能的研究很有限，从 HSV 和 PRV 的研究外推 gK 和 ORF39 形成复合物 [180]。根据截短 gK 或 ΔgK 病毒的突变体研究推测 gK 对于病毒复制是必不可少的 [181]。尽管 gK 结合到病毒颗粒中，但尚不清楚 gK 在病毒颗粒附着细胞或通过融合进入细胞中的作用。单独或同时瞬时转染糖蛋白可导致 gK 和 ORF39 在内质网中积累，而感染期间 gK 和 ORF39 到达高尔基体，提示 gK 和 ORF39 在感染期间的定位需要另外的 VZV 蛋白 [182]。

从 VZV 的 BAC 中依次敲除每个 ORF，发现去除 ORF39 是致命的 [48]。

三、驱动膜融合的糖蛋白

疱疹病毒进入细胞时驱动膜融合的核心糖蛋白是 gB、gH 和 gL[183]。与需要 gD 进行膜融合并进入细胞的 HSV 不同，gB 和 gH-gL 对 VZV 膜融合是必需的 [133, 160]。疱疹病毒的 gB 同源物就是融合子，而 gH-gL 异二聚体与 gB 的激活有关 [183]。用 HSV 的 gB 晶体结构对 VZV gB 进行同源性建模，表明 VZV gB 也是有 5 个细胞外结构域的三聚体蛋白 [184]。VZV gB 结构域 II 中预测的融合环是有功能的。gB 的两个替代物 W180G 或 Y185G，消除了膜融合，但不影响 gB 在细胞表面表达 [185]。而这些融合缺陷型突变体可使 VZV 失活 [184]。由 gB 驱动的膜融合可被细胞质上的结构域（gBcyt）调节。C 端截短突变体 VZV gB-36，在细胞质结构域中缺失 36 个氨基酸，可复制出增大的合胞体 [186]。用 VZV gB-36 感染 4 天后，细胞表面完整病毒颗粒显著减少。与该 VZV 截短突变体类似，替代细胞质结构域内的单个氨基酸对 gB 介导的细胞融合有影响。当第 881 位的酪氨酸残基（gB-Y881）被芳香侧链取代时，出现一种融合表型，明显增强了诱导融合 [185]。gB-Y881 残基被磷酸化，这是预测免疫受体酪氨酸碱基抑制基序（ITIM）的核心，表明该残基可调节融合。与 gB-Y881F 相反，用模拟磷酸残基的天冬氨酸 [gB（Y881D）] 或谷氨酸 [gB（Y881E）] 替代，融合就消失了，并明显减少了在细胞表面的表达，表明 Y881 可能是 gB 运输和定位的分子开关。

VZV gH 的突变研究证实其结构域在膜融合中起重要作用。用 VZV gH 的 N 端结合的抗体，可阻止融合，还能中和病毒。抗 gH mAb206 也可有效中和病毒，阻止细胞融合 [164, 169, 175]。mAb206 的表位定位于 gH 的 N 端的末端区域 [160, 164]。人 mAb94 和 RC 与 mAb206 类似，有中和病毒能力 [164]。这些抗体结合 gH-gL 中的相似区域，由此推测 gH 有人体适应性体液免疫应答靶向的易感性位点。与 VZV gB 类似，gH 的细胞质结构域也有调节细胞融合的机制。这一关键功能与 gH 细胞质结构域的长度有关，与特定的序列或基序无关 [187]。gB 和 gH 调节细胞融合对于 VZV 的有效增殖是至关重要的。

四、水痘 - 带状疱疹病毒糖蛋白的突变及其对复制的影响

对弗林蛋白酶切割位点的诱变和 gB 的细胞质结构域的诱变，发现其致 VZV 皮肤病变的作用有细微差别。这两种诱变的 gB-Δ491RSRR494 和 gB-491GSGG494 突变体都降低 VZV 在人皮肤中的滴度，意味着 gB 的裂解需要在组织微环境中有效复制 [184]。gBcyt 不能调节融合，过多融合对 VZV 的发病有影响。gB（Y881F）突变诱导的过多融合对 VZV 在人体皮肤组织中的传播非常不利 [185]，尽管能检测到 VZV 复制，但在接种 10 天和 21 天后病毒滴度很低或检测不到。这表明 gB 诱导的对膜融合的调节是人组织中 VZV 发病机制的重要条件。gH 截短突变体 gH-TL 和 gH-Δ834-841 对融合有不利影响，这些突变体在分化的人皮肤中有过多融合作用并且传播也受限制 [187]。

通过 gH 胞外域的诱变可确定 VZV 复制所需的 gH 的功能域——4 个 α 螺旋（α8、

α9、α12、α14）、3 个半胱氨酸残基（C540A、C575A、C724A），其在 HSV gH 中是保守的，并且氨基酸基序 FPNG 在 HSV gH 中也是保守的[160]。α 螺旋都位于 VZV gH 的结构域Ⅱ中，C540 和 C575 形成二硫键，突变很可能破坏了 gH 的结构和功能。结构域Ⅲ中 FPNG基序的丙氨酸替代完全破坏了 gH 运输。4 个 VZV gH 突变体 [1 个在结构域Ⅰ（αX）中，3个在结构域Ⅲ中（C647A、C703A 和 C727A）] 所产生的活病毒，在感染 10 天和 21 天后，在人皮肤中病毒的复制都减少。αX 突变体在培养细胞中保留了野生型复制，提示病毒的嗜皮肤性与含有 mAb206 表位的 gH 的 N 端区域有关[160, 165]。每种活的半胱氨酸突变体病毒在细胞培养中都复制不良，在人皮肤中病毒量显著减少，这可能与这些突变体的融合能力降低有关，主要原因是 gH 的结构域Ⅲ的不稳定。

与其他 α 疱疹病毒相比，VZV gE 具有独特的 N 端，由 188 个氨基酸组成[188]。该 N 端缺失的突变体 gE（ΔP27-P187）可使 VZV 失活，可能由于该突变体不能通过质膜转运[188]。gE 结合到 IDE 的位点在此区域。有两个 gE 缺失突变体，其中 gE（Δ32-71）的表型有小斑块，gE（ΔP27-G90）在人皮肤中复制不良，都不能与 IDE 结合[145, 146, 189]。而另两个突变体 gE（ΔP27-Y51）和 gE（ΔY51-P90）都与野生型 gE 相似，可与 IDE 结合，但只有 gE（ΔP27-Y51）在皮肤中复制减少[189]。这表明 gE（Δ32-71）区域可能含有未被 gE（ΔP27-Y51）或 gE（ΔY51-P90）突变完全破坏的蛋白构象。IDE 与 gE 的结合不是 VZV 嗜神经性所必需的，因为 gE（Δ27-90）突变体在神经元中可成功复制[157]。gE 的 N 端区域不具有与 gI 结合的结构域，这是病毒在人皮肤中增殖所必需的[162, 190]。而第 208 ～ 236 位残基间富含半胱氨酸的区域对于 gE 和 gI 异二聚体形成是必需的[137]。第 208 ～ 236 位残基缺失的 gE（ΔCys）突变体在细胞培养和皮肤中复制不良，但其表型不如 ΔgI 突变体严重[137, 162, 190]。与完整的VZV 相比，gE（ΔCys）突变体在 DRG 中可增殖，但速率很低[157, 191]。单点突变的 gI（C95A）破坏了 gI 的结构，有与 ΔgI 相似的 VZV 小斑块表型，在皮肤中可有限复制[190]。将 gE 结合到病毒体中需要 gI。而 ΔgI VZV 感染的黑素瘤细胞中 gE 也能结合到病毒颗粒。这表明gI 在 VZV 复制中的功能并不依赖于 gE。

gE 的细胞质结构域（gEcyt）有重要的功能基序，即 YXXΦ 基序，gE（582YAGL585）介导了内吞作用，gE（568AYRV571）能定向到反面高尔基体，gE（593SXSTXT598）的酸簇可被磷酸化[132, 192-194]。gE（Y582G）的替代如同 gEΔcyt 是致命的[162]。一种在 gE 的细胞质结构域中阻止磷酸化，但不影响在皮肤中复制的突变体 gE（SSTT），以及可降低皮肤毒力的gE（AYRV）都能在 DRG 中复制，与野生型病毒水平相似，证明这些基序不是神经毒力所必需的[157, 162]。

糖蛋白对 VZV 的入胞和复制至关重要，但人们对 VZV 感染期间糖蛋白作用的分子机制认识还很匮乏。深入研究 VZV 糖蛋白的结构和功能的信息对开发 VZV 疫苗以预防原发性和复发性感染有利。

VZV 皮层蛋白同其他疱疹病毒的皮层蛋白一样，在病毒感染过程的不同阶段都发挥重要的作用，影响包括病毒入胞后基因表达调控、免疫逃逸及病毒组装与出胞等多个方面。VZV 皮层蛋白涉及复杂的蛋白 - 蛋白相互作用网络[195, 196]，并且部分皮层蛋白属于 VZV 毒力和组织趋向性的决定因子。但是迄今很多 VZV 皮层蛋白的具体功能及其作用机制仍然不明确，目前仅研究了近一半的 VZV 皮层蛋白功能，但仍不是很明确，需进一步研究确定这些蛋白的功能，从而提高人们对 VZV 发病机制的认识[19]。

由于 VZV 与 HSV-1 的高度同源性，VZV 皮层蛋白功能研究通常可以借鉴 HSV-1 研究中的实验设计与研究体系，如可用 VZV 感染由人胚胎干细胞诱导获得的人神经元，结合时间分辨荧光显微镜图像自动化分析技术，研究 VZV 皮层蛋白对病毒感染神经及病毒在神经轴突运输动力学的影响。类似的系统已经用于 HSV-1 和 PRV 皮层蛋白在病毒逆向轴突运输中的功能研究[197]，而 VZV 皮层蛋白 pORF7 也作为首个 VZV 病毒蛋白用于 VZV 轴突逆向运输中的功能评价[110]。另外，考虑到 VZV 的细胞结合性及对人的高度种属特异性，VZV 皮层蛋白功能的研究也具有异于 HSV-1 的特殊性和困难。

近年来，人们一直关注疱疹病毒皮层蛋白是如何包装进入病毒颗粒的，虽然从电子显微镜下观察到的疱疹病毒皮层没有固定形状，并且由于皮层的蛋白组成结构的非对称性而无法应用冷冻电子断层成像（cryo-ET）和冷冻电子显微镜（cryo-EM）技术对疱疹病毒颗粒的皮层进行高分辨率的结构解析，但越来越多的证据表明，疱疹病毒皮层蛋白并非随机地、无序地包装进入病毒颗粒[198, 199]。另外在研究 HSV-1、PRV 等疱疹病毒的皮层蛋白与细胞骨架的相互作用中发现，与核衣壳结合的内皮层蛋白对病毒颗粒在细胞内的有效运输十分关键[115]。这些研究往往需要纯化大量游离的病毒颗粒，而这对于 VZV 目前还很难办到，因此 VZV 皮层的结构、蛋白组成及病毒颗粒与宿主细胞的相互作用还有待深入研究。

目前应用 BAC 技术改造 VZV 并结合 SCID-hu 人鼠嵌合模型已经加深了人们对 VZV 在体内致病机制的认识。由于人皮肤组织获得相对容易并且皮下移植简便，对 VZV 不同基因及其产物在病毒感染皮肤中的功能研究还较为深入与全面。相比之下，人胸腺与 DRG 组织则因为来源少、质量要求高及小鼠肾囊移植手术较难而未得到广泛使用。并且人皮肤组织在移植于 SCID 小鼠后 10 天左右便可用于攻毒，而人 DRG 与胸腺（T 细胞）组织在移植后分别需要约 1 个月和 3 个月才能用于攻毒。迄今为止，在 VZV 皮层蛋白中仅证明 2 种重要病毒激酶 pORF47 和 pORF66 会影响 VZV 的 T 细胞趋向性，而 pORF7 则是首个影响 VZV 神经感染的毒力因子[96, 109]。因此还需进一步研究 VZV 皮层蛋白在感染 T 细胞与神经中的作用。VZV 皮层蛋白对 VZV 感染非常重要，具有成为抗病毒治疗药物靶点的巨大潜力。另外，虽然一些 VZV 皮层蛋白对 VZV 体外细胞培养并非必需，但它们却是 VZV 体内感染重要的毒力与组织趋向性决定因子，如 ORF7 敲除的 VZV 在人皮肤和感觉神经元中均有严重的生长缺陷，缺少引发水痘及带状疱疹的能力[48, 109]。

从曾经潜伏感染 VZV 并死后不久被尸检的患者 TG 中，发现了 VZV 的 VLT 和转录组，这为我们提供了 VZV 潜伏期的新视角[35]。至关重要的是要确定 VLT 和 ORF63 RNA 在潜伏感染的人 TG 中的作用和相互作用[200]，并分析它们在人多能干细胞（hPSC、hESC/hiPSC）衍生的神经元模型中建立潜伏的功能[201-204]，或如何从潜伏期再激活[205]。人类 TG 由不同的神经元亚型组成[206]，与 HSV-1 类似[207]，并非所有神经元亚群都对 VZV 感染同样敏感[208]。因此，需要原位分析来确定 VLT 和 ORF63 的 RNA 是否由相同或不同的神经元共表达，并确定携带潜伏 VZV 基因组的神经元亚型。重组 VZV[17] 有助于用 hPSC 衍生的神经元对 VLT/pVLT 和 ORF63 的 RNA/IE63 进行功能分析。目前的证据表明，pVLT 和 IE63 在潜伏感染神经节中均未表达或表达低于可检测水平[35, 209]。

对于裂解和潜伏感染期间 VZV 基因表达的转录调节目前也不清楚。推测与 HSV-1 类似[210]，潜伏 VZV 的再激活的基因表达也遵循调节级联。新一代测序技术的进步使人们能对潜伏感染人 TG 中低丰度 VZV 基因组进行检测[32]，如利用染色质免疫沉淀测序（ChIP-seq）揭示潜伏 VZV 基因组的表观遗传修饰，用于组蛋白修饰或 CCCTC 结合因子（CTCF）结合。体外静止模型可用于在感染的静止和重新激活阶段前瞻性地绘制 VZV 基因组上的表观遗传染色质修饰。此外，VLT 和 ORF63 RNA 及病毒再激活开始期间 IE63 和 IE61 的相对表达水平还有待进一步研究。这些都是今后重点研究方向。

参 考 文 献

[1] HOPE-SIMPSON R E. The nature of herpes zoster: a long-term study and a new hypothesis [J]. Proc R Soc Med, 1965, 58:9-20.

[2] GILDEN D H, VAFAI A, SHTRAM Y, et al. Varicella-zoster virus DNA in human sensory ganglia [J]. Nature, 1983, 306(5942): 478-480.

[3] LU L, SUO L, LI J, et al. A retrospective survey on herpes zoster disease burden and characteristics in Beijing, China [J]. Hum Vaccin Immunother, 2018, 30:1-4.

[4] KOST R G, STRAUS S E. Postherpetic neuralgia—pathogenesis, treatment, and prevention [J]. N Engl J Med, 1996, 335(1): 32-42.

[5] DROLET M, BRISSON M, SCHMADER K E, et al. The impact of herpes zoster and postherpetic neuralgia on health-related quality of life: a prospective study [J]. CMAJ, 2010, 182(16): 1731-1736.

[6] HEAD H, CAMPBELL A W, KENNEDY P G. The pathology of Herpes Zoster and its bearing on sensory localisation [J]. Rev Med Virol, 1997, 7(3): 131-143.

[7] WATSON C P, MORSHEAD C, VAN DER KOOY D, et al. Post-herpetic neuralgia: post-mortem analysis of a case [J]. Pain, 1988, 34(2): 129-138.

[8] KIM D H, NA J E, LEE S J, et al. Quantification of intraepidermal nerve fiber density using three-dimensional microscopy [J]. Microsc Res Tech, 2019,82(1):47-52.

[9] TRUINI A, HAANPAA M, PROVITERA V, et al. Differential myelinated and unmyelinated sensory and autonomic skin nerve fiber involvement in patients with ophthalmic postherpetic neuralgia [J]. Front Neuroanat, 2015, 9:105.

[10] DOLOHANTY L B, RICHARDSON S J, HERRMANN D N, et al. Trigeminal trophic syndrome with histopathologic correlation [J]. Cutis, 2015, 95(3): E22-E25.

[11] BUONOCORE M, GATTI A M, AMATO G, et al. Allodynic skin in post-herpetic neuralgia: histological correlates [J]. J Cell Physiol, 2012, 227(3): 934-938.

[12] OAKLANDER A L. Mechanisms of pain and itch caused by herpes zoster (shingles) [J]. J Pain, 2008, 9(1 Suppl 1): S10-S18.

[13] ROWBOTHAM M C, YOSIPOVITCH G, CONNOLLY M K, et al. Cutaneous innervation density in the allodynic form of postherpetic neuralgia [J]. Neurobiol Dis, 1996, 3(3): 205-214.

[14] NIEDT G W, PRIOLEAU P G. Kaposi's sarcoma occurring in a dermatome previously involved by herpes zoster [J]. J Am Acad Dermatol, 1988, 18(2 Pt 2): 448-451.

[15] SZPARA M L, GATHERER D, OCHOA A, et al. Evolution and diversity in human herpes simplex virus genomes [J]. J Virol, 2014, 88(2): 1209-1227.

[16] BAINES J D, PELLETT P E. Genetic comparison of human alphaherpesvirus genomes [M]//ARVIN A, CAMPADELLI-FIUME G, MOCARSKI E, et al. Human Herpesviruses: Biology, Therapy, and Immunoprophylaxis. Cambridge: Cambridge University Press, 2007.

[17] COHEN J I. The varicella-zoster virus genome [J]. Curr Top Microbiol Immunol, 2010, 342:1-14.

[18] BREUER J. VZV molecular epidemiology [J]. Curr Top Microbiol Immunol, 2010, 342:15-42.

[19] 王玮, 程通, 朱桦, 等. 水痘带状疱疹病毒皮层蛋白功能的研究进展 [J]. 中国科学 : 生命科学, 2015, 45(7): 623-634.

[20] PENKERT R R, KALEJTA R F. Tegument protein control of latent herpesvirus establishment and animation [J]. Herpesviridae, 2011, 2(1): 3.

[21] COHEN J I. Clinical practice: herpes zoster [J]. N Engl J Med, 2013, 369(3): 255-263.

[22] MUELLER N H, GILDEN D H, COHRS R J, et al. Varicella zoster virus infection: clinical features, molecular pathogenesis of disease, and latency [J]. Neurol Clin, 2008, 26(3): 675-697, viii.

[23] ASSOULINE J G, LEVIN M J, MAJOR E O, et al. Varicella-zoster virus infection of human astrocytes, Schwann cells, and neurons [J]. Virology, 1990, 179(2): 834-844.

[24] VUKMANOVIC-STEJIC M, SANDHU D, SEIDEL J A, et al. The characterization of varicella zoster virus-specific T cells in skin and blood during aging [J]. J Invest Dermatol, 2015, 135(7):1752-1762.

[25] WEAVER B A. Herpes zoster overview: natural history and incidence [J]. J Am Osteopath Assoc, 2009, 109(6 Suppl 2): S2-S6.

[26] DAVISON A J, SCOTT J E. The complete DNA sequence of varicella-zoster virus [J]. J Gen Virol, 1986, 67(Pt 9):1759-1816.

[27] KIM J I, JUNG G S, KIM Y Y, et al. Sequencing and characterization of varicella-zoster virus vaccine strain SuduVax [J]. Virol J, 2011, 8:547.

[28] YAMANISHI K. Molecular analysis of the Oka vaccine strain of varicella-zoster virus [J]. J Infect Dis, 2008, 197(Suppl 2):S45-S48.

[29] TILLIEUX S L, HALSEY W S, THOMAS E S, et al. Complete DNA sequences of two oka strain varicella-zoster virus genomes [J]. J Virol, 2008, 82(22): 11023-11044.

[30] DEPLEDGE D P, SADAOKA T, OUWENDIJK W J D. Molecular aspects of varicella-zoster virus latency [J]. Viruses, 2018, 10(7): 349.

[31] NORBERG P, DEPLEDGE D P, KUNDU S, et al. Recombination of globally circulating varicella-zoster virus [J]. J Virol, 2015, 89(14): 7133-7146.

[32] DEPLEDGE D P, KUNDU S, JENSEN N J, et al. Deep sequencing of viral genomes provides insight into the evolution and pathogenesis of varicella zoster virus and its vaccine in humans [J]. Mol Biol Evol, 2014, 31(2): 397-409.

[33] WEINERT L A, DEPLEDGE D P, KUNDU S, et al. Rates of vaccine evolution show strong effects of latency: implications for varicella zoster virus epidemiology [J]. Mol Biol Evol, 2015, 32(4): 1020-1028.

[34] COHRS R J, LAGUARDIA J J, GILDEN D. Distribution of latent herpes simplex virus type-1 and varicella zoster virus DNA in human trigeminal ganglia [J]. Virus Genes, 2005, 31(2): 223-227.

[35] DEPLEDGE D P, OUWENDIJK W J D, SADAOKA T, et al. A spliced latency-associated VZV transcript maps antisense to the viral transactivator gene 61 [J]. Nat Commun, 2018, 9(1): 1167.

[36] COHRS R J, GILDEN D H. Prevalence and abundance of latently transcribed varicella-zoster virus genes in human ganglia [J]. J Virol, 2007, 81(6): 2950-2956.

[37] GRINFELD E, KENNEDY P G. Translation of varicella-zoster virus genes during human ganglionic latency [J]. Virus Genes, 2004, 29(3): 317-319.

[38] TAKAHASHI M. Development and characterization of a live varicella vaccine (Oka strain) [J]. Biken J, 1984, 27(2-3): 31-36.

[39] GRAY W L, GUSICK N J, EK-KOMMONEN C, et al. The inverted repeat regions of the simian varicella

virus and varicella-zoster virus genomes have a similar genetic organization [J]. Virus Res, 1995, 39(2/3): 181-193.

[40] SPENGLER M L, RUYECHAN W T, HAY J. Physical interaction between two varicella zoster virus gene regulatory proteins, IE4 and IE62 [J]. Virology, 2000, 272(2): 375-381.

[41] AMBAGALA A P, COHEN J I. Varicella-zoster virus IE63, a major viral latency protein, is required to inhibit the alpha interferon-induced antiviral response [J]. J Virol, 2007, 81(15): 7844-7851.

[42] AMBAGALA A P, BOSMA T, ALI M A, et al. Varicella-zoster virus immediate-early 63 protein interacts with human antisilencing function 1 protein and alters its ability to bind histones h3.1 and h3.3 [J]. J Virol, 2009, 83(1): 200-209.

[43] KIM S K, SHAKYA A K, KIM S, et al. Functional characterization of the serine-rich tract of varicella-zoster virus IE62 [J]. J Virol, 2016, 90(2): 959-971.

[44] CHE X, REICHELT M, SOMMER M H, et al. Functions of the ORF9-to-ORF12 gene cluster in varicella-zoster virus replication and in the pathogenesis of skin infection [J]. J Virol, 2008, 82(12): 5825-5834.

[45] CHE X, OLIVER S L, SOMMER M H, et al. Identification and functional characterization of the varicella zoster virus ORF11 gene product [J]. Virology, 2011, 412(1): 156-166.

[46] LIU X, LI Q, DOWDELL K, et al. Varicella-zoster virus ORF12 protein triggers phosphorylation of ERK1/2 and inhibits apoptosis [J]. J Virol, 2012, 86(6): 3143-3151.

[47] COHRS R J, HURLEY M P, GILDEN D H. Array analysis of viral gene transcription during lytic infection of cells in tissue culture with varicella-zoster virus [J]. J Virol, 2003, 77(21): 11718-11732.

[48] ZHANG Z, SELARIU A, WARDEN C, et al. Genome-wide mutagenesis reveals that ORF7 is a novel VZV skin-tropic factor [J]. PLoS Pathog, 2010, 6:e1000971.

[49] CHE X, ZERBONI L, SOMMER M H, et al. Varicella-zoster virus open reading frame 10 is a virulence determinant in skin cells but not in T cells *in vivo* [J]. J Virol, 2006, 80(7): 3238-3248.

[50] PIEDADE D, AZEVEDO-PEREIRA J M. The role of microRNAs in the pathogenesis of herpesvirus infection [J]. Viruses, 2016, 8(6): 156.

[51] LI X, HUANG Y, ZHANG Y, et al. Evaluation of microRNA expression in patients with herpes zoster [J]. Viruses, 2016, 8(12): 326.

[52] LI Y, WU R, LIU Z, et al. Enforced expression of microRNA-21 influences the replication of varicella-zoster virus by triggering signal transducer and activator of transcription 3 [J]. Exp Ther Med, 2014, 7(5): 1291-1296.

[53] IRMAK M K, ERDEM U, KUBAR A. Antiviral activity of salivary microRNAs for ophthalmic herpes zoster [J]. Theor Biol Med Model, 2012, 9:21.

[54] WANG W, CHENG T, ZHU H, et al. Insights into the function of tegument proteins from the varicella zoster virus [J]. Sci China Life Sci, 2015, 58(8): 739-749.

[55] KHALIL M I, CHE X, SUNG P, et al. Mutational analysis of varicella-zoster virus (VZV) immediate early protein (IE62) subdomains and their importance in viral replication [J]. Virology, 2016, 492:82-91.

[56] RUYECHAN W T. Roles of cellular transcription factors in VZV replication [J]. Curr Top Microbiol Immunol, 2010, 342:43-65.

[57] KINCHINGTON P R, BOOKEY D, TURSE S E. The transcriptional regulatory proteins encoded by varicella-zoster virus open reading frames (ORFs) 4 and 63, but not ORF 61, are associated with purified virus particles [J]. J Virol, 1995, 69(7): 4274-4282.

[58] KINCHINGTON P R, HOUGLAND J K, ARVIN A M, et al. The varicella-zoster virus immediate-early protein IE62 is a major component of virus particles [J]. J Virol, 1992, 66(1): 359-366.

[59] HOOVER S E, COHRS R J, RANGEL Z G, et al. Downregulation of varicella-zoster virus (VZV) immediate-early ORF62 transcription by VZV ORF63 correlates with virus replication *in vitro* and with latency [J]. J Virol, 2006, 80(7): 3459-3468.

[60] SEN N, SOMMER M, CHE X, et al. Varicella-zoster virus immediate-early protein 62 blocks interferon regulatory factor 3 (IRF3) phosphorylation at key serine residues: a novel mechanism of IRF3 inhibition among herpesviruses [J]. J Virol, 2010, 84(18): 9240-9253.

[61] ZERBONI L, SOBEL R A, RAMACHANDRAN V, et al. Expression of varicella-zoster virus immediate-early regulatory protein IE63 in neurons of latently infected human sensory ganglia [J]. J Virol, 2010, 84(7): 3421-3430.

[62] LUNGU O, PANAGIOTIDIS C A, ANNUNZIATO P W, et al. Aberrant intracellular localization of varicella-zoster virus regulatory proteins during latency [J]. Proc Natl Acad Sci U S A, 1998, 95(12): 7080-7085.

[63] COHEN J I, COX E, PESNICAK L, et al. The varicella-zoster virus open reading frame 63 latency-associated protein is critical for establishment of latency [J]. J Virol, 2004, 78(21): 11833-11840.

[64] COHEN J I, KROGMANN T, ROSS J P, et al. Varicella-zoster virus ORF4 latency-associated protein is important for establishment of latency [J]. J Virol, 2005, 79(11): 6969-6975.

[65] SATO B, ITO H, HINCHLIFFE S, et al. Mutational analysis of open reading frames 62 and 71, encoding the varicella-zoster virus immediate-early transactivating protein, IE62, and effects on replication *in vitro* and in skin xenografts in the SCID-hu mouse *in vivo* [J]. J Virol, 2003, 77(10): 5607-5620.

[66] SATO B, SOMMER M, ITO H, et al. Requirement of varicella-zoster virus immediate-early 4 protein for viral replication [J]. J Virol, 2003, 77(22): 12369-12372.

[67] SOMMER M H, ZAGHA E, SERRANO O K, et al. Mutational analysis of the repeated open reading frames, ORFs 63 and 70 and ORFs 64 and 69, of varicella-zoster virus [J]. J Virol, 2001, 75(17): 8224-8239.

[68] BAIKER A, BAGOWSKI C, ITO H, et al. The immediate-early 63 protein of varicella-zoster virus: analysis of functional domains required for replication *in vitro* and for T-cell and skin tropism in the SCIDhu model *in vivo* [J]. J Virol, 2004, 78(3): 1181-1194.

[69] HOOD C, CUNNINGHAM A L, SLOBEDMAN B, et al. Varicella-zoster virus ORF63 inhibits apoptosis of primary human neurons [J]. J Virol, 2006, 80(2): 1025-1031.

[70] STEAIN M, SLOBEDMAN B, ABENDROTH A. Experimental models to study varicella-zoster virus infection of neurons [J]. Curr Top Microbiol Immunol, 2010, 342:211-228.

[71] GERSHON A A, BREUER J, COHEN J I, et al. Varicella zoster virus infection [J]. Nat Rev Dis Primers, 2015, 1:15016.

[72] PRIOLA S A, STEVENS J G. The 5' and 3' limits of transcription in the pseudorabies virus latency associated transcription unit [J]. Virology, 1991, 182(2): 852-856.

[73] STEVENS J G, WAGNER E K, DEVI-RAO G B, et al. RNA complementary to a herpesvirus alpha gene mRNA is prominent in latently infected neurons [J]. Science, 1987, 235(4792): 1056-1059.

[74] UMBACH J L, NAGEL M A, COHRS R J, et al. Analysis of human alphaherpesvirus microRNA expression in latently infected human trigeminal ganglia [J]. J Virol, 2009, 83(20): 10677-10683.

[75] KYRATSOUS C A, SILVERSTEIN S J. Components of nuclear domain 10 bodies regulate varicella-zoster virus replication [J]. J Virol, 2009, 83(9): 4262-4274.

[76] MEYER C, KERNS A, HABERTHUR K, et al. Attenuation of the adaptive immune response in rhesus macaques infected with simian varicella virus lacking open reading frame 61 [J]. J Virol, 2013, 87(4): 2151-2163.

[77] SATO H, PESNICAK L, COHEN J I. Use of a rodent model to show that varicella-zoster virus ORF61 is

dispensable for establishment of latency [J]. J Med Virol, 2003, 70 (Suppl 1):S79-S81.

[78] MORIUCHI H, MORIUCHI M, STRAUS S E, et al. Varicella-zoster virus (VZV) open reading frame 61 protein transactivates VZV gene promoters and enhances the infectivity of VZV DNA [J]. J Virol, 1993, 67(7): 4290-4295.

[79] ROIZMAN B, ZHOU G Y. The 3 facets of regulation of herpes simplex virus gene expression: a critical inquiry [J]. Virology, 2015, 479:562-567.

[80] JACKERS P, DEFECHEREUX P, BAUDOUX L, et al. Characterization of regulatory functions of the varicella-zoster virus gene-63-encoded protein [J]. J Virol, 1992, 66(6): 3899-3903.

[81] GERADA C, STEAIN M, MCSHARRY B P, et al. Varicella-zoster virus ORF63 protects human neuronal and keratinocyte cell lines from apoptosis and changes its localization upon apoptosis induction [J]. J Virol, 2018, 92(12): e00338-18.

[82] AMBAGALA A P N, COHEN J I. Varicella-zoster virus IE63, a major viral latency protein, is required to inhibit the alpha interferon-induced antiviral response [J]. J Virol, 2007, 81(15): 7844-7851.

[83] VERWEIJ M C, WELLISH M, WHITMER T, et al. Varicella viruses inhibit interferon-stimulated JAK-STAT signaling through multiple mechanisms [J]. PLos Pathogens, 2015, 11(5): e1004901.

[84] WALTERS M S, KYRATSOUS C A, WAN S L, et al. Nuclear import of the varicella-zoster virus latency-associated protein ORF63 in primary neurons requires expression of the lytic protein ORF61 and occurs in a proteasome-dependent manner [J]. J Virol, 2008, 82(17): 8673-8686.

[85] CILLONIZ C, JACKSON W, GROSE C, et al. The varicella-zoster virus (VZV) ORF9 protein interacts with the IE62 major VZV transactivator [J]. J Virol, 2007, 81(2): 761-774.

[86] RIVA L, THIRY M, BONTEMS S, et al. ORF9p phosphorylation by ORF47p is crucial for the formation and egress of varicella-zoster virus viral particles [J]. J Virol, 2013, 87(5): 2868-2881.

[87] RIVA L, THIRY M, LEBRUN M, et al. Deletion of the ORF9p acidic cluster impairs the nuclear egress of varicella-zoster virus capsids [J]. J Virol, 2015, 89(4): 2436-2441.

[88] MORIUCHI H, MORIUCHI M, COHEN J I. Proteins and cis-acting elements associated with transactivation of the varicella-zoster virus (VZV) immediate-early gene 62 promoter by VZV open reading frame 10 protein [J]. J Virol, 1995, 69(8): 4693-4701.

[89] MORIUCHI H, MORIUCHI M, STRAUS S E, et al. Varicella-zoster virus open reading frame 10 protein, the herpes simplex virus VP16 homolog, transactivates herpesvirus immediate-early gene promoters [J]. J Virol, 1993, 67(5): 2739-2746.

[90] CHE X, BERARDUCCI B, SOMMER M, et al. The ubiquitous cellular transcriptional factor USF targets the varicella-zoster virus open reading frame 10 promoter and determines virulence in human skin xenografts in SCIDhu mice in vivo [J]. J Virol, 2007, 81(7): 3229-3239.

[91] CHE X, OLIVER S L, REICHELT M, et al. ORF11 protein interacts with the ORF9 essential tegument protein in varicella-zoster virus infection [J]. J Virol, 2013, 87(9): 5106-5117.

[92] LIU X, COHEN J I. Varicella-zoster virus ORF12 protein activates the phosphatidylinositol 3-kinase/Akt pathway to regulate cell cycle progression [J]. J Virol, 2013, 87(3): 1842-1848.

[93] GERSHBURG E, PAGANO J S. Conserved herpesvirus protein kinases [J]. Biochim Biophys Acta, 2008, 1784(1): 203-212.

[94] STEVENSON D, COLMAN K L, DAVISON A J. Characterization of the putative protein kinases specified by varicella-zoster virus genes 47 and 66 [J]. J Gen Virol, 1994, 75 (Pt 2):317-326.

[95] KINCHINGTON P R, FITE K, SEMAN A, et al. Virion association of IE62, the varicella-zoster virus (VZV) major transcriptional regulatory protein, requires expression of the VZV open reading frame 66 protein kinase [J].

J Virol, 2001, 75(19): 9106-9113.

[96] MOFFAT J F, ZERBONI L, SOMMER M H, et al. The ORF47 and ORF66 putative protein kinases of varicella-zoster virus determine tropism for human T cells and skin in the SCID-hu mouse [J]. Proc Natl Acad Sci U S A, 1998, 95(20): 11969-11974.

[97] HEINEMAN T C, SEIDEL K, COHEN J I. The varicella-zoster virus ORF66 protein induces kinase activity and is dispensable for viral replication [J]. J Virol, 1996, 70(10): 7312-7317.

[98] HEINEMAN T C, COHEN J I. The varicella-zoster virus (VZV) open reading frame 47 (ORF47) protein kinase is dispensable for viral replication and is not required for phosphorylation of ORF63 protein, the VZV homolog of herpes simplex virus ICP22 [J]. J Virol, 1995, 69(11): 7367-7370.

[99] BESSER J, SOMMER M H, ZERBONI L, et al. Differentiation of varicella-zoster virus ORF47 protein kinase and IE62 protein binding domains and their contributions to replication in human skin xenografts in the SCID-hu mouse [J]. J Virol, 2003, 77(10): 5964-5974.

[100] SCHAAP-NUTT A, SOMMER M, CHE X, et al. ORF66 protein kinase function is required for T-cell tropism of varicella-zoster virus *in vivo* [J]. J Virol, 2006, 80(23): 11806-11816.

[101] KENYON T K, LYNCH J, HAY J, et al. Varicella-zoster virus ORF47 protein serine kinase: characterization of a cloned, biologically active phosphotransferase and two viral substrates, ORF62 and ORF63 [J]. J Virol, 2001, 75(18): 8854-8858.

[102] BESSER J, IKOMA M, FABEL K, et al. Differential requirement for cell fusion and virion formation in the pathogenesis of varicella-zoster virus infection in skin and T cells [J]. J Virol, 2004, 78(23): 13293-13305.

[103] KENYON T K, COHEN J I, GROSE C. Phosphorylation by the varicella-zoster virus ORF47 protein serine kinase determines whether endocytosed viral gE traffics to the trans-Golgi network or recycles to the cell membrane [J]. J Virol, 2002, 76(21): 10980-10993.

[104] VANDEVENNE P, LEBRUN M, EL MJIYAD N, et al. The varicella-zoster virus ORF47 kinase interferes with host innate immune response by inhibiting the activation of IRF3 [J]. PLoS One, 2011, 6(2): e16870.

[105] EISFELD A J, TURSE S E, JACKSON S A, et al. Phosphorylation of the varicella-zoster virus (VZV) major transcriptional regulatory protein IE62 by the VZV open reading frame 66 protein kinase [J]. J Virol, 2006, 80(4): 1710-1723.

[106] EISFELD A J, YEE M B, ERAZO A, et al. Downregulation of class I major histocompatibility complex surface expression by varicella-zoster virus involves open reading frame 66 protein kinase-dependent and -independent mechanisms [J]. J Virol, 2007, 81(17): 9034-9049.

[107] KINCHINGTON P R, TURSE S E. Regulated nuclear localization of the varicella-zoster virus major regulatory protein, IE62 [J]. J Infect Dis, 1998, 178 (Suppl 1):S16-S21.

[108] COHRS R J, GILDEN D H, KINCHINGTON P R, et al. Varicella-zoster virus gene 66 transcription and translation in latently infected human Ganglia [J]. J Virol, 2003, 77(12): 6660-6665.

[109] SELARIU A, CHENG T, TANG Q, et al. ORF7 of varicella-zoster virus is a neurotropic factor [J]. J Virol, 2012, 86(16): 8614-8624.

[110] GRIGORYAN S, KINCHINGTON P R, YANG I H, et al. Retrograde axonal transport of VZV: kinetic studies in hESC-derived neurons [J]. J Neurovirol, 2012, 18(6): 462-470.

[111] SADAOKA T, SERADA S, KATO J, et al. Varicella-zoster virus ORF49 functions in the efficient production of progeny virus through its interaction with essential tegument protein ORF44 [J]. J Virol, 2014, 88(1): 188-201.

[112] SADAOKA T, YOSHII H, IMAZAWA T, et al. Deletion in open reading frame 49 of varicella-zoster virus reduces virus growth in human malignant melanoma cells but not in human embryonic fibroblasts [J]. J Virol,

2007, 81(22): 12654-12665.

[113] SADAOKA T, SERADA S, KATO J, et al. Varicella-zoster virus ORF49 functions in the efficient production of progeny virus through its interaction with essential tegument protein ORF44 [J]. J Virol, 2014, 88(1): 188-201.

[114] SATO H, CALLANAN L D, PESNICAK L, et al. Varicella-zoster virus (VZV) ORF17 protein induces RNA cleavage and is critical for replication of VZV at 37 degrees C but not 33 degrees C [J]. J Virol, 2002, 76(21): 11012-11023.

[115] RADTKE K, ENGLISH L, RONDEAU C, et al. Inhibition of the host translation shutoff response by herpes simplex virus 1 triggers nuclear envelope-derived autophagy [J]. J Virol, 2013, 87(7): 3990-3997.

[116] SADAOKA T, MORI Y. Vaccine development for varicella-zoster virus [J]. Adv Exp Med Biol, 2018, 1045:123-142.

[117] OLIVER S L, YANG E, ARVIN A M. Varicella-zoster virus glycoproteins: entry, replication, and pathogenesis [J]. Curr Clin Microbiol Rep, 2016, 3(4): 204-215.

[118] ARVIN A, ABENDROTH A. VZV: Immunobiology and Host Response [M]//ARVIN A, CAMPADELLI-FIUME G, MOCARSKI E, et al. Human Herpesviruses: Biology, Therapy, and Immunoprophylaxis. Cambridge: Cambridge University Press, 2007.

[119] LI Q, ALI M A, COHEN J I. Insulin degrading enzyme is a cellular receptor mediating varicella-zoster virus infection and cell-to-cell spread [J]. Cell, 2006, 127(2): 305-316.

[120] CARPENTER J E, JACKSON W, DE SOUZA G A, et al. Insulin-degrading enzyme binds to the nonglycosylated precursor of varicella-zoster virus gE protein found in the endoplasmic reticulum [J]. J Virol, 2010, 84(2): 847-855.

[121] CHEN J J, ZHU Z, GERSHON A A, et al. Mannose 6-phosphate receptor dependence of varicella zoster virus infection *in vitro* and in the epidermis during varicella and zoster [J]. Cell, 2004, 119(7): 915-926.

[122] YAMAGISHI Y, SADAOKA T, YOSHII H, et al. Varicella-zoster virus glycoprotein M homolog is glycosylated, is expressed on the viral envelope, and functions in virus cell-to-cell spread [J]. J Virol, 2008, 82(2): 795-804.

[123] GROSE C, CARPENTER J E, JACKSON W, et al. Overview of varicella-zoster virus glycoproteins gC, gH and gL [J]. Curr Top Microbiol Immunol, 2010, 342:113-128.

[124] COLE N L, GROSE C. Membrane fusion mediated by herpesvirus glycoproteins: the paradigm of varicella-zoster virus [J]. Rev Med Virol, 2003, 13(4): 207-222.

[125] VERPOEST S, REDANT V, CAY A B, et al. Reduced virulence of a pseudorabies virus isolate from wild boar origin in domestic pigs correlates with hampered visceral spread and age-dependent reduced neuroinvasive capacity [J]. Virulence, 2018, 9(1): 149-162.

[126] KRAMER T, GRECO T M, TAYLOR M P, et al. Kinesin-3 mediates axonal sorting and directional transport of alphaherpesvirus particles in neurons [J]. Cell Host Microbe, 2012, 12(6): 806-814.

[127] TAYLOR M P, ENQUIST L W. Axonal spread of neuroinvasive viral infections [J]. Trends Microbiol, 2015, 23(5): 283-288.

[128] BELLO-MORALES R, CRESPILLO A J, FRAILE-RAMOS A, et al. Role of the small GTPase Rab27a during herpes simplex virus infection of oligodendrocytic cells [J]. BMC Microbiol, 2012, 12:265.

[129] SCHMADER K. Herpes zoster in older adults [J]. Clin Infect Dis, 2001, 32(10): 1481-1486.

[130] SUGANO T, TOMIYAMA T, MATSUMOTO Y, et al. A human monoclonal antibody against varicella-zoster virus glycoprotein Ⅲ [J]. J Gen Virol, 1991, 72 (Pt 9):2065-2073.

[131] VAFAI A. Antibody-binding sites on truncated forms of varicella-zoster virus gpI(gE) glycoprotein [J].

Vaccine, 1994, 12(14): 1265-1269.

[132] OLSON J K, GROSE C. Endocytosis and recycling of varicella-zoster virus Fc receptor glycoprotein gE: internalization mediated by a YXXL motif in the cytoplasmic tail [J]. J Virol, 1997, 71(5): 4042-4054.

[133] SUENAGA T, SATOH T, SOMBOONTHUM P, et al. Myelin-associated glycoprotein mediates membrane fusion and entry of neurotropic herpesviruses [J]. Proc Natl Acad Sci U S A, 2010, 107(2): 866-871.

[134] AKAHORI Y, SUZUKI K, DAIKOKU T, et al. Characterization of neutralizing epitopes of varicella-zoster virus glycoprotein H [J]. J Virol, 2009, 83(4): 2020-2024.

[135] SPRAGUE E R, WANG C, BAKER D, et al. Crystal structure of the HSV-1 Fc receptor bound to Fc reveals a mechanism for antibody bipolar bridging [J]. PLoS Biol, 2006, 4(6): e148.

[136] TYBOROWSKA J, BIENKOWSKA-SZEWCZYK K, RYCHLOWSKI M, et al. The extracellular part of glycoprotein E of bovine herpesvirus 1 is sufficient for complex formation with glycoprotein I but not for cell-to-cell spread [J]. Arch Virol, 2000, 145(2): 333-351.

[137] BERARDUCCI B, RAJAMANI J, REICHELT M, et al. Deletion of the first cysteine-rich region of the varicella-zoster virus glycoprotein E ectodomain abolishes the gE and gI interaction and differentially affects cell-cell spread and viral entry [J]. J Virol, 2009, 83(1): 228-240.

[138] RIZVI S M, RAGHAVAN M. Responses of herpes simplex virus type 1-infected cells to the presence of extracellular antibodies: gE-dependent glycoprotein capping and enhancement in cell-to-cell spread [J]. J Virol, 2003, 77(1): 701-708.

[139] JOHNSON D C, HUBER M T. Directed egress of animal viruses promotes cell-to-cell spread [J]. J Virol, 2002, 76(1): 1-8.

[140] FARNSWORTH A, GOLDSMITH K, JOHNSON D C. Herpes simplex virus glycoproteins gD and gE/gI serve essential but redundant functions during acquisition of the virion envelope in the cytoplasm [J]. J Virol, 2003, 77(15): 8481-8494.

[141] TIRABASSI R S, ENQUIST L W. Mutation of the YXXL endocytosis motif in the cytoplasmic tail of pseudorabies virus gE [J]. J Virol, 1999, 73(4): 2717-2728.

[142] O'REGAN K J, BUCKS M A, MURPHY M A, et al. A conserved region of the herpes simplex virus type 1 tegument protein VP22 facilitates interaction with the cytoplasmic tail of glycoprotein E (gE) [J]. Virology, 2007, 358(1): 192-200.

[143] MALLORY S, SOMMER M, ARVIN A M. Mutational analysis of the role of glycoprotein I in varicella-zoster virus replication and its effects on glycoprotein E conformation and trafficking [J]. J Virol, 1997, 71(11): 8279-8288.

[144] ZERBONI L, REICHELT M, JONES C D, et al. Aberrant infection and persistence of varicella-zoster virus in human dorsal root ganglia in vivo in the absence of glycoprotein I [J]. Proc Natl Acad Sci U S A, 2007, 104(35): 14086-14091.

[145] ALI M A, LI Q, FISCHER E R, et al. The insulin degrading enzyme binding domain of varicella-zoster virus (VZV) glycoprotein E is important for cell-to-cell spread and VZV infectivity, while a glycoprotein I binding domain is essential for infection [J]. Virology, 2009, 386(2): 270-279.

[146] LI Q, KROGMANN T, ALI M A, et al. The amino terminus of varicella-zoster virus (VZV) glycoprotein E is required for binding to insulin-degrading enzyme, a VZV receptor [J]. J Virol, 2007, 81(16): 8525-8532.

[147] POLCICOVA K, GOLDSMITH K, RAINISH B L, et al. The extracellular domain of herpes simplex virus gE is indispensable for efficient cell-to-cell spread: evidence for gE/gI receptors [J]. J Virol, 2005, 79(18): 11990-12001.

[148] KIMURA H, STRAUS S E, WILLIAMS R K. Varicella-zoster virus glycoproteins E and I expressed in insect

cells form a heterodimer that requires the N-terminal domain of glycoprotein I [J]. Virology, 1997, 233(2): 382-391.

[149] MCGRAW H M, AWASTHI S, WOJCECHOWSKYJ J A, et al. Anterograde spread of herpes simplex virus type 1 requires glycoprotein E and glycoprotein I but not Us9 [J]. J Virol, 2009, 83(17): 8315-8326.

[150] ARVIN A M, OLIVER S, REICHELT M, et al. Analysis of the functions of glycoproteins E and I and their promoters during VZV replication *in vitro* and in skin and T-cell xenografts in the SCID mouse model of VZV pathogenesis [J]. Curr Top Microbiol, 2010, 342:129-146.

[151] HOWARD P W, HOWARD T L, JOHNSON D C. Herpes simplex virus membrane proteins gE/gI and US9 act cooperatively to promote transport of capsids and glycoproteins from neuron cell bodies into iInitial axon segments [J]. J Virol, 2013, 87(1): 403-414.

[152] MOFFAT J, MO C, CHENG J J, et al. Functions of the C-terminal domain of varicella-zoster virus glycoprotein E in viral replication *in vitro* and skin and T-cell tropism *in vivo* [J]. J Virol, 2004, 78(22): 12406-12415.

[153] CH'NG T H, ENQUIST L W. Efficient axonal localization of alphaherpesvirus structural proteins in cultured sympathetic neurons requires viral glycoprotein E [J]. J Virol, 2005, 79(14): 8835-8846.

[154] BRIDEAU A D, CARD J P, ENQUIST L W. Role of pseudorabies virus Us9, a type II membrane protein, in infection of tissue culture cells and the rat nervous system [J]. J Virol, 2000, 74(2): 834-845.

[155] LIU Z F, BRUM M C, DOSTER A, et al. A bovine herpesvirus type 1 mutant virus specifying a carboxyl-terminal truncation of glycoprotein E is defective in anterograde neuronal transport in rabbits and calves [J]. J Virol, 2008, 82(15): 7432-7442.

[156] CURANOVIC D, ENQUIST L W. Virion-incorporated glycoprotein B mediates transneuronal spread of pseudorabies virus [J]. J Virol, 2009, 83(16): 7796-7804.

[157] ZERBONI L, BERARDUCCI B, RAJAMANI J, et al. Varicella-zoster virus glycoprotein E is a critical determinant of virulence in the SCID mouse-human model of neuropathogenesis [J]. J Virol, 2011, 85(1): 98-111.

[158] FAVOREEL H W, NAUWYNCK H J, VAN OOSTVELDT P, et al. Antibody-induced and cytoskeleton-mediated redistribution and shedding of viral glycoproteins, expressed on pseudorabies virus-infected cells [J]. J Virol, 1997, 71(11): 8254-8261.

[159] 尹航, 周末, 仇华吉, 等. α疱疹病毒 gE 和 gI 蛋白的多样化功能 [J]. 病毒学报, 2019, 35(3): 549-556.

[160] VLECK S E, OLIVER S L, BRADY J J, et al. Structure-function analysis of varicella-zoster virus glycoprotein H identifies domain-specific roles for fusion and skin tropism [J]. Proc Natl Acad Sci U S A, 2011, 108(45): 18412-18417.

[161] MO C, LEE J, SOMMER M, et al. The requirement of varicella zoster virus glycoprotein E (gE) for viral replication and effects of glycoprotein I on gE in melanoma cells [J]. Virology, 2002, 304(2): 176-186.

[162] MOFFAT J, ITO H, SOMMER M, et al. Glycoprotein I of varicella-zoster virus is required for viral replication in skin and T cells [J]. J Virol, 2002, 76(16): 8468-8471.

[163] SUENAGA T, MATSUMOTO M, ARISAWA F, et al. Sialic acids on varicella-zoster virus glycoprotein B are required for cell-cell fusion [J]. J Biol Chem, 2015, 290(32): 19833-19843.

[164] XING Y, OLIVER S L, NGUYEN T, et al. A site of varicella-zoster virus vulnerability identified by structural studies of neutralizing antibodies bound to the glycoprotein complex gHgL [J]. Proc Natl Acad Sci U S A, 2015, 112(19): 6056-6061.

[165] CHOWDARY T K, CAIRNS T M, ATANASIU D, et al. Crystal structure of the conserved herpesvirus fusion regulator complex gH-gL [J]. Nat Struct Mol Biol, 2010, 17(7): 882-888.

[166] MATSUURA H, KIRSCHNER A N, LONGNECKER R, et al. Crystal structure of the Epstein-Barr virus (EBV) glycoprotein H/glycoprotein L (gH/gL) complex [J]. Proc Natl Acad Sci U S A, 2010, 107(52): 22641-22646.

[167] ATANASIU D, CAIRNS T M, WHITBECK J C, et al. Regulation of herpes simplex virus gB-induced cell-cell fusion by mutant forms of gH/gL in the absence of gD and cellular receptors [J]. mBio, 2013, 4(2): e00046-13

[168] CHEN J, JARDETZKY T S, LONGNECKER R. The large groove found in the gH/gL structure is an important functional domain for Epstein-Barr virus fusion [J]. J Virol, 2013, 87(7): 3620-3627.

[169] VLECK S E, OLIVER S L, REICHELT M, et al. Anti-glycoprotein H antibody impairs the pathogenicity of varicella-zoster virus in skin xenografts in the SCID mouse model [J]. J Virol, 2010, 84(1): 141-152.

[170] MONTALVO E A, GROSE C. Neutralization epitope of varicella zoster virus on native viral glycoprotein gp118 (VZV glycoprotein gp Ⅲ) [J]. Virology, 1986, 149(2): 230-241.

[171] BIRLEA M, OWENS G P, ESHLEMAN E M, et al. Human anti-varicella-zoster virus (VZV) recombinant monoclonal antibody produced after Zostavax immunization recognizes the gH/gL complex and neutralizes VZV infection [J]. J Virol, 2013, 87(1): 415-421.

[172] SUZUKI K, AKAHORI Y, ASANO Y, et al. Isolation of therapeutic human monoclonal antibodies for varicella-zoster virus and the effect of light chains on the neutralizing activity [J]. J Med Virol, 2007, 79(6): 852-862.

[173] GIANNI T, SALVIOLI S, CHESNOKOVA L S, et al. Alphavbeta6- and alphavbeta8-integrins serve as interchangeable receptors for HSV gH/gL to promote endocytosis and activation of membrane fusion [J]. PLoS Pathog, 2013, 9(12): e1003806.

[174] CHESHENKO N, TREPANIER J B, GONZALEZ P A, et al. Herpes simplex virus type 2 glycoprotein H interacts with integrin alphavbeta3 to facilitate viral entry and calcium signaling in human genital tract epithelial cells [J]. J Virol, 2014, 88(17): 10026-10038.

[175] YANG E, ARVIN A M, OLIVER S L. Role for the alphaV integrin subunit in varicella-zoster virus-mediated fusion and infection [J]. J Virol, 2016, 90(16): 7567-7578.

[176] PERTEL P E, FRIDBERG A, PARISH M L, et al. Cell fusion induced by herpes simplex virus glycoproteins gB, gD, and gH-gL requires a gD receptor but not necessarily heparan sulfate [J]. Virology, 2001, 279(1): 313-324.

[177] STORLIE J, CARPENTER J E, JACKSON W, et al. Discordant varicella-zoster virus glycoprotein C expression and localization between cultured cells and human skin vesicles [J]. Virology, 2008, 382(2): 171-181.

[178] OLSON L J, PETERSON F C, CASTONGUAY A, et al. Structural basis for recognition of phosphodiester-containing lysosomal enzymes by the cation-independent mannose 6-phosphate receptor [J]. Proc Natl Acad Sci U S A, 2010, 107(28): 12493-12498.

[179] SADAOKA T, YANAGI T, YAMANISHI K, et al. Characterization of the varicella-zoster virus ORF50 gene, which encodes glycoprotein M [J]. J Virol, 2010, 84(7): 3488-3502.

[180] FOSTER T P, CHOULJENKO V N, KOUSOULAS K G. Functional and physical interactions of the herpes simplex virus type 1 UL20 membrane protein with glycoprotein K [J]. J Virol, 2008, 82(13): 6310-6323.

[181] VIRGIN H W, WHERRY E J, AHMED R. Redefining chronic viral infection [J]. Cell, 2009, 138(1): 30-50.

[182] GOVERO J, HALL S, HEINEMAN T C. Intracellular localization of varicella-zoster virus ORF39 protein and its functional relationship to glycoprotein K [J]. Virology, 2007, 358(2): 291-302.

[183] CONNOLLY S A, JACKSON J O, JARDETZKY T S, et al. Fusing structure and function: a structural view

of the herpesvirus entry machinery [J]. Nat Rev Microbiol, 2011, 9(5): 369-381.

[184] OLIVER S L, SOMMER M, ZERBONI L, et al. Mutagenesis of varicella-zoster virus glycoprotein B: putative fusion loop residues are essential for viral replication, and the furin cleavage motif contributes to pathogenesis in skin tissue *in vivo* [J]. J Virol, 2009, 83(15): 7495-7506.

[185] OLIVER S L, BRADY J J, SOMMER M H, et al. An immunoreceptor tyrosine-based inhibition motif in varicella-zoster virus glycoprotein B regulates cell fusion and skin pathogenesis [J]. Proc Natl Acad Sci U S A, 2013, 110(5): 1911-1916.

[186] HEINEMAN T C, HALL S L. Role of the varicella-zoster virus gB cytoplasmic domain in gB transport and viral egress [J]. J Virol, 2002, 76(2): 591-599.

[187] YANG E, ARVIN A M, OLIVER S L. The cytoplasmic domain of varicella-zoster virus glycoprotein H regulates syncytia formation and skin pathogenesis [J]. PLoS Pathog, 2014, 10(5): e1004173.

[188] BERARDUCCI B, IKOMA M, STAMATIS S, et al. Essential functions of the unique N-terminal region of the varicella-zoster virus glycoprotein E ectodomain in viral replication and in the pathogenesis of skin infection [J]. J Virol, 2006, 80(19): 9481-9496.

[189] BERARDUCCI B, RAJAMANI J, ZERBONI L, et al. Functions of the unique N-terminal region of glycoprotein E in the pathogenesis of varicella-zoster virus infection [J]. Proc Natl Acad Sci U S A, 2010, 107(1): 282-287.

[190] OLIVER S L, SOMMER M H, REICHELT M, et al. Mutagenesis of varicella-zoster virus glycoprotein I (gI) identifies a cysteine residue critical for gE/gI heterodimer formation, gI structure, and virulence in skin cells [J]. J Virol, 2011, 85(9): 4095-4110.

[191] ZERBONI L, ARVIN A. Investigation of varicella-zoster virus neurotropism and neurovirulence using SCID mouse-human DRG xenografts [J]. J Neurovirol, 2011, 17(6): 570-577.

[192] ALCONADA A, BAUER U, HOFLACK B. A tyrosine-based motif and a casein kinase Ⅱ phosphorylation site regulate the intracellular trafficking of the varicella-zoster virus glycoprotein I, a protein localized in the trans-Golgi network [J]. EMBO J, 1996, 15(22): 6096-6110.

[193] ZHU Z, HAO Y, GERSHON M D, et al. Targeting of glycoprotein I (gE) of varicella-zoster virus to the trans-Golgi network by an AYRV sequence and an acidic amino acid-rich patch in the cytosolic domain of the molecule [J]. J Virol, 1996, 70(10): 6563-6575.

[194] YAO Z, JACKSON W, GROSE C. Identification of the phosphorylation sequence in the cytoplasmic tail of the varicella-zoster virus Fc receptor glycoprotein gpI [J]. J Virol, 1993, 67(8): 4464-4473.

[195] UETZ P, DONG Y A, ZERETZKE C, et al. Herpesviral protein networks and their interaction with the human proteome [J]. Science, 2006, 311(5758): 239-242.

[196] STELLBERGER T, HAUSER R, BAIKER A, et al. Improving the yeast two-hybrid system with permutated fusions proteins: the varicella zoster virus interactome [J]. Proteome Sci, 2010, 8:8.

[197] LUXTON G W, HAVERLOCK S, COLLER K E, et al. Targeting of herpesvirus capsid transport in axons is coupled to association with specific sets of tegument proteins [J]. Proc Natl Acad Sci U S A, 2005, 102(16): 5832-5837.

[198] HAN J, CHADHA P, STARKEY J L, et al. Function of glycoprotein E of herpes simplex virus requires coordinated assembly of three tegument proteins on its cytoplasmic tail [J]. Proc Natl Acad Sci U S A, 2012, 109(48): 19798-19803.

[199] GUO H, SHEN S, WANG L, et al. Role of tegument proteins in herpesvirus assembly and egress [J]. Protein Cell, 2010, 1(11): 987-998.

[200] OUWENDIJK W J D, CHOE A, NAGEL M A, et al. Restricted varicella-zoster virus transcription in human

trigeminal ganglia obtained soon after death [J]. J Virol, 2012, 86(18): 10203-10206.

[201] SADAOKA T, DEPLEDGE D P, RAJBHANDARI L, et al. *In vitro* system using human neurons demonstrates that varicella-zoster vaccine virus is impaired for reactivation, but not latency [J]. Proc Natl Acad Sci U S A, 2016, 113(17): E2403-E2412.

[202] SADAOKA T, SCHWARTZ C L, RAJBHANDARI L, et al. Human embryonic stem cell-derived neurons are highly permissive for varicella-zoster virus lytic infection [J]. J Virol, 2018, 92(1): e01108-e01117.

[203] MARKUS A, LEBENTHAL-LOINGER I, YANG I H, et al. An *in vitro* model of latency and reactivation of varicella zoster virus in human stem cell-derived neurons [J]. PLos Pathog, 2015, 11(6): e1004885

[204] GOODWIN T J, MCCARTHY M, COHRS R J, et al. 3D tissue-like assemblies: a novel approach to investigate virus-cell interactions [J]. Methods, 2015, 90:76-84.

[205] COHRS R, BADANI H, BAIRD N, et al. Induction of varicella zoster virus DNA replication in dissociated human trigeminal ganglia [J]. J Neurovirol, 2017, 23(1): 152-157.

[206] USOSKIN D, FURLAN A, ISLAM S, et al. Unbiased classification of sensory neuron types by large-scale single-cell RNA sequencing [J]. Nat Neurosci, 2015, 18(1): 145-153.

[207] FLOWERDEW S E, WICK D, HIMMELEIN S, et al. Characterization of neuronal populations in the human trigeminal ganglion and their association with latent herpes simplex virus-1 infection [J]. PLos One, 2013, 8(12): e83603.

[208] ZERBONI L, ARVIN A. Neuronal subtype and satellite cell tropism are determinants of varicella-zoster virus virulence in human dorsal root ganglia xenografts *in vivo* [J]. PLoS Pathog, 2015, 11(6): e1004989.

[209] ZERBONI L, SOBEL R A, LAI M, et al. Apparent expression of varicella-zoster virus proteins in latency resulting from reactivity of murine and rabbit antibodies with human blood group a determinants in sensory neurons [J]. J Viroly, 2012, 86(1): 578-583.

[210] KIM J Y, MANDARINO A, CHAO M V, et al. Transient reversal of episome silencing precedes VP16-dependent transcription during reactivation of latent HSV-1 in neurons [J]. PLos Pathog, 2012, 8(2): e1002540.

第二章　水痘－带状疱疹病毒的分子流行病学

　　1953 年由 Weller 和 Witton 首次分离出 VZV[1]。当时人们认为源自带状疱疹的水痘，与从一个水痘患者传播过来的水痘其临床特征并不相同[2]。而经典流行病学中，Simpson 研究指出孵育期带状疱疹病毒和孵育期水痘病毒是相同的，是同一种病毒的两种形式[3]。Simpson 还观察到带状疱疹始终发生在水痘之后，并证实机体对水痘的免疫力是终生的[4]。这种免疫力是长期存在的，这为 20 世纪 70 年代研发预防水痘的疫苗提供了可能[5]。

　　VZV 基因组约 125 000 对碱基和 71 个可读框（ORF），是人类疱疹病毒中最简约的，也是第一个完成测序的病毒[6]。已知该病毒至少有 7 个遗传支，在 2010 年的国际会议上指定了 5 个主要的遗传支（遗传 1 ～ 5 支）[7]和 2 个暂定的遗传支（6 支和 7 支）[8-10]，还有 2 支（8 支和 9 支）尚未被确认[10]。限制性酶切分析发现不相关的 VZV 株间的差异小于单纯疱疹病毒株之间的差异[11]。

第一节　疱疹病毒的进化史

一、大陆板块的演变

　　疱疹病毒是古老的物种，对地质时代的了解可有助于我们理解疱疹病毒进化的时间表[12]。按照"大爆炸宇宙论"的观点，130 亿年前宇宙发生了大爆炸。随着星系的降温，约 45 亿年前形成了地球。生命的共同祖先可能在 30 亿年前出现。那时海洋覆盖全球，在 5 亿年前的寒武纪时期，无脊椎动物即软体动物出现。接下来的 2 亿年中，新陆地在赤道附近聚集形成了盘古大陆，在盘古大陆时期羊膜动物（脊椎动物）进化为哺乳动物、爬行动物和鸟类的祖先。二叠纪时期之后是中生代，三叠纪时期（公元前 2.5 亿～公元前 2 亿年）恐龙出现了。三叠纪时期之后是侏罗纪时期（公元前 1.99 亿～公元前 1.45 亿年）。大陆经历了 1 亿～ 2 亿年变迁，随着构造板块的移动，盘古大陆被慢慢拉开，形成了劳亚古大陆和冈瓦纳古大陆。随后冈瓦纳古大陆进一步分裂成非洲、南美洲、印度、澳大利亚和南极洲等大陆[13]。劳亚古大陆分裂为北美和欧亚大陆。非洲之角继续向东北方向移动，留下了大裂谷。1999 年人们提出了原始 VZV 最早在非洲祖先灵长类动物中流行的观点[14]。

二、盘古大陆之前的海洋疱疹病毒

疱疹病毒最早感染的是无脊椎动物，如牡蛎和鲍鱼等寒武纪时期的海洋生物。这个疱疹病毒家族被命名为软体动物疱疹病毒科[15]。如果生物在共同进化这个前提成立，那么这些病毒很可能是古生代时期进化来的，至少1亿年前盘古大陆上脊椎动物的祖先就有疱疹病毒。双壳牡蛎疱疹病毒的DNA基因组有207 439bp（碱基对），分成124个ORF。牡蛎疱疹病毒结构上属于正二十面体有包膜的病毒，其组成从外到内依次是包膜、核衣壳及双链DNA形成病毒的核心。基因组在直径约116nm的二十面体衣壳中，核衣壳呈近似球形、多角形或六边形是疱疹病毒的特征[16]。

与脊椎动物疱疹病毒形成鲜明对比的是，牡蛎疱疹病毒衣壳在12个顶点缺少五邻体[15]。对基因组结构的进一步分析表明它包括长独特区和短独特区（分别为 U_L 和 U_S），每个独特区的两侧为反向重复序列（分别为 TR_L/IR_L 和 TR_S/IR_S）。重复序列的内部拷贝被第三个独特区隔开，形成了4个重复区和另外的内部独特区。该结构表示为 TR_L-U_L-IR_L-X-IR_S-U_S-TR_S。ORF中的基因类似于脊椎动物疱疹病毒，有DNA聚合酶、核糖核苷酸还原酶、解旋酶、引物酶和终止酶的ATP酶亚基。对鲍鱼等软体动物的疱疹病毒基因组进行测序后，也有类似的发现。特别是鲍鱼疱疹病毒ORF包括类似牡蛎疱疹病毒终止酶和聚合酶的蛋白序列[16]。

鲍鱼疱疹病毒因具有嗜神经性而受到关注。其嗜神经性表现在感染这种疱疹病毒会导致神经胶质细胞炎并最终导致鲍鱼神经组织坏死而死亡[16]。显微镜下发现鲍鱼的脑和颊神经节中存在病毒诱导的损伤。证实疱疹病毒的嗜神经性已经存在了5亿年[17]。

三、盘古大陆时代的疱疹病毒

软体动物疱疹病毒科之后又出现了另外两个病毒家族[18]，包括两栖动物和鱼类体内的异疱疹病毒科病毒，以及爬行动物、鸟类和哺乳动物体内的疱疹病毒科病毒。疱疹病毒分为3个亚科，称为α、β和γ疱疹病毒。α疱疹病毒包括HSV-1、HSV-2和VZV等；β疱疹病毒包括人巨细胞病毒（HCMV）、人类疱疹病毒6A型（HHV-6A）、HHV-6B和HHV-7等；γ疱疹病毒包括EB病毒（EBV）和HHV-8等，也称为卡波西肉瘤相关疱疹病毒（KSHV）。基于进化树模型和贝叶斯模型，α疱疹病毒亚科的系统发育树估计有4亿年。

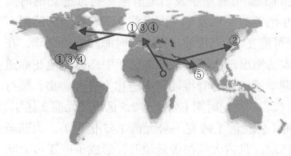

图2-1 VZV进化枝在大陆主要板块的分布和传播[20]
VZV在大陆主要板块的传播很可能是VZV与人类共同进化的结果，6万～10万年前潜伏感染水痘的人类从非洲迁徙到波斯，然后再迁移到亚洲和欧洲。2008年VZV共识命名会议上确定了5个进化枝[7]

4亿年前盘古大陆聚拢在一起时，疱疹病毒科的原始祖先很可能就出现在这个大陆上，哺乳动物、爬行动物和鸟类是它们的宿主（图2-1，图2-2）。HSV-1、

HSV-2 和 VZV 的出现是在非洲大陆与冈瓦纳古大陆分离后[19]，距今不足 1.2 亿年。换句话说，原始的 VZV 是在非洲从灵长类动物开始流行的。

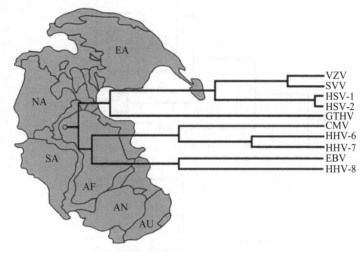

图 2-2　盘古大陆的演变和疱疹病毒的出现[20]

在盘古大陆形成期间甚至在形成之前，约 4 亿年前疱疹病毒在哺乳动物、爬行动物和鸟类的祖先中产生。其中最古老的病毒种是绿龟疱疹病毒（GTHV）毒株，它感染绿海龟（*Chelonia mydas*）[21, 22]。这种爬行动物体内的 α 疱疹病毒目前在大西洋和太平洋的绿海龟体内仍存在[23]。盘古大陆时可能也有古老的 β 和 γ 疱疹病毒。目前的人类疱疹病毒是在盘古大陆分离为冈瓦纳古大陆时出现并随后进入非洲，距今不足 1.2 亿年时间。EA，欧亚大陆；NA，北美大陆；SA，南美大陆；AF，非洲大陆；AN，南极大陆；AU，澳大利亚大陆

　　对 α、β 和 γ 疱疹病毒亚科内 40 种疱疹病毒物种共有的 6 种基因的氨基酸序列比对，构建了一种全面的系统发育树（图 2-3）。这些基因包括 VZV *ORF28*（编码 DNA 聚合酶亚基）、*ORF29*（编码单链 DNA 结合蛋白）、*ORF30*（编码 DNA 包装终止酶亚基 2）、*ORF31*（编码糖蛋白 gB）、*ORF40*（编码主要衣壳蛋白）和 *ORF42*（编码 DNA 包装终止酶亚基 1）的同源物。HSV-1 的同义基因分别是 *UL30*、*UL29*、*UL28*、*UL27*、*UL19* 和 *UL15* 基因。图 2-3 显示了 3 个亚家族中每一个分支多个疱疹病毒物种及其宿主的共同进化的证据。

四、非洲大陆的水痘 - 带状疱疹病毒

　　7000 万年前非洲灵长类动物中就有原始 VZV 流行，早期的灵长类动物是生活在树丛中的群居小动物。早期灵长类动物可能类似于目前在南部非洲海岸发现的马达加斯加狐猴[24]。这种微型灵长类动物重约 60g，以家庭为单位群居在树林中。非洲灵长类动物在约 3500 万年的进化过程中具备了更多的猿猴特征，因此人们把埃及猿当作旧大陆猴和类人猿分化之前的共同祖先。埃及猿体重约 4kg，生活在树上。这两种灵长类动物都会携带水痘病毒。

　　约 3000 万年前猿猴与巨猿分开。人类水痘病毒起源于非洲的证据之一是旧大陆猿猴水痘病毒（SVV）。SVV 与人类 VZV 具有明显的基因相似性，有 70% 的同一性[25]。新大陆猴体内没有 SVV，表明冈瓦纳古大陆分为非洲大陆和南美洲大陆大约 1.2 亿年后，非洲出

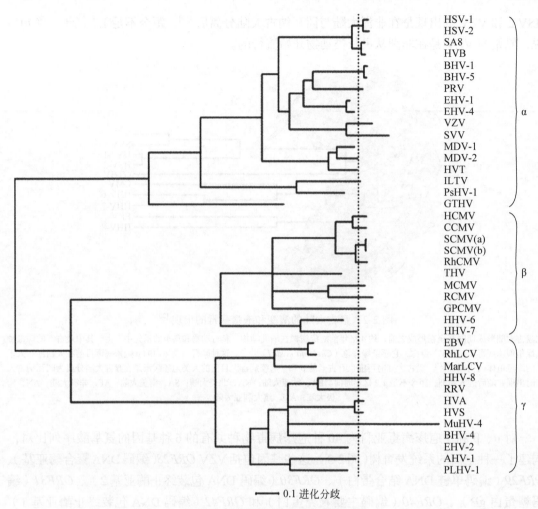

图 2-3　疱疹病毒科系统发育树[18]

基于 3 个亚科中 40 种不同疱疹病毒物种的 6 个共有基因的氨基酸序列的比对构建的系统发育树。基因包括 VZV *ORF28*、*ORF29*、*ORF30*、*ORF31*、*ORF40* 和 *ORF42* 的同源物。使用贝叶斯的马尔可夫链蒙特卡罗法加工初始树。评估树的根为 α 疱疹病毒中末端分支的平均末端位置与 β 疱疹病毒中的末端分支的平均尖端位置加上 γ 疱疹病毒之间的中点。平均尖端位置用垂直虚线标记。HSV-1，Ⅰ型单纯疱疹病毒；HSV-2，Ⅱ型单纯疱疹病毒；SA8，猿猴因子 8；HVB，疱疹病毒 B；BHV-1，牛疱疹病毒 1 型；BHV-5，牛疱疹病毒 5 型；PRV，伪狂犬病病毒；EHV-1，马疱疹病毒 1 型；EHV-4，马疱疹病毒 4 型；VZV，水痘-带状疱疹病毒；SVV，猿猴水痘病毒；MDV-1，马立克病毒 1 型；MDV-2，马立克病毒 2 型；HVT，火鸡疱疹病毒；ILTV，传染性喉气管炎病毒；PsHV-1，鹦鹉疱疹病毒 1 型；GTHV，绿龟疱疹病毒；HCMV，人巨细胞病毒；CCMV，黑猩猩巨细胞病毒；SCMV（a）和 SCMV（b），猿猴巨细胞病毒；RhCMV，恒河猴巨细胞病毒；THV，树鼩疱疹病毒；MCMV，小鼠巨细胞病毒；RCMV，大鼠巨细胞病毒；GPCMV，豚鼠疱疹病毒；HHV-6，人类疱疹病毒 6 型；HHV-7，人类疱疹病毒 7 型；EBV，EB 病毒；RhLCV，恒河猴淋巴细胞病毒；MarLCV，绒猴疱疹病毒；HHV-8，人类疱疹病毒 8 型；RRV，恒河猴病毒；HVA，蜘蛛猴疱疹病毒；HVS，松鼠猴疱疹病毒；MuHV-4，鼠疱疹病毒 4 型；BHV-4，牛疱疹病毒 4 型；EHV-2，马疱疹病毒 2 型；AHV-1，狷羚疱疹病毒 1 型；PLHV-1，猪淋巴性疱疹病毒 1 型

现了人的共同祖先。SVV 基因组含有 124 138bp，分为以下区段，TR_L-U_L-IR_L-IR_S-U_S-TR_S。基因组编码 69 个 ORF。

　　约 15 万年前解剖学上现代人的共同祖先出现了，其中一个在线粒体进化树中被称为非洲大陆的线粒体夏娃（mitchondrial Eve）[26]。

五、带状疱疹是病毒的一种生存形式

非洲早期的人类社会是由小型狩猎者组成的，因此水痘和带状疱疹两种疾病为病毒提供了很好的生存形式。VZV 是唯一通过空气传播的人类疱疹病毒。不管是一个小家庭还是上百人的大家族，如果有一个人感染了该病毒，短期内所有接触过患者、无免疫力的个体都可能会出现水痘。所有易感人都会被此病毒感染，如果病毒没有潜伏期和重新激活，那么病毒就无法继续生存下去。该病毒感染人体后，进入神经元并潜伏下来，几十年后重新被激活，病毒又以带状疱疹这个疾病的形式"满血复活"[20]，这样病毒就又传递给家族中的下一代。由于带状疱疹具有传染性，因此病毒会从有带状疱疹的成年人传播到未发过水痘的家庭其他成员。通过这种潜伏和再激活机制，VZV 在人群中持续寄居了数千万年，然后人类带着病毒离开非洲，进入中东，前往亚洲，随后进入了欧洲。在南非和阿根廷之间的南大西洋的特里斯坦－达库尼亚群岛人群中，就是这样一个典型的从带状疱疹到水痘的传播模式。在这个约 200 人的岛屿上，只有老年人带状疱疹发作后，岛上的其他居民才会出现水痘[27]。

大多数类型的人类疱疹病毒，如 HSV-1、CMV、HHV-6 和 EBV 等会通过唾液从母亲传给幼儿，或从祖母传给孩子，唾液传播通常发生在婴幼儿[28, 29]。母亲在将食物喂给婴儿之前预先咀嚼是这些病毒传播的常见方式[28]。除唾液外，CMV 还可通过母乳传播，因为绝大多数 CMV 血清阳性妇女体内病毒在哺乳期可被重新激活[30]。HHV-7 和 KSHV 也在家庭成员中传播，尽管儿童在原发感染时通常年龄较大，但很可能也是通过交换唾液传播的[31]。HSV-2 通常通过性接触传播，从感染者传播到未感染的伴侣。即使如此，一些婴儿也可以在围生期由感染 HSV-2 的母亲垂直传播而被感染，母亲在分娩前后病毒再次被激活[32]。新生儿通过口腔、鼻腔或眼的黏膜表面被感染。在抗病毒治疗出现之前，被感染的新生儿通常会夭折。也有一些被感染的婴儿只有轻度症状或无症状，潜伏的 HSV-2 可存活至成年期。VZV 在儿童的传播方式与成人不同。当母亲（或祖母）体内潜伏的病毒重新被激活后，VZV 通常不依赖垂直传播途径，而是通过空气，经呼吸道感染。

六、水痘－带状疱疹病毒伴随人类的迁徙播散到欧洲和亚洲

在人体内潜伏的 VZV 随着人类的迁徙走出非洲，进入阿拉伯半岛。人们通过 Y 染色体和线粒体 DNA（mtDNA）分析方法探究了其随后的迁移[33]。约 170 万年前，人类历史上最早的迁徙者——东非直立人，开始了他们的旅程。借助着良好的气候条件，他们来到了亚洲，并在这里建立新的家园。之后为了寻找更适合打猎的地方，史前人类源源不断地奔向他们可以到达的世界各地。约 70 万年前，欧洲大陆也出现了人类的身影。在占据了非洲和欧亚大陆后，人类迁徙的脚步依然没有停止。约在 15000 年前，人类又来到了美洲大陆，这时的人类已经进化成现代人的样子，我们称为"智人"。生活在亚洲的"智人"走过寒冷的西伯利亚，又穿过白令海峡，最后登上美洲大陆。由于儿童中水痘的定期暴发，VZV 传播到更大范围。

第二节 水痘-带状疱疹病毒的遗传变异

1986 年 Davison 和 Scott 首先公布了 VZV Dumas 株的全部核苷酸序列[6]。VZV 基因组在遗传上比较稳定，基因组变异主要依赖于多个单核苷酸的变异。一般使用 5 种主要方法研究 VZV 的遗传变异：限制性片段长度多态性（RFLP）、重复序列长度多态性、限制性位点多态性、单核苷酸多态性（SNP）和全基因组测序。

一、限制性片段长度多态性

1977 年人们就开始用限制酶分析 VZV 的 DNA[34]。人们通常采用 5 种酶（EcoR I、Hind I、Sma I、BamH I 和 Ava I）裂解 VZV 的 DNA。对 7 个 VZV 分离株（其中 2 个来自日本，5 个来自美国）进行的研究[11]，发现所有 7 个分离株的 Ava I 图谱相同，其他 4 种酶产生了 0 ～ 3 个的限制性片段变体。然而当时仍然没有找到任何明显的分离株，没有发现日本和美国分离株间有明显差异[11]。人们还观察到 VZV 的变异性低于单纯疱疹病毒（HSV-1），并且病毒低传代（10 次）和高传代（36 次）之间没有差异。Zweerink 等证实了 VZV 基因组的稳定性[35]。其研究分析了 AW 和 KmcC 两种毒株，将它们在人胚肺成纤维细胞 WI-38 系中分别传代 30 次和 71 次。使用 6 种限制酶分析显示 AW 的第 6 代（p6）和 p30 之间没有差异，KmcC p72 与 p6 和 p42 之间有微小差异。数据显示，VZV 在组织培养中绝大部分生长稳定，并且在高达 50 次以上的传代时，毒株子代与原代病毒高度近似。事实上，传代病毒的全基因组测序显示在 p5 和 p20 之间突变就开始累积，而到 p72 病毒已经有 2.3×10^{-4} 突变 / 碱基[36]。有研究用 Xba I、Bgl I 和 Pst I 限制酶图谱，Southern 印迹和片段杂交研究 VZV 基因组的结构，发现存在两个独特的序列，一个长，一个短，两个内部重复序列，彼此反向[37]。另一个小组使用 11 种限制酶分析也证实了这些结构[38]。他们还观察到基因组呈环状[38]。使用限制性酶切分析（restriction enzyme analysis，REA）也确认了 VZV 基因组的物理图谱，其有 4 种异构体，伴反向短独特区[39, 40]。随后的研究还证实VZV 基因组的结构与伪狂犬病病毒相似[40]。

Takahashi 等开发的减毒活疫苗 Oka 株（V-Oka 疫苗株）大获成功，推动了 VZV 基因分型和分子流行病学的发展。临床证实 V-Oka 疫苗株是安全的，对儿童有免疫性[5]。使用 Hpa I 酶分析发现亲本和疫苗 Oka 株的基因分型有一些差异，经 Kpn I 或 Sma I 消化后，V-Oka 疫苗株额外有一个条带，但经 Hind III、EcoR I 或 Bgl I 消化后，却没有差异[41]。后来研究表明 V-Oka 疫苗株和 6 种美国野生株经 BamH I、Bgl I 和 Hpa I 消化后有差异[42]。野生株之间的差异很小。从水痘和带状疱疹患者身上采集的 17 个病毒样本，其中包括 4 个高传代病毒[42, 43]，将 Hind III、Xbl I、EcoR I、Bgl I、Pst I、BamH I 和 Sma I 这 7 种酶组合使用，人们发现 17 种分离株彼此都不同，但约有 5 种更相似，并且 EcoR I、Hind III 和 Sma I 酶在区分这些株时给出的信息量最大[43]。该研究对来自同一家族成员感染的同一来源水痘病毒进行 BamH I、EcoR I、Hind III 和 Sma I 等酶切分析，并证实其是两株不同的

VZV 株。而来自同一个人的 3 个不同囊泡的病毒是相同的，但与其他个体分离的病毒并不相同。Straus 还确定病毒之间的最大差异来自某些关键片段的长度变化。利用由 Dumas 生成的限制酶谱，Straus 等将可变片段映射到了 4 个区域，分别对应 ORF14 中的可变 R2 重复区、ORF22 中的 R3 重复区、ORF62 和 ORF63 及 ORF70 和 ORF71 之间的两个非编码 R4 重复区 [43]。1 名白血病儿童发过水痘，3 年后又发生带状疱疹，Straus 使用 REA 证实这是同一种病毒 [44]。这一病例证实了 Hope-Simpson 提出的假说，即带状疱疹是原发性水痘感染后，由持续潜伏在宿主体内的病毒再激活引起的 [4]。

二、重复序列长度多态性

毒株间限制性片段长度多态性（RFLP）的差异主要来自基因组内重复序列的变异。人们发现富含鸟嘌呤胞嘧啶（GC）的 R4 区在内部重复序列和末端重复序列之间，其中包含 27bp 重复单元是可变的 [45]。Davison 和 Scott 发现 Dumas 株基因的序列中 ORF14（糖蛋白 C）内的 R2 重复序列包含 42bp 重复单元 [6]，不同毒株之间可出现数量的变化 [46]。Hondo 等发现 R1 和 R3 重复序列位于 ORF11 和 ORF22 之间，而 R5 位于 ORF60 和 ORF61 之间的非编码区 [47]。Kinoshita 等克隆含有 R1 的片段，并进行测序，证实 18bp 和 15bp 序列的结合构成了重复元件，这个重复元件在不相关的分离株之间是不同的 [48]。培养传代后，重复序列会出现某些长度变化，这表明重复序列的不稳定。从同一患者囊泡液和神经节组织中分离的病毒，也发现了 R1 长度的变化 [49]。对来自同一患者不同囊泡中两种或更多病毒，采用 REA 进行基因分型，并没有发现差异 [48-52]。对 R1 的不稳定性的研究，促成了 R3 的发现 [35, 53]。人们发现 Hpa I 片段 K 含有 R3 位点，其传代时会有长度的变化，而片段 F 和 G 在传代 85 代以上时仍保持稳定 [53]。同病房被相互感染的患者，提取的病毒其 Hpa I 片段 K 也有变化 [53]。美国-加拿大合作组研究人员的全基因组测序分析发现，病毒反复传代后，复制起点（OriS）的 R1 和 R4 经过 72 次传代后延长了 1 ～ 2 个重复单位，而 R2 和 R5 保持稳定，R3 为完全不稳定 [36, 54]。这些重复序列长度的变化，吸引了许多研究人员探索将其用于基因分型的方法。Takada 的初步评估显示当 R2 区经聚合酶链反应（PCR）扩增时，可能出现难以解释的条带梯度，而 R4 在低传代时不稳定 [55]。R5 很稳定，并有 3 个等位基因，包括 88bp 和 22bp 的不同组合 [55]。进一步研究证实扩增 R2、R3 和 R4 很困难，其在体外培养时不稳定。R5 稳定但无特征性信息与其相匹配，只有 3 个等位基因，其中的 1 个等位基因在 90% 以上的欧洲株中都存在 [56, 57]。R1 测序揭示英国株和日本株中有大量某些特定基因型的变异 [56, 57]。在 1 名死于带状疱疹的患者体内 [48] 和 1 名急性视网膜坏死患者的泪液中 [58] 发现多个 R1 等位基因。由于所有患者都使用了免疫抑制剂，这一发现可能反映快速复制导致的不稳定重复区下降，或者患者可能已经出现了多种毒株的感染。

三、限制性位点多态性

人们观察到用 Bgl I 和 Pst I 限制酶可鉴定美国野生株、Oka 疫苗株和其他引起临床症

状的疫苗株 [42, 59]。此后人们在 *Bam*H I 片段 D 中发现了一个 *Bgl* I 位点，其在疫苗株、亲本 Oka 株和三种野生型日本株中稳定存在，但野生型美国株中不存在 [60]。与其他位点不同，*Bam*H I 切割的片段 D，均不能显示出不同毒株的长度变化。此外 *Bam*H I 片段 D 中有一段 1940bp 的 *Hind* III 亚片段不能被其他酶进一步切割，提示 *Bgl* I 酶切点可作为稳定区内的一个 SNP 位点，以鉴别日本 V-Oka 株、其他日本野生株和美国株。La Russa 小组利用 PCR 检测位于 ORF54 中的 *Bgl* I 位点，以区分日本疫苗株和美国野生株 [61]，发现在 20 名来自美国株的水痘和带状疱疹患者中，有 3 个样本 *Bgl* I 位点呈阳性，La Russa 使用限制酶切谱鉴定了 ORF38 中的 *Pst* I 位点，这个位点在美国野生株全部为阳性，在疫苗株为阴性 [60, 61]。另一种区分日本和欧洲株的 SNP 位点在 ORF10 中，日本株位于肽第 10 位的组氨酸在欧洲株被脯氨酸替代 [46]。这个氨基酸替代破坏了 ORF10 肽上 N 端的抗体结合位点 [46]，这在理论上为通过血清区分日本株和欧洲株提供了可能。

四、单核苷酸多态性

在全基因组测序出现之前，区分遗传支的 SNP 标记推动了 VZV 分子流行病学的研究。这大部分是由于需要区分 V-Oka 疫苗株和流行的野生型病毒。两个限制性位点，ORF54 上的 *Bgl* I 位点和 ORF38 上的 *Pst* I 位点，可用于区分日本衍生疫苗、野生型毒株和美国野生型毒株 [42, 61]，但这些标记遗传支的方法不能将野生型遗传 2 支与疫苗株遗传 2 支区分开。对 10 个英国 VZV 分离株进行 SNP 研究：其中 7 例是水痘患者，3 例是带状疱疹患者。研究设计了 37 对引物，每个引物扩增 500bp 片段，以 3kb 将它们间隔开，对 PCR 产物进行变性和再退火形成了同源和异源双链。采用变性凝胶电泳可识别出异源双链片段的迁移率与同源双链相比发生了变化。研究表明 10 个基因组中有 15 个属于异源双链的片段显示出迁移率和序列的变化，并揭示有 92 个多态性。根据这些数据确定有 3 组不同的病毒在英国流行，分别标记为 A、B 和 C[62]。对来自世界各地的病毒进一步分析确定了 A 的第 2 个变种标记为 A2，Oka 疫苗株属于日本基因型 [62]。对 ORF1、ORF21、ORF50 和 ORF54 中采用 SNP 子集，可区分 3 种英国株及日本疫苗株 [63]。用这种方法可区分来自非洲（赞比亚、几内亚比绍）、印度、孟加拉国、新加坡、日本和美国的 65 个样本。研究对包括 Oka 疫苗株在内的 10 个样本进行 5 种糖蛋白和 ORF62 基因测序，共鉴定出 61 个多态性，其中糖蛋白有 21 个，ORF62 有 40 个 [64, 65]。

五、基因组测序

通过全基因组测序解决了 VZV 的系统发育问题 [66, 67]。目前确定 VZV 共有 7 种全长序列：Dumas 株，Oka 疫苗的 Biken、Merck 和 GSK 株，亲本 Oka 株，以及 MSP 和 BC 毒株，其中 MSP 和 BC 毒株在糖蛋白 E 中存在相同的氨基酸取代（D150N）[6, 54, 68]。美国 - 加拿大合作组报道了另外 11 个毒株序列，而美国 - 瑞典合作组报道了来自另外两个毒株的序列。后 2 个毒株中，包括 R1 ～ R5 和 OriS 区在内的重复和串联重复区被排除在外 [67]。

在第 1 项研究中所有 11 个测序的额外毒株都来自北美，而在第 2 项研究中，一个毒株源于摩洛哥，另一个毒株来自美国[66, 67]。同时美国－加拿大合作组对病毒稳定性进行了研究，将培养的病毒反复传代，然后进行全基因组测序表明，排除不稳定的重复区，其经过 20 次传代，就有一个替换，即 8×10^{-6} 突变／碱基；经过 72 次传代，就有 28 个替换，即 2.2×10^{-4} 突变／碱基。这表明病毒经过 20 次传代后就不能反映原代的特性了[36]。

第三节 水痘－带状疱疹病毒的基因分型

一、水痘－带状疱疹病毒遗传支

VZV 的基因型分布有明显的地域差异。1986 年人们对来自荷兰的 VZV Dumas 毒株完成了全基因组测序[6]。VZV 基因组是人类疱疹病毒中最简约的，因此从进化角度看，VZV 是一种极简的疱疹病毒，仅保留了生存所需的最小 ORF。其基本结构与 SVV 相同。2002 年，研究者对日本的 Oka 疫苗和亲本毒株进行了测序[68]。2004 ～ 2007 年陆续公布了另外 12 种北美毒株的完整序列[36, 54, 66, 67]。2008 年英国伦敦 VZV 命名会议上，把每个 VZV 基因型的地理簇指定为遗传支。遗传支根据基因组序列的发表时间进行编号[7]。每个遗传支包括 1 个或 2 个原型序列。因此遗传 1 支由测序的第一个 VZV 毒株，即 Dumas 来解释，而遗传 2 支以日本的 Oka 亲本和疫苗序列为代表。遗传 3 支包括 O3-500 和 HJO 毒株，而遗传 4 支包括 DR 和 8 毒株。遗传 5 支反映了 Ca123 毒株的特征。

从地理学上看，VZV 遗传 1、3 和 4 支主要在欧洲和北美洲流行。遗传 2 支在亚洲流行，遗传 5 支主要在印度次大陆流行[69]。人们可以很容易将 3 个欧洲遗传支与亚洲遗传 2 支区分开。单核苷酸多态性（single nucleotide polymorphism，SNP）分析显示遗传支内有超过 99.9% 的同一性，不同遗传支之间有超过 99.8% 的同一性[66]。VZV 内部的多样性最小，一般 1400bp 中约有 1bp 突变。对另外 21 个 VZV 基因组的全测序证实了遗传支命名法的有效性[10]。研究者估计碱基替换率为 3.9×10^{-9} 替代／（位点·年）。

在德国收集的 21 个 VZV 株中，还发现了两个不同的新基因组序列，暂定为基因型Ⅷ和Ⅸ。使用 Simplot 进行的自助分析证实了遗传 4 支和新基因型Ⅸ之间有相当大的相似性。2008 年的命名会议上，还命名了两种新的 VZV 基因型为Ⅵ和Ⅶ[7]。2008 年命名法指定新的遗传支包括至少两个完全测序的基因组。病毒遗传支往往提示一类有共同祖先的相似的 VZV 毒株，如在日本流行的遗传 2 支。

二、水痘－带状疱疹病毒重组和系统发育学

VZV 基因组的稳定性可能与原发性 VZV 感染期间的病毒复制周期有关；如在 2 周时间内，VZV 在免疫应答阻断其进一步复制之前仅有 14 个复制周期[14]。全基因组测序证实了毒株 VZV 32 经连续传代 5 代、22 代和 72 代后其基因组还是稳定的[36]。在培养细胞中

传代 22 次后几乎没有检测到碱基的替代，而在传代 72 代时有 30bp 替代。与 HSV 和伪狂犬病病毒（PRV）相比，VZV 基因组内短重复序列区和其他突变热点的数量较少，稳定性很强[70]。而在双重感染培养细胞中，VZV 则发生了重组[71]。在人类自然感染情况下，当儿童与 2 个感染了不同遗传支 VZV 的人接触后，出现了原发性水痘，在出现病毒血症和皮肤疱疹期间，儿童体内 VZV 的后续复制使得不同支的病毒在同一细胞内有可能发生重组。重组发生的概率很小，当前的遗传支分类并不是病毒的重组[10, 65-67, 72]。对从 16 世纪开始有欧洲人移民的 2 个非欧洲国家（泰国和巴西）随机收集的 VZV 分离株进行基因组分析，显示在 500 年的时间跨度内当地的欧洲人和非欧洲人的 VZV 基因型确实发生了重组[65, 73]。

三、21 世纪的水痘 - 带状疱疹病毒演变

原始 VZV 很可能起源于生活在非洲的灵长类动物。旧大陆时期 SVV 与人类 VZV 之间的遗传性和免疫性惊人地相似。有实验证明，用人 VZV 去免疫猴子可以防止其被 SVV 感染[74]。SVV 和 VZV 的共同祖先在非洲生活了约 3000 万年。在过去的 700 万年中，原始 VZV 与解剖学现代人类的祖先共同进化，病毒在神经元中通过潜伏和再激活两次适应，在大部分人的体内生存下来。6 万～ 10 万年前，VZV 继续与东非的早期人类共同进化。从未离开非洲的早期人类祖先中存在的 VZV 遗传支，仍然在孤立的非洲人群中流行。因此可以将人体细胞中携带的 VZV 染色体的系统地理学与人细胞内的 mtDNA 进行比较。

大多数现代 VZV 遗传支可能是 6 万～ 10 万年之前穿过红海进入阿拉伯半岛那些人身上带来的，它们是极少数基因型的后代[20]。欧洲 VZV 遗传支的共同祖先可能已存在 3 万～ 4 万年；同样日本遗传支的共同祖先可能存在 2 万～ 3 万年。采用 mtDNA 类比，VZV 遗传 1、3 和 4 支类似于第一种 mtDNA 单倍型类群的播散模式，而 VZV 遗传 2 和 5 支类似于第二种 mtDNA 单倍型类群的播散模式。VZV 的全基因组测序恰恰是在 20 世纪后期完成的，这个时期非常有利，人口居留相对稳定，使我们可用少数等位基因就定义了 VZV 不同地理分支。然而，随着近几十年来大规模移民的急剧增加，"非本土" VZV 毒株被引入大多数城市人群，如伦敦和曼谷[65, 75]。

遗传 2 支主要分布于亚洲地区[62]。许松涛等对我国 2008 ～ 2012 年 8 个省市的 VZV 进行了基因分布研究，结果发现遗传 2 支是我国 VZV 的主要基因型，但也存在遗传 4 支、遗传 5 支[76, 77]。其他的一些研究也报道我国有遗传 1 支、遗传 3 支[78-80]。高通量新一代测序方法可以从临床样品的少量 DNA 中发现完整的 VZV 基因组，这更加便于 VZV 基因分型[81]。通过全基因组测序发现遗传 5 支和遗传 2 支之间的最大变异率为 0.2%，不包括可变区[67]，另一项研究发现遗传 1 支和遗传 2 支之间的差异最大[66]。此外对 8 个遗传 1 支病毒的序列计算其内部多样性，范围为 0.03%（3333bp 中有 1 个变异）～ 0.07%（1429bp 中有 1 个变异）[66]。全基因组测序证实了不同毒株间有重组[8, 82]。

第四节　分子流行病学的临床应用

一、水痘-带状疱疹病毒进化和分支

早期限制性酶切分析指出不相关的VZV株之间的变异低于单纯疱疹病毒株之间的变异[11]。Takayama小组对40种日本毒株，使用PCR扩增6.8～11.4kb的DNA片段[83]。10个限制酶消化了包括ORF12～16、ORF38～43和ORF54～60在内共12个可变限制性位点的片段，然后与Dumas毒株全长序列进行比较，显示分析的65 000个核苷酸残基中总共有28个替代，估计有0.043%株间变异，或每2300bp中有1个变异[83]。对来自10个VZV基因组异源双链37个片段的迁移性测定，发现有92个核苷酸被取代，与含有15 059个核苷酸的Dumas毒株相比，变异率为0.061%，或每1637bp中有1个变异[62]。与单纯疱疹病毒的0.32%～0.81%、巨细胞病毒2.5%、人类疱疹病毒1.5%～2%、伪狂犬病病毒2%～3%的变异率相比，这两个变异率都相当低[62]。全基因组研究发现，排除了可变区后，遗传5支/A1/M1和2/J/B之间的变异最大为0.2%[67]，而另一项研究发现在遗传1支/C/E1/A和2/J/B变异最大[66, 67]。另外，美国-加拿大合作组用来自8个遗传1支/C/E1/A的序列计算出遗传支内多样性为0.03%～0.07%，即1/1429～1/3333bp的变异。

Peters等对8种遗传1支全长病毒测序和分析，确定了两个地理上成簇的亚组[66]。来自加拿大的病毒（BC、36和49）形成了一个独特的遗传1支亚组，而来自美国中心州的毒株（SD、Kel和32）形成了另一个亚组，提示每个毒株都是从其自己的祖先进化而来的[66]。排除有不同进化速率的串联重复区，在123 453bp的基因组中，毒株固定的替代数分别为加拿大簇18个、美国簇12个。假设约400年前每个簇的共同祖先从欧洲迁移到美国和加拿大，则可以计算出替代率，加拿大毒株为1.8×10^{-7}/（核苷酸·年），美国毒株为1.2×10^{-7}/（核苷酸·年）[84]。

二、水痘-带状疱疹病毒的重组和进化

使用能反映α疱疹病毒三个亚型的全长基因组序列为疱疹病毒与宿主提供了共同进化的数据[85, 86]。据估计，包括VZV在内的α疱疹病毒是4亿年前β疱疹病毒和γ疱疹病毒的分支。VZV是8万～10万年前从非洲经人类传播出来的单纯疱疹病毒分支。用SNP分析计算得出，如果VZV突变率与单纯疱疹病毒相同[即10^{-7}替代/（碱基·年）]，则VZV在3000～19 000年前才形成分支[62]。如果替代率较低，或者因为VZV本身的自然潜伏时间更久，且经历的复制周期比其他疱疹病毒更短，其分支可能会更古老，其传播可能与人类迁徙同时发生[65, 73]。

现有证据表明，VZV株可能是人类迁出非洲后才传播出来的。特别是人们发现非洲和印度次大陆的VZV株遗传5支密切相关，但并未反映出有宿主的进化；这些国家的人口

并没有相近血统[73]。Norberg 小组分析了来自 6 个病毒的序列数据，其中不包括代表遗传 3 支的病毒，他们认为遗传 1 支和遗传 2 支是最古老的，而遗传 4 支和遗传 5 支是近代出现的，是遗传 1 支和遗传 2 支的重组[67]。因为遗传 1 支是欧洲株，而遗传 2 支是日本株，这个解释显然与 VZV 遗传支与人类物种同时出现这种观念不一致[86]。

　　McGeoch 等使用已有的 23 种病毒全长序列和贝叶斯方法估计 VZV 演化的新模型[72]。该模型基于长独特区域的 SNP，因为 McGeoch 估计右侧内部重复序列，包括短独特区的替代率足够高，表明其具有独特的进化史。McGeoch 推断出主要欧洲株基因组，遗传 1 支是较古老的遗传 3 支（欧洲株）和遗传 4 支（非洲 / 亚洲株）在近代的重组[72]。

三、水痘 - 带状疱疹病毒株的地理分布

　　VZV 的基因型分布有明显的地域差异，不同基因型毒株在各个国家和地区分布不同。根据通用的命名法，目前已经明确了全球范围内 VZV 分支的分布。遗传 1 支和遗传 3 支主要在欧洲和美洲流行；遗传 4 支和遗传 5 支主要来自非洲裔移民；遗传 6 支在法国（10%）和意大利（11%）流行，还有推测在南欧遗传 6 支比遗传 3 支更常见[87]。迄今为止只有遗传 7 支在美国完全被分离出来[88]；据报道，在亚洲的日本、中国和韩国 VZV 的遗传 2 支一直占据主导地位；但在印度、尼泊尔和孟加拉国没有发现遗传 2 支，主要是遗传 4 支和遗传 5 支占优势[89-91]。

　　采用 REA 方法观察 VZV 许多包含丰富信息的限制片段，可鉴别不同毒株，一般可在 3 个可变区（R2、R3 和 R4）映射出一个或多个片段[38]。早期研究就能确定直接传播株的特性[43]、流行病学上无关联株之间的差异，以及英国野生型和日本野生型分离株间的差异[42, 43, 60]，但没有确定病毒分型。

　　采用 Bgl I 和 Pst I 的 SNP 方法可鉴定美国野生型毒株和日本疫苗株[42, 60, 61]，使用这些限制性位点检测了 240 多个从伦敦东部地区人口采集的水痘和带状疱疹毒株[92]。研究发现在伦敦流行的 244 株病毒中有 20 种（8%）Bgl I 呈阳性；La Russa 等的结果是 20 株病毒中有 3 个野生型美国株为 Bgl I 阳性，两个研究结果基本一致[61, 93]。所有毒株 Pst I 都是阳性。从以上结果可知，首先英国野生型毒株可与日本 V-Oka 疫苗区分出来[92]；其次，VZV 可能有不同的、稳定基因型存在。来自非洲和亚洲国家的 VZV 毒株，其 Bgl I 阳性率是英国本地毒株的 6.3 倍（$P < 0.0005$），进一步证明了这些基因型的分布可能存在地理差异[93]。日本的毒株都可能是 Bgl I 阳性，一项研究中发现临床分离的 30 株中有 19 株（63%）Pst I 呈阳性，另一项研究 40 株中有 30 株（75%）Pst I 呈阳性，因此无法与疫苗株区分[55, 83]。

　　SNP 的测定可帮助我们探明遗传支的地理分布[17]。遗传 1 支和遗传 3 支主要分布在欧洲及有大批欧洲移民的国家，遗传 5 支主要分布在非洲和有非洲移民的国家，遗传 2 支主要分布在日本和东亚其他国家，遗传 4 支主要分布在亚洲。此后在欧洲发现遗传 6 支[8]。利用遗传 1 支和遗传 3 支其 ORF54 中 Bgl I 限制性位点呈阴性，而遗传 2 支、遗传 4 支和遗传 5 支为 Bgl I 阳性的特点可进行 VZV 流行病学研究。为了进一步研究 Bgl I 和 Pst I 毒株的分子流行病学，首先对从带状疱疹患者体内分离出来的毒株与初始感染水痘的毒株进行鉴定，对生活在伦敦东部的一个种族混居区受试者进行了基因分型，这个种族混居区高

达 30% 的人是移民的，其中水痘患者 105 例和带状疱疹患者 144 例[93]。那些来自非洲、印度、亚洲和远东地区的移民与英国本地长大的患者比较，带状疱疹患者的 Bgl I 阳性毒株更常见（$P <$ 0.05）[93]，而水痘患者 Bgl I 阳性毒株与移民没有明显关联。相反，Bgl I 阳性的水痘患者患病率在过去的 25 年从 5% 上升到 40%（$P < 0.001$），表明 Bgl I 阳性毒株已经被移民者带入英国并在英国传播[93]。这个方法以 Bgl I 和 Pst I 作为基因分型的一个指标，简便易行、成本低，可用于研究有关 VZV 毒株的分布、传播甚至发病机制等问题。

对来自世界各地的毒株进一步分析，发现从非洲、远东和印度次大陆部分地区采集的 100 个病毒样本中，Bgl I 阳性基因型达 100%，但在欧洲、美国和欧洲其他国家采集的病毒 Bgl I 阳性数量不到 20%。一项对 400 多名带状疱疹患者进行的前瞻性研究，有 200 名英国出生的白种人，年龄为 5 ～ 98 岁[75, 94]，假设这些患者都是在英国长大，水痘的发生年龄为 10 岁以内，引起带状疱疹的病毒与初始引起水痘的病毒分型相同。结果显示过去的 100 年中，Bgl I 阴性的遗传 1 支和遗传 3 支占伦敦流行毒株的 80% ～ 90%[75]。这是从水痘和带状疱疹患者的机会抽样中获得的数据，提供了一个合理准确的世界各地 VZV 株流行图[75]。此外，现有的数据证实 Bgl I 基因分型可用于区分欧洲株（Bgl I 阴性遗传 1 支和遗传 3 支）和非欧洲起源株（Bgl I 阳性的遗传 2 支、遗传 4 支和遗传 5 支），这为分子流行病学提供了一种简单的工具[75, 87]。而 Bgl I 阳性非洲和亚洲遗传 4 支和遗传 5 支在欧洲国家传播[75, 93, 95-97]。

对非洲国家（几内亚比绍、赞比亚、苏丹、乍得和刚果民主共和国）的 100 多个毒株的分析发现，仅有极少数属于欧洲遗传 1 支和遗传 3 支，没有日本遗传 2 支[65, 89, 94]。几内亚比绍暴发的病例中有 2 例感染了遗传 1 支，实际上源自从欧洲返回的儿童[98]。当时许多家庭的成员都感染了当地的非洲 VZV 株，但两个欧洲进口株只在一个家庭内传播。在刚果民主共和国发现了一些引起非典型手足口病的欧洲遗传 3 支，这些病毒易与猴痘病毒（MPV）相混淆[99]。在苏丹暴发的猴痘病毒基因分型研究中偶然发现了 1 例遗传 3 支感染[100]。与温带地区暴发期病毒的传播相比，几内亚比绍暴发的 VZV 通常并不易传播，但在一定程度上，高密度居住环境和家庭成员众多有助于病毒的扩散[98]。

VZV 的原发感染通常发生在 10 岁左右的儿童[101]。以前报道的有关中国 VZV 基因型和遗传的信息概况，大部分都集中在一个省市（吉林[80]、北京[102, 103]、山西[104]、陕西[105]和内蒙古[106]）。先前公布的数据显示引起带状疱疹与原发性水痘的病毒株是相同的。目前研究表明，虽然在新疆[107]、西藏[108]和广东[78]等边境地区，有其他分支的 VZV 株共流行，但大多数中国带状疱疹患者感染的 VZV 株属于遗传 2 支，年龄最大的患者为 68 岁。这表明 VZV 株的遗传 2 支，至少从 20 世纪 50 年代开始，一直在中国流行[76]。

许松涛等对我国 2008 ～ 2012 年 8 个省市收集得到的 88 株 VZV 进行了基因分布研究，结果发现遗传 2 支是我国 VZV 的主要基因型[76]。而 2000 年之前北京主要流行遗传 1 支或遗传 3 支[89]。由此推测遗传 1 支或遗传 3 支，无论是传入的，还是随机的，都不是目前的主要遗传支。他们分析了 2000 ～ 2015 年我国 8 个省市已报道的 VZV 基因型别，发现北京、广东、浙江、西藏、新疆除遗传 2 支外，还有其他遗传支存在[89, 108, 109]。截至 2018 年底，我国已有 10 个省市报道出现除遗传 2 支外的其他遗传支[78, 89, 105, 115]。因为新疆与甘肃相邻，又与多个国家接壤，可能发生多个遗传支共流行。在甘肃遗传 2 支占优势。另外，南疆与巴基斯坦和印度接壤，所以一直有遗传 5 支流行[109, 110]。北疆靠近俄罗斯边界，遗传 1 支和遗传 3 支占主导地位[111]。限制性片段长度多态性的遗传谱分析：120 个 *Pst* I 阳性，119 个 *Bgl* I 阳性，1 个 *Bgl* I 阴性，120 个 *Sma* I 阴性，表明大多数株的遗传谱是 *Pst* I 阳性 *Bgl* I 阳性，仅有一个 *Pst* I 阳性 *Bgl* I 阴性有欧洲株和北美株的遗传表型[107]。在我国西藏[108]有 10 个阳性 VZV 株属于 3 个遗传支，遗传 2 支有 3 个，遗传 1 支或 3 支有 3 个，遗传 5 支有 4 个，这可能是由于西藏与巴基斯坦、印度和尼泊尔靠近的特殊地理位置，而在这些地区遗传 1 支、遗传 3 支和遗传 5 支占主导地位[89]。但是，目前缺乏我国云南的 VZV 相关信息，云南与缅甸、越南和老挝接壤，这些地区的 VZV 遗传未见有报道。今后加强云南的病毒学监测至关重要。中国南方（广东、湖南和湖北）的报道，从 141 例水痘和 65 例带状疱疹病例中共分离 206 株 VZV 阳性株。除了广东一个属于遗传 5 支，一个属于遗传 4 支外，其余所有样本都属于遗传 2 支。遗传 5 支是从 7 岁水痘患者中分离出的，遗传 4 支是从 63 岁带状疱疹患者样本分离出的。Loparev 等发现了 2000 年之前广东流行的 3 个遗传 4 支[89]。这些结果表明在广东遗传 4 支和遗传 5 支流传了很久。这可能与国际交流频繁，特别是众多非洲人居住在广东有关，但还需要大样本研究验证。中国华东地区（山东[112]、安徽[113]、上海[114]、浙江[115]和福建[116]）报道的水痘或带状疱疹患者所有 VZV 株属于遗传 2 支，仅浙江省有两个属于遗传 5 支[115]。2007 ~ 2015 年采集了北京（1 例）、上海（5 例）、吉林（2 例）、青海（1 例）、广东（2 例）、四川（1 例）6 个省市的 VZV 疑似感染者的疱疹液或咽拭子标本共 12 份，其中疑似水痘病毒标本 8 份、疑似带状疱疹病毒标本 4 份。对 VZV 流行株型别进行鉴定，显示其均为遗传 2 支[77]，结果与以往报道的一致。

四、水痘 – 带状疱疹病毒分子流行病学和发病机制

（一）基因分型、再感染和再激活

可能存在一种以上毒株的感染和潜伏，因为野生株和疫苗株一直在进行重组[94, 117, 118]。早期用 REA 方法对来自同一名患者的多个分离株进行基因分型时，包含串联重复区的片段不仅表现出变异，还显示有 SNP 限制性位点的异质性，提示存在多重感染[49, 50]。尽管在体内发生病毒重组的过程仍不清楚，但 VZV 高度重组的证据说明必然会发生共感染的情况[8, 67, 73]。对英国和几内亚比绍的水痘暴发的病毒基因分型表明，多种毒株可以在一次暴发中共同流行，在前一次暴发就有来自不同遗传支的毒株，后来又有 4 个与遗传 5 支不同的毒株[119, 120]。使用 SNP 进行基因分型，发现同一个体内也会有 2 种不同毒株的共感染，有限稀释 PCR 分析可对单个分子进行基因分型，表明来自患有水痘的儿童囊泡液含有遗传 1 支和遗传 3 支毒株，比例为 3 ：1[121]。

分子流行病学工具也有助于我们对 VZV 发病机制的认识。对既发水痘又患带状疱疹的患者 VZV 基因型的限制性酶切分析，证明了带状疱疹是当初从水痘中获得的 VZV 潜伏后再激活导致的[44]。有学者利用 SNP 基因分型研究一个免疫功能正常但复发带状疱疹的病例。这名年轻患者 5 岁时发水痘，成年后相隔 3 年发作 2 次带状疱疹，第一次左侧三叉神经眼支受累，第二次左胸区受累[117]。基因分型显示第一株是遗传 5 支，第二株是遗传 4 支。人

类 DNA 的微卫星分型证实两个样品均来自同一名患者，排除了实验室污染。这一结果表明此患者感染过两种不同株的病毒，病毒潜伏并重新激活。此结果推翻了以前认为带状疱疹总是由原发性水痘病毒株引起的观点。此外该数据证实了早期研究的结果，*Bgl* I 阳性（遗传 2、4、5 支）流行地区的人移居到英国后，在英国都没有水痘发作病史，有 30% 的人成年时患上 *Bgl* I 阴性（遗传 1 支和遗传 3 支）的带状疱疹[94]。这些结果表明有病毒潜伏的个体可出现无症状再感染，这是另一种毒株潜伏所致。那些接种血清转化疫苗的医护人员体内野生型病毒可再激活，出现了无症状再感染，这是 VZV 自然史的一个组成部分[118]，至少在某些情况下，第二种毒株能在体内潜伏和再激活。

虽然再感染可增强机体的体液免疫和细胞免疫，但病毒潜伏的病理机制是什么呢？许多证据支持病毒从皮肤到感觉神经节的逆行传播是 VZV 潜伏的主要途径[122,123]，但有数据表明，病毒也可能是通过血液循环转移到神经节的[124]。血源性转移，首先需要皮肤的无症状感染，此后逆行扩散到神经节，或者病毒直接从淋巴细胞转移到神经节，这些仍有待研究[125]。尽管没有水痘病史，但 86% 免疫功能正常的儿童在肠神经元内仍有野生型 VZV[126]，大多数再感染是无症状的，没有皮疹，说明病毒是通过血液循环转移到神经节的[127]。

（二）基因分型和毒力

包括 HIV、丙型肝炎病毒、乙型肝炎病毒和甲型流感病毒在内的病毒株的遗传变异会带来毒力的差异。Grose 等研究发现，在美国和加拿大分离到的 VZV 野生型毒株 MSP 和 BC 的 gE 的第 150 位密码子发生了 G → A 的碱基突变，从而导致氨基酸从天冬氨酸突变为天冬酰胺（D150N）[54]，在 gE 蛋白中发现了可能导致毒力增加的突变——N150D，并影响了用于诊断的抗体与 VZV 的结合，这表明可能存在更具毒力的 VZV 变体[128,129]。体外感染细胞及 SCID-hu 人鼠嵌合模型等实验证实，这个位点上的突变可增加 VZV 在细胞间的传播能力，并对 gE 常用单抗 3B3（针对 gE 第 151～161 位氨基酸）无识别能力[54,128]。迄今为止，仅在美国、加拿大、瑞典及意大利就分离出 5 株 gE D150N 突变的 VZV 野生型毒株[130]。已在 2 例患者中检测到这种突变，1 例在美国，1 例在加拿大[128,131]。但吴秋华的研究没有发现这种突变，说明此突变在中国并不常见[77]。

另外在瑞典的白血病儿童体内还分离出在 gE 上一个可被 3B3 抗体识别的表位发生了 R152S 的突变，这阻碍了与抗体的结合[132]。1 例 15 岁的意大利男童因水痘而险些送命，这是由 gE 的 3B3 表位发生了 D161G 突变的毒株引起的，但不清楚这个突变是否也影响其与抗体结合。此外，此病毒编码 VZV 胸腺嘧啶核苷激酶的 ORF36 的多态性，可能也与其病理机制有关，但这些特定的突变本身并没有显示与阿昔洛韦的抗性[133]。Grose 小组的研究表明，起源于 gE 突变的毒株 MSP 的复制速度比野生型 VZV 快[54]，将 VZV-MSP 在单层细胞培养，或植入 SCID-hu 人鼠嵌合模型上皮中培养，都有广泛的细胞间扩散[128]。对来自美国和加拿大的 MSP 和 BC 毒株进行全长测序，没有发现任何其他突变可以解释这些病毒的生物表型改变。这进一步证明了不管是体内还是体外培养，单一突变可明显改变病毒的发病机制。

关于 *gE* 基因分析的研究主要是针对欧美流行的遗传 1 支和遗传 3 支野生型毒株。吴秋华所测的 12 份 VZV 标本及国产（V-Oka-BK）和进口（VarilRix-1）水痘减毒活疫苗均为遗传 2 支，在 115 926 位点上均存在 C119T 的碱基突变，并导致第 40 位氨基酸从苏氨酸突变为异亮氨酸（T40I）。但此突变也发生于遗传 3、4、5、6、8、9 支及已报道的疫苗株中，由此可以推测，这个突变并没有基因型别及毒力特异性[77]。吴秋华等研究中涉及的 VZV gE 抗原表位仍相当保守。而对 VZV 其他型别野生型毒株的 gE 进行分析发现，所有已报道的 6 株遗传 5 支在 116 869 位点均存在 T → G 的同义突变，但该突变并没有发生在其他基因型的 VZV 中[77]。

gE 突变的检测有助于判断病毒变异发生的表位，单克隆抗体 3B3 是常用的靶标。仅仅从与临床表型相关的遗传数据中发现，从 VZV 接种免疫后又发生疱疹的患者疱液中获得的疫苗毒株很可能携带一组或多组 4 个 SNP，其中 3 个出现在 ORF62 内，有 2 个可还原为野生型的氨基酸[134]。

五、水痘 - 带状疱疹病毒传播和感染控制

一些研究小组通过 REA 方法[43, 135]，或利用可变串联重复区长度的多态性[47, 48, 56]，或利用重复区域的长度多态性 SNP 分型[73, 136]，确认病毒会在家庭成员间或同一病房患者间传播。但有一个小组发现从 6 名同病房水痘患者分离的毒株，HpaⅠ片段 G 长度的变化大致相似。该片段含有 R4 重复区[53]。

用 SNP 分型确定具有或不具有可变区长度多态性，可鉴别同一病房患者之间的传播[136, 137]。特别是从护理院暴发带状疱疹患者体内采集的病毒中发现了一种不寻常的特征性 SNP 谱[137]，研究人员发现野生型毒株与遗传 5 支集聚成簇，这种毒株在非洲和亚洲最为普遍，占欧洲国家流行毒株的 10% ～ 20%[87, 94-96]。毒株在 107 252 位点发生了序列变化，导致丝氨酸取代甘氨酸，这是迄今为止仅在 Oka 疫苗株中观察到的变化[137]。有人发现尽管病灶处完全被覆盖，但仍然有 2 名患者和 1 名工作人员被 1 名带状疱疹患者传播感染，其中至少有 1 例病例没有与患者直接接触，这证实了尘埃中存在致病病毒，提示这种感染很可能是通过空气传播的[137]。这一案例得到了分子流行病学的支持，并由此提出控制带状疱疹传播的重要原则，即带状疱疹患处即使被衣服或宽松的敷料覆盖也具有传染性，病毒可能会以雾化的形式传播到环境中，感染易感个体[138]。分子流行病学工具，特别是 SNP 分型，广泛用于确定病毒来源、疫苗、免疫后野生型带状疱疹，鉴定罕见疫苗株传播等[139]。

六、水痘 - 带状疱疹病毒暴发的分子流行病学

从 VZV 流行病学角度分析，最令人费解的是被感染患者的年龄的地理差异，特别是许多热带地区报告的老年人感染[140, 141]。有很多因素与水痘相关的地理差异有关，包括气候、宿主的遗传特性、人口密度和社会混居模式。使用分子流行病学工具评估热带国家病毒的感染性[98]，发现大多数 VZV 基因组的进化速度缓慢，估计 VZV 核苷酸替代率低于 0.008%/20 次传代，在感染期间可能更少，提示不宜用系统发育方法分析其暴发时的传播。然而基于暴发时 R4 区的长度多态性，有研究者提出这个区的突变率结合其他可变区（R1 ～ R5 和

OriS）足以测定单次暴发时病毒的传播[53]。美国－加拿大合作组的基因组测序显示 R1、R4 和 OriS 区在毒株之间具有足够的多样性，并且在 20～72 次传代期间有足够的突变率，它们可能最适用于测定单次暴发的传播[36]。OriS 还包含侧翼 SNP，它可能概括了完整的基因组系统发育树[36, 66]。经培养传代后，不同毒株的 3 个区都显示出长度多态性和 0～2 个重复单位的延伸。OriS 重复元件是 TA/GA 二核苷酸，而 R1 和 R4 重复元件分别为 48bp 和 27bp。用 OriS 变异体计算其传染性，以调查暴发时人与人之间的传播。疫苗 Oka 毒株与亲本 Oka 毒株相比，OriS 更短[68]，早期研究表明，VZV OriS 中二核苷酸重复序列的丢失与病毒复制的受损有关[142]。

几内亚比绍 2000～2001 年水痘暴发期间，采集的样本数据[143]涉及 1485 个个体，发现有 400 种病毒的基因分型，几乎所有人（除了 6 例患者）都是遗传 5 支，并且有 OriS 变异，每次传播的突变率为 16%。检查 49 户居民的首例病例（在一起暴发疫情中符合病例定义，最早发现和报告的病例）和所有后续家庭病例和基因型，并对数据建模，证明来自首例病例家庭的个体发生感染的概率在第 10～20 天明显增加，第 14 天达峰值[98]。这说明该模型能够正确反映出家庭间的传播。该模型显示暴发期间有近 30% 的家庭间感染是来自外部，并且是在潜伏期发生的。其他流行病学数据也计算出热带国家几内亚比绍 VZV 的家庭感染率为 12.5%。这远低于原来估计的温带气候下的家庭感染率（60%～85%）[144, 145]。热带地区的流行病学差异很大，很可能是较低的病毒感染性导致的。在几内亚比绍拥挤的班迪姆（Bandim），由于人口密度高、儿童的入学和大家庭多人同住，尽管传染性低，VZV 疫情还是能蔓延的，而且更易感染新生儿[98]。

参 考 文 献

[1] WELLER T H, WITTON H M. The etiologic agents of varicella and herpes zoster; serologic studies with the viruses as propagated *in vitro* [J]. J Exp Med, 1958, 108(6): 869-890.

[2] SEILER H E. A study of herpes zoster particularly in its relationship to chickenpox [J]. J Hyg (Lond), 1949, 47(3): 253-262.

[3] SIMPSON R E. Studies on shingles: is the virus ordinary chickenpox virus [J]. Lancet, 1954, 267(6852): 1299-1302.

[4] HOPE-SIMPSON R E. The nature of herpes zoster: a long-term study and a new hypothesis [J]. Proc R Soc Med, 1965, 58:9-20.

[5] TAKAHASHI M, OTSUKA T, OKUNO Y, et al. Live vaccine used to prevent the spread of varicella in children in hospital [J]. Lancet, 1974, 2(7892): 1288-1290.

[6] DAVISON A J, SCOTT J E. The complete DNA sequence of varicella-zoster virus [J]. J Gen Virol, 1986, 67 (Pt 9):1759-1816.

[7] BREUER J, GROSE C, NORBERG P, et al. A proposal for a common nomenclature for viral clades that form the species varicella-zoster virus: summary of VZV Nomenclature Meeting 2008, Barts and the London School of Medicine and Dentistry, 24-25 July 2008 [J]. J Gen Virol, 2010, 91(Pt 4): 821-828.

[8] NORBERG P, DEPLEDGE D P, KUNDU S, et al. Recombination of globally circulating varicella-zoster virus [J]. J Virol, 2015, 89(14): 7133-7146.

[9] JENSEN N J, RIVAILLER P, TSENG H F, et al. Revisiting the genotyping scheme for varicella-zoster viruses based on whole-genome comparisons [J]. J Gen Virol, 2017, 98(6): 1434-1438.

[10] ZELL R, TAUDIEN S, PFAFF F, et al. Sequencing of 21 varicella-zoster virus genomes reveals two novel genotypes and evidence of recombination [J]. J Virol, 2012, 86(3): 1608-1622.

[11] RICHARDS J C, HYMAN R W, RAPP F. Analysis of the DNAs from seven varicella-zoster virus isolates [J]. J Virol, 1979, 32(3): 812-821.

[12] BENTON M J, DONOGHUE P C J. Paleontological evidence to date the tree of life [J]. Mol Biol Evol, 2007, 24(1): 26-53.

[13] FOODEN J. Breakup of pangaea and isolation of relict mammals in Australia, South-America, and madagascar [J]. Science, 1972, 175(4024): 894-898.

[14] GROSE C. Varicella-zoster virus: less immutable than once thought [J]. Pediatrics, 1999, 103(5): 1027-1028.

[15] DAVISON A J, TRUS B L, CHENG N Q, et al. A novel class of herpesvirus with bivalve hosts [J]. J Gen Virol, 2005, 86:41-53.

[16] SAVIN K W, COCKS B G, WONG F, et al. A neurotropic herpesvirus infecting the gastropod, abalone, shares ancestry with oyster herpesvirus and a herpesvirus associated with the amphioxus genome [J]. Virol J, 2010, 7:308.

[17] BREUER J. Molecular genetic insights into varicella zoster virus (VZV), the vOka vaccine strain, and the pathogenesis of latency and reactivation [J]. J Infect Dis, 2018, 218(suppl 2): S75-S80.

[18] MCGEOCH D J, RIXON F J, DAVISON A J. Topics in herpesvirus genomics and evolution [J]. Virus Res, 2006, 117(1): 90-104.

[19] KUMAR P, YUAN X, KUMAR M R, et al. The rapid drift of the Indian tectonic plate [J]. Nature, 2007, 449(7164): 894-897.

[20] GROSE C. Pangaea and the out-of-Africa model of varicella-zoster virus evolution and phylogeography [J]. J Virol, 2012, 86(18): 9558-9565.

[21] GREENBLATT R J, QUACKENBUSH S L, CASEY R N, et al. Genomic variation of the fibropapilloma-associated marine turtle herpesvirus across seven geographic areas and three host species [J]. J Virol, 2005, 79(2): 1125-1132.

[22] QUACKENBUSH S L, CASEY R N, MURCEK R J, et al. Quantitative analysis of herpesvirus sequences from normal tissue and fibropapillomas of marine turtles with real-time PCR [J]. Virology, 2001, 287(1): 105-111.

[23] LACKOVICH J K, BROWN D R, HOMER B L, et al. Association of herpesvirus with fibropapillomatosis of the green turtle Chelonia mydas and the loggerhead turtle Caretta caretta in Florida [J]. Dis Aquat Organ, 1999, 37(2): 89-97.

[24] TUTTLE R H. Primate origins and evolution martin,Rd [J]. Am J Phys Anthropol, 1991, 85(2): 243-244.

[25] GRAY W L, PUMPHREY C Y, RUYECHAN W T, et al. The simian varicella virus and varicella zoster virus genomes are similar in size and structure [J]. Virology, 1992, 186(2): 562-572.

[26] PAKENDORF B, STONEKING M. Mitochondrial DNA and human evolution [J]. Annu Rev Genomics Hum Genet, 2005, 6:165-183.

[27] TAYLOR-ROBINSON D, TYRRELL D A. Virus diseases on Tristan da Cunha [J]. Trans R Soc Trop Med Hyg, 1963, 57:19-22.

[28] BUTLER L M, NEILANDS T B, MOSAM A, et al. A population-based study of how children are exposed to saliva in KwaZulu-Natal Province, South Africa: implications for the spread of saliva-borne pathogens to children [J]. Trop Med Int Health, 2010, 15(4): 442-453.

[29] LOUTFY S A, ALAM EL-DIN H M, IBRAHIM M F, et al. Seroprevalence of herpes simplex virus types 1 and 2, Epstein-Barr virus, and cytomegalovirus in children with acute lymphoblastic leukemia in Egypt [J].

Saudi Med J, 2006, 27(8): 1139-1145.

[30] MEIER J, LIENICKE U, TSCHIRCH E, et al. Human cytomegalovirus reactivation during lactation and mother-to-child transmission in preterm infants [J]. J Clin Microbiol, 2005, 43(3): 1318-1324.

[31] WOJCICKI J M. Traditional behavioural practices, the exchange of saliva and HHV-8 transmission in sub-Saharan African populations [J]. Br J Cancer, 2003, 89(10): 2016-2017.

[32] WHITLEY R J, NAHMIAS A J, VISINTINE A M, et al. The natural history of herpes simplex virus infection of mother and newborn [J]. Pediatrics, 1980, 66(4): 489-494.

[33] ATKINSON Q D, GRAY R D, DRUMMOND A J. mtDNA variation predicts population size in humans and reveals a major Southern Asian chapter in human prehistory [J]. Mol Biol Evol, 2008, 25(2): 468-474.

[34] OAKES J E, ILTIS J P, HYMAN R W, et al. Analysis by restriction enzyme cleavage of human varicella-zoster virus DNAs [J]. Virology, 1977, 82(2): 353-361.

[35] ZWEERINK H J, MORTON D H, STANTON L W, et al. Restriction endonuclease analysis of the DNA from varicella-zoster virus: stability of the DNA after passage *in vitro* [J]. J Gen Virol, 1981, 55(Pt 1): 207-211.

[36] TYLER S D, PETERS G A, GROSE C, et al. Genomic cartography of varicella-zoster virus: a complete genome-based analysis of strain variability with implications for attenuation and phenotypic differences [J]. Virology, 2007, 359(2): 447-458.

[37] DUMAS A M, GEELEN J L, WESTSTRATE M W, et al. *Xba* I , *Pst* I , and *Bgl* II restriction enzyme maps of the two orientations of the varicella-zoster virus genome [J]. J Virol, 1981, 39(2): 390-400.

[38] STRAUS S E, AULAKH H S, RUYECHAN W T, et al. Structure of varicella-zoster virus DNA [J]. J Virol, 1981, 40(2): 516-525.

[39] STRAUS S E, OWENS J, RUYECHAN W T, et al. Molecular cloning and physical mapping of varicella-zoster virus DNA [J]. Proc Natl Acad Sci U S A, 1982, 79(4): 993-997.

[40] ECKER J R, HYMAN R W. Varicella zoster virus DNA exists as two isomers [J]. Proc Natl Acad Sci U S A, 1982, 79(1): 156-160.

[41] ECKER J R, HYMAN R W. Varicella-zoster virus vaccine DNA differs from the parental virus DNA [J]. J Virol, 1981, 40(1): 314-318.

[42] MARTIN J H, DOHNER D E, WELLINGHOFF W J, et al. Restriction endonuclease analysis of varicella-zoster vaccine virus and wild-type DNAs [J]. J Med Virol, 1982, 9(1): 69-76.

[43] STRAUS S E, HAY J, SMITH H, et al. Genome differences among varicella-zoster virus isolates [J]. J Gen Virol, 1983, 64(Pt 5): 1031-1041.

[44] STRAUS S E, REINHOLD W, SMITH H A, et al. Endonuclease analysis of viral DNA from varicella and subsequent zoster infections in the same patient [J]. N Engl J Med, 1984, 311(21): 1362-1364.

[45] CASEY T A, RUYECHAN W T, FLORA M N, et al. Fine mapping and sequencing of a variable segment in the inverted repeat region of varicella-zoster virus DNA [J]. J Virol, 1985, 54(2): 639-642.

[46] KINCHINGTON P R, TURSE S E. Molecular basis for a geographic variation of varicella-zoster virus recognized by a peptide antibody [J]. Neurology, 1995, 45(12 Suppl 8): S13-14.

[47] HONDO R, YOGO Y. Strain variation of R5 direct repeats in the right-hand portion of the long unique segment of varicella-zoster virus DNA [J]. J Virol, 1988, 62(8): 2916-2921.

[48] KINOSHITA H, HONDO R, TAGUCHI F, et al. Variation of R1 repeated sequence present in open reading frame 11 of varicella-zoster virus strains [J]. J Virol, 1988, 62(3): 1097-1100.

[49] HONDO R, YOGO Y, KURATA T, et al. Genome variation among varicella-zoster virus isolates derived from different individuals and from the same individuals [J]. Arch Virol, 1987, 93(1/2): 1-12.

[50] SHIBUTA H, ISHIKAWA T, HONDO R, et al. Varicella virus isolation from spinal ganglion [J]. Arch Gesamte

Virusforsch, 1974, 45(4): 382-385.

[51] PICHINI B, ECKER J R, GROSE C, et al. DNA mapping of paired varicella-zoster virus isolates from patients with shingles [J]. Lancet, 1983, 2(8361): 1223-1225.

[52] TAKAYAMA M, TAKAYAMA N, HACHIMORI K, et al. Restriction endonuclease analysis of viral DNA from a patient with bilateral herpes zoster lesions [J]. J Infect Dis, 1988, 157(2): 392-393.

[53] HAYAKAWA Y, YAMAMOTO T, YAMANISHI K, et al. Analysis of varicella-zoster virus DNAs of clinical isolates by endonuclease HpaI [J]. J Gen Virol, 1986, 67 (Pt 9):1817-1829.

[54] GROSE C, TYLER S, PETERS G, et al. Complete DNA sequence analyses of the first two varicella-zoster virus glycoprotein E (D150N) mutant viruses found in North America: evolution of genotypes with an accelerated cell spread phenotype [J]. J Virol, 2004, 78(13): 6799-6807.

[55] TAKADA M, SUZUTANI T, YOSHIDA I, et al. Identification of varicella-zoster virus strains by PCR analysis of three repeat elements and a *Pst* I -site-less region [J]. J Clin Microbiol, 1995, 33(3): 658-660.

[56] HAWRAMI K, HARPER D, BREUER J. Typing of varicella zoster virus by amplification of DNA polymorphisms [J]. J Virol Methods, 1996, 57(2): 169-174.

[57] YOSHIDA M, TAMURA T, HIRUMA M. Analysis of strain variation of R1 repeated structure in varicella-zoster virus DNA by polymerase chain reaction [J]. J Med Virol, 1999, 58(1): 76-78.

[58] ABE T, SATO M, TAMAI M. Variable R1 region in varicella zoster virus in fulminant type of acute retinal necrosis syndrome [J]. Br J Ophthalmol, 2000, 84(2): 193-198.

[59] GELB L D, DOHNER D E, GERSHON A A, et al. Molecular epidemiology of live, attenuated varicella virus vaccine in children with leukemia and in normal adults [J]. J Infect Dis, 1987, 155(4): 633-640.

[60] ADAMS S G, DOHNER D E, GELB L D. Restriction fragment differences between the genomes of the Oka varicella vaccine virus and American wild-type varicella-zoster virus [J]. J Med Virol, 1989, 29(1): 38-45.

[61] LA RUSSA P, LUNGU O, HARDY I, et al. Restriction fragment length polymorphism of polymerase chain reaction products from vaccine and wild-type varicella-zoster virus isolates [J]. J Virol, 1992, 66(2): 1016-1020.

[62] BARRETT-MUIR W, HAWRAMI K, CLARKE J, et al. Investigation of varicella-zoster virus variation by heteroduplex mobility assay [J]. Arch Virol Suppl, 2001, (17): 17-25.

[63] PARKER S P, QUINLIVAN M, TAHA Y, et al. Genotyping of varicella-zoster virus and the discrimination of Oka vaccine strains by TaqMan real-time PCR [J]. J Clin Microbiol, 2006, 44(11): 3911-3914.

[64] FAGA B, MAURY W, BRUCKNER D A, et al. Identification and mapping of single nucleotide polymorphisms in the varicella-zoster virus genome [J]. Virology, 2001, 280(1): 1-6.

[65] WAGENAAR T R, CHOW V T, BURANATHAI C, et al. The out of Africa model of varicella-zoster virus evolution: single nucleotide polymorphisms and private alleles distinguish Asian clades from European/North American clades [J]. Vaccine, 2003, 21(11/12): 1072-1081.

[66] PETERS G A, TYLER S D, GROSE C, et al. A full-genome phylogenetic analysis of varicella-zoster virus reveals a novel origin of replication-based genotyping scheme and evidence of recombination between major circulating clades [J]. J Virol, 2006, 80(19): 9850-9860.

[67] NORBERG P, LILJEQVIST J A, BERGSTROM T, et al. Complete-genome phylogenetic approach to varicella-zoster virus evolution: genetic divergence and evidence for recombination [J]. J Virol, 2006, 80(19): 9569-9576.

[68] GOMI Y, SUNAMACHI H, MORI Y, et al. Comparison of the complete DNA sequences of the Oka varicella vaccine and its parental virus [J]. J Virol, 2002, 76(22): 11447-11459.

[69] KOLESNIK M, SAUERBREI A, FRANKE I, et al. Varicella outbreak in Indian students in Magdeburg with

detection of the African-Indian VZV clade 5 [J]. J Dtsch Dermatol Ges, 2011, 9(6): 444-447.

[70] SZPARA M L, TAFURI Y R, PARSONS L, et al. A wide extent of inter-strain diversity in virulent and vaccine strains of alphaherpesviruses [J]. PLoS Pathog, 2011, 7(10): e1002282.

[71] DOHNER D E, ADAMS S G, GELB L D. Recombination in tissue culture between varicella-zoster virus strains [J]. J Med Virol, 1988, 24(3): 329-341.

[72] MCGEOCH D J. Lineages of varicella-zoster virus [J]. J Gen Virol, 2009, 90(Pt 4): 963-969.

[73] MUIR W B, NICHOLS R, BREUER J. Phylogenetic analysis of varicella-zoster virus: evidence of intercontinental spread of genotypes and recombination [J]. J Virol, 2002, 76(4): 1971-1979.

[74] FELSENFELD A D, SCHMIDT N J. Varicella-zoster virus immunizes patas monkeys against simian varicella-like disease [J]. J Gen Virol, 1979, 42(1): 171-178.

[75] SENGUPTA N, TAHA Y, SCOTT F T, et al. Varicella-zoster-virus genotypes in East London: a prospective study in patients with herpes zoster [J]. J Infect Dis, 2007, 196(7): 1014-1020.

[76] XU S T, CHEN M, ZHENG H, et al. Nationwide distribution of varicella-zoster virus clades in China [J]. BMC Infect Dis, 2016, 16(1): 542.

[77] 吴秋华, 许松涛, 齐梦缘, 等. 中国六省市 12 例水痘－带状疱疹患者病毒糖蛋白 E 基因的序列特征分析 [J]. 病毒学报, 2018, 34(6): 877-883.

[78] 江龙凤, 甘霖, 李珊山, 等. 我国不同基因型水痘－带状疱疹病毒流行毒株 gE 基因序列分析 [J]. 病毒学报, 2013, 29(2): 112-118.

[79] 齐梦缘, 吴秋华, 杨玉颖, 等. 中国六省水痘－带状疱疹病毒糖蛋白基因特征分析 [J]. 病毒学报, 2017, 33(2): 156-162.

[80] 吴秋华, 王爽, 丛宪玲, 等. 2014 年吉林省水痘－带状疱疹病毒基因特征分析 [J]. 中华预防医学杂志, 2016, 50(8): 738-742.

[81] DEPLEDGE D P, PALSER A L, WATSON S J, et al. Specific capture and whole-genome sequencing of viruses from clinical samples [J]. PLoS One, 2011, 6(11): e27805.

[82] DOHNER D E, ADAMS S G, GELB L D. Varicella-zoster virus DNA from persistently infected cells contains novel tandem duplications [J]. J Gen Virol, 1988, 69 (Pt 9):2229-2249.

[83] TAKAYAMA M, TAKAYAMA N, INOUE N, et al. Application of long PCR method of identification of variations in nucleotide sequences among varicella-zoster virus isolates [J]. J Clin Microbiol, 1996, 34(12): 2869-2874.

[84] BREUER J. VZV molecular epidemiology [J]. Curr Top Microbiol Immunol, 2010, 342:15-42.

[85] MCGEOCH D J, COOK S. Molecular phylogeny of the alphaherpesvirinae subfamily and a proposed evolutionary timescale [J]. J Mol Biol, 1994, 238(1): 9-22.

[86] MCGEOCH D J, COOK S, DOLAN A, et al. Molecular phylogeny and evolutionary timescale for the family of mammalian herpesviruses [J]. J Mol Biol, 1995, 247(3): 443-458.

[87] LOPAREV V N, RUBTCOVA E N, BOSTIK V, et al. Distribution of varicella-zoster virus (VZV) wild-type genotypes in northern and southern Europe: evidence for high conservation of circulating genotypes [J]. Virology, 2009, 383(2): 216-225.

[88] SERGEEV N, RUBTCOVA E, CHIZIKOV V, et al. New mosaic subgenotype of varicella-zoster virus in the USA: VZV detection and genotyping by oligonucleotide-microarray [J]. J Virol Methods, 2006, 136(1/2): 8-16.

[89] LOPAREV V N, GONZALEZ A, DELEON-CARNES M, et al. Global identification of three major genotypes of varicella-zoster virus: longitudinal clustering and strategies for genotyping [J]. J Virol, 2004, 78(15): 8349-8358.

[90] KIM K H, CHOI Y J, SONG K H, et al. Genotype of varicella-zoster virus isolates in South Korea [J]. J Clin

Microbiol, 2011, 49(5): 1913-1916.

[91] SCHMIDT-CHANASIT J, SAUERBREI A. Evolution and world-wide distribution of varicella-zoster virus clades [J]. Infect Genet Evol, 2011, 11(1): 1-10.

[92] HAWRAMI K, BREUER J. Analysis of United Kingdom wild-type strains of varicella-zoster virus: differentiation from the Oka vaccine strain [J]. J Med Virol, 1997, 53(1): 60-62.

[93] HAWRAMI K, HART I J, PEREIRA F, et al. Molecular epidemiology of varicella-zoster virus in East London, England, between 1971 and 1995 [J]. J Clin Microbiol, 1997, 35(11): 2807-2809.

[94] QUINLIVAN M, HAWRAMI K, BARRETT-MUIR W, et al. The molecular epidemiology of varicella-zoster virus: evidence for geographic segregation [J]. J Infect Dis, 2002, 186(7): 888-894.

[95] CARR M J, MCCORMACK G P, CROWLEY B. Genetic variation in clinical varicella-zoster virus isolates collected in Ireland between 2002 and 2003 [J]. J Med Virol, 2004, 73(1): 131-136.

[96] SAUERBREI A, WUTZLER P. Different genotype pattern of varicella-zoster virus obtained from patients with varicella and zoster in Germany [J]. J Med Virol, 2007, 79(7): 1025-1031.

[97] SAUERBREI A, EICHHORN U, GAWELLEK S, et al. Molecular characterisation of varicella-zoster virus strains in Germany and differentiation from the Oka vaccine strain [J]. J Med Virol, 2003, 71(2): 313-319.

[98] NICHOLS R A, AVERBECK K T, POULSEN A G, et al. Household size is critical to varicella-zoster virus transmission in the tropics despite lower viral infectivity [J]. Epidemics, 2011, 3(1): 12-18.

[99] MACNEIL A, REYNOLDS M G, CARROLL D S, et al. Monkeypox or varicella? Lessons from a rash outbreak investigation in the Republic of the Congo [J]. Am J Trop Med Hyg, 2009, 80(4): 503-507.

[100] MACNEIL A, REYNOLDS M G, BRADEN Z, et al. Transmission of atypical varicella-zoster virus infections involving palm and sole manifestations in an area with monkeypox endemicity [J]. Clin Infect Dis, 2009, 48(1): e6-8.

[101] GNANN J W J, WHITLEY R J. Clinical practice. Herpes zoster [J]. N Engl J Med, 2002, 347(5): 340-346.

[102] 王庆, 孙穆, 崔长弘, 等. 北京市西城区健康人群水痘 – 带状疱疹病毒抗体水平调查研究 [J]. 中国预防医学杂志, 2017, 18(3): 223-225.

[103] 夏天保, 冯凯, 米霞, 等. 北京地区某医院水痘带状疱疹病毒基因型的测定 [J]. 实用皮肤病学杂志, 2017, 10(4): 197-200.

[104] 师伟, 刘建红, 梁红萍. 2013 年太原市迎泽区水痘 – 带状疱疹病毒基因型分析 [J]. 实用医技杂志, 2015, 22(4): 352-354.

[105] 杨励, 甘霖, 陈敬贤, 等. 西安地区 44 例水痘 – 带状疱疹病毒临床分离株基因特征分析 [J]. 中国皮肤性病学杂志, 2015, 29(7): 667-669,703.

[106] 彭景贤, 段向阳, 高巍. 包头市健康人群水痘 – 带状疱疹病毒抗体水平调查 [J]. 中国公共卫生管理, 2013, 29(2): 223-225.

[107] 屈园园, 杨洪, 普雄明. 新疆地区水痘带状疱疹病毒临床分离株基因型分析 [J]. 中国麻风皮肤病杂志, 2015, 31(9): 526-530.

[108] 刘兰, 杜宝中, 张勇仓, 等. 西藏地区水痘 – 带状疱疹病毒临床分离株基因型研究 [J]. 中华微生物学和免疫学杂志, 2012, 32(11): 934-938.

[109] KAUSHIK K S, LAHIRI K K, CHUMBER S K, et al. Molecular characterization of clinical varicella-zoster strains from India and differentiation from the oka vaccine strain [J]. Jpn J Infect Dis, 2008, 61(1): 65-67.

[110] INOUE H, MOTANI-SAITOH H, SAKURADA K, et al. Determination of the geographical origin of unidentified cadavers based on geographical differences in genotype of varicella-zoster virus [J]. J Med Virol, 2010, 82(5): 903-908.

[111] SPRINGFELD C, SAUERBREI A, FILUSCH A, et al. Fatal varicella in an immunocompromised adult

associated with a European genotype E2 variant of varicella zoster virus [J]. J Clin Virol, 2009, 44(1): 70-73.

[112] 李敏, 李全霞, 张俊超, 等. 山东省济南市历城区健康人群水痘－带状疱疹病毒抗体水平调查 [J]. 疾病监测, 2016, 31(7): 586-590.

[113] 刘静静. 水痘－带状疱疹病毒临床分离株基因型别分析与流行病学调查 [D]. 合肥：安徽医科大学, 2009.

[114] 杨吉星, 居丽雯, 施强, 等. 上海地区水痘带状疱疹病毒基因型研究 [J]. 中国卫生检验杂志, 2008, (2): 223-224.

[115] 马瑞, 许国章, 李翔, 等. 宁波市水痘－带状疱疹病毒流行株基因分型 [J]. 中国公共卫生, 2012, 28(5): 659-660.

[116] 陈婷婷. 福建地区水痘－带状疱疹病毒临床分离株基因型分析 [D]. 福州：福建医科大学, 2012.

[117] TAHA Y A, QUINLIVAN M, SCOTT F T, et al. Are false negative direct immnufluorescence assays caused by varicella zoster virus gE mutant strains [J]. J Med Virol, 2004, 73(4): 631-635.

[118] HAMBLETON S, STEINBERG S P, LARUSSA P S, et al. Risk of herpes zoster in adults immunized with varicella vaccine [J]. J Infect Dis, 2008, 197 (Suppl 2):S196-199.

[119] DEPLEDGE D P, GRAY E R, KUNDU S, et al. Evolution of cocirculating varicella-zoster virus genotypes during a chickenpox outbreak in Guinea-Bissau [J]. J Virol, 2014, 88(24): 13936-13946.

[120] QUINLIVAN M, SENGUPTA N, PAPAEVANGELOU V, et al. Use of oral fluid to examine the molecular epidemiology of varicella zoster virus in the United Kingdom and continental Europe [J]. J Infect Dis, 2013, 207(4): 588-593.

[121] QUINLIVAN M, SENGUPTA N, BREUER J. A case of varicella caused by co-infection with two different genotypes of varicella-zoster virus [J]. J Clin Virol, 2009, 44(1): 66-69.

[122] CHEN J J, GERSHON A A, LI Z S, et al. Latent and lytic infection of isolated guinea pig enteric ganglia by varicella zoster virus [J]. J Med Virol, 2003, 70 (Suppl 1):S71-78.

[123] HARDY I, GERSHON A A, STEINBERG S P, et al. The incidence of zoster after immunization with live attenuated varicella vaccine. A study in children with leukemia. Varicella Vaccine Collaborative Study Group [J]. N Engl J Med, 1991, 325(22): 1545-1550.

[124] ZERBONI L, KU C C, JONES C D, et al. Varicella-zoster virus infection of human dorsal root ganglia in vivo [J]. Proc Natl Acad Sci U S A, 2005, 102(18): 6490-6495.

[125] ARVIN A M, KOROPCHAK C M, WITTEK A E. Immunologic evidence of reinfection with varicella-zoster virus [J]. J Infect Dis, 1983, 148(2): 200-205.

[126] GERSHON A A, CHEN J, DAVIS L, et al. Latency of varicella zoster virus in dorsal root, cranial, and enteric ganglia in vaccinated children [J]. Trans Am Clin Climatol Assoc, 2012, 123(17-33): discussion 5.

[127] BAIKER A, FABEL K, COZZIO A, et al. Varicella-zoster virus infection of human neural cells in vivo [J]. Proc Natl Acad Sci U S A, 2004, 101(29): 10792-10797.

[128] SANTOS R A, HATFIELD C C, COLE N L, et al. Varicella-zoster virus gE escape mutant VZV-MSP exhibits an accelerated cell-to-cell spread phenotype in both infected cell cultures and SCID-hu mice [J]. Virology, 2000, 275(2): 306-317.

[129] SANTOS R A, PADILLA J A, HATFIELD C, et al. Antigenic variation of varicella zoster virus Fc receptor gE: loss of a major B cell epitope in the ectodomain [J]. Virology, 1998, 249(1): 21-31.

[130] STORLIE J, MARESOVA L, JACKSON W, et al. Comparative analyses of the 9 glycoprotein genes found in wild-type and vaccine strains of varicella-zoster virus [J]. J Infect Dis, 2008, 197 (Suppl 2):S49-53.

[131] TIPPLES G A, STEPHENS G M, SHERLOCK C, et al. New variant of varicella-zoster virus [J]. Emerg Infect Dis, 2002, 8(12): 1504-1505.

[132] WIRGART B Z, ESTRADA V, JACKSON W, et al. A novel varicella-zoster virus gE mutation discovered in two Swedish isolates [J]. J Clin Virol, 2006, 37(2): 134-136.

[133] NATOLI S, CIOTTI M, PABA P, et al. A novel mutation of varicella-zoster virus associated to fatal hepatitis [J]. J Clin Virol, 2006, 37(1): 72-74.

[134] QUINLIVAN M L, GERSHON A A, AL BASSAM M M, et al. Natural selection for rash-forming genotypes of the varicella-zoster vaccine virus detected within immunized human hosts [J]. Proc Natl Acad Sci U S A, 2007, 104(1): 208-212.

[135] TAKAYAMA M, TAKAYAMA N, KAMEOKA Y, et al. Comparative restriction endonuclease analysis of varicella-zoster virus clinical isolates [J]. Med Microbiol Immunol, 1989, 178(2): 61-67.

[136] MOLYNEAUX P J, PARKER S, KHAN I H, et al. Use of genomic analysis of varicella-zoster virus to investigate suspected varicella-zoster transmission within a renal unit [J]. J Clin Virol, 2006, 36(1): 76-78.

[137] LOPEZ A S, BURNETT-HARTMAN A, NAMBIAR R, et al. Transmission of a newly characterized strain of varicella-zoster virus from a patient with herpes zoster in a long-term-care facility, West Virginia, 2004 [J]. J Infect Dis, 2008, 197(5): 646-653.

[138] BREUER J. Herpes zoster: new insights provide an important wake-up call for management of nosocomial transmission [J]. J Infect Dis, 2008, 197(5): 635-637.

[139] BREUER J, SCHMID D S. Vaccine Oka variants and sequence variability in vaccine-related skin lesions [J]. J Infect Dis, 2008, 197 (Suppl 2):S54-57.

[140] HANSSEN J L, SCHAKEL G J, FONTILUS-ROHOMAN J M, et al. Adults with chickenpox in the tropics [J]. Ned Tijdschr Geneeskd, 2015, 160:A9623.

[141] LEE B W, TAN A Y. Chickenpox in the tropics [J]. BMJ, 1995, 310(6984): 941.

[142] STOW N D, DAVISON A J. Identification of a varicella-zoster virus origin of DNA replication and its activation by herpes simplex virus type 1 gene products [J]. J Gen Virol, 1986, 67 (Pt 8):1613-1623.

[143] POULSEN A, QURESHI K, LISSE I, et al. A household study of chickenpox in Guinea-Bissau: intensity of exposure is a determinant of severity [J]. J Infect, 2002, 45(4): 237-242.

[144] SIMPSON R E. Infectiousness of communicable diseases in the household (measles, chickenpox, and mumps) [J]. Lancet, 1952, 2(6734): 549-554.

[145] ROSS A H. Modification of chicken pox in family contacts by administration of gamma globulin [J]. N Engl J Med, 1962, 267:369-376.

第三章　水痘 – 带状疱疹病毒的嗜神经性

老年或免疫缺陷 / 抑制人群针对水痘 – 带状疱疹病毒（VZV）的细胞免疫功能低下，可能是这类人群易发带状疱疹的一个重要原因 [1]。VZV 的发病依赖于重新编程感染细胞内的细胞信号转导途径，以支持细胞存活来完成病毒复制，并破坏细胞天然的抗病毒防御功能。受感染的 T 细胞表达上皮归巢信号使其能够到达皮肤，在皮肤细胞中复制，造成皮肤损伤、炎症、疱疹液积累，形成含有病毒的疱疹。病毒再顺着感觉神经末梢逆行至背根神经节（DRG）并潜伏下来。对带状疱疹发作数月后死亡病例进行尸检，结果发现感觉神经节中有高达 25% 的神经元内可检测到 VZV 蛋白及宿主免疫调节蛋白 [2]。VZV 在人感觉神经节中潜伏感染时，病毒 DNA 不进行复制，转录的病毒基因数也受到严格限制，仅有少数病毒基因表达，没有病毒子代产生 [3]。其特征是没有病毒诱导的细胞病变效应（CPE）和有限的 VZV 基因转录。约 4% 的神经元内有潜伏状态的 VZV 基因组存在，且每个细胞有 2～9 个拷贝的 VZV 基因组。几十年后，当机体抵抗力低下时，病毒会再次被激活，在神经元中合成病毒基因组 DNA，表达病毒蛋白，组装出新的病毒颗粒。VZV 基因组长约 125kb，有 71 个可读框（open reading frame，ORF）。裂解性感染时 VZV 有很强的病毒 DNA 复制、转录和翻译能力，但新复制的病毒 DNA 并不在人神经元中积累 [4]，因此神经元中的 VZV 被激活后不会产生广泛的细胞病变效应 [5]。在 VZV 感染的 SCID-hu 人鼠嵌合模型 DRG 内，发现神经元和卫星细胞均被感染，且被感染细胞会融合成多核巨细胞。尽管 VZV 在外周组织包括皮肤和循环系统内的裂解性感染可以被抗病毒药物有效控制，但其在神经节内的潜伏性和持续性感染无法用现有的抗病毒疗法有效控制 [6, 7]。

尽管疫苗和抗病毒药物在预防或减轻 VZV 感染方面取得了重大进展，但从临床角度来看，VZV 仍然是引起神经系统疾病的主要疱疹病毒。VZV 减毒活疫苗对健康人有保护作用，但对免疫功能低下的患者可能并不安全，并仍然会在健康和免疫缺陷个体中建立潜伏感染并被重新激活 [8-12]，引起病毒血症，但毒力明显减弱，这与在 T 细胞和 SCID-hu 人鼠嵌合模型 DRG 中观察到的病毒毒力减弱一致，病毒毒力减弱的遗传基础尚不明确 [13, 14]。利用 SCID 小鼠模型将抑制在皮肤内复制的突变整合到病毒基因组中，可用于设计合理的 VZV 疫苗，但它会干扰 T 细胞，或干扰其黏附神经元 [15]。抗病毒药物，如阿昔洛韦等相关药物，可以显著降低免疫功能低下患者 VZV 感染的致命风险，但对老年人带状疱疹及带状疱疹后神经痛的作用很小或没有影响 [16]。因此有必要加深对 VZV 的认识，特别是 VZV 对神经的侵害，以利于我们开发出更加积极有效的保护神经的方法。

第一节　嗜神经病毒

嗜神经病毒是可感染神经细胞，造成神经损伤的一类病毒，此类病毒在人群中的感染和传播造成了沉重的社会负担。由于神经系统具有组成细胞类型多样、细胞间联结复杂、免疫监视功能较低和损伤后再生能力有限的特点[17]，嗜神经病毒的感染会不可逆地破坏神经系统的结构，并造成严重的功能障碍[18]。

一、嗜神经病毒入侵的途径

嗜神经病毒可从 3 条途径侵入中枢或外周神经系统：第一条途径是穿越血脑屏障；第二条途径是经脑神经传播至中枢神经系统；第三条途径是经感觉神经节或自主神经节传播至脊髓[19]。感染黏膜上皮的病毒可沿感觉神经末梢或自主神经末梢被运输至脊髓；感染平滑肌神经肌肉接头的病毒可沿运动神经轴突末梢传播至脊髓或大脑；病毒也可以通过感染位于嗅上皮的嗅觉感觉神经元逆向感染中枢神经系统；被病毒感染的淋巴细胞可能穿过内皮细胞层和胶质界膜，游离的病毒颗粒也可直接感染血脑屏障内皮细胞层；在血脑屏障，脉络丛血管内、蛛网膜下腔血管内的游离病毒或被病毒感染的淋巴细胞可穿过内皮细胞进入脑脊液。多数嗜神经病毒具备感染不同类型神经细胞的能力，但由于不同宿主细胞的表面受体分布和胞质环境存在差异，病毒在不同类型神经细胞内的复制能力不完全相同，所以不同的嗜神经病毒会显示出不同的细胞嗜性。病毒的嗜细胞性也可能同时受免疫系统及细胞所处微环境调控[20]。

二、人类 α 疱疹病毒

人类疱疹病毒的所有 3 个亚家族（α、β 和 γ）都有一个共同的复制策略：它们可有效地感染多种类型细胞，在特定的组织或某一类型细胞中潜伏，形成终生的、可被激活的潜伏感染[21]。人类 α 疱疹病毒是嗜神经病毒非常重要的成员，HSV-1、HSV-2 和 VZV 都具有高度嗜神经特性，且具有相似的基因组结构（线性双链 DNA 基因组），即长独特区（U_L）、短独特区（U_S）、内部重复序列（IR）和末端重复序列（TR）。按照长短片段的排列方向，HSV 和 VZV 的基因组都有 4 种异构体。

α 疱疹病毒的主要寄居地是外周神经元。其在大多数易感的细胞中进行复制性感染，其中病毒即早（IE）蛋白与宿主细胞蛋白相互作用并激活早期（E）病毒基因转录。这些 E 蛋白为病毒 DNA 复制和后续病毒结构（L）蛋白合成创造适宜环境[22]。这种病毒基因表达的完美编排，导致大量病毒子代颗粒的快速产生，从而可以传播到其他组织和宿主。HSV 和 VZV 在体内具有相似的感染模式，原发感染后，可在感觉神经节内建立终生潜伏感染。当机体免疫力低下时，潜伏于神经节细胞中的病毒基因组被重新激活，合成的病毒子代会引发严重的疱疹。感觉神经节是 HSV 和 VZV 的"潜伏"寄居地，所支配的神经易受到病毒子代的破坏，这是此类病毒对人体健康的最主要威胁。

三、水痘-带状疱疹病毒

感觉神经节中的神经元和卫星细胞是 VZV 的主要潜伏部位 [23]。其他自主交感神经节的神经元也含有潜伏的病毒基因组 [24]。不同组织感染 VZV 会造成不同结果，即引起不同的临床表现。流行病学调查显示，VZV 的原发感染多从上呼吸道黏膜上皮细胞开始，其子代病毒可传播至扁桃体和上呼吸道局部淋巴结，淋巴回流时，被感染的 T 细胞进入血液，形成第一次病毒血症。病毒在内脏等处复制，再次进入血液，形成第二次病毒血症，并随血液循环传播至身体不同部位，引起全身播散性皮疹，称为水痘（varicella）[25]。原发感染期间，VZV 可侵入并沿外周的感觉神经元末梢逆向转运至感觉神经节（多见于背根神经节和三叉神经节），随后在感觉神经节内建立终生的潜伏感染 [26]。当机体免疫力低下时，潜伏于神经节细胞内的 VZV 基因组可被重新激活，复制出的具有毒力的 VZV 从神经节播散出来，沿着某条神经轴突到达相应的皮区，引起节段性带状疱疹。带状疱疹的主要特征是簇集性水疱，通常沿身体单侧神经支配区分布，可伴有显著的神经性疼痛及局部淋巴结增大，这种神经痛往往会演变为慢性过程，由于 VZV 复发感染过程会造成感觉神经元胞体和末梢损伤，所以即使在复发感染被控制后，仍可能伴随着持久的带状疱疹后神经痛（PHN）[26]。在有皮肤疱疹和疼痛时，可在外周血单核细胞中检测到病毒 DNA。此外，病毒会通过神经系统传送至其他部位，引起脑膜炎、血管病变、脑神经损伤和眼带状疱疹等。

目前对 VZV 与神经元和它们的支持细胞之间的相互作用了解不多，如病毒潜伏建立、维持和重新激活的控制因素及正常神经元对 VZV 复制的影响等仍然不明确。这主要是由于 VZV 的高度种属特异性，难以建立一个可反映病毒从潜伏到复苏、复制致病的完整动物模型 [27]。目前主要有由人胚胎干细胞（hESC）和诱导多能干细胞（iPSC）培养分化出人神经元细胞模型，以及神经母细胞瘤细胞系和啮齿动物神经细胞模型。在体研究 VZV 与皮肤组织、免疫系统、感觉神经节的致病机制多使用严重免疫缺陷（SCID）人鼠嵌合模型（将人胚胎来源的 T 细胞、皮肤及背根神经节移植于该鼠的模型）[28]。这些模型都有明显的优缺点。到目前为止，还没有一个能够反映病毒从原发感染、逆行潜伏到重新激活，顺行输送到皮肤这一完整生命周期的模型，特别是难以建立诱导再激活 VZV 的分子模型。而建立一个有效的模型有助于深入认识潜伏感染的人神经节中 VZV 构型和病毒基因表达，确定治疗靶点，防止病毒被重新激活而导致的神经系统并发症。

第二节　病毒的嗜神经性

VZV 感染具有高度的细胞依赖性，细胞间的传播高度依赖于细胞间的直接接触 [29]。在水痘患者真皮处施万细胞和外周神经轴突中，都可检测到病毒的抗原 [30]，有些人的带状疱疹恰恰发生于接种水痘疫苗的部位[31]，说明水痘发作期 VZV 从皮肤损伤部位进入神经末梢，并通过轴突逆行进入神经节。细胞培养也证实了 VZV 感染轴突，并经轴突逆行至神经胞体的过程[32]，这可能涉及 VZV 感染的非神经细胞和神经元轴突之间的融合[33]。神经末梢位于真皮－表皮连接处和毛囊中的皮肤脉管系统，VZV 可通过局部细胞间扩散同时感染表皮或毛囊角质形成细胞。另外，VZV 感染的淋巴细胞，特别是 T 细胞，也可在水痘相关的病毒血症期间将病毒传播至神经节。有研究报道，有带状疱疹病史患者死后尸检中发现神经节中有 VZV 的 DNA[34]。VZV 的嗜神经性不仅表现在它潜伏在神经节神经元中，更表现在它被重新激活后对神经的侵蚀破坏，典型表现就是 PHN。

一、ORF7 的功能

VZV 编码 71 个不同的 ORF。在全基因组诱变研究中，使用 VZV BAC 技术可分别使每个 VZV ORF 缺失[35]。研究表明，VZV 的 71 个 ORF 中有 52 个是必需的或至关重要的，而 18 个对人黑素瘤（MeWo）细胞中的病毒复制不是必需的[36]。为了确定 VZV 侵袭神经元的因子，首先使用 18 个非必需的 ORF 缺失突变体感染人分化神经母细胞瘤和胚胎干细胞衍生的神经元。在筛选出的突变体中，只有 ORF7 突变体（7D）无法在神经元中生长和扩散[37]，表明 ORF7 编码了嗜神经性因子。VZV 的 ORF7 编码的蛋白（pORF7）属于 α 疱疹病毒 UL51 蛋白家族，同家族的蛋白包括 I 型单纯疱疹病毒（HSV-1）和伪狂犬病病毒（PRV）的 pUL51。HSV-1 的 pUL51 为一个磷蛋白，分子质量约为 30kDa，它在高尔基体的定位依赖于其 N 端的棕榈酰化修饰[38]。UL51 缺失会造成 HSV-1 核衣壳出核及高尔基体内病毒包膜的包装缺陷[39]。同样，UL51 缺失也会造成 PRV 在细胞质内包膜装配的缺陷。VZV 的 pORF7 也是一个定位于高尔基体的病毒皮层蛋白[37]。免疫电镜和病毒颗粒蛋白酶保护实验进一步证实了 pORF7 是一个结构性皮层蛋白，这与 HSV-1 和 PRV 所编码的 pUL51 性质相似[38, 40, 41]。免疫荧光证实了 pORF7 在亚细胞水平定位于病毒颗粒的包装场所——高尔基体。高尔基体是 VZV 核衣壳出核后装配皮层和包膜的场所，也是结构性皮层蛋白和糖蛋白存在之处。ORF7 缺失对病毒的侵入、基因组复制、代表性基因的转录和表达均无显著影响，说明 pORF7 并未参与这些早期复制环节。

pORF7 在所有 α 疱疹病毒中都是保守的[42]。ORF7 对细胞培养中的 VZV 生长不是必需的；然而体外实验发现 ORF7 缺失减弱了人皮肤中 VZV 的毒力，因此 ORF7 也是 VZV 嗜皮肤性因子之一[36]。体外实验还发现 ORF7 缺失严重影响 VZV 在多种神经细胞内的生长，如分化的人神经母细胞瘤 SH-SY5Y 细胞、人胚胎干细胞（hESC）衍生的神经元及离体和人体内背根神经节（DRG）等，进一步证实 ORF7 是 VZV 嗜神经性因子之一[37]。ORF7 在 VZV 感染皮肤和神经的发病机制中具有关键作用，然而潜在的分子机制尚未阐明。

有报道采用人胎儿 DRG 异种移植植入 SCID 小鼠的肾囊内模型（彩图 2A，彩图 2B）[28]。异种移植 4 周后，手术将 DRG 显露，并直接注射 100 噬斑形成单位（PFU）野生型（WT）VZV、ORF7 缺失突变体（7D）和 7D 救回体（7R）（彩图 2D）[37]。由于病毒包含荧光素酶标记，因此使用体内成像系统测定了 10 天植入物内的病毒复制情况。在 7D 感染的

SCID-hu DRG 异种移植物中未检测到发光信号（彩图 2C，彩图 2D）。7R 的生长速率与 WT VZV 相同，表明通过救回 ORF7 可以完全恢复 7D 的缺陷表型。免疫组化染色显示（彩图 2E），WT VZV 感染的神经元或周围的卫星细胞中有丰富的 VZV gE 抗原，而 7D 感染的神经元没有 VZV gE 抗原。对于 WT VZV，过多的 gE 抗原表明病毒复制活跃。液泡结构可能表明神经元–卫星细胞复合物或卫星细胞多核的形成（彩图 2E 中的箭头）。相反，没有 gE 抗原说明 7D 无法在植入物内增殖，因此 DRG 是正常组织的外观。如彩图 2F 所示，使用 VZV 全基因组荧光标记探针进行 DRG 异种移植物的荧光原位杂交揭示病毒 DNA 在 WT VZV 感染的神经元（红色箭头）和卫星细胞（白色箭头）核中广泛存在。在特定的核内复制中心部位病毒 DNA 聚集表明 VZV 处于裂解性复制（亮绿色荧光）。相反，在 7D 感染的样本中未检测到病毒 DNA（彩图 2E），与免疫组化分析的结果一致。这些结果表明，病毒基因组中 ORF7 缺失阻止了 VZV 在人 DRG 组织中扩散[43]。

经全基因组突变筛选发现敲除 VZV 的 ORF7 可选择性阻断 VZV 在神经组织内复制[37]。pORF7 缺失减弱了 VZV 在 ARPE-19 上皮细胞和神经前体细胞（NPC）的复制，在 dNPC 和 dSY5Y 等分化神经元中 pORF7 缺失严重影响病毒的复制。ORF7 缺失突变体 7D（R-Oka 基因组的 ORF7 敲除）完全失去了在人 DRG 内复制的能力。相比于 R-Oka，7D 在分化的神经细胞内病毒颗粒成熟、跨神经细胞运输及感染相邻细胞的能力均减弱。pORF7 是 VZV 衣壳在胞质包装、神经细胞间的病毒传播及 VZV 感染诱导的神经病变所必需的[42]。疱疹病毒的皮层蛋白会参与病毒颗粒在细胞质中的成熟过程，这些蛋白的突变会影响病毒颗粒的完整性和稳定性，同时也会进一步影响病毒颗粒在细胞内的运输[41, 44]。通过透射电镜分析细胞内病毒颗粒的成熟过程，发现被 7D 感染的细胞核内病毒核衣壳的装配并未受到 ORF7 缺失的影响，但在被 7D 感染的细胞质中包膜缺陷病毒颗粒的数量大幅增加，说明 pORF7 参与了病毒在高尔基体内的皮层和包膜装配。通常病毒颗粒在高尔基体完成皮层和包膜的装配后，被包裹入囊泡内并运输至细胞表面或神经轴突末梢，从而感染相邻的细胞或神经纤维所支配的皮区组织[45]。相比于野生型病毒，R-Oka 为 P-Oka 基因组上插入了绿色荧光蛋白（GFP）基因和荧光素酶（luciferase）基因，7D 感染在 ARPE-19 上皮细胞、NPC 和 SY5Y 细胞中形成了更小的噬斑，但在分化的神经细胞（dNPC 和 dSY5Y 细胞）中 7D 几乎不能形成噬斑，并且 7D 从神经细胞到上皮细胞的传播也被明显阻断。这些结果都说明 ORF7 缺失影响了病毒在细胞间的传播。ORF7 缺失引起的病毒包膜装配缺陷在分化的神经细胞中表现得更为严重，因为在分化的神经细胞中 7D 基本失去了合成完整病毒颗粒的能力。在上皮细胞和 NPC 中，可能会有宿主的成分参与补偿 ORF7 缺失所造成的病毒颗粒不完整。这一现象在其他的疱疹病毒也有发现，如在缺失皮层蛋白 US3、UL47 或 UL49 后，宿主的肌动蛋白可以补偿性地装配到 PRV 病毒颗粒中，以促进病毒颗粒稳定[46,47]。多种细胞组分有不同的病毒颗粒，这些细胞组分包括细胞骨架成分（肌动蛋白和微管蛋白）、热休克蛋白（HSP70 和 HSP90）、膜联蛋白等。尽管在上皮细胞和 NPC 中，依然可以合成 7D 的感染性病毒颗粒。但由于 VZV 病毒颗粒具有高度的细胞膜依赖性，高纯度的游离病毒颗粒（特别是 7D 病毒颗粒）非常难以获得，所以鉴定哪些宿主成分参与了这一补偿机制存在很大的技术挑战。上皮细胞和分化的神经细胞是类型完全不同的细胞，具有不同的细胞内环境。推测这些补偿性细胞成分在上皮细胞内可能具有正常的表达水平，但在分化的神经元其表达可能被特化。

对 VZV 中病毒内蛋白相互作用的酵母双杂交分析表明，ORF7 可与其自身、ORF23 和 ORF53 有相互作用 [48, 49]。ORF7 缺失不会阻止病毒进入、复制和病毒蛋白表达，以及病毒颗粒从轴突末端到胞体的逆行转运，体外分化的神经细胞中它只是影响 VZV 二次包膜和细胞间扩散 [32, 42]。而 ORF53 是 VZV 复制所必需的 [36]。在转染的和 VZV 感染的细胞中通过免疫共沉淀证实了 ORF7 和 ORF53 之间的相互作用 [50]。对 ORF7 和（或）ORF53 及反面高尔基网（TGN）标记 TGN46 进行免疫染色，证实它们主要在被 VZV 感染细胞的 TGN 中共定位。在感染期间 ORF7 可将 ORF53 募集到 TGN 中起作用 [50]。被 ORF7 缺失的 VZV 突变体感染后，ORF53 失去其 TGN 定位并分散在胞质中。在转染细胞中单独或一同表达时，ORF7 和 ORF53 均表现出散布在细胞质中而不是特异地定位在 TGN [50]。质粒中 ORF7 和 ORF53 的细胞分布有明显差异，表明 VZV 感染期间可能有其他病毒蛋白参与其细胞定位的调节 [50]。通过共聚焦显微镜免疫共沉淀和共定位证实了 ORF7 与 ORF53 的相互作用，发现 ORF7 对于被 VZV 感染细胞中 ORF53 的 TGN 定位是必不可少的 [50]。有研究发现，ORF7 和 ORF53 的同源物——HSV-1 中的 UL51 和 UL7 可相互作用而形成功能性复合物，这对于病毒有效的组装、噬斑形成及稳定黏附、维持宿主细胞形态非常重要 [44, 51]。人们推测，ORF7 和 ORF53 也可能形成功能复合体，在 VZV 感染、复制和疾病发病机制中起作用 [50]。

二、糖蛋白 gE 和 gI 对病毒嗜神经性的影响

gE 和 gI 都可影响 SCID-hu 人鼠嵌合模型 DRG 中 VZV 感染的病理过程。在 VZV 复制过程中，gI 对病毒在神经元间的扩散及促进病毒组分进入轴突起作用 [52]。尽管神经细胞能表达胰岛素降解酶（IDE），但当 gE 与 IDE 的结合被破坏时，感染过程不会改变；而且干扰 gE 的 TGN 转运小功能域也对嗜神经性没有影响 [53]。相反，阻断 gE-gI 异二聚体的形成会破坏 DRG 中 VZV 在细胞间扩散，并减少急性感染期 VZV 的复制，直到接种 4 周后才检测到感染性病毒 [53]。如果 gE 突变体转变为持久性的，VZV 至少要接种 2 个月后才可引起神经元、卫星细胞和周围组织中广泛的细胞病变 [54, 55]。因此 gE-gI 相互作用对于预防感觉神经节中 VZV 破坏性病变过程是至关重要的 [15]。

去除了 gI，尽管病毒体组装减少，gE 定位错误，但仍可导致感染性病毒复制的延长 [55]。病毒颗粒组装受损与 TGN 区域异常的膜堆积、高尔基体结构改变有关 [56]。gE 不能与 gI 结合时，由于缺乏细胞融合，病毒只能缓慢地在细胞间传播，并且由于宿主的先天反应，难以有效地激发病毒的持续感染 [15]。与 T 细胞和皮肤感染不同，特异性因子（Sp1）和 USF 对 gI 启动子的调节并不是神经病理改变所必需的 [55]，这再次表明细胞因子以细胞特异性方式在病毒基因表达中发挥作用，从而对亲组织性有作用 [15]。没有 gI 时 VZV 仍能在 DRG 中复制，表明 VZV 对神经细胞感染的条件不像感染 T 细胞或皮肤那么严格 [15]。破坏 gE-gI 异二聚体的形成或去除 gI 可导致持续感染，显示出 VZV 的神经毒性效应 [15]。VZV DNA 复制还有部分不依赖 PI3K 途径，而是通过 NGF 途径调节的 [57]。

第三节　水痘－带状疱疹病毒的入侵

病毒感染一般有急性和持续性两种模式。通常急性感染是由免疫系统应对而将病毒清除。急性感染如未能及时清除病毒通常对机体是有害的，可导致严重疾病甚至宿主死亡。但有些病毒会建立良性的持续性感染，甚至可能使宿主受益。宿主和病原体之间的这种和平共处源于宿主免疫和病毒应对之间的博弈。神经系统对宿主的生存和繁殖非常重要，但神经系统的修复和再生能力有限。因此神经系统的免疫反应水平至关重要，可避免大量炎性反应或细胞的破坏性反应。神经系统高度依赖于机体的固有免疫反应来抵御病毒感染。反过来疱疹病毒高度进化后，可破坏宿主免疫力，建立终生潜伏感染，并可重新被激活。尽管与其他组织的免疫反应比较可能较弱，但神经元中也具备较强的免疫反应，而且并不遵循非神经细胞常规的免疫规则[58]。

研究 VZV 发病机制具有挑战性，因为 VZV 是一种对人类高致病的特异性病毒，很少有或根本没有感染其他物种的能力，客观条件上的限制影响了人们对它的深入研究。HSV-1、HSV-2 和 VZV 都具有高度嗜神经特性，且具有相似的基因组结构。伪狂犬病病毒（PRV）也是一种感染外周神经系统的 α 疱疹病毒。PRV 的天然宿主是猪，但它可以感染大多数哺乳动物，包括啮齿动物、牛和犬。利用 PRV 相对比较容易制备动物模型。因此人们经常将对 HSV 和 PRV 的研究结果类推到 VZV，有助于增加对 VZV 的认识。

一、神经系统的病毒感染

神经元的组织层次，从高级中枢到低级中枢神经系统（CNS）再到外周神经系统（PNS），以及其高度分化状态需要多步骤和动态控制其防御。病毒感染通常始于外周组织，有些可能会侵入神经系统，包括 PNS 和 CNS。通常由于有效的免疫应答和多层解剖学屏障，大多数病毒感染不会扩散到 CNS。有些病毒可通过血液循环突破血脑屏障，进入神经系统或直接感染外周神经组织而致病[59]。大多数侵入神经系统的病毒是偶发的，但有些病毒尤其是 α 疱疹病毒，如 HSV-1、VZV、PRV 及其他如狂犬病病毒（RABV）等可以直接从外周组织侵入神经系统。图 3-1 为病毒进入体内的示意图。

VZV 主要通过飞沫经呼吸道或直接接触局部黏膜进入机体后增殖而传播。有关 VZV 如何进入细胞，到目前为止了解并不多[60]；而 HSV 入侵细胞的过程已解析得较清楚。HSV 入侵细胞时，病毒表面的糖蛋白 D（gD）与细胞表面的特异性受体相互作用而进入细胞，可通过病毒包膜与细胞膜直接融合进入细胞（非 pH 依赖细胞入侵过程），或通过细胞内吞作用进入细胞，然后病毒包膜与细胞内膜融合从而释放病毒核衣壳（pH 依赖细胞入侵过程）。VZV 病毒颗粒中不表达 HSV gD 的同源糖蛋白，但其包膜中表达大量 gE。曾有报道[61]细胞内的胰岛素降解酶（IDE）能与 gE 结合，由此认为 IDE 可能与未成熟 gE 相结合。IDE 是否为 VZV 入侵细胞的受体仍需验证[62]。VZV 入侵细胞后，其核衣壳释放至细胞质，然后转运至细胞核膜，其核酸释放至细胞核内，随后病毒开始复制。新合成的病毒

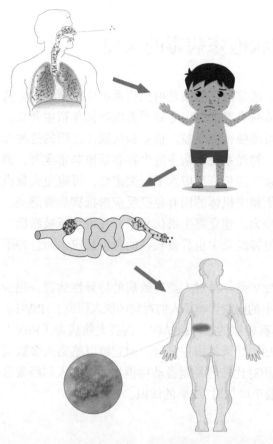

图 3-1　病毒在人体传播的模型

水痘－带状疱疹病毒（VZV）经呼吸道初次感染，经血液循环传播到皮肤，散发水痘。VZV 通过感觉神经末梢逆行进入背根神经节，在感觉神经元中建立潜伏。机体免疫被抑制后，某个神经节中 VZV 被重新激活，新合成的病毒沿轴突顺行至皮下神经末梢，喷射到皮肤，形成带状疱疹

核衣壳从细胞核内膜获得初级包膜（primary envelope），进而进入细胞核的内膜与外膜之间。接着病毒的初级包膜与细胞核的外膜融合，病毒的核衣壳释放至细胞质，细胞质中的核衣壳从 TGN 或 TGN 来源的细胞内膜获得次级包膜（secondary envelope）而包装成熟。成熟的病毒颗粒可释放至细胞外，或通过细胞－细胞间的连接，感染新的细胞[63]。入侵机体的 VZV 先在局部黏膜组织中增殖，然后向周围淋巴组织传播、扩散。淋巴组织中被感染的 T 细胞进入血液，进而向皮肤组织传播、扩散。VZV 感染的 T 细胞通过循环将病毒传播到皮肤并引发皮肤损伤，临床上表现为水痘。T 细胞再将 VZV 递送至 DRG 建立潜伏感染。从 VZV 体内感染过程来看，其具有嗜皮肤、T 细胞和神经的特性。VZV 感染 T 细胞时，很难观察到病毒引起的细胞融合；而当 VZV 感染上皮细胞或神经细胞时，细胞融合非常明显。神经系统细胞表面表达髓鞘相关糖蛋白（MAG），VZV 包膜表面表达的糖蛋白 gB 能与 MAG 结合，对 VZV 入侵神经细胞及病毒引起神经细胞融合起关键作用[64, 65]。VZV 感染上述 3 种细胞时，均需 gE 参与。此外，VZV 感染上皮细胞和神经细胞时还需病毒 gI 参与。

gE 与 gI 能相互作用，并以糖蛋白复合物的形式参与病毒入侵细胞的过程[66]。一般从 VZV 感染黏膜组织至水痘出现需 10 ～ 21 天，这段时间是病毒感染 T 细胞，T 细胞再感染皮肤组织所需的时间。VZV 感染的 T 细胞主要为记忆性 T 细胞，表达 T 细胞激活抗原和归巢抗原，由此推断感染皮肤组织的 VZV 来源于感染的 T 细胞[67]。此外，被 VZV 感染的 T 细胞表达信号转导与转录激活因子（STAT）3 和存活蛋白（survivin）等蛋白，具有抗细胞凋亡的功能，从而保证病毒从 T 细胞向皮肤组织传播所需的时间[68]。

通常在初次感染 α 疱疹病毒后，病毒在其天然宿主 PNS 中建立潜伏感染[69, 70]。进入 PNS 轴突后，病毒通过长距离逆行，将病毒颗粒运送至神经元胞体[71]。具神经侵袭性的疱疹病毒已进化为在面对神经元特别是 PNS 神经元的非经典天然防御机制时，其基因表达能可逆性沉默。VZV 在初次感染儿童后，神经系统对 VZV 的入侵仅仅产生中度的炎性反应，如 PNS 神经元被 HSV-1 感染后会产生少量的 Ⅰ 型干扰素（interferon，IFN）[72]。轴突和细胞合成的某些因子与病毒调节蛋白协同控制病毒基因表达。神经元的其他内在和更长期的

防御机制也会抑制和沉默α疱疹病毒基因的表达[73]。这些机制主要体现在一系列阻遏物和复合物上，这些阻遏物和复合物共同沉默了侵入神经元和其他细胞中的病毒基因。潜伏期病毒的DNA被包装到染色质中，形成控制病毒基因表达的特定组蛋白乙酰化模式[74]。

有研究者用hESC衍生的神经元区室化微流体室和延时视频显微镜对VZV衣壳中GFP标记的ORF23转运进行动力学分析。他们发现VZV的运动是单方向的逆行运动，是不连续的，有许多短暂停顿和反向运动，但最终的目的地为神经元。感染1小时时病毒的逆行速度比感染6小时时的速度更快，但在这两个时间点的运行长度相似[32]。而标记ORF7突变体的VZV在神经元中的扩散减慢[32]。

二、轴突对病毒感染的非经典反应

α疱疹病毒感染上皮细胞会产生许多炎性和抗病毒细胞因子，如Ⅰ型IFN（包括IFN-α和IFN-β）。这些细胞因子诱导自分泌信号以帮助清除病毒感染，以及旁分泌信号以"警告"感染灶周围的其他细胞[75]。如果上皮细胞不能有效控制感染，则激活更多的固有免疫和适应性免疫应答。介导这些反应的细胞产生大量细胞因子，包括Ⅱ型干扰素（如IFN-γ）[76]。IFN通过与同源受体结合，可激活一系列磷酸化事件，最终导致STAT蛋白的磷酸化。然后STAT蛋白易位至细胞核以诱导数百种IFN刺激基因（ISG）的转录[77]。这些基因产物具有多种功能，以对抗病毒感染。

人们发现轴突暴露于IFN-β和IFN-γ后通过激活PNS细胞体的多种机制特异性限制α疱疹病毒逆行感染，而细胞器的轴突运输未受影响[78]。小鼠神经元IFN受体敲除和阻断IFN受体均可抵消其抗病毒作用，提示这些作用主要是通过IFN受体介导的[78]。

Ⅰ型IFN（IFN-β）在轴突局部产生抗病毒作用[78, 79]。研究表明，轴突暴露于IFN-β或IFN-γ可减少轴突的PRV和HSV-1转运颗粒的数量[78]，并且被感染的胞体数量也明显减少[78]。这可能包括病毒颗粒摄取较少及逆行运输不足。阻断Ⅰ型IFN受体可恢复IFN-β处理的轴突中PRV颗粒转运，表明IFN-β信号转导可能对轴突转运减少有作用。IFN-β反应是局部的，并局限于轴突：轴突暴露于IFN-β仅在轴突中诱导STAT1的快速和局部磷酸化。阻断胞体内的转录则IFN-β处理的轴突中病毒的转运减少，但对轴突中pSTAT1没有影响。可以认为IFN-β减少病毒颗粒轴突转运的活性与经典IFN反应不同，因为不需要从转录开始[58]，不需要在细胞核中转录ISG[78]。轴突IFN-β信号转导可限制三叉神经节神经元的HSV-1感染[79]。HSV中由IFN驱动的限制逆行转运作用，可被γ34.5基因抵消[79]，而PRV不编码γ34.5同源物。

相反，用IFN-γ处理的轴突可传递逆行信号以触发STAT1磷酸化（pSTAT1）并转位至细胞核。用IFN-γ处理导致轴突中pSTAT1转位至细胞核，轴突中的PRV颗粒转运和细胞体中病毒复制均减少[78]。IFN-γ对PRV转运的抑制也需要核转录，并诱导ISG表达以发挥抗病毒作用[78]。实际上包括GBP2和IFIT1在内的ISG转录物水平并不高，可能原因是并非所有胞体都与暴露于IFN-γ轴突的N室相连，抑制胞体内的转录可逆转IFN-γ诱导的转运减少。尽管这种反应不像IFN-β处理那样明显，但轴突暴露在IFN-γ中也可以激活局部轴突的翻译[78]。

研究发现，两种类型的 IFN 确实有抗病毒作用，但不能完全阻止高感染复数（MOI）病毒的感染。IFN 抗病毒作用是时间依赖性的，轴突暴露于 IFN 的时间越长，产生的效果越明显[78]。为什么抗病毒反应没有那么强烈，它的生物学意义是什么？中度反应可能反映神经元的保生存、抗凋亡的特性。由于大多数神经元是完全分化的非分裂细胞，在每次被再激活病毒感染后，如果一组神经元坏死，则神经功能会不可逆缺失。因此，IFN 处理后轴突产生的中度抗病毒反应可能更有利。减少在轴突中移动的病毒颗粒的数量，可明显影响细胞体被感染的后果。体外实验发现高剂量病毒会导致复制性感染，较少的病毒颗粒进入仅仅导致潜伏感染[80]。因此，外周细胞因子可能促使病毒在 PNS 潜伏，而非破坏性感染，这是 α 疱疹病毒侵袭神经的常见结局[78]。

三、轴突通过局部快速产生新的轴突蛋白感知病毒的感染

PNS 和 CNS 神经元具有专门的信号转导和基因表达方式，神经元本身有高度特化的细胞内信号转导、转运和基因表达模式，可维持高度极化的形态以获得最佳功能[81]。神经系统已经进化出精细调节的机制，以维持神经元的体内平衡，并对环境损害做出反应。PNS 神经元的单轴突可长达上百厘米，其中超过 99% 是神经元胞质[82]，极化的神经元需要在与外周组织接触的轴突末端和神经节胞体之间进行长距离信息交流[82]。病毒感染上皮组织时，神经支配区的轴突浸泡在由被感染上皮细胞所产生的促炎和抗病毒细胞因子环境中，但神经胞体并未直接暴露在这些细胞因子中[78]。对局部感染的快速反应而言，轴突信号转导到细胞体时间太漫长。因此轴突主要是通过自身反应来应对环境的刺激[83]。轴突有各种感受"危险或伤害"的受体。正常神经元远离胞体的轴突上有 mRNA 和完整的蛋白合成机制[84]。这些 mRNA 一般处于抑制状态，接收到局部信号时可被翻译，从而产生快速应答[85, 86]。神经生长因子和轴突损伤可诱导轴突中 mRNA 在局部翻译某些蛋白，随后将局部合成的信号分子转运至细胞核，介导与细胞体的逆向交流[83, 87]，刺激基因表达以修复损伤[86, 88]。神经元的这种局部反应和长距离信号传递在生长锥的发育和运动及轴突再生中起着重要作用[85, 88]。轴突到胞体的信息交流必须有精准的调控，以便胞体能够及时响应远距离事件。轴突和细胞体如何协调这些反应呢？这决定神经元是否能产生适当反应以限制随后的病毒侵入神经系统，确切机制有待进一步研究。

在疱疹病毒入侵时，神经末梢处于各种炎性和抗病毒细胞因子环境中，包括由周围其他被感染细胞产生的 I 型 IFN（IFN-α 和 IFN-β）、II 型 IFN（IFN-γ）和 III 型 IFN（IFN-λ）[70]。在腔室培养系统中培养的人 DRG 神经元被 HSV-1 感染后会在轴突中播散，而把表皮细胞加入细胞室中，尽管轴突对 IFN 没有反应，但 IFN-α 和 IFN-γ 可抑制病毒感染和扩散[89]。而用 IFN-α 和 IFN-β 预处理 DRG 神经元的神经突时，没有出现对 HSV-1 感染的抗病毒作用[90]。轴突必须在局部合成新的轴突蛋白，才能有效地逆行转运疱疹病毒衣壳[86]。当轴突暴露于 IFN-β 时，IFN 的应答主要是调节因子 STAT1 磷酸化并保留在轴突中[78]。pSTAT1 在神经元中对预防 HSV-1 感染至关重要[79]。STAT1 作为信号转导中心，可降低 α 疱疹病毒传播

至神经系统的风险[78]。轴突中 pSTAT1 可通过诱导轴突蛋白合成，形成逆转损伤信号复合物，以减少衣壳向胞体的转运，这个复合物可与由动力蛋白介导的快速逆行运送机制相竞争[78]。STAT1 与许多信号分子相互作用，包括 STAT2、STAT3 和哺乳动物雷帕霉素靶蛋白（mTOR）。STAT3 在轴突中被翻译并磷酸化，在轴突损伤后转运至细胞体，以调节轴突的存活和再生[87, 91]。mTOR 是蛋白合成的主要调节因子。轴突暴露于 IFN 期间，pSTAT1 可激活 mTOR 并介导 STAT3 和其他信号分子的局部翻译[78]。轴突损伤阻碍了 PRV 逆行运输[86]。由于轴突中介导病毒颗粒逆行转运的细胞蛋白可能很有限，轴突损伤后病毒颗粒转运减少反映了与快速轴突运输复合物的竞争[80, 86]。轴突暴露于由感染上皮细胞产生的细胞因子环境时，也发生了类似的轴突损伤反应[78]。用生物正交非天然氨基酸标记（BONCAT）或高分辨率串联质谱后的点击化学可鉴定出病毒颗粒进入后轴突新合成的蛋白。这些新合成的蛋白参与了细胞骨架重塑、胞内运输、信号转导和能量代谢等途径。研究发现，被病毒诱导的轴突损伤，可通过竞争轴突快速转运复合物阻止轴突中这些病毒的转运[86]。人们推测侵入的病毒衣壳先诱导轴突的损伤反应，再迅速利用轴突合成蛋白，以更有效地将衣壳转运至细胞核。

用 IFN-β 和 IFN-γ 处理前后分别进行质谱分析，发现 IFN 处理后蛋白合成明显增加，其中之一是 Clip2，这是脑特异性微管正端示踪蛋白（+TIP），与 Clip1（也称 Clip170）高度同源[92, 93]。Clip1 调节微管细胞骨架的生长和运动，与驱动逆向运输的动力蛋白 / 动力蛋白激活蛋白（dynactin）复合物和 LIS1 相互作用，并启动各种细胞内物质在轴突的逆行运输[94]。Clip1 还影响非神经细胞中 HSV-1 入胞后的运动[93]。IFN 处理后不影响轴突中其他物质如溶酶体的转运。减少轴突 Clip2，IFN 反应可优先影响病毒的转运，而对细胞其他物质的转运没有明显影响[78]。PRV 感染轴突可迅速降低 Clip2 水平[80]。一般认为 Clip2 可能在启动 α 疱疹病毒逆行转运和 PRV 入胞或 IFN 处理后的轴突抗病毒反应中起重要作用。

四、卫星胶质细胞和固有免疫

感觉神经节中的神经元和非神经细胞都有固有免疫反应以应对 VZV[95]。虽然感觉神经元在 α 疱疹病毒感染时几乎不产生Ⅰ型 IFN，但神经末梢或神经节暴露于Ⅰ型 IFN 时可对局部神经末梢产生保护作用[58, 96]。尽管感觉神经元产生很少的Ⅰ型 IFN（IFN-α/β），但神经元对 IFN-α/β 信号转导很敏感，用 IFN-α/β 处理神经末梢可防止 α 疱疹病毒在轴突逆行运输[58]。SCID-hu 人鼠嵌合模型小鼠的胎鼠 DRG 感染 VZV 可产生短暂的病毒复制，随后持续保持较低水平的病毒 DNA 和有限的病毒转录，表明局部免疫反应控制着神经节中的 VZV 复制[28]，或者不同类型神经元可能对复制性感染有不同的易感性，随后耗尽了易感的神经元，保留下潜伏感染的神经元[97]。VZV 感染的人 DRG 中诱导的Ⅰ型 IFN 和急性 SVV 感染的猴神经节中Ⅰ型 IFN 刺激导致的基因表达上调支持这一观点[97-99]。在 VZV 感染的胎儿 DRG 中有各种细胞因子 / 趋化因子释放，包括 IFN-α、IL-1α、IL-6、CXCL10 和转化生长因子 β[97]。虽然这些细胞因子的来源未知，但卫星胶质细胞（SGC）很可能是主要提供者。与神经元相互作用的 SGC 有支持神经元功能，但它们也参与局部免疫反应[100, 101]。SGC 是神经节的一种特殊类型细胞，与抗原提呈细胞如巨噬细胞和树突状细胞共享表型和功能特征 [100, 102]。SGC 完全包裹神经胞体并为神经元提供物理和营养支持，还可作为固有免疫细胞发挥作用，表达模式识别受体（如 Toll 样受体），如作为吞噬细胞，产生炎性介质并可能调节局部 T 细胞反应 [100, 102]。SGC 上调 MHC Ⅰ 和 MHC Ⅱ，并产生 TNF-α 和 IL-6 以应对疱疹病毒的感染 [103, 104]。此外，HZ 后巨噬细胞和 NK 细胞也浸润神经节 [103]。这些发现表明驻留细胞和浸润细胞均对神经节中的 VZV 有抗病毒效应。

参 考 文 献

[1] WEINBERG A, ZHANG J H, OXMAN M N, et al. Varicella-zoster virus-specific immune responses to herpes zoster in elderly participants in a trial of a clinically effective zoster vaccine [J]. J Infect Dis, 2009, 200(7): 1068-1077.

[2] GOWRISHANKAR K, STEAIN M, CUNNINGHAM A L, et al. Characterization of the host immune response in human Ganglia after herpes zoster [J]. J Virol, 2010, 84(17): 8861-8870.

[3] AZARKH Y, GILDEN D, COHRS R J. Molecular characterization of varicella zoster virus in latently infected human ganglia: physical state and abundance of VZV DNA, Quantitation of viral transcripts and detection of VZV-specific proteins [J]. Curr Top Microbiol Immunol, 2010, 342:229-241.

[4] BAIRD N L, BOWLIN J L, YU X, et al. Varicella zoster virus DNA does not accumulate in infected human neurons [J]. Virology, 2014, 458-459:1-3.

[5] WIGDAHL B, RONG B L, KINNEY-THOMAS E. Varicella-zoster virus infection of human sensory neurons [J]. Virology, 1986, 152(2): 384-399.

[6] DE S K, HART J C, BREUER J. Herpes simplex virus and varicella zoster virus: recent advances in therapy [J]. Curr Opin Infect Dis, 2015, 28(6): 589-595.

[7] DEPLEDGE D P, YAMANISHI K, GOMI Y, et al. Deep sequencing of distinct preparations of the live attenuated varicella-zoster virus vaccine reveals a conserved core of attenuating single-nucleotide polymorphisms [J]. J Virol, 2016, 90(19): 8698-8704.

[8] TAKAHASHI M. Clinical overview of varicella vaccine: development and early studies [J]. Pediatrics, 1986, 78(4 Pt 2): 736-741.

[9] GERSHON A A, GERSHON M D. Perspectives on vaccines against varicella-zoster virus infections [J]. Curr Top Microbiol Immunol, 2010, 342:359-372.

[10] WEIBEL R E, NEFF B J, KUTER B J, et al. Live attenuated varicella virus vaccine. Efficacy trial in healthy children [J]. N Engl J Med, 1984, 310(22): 1409-1415.

[11] OXMAN M N, LEVIN M J, JOHNSON G R, et al. A vaccine to prevent herpes zoster and postherpetic neuralgia in older adults [J]. N Engl J Med, 2005, 352(22): 2271-2284.

[12] PAHUD B A, GLASER C A, DEKKER C L, et al. Varicella zoster disease of the central nervous system: epidemiological, clinical, and laboratory features 10 years after the introduction of the varicella vaccine [J]. J Infect Dis, 2011, 203(3): 316-323.

[13] ZERBONI L, HINCHLIFFE S, SOMMER M H, et al. Analysis of varicella zoster virus attenuation by evaluation of chimeric parent Oka/vaccine Oka recombinant viruses in skin xenografts in the SCIDhu mouse model [J]. Virology, 2005, 332(1): 337-346.

[14] SCHMID D S. Varicella-zoster virus vaccine: molecular genetics [J]. Curr Top Microbiol Immunol, 2010, 342:323-340.

[15] ZERBONI L, SEN N, OLIVER S L, et al. Molecular mechanisms of varicella zoster virus pathogenesis [J].

Nat Rev Microbiol, 2014, 12(3): 197-210.

[16] TYRING S, BARBARASH R A, NAHLIK J E, et al. Famciclovir for the treatment of acute herpes zoster: effects on acute disease and postherpetic neuralgia. A randomized, double-blind, placebo-controlled trial. Collaborative Famciclovir Herpes Zoster Study Group [J]. Ann Intern Med, 1995, 123(2): 89-96.

[17] GHOSH S, MUKHERJEE S, SENGUPTA N, et al. Network analysis reveals common host protein/s modulating pathogenesis of neurotropic viruses [J]. Sci Rep, 2016, 6:32593.

[18] LUDLOW M, KORTEKAAS J, HERDEN C, et al. Neurotropic virus infections as the cause of immediate and delayed neuropathology [J]. Acta Neuropathol, 2016, 131(2): 159-184.

[19] DAHM T, RUDOLPH H, SCHWERK C, et al. Neuroinvasion and inflammation in viral central nervous system infections [J]. Mediators Inflamm, 2016, 2016:8562805.

[20] 江海飞. 水痘－带状疱疹病毒 ORF7 的功能解析及基于单纯疱疹病毒的新型顺行神经环路示踪工具 [D]. 北京：中国科学院大学, 2017.

[21] PENKERT R R, KALEJTA R F. Tegument protein control of latent herpesvirus establishment and animation [J]. Herpesviridae, 2011, 2(1): 3.

[22] ROIZMAN B, WHITLEY R J. An inquiry into the molecular basis of HSV latency and reactivation [J]. Annu Rev Microbiol, 2013, 67:355-374.

[23] LEVIN M J, CAI G Y, MANCHAK M D, et al. Varicella-zoster virus DNA in cells isolated from human trigeminal ganglia [J]. J Virol, 2003, 77(12): 6979-6987.

[24] RICHTER E R, DIAS J K, GILBERT J E, et al. Distribution of herpes simplex virus type 1 and varicella zoster virus in ganglia of the human head and neck [J]. J Infect Dis, 2009, 200(12): 1901-1906.

[25] THIELE S, BORSCHEWSKI A, KUCHLER J, et al. Molecular analysis of varicella vaccines and varicella-zoster virus from vaccine-related skin lesions [J]. Clin Vaccine Immunol, 2011, 18(7): 1058-1066.

[26] MUELLER N H, GILDEN D H, COHRS R J, et al. Varicella zoster virus infection: clinical features, molecular pathogenesis of disease, and latency [J]. Neurol Clin, 2008, 26(3): 675-697, viii.

[27] WELLER T H, STODDARD M B. Intranuclear inclusion bodies in cultures of human tissue inoculated with varicella vesicle fluid [J]. J Immunol, 1952, 68(3): 311-319.

[28] ZERBONI L, KU C C, JONES C D, et al. Varicella-zoster virus infection of human dorsal root ganglia in vivo [J]. Proc Natl Acad Sci U S A, 2005, 102(18): 6490-6495.

[29] REICHELT M, BRADY J, ARVIN A M. The replication cycle of varicella-zoster virus: analysis of the kinetics of viral protein expression, genome synthesis, and virion assembly at the single-cell level [J]. J Virol, 2009, 83(8): 3904-3918.

[30] ANNUNZIATO P W, LUNGU O, PANAGIOTIDIS C, et al. Varicella-zoster virus proteins in skin lesions: implications for a novel role of ORF29p in chickenpox [J]. J Virol, 2000, 74(4): 2005-2010.

[31] HARDY I, GERSHON A A, STEINBERG S P, et al. The incidence of zoster after immunization with live attenuated varicella vaccine. A study in children with leukemia. Varicella Vaccine Collaborative Study Group [J]. N Engl J Med, 1991, 325(22): 1545-1550.

[32] GRIGORYAN S, KINCHINGTON P R, YANG I H, et al. Retrograde axonal transport of VZV: kinetic studies in hESC-derived neurons [J]. J Neurovirol, 2012, 18(6): 462-470.

[33] GRIGORYAN S, YEE M B, GLICK Y, et al. Direct transfer of viral and cellular proteins from varicella-zoster virus-infected non-neuronal cells to human axons [J]. PLoS One, 2015, 10(5): e0126081.

[34] ABENDROTH A, ARVIN A M, MOFFAT J F. Varicella-zoster virus. Preface [J]. Curr Top Microbiol Immunol, 2010, 342:v-vi.

[35] ZHANG Z, ROWE J, WANG W, et al. Genetic analysis of varicella-zoster virus ORF0 to ORF4 by use of a novel luciferase bacterial artificial chromosome system [J]. J Virol, 2007, 81(17): 9024-9033.

[36] ZHANG Z, SELARIU A, WARDEN C, et al. Genome-wide mutagenesis reveals that ORF7 is a novel VZV skin-tropic factor [J]. PLoS Pathog, 2010, 6:e1000971.

[37] SELARIU A, CHENG T, TANG Q, et al. ORF7 of varicella-zoster virus is a neurotropic factor [J]. J Virol, 2012, 86(16): 8614-8624.

[38] NOZAWA N, KAWAGUCHI Y, TANAKA M, et al. Herpes simplex virus type 1 UL51 protein is involved in maturation and egress of virus particles [J]. J Virol, 2005, 79(11): 6947-6956.

[39] ROLLER R J, HAUGO A C, YANG K, et al. The herpes simplex virus 1 UL51 gene product has cell type-specific functions in cell-to-cell spread [J]. J Virol, 2014, 88(8): 4058-4068.

[40] KLUPP B, ALTENSCHMIDT J, GRANZOW H, et al. Glycoproteins required for entry are not necessary for egress of pseudorabies virus [J]. J Virol, 2008, 82(13): 6299-6309.

[41] ODA S, ARII J, KOYANAGI N, et al. The interaction between herpes simplex virus 1 tegument proteins UL51 and UL14 and its role in virion morphogenesis [J]. J Virol, 2016, 90(19): 8754-8767.

[42] JIANG H F, WANG W, JIANG X, et al. ORF7 of varicella-zoster virus is required for viral cytoplasmic envelopment in differentiated neuronal cells [J]. J Virol, 2017, 91(12): e00127-17.

[43] MAHALINGAM R, GERSHON A, GERSHON M, et al. Current *in vivo* models of varicella-zoster virus neurotropism [J]. Viruses, 2019, 11(6): 502

[44] ROLLER R J, FETTERS R. The herpes simplex virus 1 UL51 protein interacts with the UL7 protein and plays a role in its recruitment into the virion [J]. J Virol, 2015, 89(6): 3112-3122.

[45] REICHELT M, JOUBERT L, PERRINO J, et al. 3D reconstruction of VZV infected cell nuclei and PML nuclear cages by serial section array scanning electron microscopy and electron tomography [J]. PLoS Pathog, 2012, 8(6): e1002740.

[46] DEL RIO T, DECOSTE C J, ENQUIST L W. Actin is a component of the compensation mechanism in pseudorabies virus virions lacking the major tegument protein VP22 [J]. J Virol, 2005, 79(13): 8614-8619.

[47] MICHAEL K, KLUPP B G, METTENLEITER T C, et al. Composition of pseudorabies virus particles lacking tegument protein US3, UL47, or UL49 or envelope glycoprotein E [J]. J Virol, 2006, 80(3): 1332-1339.

[48] UETZ P, DONG Y A, ZERETZKE C, et al. Herpesviral protein networks and their interaction with the human proteome [J]. Science, 2006, 311(5758): 239-242.

[49] STELLBERGER T, HAUSER R, BAIKER A, et al. Improving the yeast two-hybrid system with permutated fusions proteins: the varicella zoster virus interactome [J]. Proteome Sci, 2010, 8:8.

[50] WANG W, FU W, PAN D, et al. Varicella-zoster virus ORF7 interacts with ORF53 and plays a role in its trans-Golgi network localization [J]. Virol Sin, 2017, 32(5): 387-395.

[51] ALBECKA A, OWEN D J, IVANOVA L, et al. Dual function of the pUL7-pUL51 tegument protein complex in herpes simplex virus 1 infection [J]. J Virol, 2017, 91(2): e02196-16.

[52] CHRISTENSEN J, STEAIN M, SLOBEDMAN B, et al. Varicella-zoster virus glycoprotein I is essential for spread in dorsal root ganglia and facilitates axonal localization of structural virion components in neuronal cultures [J]. J Virol, 2013, 87(24): 13719-13728.

[53] ZERBONI L, BERARDUCCI B, RAJAMANI J, et al. Varicella-zoster virus glycoprotein E is a critical determinant of virulence in the SCID mouse-human model of neuropathogenesis [J]. J Virol, 2011, 85(1): 98-111.

[54] ZERBONI L, REICHELT M, ARVIN A. Varicella-zoster virus neurotropism in SCID mouse-human dorsal root ganglia xenografts [J]. Curr Top Microbiol Immunol, 2010, 342:255-276.

[55] ZERBONI L, REICHELT M, JONES C D, et al. Aberrant infection and persistence of varicella-zoster virus in human dorsal root ganglia *in vivo* in the absence of glycoprotein I [J]. Proc Natl Acad Sci U S A, 2007, 104(35): 14086-14091.

[56] WANG Z H, GERSHON M D, LUNGU O, et al. Essential role played by the C-terminal domain of glycoprotein I in envelopment of varicella-zoster virus in the trans-Golgi network: interactions of glycoproteins with tegument [J]. J Virol, 2001, 75(1): 323-340.

[57] COHRS R J, BADANI H, BAIRD N L, et al. Induction of varicella zoster virus DNA replication in dissociated human trigeminal ganglia [J]. J Neurovirol, 2017, 23(1): 152-157.

[58] ENQUIST L W, LEIB D A. Intrinsic and innate defenses of neurons: detente with the herpesviruses [J]. J Virol, 2017, 91(1): e01200-16.

[59] KOYUNCU O O, HOGUE I B, ENQUIST L W. Virus infections in the nervous system [J]. Cell Host Microbe, 2013, 13(4): 379-393.

[60] KRAMER T, ENQUIST L W. Directional spread of alphaherpesviruses in the nervous system [J]. Viruses, 2013, 5(2): 678-707.

[61] LI Q, ALI M A, COHEN J I. Insulin degrading enzyme is a cellular receptor mediating varicella-zoster virus infection and cell-to-cell spread [J]. Cell, 2006, 127(2): 305-316.

[62] CARPENTER J E, JACKSON W, DE SOUZA G A, et al. Insulin-degrading enzyme binds to the nonglycosylated precursor of varicella-zoster virus gE protein found in the endoplasmic reticulum [J]. J Virol, 2010, 84(2): 847-455.

[63] 汤华民, 贾俊丽, 姚堃. 水痘－带状疱疹病毒潜伏感染的研究现状 [J]. 微生物与感染, 2016, 11(6): 374-379.

[64] SUENAGA T, SATOH T, SOMBOONTHUM P, et al. Myelin-associated glycoprotein mediates membrane fusion and entry of neurotropic herpesviruses [J]. Proc Natl Acad Sci U S A, 2010, 107(2): 866-871.

[65] SUENAGA T, MATSUMOTO M, ARISAWA F, et al. Sialic acids on varicella-zoster virus glycoprotein B are required for cell-cell fusion [J]. J Biol Chem, 2015, 290(32): 19833-19843.

[66] CHRISTENSEN J, STEAIN M, SLOBEDMAN B, et al. Varicella-zoster virus glycoprotein I is essential for spread in dorsal root ganglia and facilitates axonal localization of structural virion components in neuronal cultures [J]. J Virol, 2013, 87(24): 13719-13728.

[67] KU C C, PADILLA J A, GROSE C, et al. Tropism of varicella-zoster virus for human tonsillar CD4(+) T lymphocytes that express activation, memory, and skin homing markers [J]. J Virol, 2002, 76(22): 11425-11433.

[68] SEN N, CHE X, RAJAMANI J, et al. Signal transducer and activator of transcription 3 (STAT3) and survivin induction by varicella-zoster virus promote replication and skin pathogenesis [J]. Proc Natl Acad Sci U S A, 2012, 109(2): 600-605.

[69] WILSON A C, MOHR I. A cultured affair: HSV latency and reactivation in neurons [J]. Trends Microbiol, 2012, 20(12): 604-611.

[70] ROSATO P C, LEIB D A. Neurons versus herpes simplex virus: the innate immune interactions that contribute to a host-pathogen standoff [J]. Future Virol, 2015, 10(6): 699-714.

[71] SMITH G. Herpesvirus transport to the nervous system and back again [J]. Annu Rev Microbiol, 2012, 66:153-176.

[72] SZPARA M L, KOBILER O, ENQUIST L W. A common neuronal response to alphaherpesvirus infection [J]. J Neuroimmune Pharmacol, 2010, 5(3): 418-427.

[73] KNIPE D M, CLIFFE A. Chromatin control of herpes simplex virus lytic and latent infection [J]. Nat Rev Microbiol, 2008, 6(3): 211-221.

[74] NEUMANN D M, BHATTACHARJEE P S, GIORDANI N V, et al. *In vivo* changes in the patterns of chromatin structure associated with the latent herpes simplex virus type 1 genome in mouse trigeminal ganglia

can be detected at early times after butyrate treatment [J]. J Virol, 2007, 81(23): 13248-13253.

[75] IVASHKIV L B, DONLIN L T. Regulation of type Ⅰ interferon responses [J]. Nat Rev Immunol, 2014, 14(1): 36-49.

[76] BIGLEY N J. Complexity of Interferon-gamma Interactions with HSV-1 [J]. Front Immunol, 2014, 5:15.

[77] SCHNEIDER W M, CHEVILLOTTE M D, RICE C M. Interferon-stimulated genes: a complex web of host defenses [J]. Annu Rev Immunol, 2014, 32:513-545.

[78] SONG R, KOYUNCU O O, GRECO T M, et al. Two modes of the axonal interferon response limit alphaherpesvirus neuroinvasion [J]. MBio, 2016, 7(1): e02145-15.

[79] ROSATO P C, LEIB D A. Neuronal interferon signaling is required for protection against herpes simplex virus replication and pathogenesis [J]. PLoS Pathog, 2015, 11(7): e1005028.

[80] KOYUNCU O O, SONG R, GRECO T M, et al. The number of alphaherpesvirus particles infecting axons and the axonal protein repertoire determines the outcome of neuronal infection [J]. MBio, 2015, 6(2): e00276-15.

[81] LALLI G. Regulation of neuronal polarity [J]. Exp Cell Res, 2014, 328(2): 267-275.

[82] GOLDSTEIN A Y, WANG X, SCHWARZ T L. Axonal transport and the delivery of pre-synaptic components [J]. Curr Opin Neurobiol, 2008, 18(5): 495-503.

[83] COX L J, HENGST U, GURSKAYA N G, et al. Intra-axonal translation and retrograde trafficking of CREB promotes neuronal survival [J]. Nat Cell Biol, 2008, 10(2): 149-159.

[84] VUPPALANCHI D, WILLIS D E, TWISS J L. Regulation of mRNA transport and translation in axons [J]. Results Probl Cell Differ, 2009, 48:193-224.

[85] JUNG H, YOON B C, HOLT C E. Axonal mRNA localization and local protein synthesis in nervous system assembly, maintenance and repair [J]. Nat Rev Neurosci, 2012, 13(5): 308-324.

[86] KOYUNCU O O, PERLMAN D H, ENQUIST L W. Efficient retrograde transport of pseudorabies virus within neurons requires local protein synthesis in axons [J]. Cell Host Microbe, 2013, 13(1): 54-66.

[87] BEN-YAAKOV K, DAGAN S Y, SEGAL-RUDER Y, et al. Axonal transcription factors signal retrogradely in lesioned peripheral nerve [J]. EMBO J, 2012, 31(6): 1350-1363.

[88] HOLT C E, SCHUMAN E M. The central dogma decentralized: new perspectives on RNA function and local translation in neurons [J]. Neuron, 2013, 80(3): 648-657.

[89] MIKLOSKA Z, CUNNINGHAM A L. Alpha and gamma interferons inhibit herpes simplex virus type 1 infection and spread in epidermal cells after axonal transmission [J]. J Virol, 2001, 75(23): 11821-11826.

[90] SVENNERHOLM B, ZIEGLER R, LYCKE E. Herpes simplex virus infection of the rat sensory neuron. Effects of interferon on cultured cells [J]. Arch Virol, 1989, 104(1/2): 153-156.

[91] OHARA R, FUJITA Y, HATA K, et al. Axotomy induces axonogenesis in hippocampal neurons through STAT3 [J]. Cell Death Dis, 2011, 2:e175.

[92] HOOGENRAAD C C, AKHMANOVA A, GALJART N, et al. LIMK1 and CLIP-115: linking cytoskeletal defects to Williams syndrome [J]. Bioessays, 2004, 26(2): 141-150.

[93] JOVASEVIC V, NAGHAVI M H, WALSH D. Microtubule plus end-associated CLIP-170 initiates HSV-1 retrograde transport in primary human cells [J]. J Cell Biol, 2015, 211(2): 323-337.

[94] MOUGHAMIAN A J, OSBORN G E, LAZARUS J E, et al. Ordered recruitment of dynactin to the microtubule plus-end is required for efficient initiation of retrograde axonal transport [J]. J Neurosci, 2013, 33(32): 13190-13203.

[95] LAING K J, OUWENDIJK W J D, KOELLE D M, et al. Immunobiology of varicella-zoster virus infection [J]. J Infect Dis, 2018, 218(suppl 2): S68-S74.

[96] YORDY B, IIJIMA N, HUTTNER A, et al. A neuron-specific role for autophagy in antiviral defense against

herpes simplex virus [J]. Cell Host Microbe, 2012, 12(3): 334-345.

[97] ZERBONI L, ARVIN A. Neuronal subtype and satellite cell tropism are determinants of varicella-zoster virus virulence in human dorsal root ganglia xenografts *in vivo* [J]. PLoS Pathog, 2015, 11(6): e1004989.

[98] STEAIN M, GOWRISHANKAR K, RODRIGUEZ M, et al. Upregulation of CXCL10 in human dorsal root ganglia during experimental and natural varicella-zoster virus infection [J]. J Virol, 2011, 85(1): 626-631.

[99] ARNOLD N, GIRKE T, SURESHCHANDRA S, et al. Acute simian varicella virus infection causes robust and sustained changes in gene expression in the sensory ganglia [J]. J Virol, 2016, 90(23): 10823-10843.

[100] VAN VELZEN M, LAMAN J D, KLEINJAN A, et al. Neuron-interacting satellite glial cells in human trigeminal ganglia have an APC phenotype [J]. J Immunol, 2009, 183(4): 2456-2461.

[101] MITTERREITER J G, OUWENDIJK W J D, VAN VELZEN M, et al. Satellite glial cells in human trigeminal ganglia have a broad expression of functional Toll-like receptors [J]. Eur J Immunol, 2017, 47(7): 1181-1187.

[102] HANANI M. Satellite glial cells in sensory ganglia: from form to function [J]. Brain Res Rev, 2005, 48(3): 457-476.

[103] STEAIN M, SUTHERLAND J P, RODRIGUEZ M, et al. Analysis of T cell responses during active varicella-zoster virus reactivation in human ganglia [J]. J Virol, 2014, 88(5): 2704-2716.

[104] OUWENDIJK W J, GETU S, MAHALINGAM R, et al. Characterization of the immune response in ganglia after primary simian varicella virus infection [J]. J Neurovirol, 2016, 22(3): 376-388.

第四章　水痘 – 带状疱疹病毒的潜伏

了解病毒在宿主中持续潜伏的分子机制对于控制病毒再激活及其所引发的相关疾病至关重要。在原发感染后，VZV 入侵背根神经节（DRG）和三叉神经节（TG）等神经节的感觉神经元，建立终生潜伏感染。在膝状神经节、前庭神经节和蜗神经节，以及星状神经节 [1]、肠和胸交感神经节 [2] 等自主神经节中也检测到 VZV DNA。其中，2% ～ 5% 的感觉神经元中潜伏的病毒 DNA 形成环状附加体，每个神经元有 2 ～ 9 个基因组拷贝 [3]。此外，在自然感染和接种疫苗个体的肠道活检中也检测到 VZV DNA 和有限的病毒转录产物 [4-6]。虽然缺少人肠神经元中 VZV DNA 或 RNA 的原位检测，但临床证据表明，VZV 从肠神经系统（ENS）再激活可能与胃肠功能障碍有关 [7, 8]，再激活的 VZV 可导致肠壁中病毒复制、ENS 神经元受损。HSV-1 在感染宿主的 PNS 和 CNS 中维持潜伏，但不稳定，病毒的频繁重新激活伴随诱导炎性反应，是损伤 PNS 和 CNS 的主要病理机制。

第一节　真核细胞对外来 DNA 的识别和限制

所有细胞都具有识别和限制外来 DNA 的功能。细胞必须阻止外源 DNA 表达或整合到细胞基因组中，以免外来基因产物破坏正常细胞功能。真核细胞可识别外来 DNA 并调整现有的染色质，用抑制性异染色质修饰外来 DNA，以表观遗传学方式沉默 DNA。细胞可通过多种 DNA 传感和限制途径同时检测到病毒 DNA，并且染色质在 HSV 基因组上的初始沉积和病毒染色质的维护是通过不同的机制介导的。

一、表观遗传和异染色质

染色质是生物体遗传物质的载体，染色质中 DNA 核苷酸序列承载主要的遗传信息。但在 DNA 核苷酸序列以外，还有许多重要的遗传信息可以被继承并遗传下去，这便是表观遗传学的研究范畴。表观遗传学中一个重要的研究方向便是异染色质，异染色质在基因表达调控中起重要作用，进而可以影响细胞增殖、分化等生物学过程 [9]。间期染色质按其活性状态可分为常染色质（euchromatin）和异染色质（heterochromatin）。常染色质是指间期细胞核内染色质纤维折叠程度较低，用碱性染料染色时着色较浅的染色质。常染色质内的基因表达比较活跃，一般是基因转录的必要条件。异染色质是指间期细胞核内染色质纤维压缩程度高，碱性染料着色深的染色质。处于异染色质区的基因一般处于沉默状态。在哺乳动物细胞中异染色质一般存在于着丝粒、端粒及次缢痕等位置，具有复制晚、凝聚早的特性。异染色质常伴有一些明显的组蛋白修饰标记，如组蛋白 H3 第 9 位赖氨酸的甲基化（H3K9me）和组蛋白 H3 第 27 赖氨酸的甲基化（H3K27me）等。

异染色质在真核生物基因组中发挥了重要功能，通常情况下细胞中特定的异染色质因子发挥协同作用，共同参与调节染色体组装、维护着丝粒功能及保护端粒等过程。异染色质区域含有大量重复 DNA 序列，且这一区域含有的基因较少。在异染色质的形成过程中，组蛋白 H3 第 9 位赖氨酸残基的三甲基化（H3K9me3）及其所招募的异染色质蛋白发挥了重要作用。

异染色质蛋白 1（heterochromatin protein 1, HP1）是一种保守的组成型非组蛋白染色质结合蛋白。HP1 含有两个主要的结构域，一个为 N 端染色质结构修饰结构域（chromodomain, CD），另一个为 C 端染色质阴影结构域（chromo shadow domain, CSD），它们之间由一段不保守的有弹性的铰链区（hinge）相连接。其中 CD 作为一个结合位点靶定并结合 H3K9me。CSD 可以形成对称的同二聚体，在二聚体的表面提供一个疏水的口袋，用以结合其他蛋白或与其他蛋白发生相互作用。两个 HP1 通过 CSD 结合成同二聚体后，会促进 CD 与 H3K9me 结合[10]。

HP1 最主要的功能就是组装并维持异染色质。异染色质的形成是基因沉默的一种潜在机制。它经常参与染色体组装及基因调控过程，能够和 H3K9me 特异性结合，抑制转录因子如 RNA 聚合酶 Ⅱ 等招募，起到沉默基因的作用[11]。染色质的表观遗传修饰，包括 DNA 甲基化和组蛋白尾部的共价修饰，对于调节基因表达以确保适当的细胞功能，并使得受调节基因仅在适当的时机表达是至关重要的[12]。

二、多个限制途径检测进入的病毒 DNA

表观遗传修饰还可有效沉默入侵的外源 DNA，如 DNA 病毒。DNA 病毒基因组被核 DNA 传感器识别，如干扰素诱导蛋白 16（IFI16），并且在裂解和潜伏感染期间受宿主细胞因子的表观遗传调控[13-15]。

SWI/SNF 染色质重塑蛋白，是 α 地中海贫血 X 连锁智力障碍蛋白（ATRX），可作为真核基因表达和沉默异染色质管家的关键表观遗传调节因子。而 ATRX 在限制 DNA 病毒中也起作用[16]。ATRX 和死亡结构域相关蛋白（DAXX）一起形成特异于非经典组蛋白变体 3.3（H3.3）的组蛋白伴侣复合物[17, 18]。这种复合物对许多富集重复区维护抑制性异染色质至关重要，如端粒[19]、臂间重复区[20] 和内源性逆转录病毒元件[20]，以及几种与发育障碍和癌症有关的 ATRX 基因突变[19]。

（一）早幼粒细胞白血病蛋白核体

细胞限制疱疹病毒感染可由早幼粒细胞白血病（PML）蛋白核体（PML-NB）或称为核结构域 10（ND10）的核小体介导[21]。PML-NB 通过阻止裂解性感染而控制病毒感染。

PML-NB 在 HSV-1 建立潜伏中有重要作用。HSV-1 潜伏建立的标志是含有病毒基因组的 PML-NB 的形成,一般将其称为"含有病毒 DNA 的 PML-NB"(vDCP-NB)。包埋在 vDCP-NB 中的基因组的转录被沉默。然而这种天然存在的潜伏/静息状态可以被转录重新激活。用复制缺陷的 HSV-1 感染人原代成纤维细胞模型再现了 vDCP-NB 的形成,检测潜伏/静息 HSV-1 发现 vDCP-NB 包含 H3.3 及其伴侣复合物,即 DAXX/ATRX 和组蛋白细胞周期调节因子(HIRA)复合物[22]。HIRA 还与 HSV-1 感染的野生型小鼠三叉神经节(TG)神经元中的 vDCP-NB 共定位。染色质免疫沉淀(ChIP)和 Re-ChIP 显示 vDCP-NB 相关的潜伏/静息病毒基因几乎全部被赖氨酸(K)9 修饰的 H3.3 通过三甲基化进行染色,这与 H3.3 分子伴侣与多个病毒基因座的相互作用以及 HSV- 的转录沉默相一致。只有同时灭活 H3.3 伴侣复合物才对 H3.3 在病毒基因组上的沉积有明显影响,表明存在补偿机制。相比之下,单独去除 PML 蛋白可明显影响 H3.3 在潜伏/静息病毒基因组的染色质化,但不会整体替代 H3.1[22]。vDCP-NB 相关的 HSV-1 基因组没有明显沉默,因为体内 HSV-1 再激活所必需的 HSV-1 立即早期蛋白(ICP0)对 vDCP-NB 有去稳作用,可以恢复转录裂解程序和病毒基因组的复制。总之,vDCP-NB 相关的 HSV-1 潜伏/静息受特异性染色质调节,主要是通过 H3.3 依赖的 HSV-1 染色质化,其中有两个 H3.3 分子伴侣 DAXX/ATRX 和 HIRA 复合物的参与。此外 PML-NB 作为主要参与者,通过 PML-NB-H3.3-H3.3 分子伴侣轴对潜伏/静息 HSV-1 H3.3 进行染色质化[22]。

(二)ATRX 和 DAXX

ATRX 和 DAXX 也是 PML-NB 的两个核心成分,PML-NB 的点状结构与一系列细胞活动有关,包括 DNA 损伤反应、转录调控和限制病毒感染[23]。ATRX 和 DAXX 可限制 DNA 病毒和整合逆转录病毒 DNA 的基因表达[16, 24-26]。ATRX/DAXX 复合物似乎对维护 DNA 病毒潜伏非常重要,因为 ATRX 或 DAXX 的消耗可诱导潜伏感染细胞的 EB 病毒再激活[26]。

ATRX 和 IFI16 都可单独被招募进入病毒 DNA,然后通过独立途径限制病毒感染。在染色质应激时,需要 ATRX 维护病毒异染色质的稳定。宿主细胞通过多种限制途径检测到进入的病毒 DNA 并进行表观遗传学沉默。病毒感染 15 分钟后就可发现 IFI16、PML 蛋白和 ATRX 与病毒 DNA 的共定位,这是能够检测 HFF 细胞核中病毒 DNA 的最早时间点,表明这些宿主限制因子几乎在 HSV 入核后就立即检测到[27]。在 HSV 感染早期,IFI16 在核周围形成短暂病灶[28, 29]。IFI16 与病毒 DNA 的共定位时间很有限,表明初始检测的病毒 DNA 随后通过其他因子或修饰被置换,可能会阻碍 IFI16 寡聚化形成的核小体[30]。相反,ATRX 与病毒基因组可稳定共定位,直到感染 2 小时后 ICP0 将 PML-NB 置换出来。耗尽 IFI16 不影响病毒 DNA 标志物 HSV-1 即早蛋白(ICP4)对 PML 蛋白的募集[31]。IFI16 也不影响标记的 HSV DNA 对 PML 蛋白的募集[32]。IFI16 和 PML-NB 组分代表了不同的核 DNA 传感途径,它们在病毒入核时可立即监测和限制入侵的病毒 DNA[27]。

三、病毒染色质的形成不需要 ATRX/DAXX 复合物

感染后的前 4 小时,病毒 DNA 上的 H3/H3.3 沉积不需要 ATRX。但不排除其他组蛋白

伴侣或组装复合物可弥补 ATRX/DAXX 组蛋白伴侣活性缺失的可能，因为 HIRA 可以消耗染色质组装因子 1（CAF-1）[33]。CAF-1 可补偿鼠细胞中 DAXX 的缺失[17]，富含 Glu/ASP 的接头片段（NAP1）可在体外组装含 H3.3 的核小体[18]。然而 ATRX 和 DAXX 在促使不需要组蛋白伴侣的异染色质形成和维护中发挥了作用[34]。由于 ATRX 也可作为 H3K9me3 的解读子（reader）[35, 36]，裂解性感染时 ATRX 和 DAXX 对 HSV 感染的限制性作用可能不需要 ATRX/DAXX 复合物的 H3.3 伴侣活性。我们需要将其他组蛋白加载物和核小体形成复合物单独或一同消耗掉，才能鉴定 HSV 基因组上初始加载异染色质所需的细胞因子。

消耗组蛋白伴侣的细胞可能会导致细胞染色质变化和基因表达改变。在衍生自人端粒酶逆转录酶（hTERT）并敲除了 ATRX（ATRX-KO）永生化人成纤维细胞中，病毒感染后 4 小时后才能观察到染色质密度的变化，这不可能是全组蛋白迁移率增强的结果。另外发现在感染 4 小时后 ATRX 与病毒基因启动子有关联。这与 ATRX 在病毒染色质调节中的直接作用是一致的。由于 ATRX 的小干扰 RNA（siRNA）和成簇规则间隔的短回文重复序列（CRISPR）消耗对病毒产量和病毒基因表达有非常相似的作用，可以排除脱靶效应。

DAXX 在病毒感染期间可能具有不依赖 ATRX 的功能。在复制性 ICP0-null 的 HSV 感染时，ATRX-KO 细胞中 DAXX 的 siRNA 消耗明显降低了 gB 转录物的表达。PML 蛋白也有类似的既抗病毒又促病毒的双重效应[37, 38]，H3.3 特异性伴侣 HIRA 可增强或限制病毒感染[39, 40]。可能是 DAXX 与 ATRX 形成复合体时有限制性作用，但感染后期，PML-NB 分离，ATRX 降解后，DAXX 可能促使 HSV 基因表达或复制[27]。

四、ATRX 在染色质应激时介导单纯疱疹病毒异染色质稳定性

对于 DNA 病毒，病毒染色质可使其建立并维护可重新激活的持续性潜伏感染，但它也会阻止裂解性感染过程中有效的病毒转录和复制[14]。病毒必须战胜宿主细胞沉默机制才可使病毒被重新激活或进行裂解性感染。HSV 的双链 DNA 基因组与病毒体内的组蛋白无关[41]。而裂解性感染期间，病毒在进入上皮细胞或成纤维细胞核时核小体会迅速聚集到病毒 DNA 上[42-44]。新形成的病毒染色质立即与沉默组蛋白尾部修饰关联起来，特别是 H3K9me3 和 H3K27me3，在感染后 1 ～ 2 小时达到密度峰值（hpi）[43]，导致病毒异染色质充当病毒基因表达和复制的表观遗传屏障。病毒基因表达的即早（IE）、早期（E）和晚期（L）病毒基因产物的级联，分别驱动病毒转录、病毒 DNA 合成和病毒颗粒装配[45]。HSV 蛋白 VP16 和 ICP0（病毒 E3 泛素连接酶），可促使病毒基因表达，并去除病毒异染色质[42, 43, 46]。

然而在 DNA 病毒感染的早期阶段驱动病毒异染色质形成和病毒基因表达的表观遗传沉默的细胞机制仍不清楚。

作为回应，DNA 病毒也进化出许多减弱宿主限制因子和表观遗传沉默效应的策略。EB 病毒的 BNFR1 蛋白与 DAXX 相互作用可从复合物中置换 ATRX，有效地重编程 DAXX 并导致早期基因转录激活[26, 47]，在人巨细胞病毒（HCMV）[48] 和腺病毒（AdV）[24] 感染期间，

pp71 和 E1B-55K 可分别促使 DAXX 降解 [48]。HSV 感染期间，ICP0 促使了 PML、ATRX 和 IFI16 的蛋白酶体依赖性降解 [16, 49]。尽管 ATRX 和 DAXX 是重要的宿主限制因子，但其抗病毒活性的机制尚不清楚。

ATRX 和 DAXX 在体外具有沉积核小体和重塑的活性 [17, 18]，体内研究主要针对 ATRX 或 DAXX 耗尽对整合的报告元件的影响，以及在感染晚期染色质已经形成后，对病毒基因组的影响，如 DAXX 可在 18 小时、24 小时和 72 小时密度峰值时分别促使 H3.3 结合到 HCMV[50]、AdV[24] 和 EB 病毒 [47] 基因组中。虽然组蛋白伴侣 HIRA 和 ASF1A 在感染的最初几小时内可与组蛋白初始加载到 HSV DNA 上有关，但 HIRA 和 ASF1A 实际上促使了病毒复制性感染 [39, 51]。因此病毒 DNA 从头就形成限制性异染色质的机制仍不清楚。

使用具有生物正交标记 HSV 的基因组，发现病毒进入细胞核后不久宿主因子就可招募到病毒 DNA，细胞 IFI16、PML 蛋白和 ATRX 蛋白在感染后 15 分钟即可与病毒 DNA 共定位 [27]。耗尽 ATRX 的成纤维细胞感染 HSV-1 导致病毒 mRNA 增加并加速病毒 DNA 累积。尽管早期 ATRX 与病毒 DNA 相关，但最初的病毒异染色质形成与 ATRX 无关 [27]。而在感染后 4 ～ 8 小时病毒异染色质的稳定性需要 ATRX[27]。*ATRX*-KO 细胞中转录的抑制阻断了病毒染色质缺失；ATRX 是染色质应激过程中异染色质维护所必需的 [27]。这表明病毒异染色质的初始形成和随后的维护是可分离的机制 [27]。

ATRX-KO 细胞感染 8 小时后可观察到新合成的病毒 DNA 增加。减少组蛋白可导致组蛋白动力学增加、核小体密度降低，并短暂暴露转录因子结合位点，导致转录水平升高 [52]，并增加了病毒复制的可能性。如果在转录或 DNA 合成期间核小体从病毒 DNA 中丢失，则需要快速形成新的核小体并用抑制性组蛋白的尾部以维护表观遗传沉默。研究发现，ATRX 在病毒转录和 DNA 合成时，可促使病毒异染色质（组蛋白和组蛋白修饰）的维护和持续积累。当用膦酰乙酸（PAA）阻断病毒 DNA 合成时，对照组细胞中的 HSV DNA 从感染后 4 ～ 8 小时持续积累 H3 和 H3K9me3。相反，*ATRX*-KO 细胞在感染后 4 ～ 8 小时 HSV DNA 相关的 H3 和 H3K9me3 没有明显积累，这表明在没有 ATRX 情况下，组蛋白交换率在感染后 4 小时已达到平衡 [27]。

五、病毒 DNA 的表观遗传调控

ATRX 通过促进病毒异染色质维护，限制 HSV 基因表达，包括至少两个阶段的表观遗传调控参与限制病毒基因表达。其一，异染色质的初始加载；其二，染色质应激过程中异染色质的维护，如转录和复制。已知病毒染色质结构是动态的 [53]，DNA 病毒已经进化出用于拆除或阻断 ATRX/DAXX 途径的特定机制，而不是阻止异染色质的初始形成。这表明在病毒生命周期中早期形成染色质可能有作用。HIRA 和 ASF1A 在感染的最初几小时内可促使组蛋白占据 HSV DNA，但在同期似乎没有限制作用 [39, 51]。相反，ATRX 介导的异染色质维护是限制复制性感染的关键屏障。

病毒基因组表观遗传限制的多个阶段涉及细胞染色质因子，因此它们在表观遗传学上沉默病毒 DNA 的作用可能反映了它们在细胞染色质组装和维护中的功能。在转录、DNA

合成和有丝分裂期间，必须保持细胞染色质结构。因此，很可能存在多种机制处理这些染色质应激。

第二节　病毒的入侵和神经元的防御

一、病毒的入侵

α疱疹病毒感染天然宿主的最大特点就是在 PNS 神经元中建立潜伏，但可重新激活，产生复制性感染。这个亚稳定状态是如何形成的呢？人们发现如果感染轴突的病毒颗粒数量很少，仅有少数病毒基因组被传送到细胞核时，它们往往被抑制，轴突感染后可能会偏向潜伏感染[54]。外周组织中局部的内在反应可减少轴突感染病毒数量，因此这一过程增加了 PNS 神经元中潜伏感染的可能性[55]。

外周上皮细胞被病毒裂解感染后，病毒颗粒通过其包膜与质膜的融合进入所支配神经的轴突末梢。在轴突中的病毒大部分皮层蛋白，包括病毒反式激活因子 VP16（对启动裂解感染至关重要），都保留在轴突末端[56]。然后通过病毒衣壳组分[57]与微管相关蛋白如动力蛋白（dynein）和动力蛋白激活蛋白（dynactin）相互作用，逆行转运，将核衣壳带入神经元胞体内[58, 59]。一旦核衣壳到达胞体，病毒表型就会发生变化，当将病毒 DNA 引入到神经细胞核中时，它不会因 VP16 的存在就启动裂解基因的转录。裂解和潜伏转录程序之间的平衡很可能取决于一些随机事件，或者是通过激活 VP16 启动子中的神经特异性序列，启动 VP16，以转录那些未知的神经元相关因子[60]。没有 VP16 合成，编码 ICP4（主要反式激活蛋白）和 ICP0（病毒和细胞基因转录的正调节因子）病毒基因的转录就会受阻，从而 ICP4 和 ICP0 基因转录达不到有利于裂解周期出现的阈值，不会翻译出这两种蛋白。因此在神经元中感染过程对裂解或潜伏的选择取决于病毒组分和具有抗病毒活性的细胞之间的竞争。

VZV 作为 DRG 异物在神经元内持续潜伏，而裂解性感染只发生于皮肤和 T 细胞中，表明 VZV 基因沉默是神经元特异性的。疱疹病毒是否在宿主细胞中引发裂解性感染，或静息，或潜伏下来，受病毒基因组进入宿主细胞核后发生的分子事件的影响。某些细胞蛋白以限制性方式对入侵病原体的 DNA 做出反应，同时病毒功能也有所减弱以应对细胞介导的抑制。

VZV 核酸进入细胞核后，主要被 PML 蛋白和 ND10 蛋白组成的 PML/ND10 核小体所识别。PML/ND10 核小体的抗病毒作用至少有两种机制：其一，PML/ND10 核小体作用于病毒核酸启动子区域，使之形成异染色质（heterochromatin），导致病毒基因沉默[16, 61]；其二，PML/ND10 核小体将病毒核酸局限于核内一定区域，可抑制病毒的增殖[62]。此外游离的 PML/ND10 核小体会形成 PML 的笼状结构（cage），将新合成的病毒核衣壳局限于核内一定区域，也有助于病毒感染的沉默[62]。在 VZV 感染细胞中，VZV 能通过 IE61 阻碍 PML/ND10 核小体功能，此过程中 PML/ND10 核小体结构遭到破坏，但其蛋白一般不会被降解，且 VZV 感染后 IE61 的抗 PML/ND10 核小体功能是一过性的。

HSV-1 感染的裂解和潜伏有两套转录程序。裂解循环由所有病毒基因的顺序转录产生，并导致病毒子代复制。尽管不排除有限的裂解基因瞬时表达，使潜伏会变成一过性活跃[63, 64]，但神经元中病毒的潜伏仅有潜伏相关转录物（LAT）的丰富表达。

PML-NB，也称 ND10，作为细胞相关的内在抗病毒反应的一部分，也可通过与干扰素（IFN）相关的固有免疫，参与控制病毒感染[32]。vDCP-NB 在 HSV-1 建立潜伏的早期形成，并在潜伏期持续存在于潜伏感染的小鼠神经元中[65]。不仅在潜伏期，在裂解性感染发作之前，作为细胞内在抗病毒应答的一部分，PML-NB 也可捕获进入的野生型 HSV-1 基因组。被 vDCP-NB 捕获的 HSV-1 基因组又被 LAT 抑制转录[65]。至少在小鼠神经元中，潜伏期 HSV-1 在单个神经元中 LAT 的表达是异质的[65]。因此虽然从整个神经节水平上看潜伏期 HSV-1 的转录是一个动态过程，但在单个神经元水平上看转录沉默。含有 vDCP-NB 的神经元对 HSV-1 潜伏 / 静息有重要作用。在人 TG 神经元中，也观察到潜伏感染的 vDCP-NB 样结构[66]，表明 vDCP-NB 可能是宿主中 HSV-1 潜伏过程的分子标志。

潜伏期 HSV-1 的另一个重要特征是其 150kb 基因组的染色质化，作为裸露的 / 非核小体 dsDNA 进入被感染细胞的细胞核[14, 67]。一旦将病毒基因组引入感染神经元的细胞核中，它就会环化，与核小体结合而形成染色质，但这是未整合到宿主细胞基因组中的附加体。尽管潜伏的病毒基因组维持着染色质调节，但主要是通过相关组蛋白的翻译后修饰来调节的[68, 69]。哺乳动物有一些氨基酸残基的特定 H3 组蛋白变体可以影响染色质压缩和基因组的转录活性。组蛋白变体 H3.3 是在整个细胞周期中表达的组蛋白 H3 特定变体，与 H3.1 相反，它以与复制无关的方式沉积。而死亡结构域相关蛋白（DAXX）和 α 地中海贫血智力障碍 X 连锁蛋白（ATRX）分别为转录抑制因子和染色质重塑蛋白，是 PML-NB 组成的一部分，为 H3.3 特异性组蛋白伴侣[17, 70, 71]。其他组蛋白 H3.3 特异性伴侣复合物称为 HIRA 复合物，由组蛋白细胞周期调节因子（HIRA）、Ubinuclein 1（UBN1）、钙调神经结合蛋白 1（CABIN1）和抗沉默功能蛋白 1 同源物 A（ASF1a）组成[72]。HIRA 复合物通常不会在 PML-NB 中累积，除非细胞进入衰老阶段[73]。组蛋白变体 H3.3 本身定位于增殖和衰老细胞中的 PML-NB，不依赖于复制就可将 PML-NB 与染色质组装途径连接起来[74]。由于 vDCP-NB 含有 DAXX 和 ATRX[65, 66, 75]，因此它们参与了入胞 HSV-1 基因组的染色质化和长期维持。

人体原代成纤维细胞或成年小鼠原代 TG 神经元培养物都可感染复制缺陷型 HSV-1 病毒 1374，这种类型的 HSV-1 能建立潜伏 / 静息状态，但无法在特定条件下合成功能性 ICP4 和 ICP0[66, 75]。这种潜伏 / 静息状态与 vDCP-NB 的形成有关[65, 66]。用 HSV-1 病毒 1374 感染的细胞发现 vDCP-NB 不仅包含 DAXX 和 ATRX，还包含 HIRA 复合物和 H3.3 本身的所有组分。而 HIRA 与 HSV-1 野生型感染的小鼠 TG 神经元中 vDCP-NB 共定位。通过染色质免疫沉淀（ChIP）发现 DAXX/ATRX 和 HIRA 复合物组分与多个病毒基因座相互作用。潜伏 / 静息的病毒基因组几乎被 H3.3 染色质化，H3.3 本身通过三甲基化（H3.3K9me3）在其赖氨酸（K）9 上进行修饰。

HIRA 复合体的两个成员，即 HIRA 和 ASF1a，在非神经元和非原代细胞感染后参与 H3.3 依赖的 HSV-1 基因组染色质化，以利于裂解周期的启动[51]。HIRA 与静息 HSV-1 和质粒 DNA 在原代人成纤维细胞中相互作用[40]。HIRA 复合物的所有蛋白在含病毒 DNA 的

PML-NB（vDCP-NB）特定核蛋白内累积。vDCP-NB 含有转录沉默的 HSV-1 基因组，它与神经元感染早期阶段的潜伏建立有关 [66]。HIRA 复合物在某种程度上也可通过初始识别进入的裸露 / 非核小体病毒 DNA，以及非复制型 HSV-1 基因组的染色质化来参与 HSV-1 潜伏期的建立。小鼠巨细胞对裂解期的 HSV-1 抗病毒活性也与 HIRA 有关 [40]。尽管 HIRA 复合物对病毒基因组的功能活性是必需的 [72, 76, 77]，但与 UBN1 耗尽相比，HIRA 的消耗对 H3.3 与病毒基因组的关联作用更明显。HIRA 可独立于 UBN1 募集到紫外线（UV）诱导的 DNA 损伤处，并将新合成的 H3.3 加载到染色质上 [78]。因此，HIRA 的消耗可间接和（或）直接影响伴随病毒基因组进入细胞核的两个初始事件：一是与检测进入的病毒 DNA 及其 DNA 断裂有关的信号通路 [79]；二是染色质化过程本身。如果这两个事件相关联，则可以解释 HIRA 和 UBN1 耗尽影响病毒基因组上 H3.3 加载之间的差异。

　　HIRA 复合物能以与序列无关的方式直接与裸露的 DNA 结合 [80]。IFI16 是 PYHIN 蛋白家族的成员，是疱疹病毒基因组进入的核传感器，有助于病毒基因组沉默 [31, 81, 82]。蛋白质组学研究揭示了 ATRX 与 IFI16 之间可能有相互作用 [83]。

　　PML-NB 在潜伏 / 静息 HSV-1 基因组的 H3.3 依赖性染色质化中发挥重要作用 [22]。在致癌基因诱导的衰老（OIS）过程中，PML-NB 与 H3.3 间在染色质动力学上有密切联系。OIS 时，在染色质发生重组形成衰老相关的异染色质之前，致癌基因 H-RasV12 的表达诱导 PML-NB 中新合成的 H3.3 以 DAXX 依赖性方式重新定位 [84]。PML-NB 在特定细胞染色质基因座上 H3.3 的沉积中也有作用 [74, 84]。H3.3 是潜伏 / 静息 HSV-1 基因组染色质化的重要部分，通过与 PML-NB 相关联的 DAXX/ATRX 复合物的激活来实现。

　　单个 DAXX、ATRX、HIRA 或 UBN1 的失活明显影响潜伏 / 静息 HSV-1 基因组与 PML 的共定位，并因此影响 vDCP-NB 的形成。然而对 H3.3 与病毒基因组关联的影响很小，表明 vDCP-NB 的形成与 H3.3 染色质化之间缺乏相关性。但 DAXX、ATRX、HIRA 或 UBN1 的消耗不会改变 PML-NB 上 e-H3.3 的积累，从而保留了 H3.3 依赖性病毒染色质组装所需要的 PML-NB 中 H3.3 的积累 [22]。vDCP-NB 是一种动态结构，可以在潜伏感染过程中融合 [66]。因此进入的病毒基因组可以与 vDCP-NB 稳态相关以染色质化，在没有任何 H3.3 伴侣复合物亚基的情况下，这种稳态可能会受到干扰，导致一些病毒基因组没有与 PML 共同定位 [22]。与 H3.1/2 相比，几乎完全参与潜伏 / 静息 HSV-1 基因组染色质化的 H3.3 被消耗后，不会阻止 vDCP-NB 形成，反而有利于 vDCP-NB 中病毒基因组的染色质化。

　　Re-ChIP 测定证实含有 HSV-1 基因组的 vDCP-NB 被 H3K9me3 染色质化，与 H3.3K9me3 有关，与 H3K27me3 无关 [22]。潜伏的 HSV-1 基因组上有两种 H3 修饰 [68, 69]。可能的原因是存在于小鼠和（或）兔体内潜伏感染神经元的基因组分布的异质性 [65, 66, 85]。尽管如此，含有 HSV-1 基因组的 vDCP-NB 仍与裂解基因的转录相容，ICP0 是一种体内再激活所需的病毒蛋白 [86]，只要 ICP0 使 vDCP-NB 失稳，就可以清除潜伏 / 静息病毒基因组 [87] 相关的染色质。因此 vDCP-NB 不是终止病毒生命周期的绝境，含有 vDCP-NB 的 HSV-1 潜伏感染神经元可能有助于再激活 [22]。

　　尽管许多病毒蛋白可在体外复制，但在体内有特定功能的完整 VZV 蛋白和其小功能域或单个氨基酸通常是至关重要的，它们可根据靶细胞和组织微环境而变化，这有助于病毒的激活。细胞转录因子与病毒调节蛋白协同控制病毒基因的表达，对 VZV 感染具有细胞特异性作用。神经元的其他内在和更长期的防御机制也会抑制和沉默 α 疱疹病毒基因表达 [45]。这些机制主要体现在一系列阻遏物和复合物上,这些阻遏物和复合物共同沉默了侵入神经元和其他细胞中的 HSV 基因。潜伏期病毒的 DNA 被包到染色质中,形成控制病毒基因表达的特定组蛋白乙酰化模式 [88]。这对于控制体内和培养的神经元中 HSV 潜伏及再激活至关重要 [89]。潜伏期病毒染色质的结构和病毒基因表达,可被潜伏期表达的 ICP0 修饰,提示 ICP0 在裂解和潜伏感染期间都可抵抗宿主内在的防御 [90]。ICP0 是一种核磷蛋白,作为病毒和细胞基因相互作用的混杂活化因子对 VZV 神经毒力至关重要。神经元特异性miRNA,即 miRNA-138 可抑制 ICP0 表达,保护神经元存活,这表明内在防御也被精准调控以维持病毒的潜伏 [91]。已经探明有几种染色质抑制剂复合物和表观遗传修饰的机制,如REST/CoREST/LSD1/HDAC 复合物就是调节病毒潜伏和再激活的关键组分,其抑制活性可被 ICP0 有效抑制 [92]。ICP0 的另一种内在抗病毒防御是由 IFN 诱导的 ND10 核小体所介导的。ICP0 的 E3 泛素连接酶活性可介导 ND10 组分的降解,导致 ND10 核小体的分离。如果 E3泛素连接酶失活,病毒的复制会大大减少。神经元中潜伏的 HSV 基因与 ND10 核小体密切相关 [65],反映出 HSV 生命周期的抑制和去抑制的相互作用。

二、自噬和细胞其他内在防御

自噬是细胞高度进化的一种保护途径,可用于消除潜在的有害蛋白聚集物和受损的细胞器。细胞的自噬和他噬(细胞吞噬并降解活病毒颗粒以防止复制)发挥了抗病毒和促发病毒的作用,这取决于病毒类型。自噬在抗病毒免疫中发挥了很大的作用 [93]。神经系统缺乏自噬机制的小鼠中,HSV 生长的滴度更高并且毒性更强。而不能拮抗自噬的HSV 突变体对神经系统的毒力就会明显衰减 [94]。缺乏 γ34.5 基因的 HSV-1 抵消了 IFN 反应和自噬,在培养的感觉神经元中可正常复制 [95]。敲除了调控自噬的基因不会影响辛德毕斯(Sindbis)病毒的复制,但会导致病毒蛋白积累增加、神经元死亡和神经毒力增加 [96]。这与自噬保护神经元免受病毒感染的思路是一致的。然而神经元的自噬反应并不典型,且当自噬发生时可能会表现出意想不到的表型 [97]。实际上神经元的自噬消融会直接导致细胞的死亡,并且其自噬途径的缺陷与多种神经退行性疾病有关。此外神经元自噬是高度区室化的,对一般的干预方法(如饥饿和雷帕霉素)不敏感,且自噬体在病毒感染和IFN 处理等条件下会形成异常的簇 [97, 98]。神经元是有丝分裂后细胞,主要依赖他噬方式清除细胞内病原体,以保护细胞不会因炎症或细胞毒性免疫应答而被损伤 [99]。自噬途径的保护不可能完全通过直接的他噬来实现,相反,自噬也可以通过促进宿主固有和适应性免疫应答,或通过防止有毒病毒蛋白的积累来延长胞体的存活时间,从而保护被感染神经元。尽管 HSV 突变体的复制相对于野生型病毒的复制有所减少,但仅改变了病毒复制似乎不足以解释毒力的大幅度衰减 [100]。尚不清楚自噬和(或)他噬是否直接参与疱疹病毒潜伏的建立、维持和再激活。

第三节　潜伏在人神经节中的病毒

与人类原发性麻疹病毒感染不同，水痘感染似乎不太容易侵犯大脑和脊髓[101]。约4%的神经元中有潜伏状态VZV基因组（每个细胞2～9拷贝）存在[3,102]。潜伏状态VZV基因组末端连接形成环状，每100ng神经节的DNA中含有35～3500拷贝的VZV DNA[103]。神经节尸检发现有10个VZV基因的转录物，其中ORF63转录物最丰富[104,105]。多重PCR证实潜伏期至少有12个VZV基因的转录[105]，其中VZV的ORF63转录最丰富[106]。死亡9小时后的尸检也显示只有VZV的ORF63转录物[107]。VZV ORF62和ORF63的启动子与组蛋白3赖氨酸9的乙酰化相关，这种翻译后修饰表明转录的激活[108]。免疫组化证实了潜伏在人神经节病毒的一些特异性蛋白[104]，这些结果与其他数据不一致，可能是各种抗VZV抗体与感觉神经元中人A型血的交叉反应决定的[109]。

为了制备潜伏感染的体外模型，有研究者先用含有抗疱疹阿拉伯糖基核苷类似物——溴乙烯基阿拉伯糖基尿嘧啶（BVaraU）处理神经元和卫星细胞混合培养物，再用无细胞支持的VZV感染，他们发现BVaraU能防止这些培养物中的完全复制性感染，感染后去除BVaraU，7天后也没有病毒发生复制。将细胞用胰蛋白酶消化并与人胚肺成纤维细胞（HELF）共培养，VZV感染后BVaraU停药1周，具感染性的VZV能够从混合培养物（神经元和卫星细胞）中恢复过来[110]。这提示卫星细胞可能在病毒潜伏的建立和（或）维护中发挥重要作用，但该模型与体内潜伏感染有相当大的差异，由于BVaraU只能用于体外建立潜伏感染模型，并且该模型缺少IE62，而潜伏期病毒IE62就能在神经元中检测到[111]。

人神经元VZV潜伏期的研究主要对象是从尸检获得的自然感染的成人神经节。有研究表明，潜伏期VZV蛋白在神经元细胞质中高表达[112,113]。死亡前几个月患带状疱疹的个体神经节中高达25%的神经元含有VZV蛋白和炎症蛋白[114,115]。将VZV接种到SCID-hu人鼠嵌合模型DRG后，持续3～4周都能检测到病毒蛋白、基因组和感染性病毒。VZV复制性感染4～8周后才转入潜伏期[116]。在此阶段检测不到感染性病毒，病毒基因组拷贝数下降，ORF62和ORF63转录物水平降低，gB转录停止。直接接种或从感染的T细胞转移VZV到DRG的两种感染模式是相同的。神经元中VZV的基因沉默是细胞特异性的。但是消除了由抗体对A型血的反应引起的假象，证实潜伏期VZV蛋白表达很少[109]。这可能与潜伏期病毒基因组处于抑制阶段或再激活早期阶段有关[117]。

研究尸体解剖获得的人神经细胞结果显示，在人三叉神经中能检测到的VZV DNA数量为$10 \sim 10^4$拷贝/100ng总DNA。此外，只能检测到为数不多的病毒基因产物。到目前为止，能检出的病毒基因产物有ORF4、ORF11、ORF18、ORF29、ORF40、ORF41、ORF43、ORF57、ORF62、ORF63、ORF66、ORF68[105,118,119]。从死亡到尸体解剖的时间影响病毒基因产物的检测，尸体解剖越早，检出的病毒基因产物越少。因此，目前检出的病毒基因产物是真正的病毒潜伏感染时的基因产物，还是只是死亡导致的神经病变引起的病毒基因表达产物，还需进一步研究[107]。

死后24小时内的尸体解剖神经节结果表明，病毒核酸的ORF62与ORF63基因启动子区域被常染色质化，这些基因的表达及其功能可能有助于病毒潜伏感染的维持[108]。病毒 *ORF63* 基因产物在死后 9 小时内的尸体解剖样品中亦能检出，且是检出最多的病毒基因产物。VZV 裂解性感染时，*ORF63* 基因产物（IE63）以磷酸化形式存在于细胞核内[120, 121]，并与人抗沉默功能蛋白 1（ASF1）结合，该复合物能调节病毒的裂解性感染与潜伏感染[122]。此外，IE63 也能抑制病毒感染引起的机体干扰素分泌[123, 124]。IE63 可能对病毒潜伏感染的建立与维持起重要作用。然而到目前为止，对 IE63 功能的解析主要是利用上皮细胞而不是神经细胞，因此其在病毒感染神经细胞中的作用需进一步研究。目前，尚无研究报道 VZV 的 *ORF62* 基因在病毒潜伏感染中的功能。

死亡后细胞失调的作用也是一个主要影响[125]，死后间隔时间（PMI）的长短影响着病毒转录物数量和特性[107]。无偏病毒核苷酸富集的超深 RNA 测序证实，PMI 短（死后 9 小时）时人神经节的病毒转录受到高度限制，仅限于 VZV 潜伏相关转录物（VLT），常伴有 *ORF63* RNA 的共表达，但数量低于 VLT[126]。原位杂交发现仅有少许 TG 神经元表达 VLT（平均为 0.49%）和 ORF63（0.36%），而不是原来报道的 2% ～ 5% 神经元含有潜伏 VZV 的 DNA[126]，这表明并非所有存在于 TG 神经元中的 VZV 基因组都具有转录活性。虽然 *VLT* 和 *ORF63* RNA 在潜伏期有翻译潜力，但在潜伏感染的人神经节中，无法检测到这些病毒蛋白[126]。自然感染人神经节中的 VZV 在潜伏期通常特征性表达 *VLT* 和 *ORF63*[127]。

参 考 文 献

[1] GILDEN D H, GESSER R, SMITH J, et al. Presence of VZV and HSV-1 DNA in human nodose and celiac ganglia [J]. Virus Genes, 2001, 23(2): 145-147.

[2] NAGEL M A, REMPEL A, HUNTINGTON J, et al. Frequency and abundance of alphaherpesvirus DNA in human thoracic sympathetic ganglia [J]. J Virol, 2014, 88(14): 8189-8192.

[3] WANG K, LAU T Y, MORALES M, et al. Laser-capture microdissection: refining estimates of the quantity and distribution of latent herpes simplex virus 1 and varicella-zoster virus DNA in human trigeminal Ganglia at the single-cell level [J]. J Virol, 2005, 79(22): 14079-14087.

[4] GERSHON A A, CHEN J, GERSHON M D. A model of lytic, latent, and reactivating varicella-zoster virus infections in isolated enteric neurons [J]. J Infect Dis, 2008, 197 (Suppl 2):S61-S65.

[5] GERSHON A A, CHEN J, DAVIS L, et al. Latency of varicella zoster virus in dorsal root, cranial, and enteric ganglia in vaccinated children [J]. Trans Am Clin Climatol Assoc, 2012, 123:17-33, discussion 5.

[6] CHEN J J, GERSHON A A, LI Z, et al. Varicella zoster virus (VZV) infects and establishes latency in enteric neurons [J]. J Neurovirol, 2011, 17(6): 578-589.

[7] CARRASCOSA M F, SALCINES-CAVIEDES J R, ROMAN J G, et al. Varicella-zoster virus (VZV) infection as a possible cause of Ogilvie's syndrome in an immunocompromised host [J]. J Clin Microbiol, 2014, 52(7): 2718-2721.

[8] GERSHON A A, CHEN J, GERSHON M D. Use of saliva to identify varicella zoster virus infection of the gut [J]. Clin Infect Dis, 2015, 61(4): 536-544.

[9] GREWAL S I, MOAZED D. Heterochromatin and epigenetic control of gene expression [J]. Science, 2003, 301(5634): 798-802.

[10] EISSENBERG J C, ELGIN S C. HP1a: a structural chromosomal protein regulating transcription [J]. Trends Genet, 2014, 30(3): 103-110.

[11] NISHIBUCHI G, NAKAYAMA J. Biochemical and structural properties of heterochromatin protein 1:

understanding its role in chromatin assembly [J]. J Biochem, 2014, 156(1): 11-20.

[12] KANHERKAR R R, BHATIA-DEY N, CSOKA A B. Epigenetics across the human lifespan [J]. Front Cell Dev Biol, 2014, 2:49.

[13] KNIPE D M. Nuclear sensing of viral DNA, epigenetic regulation of herpes simplex virus infection, and innate immunity [J]. Virology, 2015, 479-480:153-159.

[14] KNIPE D M, LIEBERMAN P M, JUNG J U, et al. Snapshots: chromatin control of viral infection [J]. Virology, 2013, 435(1): 141-156.

[15] ORZALLI M H, KNIPE D M. Cellular sensing of viral DNA and viral evasion mechanisms [J]. Annu Rev Microbiol, 2014, 68:477-492.

[16] LUKASHCHUK V, EVERETT R D. Regulation of ICP0-null mutant herpes simplex virus type 1 infection by ND10 components ATRX and hDaxx [J]. J Virol, 2010, 84(8): 4026-4040.

[17] DRANE P, OUARARHNI K, DEPAUX A, et al. The death-associated protein DAXX is a novel histone chaperone involved in the replication-independent deposition of H3.3 [J]. Genes Dev, 2010, 24(12): 1253-1265.

[18] LEWIS P W, ELSAESSER S J, NOH K M, et al. Daxx is an H3.3-specific histone chaperone and cooperates with ATRX in replication-independent chromatin assembly at telomeres [J]. Proc Natl Acad Sci U S A, 2010, 107(32): 14075-14080.

[19] LOVEJOY C A, LI W, REISENWEBER S, et al. Loss of ATRX, genome instability, and an altered DNA damage response are hallmarks of the alternative lengthening of telomeres pathway [J]. PLoS Genetics, 2012, 8(7): e1002772.

[20] ELSASSER S J, NOH K M, DIAZ N, et al. Histone H3.3 is required for endogenous retroviral element silencing in embryonic stem cells [J]. Nature, 2015, 522(7555): 240-244.

[21] LU Y, ORR A, EVERETT R D. Stimulation of the replication of ICP0-null mutant herpes simplex virus 1 and pp71-deficient human cytomegalovirus by epstein-barr virus tegument protein BNRF1 [J]. J Virol, 2016, 90(21): 9664-9673.

[22] COHEN C, CORPET A, ROUBILLE S, et al. Promyelocytic leukemia (PML) nuclear bodies (NBs) induce latent/quiescent HSV-1 genomes chromatinization through a PML NB/Histone H3.3/H3.3 Chaperone Axis [J]. PLoS Pathog, 2018, 14(9): e1007313.

[23] CHANG H R, MUNKHJARGAL A, KIM M J, et al. The functional roles of PML nuclear bodies in genome maintenance [J]. Mutat Res, 2018, 809:99-107.

[24] SCHREINER S, BURCK C, GLASS M, et al. Control of human adenovirus type 5 gene expression by cellular Daxx/ATRX chromatin-associated complexes [J]. Nucleic Acids Res, 2013, 41(6): 3532-3550.

[25] SHALGINSKIKH N, POLESHKO A, SKALKA A M, et al. Retroviral DNA methylation and epigenetic repression are mediated by the antiviral host protein Daxx [J]. J Virol, 2013, 87(4): 2137-2150.

[26] TSAI K, THIKMYANOVA N, WOJCECHOWSKYJ J A, et al. EBV tegument protein BNRF1 disrupts DAXX-ATRX to activate viral early gene transcription [J]. PLoS Pathogens, 2011, 7(11): e1002376.

[27] CABRAL J M, OH H S, KNIPE D M. ATRX promotes maintenance of herpes simplex virus heterochromatin during chromatin stress [J]. Elife, 2018, 7:e40228.

[28] DINER B A, LUM K K, TOETTCHER J E, et al. Viral DNA sensors IFI16 and cyclic GMP-AMP synthase possess distinct functions in regulating viral gene expression, immune defenses, and apoptotic responses during herpesvirus infection [J]. MBio, 2016, 7(6): e01553-16.

[29] EVERETT R D. Dynamic response of IFI16 and promyelocytic leukemia nuclear body components to herpes simplex virus 1 infection [J]. J Virol, 2016, 90(1): 167-179.

[30] STRATMANN S A, MORRONE S R, VAN OIJEN A M, et al. The innate immune sensor IFI16 recognizes foreign DNA in the nucleus by scanning along the duplex [J]. Elife, 2015, 4:e11721.

[31] ORZALLI M H, CONWELL S E, BERRIOS C, et al. Nuclear interferon-inducible protein 16 promotes silencing of herpesviral and transfected DNA [J]. Proc Natl Acad Sci U S A, 2013, 110(47): E4492-4501.

[32] ALANDIJANY T, ROBERTS A P E, CONN K L, et al. Distinct temporal roles for the promyelocytic leukaemia (PML) protein in the sequential regulation of intracellular host immunity to HSV-1 infection [J]. PLoS Pathog, 2018, 14(1): e1006769.

[33] HORARD B, SAPEY-TRIOMPHE L, BONNEFOY E, et al. ASF1 is required to load histones on the HIRA complex in preparation of paternal chromatin assembly at fertilization [J]. Epigenetics Chromatin, 2018, 11(1): 19.

[34] SADIC D, SCHMIDT K, GROH S, et al. Atrx promotes heterochromatin formation at retrotransposons [J]. EMBO Rep, 2015, 16(7): 836-850.

[35] EUSTERMANN S, YANG J C, LAW M J, et al. Combinatorial readout of histone H3 modifications specifies localization of ATRX to heterochromatin [J]. Nat Struct Mol Biol, 2011, 18(7): 777-782.

[36] IWASE S, XIANG B, GHOSH S, et al. ATRX ADD domain links an atypical histone methylation recognition mechanism to human mental-retardation syndrome [J]. Nat Struct Mol Biol, 2011, 18(7): 769-776.

[37] NEWHART A, RAFALSKA-METCALF I U, YANG T, et al. Single cell analysis of RNA-mediated histone H3.3 recruitment to a cytomegalovirus promoter-regulated transcription site [J]. J Biol Chem, 2013, 288(27): 19882-19899.

[38] XU P, MALLON S, ROIZMAN B. PML plays both inimical and beneficial roles in HSV-1 replication [J]. Proc Natl Acad Sci U S A, 2016, 113(21): E3022-3028.

[39] PLACEK B J, HUANG J, KENT J R, et al. The histone variant H3.3 regulates gene expression during lytic infection with herpes simplex virus type 1 [J]. J Virol, 2009, 83(3): 1416-1421.

[40] RAI T S, GLASS M, COLE J J, et al. Histone chaperone HIRA deposits histone H3.3 onto foreign viral DNA and contributes to anti-viral intrinsic immunity [J]. Nucleic Acids Res, 2017, 45(20): 11673-11683.

[41] PIGNATTI P F, CASSAI E. Analysis of herpes simplex virus nucleoprotein complexes extracted from infected cells [J]. J Virol, 1980, 36(3): 816-828.

[42] CLIFFE A R, KNIPE D M. Herpes simplex virus ICP0 promotes both histone removal and acetylation on viral DNA during lytic infection [J]. J Virol, 2008, 82(24): 12030-12038.

[43] LEE J S, RAJA P, KNIPE D M. Herpesviral ICP0 protein promotes two waves of heterochromatin removal on an early viral promoter during lytic infection [J]. mBio, 2016, 7(1): e02007-15.

[44] OH J, FRASER N W. Temporal association of the herpes simplex virus genome with histone proteins during a lytic infection [J]. J Virol, 2008, 82(7): 3530-3537.

[45] KNIPE D M, CLIFFE A. Chromatin control of herpes simplex virus lytic and latent infection [J]. Nat Rev Microbiol, 2008, 6(3): 211-221.

[46] HERRERA F J, TRIEZENBERG S J. VP16-dependent association of chromatin-modifying coactivators and underrepresentation of histones at immediate-early gene promoters during herpes simplex virus infection [J]. J Virol, 2004, 78(18): 9689-9696.

[47] TSAI K, CHAN L, GIBEAULT R, et al. Viral reprogramming of the Daxx histone H3.3 chaperone during early Epstein-Barr virus infection [J]. J Virol, 2014, 88(24): 14350-14363.

[48] SAFFERT R T, KALEJTA R F. Inactivating a cellular intrinsic immune defense mediated by Daxx is the mechanism through which the human cytomegalovirus pp71 protein stimulates viral immediate-early gene expression [J]. J Virol, 2006, 80(8): 3863-3871.

[49] SHAPIRA L, RALPH M, TOMER E, et al. Histone deacetylase inhibitors reduce the number of herpes simplex virus-1 genomes initiating expression in individual cells [J]. Front Microbiol, 2016, 7:1970.

[50] ALBRIGHT E R, KALEJTA R F. Canonical and variant forms of histone H3 are deposited onto the human cytomegalovirus genome during lytic and latent infections [J]. J Virol, 2016, 90(22):10309-10320.

[51] OH J, RUSKOSKI N, FRASER N W. Chromatin assembly on herpes simplex virus 1 DNA early during a lytic infection is Asf1a dependent [J]. J Virol, 2012, 86(22): 12313-12321.

[52] HUANG C, ZHU B. H3.3 turnover: a mechanism to poise chromatin for transcription, or a response to open chromatin [J]. Bioessays, 2014, 36(6): 579-584.

[53] GIBEAULT R L, CONN K L, BILDERSHEIM M D, et al. An essential viral transcription activator modulates chromatin dynamics [J]. PLoS Pathogens, 2016, 12(8): e1005842.

[54] KOYUNCU O O, SONG R, GRECO T M, et al. The number of alphaherpesvirus particles infecting axons and the axonal protein repertoire determines the outcome of neuronal infection [J]. MBio, 2015, 6(2): e00276-15.

[55] SONG R, KOYUNCU O O, GRECO T M, et al. Two modes of the axonal interferon response limit alphaherpesvirus neuroinvasion [J]. MBio, 2016, 7(1): e02145-15.

[56] AGGARWAL A, MIRANDA-SAKSENA M, BOADLE R A, et al. Ultrastructural visualization of individual tegument protein dissociation during entry of herpes simplex virus 1 into human and rat dorsal root ganglion neurons [J]. J Virol, 2012, 86(11): 6123-6137.

[57] DOUGLAS M W, DIEFENBACH R J, HOMA F L, et al. Herpes simplex virus type 1 capsid protein VP26 interacts with dynein light chains RP3 and Tctex1 and plays a role in retrograde cellular transport [J]. J Biol Chem, 2004, 279(27): 28522-28530.

[58] TAYLOR M P, ENQUIST L W. Axonal spread of neuroinvasive viral infections [J]. Trends Microbiol, 2015, 23(5): 283-288.

[59] KRAMER T, ENQUIST L W. Directional spread of alphaherpesviruses in the nervous system [J]. Viruses, 2013, 5(2): 678-707.

[60] SAWTELL N M, THOMPSON R L. De novo herpes simplex virus VP16 expression gates a dynamic programmatic transition and sets the latent/lytic balance during acute infection in trigeminal ganglia [J]. PLoS Pathog, 2016, 12(9): e1005877.

[61] NEWHART A, RAFALSKA-METCALF I U, YANG T, et al. Single-cell analysis of Daxx and ATRX-dependent transcriptional repression [J]. J Cell Sci, 2012, 125(Pt 22): 5489-5501.

[62] REICHELT M, WANG L, SOMMER M, et al. Entrapment of viral capsids in nuclear PML cages is an intrinsic antiviral host defense against varicella-zoster virus [J]. PLoS Pathog, 2011, 7(2): e1001266.

[63] EFSTATHIOU S, PRESTON C M. Towards an understanding of the molecular basis of herpes simplex virus latency [J]. Virus Res, 2005, 111(2): 108-119.

[64] VAN VELZEN M, JING L, OSTERHAUS A D, et al. Local CD4 and CD8 T-cell reactivity to HSV-1 antigens documents broad viral protein expression and immune competence in latently infected human trigeminal ganglia [J]. PLoS Pathog, 2013, 9(8): e1003547.

[65] CATEZ F, PICARD C, HELD K, et al. HSV-1 genome subnuclear positioning and associations with host-cell PML-NBs and centromeres regulate LAT locus transcription during latency in neurons [J]. PLoS Pathog, 2012, 8(8): e1002852.

[66] MAROUI M A, CALLE A, COHEN C, et al. Latency entry of herpes simplex virus 1 is determined by the interaction of its genome with the nuclear environment [J]. PLoS Pathog, 2016, 12(9): e1005834.

[67] BLOOM D C, GIORDANI N V, KWIATKOWSKI D L. Epigenetic regulation of latent HSV-1 gene expression [J]. Biochim Biophys Acta, 2010, 1799(3/4): 246-256.

[68] KWIATKOWSKI D L, THOMPSON H W, BLOOM D C. The polycomb group protein Bmi1 binds to the herpes simplex virus 1 latent genome and maintains repressive histone marks during latency [J]. J Virol, 2009, 83(16): 8173-8181.

[69] CLIFFE A R, GARBER D A, KNIPE D M. Transcription of the herpes simplex virus latency-associated transcript promotes the formation of facultative heterochromatin on lytic promoters [J]. J Virol, 2009, 83(16): 8182-8190.

[70] WONG L H, MCGHIE J D, SIM M, et al. ATRX interacts with H3.3 in maintaining telomere structural integrity in pluripotent embryonic stem cells [J]. Genome Res, 2010, 20(3): 351-360.

[71] GOLDBERG A D, BANASZYNSKI L A, NOH K M, et al. Distinct factors control histone variant H3.3 localization at specific genomic regions [J]. Cell, 2010, 140(5): 678-691.

[72] TAGAMI H, RAY-GALLET D, ALMOUZNI G, et al. Histone H3.1 and H3.3 complexes mediate nucleosome assembly pathways dependent or independent of DNA synthesis [J]. Cell, 2004, 116(1): 51-61.

[73] RAI T S, PURI A, MCBRYAN T, et al. Human CABIN1 is a functional member of the human HIRA/UBN1/ASF1a histone H3.3 chaperone complex [J]. Mol Cell Biol, 2011, 31(19): 4107-4118.

[74] DELBARRE E, IVANAUSKIENE K, SPIRKOSKI J, et al. PML protein organizes heterochromatin domains where it regulates histone H3.3 deposition by ATRX/DAXX [J]. Genome Res, 2017, 27(6): 913-921.

[75] EVERETT R D, MURRAY J, ORR A, et al. Herpes simplex virus type 1 genomes are associated with ND10 nuclear substructures in quiescently infected human fibroblasts [J]. J Virol, 2007, 81(20): 10991-11004.

[76] RICKETTS M D, FREDERICK B, HOFF H, et al. Ubinuclein-1 confers histone H3.3-specific-binding by the HIRA histone chaperone complex [J]. Nat Commun, 2015, 6:7711.

[77] TANG Y, PURI A, RICKETTS M D, et al. Identification of an ubinuclein 1 region required for stability and function of the human HIRA/UBN1/CABIN1/ASF1a histone H3.3 chaperone complex [J]. Biochemistry, 2012, 51(12): 2366-2377.

[78] ADAM S, DABIN J, CHEVALLIER O, et al. Real-time tracking of parental histones reveals their contribution to chromatin integrity following DNA damage [J]. Mol Cell, 2016, 64(1): 65-78.

[79] DEMBOWSKI J A, DELUCA N A. Temporal viral genome-protein interactions define distinct stages of productive herpesviral infection [J]. MBio, 2018, 9(4): e01182-18.

[80] RAY-GALLET D, WOOLFE A, VASSIAS I, et al. Dynamics of histone H3 deposition *in vivo* reveal a nucleosome gap-filling mechanism for H3.3 to maintain chromatin integrity [J]. Mol Cell, 2011, 44(6): 928-941.

[81] GARIANO G R, DELL' OSTE V, BRONZINI M, et al. The intracellular DNA sensor IFI16 gene acts as restriction factor for human cytomegalovirus replication [J]. PLoS Pathog, 2012, 8(1): e1002498.

[82] DUTTA D, DUTTA S, VEETTIL M V, et al. BRCA1 regulates IFI16 mediated nuclear innate sensing of herpes viral DNA and subsequent induction of the innate inflammasome and interferon-beta responses [J]. PLoS Pathog, 2015, 11(6): e1005030.

[83] DINER B A, LI T, GRECO T M, et al. The functional interactome of PYHIN immune regulators reveals IFIX is a sensor of viral DNA [J]. Mol Syst Biol, 2015, 11(1): 787.

[84] CORPET A, OLBRICH T, GWERDER M, et al. Dynamics of histone H3.3 deposition in proliferating and senescent cells reveals a DAXX-dependent targeting to PML-NBs important for pericentromeric heterochromatin organization [J]. Cell Cycle, 2014, 13(2): 249-267.

[85] LOMONTE P. Herpesvirus latency: on the importance of positioning oneself [J]. Adv Anat Embryol Cell Biol, 2017, 223:95-117.

[86] HALFORD W P, SCHAFFER P A. ICP0 is required for efficient reactivation of herpes simplex virus type 1

from neuronal latency [J]. J Virol, 2001, 75(7): 3240-3249.

[87] FERENCZY M W, DELUCA N A. Reversal of heterochromatic silencing of quiescent herpes simplex virus type 1 by ICP0 [J]. J Virol, 2011, 85(7): 3424-3435.

[88] NEUMANN D M, BHATTACHARJEE P S, GIORDANI N V, et al. *In vivo* changes in the patterns of chromatin structure associated with the latent herpes simplex virus type 1 genome in mouse trigeminal ganglia can be detected at early times after butyrate treatment [J]. J Virol, 2007, 81(23): 13248-13253.

[89] MESSER H G, JACOBS D, DHUMMAKUPT A, et al. Inhibition of H3K27me3-specific histone demethylases JMJD3 and UTX blocks reactivation of herpes simplex virus 1 in trigeminal ganglion neurons [J]. J Virol, 2015, 89(6): 3417-3420.

[90] RAJA P, LEE J S, PAN D, et al. A herpesviral lytic protein regulates the structure of latent viral chromatin [J]. MBio, 2016, 7(3): e00633-16.

[91] PAN D, FLORES O, UMBACH J L, et al. A neuron-specific host microRNA targets herpes simplex virus-1 ICP0 expression and promotes latency [J]. Cell Host Microbe, 2014, 15(4): 446-456.

[92] GU H, ROIZMAN B. The two functions of herpes simplex virus 1 ICP0, inhibition of silencing by the CoREST/REST/HDAC complex and degradation of PML, are executed in tandem [J]. J Virol, 2009, 83(1): 181-187.

[93] PAUL P, MUNZ C. Autophagy and mammalian viruses: roles in immune response, viral replication, and beyond [J]. Adv Virus Res, 2016, 95:149-195.

[94] ORVEDAHL A, ALEXANDER D, TALLOCZY Z, et al. HSV-1 ICP34.5 confers neurovirulence by targeting the Beclin 1 autophagy protein [J]. Cell Host Microbe, 2007, 1(1): 23-35.

[95] ROSATO P C, LEIB D A. Intrinsic innate immunity fails to control herpes simplex virus and vesicular stomatitis virus replication in sensory neurons and fibroblasts [J]. J Virol, 2014, 88(17): 9991-10001.

[96] ORVEDAHL A, MACPHERSON S, SUMPTER R J R, et al. Autophagy protects against Sindbis virus infection of the central nervous system [J]. Cell Host Microbe, 2010, 7(2): 115-127.

[97] MADAY S, HOLZBAUR E L. Compartment-specific regulation of autophagy in primary neurons [J]. J Neurosci, 2016, 36(22): 5933-5945.

[98] KATZENELL S, LEIB D A. Herpes simplex virus and interferon signaling induce novel autophagic clusters in sensory neurons [J]. J Virol, 2016, 90(9): 4706-4719.

[99] ALEXANDER D E, LEIB D A. Xenophagy in herpes simplex virus replication and pathogenesis [J]. Autophagy, 2008, 4(1): 101-103.

[100] ENQUIST L W, LEIB D A. Intrinsic and innate defenses of neurons: detente with the herpesviruses [J]. J Virol, 2017, 91(1): e01200-16.

[101] DUELAND A N, MARTIN J R, DEVLIN M E, et al. Acute simian varicella infection - clinical, laboratory, pathological, and virological features [J]. Lab Invest, 1992, 66(6): 762-773.

[102] PEVENSTEIN S R, WILLIAMS R K, MCCHESNEY D, et al. Quantitation of latent varicella-zoster virus and herpes simplex virus genomes in human trigeminal ganglia [J]. J Virol, 1999, 73(12): 10514-10518.

[103] COHRS R J, RANDALL J, SMITH J, et al. Analysis of individual human trigeminal ganglia for latent herpes simplex virus type 1 and varicella-zoster virus nucleic acids using real-time PCR [J]. J Virol, 2000, 74(24): 11464-11471.

[104] AZARKH Y, GILDEN D, COHRS R J. Molecular characterization of varicella zoster virus in latently infected human ganglia: physical state and abundance of VZV DNA, Quantitation of viral transcripts and detection of VZV-specific proteins [J]. Curr Top Microbiol Immunol, 2010, 342:229-241.

[105] NAGEL M A, CHOE A, TRAKTINSKIY I, et al. Varicella-zoster virus transcriptome in latently infected human ganglia [J]. J Virol, 2011, 85(5): 2276-2287.

[106] COHRS R J, GILDEN D H. Prevalence and abundance of latently transcribed varicella-zoster virus genes in human ganglia [J]. J Virol, 2007, 81(6): 2950-2956.

[107] OUWENDIJK W J D, CHOE A, NAGEL M A, et al. Restricted varicella-zoster virus transcription in human trigeminal ganglia obtained soon after death [J]. J Virol, 2012, 86(18): 10203-10206.

[108] GARY L, GILDEN D H, COHRS R J. Epigenetic regulation of varicella-zoster virus open reading frames 62 and 63 in latently infected human trigeminal ganglia [J]. J Virol, 2006, 80(10): 4921-4926.

[109] ZERBONI L, SOBEL R A, LAI M, et al. Apparent expression of varicella-zoster virus proteins in latency resulting from reactivity of murine and rabbit antibodies with human blood group a determinants in sensory neurons [J]. J Virol, 2012, 86(1): 578-583.

[110] SOMEKH E, TEDDER D G, VAFAI A, et al. Latency *in vitro* of varicella-zoster virus in cells derived from human fetal dorsal-root ganglia [J]. Pediatr Res, 1992, 32(6): 699-703.

[111] LUNGU O, PANAGIOTIDIS C A, ANNUNZIATO P W, et al. Aberrant intracellular localization of varicella-zoster virus regulatory proteins during-latency [J]. P Natl Acad Sci U S A, 1998, 95(12): 7080-7085.

[112] MAHALINGAM R, WELLISH M, COHRS R, et al. Expression of protein encoded by varicella-zoster virus open reading frame 63 in latently infected human ganglionic neurons [J]. Proc Natl Acad Sci U S A, 1996, 93(5): 2122-2124.

[113] LUNGU O, PANAGIOTIDIS C A, ANNUNZIATO P W, et al. Aberrant intracellular localization of varicella-zoster virus regulatory proteins during latency [J]. Proc Natl Acad Sci U S A, 1998, 95(12): 7080-7085.

[114] GOWRISHANKAR K, STEAIN M, CUNNINGHAM A L, et al. Characterization of the host immune response in human ganglia after herpes zoster [J]. J Virol, 2010, 84(17): 8861-8870.

[115] STEAIN M, GOWRISHANKAR K, RODRIGUEZ M, et al. Upregulation of CXCL10 in human dorsal root ganglia during experimental and natural varicella-zoster virus infection [J]. J Virol, 2011, 85(1): 626-631.

[116] ZERBONI L, KU C C, JONES C D, et al. Varicella-zoster virus infection of human dorsal root ganglia *in vivo* [J]. Proc Natl Acad Sci U S A, 2005, 102(18): 6490-6495.

[117] ZERBONI L, SOBEL R A, RAMACHANDRAN V, et al. Expression of varicella-zoster virus immediate-early regulatory protein IE63 in neurons of latently infected human sensory ganglia [J]. J Virol, 2010, 84(7): 3421-3430.

[118] COHRS R J, GILDEN D H, KINCHINGTON P R, et al. Varicella-zoster virus gene 66 transcription and translation in latently infected human Ganglia [J]. J Virol, 2003, 77(12): 6660-6665.

[119] KENNEDY P G, GRINFELD E, BELL J E. Varicella-zoster virus gene expression in latently infected and explanted human ganglia [J]. J Virol, 2000, 74(24): 11893-11898.

[120] MUELLER N H, GRAF L L, ORLICKY D, et al. Phosphorylation of the nuclear form of varicella-zoster virus immediate-early protein 63 by casein kinase II at serine 186 [J]. J Virol, 2009, 83(23): 12094-12100.

[121] MUELLER N H, WALTERS M S, MARCUS R A, et al. Identification of phosphorylated residues on varicella-zoster virus immediate-early protein ORF63 [J]. J General Virol, 2010, 91:1133-1137.

[122] AMBAGALA A P, BOSMA T, ALI M A, et al. Varicella-zoster virus immediate-early 63 protein interacts with human antisilencing function 1 protein and alters its ability to bind histones H3.1 and H3.3 [J]. J Virol, 2009, 83(1): 200-209.

[123] AMBAGALA A P, COHEN J I. Varicella-Zoster virus IE63, a major viral latency protein, is required to inhibit the alpha interferon-induced antiviral response [J]. J Virol, 2007, 81(15): 7844-7851.

[124] DI VALENTIN E, BONTEMS S, HABRAN L, et al. Varicella-zoster virus IE63 protein represses the basal transcription machinery by disorganizing the pre-initiation complex [J]. Biol Chem, 2005, 386(3): 255-267.

[125] WILSON A C, MOHR I. A cultured affair: HSV latency and reactivation in neurons [J]. Trends Microbiol,

2012, 20(12): 604-611.

[126] DEPLEDGE D P, OUWENDIJK W J D, SADAOKA T, et al. A spliced latency-associated VZV transcript maps antisense to the viral transactivator gene 61 [J]. Nat Commun, 2018, 9(1): 1167.

[127] DEPLEDGE D P, SADAOKA T, OUWENDIJK W J D. Molecular aspects of varicella-zoster virus latency [J]. Viruses, 2018, 10(7): 349.

第五章 水痘－带状疱疹病毒的再激活

潜伏感染的 VZV 在高龄者，以及当机体处于免疫功能低下时会再次激活，其分子水平的潜伏激活机制尚不完全清楚。VZV 再激活机制的研究是当今病毒研究的热点之一。

尸体解剖中的 VZV 再激活，很可能是组织处于低氧状态造成的，低氧刺激神经细胞的应激性反应，进而导致 VZV 再激活。低氧情况下，细胞内下调蛋白表达的哺乳动物雷帕霉素靶蛋白（mTOR）功能被抑制，使病毒蛋白合成抑制被解除，从而诱导病毒再激活 [1]。在其他 α 疱疹病毒研究中，除低氧环境外，还可利用药物等方法诱导病毒再激活。在这些实验中，通过某些药物处理诱导细胞凋亡信号和某些细胞因子表达可促进病毒再激活 [2, 3]。

在 VZV 再激活模型中，神经细胞应激等因素造成病毒核酸激活是病毒激活的第 1 步。潜伏感染的病毒核酸受异染色质与常染色质修饰而控制病毒基因的表达。两种核酸修饰部位因为有 CC CTC 结合因子（CTCF）的存在而被隔开。病毒核酸再激活时，CTCF 会从病毒核酸上脱落，造成核酸修饰改变，进而导致病毒再激活。在 HSV 研究中，激活的病毒核酸基因表达不是遵循疱疹病毒初次感染时的病毒基因顺行表达（经典级联，即早基因—早期基因—晚期基因），而是各期基因一起表达。此外，这些基因的表达也不依赖于某个病毒蛋白的表达或病毒核酸的复制 [4]。神经节的尸体解剖研究表明，随着死亡后时间的推移，VZV 病毒基因表达数目增加，且与 HSV 一样，VZV 基因表达不遵循经典级联。如果在病毒激活阶段消除诱导神经细胞应激的因素，再激活的病毒核酸就能再次沉默。如果细胞应激持续存在，病毒基因就能大量表达，最终形成经典级联的病毒基因表达。其后，新的病毒颗粒被组装，病毒从神经组织向皮肤组织传播并感染皮肤，导致带状疱疹发生。

细胞内多种机制都执行着"宁死勿错"这一规则，这就意味着基因组受损或失调的细胞将会通过细胞凋亡的方式被剔除，以维持机体的正常功能。疱疹病毒家族的成员进化出多种不同的机制来调控细胞凋亡途径，这可促进病毒传播、潜伏期的维持和成功的激活。

第一节 水痘－带状疱疹病毒对神经细胞凋亡的调节

一、细胞特异性的凋亡

利用 SCID-hu 人鼠嵌合模型研究 HSV 和 VZV 感染神经组织发现，HSV 感染神经组织中观察不到细胞融合；而在 VZV 感染神经组织中，观察到 VZV 不仅感染神经元，还能感染其周围的卫星细胞，可见到细胞融合形成的多核巨细胞，且观察到的 VZV 感染现象在尸体解剖组织中也能观察到 [5, 6]。这些感染现象很可能与带状疱疹引起的剧烈神经疼痛相一致 [7]。

VZV 可诱导皮肤细胞凋亡，如人成纤维细胞（HF）[8]、人黑素瘤 MeWo 细胞 [9]、非洲猴肾 Vero 细胞 [10]，以及免疫细胞，如 T 细胞、B 细胞、单核细胞 [11] 等。VZV 编码蛋白的调节在细胞凋亡过程中起重要作用，pORF66 可抑制 T 细胞凋亡 [9, 12]，pORF12 可诱导胞外信号调节激酶（ERK）磷酸化以抑制 MeWo 细胞和人胚肾细胞（HEK293T）凋亡 [13-15]。RNA 和蛋白表达实验证实在受 VZV 感染细胞中抗凋亡 Bcl-2 的水平降低，而未受 VZV 感染细胞中抗凋亡 Bcl-2 的水平没有变化 [9]。裂解胱天蛋白酶 8 在 VZV 感染的 MeWo 细胞中增加，提示外源途径参与了 VZV 诱导的细胞凋亡 [9]。尽管 VZV 感染的细胞出现凋亡，从而限制了病毒的传播，但对 VZV 蛋白的研究表明它们也可以促进细胞增殖和病毒复制。由 VZV ORF12 编码的蛋白可激活 AP1，AP1 是一种促进细胞增殖的转录因子 [16]。

VZV 以细胞特异性方式调节细胞凋亡 [8]。有研究表明，VZV 可阻止人神经细胞凋亡 [8, 17]。VZV 潜伏感染的人神经节中可检测到 VZV 转录物和蛋白，但没有出现细胞形态学变化 [18]。与成纤维细胞相比，VZV 感染的人胚胎神经节细胞中凋亡标志物水平没有增加 [8]，但由于"神经元"培养物纯度仅为 80% 左右，且可能含有约 20% 非神经元，因此细胞是否凋亡无法得出明确的结论。培养分化的人神经干细胞中含有超过 90% 神经元（基于用神经元标记染色），感染 VZV 后发现胱天蛋白酶 3 的活性很低，比在 VZV 感染的成纤维细胞中还要低 [19]。Hood 等 [8] 使用原代人胚胎 DRG 衍生神经元研究 VZV 对神经元的作用，发现在出现 VZV 复制性感染过程中，成纤维细胞凋亡比例增加。相反，被 VZV 感染的神经元似乎被保护着，并不出现细胞凋亡 [16]，这证实了 VZV 在神经元和成纤维细胞复制过程中的功能差异 [8]，提示 VZV 可阻止人神经细胞凋亡，这是 VZV 在 DRG 中建立终生潜伏的关键。

二、IE63 蛋白的神经元保护作用

后续研究证明，VZV 的 IE63 蛋白发挥了神经元保护作用 [17]。IE63 蛋白是由 ORF63/ORF70 编码的磷蛋白 [20]。VZV ORF63 是潜伏感染的人类神经节中最常见、最丰富的转录物 [21]。ORF63 基因是 VZV 复制必需的，并且在 VZV 基因组内复制（如 ORF70），它在神经元潜伏期中大量转录 [22, 23]。

先前的研究证实，VZV pORF63 与保护神经元免于凋亡有关，但没有直接证据表明单独的 VZV pORF63 表达可以保护人神经细胞免于凋亡 [24]。与 ORF63 或 ORF70 缺失突变体相比，在用 VZV 的亲本 Oka 株感染的人神经元中观察到细胞凋亡增加。通过构建表达新型 VZV pORF63 的 SH-SY5Y 细胞，证明单独的 VZV pORF63 表达足以保护分化的人 SH-SY5Y 神经细胞，使其免于星形孢菌素诱导的细胞凋亡 [24]。但 VZV 感染人角质 HaCaT 细胞，显示出诱导细胞凋亡的延迟，并不诱导大量的细胞凋亡 [24]，证明 VZV 的 pORF63 以细胞特异性方式调节细胞凋亡 [24]。分化的 SH-SY5Y 细胞具有比外周神经元更多的中枢神经元特性 [25]，因此在原代人外周神经元中重复这些实验将更有意义。VZV pORF63 是潜伏期中转录最多的产物之一 [22, 23, 26]，由此可以推测 VZV pORF63 抑制细胞凋亡的能力是使病

毒能够建立潜伏、维持潜伏并重新激活的关键[24]。尽管 miRNA 可通过转录降解或翻译控制调节促凋亡和抗凋亡基因表达水平，但尚未在人类神经节中检测到潜伏期 VZV 特异性 miRNA[27]。与野生型亲代病毒感染相比，用 *ORF63* 或 *ORF70* 缺失病毒原发感染人神经元，可导致神经元凋亡的比例增加[17]。如果培养液中缺少神经生长因子（NGF），则培养的大鼠神经元可出现凋亡，而当用质粒编码 IE63 转染神经元，这些细胞的凋亡就被抑制[17]。目前 IE63 抑制神经细胞凋亡的机制尚未阐明。除 IE63 外还有其他 VZV 基因也可能会防止细胞凋亡，如病毒潜伏期及复制性感染期神经元中都有 pORF66 蛋白表达[28]，pORF66 可预防 VZV 感染的 T 细胞凋亡[29]。

DRG 的感觉神经末梢与表皮的角质细胞层相毗邻，因此对角质形成细胞凋亡的调节可促进 DRG 感觉神经元感染 VZV。VZV pORF63 不仅可以特异性保护神经元，使其避免凋亡，还可以避免人类 HaCaT 角质形成细胞凋亡。这暗示 VZV pORF63 在皮肤 VZV 感染发病机制中至关重要[24]。

三、PML-NB 的调控

研究发现，早幼粒细胞白血病（PML）蛋白在多个凋亡信号转导通路中发挥着关键性调控作用[30, 31]。PML 借助 N 端的 RBCC 结构自身寡聚化，并募集其他蛋白形成早幼粒细胞白血病蛋白核体（PML-NB），这是一个与核基质相连的、动态的亚核多蛋白复合物，它作为染色质间区室（IC）的功能单位，满足了高层次真核基因表达调控模式的时空要求，参与调控多种重要的细胞分子事件[32, 33]。PML 蛋白及 PML-NB 可以作为一种分子"接线板"动态地选择性调控凋亡相关的转录事件，诱导和（或）增强细胞凋亡的发生[34]。PML-NB 或 ND10 核小体（nuclear domain）的亚核结构域可限制早期 VZV 基因表达[35]。但这些病毒也进化出抵抗 PML-NB 的对策。

研究发现，PML 蛋白和一些 PML-NB 在 VZV 感染的细胞中持续存在，消除 PML 蛋白可增强 VZV 的复制，表明 PML 在宿主细胞防御中可能起作用[36]。体内感染 VZV 的人体 DRG 的神经元和卫星细胞中，以及皮肤细胞中大的 PML-NB 可隔离新组装的核衣壳（NC）。定量免疫电子显微镜显示，这些独特的核体由 PML 蛋白纤维组成，形成包围成熟和未成熟 VZV 核衣壳的球形笼[37]。在 6 种 PML 蛋白同构体中，只有 PML-Ⅳ蛋白促进了核衣壳的隔离。PML-Ⅳ蛋白显著抑制病毒感染，并与 ORF23 衣壳表面蛋白相互作用，ORF23 是 PML 蛋白介导的隔离核衣壳的靶标。衣壳包理和抗病毒活性都需要独特的 PML-Ⅳ蛋白的 C 端结构域。研究发现，PML-Ⅳ蛋白笼在 VZV 感染的细胞中共同隔离 HttQ72 和 ORF23 蛋白[37]。PML 蛋白笼通过感知和截留 VZV 核衣壳促进内在的抗病毒防御，从而防止 VZV 衣壳从细胞核送出并抑制感染性病毒颗粒的形成[36, 37]。PML 蛋白笼在病毒体衣壳的有效隔离中起作用。PML-NB 可感知和安全地包裹住有异常蛋白的核聚集体，以保护细胞。

PML-NB 在皮肤中比在培养的细胞中更丰富，VZV 感染和伴随的 IFN 分泌能在未感染相邻表皮和真皮细胞中进一步累积，可限制体内病毒复制[38]。PML-NB 可在 VZV 感染人 DRG 的神经元和卫星细胞中隔离新组装的核衣壳[37]。由 PML 蛋白纤维组成的壳体包围着被感染细胞核中的新生和完整的病毒颗粒。神经元具有感知和捕获蛋白聚集体的保存机制[39, 40]。

在病毒被激活的关键阶段保护神经元免于凋亡，可能有利于复苏的病毒产生更多的新病毒颗粒，并将病毒从轴突传输到皮肤，最终形成带状疱疹[8]，因为此时病毒需要神经元为它们提供合成的原料和场所。延迟神经细胞凋亡可能使宿主受益，神经细胞是有丝分裂后的细胞，因此神经元死亡后没有可替换的细胞。这提示在病毒复制增殖阶段，神经纤维的损伤可能是炎性反应的结果，VZV 并没有诱导细胞凋亡。通过对带状疱疹后神经痛（PHN）患者死后尸检获得的人神经节，可观察到神经节局部形态的变化，VZV 大量复制后，伤痕累累的神经元最终还是渐渐死亡。认识 VZV 诱导的细胞损伤是深入了解 PHN 形成的基础。

第二节 水痘－带状疱疹病毒的激活

HSV 和 VZV 可感染同一神经节、同一神经节中相邻的神经细胞甚至是同一神经细胞而建立潜伏感染，但两种病毒的再激活情况不一样。HSV 再激活引起的疾病主要在年轻人中多见，且在同一患者中可反复再激活、致病。VZV 再激活引起的带状疱疹多见于老年人，一般只发病一次[41]。由此可见，两种病毒的再激活机制很有可能是不同的。尽管已经进行了大量研究，但我们目前对 VZV 潜伏建立、维持和随后激活的机制仍然知之甚少，这主要是由于病毒的种属特异性，难以建立一个全面反映病毒从潜伏到重新激活的模型。

一、水痘－带状疱疹病毒激活的免疫机制

神经元和角质形成细胞不仅作为 VZV 感染的靶细胞，同时也作为抗原提呈细胞介导免疫应答。VZV 通过免疫调节机制使靶细胞表面 MHC Ⅰ、MHC Ⅱ和细胞间黏附分子 1（ICAM1）等免疫分子表达下调，降低 T 淋巴细胞激活相关信号分子表达，导致 T 淋巴细胞激活、增殖能力下降，使得 VZV 感染的靶细胞逃避 T 细胞的免疫识别，病毒被再次激活[42, 43]。VZV 激活是发生带状疱疹（HZ）的关键，随之相继发生模式识别受体识别病毒、免疫细胞浸润、细胞因子释放及 T 淋巴细胞亚群的相互作用，最后导致神经、皮肤组织损害。

（一）模式识别受体

VZV 激活后，固有免疫系统作为保护宿主免受病原体侵害的第一道防线，通过模式识别受体识别、结合 VZV 病原相关分子模式，激活下游信号转导通路，分泌细胞因子而产生免疫应答。模式识别受体包括 Toll 样受体（TLR）、C 型凝集素样受体、NOD 样受体（NLR）和视黄酸诱导基因 Ⅰ样受体，其中 TLR 是研究最为深入的模式识别受体，识别多种病原体以激活机体的免疫应答反应，是连接非特异性免疫和特异性免疫的桥梁。研究发现，TLR9 作为 VZV 感染细胞的信号"传感器"，通过识别 VZV 诱导 Ⅰ型干扰素介导的非特异性免疫应答；此外 TLR9 通过依赖 MYD88 信号转导通路介导 IFN-α 释放，辅助 Th1 细胞发生特异性免疫应答[44, 45]。

（二）CD4$^+$T 淋巴细胞与 CD8$^+$T 淋巴细胞

细胞免疫功能低下是 VZV 激活形成 HZ 的主要原因。在组织学上，HZ 发病主要表现为以皮损和神经元周围淋巴细胞为主的炎性细胞浸润，主要以 T 淋巴细胞为主。其中 CD4$^+$T 淋巴细胞和 CD8$^+$T 淋巴细胞被认为是决定 VZV 激活、播散最重要的细胞亚群，其细胞数量和免疫功能在 HZ 潜伏感染期、发疹期、病毒播散期分别起着不同作用。VZV 激活后 CD4$^+$T 淋巴细胞的比例升高；当 CD4$^+$T 淋巴细胞极度缺乏时，皮损范围扩散、体内病毒载量升高及病毒血症时间延长，出现全身泛发性皮损[46]。CD8$^+$T 淋巴细胞介导的免疫应答在 HZ 患者中起重要的免疫防御作用，研究发现，HZ 患者 DRG 周围有大量记忆性 CD8$^+$T 淋巴细胞浸润，但抗原提呈细胞表面信号分子表达低下，导致 CD8$^+$T 淋巴细胞失去细胞毒性[47-49]。CD4$^+$T 与 CD8$^+$T 淋巴细胞比例失衡使机体免疫水平处于异常状态而诱导 HZ 的发生。研究发现，VZV 激活后至出现典型皮疹前，CD4$^+$T/CD8$^+$T 淋巴细胞比值显著下降；当开始出现皮疹时，CD4$^+$T/CD8$^+$T 淋巴细胞值开始逐渐增高，直至皮损消退，比值才恢复到正常范围[50]。此外，有学者发现，HZ 急性期 CD4$^+$T/CD8$^+$T 淋巴细胞值与 PHN 的发生呈负相关[51]。这提示 CD4$^+$T/CD8$^+$T 淋巴细胞比值倒置可以作为 HZ 患者和高危人群的免疫监视指标[50, 51]。

（三）CD4 辅助性 T 淋巴细胞亚群

CD4 辅助性细胞包括 Th1、Th2、Th17 和调节性 T 细胞（Treg 细胞）。目前 HZ 发生的原因之一是免疫系统的平衡被打破，Th 细胞发生偏移。有学者发现，HZ 患者血清中 Th1 与 Th2 型细胞因子分泌水平增高[52]，而 Zhang 等[53] 抽取 HZ 患者疱液进行检测得出了不同的结果，发现 Th1 型细胞因子 IL-2 和 TNF-α 低表达，Th2 型细胞因子 IL-4 和 IL-10 高表达，Th1/Th2 值发生偏移。以上结论说明 Th1 细胞和 Th2 细胞在 HZ 患者不同部位介导的免疫反应机制是相似的，但其介导免疫应答的强度不同，Th1 细胞介导免疫防御作用强于 Th2 细胞免疫引起局部皮肤和神经组织病理损伤作用。

Th17 是不同于 Th1 和 Th2 细胞独特的 CD4$^+$T 淋巴细胞亚群。Th2 细胞分泌的 IL-4、IL-10 和 IL-13 等细胞因子能抑制 Th17 细胞分化、发育[54]。但研究发现，HZ 患者血清中 Th17 型细胞因子 IL-17、IL-23、IL-21 及 Th2 型细胞因子 IL-4 和 IL-12 表达水平均增高[55]。由此说明 HZ 发病中占明显优势的 Th2 对 Th17 的抑制作用下降，表现出 Th2 型和 Th17 型的细胞因子高表达，机体处于免疫耐受状态。

近年来，Treg 细胞备受大家关注，它在自身免疫性疾病、炎性疾病、器官移植、肿瘤和各种感染性疾病中均起着重要的作用，同时与 Th17 一起在病毒感染性疾病中相互调节、共同维持机体免疫平衡[56]。Treg 细胞通过调节 CD4$^+$T 淋巴细胞的功能间接参与 HZ 的发生、发展。Xing 等[57] 选取 76 例急性期 HZ 患者，按照病情严重程度分为轻度、中度和重度组，分别检测各组患者 T 淋巴细胞亚群分布情况。结果与健康对照组比较，HZ 组的 CD4$^+$T 淋巴细胞数降低，Treg 细胞数显著升高，CD4$^+$T 淋巴细胞与 Treg 细胞数呈负相关；与其他两组相比，重度组 CD4$^+$CD25$^+$T 淋巴细胞内 Foxp3$^+$ 表达显著增强。由此说明，HZ 患者体内

Treg 细胞被大量激活，从而抑制了 CD4$^+$ T 淋巴细胞增殖、活化，且病情严重程度与 Treg 细胞抑制强度呈正相关。

二、重新激活的分子事件

（一）病毒的基因表达

虽然进行尸检时于神经节检测到几种 VZV mRNA 和蛋白[58]，但所观察到的潜伏期病毒蛋白表达可能是由于非特异性抗体染色[59, 60]，并且病毒 mRNA 表达仅仅反映死后的分子事件而不是真正的潜伏态病毒[61]。用间隔微流体室，通过逆行运输感染细胞或轴突，培养的 hESC 神经元被有细胞支持的 P-Oka VZV 感染后，会出现裂解性感染（病毒感染目标细胞后，将以细胞破坏和子代病毒体的释放结束）[62, 63]。该模型中有效感染的神经元中的细胞转录组与成纤维细胞、T 细胞和角质形成细胞的细胞转录组不同[64, 65]。有学者[66]用此方法制备 hESC 衍生的神经元中 VZV 的潜伏和活化的两种体外模型。在第一个模型中，用阿昔洛韦处理后，使用低剂量、无细胞支持、基于绿色荧光蛋白（GFP）重组的 P-Oka 病毒感染人神经元，观察到非复制性持续感染，定量聚合酶链反应（qPCR）检测到病毒 DNA 和 IE63 和 ORF31 转录物，并用转录组测序（RNA-seq）技术检测到所有基因组的转录物。而去除阿昔洛韦，并用缺少 3 种神经营养因子 [NGF、脑源性神经营养因子（BDNF）和神经营养因子 3（NT3）] 的新培养基替换原来的培养基，或者通过添加磷酸肌醇 3- 激酶（PI3K）抑制剂或丁酸钠，可以诱导再激活。在第二个模型中，在没有阿昔洛韦的情况下，微流体室中的轴突用 VZV ORF66 GFP 重组病毒感染神经元。感染后 2 周 PCR 检测到 VZV DNA 及 IE63 和 ORF31 的转录物；用 PI3K 抑制剂处理细胞则 VZV DNA 和 RNA 表达增加，温度降低至 34℃后，在少数细胞中可检测到 GFP 表达。总之，可用此方法建立 VZV 潜伏感染模型，低水平表达多种 mRNA；而用 PI3K 抑制剂可诱导病毒激活，导致神经内 VZV ORF66 蛋白激酶融合的 GFP 扩散。

相反，也可以用无细胞支持病毒选择性感染人神经元轴突建立 VZV 潜伏期和激活的体外系统[67]。研究发现 VZV 能进入神经元，但没有可检测的病毒基因表达或裂解复制；VZV 基因组保持着有游离构型的融合末端；添加抗 NGF 抗体，VZV 可在神经元中被重新激活[67]。临床上发现，带状疱疹最常发生于面部和上胸部，这也是受水痘影响最严重的部位[68]。与水痘疫苗相关的带状疱疹则在疫苗接种部位最常见[69]。主要是因为 VZV 通过细胞与细胞接触感染细胞，或无细胞支持的病毒通过运输转运至体细胞，从神经末梢进入神经元[62, 63, 70]。

用死后不同时间获得的人神经节检测到多个 VZV 转录物[71]。人类神经节潜伏期间 VZV 的转录很有限。在死后不到 9 小时获得的人类神经节中检测不到 VZV RNA，定量逆转录聚合酶链反应（RT-qPCR）只检测到 *ORF63* mRNA[61]。而从死后 9 小时或更长时间获得的神经节可检测到多个 VZV mRNA，以及更高水平的 *ORF63* mRNA。这表明从人尸体神经节中检测的多个 VZV mRNA 可能反映了病毒在机体死后的激活，而不是真正的潜伏感染[67]。有水痘病史儿童接受肠道手术后，从切除部位获得的神经节中发现，83% 的标本

中有 *ORF63* mRNA，67% 的标本中有 *ORF4*[72]。目前，关于哪些 VZV 蛋白和转录物在体内 VZV 潜伏期间表达仍有争议[71]。VZV 潜伏期可能与 HSV 相似，大多数潜伏感染的细胞不表达病毒 mRNA 或蛋白[71]。

（二）激活的主要信号通路

有症状的 VZV 激活通常在感染个体的一生中会发生 1 次或 2 次，可导致 HZ 和（或）相关病变，这可能是两个不同事件——潜伏感染神经元的刺激和现有免疫保护机制的破坏。而无症状的激活可能发生得更频繁[73]。VZV 激活并在神经节内复制，然后病毒沿感觉轴突下行至皮肤，这为宿主免疫系统提供了更多时间以控制大多数激活事件，最后才会出现症状。创伤[74] 或神经外科手术后[75] 患者易出现 HZ，表明来自外周的信号转导事件可能诱导了感觉神经元中 VZV 激活。有两种主要的信号转导途径涉及 VZV 激活：PI3K-Akt 通路和丝裂原活化蛋白激酶（MAPK）通路。神经元中表达的神经生长因子（NGF）受体 TrkA 也是通过 PI3K-Akt 和 MAPK 途径发出信号[76]，在潜伏感染神经元中去除 NGF 可导致 VZV 激活[66, 77]。VZV 潜伏感染患者死后 24 小时内尸检 TG 的结果也证实 NGF 信号转导在维持 VZV 潜伏期中的作用[78]。用化学试剂阻断 PI3K 对 VZV 激活的影响取决于实验条件，因为 PI3K 抑制不会在自然感染的人 TG 神经元再离体培养时重新激活 VZV[78]，而在 hESC 衍生的神经元中抑制 PI3K 会产生一定的效应[66, 77]。去除 NGF 可导致 MAPK 家族成员 c-Jun N 端激酶（JNK）的磷酸化和活化，这对 hESC 神经元中 VZV 的有效复制很关键。在体外培养实验中选择性抑制 JNK 可抑制 VZV 激活，表明 JNK 信号转导在神经元中 VZV 激活中起重要作用[79]。

为了从潜伏期重新激活，潜伏的病毒附加体需要去抑制，作为 PI3K-Akt 和（或）JNK 途径的下游事件，病毒基因开始表达。对 VZV 基因组上的抑制性染色质逆转和 VZV 激活所需的病毒基因表达的机制目前知之甚少。与 HSV-1 不同，组蛋白脱乙酰酶的抑制并不能产生增殖性 VZV 子代病毒[77]，但可导致病毒 DNA 复制和晚期基因表达[66]。可能在 VZV 激活发生之前，需要进行额外的染色质修饰，如组蛋白 H3 赖氨酸 4（H3K4）的甲基化或 H3K9 的去甲基化[80]；或如 HSV-1 潜伏期和激活方式，JNK 信号诱导了 VZV 裂解基因启动子上的甲基化 / 磷酸化转换，促使其表达激活病毒[81]。显然，这涉及内外环境因素和神经元信号转导途径多种条件，且将所有这些途径整合起来才能确定 VZV 感染的最终结局[82]。

VZV 在黑素瘤细胞和成纤维细胞中激活 JNK 途径，但对病毒发病有明显不同的影响。在黑素瘤细胞中，JNK 的抑制导致 VZV 复制增多[83]，而在成纤维细胞中，JNK 的抑制减少了 VZV 复制[84]，表明 JNK 在 VZV 发病中的作用取决于感染的细胞类型。

在感染期间，细胞激酶可以被病毒共同激活，包括单纯疱疹病毒（HSV）、EB 病毒（EBV）在内的几种病毒，通过多种机制激活 JNK 途径，对感染细胞产生不同的后果。EBV 通过潜伏膜蛋白 1 激活 JNK，使得病毒产生致癌活性[85, 86]。HSV 经 VP16、ICP0 和 ICP27 介导激活 JNK，这可促使病毒产生裂解性感染[87, 88]。而 VZV 激活 JNK 的结果依赖于细胞类型，神经元中感染后发生持续的 JNK 激活，有利于裂解性感染[89]。

疱疹病毒激活的机制与裂解性感染有明显差异。与裂解性感染不同，HSV 激活开始于与紧密的染色质结构相关的病毒基因组、与裂解基因相关的异染色质及包括 VP16 的皮膜蛋白缺乏 [90, 91]。HSV 的重新激活可能有 2 个阶段。第一阶段，重新合成调节蛋白，如细胞质中的被膜因子，使得裂解性基因去阻遏；第二阶段，这些蛋白易位至细胞核并激活广泛的病毒基因表达、基因组扩增和新病毒装配合成 [92, 93]。在细胞应激过程中，激活 JNK 信号转导是 HSV 激活第一阶段的关键。神经元中的 JNK 激活导致组蛋白甲基化 / 磷酸化转换，其激活 HSV 裂解启动子，并在组蛋白赖氨酸修饰后开始转录 [93, 94]。尽管对 VZV 激活的机制知之甚少，但推测类似于 HSV 激活的第一阶段的转录失调，可触发广泛的 VZV 转录 [71]。用抗 NGF 处理潜伏 VZV 感染的神经元，可促使 JNK 激活和病毒激活；而在病毒激活情况下，抑制 JNK 可阻止病毒增多，表明 JNK 途径在 VZV 中起的作用可能类似于 HSV 中发挥的作用 [89]，即病毒从潜伏态被重新激活。

第三节　肠道神经系统中的水痘 – 带状疱疹病毒

研究发现，VZV 在自主神经节中也会建立潜伏 [95]。通常重新激活的病毒沿着神经元经神经纤维将病毒颗粒传递至所支配的皮区时，引起带状疱疹。自主神经元中 VZV 被重新激活时，就不会发生皮肤疱疹 [96]。局部注射减毒活 VZV 疫苗可导致双侧 DRG 和肠神经节病毒潜伏 [72]。VZV 感染 T 细胞后，通过 STAT3 磷酸化诱导凋亡抑制基因 survivin，延长 T 细胞生存期 [97]，并调节其表型以诱导激活的亲皮肤记忆性 T 细胞 [98]。

巨细胞动脉炎就是潜伏于交感神经节中的 VZV 重新被激活后导致的一种疾病 [99]。另一种 VZV 能潜伏并重新被激活的交感神经节存在于肠道神经系统（ENS）[72, 100-102]。ENS 是胃肠道内由神经元组成的神经节及连接这些神经节的神经纤维形成的网络结构系统，主要包括黏膜下神经丛（SMP）和肌间神经丛（MP）。其属于机体内最大的外周神经系统，由神经元和胶质细胞组成。ENS 所含神经元数量与脊髓所含神经元的数量相当，人类肠神经系统中约含 10 亿个神经元，按功能进行分类，至少可分为 18 种神经元。SMP 位于黏膜下层，MP 位于环形肌和纵行肌间，其肠神经元包括感觉神经元、中间神经元和分泌性运动神经元。ENS 在调节肠道运动、分泌及与之相适应的血管收缩舒张等功能方面发挥非常重要的作用 [103]。

一、水痘 – 带状疱疹病毒可在肠神经元中潜伏

VZV 可在体外豚鼠肠神经元中建立潜伏感染 [104]。用无细胞支持的 VZV 感染孤立的豚鼠肠神经元，病毒可潜伏下来，而且研究发现肠神经元中 ORF61（与 HSV 的 ICP0 同源）的表达重新激活了 VZV[72, 105]。同时还有晚期蛋白的表达，免疫荧光检测可见即早蛋白的核转位，电子显微镜下可见病毒体的产生，感染向共培养的 MeWo 细胞传递，且 *ORF61* 表达 72 小时内神经元死亡。而缺乏 *ORF61* 的突变体 VZV 也能感染离体豚鼠肠神经元，但与野生型（WT）VZV 相比，即使有成纤维细胞存在，无效的 ORF61 也不能使神经元产

生裂解性感染 [106, 107]。pORF61 不是结构蛋白 [107]；所以用无细胞支持的 VZV 感染细胞可接纳缺乏 pORF61 的接种物。

豚鼠和人外周血单个核细胞（PBMC）都可以在体外感染 VZV[108]。VZV 感染的 PBMC 主要是 CD3 免疫反应性 T 淋巴细胞。当用感染 VZV 的 PBMC 与分离的豚鼠肠神经元共孵育时，PBMC 中被 VZV 感染的淋巴细胞能够将病毒转移至神经元，这通常是潜伏感染。感染的淋巴细胞似乎不释放感染性病毒颗粒。

二、淋巴细胞的 STING 免疫反应

感染 HSV-1 的细胞其外泌体可释放干扰素（IFN）基因（STING）的刺激物，这反过来又将 STING 传递给未感染的细胞 [109]。外泌体是一种双层脂质膜连接囊泡样小体，存在于各种体液中，参与细胞及微环境之间的物质转运和信号传递 [110]。STING 是由 379 个氨基酸组成的二聚体内质网蛋白，是 DNA 传感器 [111, 112]。HSV-1 能释放 STING，但不会诱导 STING 或外泌体标志物（CD9）在感染细胞中累积 [109]。STING 启动固有免疫基因的转录，包括抑制病毒增殖的 I 型 IFN。大多数疱疹病毒基因产物可促进病毒生长，但 STING 是一种固有免疫传感器，不利于病毒的传播。因此 STING 从 VZV 感染的淋巴细胞的外泌体中转移至神经元，可能会阻止 VZV 增殖 [113]，促使病毒潜伏。这类似于干扰病毒增殖的阿昔洛韦和 IFN-α，阿昔洛韦和 IFN-α 可阻止 HSV 裂解，促使 HSV 潜伏 [114]。

VZV 感染大大增加了人、豚鼠和小鼠淋巴细胞的 STING 免疫反应性；编码 STING 的转录物在 VZV 感染的淋巴细胞分泌的外泌体中可选择性浓缩（约 100 倍）。而未感染的淋巴细胞分泌的外泌体中 STING 并没有同样浓缩 [115]。在体豚鼠肠神经元不表现出 STING 免疫反应性；而当有 VZV 潜伏时，这些神经元就表现出 STING 免疫反应性 [104]。STING 转录物从淋巴细胞的外泌体转移至神经元，导致神经元累积 STING 并表达 I 型 IFN，抑制了 VZV 增殖并促使其潜伏 [115]。人们开发了一种 VZV 潜伏和激活的豚鼠模型 [108]。静脉注射 VZV 感染的人或豚鼠 PBMC（10^6/200ml），主要是 CD3$^+$ T 淋巴细胞，导致豚鼠肺和肝中巨噬细胞的短暂感染，然后潜伏感染几乎所有肠神经元、DRG 和脑神经节神经元。豚鼠和小鼠有少量 DRG 神经元（具有 2 个逆行示踪剂）投射至皮肤和肠道 [101]。将绿色荧光蛋白（GFP）控制表达 ORF66 启动子（VZV$^{ORF66.GFP}$）的 VZV 静脉注射到裸豚鼠体内 [49]、尽管几乎所有肠道和 DRG 神经元都表达 ORF63 和 GFP，但 gE 免疫反应阴性，动物可长达 4 个月保持无症状。猿猴水痘病毒（SVV）可以在猴 ENS 中建立潜伏 [116]。

三、水痘 - 带状疱疹病毒在肠神经元中的重新激活

在 ENS 内或任何投射到肠神经元中的 VZV 的重新激活均可以感染胃肠（GI）并引起肠道带状疱疹。在人们认识到 ENS 中有 VZV 的潜伏之前，患有严重 GI 疾病的患者 [如假性梗阻（Ogilvie 综合征）] 通常在手术切除组织中发现 VZV[117]。VZV 也与炎症性肠病 [118, 119] 和穿孔性溃疡发生相关 [120]。

　　从与 VZV 感染无关的原因行肠道手术的 13 名儿童获取全层 GI 活组织进行检查，其中曾发水痘有 6 名，接种水痘疫苗有 7 名，在 12 名患儿中，检测到编码至少 1 种 VZV 基因产物的 DNA 和转录物，而对照组样本中均未检测到。最常见的是 ORF63 的转录物（13 名患儿中有 11 名），然后是 ORF4（13 名患儿中有 8 名）和 ORF66（13 名患儿中有 2 名）的转录物，但未检测到编码晚期基因产物 gB 和 gE 的转录物，表明 VZV 在人肠道中潜伏 [72, 101]。尸检的人体肠道中也检测到 VZV 的 DNA[116]。不清楚为什么死后 3.7 ～ 9 小时从尸检中获得的人三叉神经节中的 VZV 转录比在小儿肠道活检中发生得更为有限 [121]。也许肠神经元和三叉神经节中 VZV 潜伏期的转录不同。或者儿童和成人潜伏期 VZV 转录的模式不同。成年尸检标本中的神经元中可能比儿童肠活组织检查中的神经元中 VZV 潜伏的时间更长。在水痘发作期间可观察到水疱性胃炎 [122]，表明 ENS 是 VZV 的靶标。ENS 的 VZV 裂解性感染很罕见，更常见的是潜伏感染。成人中极少有 VZV 诱导的肠病发生，有 3 例播散性带状疱疹伴有的严重腹痛，血液中病毒 DNA 呈高水平，粪便中检测到 VZV 的 DNA，确诊为肠带状疱疹 [102]。在先天性水痘综合征患者食管中可检测到 VZV 早期重新激活 [123]。

　　人们发现宇航员唾液中可检测到 VZV DNA，可能是由于太空旅行使 VZV 无症状激活 [124, 125]，提示 VZV 感染活跃期患者唾液中也可检测到编码 VZV 的 DNA[126]，并开发了使用唾液诊断 VZV 感染的工具。水痘 [127] 和带状疱疹 [128] 患者中均发现了唾液 VZV DNA。唾液 VZV DNA 的出现一般很短暂 [129]。虽然唾液 VZV DNA 的存在与疱疹后神经痛的发展无关，但在皮疹消退后，带状疱疹患者的唾液中 VZV DNA 却仍存在很长时间 [130, 131]。活跃或隐匿性 VZV 感染时，唾液中都可能出现 VZV DNA。针对存在胃肠道症状的患者，如不明原因的持续性腹痛，检测唾液中 VZV DNA，可提示 VZV 的 GI 激活 [100]。18 名诊断为水痘、带状疱疹和隐性带状疱疹患者中，13 名唾液中检测到 VZV DNA（约 72%；$P < 0.0001$）。24 名原因不明的腹痛患者中，11 名唾液中检测到 VZV DNA（约 46%；$P < 0.001$），5 名患者患有其他胃肠道疾病，8 名腹痛患者服用伐昔洛韦后 1 周内疼痛和唾液 VZV DNA 均消失。其中 1 名有腹痛和唾液 VZV DNA 阳性患者是 16 岁男性，诊断为突发穿孔性胃溃疡，需要闭合性胃大部切除术以止血。术前检测幽门螺杆菌阴性；在切除的胃上皮细胞中发现了 VZV DNA（疫苗型；V-Oka）、即早蛋白 pORF63 和晚期 gE 蛋白。尽管使用了多种神经标志物，但仍没有发现存活的肠神经元，表明该组织由于急性病变而失神经支配。恢复后胃活检或唾液中未检测到 VZV DNA 和蛋白。这名患者原来接种过疫苗，并且检测到的病毒是疫苗型，显然应诊断为肠带状疱疹（激活）。尽管 V-Oka 重新激活引发了疾病，但没有检测到患者明显的免疫异常，表明患有严重不明原因腹痛的患者很可能是肠带状疱疹 [100]。对唾液中发现 VZV DNA 的患者进行粪便检测 [102] 可能有助于确诊。

　　还有 2 名患有胃肠道疾病患者，最后确诊为肠带状疱疹 [115]。一名是 9 岁的男童，他有自然杀伤（NK）细胞功能失调，臀部有急性带状疱疹，且存在无法解释的严重腹痛。在结肠黏膜活检中检测到 VZV DNA 和编码 ORF62、ORF63、ORF67 和 ORF68 的转录物。结肠隐窝黏膜上皮的神经内分泌细胞呈现 VZV gB 和神经元标志物 PGP9.5 双染色阳性。VZV ORF62 的测序显示病毒是疫苗型。应用阿昔洛韦治疗后，患者的腹痛症状减轻，唾液中 VZV DNA 消失。因为病毒是 V-Oka 型，VZV 的激活必定是引发结肠疾病的原因；此外，双染色阳性表明 VZV 感染的神经末梢将 VZV 传递给受此神经支配的上皮细胞 [115]。另一名是患有克罗恩病的男青年，接受泼尼松治疗后出现严重腹痛。此患者有 18 个月大时水痘发作史，没有接种过疫苗。他以前曾有"几个"皮疹的病史，被诊断为带状疱疹复发。腹痛时发现唾液 VZV DNA 阳性，应用伐昔洛韦治疗后，唾液 VZV DNA 消失，治疗后结肠黏膜活检发现了 VZV DNA，但没有检测到 VZV 基因的转录物。能摄入感染细胞残留物的吞噬细胞可摄入病毒 DNA 甚至是 DNA 碎片[115, 132]。这名患者的肠带状疱疹大概是野生型 VZV 所为，因为他有水痘病史。VZV 和复发带状疱疹与克罗恩病的关系值得进一步研究[115]。

　　水痘病毒血症[133]可将 VZV 经 T 淋巴细胞运输到 ENS[72, 101]和其他缺乏皮肤投射的自主神经元[95]。水痘发作时往往会伴有剧烈疼痛和胃肠道症状[122, 134]。淋巴细胞仅将潜伏的 VZV 递送至包括 ENS 的神经元，这是促进宿主和病毒存活的一种适应性反应[115]。ENS 作为"旁观者"，由于水痘的病毒血症而成为病毒的二次沦陷区。一旦进入 ENS，VZV 就可以重新被激活。肠道是主要的免疫器官，因此肠道中少量的激活是可控的，甚至可能有助于维持对水痘的长期免疫[115]。然而肠带状疱疹并不总是轻微的激活；它可能也是致命的，因为它会导致假性肠梗阻或穿孔性溃疡[115]。肠带状疱疹的隐匿性限制了我们对它的深入了解。

参 考 文 献

[1] CONNOLLY E, BRAUNSTEIN S, FORMENTI S, et al. Hypoxia inhibits protein synthesis through a 4E-BP1 and elongation factor 2 kinase pathway controlled by mTOR and uncoupled in breast cancer cells [J]. Mol Cell Biol, 2006, 26(10): 3955-3965.

[2] DU T, ZHOU G, ROIZMAN B. Induction of apoptosis accelerates reactivation of latent HSV-1 in ganglionic organ cultures and replication in cell cultures [J]. Proc Natl Acad Sci U S A, 2012, 109(36): 14616-14621.

[3] WORKMAN A, EUDY J, SMITH L, et al. Cellular transcription factors induced in trigeminal ganglia during dexamethasone-induced reactivation from latency stimulate bovine herpesvirus 1 productive infection and certain viral promoters [J]. J Virol, 2012, 86(5): 2459-2473.

[4] KIM J Y, MANDARINO A, CHAO M V, et al. Transient reversal of episome silencing precedes VP16-dependent transcription during reactivation of latent HSV-1 in neurons [J]. PLoS Pathog, 2012, 8(2): e1002540.

[5] REICHELT M, ZERBONI L, ARVIN A M. Mechanisms of varicella-zoster virus neuropathogenesis in human dorsal root ganglia [J]. J Virol, 2008, 82(8): 3971-3983.

[6] ZERBONI L, CHE X, REICHELT M, et al. Herpes simplex virus 1 tropism for human sensory ganglion neurons in the severe combined immunodeficiency mouse model of neuropathogenesis [J]. J Virol, 2013, 87(5): 2791-2802.

[7] ESIRI M M, TOMLINSON A H. Herpes zoster: Demonstration of virus in trigeminal nerve and ganglion by immunofluorescence and electron microscopy [J]. J Neurol Sci, 1972, 15(1): 35-48.

[8] HOOD C, CUNNINGHAM A L, SLOBEDMAN B, et al. Varicella-zoster virus-infected human sensory neurons are resistant to apoptosis, yet human foreskin fibroblasts are susceptible: evidence for a cell-type-specific apoptotic response [J]. J Virol, 2003, 77(23): 12852-12864.

[9] BRAZEAU E, MAHALINGAM R, GILDEN D, et al. Varicella-zoster virus-induced apoptosis in MeWo cells is accompanied by down-regulation of Bcl-2 expression [J]. J Neurovirol, 2010, 16(2): 133-140.

[10] SADZOT-DELVAUX C, THONARD P, SCHOONBROODT S, et al. Varicella-zoster virus induces apoptosis in cell-culture [J]. J Gen Virol, 1995, 76:2875-2879.

[11] KONIG A, HOMME C, HAURODER B, et al. The varicella-zoster virus induces apoptosis in vitro in

subpopulations of primary human peripheral blood mononuclear cells [J]. Microbes Infect, 2003, 5(10): 879-889.

[12] SCHAAP-NUTT A, SOMMER M, CHE X B, et al. ORF66 protein kinase function is required for T-cell tropism of varicella-zoster virus *in vivo* [J]. J Virol, 2006, 80(23): 11806-11816.

[13] LIU X, LI Q, DOWDELL K, et al. Varicella-zoster virus ORF12 protein triggers phosphorylation of ERK1/2 and inhibits apoptosis [J]. J Virol, 2012, 86(6): 3143-3151.

[14] LIU X, COHEN J I. Inhibition of Bim enhances replication of varicella-zoster virus and delays plaque formation in virus-infected cells [J]. J Virol, 2014, 88(2): 1381-1388.

[15] LIU X, COHEN J I. Varicella-zoster virus ORF12 protein activates the phosphatidylinositol 3-kinase/Akt pathway to regulate cell cycle progression [J]. J Virol, 2013, 87(3): 1842-1848.

[16] CHE X, REICHELT M, SOMMER M H, et al. Functions of the ORF9-to-ORF12 gene cluster in varicella-zoster virus replication and in the pathogenesis of skin infection [J]. J Virol, 2008, 82(12): 5825-5834.

[17] HOOD C, CUNNINGHAM A L, SLOBEDMAN B, et al. Varicella-zoster virus ORF63 inhibits apoptosis of primary human neurons [J]. J Virol, 2006, 80(2): 1025-1031.

[18] KLEINSCHMIDT-DEMASTERS B K, GILDEN D H. Varicella-zoster virus infections of the nervous system-clinical and pathologic correlates [J]. Arch Pathol Lab Med, 2001, 125(6): 770-780.

[19] PUGAZHENTHI S, NAIR S, VELMURUGAN K, et al. Varicella-zoster virus infection of differentiated human neural stem cells [J]. J Virol, 2011, 85(13): 6678-6686.

[20] BAIKER A, BAGOWSKI C, ITO H, et al. The immediate-early 63 protein of varicella-zoster virus: analysis of functional domains required for replication *in vitro* and for T-cell and skin tropism in the SCIDhu model *in vivo* [J]. J Virol, 2004, 78(3): 1181-1194.

[21] COHRS R J, GILDEN D H. Prevalence and abundance of latently transcribed varicella-zoster virus genes in human ganglia [J]. J Virol, 2007, 81(6): 2950-2956.

[22] COHEN J I, COX E, PESNICAK L, et al. The varicella-zoster virus open reading frame 63 latency-associated protein is critical for establishment of latency [J]. J Virol, 2004, 78(21): 11833-11840.

[23] COHEN J I, KROGMANN T, BONTEMS S, et al. Regions of the varicella-zoster virus open reading frame 63 latency-associated protein important for replication *in vitro* are also critical for efficient establishment of latency [J]. J Virol, 2005, 79(8): 5069-5077.

[24] GERADA C, STEAIN M, MCSHARRY B P, et al. Varicella-zoster virus ORF63 protects human neuronal and keratinocyte cell lines from apoptosis and changes its localization upon apoptosis induction [J]. J Virol, 2018, 92(12): e00338-18.

[25] KORECKA J A, VAN KESTEREN R E, BLAAS E, et al. Phenotypic characterization of retinoic acid differentiated SH-SY5Y cells by transcriptional profiling [J]. PLoS One, 2013, 8(5): e63862.

[26] ZERBONI L, SOBEL R A, RAMACHANDRAN V, et al. Expression of varicella-zoster virus immediate-early regulatory protein IE63 in neurons of latently infected human sensory ganglia [J]. J Virol, 2010, 84(7): 3421-3430.

[27] UMBACH J L, NAGEL M A, COHRS R J, et al. Analysis of human alphaherpesvirus microRNA expression in latently infected human trigeminal Ganglia [J]. Journal of Virology, 2009, 83(20): 10677-10683.

[28] COHRS R J, GILDEN D H, KINCHINGTON P R, et al. Varicella-zoster virus gene 66 transcription and translation in latently infected human Ganglia [J]. J Virol, 2003, 77(12): 6660-6665.

[29] SCHAAP A, FORTIN J F, SOMMER M, et al. T-Cell tropism and the role of ORF66 protein in pathogenesis of varicella-zoster virus infection [J]. J Virol, 2005, 79(20): 12921-12933.

[30] ISHOV A M, SOTNIKOV A G, NEGOREV D, et al. PML is critical for ND10 formation and recruits the

PML-interacting protein daxx to this nuclear structure when modified by SUMO-1 [J]. J Cell Biol, 1999, 147(2): 221-234.

[31] LALLEMAND-BREITENBACH V, ZHU J, PUVION F, et al. Role of promyelocytic leukemia (PML) sumolation in nuclear body formation, 11S proteasome recruitment, and As_2O_3-induced PML or PML/retinoic acid receptor alpha degradation [J]. J Exp Med, 2001, 193(12): 1361-1371.

[32] ZHONG S, SALOMONI P, PANDOLFI P P. The transcriptional role of PML and the nuclear body [J]. Nat Cell Biol, 2000, 2(5): E85-E90.

[33] DELLAIRE G, BAZETT-JONES D P. PML nuclear bodies: dynamic sensors of DNA damage and cellular stress [J]. Bioessays, 2004, 26(9): 963-977.

[34] TAKAHASHI Y, LALLEMAND-BREITENBACH V, ZHU J, et al. PML nuclear bodies and apoptosis [J]. Oncogene, 2004, 23(16): 2819-2824.

[35] WANG L, OLIVER S L, SOMMER M, et al. Disruption of PML nuclear bodies is mediated by ORF61 SUMO-interacting motifs and required for varicella-zoster virus pathogenesis in skin [J]. PLoS Pathog, 2011, 7(8): e1002157.

[36] KYRATSOUS C A, SILVERSTEIN S J. Components of nuclear domain 10 bodies regulate varicella-zoster virus replication [J]. J Virol, 2009, 83(9): 4262-4274.

[37] REICHELT M, WANG L, SOMMER M, et al. Entrapment of viral capsids in nuclear PML cages is an intrinsic antiviral host defense against varicella-zoster virus [J]. PLoS Pathog, 2011, 7(2): e1001266.

[38] WANG L, OLIVER S L, SOMMER M, et al. Disruption of PML nuclear bodies is mediated by ORF61 SUMO-interacting motifs and required for varicella-zoster virus pathogenesis in skin [J]. PLoS Pathog, 2011, 7(8): e1002157.

[39] JANER A, MARTIN E, MURIEL M P, et al. PML clastosomes prevent nuclear accumulation of mutant ataxin-7 and other polyglutamine proteins [J]. J Cell Biol, 2006, 174(1): 65-76.

[40] ZERBONI L, SEN N, OLIVER S L, et al. Molecular mechanisms of varicella zoster virus pathogenesis [J]. Nat Rev Microbiol, 2014, 12(3): 197-210.

[41] JOHNSON R W, WHITTON T L. Management of herpes zoster (shingles) and postherpetic neuralgia [J]. Expert Opin Pharmacother, 2004, 5(3): 551-955.

[42] VAN BESOUW N M, VERJANS G M, ZUIJDERWIJK J M, et al. Systemic varicella zoster virus reactive effector memory T-cells impaired in the elderly and in kidney transplant recipients [J]. J Med Virol, 2012, 84(12): 2018-2025.

[43] NIKKELS A F, SADZOT-DELVAUX C, PIERARD G E. Absence of intercellular adhesion molecule 1 expression in varicella zoster virus-infected keratinocytes during herpes zoster: another immune evasion strategy [J]. Am J Dermatopathol, 2004, 26(1): 27-32.

[44] TRUDLER D, FARFARA D, FRENKEL D. Toll-like receptors expression and signaling in glia cells in neuro-amyloidogenic diseases: towards future therapeutic application [J]. Mediators Inflamm, 2010, 2010:497987.

[45] KOMATSU T, NAGATA K, WODRICH H. The role of nuclear antiviral factors against invading DNA viruses: the immediate fate of incoming viral genomes [J]. Viruses, 2016, 8(10): 290.

[46] OUWENDIJK W J, MAHALINGAM R, TRAINA-DORGE V, et al. Simian varicella virus infection of Chinese rhesus macaques produces ganglionic infection in the absence of rash [J]. J Neurovirol, 2012, 18(2): 91-99.

[47] STEAIN M, SUTHERLAND J P, RODRIGUEZ M, et al. Analysis of T cell responses during active varicella-zoster virus reactivation in human ganglia [J]. J Virol, 2014, 88(5): 2704-2716.

[48] GOWRISHANKAR K, STEAIN M, CUNNINGHAM A L, et al. Characterization of the host immune

response in human ganglia after herpes zoster [J]. J Virol, 2010, 84(17): 8861-8870.

[49] EISFELD A J, YEE M B, ERAZO A, et al. Downregulation of class I major histocompatibility complex surface expression by varicella-zoster virus involves open reading frame 66 protein kinase-dependent and -independent mechanisms [J]. J Virol, 2007, 81(17): 9034-9049.

[50] YU H R, HUANG H C, KUO H C, et al. IFN-alpha production by human mononuclear cells infected with varicella-zoster virus through TLR9-dependent and -independent pathways [J]. Cell Mol Immunol, 2011, 8(2): 181-188.

[51] HUANG X, YANG Y. Targeting the TLR9-MyD88 pathway in the regulation of adaptive immune responses [J]. Expert Opin Ther Targets, 2010, 14(8): 787-796.

[52] ZHU S M, LIU Y M, AN E D, et al. Influence of systemic immune and cytokine responses during the acute phase of zoster on the development of postherpetic neuralgia [J]. J Zhejiang Univ Sci B, 2009, 10(8): 625-630.

[53] ZHANG M, WU N, YANG L, et al. Study on the T-helper cell 1/2 cytokine profile in blister fluid of patients with herpes zoster and its clinical significance [J]. J Dermatol, 2011, 38(12): 1158-1162.

[54] KUMAGAI J, HIRAHARA K, NAKAYAMA T. Pathogenic Th cell subsets in chronic inflammatory diseases [J]. Nihon Rinsho Meneki Gakkai Kaishi, 2016, 39(2): 114-123.

[55] ZAJKOWSKA A, GARKOWSKI A, SWIERZBINSKA R, et al. Evaluation of chosen cytokine levels among patients with herpes zoster as ability to provide immune response [J]. PLoS One, 2016, 11(3): e0150301.

[56] LIU J, ZHOU Y, YU Q, et al. Higher frequency of CD4+CXCR5+ICOS+PD1+ T follicular helper cells in patients with infectious mononucleosis [J]. Medicine (Baltimore), 2015, 94(45): e2061.

[57] XING Q, HU D, SHI F, et al. Role of regulatory T cells in patients with acute herpes zoster and relationship to postherpetic neuralgia [J]. Arch Dermatol Res, 2013, 305(8): 715-722.

[58] AZARKH Y, GILDEN D, COHRS R J. Molecular characterization of varicella zoster virus in latently infected human ganglia: physical state and abundance of VZV DNA, Quantitation of viral transcripts and detection of VZV-specific proteins [J]. Curr Top Microbiol Immunol, 2010, 342:229-241.

[59] ZERBONI L, SOBEL R A, LAI M, et al. Apparent expression of varicella-zoster virus proteins in latency resulting from reactivity of murine and rabbit antibodies with human blood group A determinants in sensory heurons [J]. J Virol, 2012, 86(1): 578-583.

[60] OUWENDIJK W J, FLOWERDEW S E, WICK D, et al. Immunohistochemical detection of intra-neuronal VZV proteins in snap-frozen human ganglia is confounded by antibodies directed against blood group A1-associated antigens [J]. J Neurovirol, 2012, 18(3): 172-180.

[61] OUWENDIJK W J D, CHOE A, NAGEL M A, et al. Restricted varicella-zoster virus transcription in human trigeminal ganglia obtained soon after death [J]. J Virol, 2012, 86(18): 10203-10206.

[62] MARKUS A, GRIGORYAN S, SLOUTSKIN A, et al. Varicella-zoster virus (VZV) infection of neurons derived from human embryonic stem cells: direct demonstration of axonal infection, transport of VZV, and productive neuronal infection [J]. J Virol, 2011, 85(13): 6220-6233.

[63] GRIGORYAN S, KINCHINGTON P R, YANG I H, et al. Retrograde axonal transport of VZV: kinetic studies in hESC-derived neurons [J]. J Neurovirol, 2012, 18(6): 462-470.

[64] MARKUS A, WALDMAN BEN-ASHER H, KINCHINGTON P R, et al. Cellular transcriptome analysis reveals differential expression of pro- and antiapoptosis genes by varicella-zoster virus-infected neurons and fibroblasts [J]. J Virol, 2014, 88(13): 7674-7677.

[65] JONES J O, ARVIN A M. Microarray analysis of host cell gene transcription in response to varicella-zoster virus infection of human T cells and fibroblasts *in vitro* and SCIDhu skin xenografts *in vivo* [J]. J Virol, 2003, 77(2): 1268-1280.

[66] MARKUS A, LEBENTHAL-LOINGER I, YANG I H, et al. An *in vitro* model of latency and reactivation of varicella zoster virus in human stem cell-derived neurons [J]. PLoS Pathog, 2015, 11(6): e1004885.

[67] SADAOKA T, DEPLEDGE D P, RAJBHANDARI L, et al. *In vitro* system using human neurons demonstrates that varicella-zoster vaccine virus is impaired for reactivation, but not latency [J]. Proc Natl Acad Sci U S A, 2016, 113(17): E2403-E2412.

[68] MAHALINGAM R, WELLISH M, WOLF W, et al. Latent varicella-zoster viral DNA in human trigeminal and thoracic ganglia [J]. N Engl J Med, 1990, 323(10): 627-631.

[69] HARDY I, GERSHON A A, STEINBERG S P, et al. The incidence of zoster after immunization with live attenuated varicella vaccine. A study in children with leukemia. Varicella Vaccine Collaborative Study Group [J]. N Engl J Med, 1991, 325(22): 1545-1550.

[70] DIWAKER D, WILSON D W. Microtubule-dependent trafficking of alphaherpesviruses in the nervous system: the ins and outs [J]. Viruses, 2019, 11(12): 1165.

[71] KENNEDY P G, ROVNAK J, BADANI H, et al. A comparison of herpes simplex virus type 1 and varicella-zoster virus latency and reactivation [J]. J Gen Virol, 2015, 96(Pt 7): 1581-1602.

[72] GERSHON A A, CHEN J, DAVIS L, et al. Latency of varicella zoster virus in dorsal root, cranial, and enteric ganglia in vaccinated children [J]. Trans Am Clin Climatol Assoc, 2012, 123:17-33, discussion 33-35.

[73] GERSHON A A, BREUER J, COHEN J I, et al. Varicella zoster virus infection [J]. Nat Rev Dis Primers, 2015, 1:15016.

[74] ZHANG J X, JOESOEF R M, BIALEK S, et al. Association of physical trauma with risk of herpes zoster among medicare beneficiaries in the United States [J]. J Infect Dis, 2013, 207(6): 1007-1011.

[75] SIMMS H N, DUNN L T. Herpes zoster of the trigeminal nerve following microvascular decompression [J]. Brit J Neurosurg, 2006, 20(6): 423-426.

[76] DELCROIX J D, VALLETTA J S, WU C B, et al. NGF signaling in sensory neurons: evidence that early endosomes carry NGF retrograde signals [J]. Neuron, 2003, 39(1): 69-84.

[77] SADAOKA T, DEPLEDGE D P, RAJBHANDARI L, et al. *In vitro* system using human neurons demonstrates that varicella-zoster vaccine virus is impaired for reactivation, but not latency [J]. Proc Natl Acad Sci U S A, 2016, 113(17): E2403-E2412.

[78] COHRS R, BADANI H, BAIRD N, et al. Induction of varicella zoster virus DNA replication in dissociated human trigeminal ganglia [J]. J Neurovirol, 2017, 23(1): 152-157.

[79] KURAPATI S, SADAOKA T, RAJBHANDARI L, et al. Role of the JNK pathway in varicella-zoster virus lytic infection and reactivation [J]. J Virol, 2017, 91(17): e00640-17.

[80] LIANG Y, VOGEL J L, NARAYANAN A, ct al. Inhibition of the histone demethylase LSD1 blocks alpha-herpesvirus lytic replication and reactivation from latency [J]. Nat Med, 2009, 15(11): 1312-1317.

[81] CLIFFE A R, ARBUCKLE J H, VOGEL J L, et al. Neuronal stress pathway mediating a histone methyl/phospho switch is required for herpes simplex virus reactivation [J]. Cell Host & Microbe, 2015, 18(6): 649-658.

[82] DEPLEDGE D P, SADAOKA T, OUWENDIJK W J D. Molecular aspects of varicella-zoster virus latency [J]. Viruses, 2018, 10(7): 349.

[83] RAHAUS M, DESLOGES N, WOLFF M H. Replication of varicella-zoster virus is influenced by the levels of JNK/SAPK and p38/MAPK activation [J]. J Gen Virol, 2004, 85(Pt 12): 3529-3540.

[84] ZAPATA H J, NAKATSUGAWA M, MOFFAT J F. Varicella-zoster virus infection of human fibroblast cells activates the c-Jun N-terminal kinase pathway [J]. J Virol, 2007, 81(2): 977-990.

[85] KIESER A, KILGER E, GIRES O, et al. Epstein-Barr virus latent membrane protein-1 triggers AP-1 activity

via the c-Jun N-terminal kinase cascade [J]. EMBO J, 1997, 16(21): 6478-6485.

[86] UEMURA N, KAJINO T, SANJO H, et al. TAK1 is a component of the Epstein-Barr virus LMP1 complex and is essential for activation of JNK but not of NF-kappaB [J]. J Biol Chem, 2006, 281(12): 7863-7872.

[87] DIAO L, ZHANG B, XUAN C, et al. Activation of c-Jun N-terminal kinase (JNK) pathway by HSV-1 immediate early protein ICP0 [J]. Exp Cell Res, 2005, 308(1): 196-210.

[88] HARGETT D, MCLEAN T, BACHENHEIMER S L. Herpes simplex virus ICP27 activation of stress kinases JNK and p38 [J]. J Virol, 2005, 79(13): 8348-8360.

[89] KURAPATI S, SADAOKA T, RAJBHANDARI L, et al. Role of the JNK pathway in varicella-zoster virus lytic infection and reactivation [J]. J Virol, 2017, 91(17): e00640-17.

[90] DESHMANE S L, FRASER N W. During latency, herpes simplex virus type 1 DNA is associated with nucleosomes in a chromatin structure [J]. J Virol, 1989, 63(2): 943-947.

[91] WYSOCKA J, HERR W. The herpes simplex virus VP16-induced complex: the makings of a regulatory switch [J]. Trends Biochem Sci, 2003, 28(6): 294-304.

[92] KIM J Y, MANDARINO A, CHAO M V, et al. Transient reversal of episome silencing precedes VP16-dependent transcription during reactivation of latent HSV-1 in neurons [J]. PLoS Pathog, 2012, 8(2): e1002540.

[93] CLIFFE A R, ARBUCKLE J H, VOGEL J L, et al. Neuronal stress pathway mediating a histone methyl/phospho switch is required for herpes simplex virus reactivation [J]. Cell Host Microbe, 2015, 18(6): 649-658.

[94] GEHANI S S, AGRAWAL-SINGH S, DIETRICH N, et al. Polycomb group protein displacement and gene activation through MSK-dependent H3K27me3S28 phosphorylation [J]. Mol Cell, 2010, 39(6): 886-900.

[95] GILDEN D H, GESSER R, SMITH J, et al. Presence of VZV and HSV-1 DNA in human nodose and celiac ganglia [J]. Virus Genes, 2001, 23(2): 145-147.

[96] RICHTER E R, DIAS J K, GILBERT J E, et al. Distribution of herpes simplex virus type 1 and varicella zoster virus in ganglia of the human head and neck [J]. J Infect Dis, 2009, 200(12): 1901-1906.

[97] SEN N, CHE X, RAJAMANI J, et al. Signal transducer and activator of transcription 3 (STAT3) and survivin induction by varicella-zoster virus promote replication and skin pathogenesis [J]. Proc Natl Acad Sci U S A, 2012, 109(2): 600-605.

[98] SEN N, MUKHERJEE G, SEN A, et al. Single-cell mass cytometry analysis of human tonsil T cell remodeling by varicella zoster virus [J]. Cell Rep, 2014, 8(2): 633-645.

[99] GILDEN D, NAGEL M A. Varicella zoster virus and giant cell arteritis [J]. Curr Opin Infect Dis, 2016, 29(3): 275-279.

[100] GERSHON A A, CHEN J, GERSHON M D. Use of saliva to identify varicella zoster virus infection of the gut [J]. Clin Infect Dis, 2015, 61(4): 536-544.

[101] CHEN J J, GERSHON A A, LI Z, et al. Varicella zoster virus (VZV) infects and establishes latency in enteric neurons [J]. J Neurovirol, 2011, 17(6): 578-589.

[102] DE JONG M D, WEEL J F, VAN OERS M H, et al. Molecular diagnosis of visceral herpes zoster [J]. Lancet, 2001, 357(9274): 2101-2102.

[103] LAKE J I, HEUCKEROTH R O. Enteric nervous system development: migration, differentiation, and disease [J]. Am J Physiol Gastrointest Liver Physiol, 2013, 305(1): G1-G24.

[104] CHEN J J, GERSHON A A, LI Z S, et al. Latent and lytic infection of isolated guinea pig enteric ganglia by varicella zoster virus [J]. J Med Virol, 2003, 70 Suppl 1:S71-S78.

[105] GERSHON A A, CHEN J, GERSHON M D. A model of lytic, latent, and reactivating varicella-zoster virus infections in isolated enteric neurons [J]. J Infect Dis, 2008, 197 (Suppl 2):S61-S65.

[106] WALTERS M S, KYRATSOUS C A, WAN S, et al. Nuclear import of the varicella-zoster virus latency-

associated protein ORF63 in primary neurons requires expression of the lytic protein ORF61 and occurs in a proteasome-dependent manner [J]. J Virol, 2008, 82(17): 8673-8686.

[107] WANG L, RAJAMANI J, SOMMER M, et al. Identification of a hydrophobic domain in varicella-zoster virus ORF61 necessary for ORF61 self-interaction, viral replication, and skin pathogenesis [J]. J Virol, 2013, 87(7): 4075-4079.

[108] GAN L, WANG M, CHEN J J, et al. Infected peripheral blood mononuclear cells transmit latent varicella zoster virus infection to the guinea pig enteric nervous system [J]. J Neurovirol, 2014, 20(5): 442-456.

[109] KALAMVOKI M, DU T, ROIZMAN B. Cells infected with herpes simplex virus 1 export to uninfected cells exosomes containing STING, viral mRNAs, and microRNAs [J]. Proc Natl Acad Sci U S A, 2014, 111(46): E4991-E4996.

[110] JUAN T, FURTHAUER M. Biogenesis and function of ESCRT-dependent extracellular vesicles [J]. Semin Cell Dev Biol, 2018, 74:66-77.

[111] KONNO H, BARBER G N. The STING controlled cytosolic-DNA activated innate immune pathway and microbial disease [J]. Microbes Infect, 2014, 16(12): 998-1001.

[112] ABE T, HARASHIMA A, XIA T, et al. STING recognition of cytoplasmic DNA instigates cellular defense [J]. Mol Cell, 2013, 50(1): 5-15.

[113] LEMOS H, HUANG L, MCGAHA T, et al. STING, nanoparticles, autoimmune disease and cancer: a novel paradigm for immunotherapy [J]. Expert Rev Clin Immunol, 2015, 11(1): 155-165.

[114] POURCHET A, MODREK A S, PLACANTONAKIS D G, et al. Modeling HSV-1 latency in human embryonic stem cell-derived neurons [J]. Pathogens, 2017, 6(2): 24.

[115] GERSHON M, GERSHON A. Varicella-zoster virus and the enteric nervous system [J]. J Infect Dis, 2018, 218(suppl 2): S113-S119.

[116] OUWENDIJK W J D, VAN VEEN S, MEHRABAN T, et al. Simian varicella virus infects enteric neurons and alpha4beta7 integrin-expressing gut-tropic T-cells in nonhuman primates [J]. Viruses, 2018, 10(4): 156.

[117] EDELMAN D A, ANTAKI F, BASSON M D, et al. Ogilvie syndrome and herpes zoster: case report and review of the literature [J]. J Emerg Med, 2010, 39(5): 696-700.

[118] TSAI S Y, YANG T Y, LIN C L, et al. Increased risk of varicella zoster virus infection in inflammatory bowel disease in an Asian population: a nationwide population-based cohort study [J]. Int J Clin Pract, 2015, 69(2): 228-234.

[119] LONG M D, MARTIN C, SANDLER R S, et al. Increased risk of herpes zoster among 108 604 patients with inflammatory bowel disease [J]. Aliment Pharmacol Ther, 2013, 37(4): 420-429.

[120] MILLIGAN K L, JAIN A K, GARRETT J S, et al. Gastric ulcers due to varicella-zoster reactivation [J]. Pediatrics, 2012, 130(5): e1377-e1381.

[121] OUWENDIJK W J, CHOE A, NAGEL M A, et al. Restricted varicella-zoster virus transcription in human trigeminal ganglia obtained soon after death [J]. J Virol, 2012, 86(18): 10203-10206.

[122] BAKER C J, GILSDORF J R, SOUTH M A, et al. Gastritis as a complication of varicella [J]. South Med J, 1973, 66(5): 539-541.

[123] USSERY X T, ANNUNZIATO P, GERSHON A A, et al. Congenital varicella-zoster virus infection and Barrett's esophagus [J]. J Infect Dis, 1998, 178(2): 539-543.

[124] COHRS R J, MEHTA S K, SCHMID D S, et al. Asymptomatic reactivation and shed of infectious varicella zoster virus in astronauts [J]. J Med Virol, 2008, 80(6): 1116-1122.

[125] MEHTA S K, COHRS R J, FORGHANI B, et al. Stress-induced subclinical reactivation of varicella zoster virus in astronauts [J]. J Med Virol, 2004, 72(1): 174-179.

[126] PAYNE D A, MEHTA S K, TYRING S K, et al. Incidence of Epstein-Barr virus in astronaut saliva during

spaceflight [J]. Aviat Space Environ Med, 1999, 70(12): 1211-1213.

[127] LEUNG J, HARPAZ R, BAUGHMAN A L, et al. Evaluation of laboratory methods for diagnosis of varicella [J]. Clin Infect Dis, 2010, 51(1): 23-32.

[128] MEHTA S K, TYRING S K, COHRS R J, et al. Rapid and sensitive detection of varicella zoster virus in saliva of patients with herpes zoster [J]. J Virol Methods, 2013, 193(1): 128-130.

[129] PAPAEVANGELOU V, QUINLIVAN M, LOCKWOOD J, et al. Subclinical VZV reactivation in immunocompetent children hospitalized in the ICU associated with prolonged fever duration [J]. Clin Microbiol Infect, 2013, 19(5): E245-E251.

[130] GILDEN D, NAGEL M A, COHRS R J. Persistence of varicella zoster virus DNA in saliva after herpes zoster [J]. J Infect Dis, 2012, 205(7): 1178.

[131] NAGEL M A, CHOE A, COHRS R J, et al. Persistence of varicella zoster virus DNA in saliva after herpes zoster [J]. J Infect Dis, 2011, 204(6): 820-824.

[132] GERSHON A A. Tale of two vaccines: differences in response to herpes zoster vaccines [J]. J Clin Invest, 2018, 128(10): 4245-4247.

[133] LEVIN M J. Varicella-zoster virus and virus DNA in the blood and oropharynx of people with latent or active varicella-zoster virus infections [J]. J Clin Virol, 2014, 61(4): 487-495.

[134] RAU R, FITZHUGH C D, BAIRD K, et al. Triad of severe abdominal pain, inappropriate antidiuretic hormone secretion, and disseminated varicella-zoster virus infection preceding cutaneous manifestations after hematopoietic stem cell transplantation: utility of PCR for early recognition and therapy [J]. Pediatr Infect Dis J, 2008, 27(3): 265-268.

第二篇　水痘和带状疱疹

　　水痘－带状疱疹病毒（VZV）是一个古老的病毒，属于疱疹病毒亚科。此病毒为双链 DNA 病毒，比较保守，变异性小，目前主要分布有 5 个遗传支。人类是它的唯一宿主，它具有嗜皮肤、神经和 T 细胞特性。初次感染的临床表现是水痘，好发于儿童，VZV 大量增殖后传递至上皮组织，感染真皮表皮连接处的细胞，导致特征性水疱。同时，VZV 沿着感觉神经轴突末梢上行至感觉神经节的神经元胞体内潜伏下来。机体免疫功能下降时，病毒在宿主背根神经节中重新被激活，顺着轴突传输到皮肤，导致带状疱疹发作，VZV 再传播给年幼的个体，通过潜伏感染和裂解性感染的方式，此病毒一代又一代地传播下去。

　　"带状疱疹"这个病名，恰如其分地反映了这个疾病的特性。"带状"，即束带样分布，是指沿着一条神经支配区走行；"疱疹"，是受累神经支配皮区上皮肤的簇集皮疹、疱疹和溃变。临床上表现为界线清晰、独具特色的单侧皮疹水疱，并常伴有剧烈的疼痛。提示此病毒不仅破坏皮肤，更损伤神经。从病毒的发源地来看，它从潜伏的神经元中激活合成，沿着轴突输送至神经末梢，喷发到皮下。因此它刺激神经在先，破坏皮肤在后。万幸的是，病毒由于本身的增殖周期，2～3 周后即不再具有生命力和破坏力；还有皮肤有超强的自愈能力，几周的时间，皮肤的溃变就可以修复了，但是被病毒蚕食破坏的神经持久难愈。

　　准确地说，"带状疱疹"不仅仅是皮肤病，更是神经性疾病，是病毒性神经损伤疾病。它带给我们人类最严重、最常见的苦果，不是对皮肤的破坏，而是对神经的蚕食，表现为急性期的剧痛难忍，带状疱疹消退后，10%～15% 以上的人还要遭受疼痛的折磨，那种疼痛迁延不绝，长达数月至数年。

　　近年来，带状疱疹和 PHN 的患者数量大幅增加。年龄偏大和免疫力受损都是带状疱疹的危险因素，随着人口老龄化，带状疱疹及其并发症（包括 PHN）的发病率会增加。可以预测，由于儿童普遍接种水痘疫苗导致亚临床免疫增强的概率降低，成年人患带状疱疹的人数可能会增加。虽然可以通过接种带状疱疹疫苗阻止带状疱疹发病率增加，但目前尚不清楚带状疱疹疫苗接种的普及程度。因此需要努力开发新的有效干预措施以预防、治疗带状疱疹和 PHN。

第六章 水痘和水痘疫苗

尽管我们关注的是带状疱疹神经痛，但是不能不先提到同一病毒引起的另一种疾病——水痘。多年来，似乎很少有人关注 VZV。人们早就知道 VZV 可引起水痘，它是一种无痛的传染性疾病。水痘一直被当作一种并不严重的疾病，几乎是每个人童年时期都会经历的一种疾病，几天后就会痊愈。

直到 20 世纪人们才逐渐发现水痘与另一种疾病——带状疱疹有些关联；随后人们意识到带状疱疹患者可将病毒传染给以前未患过水痘的儿童和成年人。当时人们普遍接受的观点是，感染了病毒后或死亡或恢复，然后病毒就消失了。到 20 世纪早期，人们开始对单纯疱疹病毒（HSV）进行研究，发现 HSV 感染后可在神经组织中潜伏[1]。20 世纪 40 年代，Garland 提出 VZV 是一种能够在水痘后发生潜伏感染的病毒，并且它在人体内一直保持沉默，可以持续存在几十年。VZV 可能在水痘后以某种方式潜伏着，然后恢复活力，导致带状疱疹。

20 世纪 50 年代初化疗药物兴起后，人们对 VZV 的认识发生了根本性的变化。有人注意到，正在接受治疗的白血病儿童可能表现出广泛、异常严重甚至致命的水痘[2]。诺贝尔奖获得者 Weller 当时在哈佛大学医学院，他第一次在细胞培养中分离出 VZV[3,4]，他用免疫荧光技术证明在细胞培养中有病毒的存在[5]，并且描述了这种致命的水痘。同样人们也发现在越来越多的老年人中发作的带状疱疹造成了一个新的社会负担。

第一节 水 痘

一、水痘临床概述

（一）临床表现

水痘的发作在未接种疫苗的人群中很普遍，起病较急，在皮疹出现前可伴有体温升高、消化道不适等不典型的症状，24 小时内可陆续出现皮疹，皮疹先发于头皮、躯干受压部分，呈向心性分布，最开始为粉红色小斑疹，之后逐渐增大形成圆形紧张水疱，伴有红晕，也可见于口腔、咽部、眼结膜、外阴、肛门等黏膜处。典型的皮损变化为由小红色斑丘疹形成疱疹，通常会有 250 ～ 500 个皮损，持续 1 ～ 2 周[6]，而后结痂直至脱痂，一般不留瘢痕，可伴有瘙痒。水痘常见于儿童；如果成年人发水痘，病情往往会很严重甚至致命。

水痘是最具传染性的疾病之一，比天花和麻疹的传染性弱。水痘主要由水痘或带状疱疹患者皮肤疱液中的 VZV 引起，VZV 通过飞沫经人的呼吸道进入体内[7]。水痘的潜伏期为 2～3 周，在此期间机体固有免疫和适应性免疫功能都会被调动起来。固有免疫是由表皮细胞中产生的 IFN-γ 调节，CD4 和 CD8 淋巴细胞作为特异性抗体和细胞免疫，在一定程度上延缓了病毒血症的扩散。最终 VZV 战胜了皮肤中的干扰素反应，在皮肤内增殖，形成水痘[8]。在对抗 VZV 的反应中最重要的是细胞免疫[6]。不幸的是，在这些反应完全建立之前，感觉神经末梢和淋巴细胞已经将 VZV 转移至神经元，并潜伏下来。

（二）水痘的并发症

水痘的并发症主要涉及神经系统和细菌感染[6]。神经系统并发症包括小脑性共济失调、脑炎、脑卒中/血管病变、各种麻痹；其他并发症包括肺炎、蜂窝织炎和败血症。罕见的并发症包括胃肠道感染、关节炎、肝炎、肾小球肾炎和原发性病毒性肺炎。对于婴儿和免疫功能低下的患者，水痘可能有致命风险。美国的疫苗接种始于 1996 年，在这之前尽管有特定的抗病毒药物，但每年仍有 100～125 人死于水痘[6]。病情严重的水痘患者通常有广泛的出血性皮疹，常伴有肺炎和肝炎。正在接受治疗的癌症患者、人类免疫缺陷病毒（HIV）感染者、接受高剂量皮质类固醇的患者都是高风险人群。患有水痘的孕妇可能会出现严重感染并可能感染胎儿，导致先天性水痘综合征，对神经系统有严重损害[6]。

（三）临床检测

临床检测包括电子显微镜检查、病毒分离、补体结合试验、间接荧光抗体检测、PCR、涂片染色分析等，通常于出现皮疹后 3 天左右病毒活性较强时进行取样检测，不同的检测方式各有利弊和优缺点[9]，可能与各地的检测条件不同有关。除此以外，需要结合患者的病毒接触史、典型的皮损分布及变化特点配合诊断，外周血象的变化通常为白细胞数正常或偏低，淋巴细胞数量则相对较高。

（四）新生儿水痘

母亲在分娩前 5 天至分娩后 2 天之间出现皮疹时，会发生严重的新生儿水痘[10-12]。新生儿水痘的围生期死亡率很高[13]。严重的新生儿水痘通常归因于宫内后期感染和母体缺乏抗体。有学者报道[11]，妊娠期患水痘的母亲所生的 281 名儿童中，62% 的新生儿可被累及，死亡率达 30%[14]。最严重的先天性新生儿水痘是致命的泛发性水痘[11]，并伴有脑和肺的损伤[15]。坏死性肺部改变导致的难治性低氧血症可致死[11]，一般发生于出生后 10 天内[15]。

母亲出现皮疹时，出生前 5 天至产后 2 天是新生儿水痘风险最高的时期[16]。50 名有先天性新生儿水痘患儿中，23 名是由于母亲在妊娠的最后 4 天 VZV 感染发作，其中 7 名患儿病亡；而其他 27 名新生儿是在分娩前 5 天母亲出现皮疹，胎儿出生后存活下来。可见新生儿存活与出生前母体抗体的形成有关[11,17]。

（五）孕妇水痘

根据中国疾病预防控制中心（CDC）的统计[18]，水痘的死亡率15～19岁年龄段为2.7/10万，30～39岁年龄段增至25.2/10万。孕妇的水痘死亡率高于非孕妇，通常是由呼吸衰竭引起的死亡[15]。VZV感染的孕妇中有5%～10%会发展成水痘性肺炎[19]，一般在皮疹的第2～6天出现，并伴有发热、咳嗽和呼吸困难。这些症状可能是短暂的，也可能发展为严重的缺氧[15]。妊娠期水痘性肺炎的危险因素包括吸烟、皮疹超过100个和胎龄大[19-21]。妊娠期肺炎的发生率没有增加，但更为严重[22]。法国1979～2000年调查了428例因水痘死亡的病例，其中61%的死者年龄在15岁以上[15]。在抗病毒治疗出现之前，非孕妇的水痘性肺炎死亡率为11.4%～15%[20, 23]，孕妇为45%[20, 24, 25]。1980年以后，随着抗病毒治疗的发展和呼吸管理的进步，水痘性肺炎引起的孕产妇死亡率降至13%～14%[20, 22]。目前对复杂的孕妇水痘病例，建议采用抗病毒治疗[26-28]。

二、水痘流行病学特征

水痘多发于1～9岁儿童。近年一些研究报道水痘在成年人中暴发流行，故使用全人口发病率能够更好地反映社区人群的发病情况[29]。美国疾病控制与预防中心利用国家水痘监测系统中的数据，分析了数据质量比较稳定的4个州（伊利诺伊、密歇根、得克萨斯和西弗吉尼亚）在1990～2001年水痘发病率的变化。1990～1994年四个州的全人口水痘发病率没有什么变化，保持在110/10万～380/10万。但是从1999年开始，水痘的发病率有明显的下降。到2001年，四个州的发病率已下降至30/10万～90/10万[30]。这个结果和我国目前各省发病率的情况相近。根据欧洲哨点监测系统报告，2000年1～6月，英格兰、荷兰、葡萄牙和西班牙的社区人群水痘发病率分别为250/10万、130/10万、210/10万和270/10万，都高于我国水痘发病率的平均水平[31]。

2013～2017年沈阳市共报告水痘病例22 853例[32]，年均报告发病率为55.43/10万，2017年发病率最高为67.40/10万。水痘病例在时间上呈双峰分布，5月和12月病例最多；病例男性多于女性，男女性别比为1.15∶1；报告病例年龄分布主要集中在0～29岁，占全部报告病例的91.38%；学生为水痘的高发人群（51.88%）；年均发病率城区为67.26/10万，郊区为73.44/10万，疫情高于农村地区（12.03/10万）。上海市2009～2017年共报告水痘暴发疫情1866起[33]，每年154～346起，共发生水痘病例20 488例，年均罹患率为1.01%；其中1860起（99.68%）属于暴发，有20 453例（约99.83%）病例发生于学校；发病高峰在10～11月和3～4月；11 194例（约54.64%）病例有水痘疫苗免疫接种史。

三、水痘的治疗

应注意早期隔离，一般不少于2周，若疑似者与病毒携带者有密切接触，则应额外多隔离 1 周。通常以保守治疗为主，给予患者对症支持及营养治疗，加强护理，勤换衣服，勤剪指甲，同时注意对皮损部位皮肤的保护，防止继发感染 [34]。若疱疹完整，患者感觉瘙痒难耐，可外搽炉甘石洗剂，若已发生皮肤破溃甚至感染，可外用抗生素软膏。若患者的病情较为严重，自身存在免疫能力低下等情况，则需在发病后 24 小时内尽早给予抗病毒治疗。

第一个特异性治疗 VZV 感染的抗病毒药物是阿昔洛韦，于 1982 年获得了美国食品药品监督管理局（FDA）许可并开始使用 [35]。几十年临床经验表明，口服或静脉注射阿昔洛韦可有效对抗 VZV（水痘和带状疱疹），并且非常安全，耐受性良好 [36]。另外，开发和改进的口服药物有伐昔洛韦和泛昔洛韦。这些药物对治疗严重水痘的高危儿童，以及大多数带状疱疹患者也很有效。

在常规接种水痘疫苗的国家，对抗病毒治疗的需要越来越少。

四、危险因素

（一）人口密度和医疗卫生条件

与其他传染病类似，密集的人口分布、低劣的卫生条件均可促使病毒传播和感染，不利于临床治疗。水痘发病率在全国不同省份之间存在明显差异 [37]。以 2010 年为例，在省市级层次上，北京、上海、天津、西藏和宁夏 5 个省（自治区、直辖市）的年平均发病率高居全国的前五位。在县级层次上，年发病率大于 100/10 万的 162 个县则分散在全国 28 个省（自治区、直辖市）。其中，云南省、四川省、辽宁省、广东省、甘肃省和新疆维吾尔自治区的高发病率县在 10 个以上 [37]。2010 年上海市和北京市的发病率分别为 72.33/10 万、69.89/10 万 [37]。

经济发达、人口密度大的城市和东部沿海的省份，如北京、上海和广东，其发病率高的原因可能与人口密度大、流动性大易造成呼吸道传染病流行有关；经济相对落后、人口密度小的西部地区，如西藏、新疆、甘肃，其发病率高的重要原因可能与卫生条件差、医疗服务覆盖面窄和水痘疫苗接种率低有关。这从关于局部地区水痘暴发流行的影响因素的研究中得到了证实 [38, 39]。

（二）妊娠期感染

妊娠期感染 VZV 可累及胎儿，导致胎儿先天性水痘的发生，甚至畸形或死亡，有研究显示，VZV 感染与妊娠期存在密切关联。妊娠 12 周前感染可使胎儿发生器官功能障碍及生理缺陷的概率为 0.4% 左右；妊娠 12 ～ 20 周感染则胎儿发生先天性水痘综合征的概率显著升高，可达 2.0%。妊娠 6 个月后发生水痘感染的概率较低，临床上呈零散分布，个别可导致胎儿畸形等。

（三）激素类药物及相关疾病

糖皮质激素可致重症水痘患者病情加重，主要原因在于长期使用激素患者免疫功能下降，从而更加有利于病毒的复制和传播。有研究表明，儿童水痘的发生与哮喘所用的吸入性激素无关，但与口服激素具有显著相关性。若患者合并相关的疾病，则水痘的易感性和严重程度可能增加，如白血病或肿瘤患者，接受大量皮质激素或其他免疫抑制剂使自身抵抗力降低，以及固有免疫或适应性免疫缺陷病、正在接受放疗的患者等。

（四）接种年龄及时间间隔

美国免疫实践咨询委员会的指南规定儿童 1 岁内进行初次免疫，5 岁左右进行强化免疫；欧洲则有报道显示初次免疫在 11 ～ 15 个月时进行，加强免疫则在 16 ～ 24 个月时进行；但仍有部分学者认为单次注射减毒活疫苗即可，初次接种疫苗低于 15 个月时后期发生水痘突破的概率可能升高[40]；水痘突破即经过免疫干预的患者仍可能再次罹患水痘，多项临床研究显示，免疫接种后 5 年及以上是发生水痘突破的危险因素。

第二节 水痘－带状疱疹病毒的免疫反应

VZV 可在健康人体内诱导很强的体液免疫和细胞免疫反应。体液免疫和细胞免疫在控制 VZV 感染中很重要[41]。细胞免疫在缓解 VZV 感染、诱导免疫记忆和预防再激活方面很重要[42]。

一、体液免疫

血清学检查可评估机体对水痘的免疫力。患有带状疱疹的患者在发病时可检测到 VZV 抗体，这表明该抗体不能抵抗这种形式的 VZV 感染。血清学检查很少用于诊断水痘或带状疱疹，也有一些例外情况，就是先前未接种疫苗的个体 VZV IgM 呈阳性，而且如同水痘发作一样，VZV IgG 显著升高也可用于诊断。水痘或带状疱疹发作后均可检测到血清 VZV 特异性免疫球蛋白 IgG 和 IgM 抗体，因此这些指标在区分原发感染和再激活方面无用。在水痘发作后 1 周内就可检测到 IgM 和 IgA。使用高灵敏度的 VZV 膜抗原荧光抗体（ГAMA）测定法，水痘发作多年后的健康成年人血清中还可 100% 检测到 IgG[43]。水痘发作后，血清中的 VZV IgG 可能在中和接种部位的病毒颗粒中起作用，以防止新的 VZV 感染。

接种疫苗后使用了多种方法测定 VZV 感染或血清转化的免疫力。这些测定包括 FAMA 测定、乳胶凝集试验（LAT）和酶联免疫吸附测定（ELISA）。FAMA 测定被认为是黄金标准，但现在很少使用。目前销售的 ELISA 试剂盒，在确定水痘的免疫力方面，尤其是接种疫苗后的免疫力，没有 FAMA 测定灵敏。一项研究表明 ELISA 对 VZV 抗体的敏感度低于 FAMA 测定，其特异度相当，分别为 74% 和 89%[44]。目前美国疾病控制与预防中心的实验室一直使用的是默克公司于 20 世纪 80 年代开发的 gP ELISA 检测法，其确切的抗原成分尚未公开，并且该测试对水痘的免疫力有过度解读；在水痘疫苗测试研究的早期，这种测定法高估了疫苗诱导的免疫力，认为 1 剂水痘疫苗足以满足保护性反应[45]。尽管从未发表过 FAMA 测定和 gP ELISA 的直接比较结果，但 FAMA 滴度看来比 gP ELISA 更能说明疫苗接种后的免疫力[45]。1 剂水痘疫苗仅能预防 85% 的发病，1990 年后期许多学校在接种和未接种疫苗的儿童中出现水痘暴发，提示接种 1 剂还不能很好地控制这种疾病[46]。同时，一项针对接种儿童的 FAMA 滴度研究发现，仅有 76% 的血清转化[45]。为了解决这些问题，2006 年美国建议常规使用 2 剂疫苗[18]，这样水痘得到了更好控制，其特点是与水痘相关的门诊就诊和住院人数下降。

二、细胞免疫

水痘和疫苗接种可诱导 T 淋巴细胞介导的长期免疫反应，参与 VZV 进一步临床感染的保护。VZV 的糖蛋白 E（gE）是丰度最高且具有免疫原性的病毒糖蛋白。CD4$^+$ 和 CD8$^+$ T 淋巴细胞均参与对 VZV 的应答，而 gE 特异性 CD4$^+$ T 细胞在控制病毒复制中起关键作用[47]。细胞介导的免疫对于 VZV 感染的恢复及控制潜在感染和再激活之间的平衡非常重要。亚临床（或临床）VZV 激活的内源性暴露和水痘或 HZ 的外源性再暴露可进一步促进持久记忆[48]（图 6-1）。水痘的免疫力通常可维持数十年，并定期增强免疫反应，因此水痘通常可终生免疫[46]。推广疫苗接种 20 多年来，实验室的结果表明对水痘的免疫力可持续存在[49]。关于长期预防 HZ 的细节尚不十分清楚，但 HZ 复发的可能性不大，仅少部分人可能会复发[46]。

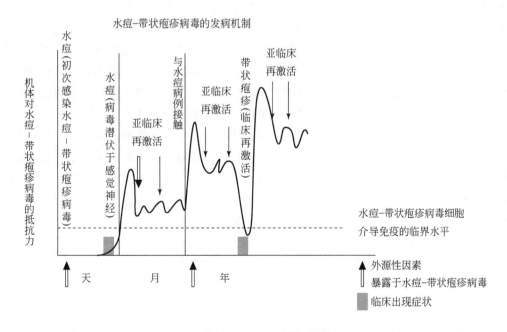

图 6-1　VZV 感染示例图

儿童水痘发作，机体免疫力的产生和带状疱疹的发作时间[50]。免疫力的产生往往是由于再次暴露于外源性 VZV 后及随着时间的推移 VZV 定期重新激活（通常无症状）。随着年龄的增长，免疫力不能控制 VZV 的重新激活，从而导致临床带状疱疹，带状疱疹发作后进一步增强免疫力

第三节　水痘减毒活疫苗

虽然被动免疫可减少易感者水痘发作的风险，但它很少会完全阻止水痘的发生。同样通过隔离水痘患者预防也不是很成功。抗病毒治疗是治疗水痘的方法之一，但是它在预防方面的成功经验很少。已知唯一防止水痘发生的有效方法是使用有效的疫苗[51]。

19世纪70年代日本大阪的高桥（Takahashi）教授及其同事开发了水痘减毒活疫苗[52]。这种疫苗在少数儿童和成年人中测试成功，随后许多临床试验对更多人进行了疫苗接种[53, 54]，最终获得了美国的许可。它是目前已知的最安全、最有效的疫苗之一，并在全球范围内运用。健康儿童的免疫率现已超过90%，这很可能提高了群体免疫。

一、Oka 疫苗株

高桥在研究脊髓灰质炎病毒如何减毒时发现了 VZV 的减毒性。病毒在不同温度和不同动物细胞培养条件下的增殖是不同的，人们常用此方法来给病毒减毒。他意识到病毒这一特性的重要性，发现 VZV 在37℃时比在39℃时有更高的滴度，并且对几内亚猪胚胎细胞比人胚胎细胞的感染性更高。他将 VZV 在34℃人胚胎肺细胞中连续传代11次，在34℃几内亚猪胚胎细胞中传代12次，在37℃人二倍体细胞（WI-38）传代3次。随后在人二倍体细胞（MRC-5）中再进行3次传代[55, 56]，得到了减毒病毒株。在20世纪的前期，有5项研究，利用早期患带状疱疹或水痘患者的囊泡液制备了水痘疫苗，并接种给健康儿童。据报道这些儿童都没有出现不良事件，但似乎没有人能够免疫水痘。高桥认为这些实验证明了儿童不太可能被他的候选活水痘疫苗伤害，而且这些疫苗已安全地给予许多不同的动物。由于没有水痘动物模型用来测试疫苗的安全性或有效性，高桥及其同事将这种疫苗用于健康儿童，其次是因其他疾病住院的儿童[52, 55, 56]。在最近患有水痘的家庭中对其他儿童进行免疫接种，证明了疫苗的免疫原性和功效。该疫苗接种者体内出现了特异性抗体，并没有患水痘。他们还为在学校接触水痘的儿童提供免疫接种，证实接种可以防止水痘。他们测定了接种者的细胞免疫力。由于白血病患儿发展成致命的水痘风险很高，他们为患有白血病，病情缓解至少6个月但仍在接受化疗的儿童接种了水痘疫苗。11名儿童中只有2名发生了皮疹，而且症状不严重[55, 56]。

1975年在美国约80%的急性白血病儿童正在接受水痘的治疗。这些主要是易感水痘的幼儿，并且在治疗白血病时，他们常会同时发水痘。有报道7%的白血病儿童死于水痘和荨麻疹[57]。他们即使接受了被动免疫和抗病毒治疗，也没有明显改善[58]。尽管20世纪70年代后期日本人报道了水痘减毒活疫苗的研究[59]。然而水痘疫苗在美国引起了极大争议[60-63]。人们担心这种疫苗会导致严重的潜伏感染、直接来自疫苗本身的不良事件，以及疫苗失败后长期刺激免疫等问题。最后1977年美国国家变态反应和传染病研究所组织的会议上同意调查水痘减毒活疫苗的临床试验，以及在白血病缓解期儿童中风险与益处的比例。一项大型的合作研究对191例易感水痘的白血病缓解期儿童进行了接种。这次会议最终组织了至少1年的观察。维持化疗患儿在接种疫苗后被留观2周；结果发现疫苗耐受性良好，仅有部分患儿出现皮疹，需要给予口服阿昔洛韦治疗。有 22 例疫苗接种者暴露在有水痘患者的家庭环境中，因为他们体内可检测到 VZV 抗体，未采取干预措施。几年的时间里，这些儿童的水痘发病率仅为 18%。所有水痘病例表现非常轻微。该疫苗在预防儿童水痘方面有 80% 的效果，可 100% 有效预防严重水痘[64]。在患有白血病的儿童中试验成功后，又对健康儿童进行了大量研究，所有试验都表明疫苗是安全的，对健康儿童非常有效[53, 65-69]。水痘减毒活疫苗最终于 1995 年获得了许可，在健康儿童中常规使用[51]。

从 V-Oka 还原为 WT VZV 理论上是可能的，但没有证据表明 V-Oka 可以还原为 WT VZV。恢复病毒似乎不太可能发生，因为可能需要基因组重新获得复杂且大量的同步改变才能实现。VZV 基因组非常稳定，任何两个 WT 毒株之间的差异不超过 0.1%[70]。对 WT 分离株的研究表明，组织培养 72 次传代中几乎没有发生变化[71]。病毒可以适应宿主的环境，这种变化也不太可能在受感染的宿主内发生。没有证据表明疫苗中分离株之间这些标记的逆转。尽管一小部分疫苗株可能在 ORF62 中包含一个 Oka 特异的 WT 标记，但尚未通过胸腺嘧啶 - 腺嘌呤克隆和测序鉴定出包含所有"固定"位置的等位基因，并证实疫苗株为 WT 分离株[72, 73]。没有证据表明疫苗中分离株之间这些标记的逆转。尽管在体外 WT VZV 和 V-Oka 之间有重组[74]，但尚未在体内实验中得以证明。

所有健康的水痘易感者普遍接种疫苗后，水痘的流行病学发生了很大变化。起初只给予 1 剂疫苗，当首次免疫反应后改善数月至数年，可以给予第二次[75]。目前约 90% 的儿童接种 2 剂水痘疫苗[76]，水痘住院和死亡的发生率下降了 90% 以上[77-79]。有证据表明，野生型 VZV 的流行率在下降[80]，并且现在确实很少看到有这种感染的儿童或成年人，且大多数病例都可追溯到带状疱疹患者。接种疫苗的儿童可能会出现轻微的水痘，称为"突破性水痘"，但这对于已经接受过两次疫苗接种的人来说很少见[6, 75]。据报道，突破性水痘的发病率每年不超过 6%，诱因是感染了野生型 VZV。但临床表现较温和，即使发病也比未接种疫苗者症状轻微，皮损少、病期短、低热或不发热。此类型水痘症状不典型，发病早期易被家长忽略，更须引起警惕。接种疫苗后，带状疱疹的发病率也低于自然感染者[81, 82]。而多达 50% 接种疫苗者的带状疱疹是由野生型 VZV 引起的[82]。

水痘减毒活疫苗是目前最安全的疫苗之一，在世界范围内广泛使用。疫苗接种后很少或没有证据表明免疫力下降[83-85]。由于病毒可能仅有低水平的再激活，引起的带状疱疹无症状或症状非常轻微，但可刺激机体免疫力提高，以增强对 VZV 的免疫应答。Hope-Simpson 首先提出，随着年龄增长，VZV 免疫力下降，患者易发带状疱疹[48]。他还假设患者发水痘后，暴露于病毒环境中，如与活动性水痘儿童密切接触，可重新刺激 VZV 的免疫力。他进一步提出，VZV 在体内低水平再激活而没有症状可刺激机体免疫力。研究表明，VZV 感染患者的暴露程度可增加无症状的特异性免疫[86, 87]。此外，VZV 亚临床再激活也会刺激免疫力提高[88-93]。

二、疫苗的使用现状

（一）开发疫苗的原因

在美国实施水痘疫苗接种计划之前，估计每年有 400 万水痘病例，并且由于水痘平均每年有 11 000 ～ 13 500 人住院，100 ～ 150 人死亡[94]。大多数死亡病例为健康个体。自然感染通常使得机体对水痘产生终生免疫。水痘死亡的最高风险在成年人，是学龄前儿童的 20 ～ 25 倍[95]。

水痘减毒活疫苗是由日本的高桥教授开发的。该疫苗最初在健康的日本成年人和儿童的小规模中进行了测试，非常安全，可以防止水痘在家庭和住院患者之间传播。为少数免疫功能低下的日本儿童，其中大多数是白血病接受治疗的儿童，谨慎地注射疫苗也很安全[96]。日本对这种疫苗的研究结果确实令人信服。

美国首先对无症状白血病儿童和健康成年人进行水痘疫苗检测。人们普遍认为，与健康儿童相比，水痘疫苗的风险与收益比值更适合这些高风险人群。免疫功能低下的儿童和成年人比健康儿童从疫苗中获得的益处更多。抗病毒药物阿昔洛韦的应用使得人们有可能在免疫力低下的儿童中研究该疫苗，因为如果受试者因疫苗株或野生型水痘的严重突破感染而发热或出疹，可以迅速对其进行治疗。在白血病儿童的水痘疫苗研究中，没有发生需要静脉注射阿昔洛韦的严重事件[64]。高危儿童 VZV 疫苗试验的结果令人鼓舞，使得人们进一步探索健康儿童接种疫苗的安全性和有效性[64]。

在针对免疫功能低下儿童的水痘疫苗早期研究中，一个极其重要的因素是可用 FAMA 法测定。FAMA 测定不仅能反映中和抗体[97]，而且该方法本身也在密切接触水痘的个体中进行了广泛的临床评价。那些接受 FAMA 检测的人，在与水痘个体密切接触并发生非常轻微水痘的概率不到 2%[45]。相反，那些未检测到 VZV FAMA 阳性的人在与水痘患者密切接触时，约 60% 的人会发水痘。因此在已知 FAMA 阳性并且密切暴露于其兄弟姐妹的白血病儿童接种疫苗后，就无须再用水痘 - 带状疱疹免疫球蛋白（VZIG），因为该疫苗将能起到保护作用。从对白血病儿童的这些研究中，可以计算出疫苗的效力，接种 2 剂疫苗的效力约为 85%[64]。尽管少数白血病儿童接种疫苗后仍发水痘，但病情很轻，不需要抗病毒治疗。如因疫苗患者发生严重水痘，可用阿昔洛韦进行治疗，这对研究潜在白血病患儿的疫苗也至关重要。更为重要的是，后来随访的这些儿童中，疫苗诱导的免疫可持续多年。此外，白血病儿童接种疫苗后带状疱疹的发生率低于经历过自然感染水痘的白血病儿童[81]。这些重要发现引起了人们对探索健康儿童常规接种疫苗的兴趣。

据报道，在诊断白血病后不到 1 年的儿童（不在上述研究中）中很少有因接种 VZV Oka 株发展为严重或致命的水痘的病例[46]。因此人们认识到，对健康儿童进行普遍接种会更安全，能通过群体免疫保护免疫功能低下的儿童。目前不建议将水痘疫苗接种于免疫功能低下者，但某些免疫功能控制良好的 HIV 感染儿童可除外[46]。在很大程度上，免疫功能低下的儿童中严重的水痘很少见，主要是由于群体免疫。

（二）疫苗效力

早期为了测定健康儿童接种疫苗后的血清转化率，大多数研究主要使用了 gP ELISA 方法，gP 可能会高估疫苗诱导的水痘免疫的形成。另外，预防水痘的疫苗作用与接种者有关，从许多研究，特别是暴发的研究可以清楚地看到，接种 1 剂疫苗，仅有约 85% 的预防作用。但 1 剂疫苗对重度水痘具有很强的预防作用。当时健康接种者中用高度灵敏和特异的 FAMA 测定可获得的数据很少。然而在随后的一项研究中，接种 1 剂疫苗后 FAMA 的血清转化率令人失望，仅为 76%[45]。值得注意的是，制定了接种 2 剂疫苗标准后，针对水痘的保护率有所提高。健康儿童的病例对照研究表明，接种 1 剂疫苗后预防疾病的比例为 85%，2 剂后为 98%[75]。重要的是，没有证据显示随着时间流逝，水痘的免疫力会下降[83]。最近的一项研究证实，没有接种疫苗后对水痘免疫力减弱的证据[84]。

（三）批准后疫苗的功效和效力

在世界范围内实施 1 剂或 2 剂的 VZV 免疫接种计划，可以减少健康个体和免疫受损个体的 VZV 感染负担。1994 ～ 2002 年，1 剂 VZV 疫苗导致与水痘相关的住院率下降 88%，门诊就诊率下降 59%[98]。2013 ～ 2014 年与 2005 ～ 2006 年（几乎在建议使用 2 剂之前）相比，水痘的年平均发病率下降了近 85%。发病率下降最大的是 5 ～ 9 岁和 10 ～ 14 岁的儿童[99]。

尽管有时在接种疫苗的人群中会出现突破性感染，但通常这种发作是轻度的，严重的并发症极为罕见。最近的一项研究表明，1 剂 VZV 疫苗预防中度或重度水痘的疫苗效力为 100%，预防所有水痘的预防效力为 81%[99]。并非所有这些儿童都接受过 2 剂疫苗。随着 2 剂疫苗接种者的比例随时间延长而增加，在社区的保护效力有望提高。

接受 VZV 疫苗接种的白血病患儿的 HZ 发病率比接受天然 VZV 感染的患儿要低[81]。最近，健康儿童疫苗中 HZ 的发生率也比经历过水痘的同年龄段儿童低[82]。

流行病学家在 21 世纪初提出了一个问题，即在人群中广泛使用水痘疫苗是否会减少 WT VZV 的流行，从而导致中年人免疫力缺失，提高了带状疱疹的发病率[100]。带状疱疹的致命性流行是通过计算机建模预测的[100]。但是这一假设基本已被否定。没有临床证据表明，普遍使用水痘疫苗会导致 HZ 发生率增加。在约 70 年前，美国的水痘发病率就已经增加了，这远早于水痘疫苗的开发和使用。值得注意的是，在美国引进水痘疫苗后，发病率没有上升[101]。带状疱疹发病率的增加无疑是多因素的，如生存期延长、人群中免疫功能低下的个体数量增加及社会心理压力增加等，这是现代社会的其他问题，但与水痘疫苗的广泛使用无关。

（四）获准后疫苗的安全性

水痘疫苗对健康人是安全的，并具有良好的耐受性。它已在全球 46 个国家 / 地区销售，并已使用数百万剂。1995 ～ 2005 年，美国就接种了约 4800 万剂疫苗，据报道，最常见的不良事件包括短暂的皮疹、发热和注射部位反应 [如发红和（或）不适]。有小部分事件（5.0%）被归类为严重事件，如短暂性脑膜炎[102]。据报道，在时间上与水痘疫苗接种相关但未必由病毒引起的严重不良事件包括荨麻疹、复发性丘疹性荨麻疹、共济失调、血小板减少症、肺炎、过敏性反应、脑炎、多形红斑、脑卒中、横纹肌炎和死亡[46,102,103]。VZV 毒株的鉴定对于调查接种疫苗后的不良事件至关重要[104]。已确认由 VZV Oka 株引起的罕见并发症包括肺炎、肝炎、带状疱疹性脑膜炎、HZ 复发、严重皮疹和继发性传播[46,102,103]，通常这些严重的不良事件与免疫功能低下者接种了疫苗有关。据报道，与分别接受麻疹 - 腮腺炎 - 风疹

（MMR）疫苗和水痘疫苗的儿童相比，9～30月龄的儿童接种MMRV疫苗后，高热惊厥的发生率略有增加，接种MMRV疫苗者中，每2300例儿童中会有1例出现高热惊厥，而单独使用MMR疫苗和水痘疫苗未出现高热惊厥。在接受第2剂MMRV联合疫苗接种的4～6岁儿童中，未发现高热惊厥的风险增加[105,106]。

三、推行2剂水痘疫苗后的水痘流行病学特征

自1996年起美国推行了常规接种1剂水痘疫苗项目。根据两个开展水痘主动监测区域的数据，在开展水痘疫苗接种项目后的10年间，水痘的发病率下降了90%[107]。然而，由于水痘暴发仍时有发生，从2006年起便推荐和实行常规接种2剂水痘疫苗的免疫程序（12～15个月和4～6岁）[18]。随着发病率下降[77,107-110]，各州得以开展以个案为基础的水痘监测，并通过美国国家法定传染病监测系统（NNDSS）将水痘信息报告至美国疾病控制与预防中心（CDC）。各州提供的数据成为全国监控水痘流行趋势的主要来源[111]。美国CDC之前利用NNDSS的数据报道了从接种1剂水痘疫苗末期至接种2剂水痘疫苗的前几年（2006～2010年），全国水痘发病率下降了72%[111]。2005～2006年（推荐接种2剂之前）至2013～2014年，水痘发病率总体下降了84.6%，5～9岁（89.3%）和10～14岁（84.8%）儿童的发病率下降幅度最大。长期以来，水痘特异性数据的可用性发生着变化。2013～2014年，美国CDC通过两个关键变量以监测报告的完整性，即水痘患者的疫苗接种状况（至少接种1剂水痘疫苗）和基于皮损数量的疾病严重程度，完整率分别为54.2%和39.1%。

水痘病例的人口学、临床和流行病学数据主要是通过州和地方卫生部门监测，以电子的形式经NNDSS传输至美国CDC。从各州向美国CDC报告第1例水痘病例的那年开始，美国CDC分析了所有报告水痘病例的州和哥伦比亚特区的数据。在先前发表的一篇报道中，通过足量的特定纳入标准（发病率不低于1/10万）和持续报告（不少于3年）计算水痘发病率[111]。基于被动监测的数据，计算2005～2014年每年全国各年龄段的水痘总发病率，将来自各州的确诊和可疑病例总数除以该州人口普查获得的总人口数。确诊水痘病例是指急性发作的弥漫性斑丘疹，已经被实验室确诊的，或者符合水痘临床学诊断，或者与某一已确诊的水痘病例或可疑水痘病例有流行病学联系，并排除了其他明显病因的病例；可疑水痘病例是指符合水痘临床学诊断，但是没有被实验室确诊，或者没有与其他确诊水痘病例或可疑水痘病例存在流行病学联系的病例。为了分析接种1剂水痘疫苗末期至接种2剂水痘疫苗的最近几年期间水痘的流行趋势，计算了2005～2006年和2013～2014年的平均发病率，以说明这些年的年度变化率。

为了评估实施水痘疫苗接种项目后水痘发病率的变化，Lopez等[99]分析了1993～2014年伊利诺伊州、密歇根州、得克萨斯州和西弗吉尼亚州的数据，包括美国实施水痘疫苗接种项目开展前的数据。这4个州在实施水痘疫苗接种项目前已经将每年的水痘病例报告给美国CDC。他们研究分析了2013年和2014年水痘病例资料以评估美国CDC监控的关键变量：水痘患者疫苗接种状况、疾病严重程度（基于皮损数量）、就诊住

院及与暴发的关联性（各州对水痘暴发的定义有差异，有定义不少于 3 例病例的为暴发，也有定义不少于 5 例病例的为暴发）。水痘分为轻度（皮损少于 50 个）、轻中度（皮损 50 ～ 249 个）、中度（皮损 250 ～ 499 个）及重度（皮损不少于 500 个，或者出现其他并发症，如细菌感染、水痘性肺炎、脑炎、住院或死亡）。

2005 ～ 2014 年，通过 NNDSS 将水痘数据报告给美国 CDC 的州的数量从 2005 年的 27 个上升至 2014 年的 40 个，上升了 48.1%。2014 年美国上报病例的 40 个州中，有 38 个州实施了基于病例的水痘监测。2005 ～ 2006 年，平均发病率为 25.4/10 万，到 2013 ～ 2014 年，平均发病率为 3.9/10 万，下降了 84.6%。其间所有年龄段的发病率下降差异均具有统计学意义，5 ～ 9 岁（89.3%）和 10 ～ 14 岁（84.8%）的儿童发病率降幅最大。但能达到足量纳入（发病率不低于 1/10 万）和持续报告（不少于连续 3 年）的州较少，2005 年为 26 个州，2014 年为 35 个州；然而，这些州的水痘发病率从 2005 ～ 2006 年的 27.3/10 万降至 2013 ～ 2014 年的 5.4/10 万，下降了 80.2%。

接种疫苗的普及明显降低了水痘发生率及其并发症发生率、住院率和死亡率[77, 85, 99]。伊利诺伊州、密歇根州、得克萨斯州和西弗吉尼亚州 4 个州在实施水痘疫苗接种项目之前，每年已报告病例，从 1993 ～ 1995 年到 2013 ～ 2014 年的发病率平均降幅达到 97.4%（92.9% ～ 97.9%）（图 6-2）。由于安全和有效，世界各地许多其他国家也普遍采用了常规疫苗。后来水痘疫苗也陆续在中国、日本和韩国普及。

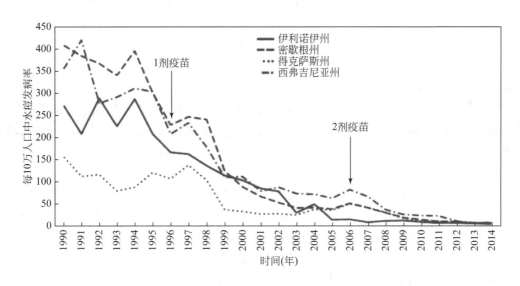

图 6-2　实施水痘疫苗接种计划前后美国 4 个州每年报告的每 10 万人口中水痘发病率[99]

2013 ～ 2014 年，各州报告到 NNDSS 的水痘特异性信息的完整性差别较大。12 784 例（占 59.8%）水痘病例有水痘疫苗接种记录；其中 7000 例（占 54.8%）病例至少曾接种过 1 剂水痘疫苗。2266 例病例（占 32.4%）报告了接种剂次数，其中 921 例（占 40.6%）曾接种 1 剂水痘疫苗，1331 例（58.7%）曾接种 2 剂，14 例（0.6%）曾接种 3 剂。共有 3715 例（17.4%）病例报告中含有住院就诊的信息，其中 81 例（2.2%）显示患者曾住过院。76 例住院病例中的 17 例（22.4%）有水痘疫苗接种记录，显示接种过疫苗，其中 13 例接种过疫苗的住院病例记录了接种剂次。13 例病例中 8 例接种了 1 剂，5 例接种了 2 剂。在有皮损数量记录的 8358 例（39.1%）病例中，4269 例（51.1%）为轻度，其余 4089 例（48.9%）为中度至重度。接种过水痘疫苗的病例（76.8%）比未接种疫苗的病例（23.2%）出现更多的是轻度症状，差异具有统计学意义。13 826 例（占 64.6%）病例记录有病例的暴发关联信息，其中 2279 例（16.5%）与暴发关联。9104 例患者中，2240 例（24.6%）病例有实验室检测信息，其中 1842 例（82.2%）在 PCR、直接荧光抗体试验、IgM 酶联免疫吸附试验或病毒培养实验中呈现阳性结果。

自 1996 年美国实施水痘疫苗接种项目起，一直到开展 2 剂水痘疫苗接种项目的早期，水痘的发病率呈显著下降趋势，这些在先前的报道中都有记录[77, 107-112]。1995～2010 年，用于评估水痘疫苗接种项目效果的资料来自一项水痘主动监测项目，该项目于 2010 年已停止[77]。自 2000 年起，美国更多州直接通过 NNDSS 报告水痘病例，现在可以用这些资料评估水痘疫苗接种项目[111]。根据 NNDSS 记录的数据，2005～2006 年（接种 1 剂水痘疫苗的最后 2 年）至 2013～2014 年的水痘发病率下降了 85%，从开始实施水痘疫苗接种项目起，水痘发病率下降了 97%。自推荐接种 2 剂水痘疫苗以来，发病率出现最大降幅的年龄组是更可能接种第 2 剂水痘疫苗的人群（5～14 岁儿童和青少年）。2013～2014 年间 55% 的水痘报告病例都接种过水痘疫苗。在高接种率的人群中有这一发现并不意外，这个人群中总发病率下降了，但仍然发病的患者很高比例出现在已经接种过疫苗的人群中。

因为水痘发病率持续下降，美国更多州能够实施基于病例的监测。约 80% 的州可以将基于病例的水痘数据报告给美国 CDC 用于全国的监测。然而，资料的完整性差异很大，近40% 病例的关键变量信息存在缺失。各州持续努力改善报告工作和报告资料的完整性，对准确描述水痘流行病学和变化趋势很有价值。

虽然仅纳入有着足量且持续报告州的资料进行趋势分析，水痘的发病率会略高些[111]，但 2005～2006 年和 2013～2014 年的下降百分比是相似的。因此，在计算发病率时将足量和持续的报告标准去除，可纳入更多州的资料，这样可以提供一个更具代表性的美国全国水痘发病率。

水痘监测数据也可提供住院病例和死亡病例等严重病例的特征信息。对管理资料（出院、医疗报销和生命统计）的分析显示，实施水痘疫苗接种项目以来，所有年龄段水痘病例的住院率和死亡率都显著下降，分别下降了 86%～93% 和 87%[78, 98]。然而，仍需了解严重病例仍在发病的原因，以及这些病例是否发生于接种过疫苗的人群。只有提高 NNDSS 信息的完整性才可以评估不同疫苗接种状况下的严重结局。

2002 年时人们假设水痘疫苗广泛接种的地区，VZV 的流行会减少，但缺乏免疫刺激，可导致带状疱疹增加[100]。现在已经很明显地看到，中国带状疱疹的发病率正在上升，原因可能是多方面的。它包括确诊患者的增加、人口老龄化、癌症患者和移植幸存者数量增加，以及现代社会的压力。现有文献表明，水痘的发作和带状疱疹的增加没有直接的相关性[113]。

随着水痘病例数的减少，美国各州有更多的机会改进水痘的监测，以更好地监控水痘疫苗接种项目的影响。自 2015 年起，美国 48 个行政区通过美国 CDC 的流行病和实验室能力项目的资助，增加 1 名疫苗预防性疾病监控协调员，以帮助加强水痘监测。开展基于病例的水痘监测的行政区都为改善病例报告及报告资料的完整性而努力。此外，美国CDC将会从受资助地区收到水痘暴发的资料，这样可以更好地评估接种第2剂水痘疫苗对水痘暴发的影响。这些努力将会有利于提高美国资料的准确性，为进一步评估水痘疫苗接种提供重要信息，并为疫苗接种政策的制定提供支持。

总之，水痘减毒活疫苗已经在世界各地广泛使用，此疫苗有高度安全性和有效性。人们通过以水痘减毒活疫苗作为带状疱疹疫苗的亲本，研发出更强大的疫苗，以预防带状疱疹。

第四节 世界卫生组织有关水痘和带状疱疹疫苗的立场文件[114]及解读[115]

2012年6月至2013年12月，世界卫生组织（WHO）组成水痘疫苗立场文件工作组，就疫苗相关的疾病负担、监测及疫苗安全性、有效性、成本效益、数学模型、上市后评价等内容进行逐个的专题讨论，形成需要解决的问题清单，进行系统综述，在系统综述的基础上进行证据质量评价，最终形成建议。WHO的立场：尽管水痘和带状疱疹所引起疾病的严重性和死亡负担远低于其他接种疫苗可预防的疾病，但接种水痘疫苗在降低VZV所致疾病的发病率和死亡率方面还是有相当的意义，尤其是对弱势人群，其公共卫生价值更大[114]。尽管WHO已经出台了明确的水痘疫苗接种建议，但我们不能机械照搬，需结合中国实际情况进行解读，探索性提出符合中国国情的水痘疫苗接种解读意见，为制定符合中国国情的水痘疫苗指导意见提供参考资料[115]。

一、疾病监测

WHO建议各国在将水痘疫苗（VarV）纳入儿童常规免疫前，应首先建立适宜的疾病监测系统，评估水痘的疾病负担，纳入儿童免疫规划后还需要持续监测。当前，我国已经将水痘列入法定报告的其他类传染病，并进行突发公共卫生事件信息报告。但全国没有建立监测系统，仅有部分地区自行开展了监测工作，以致全国的水痘疾病基线不清。目前水痘疫苗已纳入儿童免费免疫规划，但疫苗接种效果未进行系统监测。监测是基础，没有有效的监测系统就无法了解水痘的负担、疫苗接种的效果，更无法提出科学的建议，非常有必要在部分地区开展系统的水痘监测工作。

二、疾病负担

WHO建议水痘成为重要公共卫生负担的国家，应考虑将水痘疫苗纳入儿童常规免疫。在温带高收入国家疫苗接种前的时代，90%以上的感染发生在青少年之前，5%以下的成年人也为易感者。水痘死亡率的全球疾病负担低于其他主要传染病，如麻疹、百日咳、轮状病毒感染或侵袭性肺炎球菌疾病。据保守估计，全球每年水痘疾病负担包括 420 万例需住院治疗的严重病例和 4200 例死亡病例。在高收入发达国家，疫苗接种前，水痘的病死率约为 3/10 万，麻疹为（1～3）/1000。然而，当其他用疫苗可预防疾病得到很好的控制后，水痘在人群中的疾病负担就会凸显出来，并明显增加了医疗和社会经济负担。根据 2007 年开展的 1 项全国水痘疾病负担调查推算，2006 年全国水痘发病 471 万例，经济负担约 24 亿元人民币。2013～2017 年，每年水痘突发公共卫生事件 325～868 起，占学校所有传染病突发事件的 34%。我国在麻疹、乙型肝炎、流脑、乙脑等主要传染病得到有效控制后，水痘的疾病经济负担严重，学校停课、家长停工等现象明显成为社会关注的焦点，万幸的是水痘疫苗已经纳入计划免疫规划。

三、疫苗接种率

据 WHO 模型推算，当疫苗接种率＜30% 或≥80%，并长期保持稳定状态（30 年）时，预测因感染年龄推移而增加的发病风险极低。然而，如果中等疫苗接种率（30%～70%）维持较长的时间，感染年龄推移可能增加水痘的发病率和死亡率。对于大多数低收入和中等收入国家，疫苗接种率必须≥60%，才能大幅降低发病率。国内研究显示，我国的西部地区、农村地区的接种率较低，极有可能导致感染年龄后移，增加水痘的死亡率和重症发病率。为避免这种情况的发生，应尽快推广普及水痘疫苗儿童免疫规划，以保证较高的接种率非常必要。

四、初始免疫

WHO 推荐初始免疫时间为出生后 12～18 个月，世界各国大都采用这个建议。初始免疫时间的主要决定因素有 3 个方面：一是母传抗体的衰退规律，新生儿体内会有母传抗体的存在，一般认为母传抗体在出生 6 个月后消退，婴儿会失去母传抗体的保护；二是幼儿接种疫苗后产生抗体的能力，一般认为婴儿的免疫系统是一个逐渐成熟的过程，如果过早接种疫苗，将无法产生有效的免疫应答，保护效果不佳；三是幼儿感染水痘的规律，新生儿会随着年龄增长，更多地与外界接触，导致易感者有更多的感染机会。综合考虑以上 3 种因素，WHO 推荐首剂次接种年龄为 12～18 个月。中国目前也采取相同的接种规划。

五、接种剂次

WHO 认为接种 1 剂次可显著降低水痘的发病率和死亡率，但不能预防局部病毒循环和暴发，接种 2 剂次可具有较高的保护效果，进一步减少病例数和暴发。2 剂次最小间隔可参考疫苗说明书。美国 1995 年将 1 剂次水痘疫苗纳入儿童常规免疫后，5 年内总发病率降低＞70%，2006 年将第 2 剂次水痘疫苗纳入儿童常规免疫，年发病率进一步降至每年

2‰。中国北京也总结了很好的证据，1剂次自费接种（2007～2011年）期间报告发病率为（96.2～105.4）/10万，2012年接种2剂次水痘疫苗后（2013年）报告发病率下降至69.5/10万。2剂次的常规接种有充足的证据支持，已经被广泛接受，值得采纳。但第2剂次的接种时间需要商榷，目前中国有20多个省（市）出台了水痘疫苗接种意见，第2剂接种时间大多为4～6岁。水痘是一种经呼吸道传播、感染性很强的疾病，极易在入托、入学的时间暴发。结合实际情况，第2剂的接种时间应提前至入托之前完成，避免形成入托后的暴发高峰。

六、应急接种

WHO认为暴露3～5天尽快接种疫苗，可有效预防疾病。已有研究证明暴露后3～5天接种单剂水痘疫苗，可有效预防中度和重度水痘（有效率79%～100%），但预防任何程度水痘的有效性范围较大（9%～93%）。我国的观察性研究显示，托幼机构和中小学出现水痘疫情后，尽早接种水痘疫苗可降低水痘续发率，并减少水痘暴发持续的时间。建议集体单位出现水痘病例后，易感者尽快（3～5天）接种水痘疫苗。

七、与其他疫苗合用

水痘疫苗可与常规儿童免疫计划的其他疫苗同时接种。但不能与其他活病毒疫苗（麻疹、风疹混合疫苗，麻疹、腮腺炎和风疹联合疫苗）一起接种，应至少间隔28天方可接种[114]。

八、医护人员的疫苗接种

医护人员直接接触有较高水痘风险的人群时，对那些易感的医护人员（即未接种水痘疫苗且无水痘病史），应考虑接种2剂水痘疫苗。如果难以完成所有易感医护人员的疫苗接种，则那些与有严重水痘并发症风险的患者密切接触的医护人员应优先接种，如严重免疫力低下的患者、妊娠不足28周时出生的早产儿，或体重＜1000g的低体重儿[114]。

综上所述，根据对WHO水痘和带状疱疹立场文件核心问题的解读，我国应结合国情尽快建立水痘监测系统，评价水痘的疾病负担、疫苗接种的近期和远期效果。我国的水痘疾病负担沉重，应尽快大力推广普及水痘疫苗的儿童免费接种管理，并采取2剂次的免疫程序，建议第1剂次在12～18月龄完成，第2剂次接种在入托入园前完成；集体单位出现水痘病例后，应尽快为易感者接种水痘疫苗。

参 考 文 献

[1] PAINE T F. Latent herpes simplex infection in man [J]. Bacteriol Rev, 1964, 28:472-479.

[2] CHEATHAM W J, DOLAN T F, DOWER J C, et al. Varicella: report of two fatal cases with necropsy, virus

isolation, and serologic studies [J]. Am J Pathol, 1956, 32(5): 1015-1035.

[3] WELLER T H, STODDARD M B. Intranuclear inclusion bodies in cultures of human tissue inoculated with varicella vesicle fluid [J]. J Immunol, 1952, 68(3): 311-319.

[4] WELLER T H. Serial propagation *in vitro* of agents producing inclusion bodies derived from varicella and herpes zoster [J]. Proc Soc Exp Biol Med, 1953, 83(2): 340-346.

[5] WELLER T H, COONS A H. Fluorescent antibody studies with agents of varicella and herpes zoster propagated *in vitro* [J]. Proc Soc Exp Biol Med, 1954, 86(4): 789-794.

[6] GERSHON A A, BREUER J, COHEN J I, et al. Varicella zoster virus infection [J]. Nat Rev Dis Primers, 2015, 1:15016.

[7] CHEN J J, ZHU Z, GERSHON A A, et al. Mannose 6-phosphate receptor dependence of varicella zoster virus infection *in vitro* and in the epidermis during varicella and zoster [J]. Cell, 2004, 119(7): 915-926.

[8] ARVIN A M, MOFFAT J F, SOMMER M, et al. Varicella-zoster virus T cell tropism and the pathogenesis of skin infection [J]. Curr Top Microbiol Immunol, 2010, 342:189-209.

[9] 尹志英，来时明，钟建跃，等. 2006—2014 年浙江省衢州市水痘疫情流行特征及水痘疫苗免疫效果分析 [J]. 疾病监测, 2016, 31(4): 308-313.

[10] LAMONT R F, SOBEL J D, CARRINGTON D, et al. Varicella-zoster virus (chickenpox) infection in pregnancy [J]. BJOG, 2011, 118(10): 1155-1162.

[11] MILLER E, CRADOCK-WATSON J E, RIDEHALGH M K. Outcome in newborn babies given anti-varicella-zoster immunoglobulin after perinatal maternal infection with varicella-zoster virus [J]. Lancet, 1989, 2(8659): 371-373.

[12] SAUERBREI A, WUTZLER P. Neonatal varicella [J]. J Perinatol, 2001, 21(8): 545-549.

[13] MANDELBROT L. Fetal varicella - diagnosis, management, and outcome [J]. Prenat Diagn, 2012, 32(6): 511-518.

[14] PREBLUD S R, BREGMAN D J, VERNON L L. Deaths from varicella in infants [J]. Pediatr Infect Dis, 1985, 4(5): 503-507.

[15] BENOIT G, ETCHEMENDIGARAY C, NGUYEN-XUAN H T, et al. Management of varicella-zoster virus primary infection during pregnancy: a national survey of practice [J]. J Clin Virol, 2015, 72:4-10.

[16] ENDERS G, MILLER E, CRADOCK-WATSON J, et al. Consequences of varicella and herpes zoster in pregnancy: prospective study of 1739 cases [J]. Lancet, 1994, 343(8912): 1548-1551.

[17] GERSHON A. Infections of the fetus and newborn infant [J]. J Perinat Med, 1981, 9(4): 204-206.

[18] MARIN M, GURIS D, CHAVES S S, et al. Prevention of varicella: recommendations of the Advisory Committee on Immunization Practices (ACIP) [J]. MMWR Recomm Rep, 2007, 56(RR-4): 1-40.

[19] PARYANI S G, ARVIN A M. Intrauterine infection with varicella-zoster virus after maternal varicella [J]. N Engl J Med, 1986, 314(24): 1542-1546.

[20] HARGER J H, ERNEST J M, THURNAU G R, et al. Risk factors and outcome of varicella-zoster virus pneumonia in pregnant women [J]. J Infect Dis, 2002, 185(4): 422-427.

[21] HARGER J H, ERNEST J M, THURNAU G R, et al. Frequency of congenital varicella syndrome in a prospective cohort of 347 pregnant women [J]. Obstet Gynecol, 2002, 100(2): 260-265.

[22] TAN M P, KOREN G. Chickenpox in pregnancy: revisited [J]. Reprod Toxicol, 2006, 21(4): 410-420.

[23] TRIEBWASSER J H, HARRIS R E, BRYANT R E, et al. Varicella pneumonia in adults. Report of seven cases and a review of literature [J]. Medicine (Baltimore), 1967, 46(5): 409-423.

[24] KATZ V L, KULLER J A, MCMAHON M J, et al. Varicella during pregnancy. Maternal and fetal effects [J]. West J Med, 1995, 163(5): 446-450.

[25] CHANDRA P C, PATEL H, SCHIAVELLO H J, et al. Successful pregnancy outcome after complicated

varicella pneumonia [J]. Obstet Gynecol, 1998, 92(4 Pt 2): 680-682.

[26] MANDELBROT L. Fetal varicella - diagnosis, management, and outcome [J]. Prenatal Diag, 2012, 32(6): 511-518.

[27] SHRIM A, KOREN G, YUDIN M H, et al. Management of varicella infection (chickenpox) in pregnancy [J]. J Obstet Gynaecol Can, 2012, 34(3): 287-292.

[28] SHRIM A, KOREN G, YUDIN M H, et al. No. 274-management of varicella infection (chickenpox) in pregnancy [J]. J Obstet Gynaecol Can, 2018, 40(8): e652-e657.

[29] 孙珍秀 . 水痘爆发疫情的调查与控制措施 [J]. 中国麻风皮肤病杂志 , 2007, (4): 347.

[30] CENTERS FOR DISEASE CONTROL AND PREVENTION. Decline in annual incidence of varicella-selected states, 1990-2001[J]. MMWR Morb Mortal Wkly Rep, 2003, 52(37): 884-885.

[31] FLEMING D M, SCHELLEVIS F G, FALCAO I, et al. The incidence of chickenpox in the community [J]. Eur J Epidemiol, 2001, 17(11): 1023-1027.

[32] 张智 , 朱丽君 , 孙迎春 . 2013—2017 年沈阳市水痘流行特征分析 [J]. 现代预防医学 , 2019, 46(8): 1360-1363.

[33] 黄卓英 , 李智 , 胡家瑜 , 等 . 上海市 2009—2017 年水痘暴发疫情流行病学特征 [J]. 中国疫苗和免疫 , 2019,(4):1-7.

[34] 许海燕 . 社区水痘的流行病学特点及危险因素分析 [J]. 皮肤病与性病 , 2019, 41(2): 192-193.

[35] WHITLEY R J, GNANN J W. Acyclovir: a decade later [J]. N Engl J Med, 1992, 327(11): 782-789.

[36] WHITLEY A 70-year-old woman with shingles: review of herpes zoster [J]. JAMA, 2009, 302(1): 73-80.

[37] 闫磊 , 殷红梅 , 黄国 , 等 . 我国水痘疫情的地理流行学研究 [J]. 中国儿童保健杂志 , 2011, 19(6): 518-520.

[38] 曹一鸥 , 向妮娟 . 2007 年全国水痘流行病学分析 [J]. 疾病监测 , 2009, 24(3): 172-174.

[39] 郭宁燕 . 水痘防控 [J]. 临床和实验医学杂志 , 2010, 9(6): 468-469.

[40] 杨立清 , 李丽 , 张楠 , 等 . 水痘疫苗 2 剂接种程序对北京市朝阳区水痘发病的影响 [J]. 中国生物制品学杂志 , 2015, 28(11): 1177-1179.

[41] GERSHON A A, GERSHON M D. Pathogenesis and current approaches to control of varicella-zoster virus infections [J]. Clin Microbiol Rev, 2013, 26(4): 728-743.

[42] AMPOFO K, SAIMAN L, LARUSSA P, et al. Persistence of immunity to live attenuated varicella vaccine in healthy adults [J]. Clin Infect Dis, 2002, 34(6): 774-779.

[43] WILLIAMS V, GERSHON A, BRUNELL P A. Serologic response to varicella-zoster membrane antigens measured by direct immunofluorescence [J]. J Infect Dis, 1974, 130(6): 669-672.

[44] SAIMAN L, LARUSSA P, STEINBERG S P, et al. Persistence of immunity to varicella-zoster virus after vaccination of healthcare workers [J]. Infect Cont Hosp Ep, 2001, 22(5): 279-283.

[45] MICHALIK D E, STEINBERG S P, LARUSSA P S, et al. Primary vaccine failure after 1 dose of varicella vaccine in healthy children [J]. J Infect Dis, 2008, 197(7): 944-949.

[46] GERSHON A A. The current status of live attenuated varicella vaccine [J]. Arch Virol Suppl, 2001, (17): 1-6.

[47] MALAVIGE G N, JONES L, BLACK A P, et al. Varicella zoster virus glycoprotein E-specific CD4[+] T cells show evidence of recent activation and effector differentiation, consistent with frequent exposure to replicative cycle antigens in healthy immune donors [J]. Clin Exp Immunol, 2008, 152(3): 522-531.

[48] HOPE-SIMPSON R E. The nature of herpes zoster: a long-term study and a new hypothesis [J]. Proc R Soc Med, 1965, 58:9-20.

[49] ASANO Y, SUGA S, YOSHIKAWA T, et al. Experience and reason: twenty-year follow-up of protective immunity of the Oka strain live varicella vaccine [J]. Pediatrics, 1994, 94(4 Pt 1): 524-526.

[50] SHAW J, GERSHON A A. Varicella virus vaccination in the United States [J]. Viral Immunol, 2018, 31(2):

96-103.

[51] GERSHON A A. Live-attenuated varicella vaccine [J]. Infect Dis Clin North Am, 2001, 15(1): 65-81.

[52] TAKAHASHI M, OTSUKA T, OKUNO Y, et al. Live vaccine used to prevent the spread of varicella in children in hospital [J]. Lancet, 1974, 2(7892): 1288-1290.

[53] WATSON B M, LAUFER D S, KUTER B J, et al. Safety and immunogenicity of a combined live attenuated measles, mumps, rubella, and varicella vaccine (MMR $_{II}$ V) in healthy children [J]. J Infect Dis, 1996, 173(3): 731-734.

[54] WHITE C J. Clinical trials of varicella vaccine in healthy children [J]. Infect Dis Clin North Am, 1996, 10(3): 595-608.

[55] TAKAHASHI M, ASANO Y, KAMIYA H, et al. Development of live varicella vaccine [J]. Nihon Rinsho, 1985, 43(7): 1535-1541.

[56] TAKAHASHI M, OKUNO Y, OTSUKA T, et al. Development of a live attenuated varicella vaccine [J]. Biken J, 1975, 18(1): 25-33.

[57] FELDMAN S, HUGHES W T, DANIEL C B. Varicella in children with cancer: seventy-seven cases [J]. Pediatrics, 1975, 56(3): 388-397.

[58] FELDMAN S, LOTT L. Varicella in children with cancer: impact of antiviral therapy and prophylaxis [J]. Pediatrics, 1987, 80(4): 465-472.

[59] SABIN A B. Varicella-zoster virus vaccine [J]. JAMA, 1977, 238(16): 1731-1733.

[60] BRUNELL P A. Commentary: protection against varicella [J]. Pediatrics, 1977, 59(1): 1-2.

[61] Brunell PA, Gershon A A. Live varicella vaccine [J]. Lancet, 1975, 1(7898): 98-99.

[62] BRUNELL P A. Varicella vaccine: the crossroads is where we are not [J]. Pediatrics, 1978, 62(5): 858-859.

[63] PLOTKIN S A. Varicella vendetta: plotkin's plug [J]. Pediatrics, 1977, 59(6): 953-954.

[64] GERSHON A A, STEINBERG S P, GELB L, et al. Live attenuated varicella vaccine. efficacy for children with leukemia in remission [J]. JAMA, 1984, 252(3): 355-362.

[65] KUTER B, MATTHEWS H, SHINEFIELD H, et al. Ten year follow-up of healthy children who received one or two injections of varicella vaccine [J]. Pediatr Infect Dis J, 2004, 23(2): 132-137.

[66] KUTER B J, WEIBEL R E, GUESS H A, et al. Oka/Merck varicella vaccine in healthy children: final report of a 2-year efficacy study and 7-year follow-up studies [J]. Vaccine, 1991, 9(9): 643-647.

[67] REUMAN P D, SAWYER M H, KUTER B J, et al. Safety and immunogenicity of concurrent administration of measles-mumps-rubella-varicella vaccine and PedvaxHIB vaccines in healthy children twelve to eighteen months old. The MMRV Study Group [J]. Pediatr Infect Dis J, 1997, 16(7): 662-667.

[68] WEIBEL R E, NEFF B J, KUTER B J, et al. Live attenuated varicella virus vaccine. cfficacy trial in healthy children [J]. N Engl J Med, 1984, 310(22): 1409-1415.

[69] WHITE C J, KUTER B J, HILDEBRAND C S, et al. Varicella vaccine (VARIVAX) in healthy children and adolescents: results from clinical trials, 1987 to 1989 [J]. Pediatrics, 1991, 87(5): 604-610.

[70] LOPAREV V N, RUBTCOVA E N, BOSTIK V, et al. Identification of five major and two minor genotypes of varicella-zoster virus strains: a practical two-amplicon approach used to genotype clinical isolates in Australia and New Zealand [J]. J Virol, 2007, 81(23): 12758-12765.

[71] PETERS G A, TYLER S D, GROSE C, et al. A full-genome phylogenetic analysis of varicella-zoster virus reveals a novel origin of replication-based genotyping scheme and evidence of recombination between major circulating clades [J]. J Virol, 2006, 80(19): 9850-9860.

[72] QUINLIVAN M L, JENSEN N J, RADFORD K W, et al. Novel genetic variation identified at fixed loci in ORF62 of the Oka varicella vaccine and in a case of vaccine-associated herpes zoster [J]. J Clin Microbiol,

2012, 50(5): 1533-1538.

[73] THIELE S, BORSCHEWSKI A, KUCHLER J, et al. Molecular analysis of varicella vaccines and varicella-zoster virus from vaccine-related skin lesions [J]. Clin Vaccine Immunol, 2011, 18(7): 1058-1066.

[74] DOHNER D E, ADAMS S G, GELB L D. Recombination in tissue culture between varicella-zoster virus strains [J]. J Med Virol, 1988, 24(3): 329-341.

[75] SHAPIRO E D, VAZQUEZ M, ESPOSITO D, et al. Effectiveness of 2 doses of varicella vaccine in children [J]. J Infect Dis, 2011, 203(3): 312-315.

[76] LOPEZ A S, CARDEMIL C, PABST L J, et al. Two-dose varicella vaccination coverage among children aged 7 years--six sentinel sites, United States, 2006-2012 [J]. MMWR Morb Mortal Wkly Rep, 2014, 63(8): 174-177.

[77] BIALEK S R, PERELLA D, ZHANG J, et al. Impact of a routine two-dose varicella vaccination program on varicella epidemiology [J]. Pediatrics, 2013, 132(5): e1134-1140.

[78] LEUNG J, BIALEK S R, MARIN M. Trends in varicella mortality in the United States: data from vital statistics and the national surveillance system [J]. Hum Vaccin Immunother, 2015, 11(3): 662-668.

[79] MARIN M, ZHANG J X, SEWARD J F. Near elimination of varicella deaths in the US after implementation of the vaccination program [J]. Pediatrics, 2011, 128(2): 214-220.

[80] SON M, SHAPIRO E D, LARUSSA P, et al. Effectiveness of varicella vaccine in children infected with HIV [J]. J Infect Dis, 2010, 201(12): 1806-1810.

[81] HARDY I, GERSHON A A, STEINBERG S P, et al. The incidence of zoster after immunization with live attenuated varicella vaccine. A study in children with leukemia. Varicella Vaccine Collaborative Study Group [J]. N Engl J Med, 1991, 325(22): 1545-1550.

[82] WEINMANN S, CHUN C, SCHMID D S, et al. Incidence and clinical characteristics of herpes zoster among children in the varicella vaccine era, 2005-2009 [J]. J Infect Dis, 2013, 208(11): 1859-1868.

[83] VAZQUEZ M, LARUSSA P S, GERSHON A A, et al. Effectiveness over time of varicella vaccine [J]. JAMA, 2004, 291(7): 851-855.

[84] BAXTER R, RAY P, TRAN T N, et al. Long-term effectiveness of varicella vaccine: a 14-year, prospective cohort study [J]. Pediatrics, 2013, 131(5): e1389-1396.

[85] BAXTER R, TRAN T N, RAY P, et al. Impact of vaccination on the epidemiology of varicella: 1995-2009 [J]. Pediatrics, 2014, 134(1): 24-30.

[86] GERSHON A A, LARUSSA P, STEINBERG S, et al. The protective effect of immunologic boosting against zoster: an analysis in leukemic children who were vaccinated against chickenpox [J]. J Infect Dis, 1996, 173(2): 450-453.

[87] THOMAS S L, WHEELER J G, HALL A J. Contacts with varicella or with children and protection against herpes zoster in adults: a case-control study [J]. Lancet, 2002, 360(9334): 678-682.

[88] GERSHON A A, STEINBERG S P. Antibody responses to varicella-zoster virus and the role of antibody in host defense [J]. Am J Med Sci, 1981, 282(1): 12-17.

[89] COHRS R J, MEHTA S K, SCHMID D S, et al. Asymptomatic reactivation and shed of infectious varicella zoster virus in astronauts [J]. J Med Virol, 2008, 80(6): 1116-1122.

[90] LJUNGMAN P, WILCZEK H, GAHRTON G, et al. Long-term acyclovir prophylaxis in bone marrow transplant recipients and lymphocyte proliferation responses to herpes virus antigens *in vitro* [J]. Bone Marrow Transplant, 1986, 1(2): 185-192.

[91] LUBY J P, RAMIREZ-RONDA C, RINNER S, et al. A longitudinal study of varicella-zoster virus infections in renal transplant recipients [J]. J Infect Dis, 1977, 135(4): 659-663.

[92] MEHTA S K, COHRS R J, FORGHANI B, et al. Stress-induced subclinical reactivation of varicella zoster virus in astronauts [J]. J Med Virol, 2004, 72(1): 174-179.

[93] WILSON A, SHARP M, KOROPCHAK C M, et al. Subclinical varicella-zoster virus viremia, herpes zoster, and T lymphocyte immunity to varicella-zoster viral antigens after bone marrow transplantation [J]. J Infect Dis, 1992, 165(1): 119-126.

[94] WATSON J C, HADLER S C, DYKEWICZ C A, et al. Measles, mumps, and rubella—vaccine use and strategies for elimination of measles, rubella, and congenital rubella syndrome and control of mumps: recommendations of the Advisory Committee on Immunization Practices (ACIP) [J]. MMWR Recomm Rep, 1998, 47(RR-8): 1-57.

[95] FAIRLEY C K, MILLER E. Varicella-zoster virus epidemiology—a changing scene [J]. J Infect Dis, 1996, 174 (Suppl 3):S314-319.

[96] IZAWA T, IHARA T, HATTORI A, et al. Application of a live varicella vaccine in children with acute leukemia or other malignant diseases [J]. Pediatrics, 1977, 60(6): 805-809.

[97] GROSE C, EDMOND B J, BRUNELL P A. Complement-enhanced neutralizing antibody response to varicella-zoster virus [J]. J Infect Dis, 1979, 139(4): 432-437.

[98] LEUNG J, HARPAZ R. Impact of the maturing varicella vaccination program on varicella and related outcomes in the United States: 1994-2012 [J]. J Pediatric Infect Dis Soc, 2016, 5(4): 395-402.

[99] LOPEZ A S, ZHANG J, MARIN M. Epidemiology of varicella during the 2-dose varicella vaccination program-United States, 2005-2014 [J]. MMWR Morb Mortal Wkly Rep, 2016, 65(34): 902-905.

[100] BRISSON M, GAY N J, EDMUNDS W J, et al. Exposure to varicella boosts immunity to herpes-zoster: implications for mass vaccination against chickenpox [J]. Vaccine, 2002, 20(19/20): 2500-2507.

[101] KAWAI K, YAWN B P, WOLLAN P, et al. Increasing incidence of herpes zoster over a 60-year period from a population-based study [J]. Clin Infect Dis, 2016, 63(2): 221-226.

[102] CHAVES S S, HABER P, WALTON K, et al. Safety of varicella vaccine after licensure in the United States: experience from reports to the vaccine adverse event reporting system, 1995-2005 [J]. J Infect Dis, 2008, 197 (Suppl 2):S170-177.

[103] SHARRAR R G, LARUSSA P, GALEA S A, et al. The postmarketing safety profile of varicella vaccine [J]. Vaccine, 2000, 19(7/8): 916-23.

[104] SHAW J, HALSEY N A, WEINBERG A, et al. Arm paralysis after routine childhood vaccinations: application of advanced molecular methods to the causality assessment of an adverse event after immunization [J]. J Pediatric Infect Dis Soc, 2017, 6(3): e161-e164.

[105] KLEIN N P, FIREMAN B, YIH W K, et al. Measles-mumps-rubella-varicella combination vaccine and the risk of febrile seizures [J]. Pediatrics, 2010, 126(1): e1-e8.

[106] KLEIN N P, LEWIS E, BAXTER R, et al. Measles-containing vaccines and febrile seizures in children age 4 to 6 years [J]. Pediatrics, 2012, 129(5): 809-814.

[107] GURIS D, JUMAAN A O, MASCOLA L, et al. Changing varicella epidemiology in active surveillance sites—United States, 1995-2005 [J]. J Infect Dis, 2008, 197 (Suppl 2):S71-75.

[108] DALY E R, ANDERSON L, DREISIG J, et al. Decrease in varicella incidence after implementation of the 2-dose recommendation for varicella vaccine in New Hampshire [J]. Pediatr Infect Dis J, 2013, 32(9): 981-983.

[109] SOSA L E, HADLER J L. Epidemiology of varicella in connecticut, 2001-2005 [J]. J Infect Dis, 2008, 197 (Suppl 2):S90-93.

[110] MULLINS J, KUDISH K, SOSA L, et al. Continuing decline in varicella incidence after the 2-dose

vaccination recommendation-connecticut, 2009-2014 [J]. Open Forum Infect Dis, 2015, 2(4): ofv150.

[111] CENTERS FOR DISEASE CONTROL AND PREVENTION. Evolution of varicella surveillance—selected states, 2000-2010 [J]. MMWR Morb Mortal Wkly Rep, 2012, 61(32): 609-612.

[112] LEUNG J, LOPEZ A S, BLOSTEIN J, et al. Impact of the US two-dose varicella vaccination program on the epidemiology of varicella outbreaks: data from nine States, 2005-2012 [J]. Pediatr Infect Dis J, 2015, 34(10): 1105-1109.

[113] HALES C M, HARPAZ R, JOESOEF M R, et al. Examination of links between herpes zoster incidence and childhood varicella vaccination [J]. Ann Intern Med, 2013, 159(11): 739-745.

[114] Varicella and herpes zoster vaccines: WHO position paper, June 2014—Recommendations [J]. Vaccine, 2016, 34(2): 198-199.

[115] 殷大鹏. WHO 水痘和带状疱疹立场文件解读 [J]. 首都公共卫生, 2018, 12(3): 120-121.

第七章　带状疱疹

带状疱疹是由潜伏的水痘－带状疱疹病毒（VZV）再激活和复制所致的病毒性神经－皮肤共病，以单侧分布带状排列的成簇水疱伴神经痛为特征。带状疱疹有自限性，但如病情严重及出现并发症，则会影响患者生活质量并加重家庭及社会的经济负担[1]，了解带状疱疹的临床流行病学特点及预防具有重要意义。

第一节　带状疱疹概述

带状疱疹（HZ）是潜伏在感觉神经节的 VZV 再激活引起的神经和皮肤感染，其典型特征是沿感觉神经在相应节段引起疱疹，并伴严重神经痛，对患者的生活质量造成严重影响。带状疱疹的急性期有许多不同的治疗方法[2]。

带状疱疹患者从出现皮疹至结痂阶段均具有传染性[3-5]，疱疹破损处含有高浓度的 VZV，可形成气溶胶而传播[6]，带状疱疹患者可通过直接接触、空气传播或液滴传播给 VZV 血清阴性者、免疫功能低下者、未接种水痘疫苗的儿童或对疫苗反应不明显人群，以及医院或医院的易感医护人员和工作人员。这些易感人群可感染 VZV 而得水痘。由于病毒侵袭的方式不同，带状疱疹很少在成人之间传播。一项研究表明，同一家庭中，与带状疱疹病例接触者中有 15.5% 发生水痘，而水痘病例接触者中 71.5% 发生水痘[7]。因此，带状疱疹患者也应隔离直至疱疹结痂，密切接触者应进行医学观察，水痘易感人群可应急接种水痘疫苗，预防发生水痘。

一、带状疱疹的临床表现

一般来说，带状疱疹沿单侧皮节发作[8]，皮肤病变从红色斑疹到丘疹、水疱、脓疱相继或同时出现，并在 5～7 天后开始结痂，所有结痂的脱落通常需要 2～4 周时间[9]。皮损通常不涉及整个皮区。患者可能会出现非典型皮疹。皮疹可能仅限于一个皮区的一小片区域，可能仅仅是斑丘疹，而不形成囊泡。相反，也可能在几个皮区形成囊泡。可有局部淋巴结增大。接受抗凝血药和长期接受激素治疗的患者可能有出血性病变。大多数患者在特征性单侧皮疹出现前的前驱症状是局部的疼痛[10, 11]。几乎所有病例在皮疹发作前几天都会有这种前驱症状[12]。胸肋部是带状疱疹最常见的部位，占所有病例的 50%～70%[8, 13, 14]。头面部

（特别是三叉神经眼支支配区）、颈部和腰部皮区病例各占 10% ～ 20%，骶部皮区病例占 2% ～ 8%[13, 14]。

大多数患者随着皮疹发出伴有疼痛。前驱痛是带状疱疹相关性疼痛（ZAP）的一部分，在带状疱疹出现可见的皮肤症状前，患者就有疼痛或感觉异常，可与急性疱疹性疼痛进行区分[15]。70% ～ 90% 的病例会在皮疹出现前 2 ～ 18 天出现带状疱疹的前驱痛，由于 VZV 再激活的部位不同，这些前驱痛的症状往往会被误诊为其他疾病，包括偏头痛、心肌梗死、胆囊炎、胆或肾绞痛、肌肉酸痛等[16, 17]。疼痛通常被描述成"烧灼样""锐性""针刺样""搏动样"局部疼痛，有时还伴有轻触或抚摸的不适感。几乎所有病例都会在皮疹前几天就出现这种前驱症状，但有一部分患者的前驱痛比皮疹出现早 7 ～ 100 天以上[12]。没有前驱痛的人，通常在皮疹发作时开始出现疼痛，或疱疹发出不久之后就会感到疼痛（图 7-1）。这是 VZV 引起的急性神经炎性疼痛，表现为灼热痛、深部痛、刺痛、瘙痒或刺戳痛。部分患者，特别是三叉神经受累的患者可能会出现剧烈疼痛。ZAP 包括带状疱疹整个阶段的疼痛，一般分 3 个阶段，即急性疼痛期（至多 30 天）、亚急性疼痛期（皮疹出现后 30 ～ 90 天）和带状疱疹后神经痛（PHN，皮疹出现 90 天后仍遗留的疼痛）[18]。急性带状疱疹性神经痛对患者的日常生活活动和生活质量造成严重的负面影响[19, 20]。

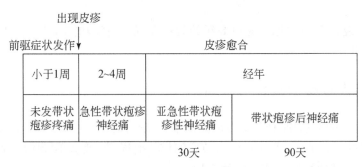

图 7-1 带状疱疹的演变过程

带状疱疹后遗留的皮肤并发症包括色素减退、色素沉着、瘢痕或瘢痕瘤形成及细菌的重复感染。这与皮损的严重程度明显相关。

（一）特殊部位的带状疱疹

眼部的带状疱疹可能会伴有很多并发症，尤其是眼神经的鼻睫支被感染时，表现为哈钦森征，即鼻侧和鼻根部的丘疹样水疱病变。严重的并发症包括急性或迟发性的角膜炎、葡萄膜炎、结膜炎、巩膜炎、眼睑挛缩、动眼神经损伤、麻痹性上眼睑下垂、继发性青光眼、视神经炎甚至是伴有双侧失明风险的急性视网膜坏死（ARN）[21, 22]。眼部的并发症可能在感染 4 周后延迟性发作。约 10% 的眼部带状疱疹患者会出现角膜炎和葡萄膜炎，并且会增加视力受损的风险[22, 23]。眼部带状疱疹由于常伴有眼部（眼内）受累，应寻求眼科专科医师的会诊，并根据眼科专科检查确定治疗策略。眼内感染最明确的诊断方法是检测眼内 VZV DNA 或抗体[24]。

耳带状疱疹的典型表现是耳道的疼痛，可能伴有耳廓处的水疱[25]。拉姆齐 - 亨特综合征指累及听神经和面神经的带状疱疹，伴同侧面部麻痹，外耳、鼓膜和（或）舌前 2/3 的病变 [26-30]。并发症包括眩晕、耳鸣、耳痛、味觉障碍、骨坏死和耳聋 [31]。耳带状疱疹由于存在严重并发症的风险，建议寻求耳鼻喉科专科医师的会诊，尤其是在涉及面神经或听神经的情况下，并根据耳鼻喉科的专科检查意见确定治疗策略。

无疹型（隐匿性）带状疱疹主要表现为单侧皮区疼痛，没有皮肤症状，病毒学或血清学检测显示存在 VZV 感染。因为在慢性根性疼痛而没有皮疹患者的脑脊液中发现了 VZV DNA，这为隐匿性带状疱疹的诊断提供了证据 [32]。最准确的诊断方法是血液中抗 VZV 抗体 IgG 和 IgM 水平增高。特异性血清抗体 IgM 检测可能具有更大的价值 [33, 34]。伴有面神经损伤的 VZV 隐匿性感染，在面部麻痹后 2 ~ 4 天可用 PCR 检测口咽拭子发现 VZV DNA[35]。

现有的报道表明，带状疱疹有许多非典型性皮肤表现，包括疣样、苔藓样、滤泡样、肉芽肿样皮肤表现。对这些非典型性的皮肤表现，提倡使用免疫组化、原位杂交、PCR 病毒检测或皮肤活检进行检查。如果皮肤表现为溃疡或渗出，可以用拭子擦拭进行抗原检测或 PCR 检测。

儿童带状疱疹与成人带状疱疹非常相似，但大多数情况下不会有带状疱疹相关性神经痛（ZAP）[36-41]。

带状疱疹的复发并不罕见，通过 8 年的观察发现，免疫功能正常人群中带状疱疹的复发率从 5.7% 上升至 6.2%[42]。

（二）带状疱疹的其他并发症

早期带状疱疹的某些临床表现可能是患者的并发症，包括卫星样皮损灶（异常的水疱）[43]、严重的皮疹和（或）累及多皮区多节段的带状疱疹 [44]，兼有不同阶段程度的皮肤损伤，一般会有脑膜炎或其他神经系统损伤的症状。

中枢神经系统（CNS）的无症状感染通常继发于头颈部的带状疱疹 [45]。其中脑炎、脑膜炎、脊髓炎、小脑炎、脑血管疾病、神经根炎和吉兰 - 巴雷综合征都是带状疱疹相关的中枢神经系统表现，好发于免疫功能低下患者 [46-50]。运动神经损伤不是带状疱疹的常见并发症，它通常是短暂的；根据带状疱疹发病位置的不同，它可表现为膈肌麻痹及肩臂、膀胱、肢体的麻痹等 [51]。

带状疱疹的神经系统并发症相对比较少见，但仍建议进行脑膜刺激征检查。当患者出现急性局灶性神经功能障碍或其他神经系统症状和体征表现的情况下，建议神经科医师进行进一步检查。如果出现长期的后遗症，则应进行 MRI 检查。此外，带状疱疹性脑炎和脑膜炎（多由 HSV 和 VZV 诱导）可影响视力。尽管通过治疗，至少有一侧眼视力可改善，但临床医师仍应注意视力下降与带状疱疹发作之间的关联。

带状疱疹也是血管疾病的独立风险因素，尤其是脑卒中、短暂性脑缺血发作及心肌梗死 [51-54]。因此应特别关注心脑血管事件的急性发作与带状疱疹发作的关系。

免疫功能低下的带状疱疹患者，VZV 可全身播散，这是最为严重的急性并发症，幸运的是这很罕见。当带状疱疹患者出现严重的全身播散时，建议临床医师应排除潜在的相关并发症，如肺炎、肝炎、弥散性血管内凝血和中枢神经系统病变。

带状疱疹可能与 HIV 感染有相关性，大多数情况下可以发现带状疱疹患者的 HIV 血清阳性率增加，尤其是多节段型带状疱疹和复发性带状疱疹患者，以及存在其他风险因素的患者，HIV 血清阳性率更高 [55-59]。年轻（50 岁以下）的带状疱疹患者，尤其是多节段型带状疱疹和复发性带状疱疹患者，皮肤兼有不同程度的病变，或有其他与 HIV 血清阳性相关的风险因素时，建议进行 HIV 感染检测。

关于带状疱疹患者的潜在癌症的研究仍有争议。通过一个大样本量的带状疱疹患者各类癌症的后续发病率追踪发现，该样本中的标准化发病率并未增加 [60, 61]。与此相反的是，另一项回顾性对照队列研究发现，带状疱疹发病后患癌风险的风险率为 2.42%[95% 可信区间（CI）2.21 ～ 2.66][62]。基于这些有争议的发现和临床共识，专家组不建议仅根据带状疱疹的发病对隐匿性癌症进行预测。

二、带状疱疹的诊断

临床上诊断带状疱疹并不难，根据患者出现单侧沿皮节分布的红疹和成簇的水疱，结合前驱痛和 ZAP 可诊断 [16]。然而 PCR 研究表明，带状疱疹样单纯疱疹病毒（HSV）感染的鉴别诊断错误率高达 4% ～ 20%[63-66]。因此在诊断不明确的情况下，建议进行实验室检查，特别是发生于面部和生殖器部位的带状疱疹病例，因为这些区域是复发性口唇疱疹和生殖器疱疹的好发部位。非典型黏膜疱疹在临床上较难诊断，尤其是缺乏典型带状疱疹样分布的皮疹时。其他的带状疱疹样皮肤病也要注意鉴别。

（一）分子生物学技术

PCR 是最敏感的检测方法，它的灵敏度和特异度高达 95% ～ 100%[67-69]。囊泡液拭子可以在溃疡或渗出液中采样，也可以在除去疱液壁后进行。VZV 样本也可从结痂或用湿润拭子擦拭干燥患处中收集。在带状疱疹急性期，使用唾液口腔拭子检测 VZV DNA 阳性率达 100%[70]，并且可持续数周呈阳性 [71, 72]。其他可用于 PCR 检测的临床标本包括活体组织、脑脊液（CSF）、泪液和血液 [73]。理想情况下，实时 PCR 结合发病 2 ～ 3 周后的患者血清、脑脊液/泪液等检查，是诊断脑、眼和其他器官带状疱疹并发症的首选方法 [74-76]。脑脊液和血液中 VZV 定量检测可以预测疾病的愈后情况 [74, 76, 77]。多重 PCR 可同时检测同一个样本中的 VZV 和其他 DNA 病毒（如 HSV-1、HSV-2）[78-80]。值得注意的是，VZV 还可间歇性重新激活而呈现亚临床状态，释放少量病毒，而不出现症状 [70, 73, 81]。

（二）抗原检测

采用不同的 VZV 蛋白的单克隆抗体直接结合荧光抗体（DFA）和免疫组化（IHC）可检测 VZV。据报道，DFA 的敏感度和特异度分别为 82% ～ 98% 和 74% ～ 94%[67, 69, 82, 83]。当对带状疱疹患者的 Tzanck 涂片进行免疫组化检测时，其即早蛋白 63（IE63）诊断准确率达 92.3%，糖蛋白 E（gE）为 94.4%，且有 100% 的特异度 [84]。该研究还表明，抗 gE 抗体可能是最理想的诊断用抗体。事实上，gE 是 VZV 包膜上的主要糖蛋白。Tzanck 涂片上的

DFA 和 IHC 检测可在 1 ～ 3 小时内完成，但是需要有经验的专业人员在显微镜下进行评估，同时涂片上的样本和拭子必须包含足够量的细胞。

（三）抗体检测

通过 ELISA、酶免疫测定（EIA）、电子显微镜和免疫电子显微镜检测血清中 VZV 特异性 IgM、IgG 和 IgA 抗体反应，一般不需要用 IHC 对带状疱疹进行诊断。

（四）病毒培养

在人二倍体肺成纤维细胞（WI-38 或 MRC-5）或人视网膜色素上皮细胞（RPE）培养并分离出病毒，是病毒检测的金标准。然而，这种细胞高度相关性的疱疹病毒并不稳定，最佳条件下灵敏度仅为 20% ～ 80%[67, 68, 80, 83, 85]。VZV 诱导的细胞病变效应通常在感染的 3 ～ 8 天后出现（平均为 7.5 天）[85]。病毒的培养可在细胞病变效应出现前检测出特异性病毒抗原[86]。必要时可进行病毒分离检验测试药物敏感性或进行分子特性研究。

三、带状疱疹的治疗

带状疱疹治疗的主要目标是抑制病毒，缓解急性疼痛，预防 PHN 发生。

（一）抗病毒治疗

带状疱疹患者要尽早使用抗病毒药物抑制病毒复制，如阿昔洛韦、溴呋啶、泛昔洛韦或伐昔洛韦等，可以减少病毒脱落（子代病毒通过出芽、胞吐或诱导细胞凋亡而离开宿主细胞被释放出来）的持续时间，加速皮疹愈合，减少急性疼痛持续时间和降低其严重程度[87]。抗病毒药物是否能预防 PHN 存在争议，虽然有些试验发现疼痛的持续时间减少了，但是随机对照试验和荟萃分析的结果相互矛盾，部分原因在于对 PHN 定义的不同和研究设计方案的差异。因此建议对 50 岁及以上的患者，将抗病毒作为带状疱疹的一线治疗，它有减轻急性疼痛、减少疼痛持续时间的作用[88]。泛昔洛韦（每 8 小时 500mg，连续 7 天）、伐昔洛韦（1g，每天 3 次，连续 7 天）和溴呋啶（每天 125mg，连续 7 天）比阿昔洛韦（800mg，每天 5 次，连续 7 ～ 10 天）更高效、更方便、更可靠。

（二）镇痛治疗

有些患者虽然应用了抗病毒药，但并没有控制住急性期疼痛。那么如何进一步减轻急性疼痛，如何降低疼痛向慢性转变的风险呢？目前常规的治疗策略还包括应用皮质类固醇、阿片类药物、加巴喷丁类药物和神经阻滞。

随机对照试验（RCT）结果证实加用皮质类固醇可减轻急性疼痛，但对于慢性疼痛的预防，与单独用抗病毒药物相比，没有特别的益处[89-91]。这些试验表明皮质类固醇不能阻止 PHN 的形成。

老年人使用羟考酮、加巴喷丁或安慰剂的 RCT 表明，羟考酮比加巴喷丁对带状疱疹急性痛的镇痛作用更加明显[92]。该试验没有分析 PHN，也没有急性期使用其他阿片类药或加巴喷丁类药物的对照试验。有一个口服单剂量 900mg 加巴喷丁的交叉研究显示，与安慰剂相比，加巴喷丁可缓解疼痛[93]。

神经阻滞治疗带状疱疹急性期疼痛的 RCT 表明，在口服抗病毒药物基础上，单次硬膜外注射类固醇和局部麻醉药缓解了皮疹发病后第 1 个月内的急性疼痛，但是没有降低形成 PHN 的风险[94]。多次硬膜外注射的 RCT 发现，在带状疱疹期间连续硬膜外输注或重复性椎旁注射麻醉剂和类固醇，可降低 PHN 形成的风险，或缩短疼痛完全停止的时间。虽然多次硬膜外注射或连续硬膜外输注治疗带状疱疹，在大多数情况下不太可行，但这些数据表明积极镇痛对带状疱疹的中度至重度疼痛有效[95]。

即使形成 PHN 的风险没有下降，联合使用抗病毒药物与镇痛药或皮质类固醇有效缓解带状疱疹患者的急性疼痛，也是治疗的一个关键目标。对于中度至重度疼痛患者，抗病毒治疗同时建议联合使用强阿片类镇痛药（如羟考酮）。如果阿片类镇痛药和抗病毒药物联合应用治疗后，带状疱疹患者中度至重度疼痛还没有迅速缓解，可以考虑添加皮质类固醇药物和神经阻滞[88]。

（三）耐药性

临床上把 VZV 感染的耐药性定义为使用抗病毒药物阿昔洛韦治疗至少 10 ～ 21 天后无效[96, 97]，这在疣状 VZV 感染中尤为明显[98]。体外阿昔洛韦抗性的表型评估是 VZV 耐药性测试的金标准，但这不太可行，细胞培养试验中的 VZV 病毒分离灵敏度也很低。VZV 的基因分型能快速反映出长期使用阿昔洛韦治疗期间出现的阿昔洛韦抗性变异的信息，然而与 HSV 相反[99]，VZV 胸腺嘧啶核苷激酶和 DNA 聚合酶的活性与阿昔洛韦抗性相关多态性是不完整的，并不适合用于诊断[97, 100, 101]。VZV 基因分型分析仅限于专业实验室。

建议通过 PCR 或基因测序确认在疫苗接种患者中发生的带状疱疹及其他并发症是否是由疫苗株引起的[102, 103]。通过对病毒基因组的测序可排除基因重组的可能性[104]。

第二节 带状疱疹的临床流行病学

一、病原学及传播途径

VZV 原发感染时通过呼吸道黏膜上皮进入局部淋巴结复制，感染病毒的淋巴细胞随后经淋巴循环进入血液循环使外周血单核细胞感染，病毒随血流播散至皮肤，临床表现为水痘。水痘痊愈后，病毒潜伏于脑神经节、脊髓背根神经节、自主神经元或肠神经元。当机体抵抗力降低时，潜伏病毒被重新激活、复制，并沿外周神经移行至皮肤，临床表现为带状疱疹[1, 105, 106]。

VZV 传染性强，水痘或带状疱疹患者是唯一传染源，主要经飞沫空气传播和（或）通过直接接触传播[107]。水痘患者出现皮疹前 2 天通过唾液或泪液排出病毒。水痘或带状疱疹患者疱液中含有感染性病毒颗粒，可经雾化或漂移被易感者吸入，也可经直接接触皮损传染，皮损越多，传染性越强。易感者感染后可发生水痘，但不直接引发带状疱疹[105, 106, 108]。

VZV 传播最重要的条件是初发水痘感染，在开展水痘疫苗接种的国家，水痘的发病率明显下降。潜伏和重新激活的 VZV 感染在维持人群中 VZV 传播中发挥重要作用。潜伏感染的老年人和免疫抑制患者是病毒重要的储备库，因为 VZV 更有可能在这些人群中重新激活。当带状疱疹发作时，VZV 可在囊泡期传播，一旦 VZV 血清阴性个体与患者接触，就会发生原发性水痘感染。血清 VZV 阳性、潜伏感染的个体可能导致亚临床再感染，还能增强体液和细胞 VZV 免疫力，但不太可能引起水痘或带状疱疹[109]。有一部分人是在工作场所接触过患者一段时间后发带状疱疹，以及事先接触水痘后发带状疱疹的病例[110, 111]。目前尚不清楚这些事件是巧合，还是外源性再感染或内源性 VZV 再激活的一种临床表现。很明显，绝大多数潜伏感染个体与带状疱疹或水痘患者接触不会导致带状疱疹或水痘。但是潜伏感染者接触带状疱疹或水痘患者后可能会增强免疫力，预防带状疱疹发作。

育龄期妇女 95% ～ 97% 血清抗 VZV 抗体呈阳性。因此，血清抗体阴性的成年人、血清抗体阴性孕妇所生的婴儿、免疫缺陷者、妊娠第 4 ～ 5 月患过水痘的孕妇所怀胎儿及分娩前后患过水痘的母亲所生新生儿均容易发生严重的 VZV 原发感染。高龄者、免疫缺陷者、母亲在妊娠期患过水痘的儿童及出生后 1 年患过水痘的儿童发生带状疱疹的风险升高[108]。

二、带状疱疹的发病率

研究人员总结了不同国家带状疱疹发病率的队列研究[112]。免疫功能正常的社区居民中，带状疱疹的年发病率为 2‰ ～ 5‰[14, 20, 113-116]。北美和欧洲 95% 以上年轻人血清呈 VZV 抗体阳性，因而有罹患带状疱疹的风险[107, 108, 117]。美国每年确诊的带状疱疹患者超过 100 万例[118]，在 50 ～ 59 岁年龄段，该病年发病率为 4.2‰ ～ 5.3‰[119]。Pinchinat 等[115] 综述了 21 项来自法国、德国、意大利、荷兰等欧洲国家 1960 ～ 2010 年有关带状疱疹流行病学的研究数据，结果显示欧洲不同地区每年带状疱疹的发病率为 2‰ ～ 4.6‰。不同国家地区带状疱疹年发病率有所差别，英国为 5‰，美国波士顿为 5‰ ～ 12‰，法国为 8.99‰，德国为 9.8‰[120]，亚太地区为 3‰ ～ 10‰[121]，韩国为 10.4‰[122]，日本为 10.9‰[123]，我国台湾为 6.0‰ ～ 12.0‰，我国大陆为 3.4‰ ～ 5.8‰[120, 124-126]。我国关于带状疱疹的研究报道比较少。2016 年在江苏、黑龙江、江西、河北和上海开展的多中心研究表明，≥ 50 岁人群带状疱疹累积年发病率为 22.6‰，上述地区 2010 ～ 2012 年 ≥ 50 岁人群带状疱疹平均年发病率为 3.43‰[124]。Zhu 等[120] 研究显示，广东省 2011 年、2012 年、2013 年带状疱疹年发病率分别为 4.1‰、3.4‰ 和 5.8‰。近来北京疾病预防控制中心的人员通过社区回顾性调查报道了我国大陆地区人口的带状疱疹发病率，发现近 2/3 的患者年龄超过 50 岁[127]，与其他国家报道的年龄和性别发病率趋势相似[14, 113, 128, 129]。但调整后的整体发病率低于系统评价显示的多个国家或地区的带状疱疹发病率[114]。最近一项针对 7 个我国城市医院的流行病学横断面研究报道，带状疱疹和 PHN 的患病率分别为 7.7% 和 2.3%。带状疱疹患者中有 29.8% 会形成 PHN[130]。

研究的人群和诊断方法的不同，可部分解释发病率的差异。大多数研究依据的是官方数据库，也许遗漏没有就医的带状疱疹病例。如果调查人群仅限于免疫抑制患者，那么带状疱疹的发病率明显提高。目前尚缺乏非洲地区带状疱疹发病率的资料。但在非洲热带地区，VZV 原发感染好发于高龄人群及 HIV 感染率高的人群，可能使水痘的发病率上升，人口老龄化、糖尿病患病率及 HIV 感染率高可能使带状疱疹的发病率升高，不堪重负的医疗体系还可能使水痘和带状疱疹并发症的发生率升高[131]。与其他国家或地区相比[114]，北京的研究中大多数年龄组，特别是 50～59 岁和 60～69 岁年龄组的发病率相当或略低，但是 0～19 岁和超过 70 岁年龄组的发病率明显低于其他国家或地区[127]。可能是这两个年龄组的信息往往由监护人或看护人提供，报告存在偏差，发病率被低估。

有学者研究了过去 20 年中带状疱疹发病率的纵向趋势，发现所有年龄组带状疱疹的发病率随着时间推移越来越高。在没有水痘疫苗接种规划的国家带状疱疹发生率随时间延长而增加[132-136]。在实施水痘疫苗接种规划开始前，带状疱疹发病率也是随着时间推移增加的，并且持续增加至实施水痘疫苗接种规划后[137-139]。这些数据表明，接种水痘疫苗不能解决带状疱疹发病率增加的问题。

三、带状疱疹的住院率、复发率和死亡率

带状疱疹的住院率文献报道的差异较大。以人口基数统计，带状疱疹的年住院率为（2～25）/10 万[114]。以带状疱疹患者基数统计，住院率为 3%～4%[1, 116]，我国大陆和台湾地区分别为 4.5%～9.1% 和 2.93%[120, 124, 125]。带状疱疹的二次发作并不罕见，常见于免疫功能低下者。据报道，带状疱疹的复发率分别为 4.1%[8]、5.2%[13] 和 6.2%[42]，文献报道的差异较大，从 8 年复发率 6.2% 到终生复发率 3%～5%[114, 116, 117]。带状疱疹的复发与患者免疫力低下相关，HIV 感染者的带状疱疹复发率高达 13%～26%[114, 116]。带状疱疹的死亡率数据不多，但总体不高，包括 10 项关于死亡率数据的研究系统评价，发现带状疱疹的年发生率为（0.017～0.465）/10 万[114]。在调整死亡证明书中的错误后，有学者估计美国带状疱疹的真实死亡人数为 78 人/年 [（31～118）人/年][140]。几乎所有死亡病例都是老年人和（或）免疫抑制者。以人口基数统计带状疱疹的年死亡率为（0.017～0.465）/10 万，死亡者为 ≥ 60 岁失能老人或伴有基础疾病者[114]。欧洲国家带状疱疹的总死亡率为（0～0.07）/10 万，法国 ≥ 95 岁老年人中死亡率高达 19.48/10 万，低龄男性和高龄女性患者的死亡率略高[141]。带状疱疹的病死率（case fatality）在 45～65 岁患者为 2/10 万，在 ≥ 65 岁患者达 61/10 万。带状疱疹的住院死亡率（hospital fatality）在英国 45～65 岁患者为 0.6%，在西班牙 ≥ 80 岁患者达 7.1%[141]。

四、带状疱疹的并发症或后遗症

带状疱疹患者中 13%～47% 有并发症或后遗症，其主要累及神经系统和眼部[107, 142, 143]。

带状疱疹并发症包括急性疼痛和慢性疼痛，其他神经系统疾病，以及眼部、皮肤和内脏并发症。神经系统并发症包括带状疱疹后神经痛（PHN）、拉姆齐 - 亨特综合征（Ramsay-Hunt综合征）、脑膜炎、脊髓炎和一过性脑缺血或脑卒中[1, 116, 144]。眼部并发症主要为眼带状疱疹（herpes zoster ophthalmicus，HZO）[143]。

在队列研究中[14, 145]，非痛性神经系统并发症的类型主要是运动神经病变，包括贝尔麻痹、多发性脑神经炎、拉姆齐 - 亨特综合征（3%）、横贯性脊髓炎（小于 1%）、脑膜脑炎（小于 1%）和脑血管炎、眼支带状疱疹后的脑卒中（小于 1%）等。带状疱疹是脑卒中的一个重要危险因素，特别是眼支带状疱疹患者，与没有带状疱疹个体相比，卒中风险增加 3 ～ 4 倍[53, 146]。2% ～ 6% 的眼支带状疱疹并发症包括角膜炎、葡萄膜炎、虹膜睫状体炎、全眼球炎和青光眼[14, 145]。皮疹的细菌感染和疱疹性坏疽发生率为 0 ～ 2%。内脏受累的研究不多，尚缺少数据。老年人和免疫抑制的带状疱疹患者伴有这些并发症的风险更大。

PHN 是最常见的带状疱疹后遗症，但 PHN 定义尚有争议。部分国内学者将 PHN 定义为皮疹消退后疼痛持续超过 1 个月[147]，国际上较公认的定义是皮疹出现后疼痛持续超过 90 天[1, 117, 142, 148]。30% ～ 50% 的 PHN 持续 1 年以上，少数可长达 10 年及以上[114]。按国际公认的 PHN 定义，带状疱疹患者发生 PHN 者为 5% ～ 30%，多数文献报道为 10% ～ 20%[107, 114]，我国为 8.6% ～ 13.8%[120]。PHN 发生率随着患者年龄增长而升高[1, 114, 117]，在 ≥ 50 岁患者中约为 8%，在 ≥ 80 岁患者中高达 33%[1, 116]。也有报道女性的 PHN 发病率高于男性[142]。PHN 易患因素比较明确的有高龄、前驱症状重、皮损严重、疼痛剧烈和免疫力低下[117]。三叉神经受累，伴系统性红斑狼疮（SLE）、糖尿病或神经精神异常者也易患PHN[114, 142]。

HZO 为潜伏 VZV 被再激活和复制后累及三叉神经眼支所致。以人口基数统计，HZO 发生率为 30.9/10 万，在 ≥ 65 岁人群达 104.6/10 万。以带状疱疹患者基数统计，HZO 发生率为 10% ～ 20%，也随着年龄增长而升高[114, 143]。HZO 的临床表现依次为睑缘炎、角膜炎、结膜炎、巩膜炎、葡萄膜炎或急性渐进性视网膜坏死[1, 143]。美国 HZO 患者约 2.5% 发生眼球损害，其中 6% 致盲[114, 143]。约半数 HZO 患者有皮肤损害，约 21% 最终发展为PHN。

第三节　带状疱疹的危险因素

带状疱疹（HZ）的风险与年龄和性别有关，随着年龄增长，特别是 50 岁以上成年人中，HZ 发病率急剧增加，女性更为突出[113, 128, 129]。但对于复发的 HZ，与年龄和性别的这种关联并不明显[149]。北京的研究发现复发的 HZ 与初发病例具有相似特征[127]。

一、年龄

带状疱疹的流行病学特征是发病率随年龄增长明显升高[150]。很多年前 Hope-Simpson

在英国就证实了这一事实[8]。他记录 10 岁以下儿童的 HZ 年发病率为 0.74‰，20 ～ 50 岁的成年人为 2.5‰，年龄大于 60 岁的人为 7.8‰。许多后续研究证实了带状疱疹在不同人群和国家中其发病率随年龄增长而增加。美国、英国、澳大利亚、荷兰、日本、加拿大、意大利、西班牙、法国、以色列、比利时、德国和我国台湾的健康记录研究老年人带状疱疹的年发病率为 8‰ ～ 12‰[114]。

随着年龄增长，机体针对 VZV 的 T 细胞介导细胞免疫反应（T-CMI）逐渐降低，带状疱疹发病率因此升高，终生发病风险约 30%，但在 50 岁后呈急剧升高，在＞ 85 岁者更高达 50%[114, 116, 125]。Kawai 等[114]发现，＞ 60 岁者带状疱疹的年发病率为 6‰ ～ 8‰、＞ 80 岁者达 8‰ ～ 12‰。我国大陆≥ 80 岁人群带状疱疹发病率是≥ 50 岁人群的 3.21 倍[124]，台湾地区 40 ～ 50 岁、50 ～ 60 岁、60 ～ 70 岁和＞ 70 岁人群年发病率分别为 5.18‰、8.36‰、11.09‰ 和 11.77‰[125]。此外，带状疱疹的住院率、病死率和住院死亡率也随患者年龄增长而升高[114, 125, 141]。

带状疱疹发生率最高的年龄段是 50 ～ 60 岁。从这些研究中估计带状疱疹的终生发病率在一般人群中为 20% ～ 30%，在一个存活队列研究中 85 岁及以上年龄发病率高达50%[8, 132, 133]。

二、性别

关于带状疱疹发病率是否有性别差异，几项大型队列研究的结果相互矛盾。一些研究发现没有性别差异。例如，Hope-Simpson[8]、Ragozzino 等[13] 和 Donahue 等[151] 报道了女性与男性的带状疱疹年发病率分别为 3.2‰ 与 3.6‰、1.26‰ 与 1.34‰、2.11‰ 与 2.19‰，没有统计学上的显著差异。在 Duke 老年人流行病学研究（EPESE）中[152, 153]，女性性别并没有对终生带状疱疹风险或发病率有明显影响。然而最近几项研究表明，与男性相比，调整年龄后女性带状疱疹的发病率明显更高，如 Gauthier 等[113]、Yawn 等[14] 和 Opstelten 等[154] 报道女性与男性的带状疱疹年发病率分别为 6.0‰ 与 4.3‰、3.9‰ 与 3.2‰ 及 3.9‰与 2.5‰。在 Opstelten 等的研究中[154]，调整潜在的混杂因素后的比值比（OR）为 1.38（95%CI 为 1.22 ～ 1.56），倾向于女性。在这些研究中，各年龄组的性别差异一致倾向于女性。在亚太地区，韩国女性和男性的年发病率分别为 12.6‰ 和 8.3‰[122]，日本女性和男性分别为 12.8‰ 和 8.5‰[123]，我国女性发病率也高于男性[120, 124, 125]。北京研究带状疱疹患者的PHN 风险为 4.6%[127]。其他报道根据不同的研究设计，结果为 10% ～ 30.0%[114]。一般认为 PHN 的发生与年龄和性别有关[155]。

三、种族

美国和欧洲的白种人一直是大多数带状疱疹流行病学研究的重点。Duke 的 EPESE 研究采用分层、随机抽样方法将社区居住的老年黑种人与白种人平均分配。控制了年龄、癌症和人口因素，白种人发生带状疱疹的可能性比黑种人高 4 倍 [调整后比值比（aOR）为

0.25，95% CI 为 0.18 ～ 0.35][152]。Duke 的一项带状疱疹前瞻性 EPESE 研究报道 [153]，6 年内 4.3% 的黑种人患有带状疱疹，10.9% 的白种人患上了带状疱疹。控制变量后，黑种人患带状疱疹的可能性显著降低 [调整后的相对危险度（RR）为 0.35，95% CI 为 0.24 ～ 0.51]。这些研究中确诊带状疱疹的假阳性率为 3%，假阴性率为 0，这还不足以解释种族差异 [156]。最近的研究证实了这一点。一项回顾性队列研究，收集 1992 ～ 2010 年 2 848 765 例超过 65 岁的医疗保险受益人，黑种人的年带状疱疹发病率（RR 0.51，95% CI 为 0.48 ～ 0.53）和西班牙裔人（RR 0.76，95% CI 为 0.72 ～ 0.81）低于白种人 [137]。医疗保险数据库采集的监测 - 流行病学 - 最终结果（SEER）中癌症登记患者，1991 ～ 2007 年超过 100 万，与白种人相比黑种人患带状疱疹的可能性较小 [发病率比值（IRR）=0.64，$P < 0.001$][157]。这些差异的可能原因包括 VZV 的种族差异、免疫功能、水痘发病年龄和早年接触水痘史 [158]。

四、免疫力低下

免疫力低下是另一个重要的易患因素。美国 6.6% ～ 8.0% 的带状疱疹患者表现为免疫力低下 [116]。接受器官或造血干细胞移植，接受免疫抑制治疗，伴恶性肿瘤如淋巴瘤或白血病，合并慢性病如糖尿病、SLE 或抑郁症，HIV 感染等均导致 T 细胞免疫功能受损，发生带状疱疹及严重并发症的风险因此增加 [1, 116, 159, 160]。老年肿瘤患者的带状疱疹年发病率为非肿瘤人群的 1.2 ～ 2.4 倍，血液恶性肿瘤患者即高达 31‰ [157]。HIV 感染者的带状疱疹年发病率更高达 29.4‰ ～ 51.5‰，为非 HIV 感染者的 10 ～ 30 倍 [161]，且症状重、病程长，并易累及中枢神经系统或眼部 [116, 142]。在 HIV 感染流行地区，年轻人罹患带状疱疹甚至被视为 HIV 感染标志之一 [116]。尽管 HIV 感染者经抗逆转录病毒治疗后带状疱疹发病率下降，但仍高于一般人群 [161]。

（一）人类免疫缺陷病毒感染和艾滋病

在 HIV 感染者带状疱疹的队列研究中，HIV 感染者中未接受有效的抗逆转录病毒疗法（HAART）治疗的患者，带状疱疹的年发病率为 29‰ ～ 51‰ [162-165]。甚至在未经治疗的感染 HIV 儿童中，HIV 感染也会增加带状疱疹风险，在一项研究中，水痘发作平均 1.9 年后，27% 的儿童出现了带状疱疹 [166]。

与未经 HAART 治疗的 HIV 感染者个体相比，经 HAART 治疗的 HIV 感染者带状疱疹的发病率似乎低一些。1982 ～ 2011 年，亚特兰大艾滋病 VA 队列研究发现，HAART 治疗前带状疱疹的年发病率从 1987 年的 60.3‰ 降至 2011 年 HAART 治疗时的 10‰ [167]。一项 2002 ～ 2009 年的队列研究发现，城市 HIV 感染经 HAART 治疗的病例，带状疱疹年发病率为 9.3‰ [168]。感染 HIV 儿童的带状疱疹发病率也有类似下降 [169]。

当带状疱疹群体发病时，带状疱疹可能是潜在的 HIV 感染的第一个线索，提示感染 HIV 的风险很高 [170-172]。带状疱疹可发生在 HIV 感染 / 艾滋病的任何阶段 [162, 163]。

（二）恶性肿瘤

恶性肿瘤是带状疱疹的另一个重要危险因素[13, 151, 152, 157, 173, 174]。与实体肿瘤患者相比，带状疱疹在患有血液癌症的患者中更常见[157, 173, 174]。根据医疗保险数据库中癌症登记的数据，1991～2007 年≥65 岁患者中，对 82 832 例血液癌症和 944 777 例实体癌患者进行了队列研究，9.2% 的血液癌症和 6.3% 的实体癌症患者被诊断为带状疱疹[157]。与非癌症老年患者相比，癌症患者调整后带状疱疹的发病率如下，患有血液癌症患者的 HZ 年发病率为 2.4‰，实体癌症患者的 HZ 年发病率为 1.2‰。血液癌症组与实体癌症组相比，带状疱疹的年发病率明显上升（31.0‰ 与 14.9‰，$P < 0.01$）。在癌症人群中，年龄增长、女性、白种人和接受免疫抑制治疗和晚期癌症是重要的带状疱疹危险因素。

（三）器官移植

带状疱疹通常易发生于接受骨髓干细胞、肾、肝和心脏移植的患者。根据各个移植中心的这些患者带状疱疹发病率和危险因素的数据，由于受到患者数量、各种潜在疾病和治疗方案及随访时间不同等因素的影响，研究的结果并不一致。从商业保险、医疗保险和医疗补助数据库调出 90.2 万人数据，发现骨髓干细胞或干细胞移植患者中带状疱疹的年发生率最高（43‰），然后是实体器官移植者（17‰）[175]。在实体器官移植的美国退伍军人（VA）研究中，带状疱疹的年发病率为 22‰[176]。带状疱疹在心脏移植患者中的年发生率为 40‰；在肾移植患者中的年发生率为 24‰；在肝移植患者中的年发生率为 18‰。这两项研究都表明，老年移植患者的带状疱疹发病风险更大。

（四）免疫介导的疾病

带状疱疹和免疫介导疾病的研究受到种种限制，如病史资料记录、转诊偏倚、治疗方案的变化调整和随访时间及样本量过小等因素的影响。尽管有这些限制，但许多研究还是发现带状疱疹与系统性红斑狼疮（SLE）和类风湿关节炎之间存在显著相关性。Manzi 等[177]报道了 321 例 SLE 患者中 15% 出现了带状疱疹，发病的中位时间为 6.2 年（范围为 1 个月至 29 年）。确诊 SLE 后，估计带状疱疹年发病率为 22‰。2001～2010 年的 1 项前瞻性队列研究发现 1485 例 SLE 患者，年龄调整后的带状疱疹年发病率为 12.0‰[178]。年龄增长和功能状态低下是 SLE 患者患带状疱疹的预测因素。带状疱疹的出现与 SLE 活动期无关，无论 SLE 病情轻微或严重，活动期或非活动期都会有带状疱疹的发病。

类风湿关节炎患者的带状疱疹患病风险也会增加，来自英国临床实践研究数据库的数据，对 2000～2011 年初级保健数据中，和年龄、性别匹配的对照组相比，调整后带状疱疹的风险比（aOR）为 1.46（95%CI 为 1.38～1.55）[179]。根据 VA 医疗保健系统（1998～2005 年）[180]、明尼苏达州奥姆斯特德县（1980～2007 年）[181]及美国医疗保险人口（2006～2011 年）[182]的队列研究结果，带状疱疹的年发病率分别为 9.9‰、12.1‰ 和 19.7‰。类风湿关节炎者带状疱疹的发病率明显高于没有类风湿关节炎的个体。类风湿关节炎患者年龄增长和皮质类固醇药物使用是带状疱疹的风险因素。

根据英国临床实践研究数据库中资料发现，带状疱疹与 SLE 和类风湿关节炎的关系，在调整免疫抑制治疗后有所减弱，但仍然很明显[179]。

（五）免疫抑制治疗

免疫抑制治疗可能会增加患带状疱疹的风险，尽管它经常与潜在疾病及其治疗对带状疱疹风险的影响相互缠绕，难以分清。治疗癌症的化疗药物、皮质类固醇药物、移植后免疫抑制剂和治疗免疫介导疾病的药物都与带状疱疹发病有关。从商业保险、医保和医疗补助数据库提供的 9020 万人数据，多重关联的综合分析发现，免疫抑制剂和带状疱疹的关联涉及骨髓干细胞移植、干细胞移植、实体器官移植、HIV 感染、SLE、类风湿关节炎、各种癌症、炎症性肠病、多发性硬化症和牛皮癣患者的带状疱疹发病风险增高[175]。应用免疫抑制剂或化疗的患者比其他人的带状疱疹发病率明显增高。接受免疫抑制剂或化疗的患者与没有这些干预的个体相比，发生带状疱疹的风险增加约 50%。应用免疫抑制剂或化疗患者的带状疱疹年发病率从骨髓移植患者的 1.7‰ 到 SLE 患者的 1.46‰[175]。

目前尚不清楚抗肿瘤坏死因子（TNF）治疗是否会增加带状疱疹的风险。一项前瞻性队列研究分析了 2001 ~ 2009 年 11 881 名用抗 TNF 药物和 3673 名用非生物调节剂的类风湿关节炎患者的带状疱疹发生率。与用非生物调节剂组相比，用抗 TNF 药物组患者带状疱疹风险的调整后的风险比为 1.8（95% CI 为 1.2 ~ 2.8）[183]。来自一些大型美国多机构合作的数据，有关类风湿关节炎、炎症性肠病和牛皮癣、银屑病关节炎或强直性脊柱炎患者的队列研究，分析了 1998 ~ 2007 年 33 324 例新用抗 TNF 药物治疗患者的带状疱疹发作情况。发现抗 TNF 药物治疗与非生物调节剂治疗方案相比，带状疱疹的风险没有明显增高（调整后的风险比 1.00，95% CI 为 0.77 ~ 1.29）[184]。

老年或免疫力低下患者还可出现带状疱疹反复发作，皮损播散或伴细菌感染或呈疣状增生，也可致病毒耐药。严重者甚至累及肺部、胃肠道、脑部等多个器官，在带状疱疹皮疹出现前发生肝炎、胰腺炎、肺炎、心肌炎、食管炎或消化性溃疡，容易误诊[1, 107, 116, 142, 143]。

五、其他风险因素

（一）地域分布和季节变化

地域分布是否影响带状疱疹临床流行病学尚有争议。Zhu 等[120] 报道我国广东珠三角地区带状疱疹发病率高于北部，Li 等[124] 报道我国城市人群带状疱疹发病率高于农村，但 WHO[185] 认为带状疱疹发病率没有地域差异。

季节变化是否影响带状疱疹临床流行病学也有争议。水痘和带状疱疹的好发季节呈镜像分布，水痘好发于冬春季，而带状疱疹好发于夏秋季，带状疱疹好发夏秋季可能与照射紫外线导致机体细胞免疫功能下降有关[186]，但其他研究结果不支持此观点[107, 122]。

（二）合并症

慢性疾病可能会增加患带状疱疹的风险。英国临床实践研究数据库的病例对照研究发现，调整免疫抑制状态、多种合并症和免疫抑制药物后，带状疱疹的风险有所增加，如慢性阻塞性肺疾病调整后的风险比（aOR）为 1.22（95% CI 为 1.17 ～ 1.28）、哮喘的 aOR 为 1.11（95% CI 为 1.06 ～ 1.16）、慢性肾病的 aOR 为 1.12（95% CI 为 1.08 ～ 1.17）和 1 型糖尿病的 aOR 为 1.26（95% CI 为 1.06 ～ 1.49）[179]。用综合医疗保健信息服务数据库进行匹配的回顾队列研究，包括 1997 ～ 2006 年来自美国 46 个健康计划的 7400 多万人，发现慢性阻塞性肺疾病、2 型糖尿病和心脏病患者的带状疱疹风险增加[187]。

（三）创伤

临床医师和患者都观察到躯体创伤后，通常不久会在受累皮区发生带状疱疹。2 项病例控制研究证实了这些观察结果。Thomas 等[188]进行了一项调查，对带状疱疹病例组和匹配的非带状疱疹对照组进行访谈，比较了带状疱疹发作前 1 ～ 6 个月是否有创伤。带状疱疹发作的病例与前 1 个月同一部位有躯体创伤的 aOR 为 12.07（95% CI 为 1.49 ～ 97.63）。一项更大的年龄匹配病例对照研究，从医保数据库随机采集 2006 ～ 2007 年 5% 的数据，发现了带状疱疹发作前 1 周的创伤情况，与对照组相比，调整后概率为 3.4 倍（95% CI 为 2.8 ～ 4.2），带状疱疹病例中的比例高[189]。带状疱疹发作前 1 周曾有颅脑创伤的患者，其脑神经带状疱疹的可能性比对照组高 27.5 倍。这些研究中，aOR 从创伤开始随时间延长而下降。

（四）心理社会因素

心理压力在带状疱疹的发作中也有一定的作用。随机抽样对照 101 名 50 岁以上有带状疱疹和 101 名没有带状疱疹社区的居民，研究心理压力和带状疱疹的关系[190]。采用老年人近期生活事件量表评定他们的紧张性生活事件程度。研究发现这些患者带状疱疹发病前经历的负面生活事件数比对照组更多，如疱疹前 2 个月时为 26 与 10[风险比（OR）为 2.64，95% CI 为 1.13 ～ 6.27，P=0.012]，3 个月时为 29 与 11（OR 为 2.64，95 % CI 为 1.20 ～ 6.04，P=0.007），6 个月时为 35 与 16（OR 为 2.00，95% CI 为 1.04 ～ 3.93，P=0.012）。EPESE 前瞻性的研究，报道了急性（负性生活事件）和慢性（缺乏社交）心理压力对老年人带状疱疹风险的影响。控制多个人口特征、健康和社会因素后，负面的生活事件增加了带状疱疹的风险，但是统计结果处于显著性边界（aOR 为 1.38，95% CI 为 0.96 ～ 1.97，P=0.078），没有社会支持与带状疱疹显著相关[153]。法国的一项前瞻性病例对照研究发现，最近的负面生活事件与带状疱疹显著相关（OR 为 3.40，95% CI 为 1.67 ～ 6.93）[191]。

（五）家族史

带状疱疹的遗传易感性可能因人而异。3 项病例对照研究都发现带状疱疹与家族史有关系。一级亲属曾经有带状疱疹的病例与对照组相比，aOR 为 4.35（95% CI 为 3.11～6.09）[192]、4.44（95% CI 为 3.11～6.35）[193] 和 3.69（95% CI 为 1.81～7.51）[191]。

第四节　临床流行病学影响因素

一、水痘疫苗

人体自然感染 VZV 后激发产生病毒特异性抗体和 T-CMI，后者在保护水痘和带状疱疹及促进疾病痊愈方面起着重要作用[116]。目前，以 VZV Oka 株制备的水痘减毒活疫苗（V-Oka）已被绝大多数国家列入儿童常规接种计划。接种一剂水痘疫苗后，水痘和中重度水痘的发病率分别降低 81% 和 98%，接种两剂则分别降低 92% 和 100%[106]。接种水痘疫苗对带状疱疹临床流行病学的影响尚有争议[114, 194]，还需进一步研究。减毒水痘疫苗使 VZV 潜伏下来，在机体免疫力下降时 VZV 可被重新激活并引发带状疱疹。Tanuseputro 等[195] 观察到，接种水痘疫苗后水痘的门诊就诊率和住院率分别下降了 9% 和 53%，9 岁以下儿童带状疱疹发病率也下降了 29%。但 Chao 等[126] 报道，随着水痘疫苗接种人数的增加，水痘发病率下降了 75%～80%，同时带状疱疹发病率却逐渐上升。Wu 等[196] 报道，我国台湾地区 2000～2009 年水痘年发病率从 7.14‰ 下降至 0.76‰，带状疱疹年发病率却从 4.04‰ 上升至 6.24‰，水痘和带状疱疹的发病率在接种水痘疫苗前后呈负相关。

多数观察发现，无论是否接种水痘疫苗，带状疱疹的发病率随时间推移逐渐上升[116, 185]。例如，美国奥姆斯特德县 1996～2001 年带状疱疹发病率上升 28%，年均增长 5.6%[116]。Kawai 等[197] 观察到，奥姆斯特德县 1945～2007 年带状疱疹发病率增长 4 倍，年均增长 2.5%。Chen 等[121] 也观察到亚太地区带状疱疹发病率年均增长约 5%。澳大利亚的一项研究表明，水痘疫苗接种率的增加在降低水痘发病率的同时增加了带状疱疹的发病率，≥ 50 岁人群水痘年发病率 1998～1999 年为 0.16‰，2000～2005 年为 2.67‰，2006～2012 年为 1.39‰，而对应 50～59 岁年龄组在上述时间段带状疱疹年发病率分别为 1.04‰、2.27‰ 和 3.33‰[198]。

日本宫崎皮肤病学会的调查发现[199]，1997～2017 年间，带状疱疹患者的数量增加了 1.54 倍，不仅 60 岁以上的老年人，其他年龄段的人带状疱疹发病率也在逐渐增加。水痘患者的数量从 2010 年到引入全球水痘疫苗接种前的 2017 年逐渐减少。随着水痘发病率在总人口中的明显下降，2014～2016 年带状疱疹发病率逐年增加。2014～2015 年 20～49 岁个体的带状疱疹发病率增加明显，其中 20～29 岁个体的带状疱疹发病率增加最多（OR 为 1.270，95% CI 为 1.071～1.505，$P < 0.001$）。

如何解释带状疱疹发病率的增长趋势尚无一致意见。日本的结论是普遍接种疫苗后，抚养子女年龄段的人带状疱疹发病率增高，可能与通过水痘提高免疫力的机会在减少有关[199]。人体自然感染 VZV 后，机体即通过外源性"免疫增强"提高对病毒的免疫力，从而降低带状疱疹发生率。接种水痘疫苗则通过减弱这种外源性"免疫增强"而使带状疱疹发生率上升[116, 185]。此外，水痘疫苗所含活病毒可能潜伏于神经节，当人体抵抗力下降时，潜伏病毒可被再激活、复制而发生带状疱疹，但水痘疫苗的活病毒含量低，疫苗病毒对带状疱疹发病率影响微乎其微。研究者因此认为，带状疱疹发病率逐渐升高趋势不能完全或直接归因于接种水痘疫苗[126]，也不能单独归因于高龄或抵抗力降低[116]。有研究者通过建立模型评估接种水痘疫苗的影响后认为，在短期内接种水痘疫苗可能通过减弱外源性"免疫增强"使带状疱疹发病率上升，但长期（如50年）可能使发病率降低[114]。

水痘疫苗在我国已经使用几十年，在经济发达的地区如北京[200]的覆盖率相当高，这可能对带状疱疹的发病率产生影响。目前国内尚缺乏水痘疫苗接种对带状疱疹发病率影响的研究。

二、其他因素

带状疱疹临床流行病学的研究数据多源自医疗保健系统、初级护理系统、医疗保险系统或住院患者系统数据库。因此，数据库完善程度也影响带状疱疹流行病学研究。医疗保健或初级护理系统仅提供就医者数据[116, 195]，医疗保险系统只反映参保者信息[122, 125, 126]，住院患者系统仅提供住院患者资料[116]。

此外，经济发展水平和医疗卫生状况可能也影响带状疱疹临床流行病学，如在非洲地区，欠完善的医疗救治体系可能使带状疱疹的发病率和死亡率上升[131]。

三、疾病负担

带状疱疹的剧烈疼痛严重影响患者日常活动及睡眠，疼痛越严重，影响越明显，导致患者生活质量明显下降。PHN还造成患者负面心理负担，约29%的带状疱疹和43%的PHN伴有中度的焦虑或抑郁症状[1, 107, 117, 194]。带状疱疹及其并发症加重了患者本人、家庭及社会的医疗负担，但不同国家或地区间因经济发展水平不同，其医疗负担也有差异。据估算，我国大陆带状疱疹的人均医疗费为840元人民币，患者患病年份、所在地区及有无住院或后遗症均影响医疗费用[124]。台湾地区2000年带状疱疹医疗费用约2.5亿新台币，至2004年达3.2亿新台币[125]。考虑到人口基数的庞大，我国带状疱疹的疾病负担是巨大的。根据北京市和2014年全国人口普查数据，北京市每年至少有55.5万例，全国每年有277万例带状疱疹患者。我们应该关注带状疱疹的防治，并尽早开展相关的研究和评估工作，如建立监测系统和支持带状疱疹疫苗的开发或引进。

四、带状疱疹的预防

美国疾病控制与预防中心（CDC）的免疫实施咨询委员会（ACIP）建议，对免疫功能正常的60岁及以上的成年人，使用减毒带状疱疹疫苗预防带状疱疹和PHN[9]。这个建议是基于 60 岁以上人群的大型安慰剂对照试验的研究结果，这项研究发现接种疫苗后，带状疱疹的年发病率从 11.12‰ 降至 5.42‰，下降了约 51.3%，PHN 的发病率从 1.38‰ 降至 0.46‰，下降了约 66.7%，减少了 61.1% 因带状疱疹相关疼痛的疾病负担（测量疼痛的持续时间转换为疼痛的严重程度）。但带状疱疹疫苗对预防带状疱疹的持续时间目前尚不清楚，最近的研究表明，活疫苗预防带状疱疹和疼痛负担的疗效，可持续至疫苗接种后 8 年，可能不会超过 10 年 [201, 202]。在 1 项 50 ～ 59 岁的随机安慰剂控制的带状疱疹疫苗试验中，疫苗的预防有效率为 69.8%[119]。美国 FDA 允许活疫苗用于免疫功能正常的 50 岁成年人。而 ACIP 建议对 60 岁及以上老人接种疫苗，因为带状疱疹疫苗应该实现最大程度减轻带状疱疹及其并发症的负担，60 多岁的人群更合适 [203]。

参 考 文 献

[1] COHEN J I. Clinical practice: herpes zoster [J]. N Engl J Med, 2013, 369(3): 255-263.

[2] WERNER R N, NIKKELS A F, MARINOVIC B, et al. European consensus-based (S2k) guideline on the management of herpes zoster-guided by the European Dermatology Forum (EDF) in cooperation with the European Academy of Dermatology and Venereology (EADV), Part 1: Diagnosis [J]. J Eur Acad Dermatol Venereol, 2017, 31(1): 9-19.

[3] WREGHITT T G, WHIPP J, REDPATH C, et al. An analysis of infection control of varicella-zoster virus infections in Addenbrooke's Hospital Cambridge over a 5-year period, 1987-92 [J]. Epidemiol Infect, 1996, 117(1): 165-171.

[4] BRUNELL P A, ARGAW T. Chickenpox attributable to a vaccine virus contracted from a vaccinee with zoster [J]. Pediatrics, 2000, 106(2): E28.

[5] VINER K, PERELLA D, LOPEZ A, et al. Transmission of varicella zoster virus from individuals with herpes zoster or varicella in school and day care settings [J]. J Infect Dis, 2012, 205(9): 1336-1341.

[6] SAWYER M H, CHAMBERLIN C J, WU Y N, et al. Detection of varicella-zoster virus DNA in air samples from hospital rooms [J]. J Infect Dis, 1994, 169(1): 91-94.

[7] SEWARD J F, ZHANG J X, MAUPIN T J, et al. Contagiousness of varicella in vaccinated cases: a household contact study [J]. JAMA, 2004, 292(6): 704-708.

[8] HOPE-SIMPSON R E. The nature of herpes zoster: a long-term study and a new hypothesis [J]. Proc R Soc Med, 1965, 58:9-20.

[9] HARPAZ R, ORTEGA-SANCHEZ I R, SEWARD J F, et al. Prevention of herpes zoster: recommendations of the Advisory Committee on Immunization Practices (ACIP) [J]. MMWR Recomm Rep, 2008, 57(RR-5): 1-30.

[10] HAANPAA M, LAIPPALA P, NURMIKKO T. Pain and somatosensory dysfunction in acute herpes zoster [J]. Clin J Pain, 1999, 15(2): 78-84.

[11] HAANPAA M, LAIPPALA P, NURMIKKO T. Allodynia and pinprick hypesthesia in acute herpes zoster, and the development of postherpetic neuralgia [J]. J Pain Symptom Manage, 2000, 20(1): 50-58.

[12] GILDEN D H, DUELAND A N, COHRS R, et al. Preherpetic neuralgia [J]. Neurology, 1991, 41(8): 1215-1218.

[13] RAGOZZINO M W, MELTON L J, KURLAND L T, et al. Population-based study of herpes zoster and its sequelae [J]. Medicine (Baltimore), 1982, 61(5): 310-316.

[14] YAWN B P, SADDIER P, WOLLAN P C, et al. A population-based study of the incidence and complication rates of herpes zoster before zoster vaccine introduction [J]. Mayo Clin Proc, 2007, 82(11): 1341-1349.

[15] VOLPI A, GROSS G, HERCOGOVA J, et al. Current management of herpes zoster: the European view [J].

Am J Clin Dermatol, 2005, 6(5): 317-325.

[16] GROSS G, SCHOFER H, WASSILEW S, et al. Herpes zoster guideline of the German Dermatology Society (DDG) [J]. J Clin Virol, 2003, 26(3): 277-89, discussion 91-93.

[17] ZERNGAST W W, PAAUW D S, O'CONNOR K M. Varicella zoster with extended prodrome: a case series [J]. Am J Med, 2013, 126(4): 359-361.

[18] JOHNSON R W, ALVAREZ-PASQUIN M J, BIJL M, et al. Herpes zoster epidemiology, management, and disease and economic burden in Europe: a multidisciplinary perspective [J]. Ther Adv Vaccines, 2015, 3(4): 109-120.

[19] KATZ J, COOPER E M, WALTHER R R, et al. Acute pain in herpes zoster and its impact on health-related quality of life [J]. Clin Infect Dis, 2004, 39(3): 342-348.

[20] SCHMADER K E, SLOANE R, PIEPER C, et al. The impact of acute herpes zoster pain and discomfort on functional status and quality of life in older adults [J]. Clin J Pain, 2007, 23(6): 490-496.

[21] PLEYER U, METZNER S, HOFMANN J. Diagnostics and differential diagnosis of acute retinal necrosis [J]. Ophthalmologe, 2009, 106(12): 1074-1082.

[22] YAWN B P, WOLLAN P C, ST SAUVER J L, et al. Herpes zoster eye complications: rates and trends [J]. Mayo Clin Proc, 2013, 88(6): 562-570.

[23] DAVIES E C, PAVAN-LANGSTON D, CHODOSH J. Herpes zoster ophthalmicus: declining age at presentation [J]. Br J Ophthalmol, 2016, 100(3): 312-314.

[24] KIDO S, SUGITA S, HORIE S, et al. Association of varicella zoster virus load in the aqueous humor with clinical manifestations of anterior uveitis in herpes zoster ophthalmicus and zoster sine herpete [J]. Br J Ophthalmol, 2008, 92(4): 505-508.

[25] DICKINS J R, SMITH J T, GRAHAM S S. Herpes zoster oticus: treatment with intravenous acyclovir [J]. Laryngoscope, 1988, 98(7): 776-779.

[26] CHODKIEWICZ H M, COHEN P R, ROBINSON F W, et al. Ramsay Hunt syndrome revisited [J]. Cutis, 2013, 91(4): 181-184.

[27] GUPTA N M, PARIKH M P, PANGINIKKOD S, et al. Ramsay Hunt syndrome [J]. QJM, 2016, 109(10): 693.

[28] HO T H, CHOU C H. Ramsay Hunt syndrome type Ⅱ [J]. QJM, 2019, 112(1): 55.

[29] JEON Y, LEE H. Ramsay Hunt syndrome [J]. J Dent Anesth Pain Med, 2018, 18(6): 333-337.

[30] MONTAGUE S J, MORTON A R. Ramsay Hunt syndrome [J]. CMAJ, 2017, 189(8): E320.

[31] SHIN D H, KIM B R, SHIN J E, et al. Clinical manifestations in patients with herpes zoster oticus [J]. Eur Arch Otorhinolaryngol, 2016, 273(7): 1739-1743.

[32] GILDEN D H, WRIGHT R R, SCHNECK S A, et al. Zoster sine herpete, a clinical variant [J]. Ann Neurol, 1994, 35(5): 530-533.

[33] HADAR T, TOVI F, SIDI J, et al. Detection of specific IgA antibodies to varicella zoster virus in serum of patients with Ramsay Hunt syndrome [J]. Ann Otol Rhinol Laryngol, 1990, 99(6 Pt 1): 461-465.

[34] IKEDA M, HIROSHIGE K, ABIKO Y, et al. Impaired specific cellular immunity to the varicella-zoster virus in patients with herpes zoster oticus [J]. J Laryngol Otol, 1996, 110(10): 918-921.

[35] FURUTA Y, FUKUDA S, SUZUKI S, et al. Detection of varicella-zoster virus DNA in patients with acute peripheral facial palsy by the polymerase chain reaction, and its use for early diagnosis of zoster sine herpete [J]. J Med Virol, 1997, 52(3): 316-319.

[36] GUESS H A, BROUGHTON D D, MELTON L J, et al. Epidemiology of herpes zoster in children and adolescents: a population-based study [J]. Pediatrics, 1985, 76(4): 512-517.

[37] CIVEN R, MARIN M, ZHANG J, et al. Update on incidence of herpes zoster among children and adolescents

after implementation of varicella vaccination, Antelope Valley, CA, 2000 to 2010 [J]. Pediatr Infect Dis J, 2016, 35(10): 1132-1136.

[38] CIVEN R, CHAVES S S, JUMAAN A, et al. The incidence and clinical characteristics of herpes zoster among children and adolescents after implementation of varicella vaccination [J]. Pediatr Infect Dis J, 2009, 28(11): 954-959.

[39] GOLDMAN G S. Varicella susceptibility and incidence of herpes zoster among children and adolescents in a community under active surveillance [J]. Vaccine, 2003, 21(27-30): 4238-4242.

[40] GOLDMAN G S. Incidence of herpes zoster among children and adolescents in a community with moderate varicella vaccination coverage [J]. Vaccine, 2003, 21(27/30): 4243-4249.

[41] PETURSSON G, HELGASON S, GUDMUNDSSON S, et al. Herpes zoster in children and adolescents [J]. Pediatr Infect Dis J, 1998, 17(10): 905-908.

[42] YAWN B P, WOLLAN P C, KURLAND M J, et al. Herpes zoster recurrences more frequent than previously reported [J]. Mayo Clin Proc, 2011, 86(2): 88-93.

[43] EL HAYDERI L, BONTEMS S, NIKKELS-TASSOUDJI N, et al. Satellite lesions accompanying herpes zoster: a new prognostic sign for high-risk zoster [J]. Br J Dermatol, 2015, 172(6): 1530-1534.

[44] NAGASAKO E M, JOHNSON R W, GRIFFIN D R, et al. Rash severity in herpes zoster: correlates and relationship to postherpetic neuralgia [J]. J Am Acad Dermatol, 2002, 46(6): 834-839.

[45] HAANPAA M, DASTIDAR P, WEINBERG A, et al. CSF and MRI findings in patients with acute herpes zoster [J]. Neurology, 1998, 51(5): 1405-1411.

[46] ARRUTI M, PINEIRO L D, SALICIO Y, et al. Incidence of varicella zoster virus infections of the central nervous system in the elderly: a large tertiary hospital-based series (2007-2014) [J]. J Neurovirol, 2017, 23(3): 451-459.

[47] GRAHN A, BERGSTROM T, RUNESSON J, et al. Varicella-zoster virus (VZV) DNA in serum of patients with VZV central nervous system infections [J]. J Infect, 2016, 73(3): 254-260.

[48] CHAMIZO F J, GILARRANZ R, HERNANDEZ M, et al. Central nervous system infections caused by varicella-zoster virus [J]. J Neurovirol, 2016, 22(4): 529-532.

[49] GRAHN A, STUDAHL M. Varicella-zoster virus infections of the central nervous system - Prognosis, diagnostics and treatment [J]. J Infect, 2015, 71(3): 281-293.

[50] HONG H L, LEE E M, SUNG H, et al. Clinical features, outcomes, and cerebrospinal fluid findings in adult patients with central nervous system (CNS) infections caused by varicella-zoster virus: comparison with enterovirus CNS infections [J]. J Med Virol, 2014, 86(12): 2049-2054.

[51] LUDLOW M, KORTEKAAS J, HERDEN C, et al. Neurotropic virus infections as the cause of immediate and delayed neuropathology [J]. Acta Neuropathol, 2016, 131(2): 159-184.

[52] BREUER J, PACOU M, GAUTIER A, et al. Herpes zoster as a risk factor for stroke and TIA: a retrospective cohort study in the UK [J]. Neurology, 2014, 83(2): e27-33.

[53] LANGAN S M, MINASSIAN C, SMEETH L, et al. Risk of stroke following herpes zoster: a self-controlled case-series study [J]. Clin Infect Dis, 2014, 58(11): 1497-1503.

[54] MINASSIAN C, THOMAS S L, SMEETH L, et al. Acute cardiovascular events after herpes zoster: a self-controlled case series analysis in vaccinated and unvaccinated older residents of the United States [J]. PLoS Med, 2015, 12(12): e1001919.

[55] NAVEEN K N, TOPHAKANE R S, HANUMANTHAYYA K, et al. A study of HIV seropositivity with various clinical manifestation of herpes zoster among patients from Karnataka, India [J]. Dermatol Online J, 2011, 17(12): 3.

[56] ERDMANN N B, PRENTICE H A, BANSAL A, et al. Herpes zoster in persons living with HIV-1 infection: viremia and immunological defects are strong risk factors in the era of combination antiretroviral therapy [J]. Front Public Health, 2018, 6:70.

[57] LEE Y T, NFOR O N, TANTOH D M, et al. Herpes zoster as a predictor of HIV infection in Taiwan: a population-based study [J]. PLoS One, 2015, 10(11): e0142254.

[58] LJUBOJEVIC HADZAVDIC S, KOVACEVIC M, SKERLEV M, et al. Genital herpes zoster as possible indicator of HIV infection [J]. Acta Dermatovenerol Croat, 2018, 26(4): 337-338.

[59] NITHYANANDAM S, JOSEPH M, STEPHEN J. Ocular complications and loss of vision due to herpes zoster ophthalmicus in patients with HIV infection and a comparison with HIV-negative patients [J]. Int J STD AIDS, 2013, 24(2): 106-109.

[60] COTTON S J, BELCHER J, ROSE P, et al. The risk of a subsequent cancer diagnosis after herpes zoster infection: primary care database study [J]. Br J Cancer, 2013, 108(3): 721-726.

[61] WANG Y P, LIU C J, HU Y W, et al. Risk of cancer among patients with herpes zoster infection: a population-based study [J]. CMAJ, 2012, 184(15): E804-809.

[62] COTTON S J, BELCHER J, ROSE P, et al. The risk of a subsequent cancer diagnosis after herpes zoster infection: primary care database study [J]. Brit J Cancer, 2013, 108(3): 721-726.

[63] KALMAN C M, LASKIN O L. Herpes zoster and zosteriform herpes simplex virus infections in immunocompetent adults [J]. Am J Med, 1986, 81(5): 775-778.

[64] RUBBEN A, BARON J M, GRUSSENDORF-CONEN E I. Routine detection of herpes simplex virus and varicella zoster virus by polymerase chain reaction reveals that initial herpes zoster is frequently misdiagnosed as herpes simplex [J]. Br J Dermatol, 1997, 137(2): 259-261.

[65] TYRING S, BARBARASH R A, NAHLIK J E, et al. Famciclovir for the treatment of acute herpes zoster: effects on acute disease and postherpetic neuralgia. A randomized, double-blind, placebo-controlled trial. Collaborative Famciclovir Herpes Zoster Study Group [J]. Ann Intern Med, 1995, 123(2): 89-96.

[66] YAMAMOTO S, SHIMOMURA Y, KINOSHITA S, et al. Differentiating zosteriform herpes simplex from ophthalmic zoster [J]. Arch Ophthalmol, 1994, 112(12): 1515-1516.

[67] SAUERBREI A, EICHHORN U, SCHACKE M, et al. Laboratory diagnosis of herpes zoster [J]. J Clin Virol, 1999, 14(1): 31-36.

[68] SAUERBREI A, SOMMER M, EICHHORN U, et al.Laboratory diagnosis of herpes zoster: virology or serology [J]. Med Klin (Munich), 2002, 97(3): 123-127.

[69] WILSON D A, YEN-LIEBERMAN B, SCHINDLER S, et al. Should varicella-zoster virus culture be eliminated? A comparison of direct immunofluorescence antigen detection, culture, and PCR, with a historical review [J]. J Clin Microbiol, 2012, 50(12): 4120-4122.

[70] LEVIN M J. Varicella-zoster virus and virus DNA in the blood and oropharynx of people with latent or active varicella-zoster virus infections [J]. J Clin Virol, 2014, 61(4): 487-495.

[71] GILDEN D, NAGEL M A, COHRS R J. Persistence of varicella zoster virus DNA in saliva after herpes zoster [J]. J Infect Dis, 2012, 205(7): 1178; author reply -9.

[72] NAGEL M A, CHOE A, COHRS R J, et al. Persistence of varicella zoster virus DNA in saliva after herpes zoster [J]. J Infect Dis, 2011, 204(6): 820-824.

[73] QUINLIVAN M L, AYRES K L, KELLY P J, et al. Persistence of varicella-zoster virus viraemia in patients with herpes zoster [J]. J Clin Virol, 2011, 50(2): 130-135.

[74] ABERLE S W, ABERLE J H, STEININGER C, et al. Quantitative real time PCR detection of Varicella-zoster virus DNA in cerebrospinal fluid in patients with neurological disease [J]. Med Microbiol Immunol, 2005,

194(1/2): 7-12.

[75] KNOX C M, CHANDLER D, SHORT G A, et al. Polymerase chain reaction-based assays of vitreous samples for the diagnosis of viral retinitis. Use in diagnostic dilemmas [J]. Ophthalmology, 1998, 105(1): 37-44.

[76] PERSSON A, BERGSTROM T, LINDH M, et al. Varicella-zoster virus CNS disease--viral load, clinical manifestations and sequels [J]. J Clin Virol, 2009, 46(3): 249-253.

[77] ROTTENSTREICH A, OZ Z K, OREN I. Association between viral load of varicella zoster virus in cerebrospinal fluid and the clinical course of central nervous system infection [J]. Diagn Microbiol Infect Dis, 2014, 79(2): 174-177.

[78] ENGELMANN I, PETZOLD D R, KOSINSKA A, et al. Rapid quantitative PCR assays for the simultaneous detection of herpes simplex virus, varicella zoster virus, cytomegalovirus, Epstein-Barr virus, and human herpesvirus 6 DNA in blood and other clinical specimens [J]. J Med Virol, 2008, 80(3): 467-477.

[79] PILLET S, VERHOEVEN P O, EPERCIEUX A, et al. Development and validation of a laboratory-developed multiplex real-time PCR assay on the BD max system for detection of herpes simplex virus and varicella-zoster virus DNA in various clinical specimens [J]. J Clin Microbiol, 2015, 53(6): 1921-1926.

[80] TAN T Y, ZOU H, ONG D C, et al. Development and clinical validation of a multiplex real-time PCR assay for herpes simplex and varicella zoster virus [J]. Diagn Mol Pathol, 2013, 22(4): 245-248.

[81] VAN VELZEN M, OUWENDIJK W J, SELKE S, et al. Longitudinal study on oral shedding of herpes simplex virus 1 and varicella-zoster virus in individuals infected with HIV [J]. J Med Virol, 2013, 85(9): 1669-1677.

[82] COFFIN S E, HODINKA R L. Utility of direct immunofluorescence and virus culture for detection of varicella-zoster virus in skin lesions [J]. J Clin Microbiol, 1995, 33(10): 2792-2795.

[83] DAHL H, MARCOCCIA J, LINDE A. Antigen detection: the method of choice in comparison with virus isolation and serology for laboratory diagnosis of herpes zoster in human immunodeficiency virus-infected patients [J]. J Clin Microbiol, 1997, 35(2): 347-349.

[84] NIKKELS A F, DELVENNE P, DEBRUS S, et al. Distribution of varicella-zoster virus gp I and gp II and corresponding genome sequences in the skin [J]. J Med Virol, 1995, 46(2): 91-96.

[85] FOLKERS E, VREESWIJK J, ORANJE A P, et al. Rapid diagnosis in varicella and herpes zoster: re-evaluation of direct smear (Tzanck test) and electron microscopy including colloidal gold immuno-electron microscopy in comparison with virus isolation [J]. Br J Dermatol, 1989, 121(3): 287-296.

[86] SCHIRM J, MEULENBERG J J, PASTOOR G W, et al. Rapid detection of varicella-zoster virus in clinical specimens using monoclonal antibodies on shell vials and smears [J]. J Med Virol, 1989, 28(1): 1-6.

[87] COHEN J I. Herpes zoster [J]. N Engl J Med, 2013, 369(18): 1766-1767.

[88] DWORKIN R H, JOHNSON R W, BREUER J, et al. Recommendations for the management of herpes zoster [J]. Clin Infect Dis, 2007, 44 (Suppl 1):S1-26.

[89] WHITLEY R J, WEISS H, GNANN J W, et al. Acyclovir with and without prednisone for the treatment of herpes zoster. A randomized, placebo-controlled trial. The National Institute of Allergy and Infectious Diseases Collaborative Antiviral Study Group [J]. Ann Intern Med, 1996, 125(5): 376-383.

[90] HE L, ZHANG D, ZHOU M, et al. Corticosteroids for preventing postherpetic neuralgia [J]. Cochrane Database Syst Rev, 2008, 1: CD005582.

[91] KOWALSKY D S, WOLFSON A B. Corticosteroids for preventing postherpetic neuralgia after herpes zoster infection [J]. Acad Emerg Med, 2019, 26(6): 686-687.

[92] DWORKIN R H, BARBANO R L, TYRING S K, et al. A randomized, placebo-controlled trial of oxycodone and of gabapentin for acute pain in herpes zoster [J]. Pain, 2009, 142(3): 209-217.

[93] BERRY J D, PETERSEN K L. A single dose of gabapentin reduces acute pain and allodynia in patients with

herpes zoster [J]. Neurology, 2005, 65(3): 444-447.

[94] VAN WIJCK A J, OPSTELTEN W, MOONS K G, et al. The PINE study of epidural steroids and local anaesthetics to prevent postherpetic neuralgia: a randomised controlled trial [J]. Lancet, 2006, 367(9506): 219-224.

[95] DWORKIN R H, O'CONNOR A B, KENT J, et al. Interventional management of neuropathic pain: NeuPSIG recommendations [J]. Pain, 2013, 154(11): 2249-2261.

[96] SAFRIN S, BERGER T G, GILSON I, et al. Foscarnet therapy in five patients with AIDS and acyclovir-resistant varicella-zoster virus infection [J]. Ann Intern Med, 1991, 115(1): 19-21.

[97] SAINT-LEGER E, CAUMES E, BRETON G, et al. Clinical and virologic characterization of acyclovir-resistant varicella-zoster viruses isolated from 11 patients with acquired immunodeficiency syndrome [J]. Clin Infect Dis, 2001, 33(12): 2061-2067.

[98] WAUTERS O, LEBAS E, NIKKELS A F. Chronic mucocutaneous herpes simplex virus and varicella zoster virus infections [J]. J Am Acad Dermatol, 2012, 66(6): e217-e227.

[99] SAUERBREI A, BOHN-WIPPERT K, KASPAR M, et al. Database on natural polymorphisms and resistance-related non-synonymous mutations in thymidine kinase and DNA polymerase genes of herpes simplex virus types 1 and 2 [J]. J Antimicrob Chemother, 2016, 71(1): 6-16.

[100] BRUNNEMANN A K, BOHN-WIPPERT K, ZELL R, et al. Drug resistance of clinical varicella-zoster virus strains confirmed by recombinant thymidine kinase expression and by targeted resistance mutagenesis of a cloned wild-type isolate [J]. Antimicrob Agents Chemother, 2015, 59(5): 2726-2734.

[101] SAUERBREI A, TAUT J, ZELL R, et al. Resistance testing of clinical varicella-zoster virus strains [J]. Antiviral Res, 2011, 90(3): 242-247.

[102] BHALLA P, FORREST G N, GERSHON M, et al. Disseminated, persistent, and fatal infection due to the vaccine strain of varicella-zoster virus in an adult following stem cell transplantation [J]. Clin Infect Dis, 2015, 60(7): 1068-1074.

[103] COSTA E, BUXTON J, BROWN J, et al. Fatal disseminated varicella zoster infection following zoster vaccination in an immunocompromised patient [J]. BMJ Case Rep, 2016, 2016:bcr2015212688.

[104] DEPLEDGE D P, KUNDU S, JENSEN N J, et al. Deep sequencing of viral genomes provides insight into the evolution and pathogenesis of varicella zoster virus and its vaccine in humans [J]. Mol Biol Evol, 2014, 31(2): 397-409.

[105] ZERBONI L, SEN N, OLIVER S L, et al. Molecular mechanisms of varicella zoster virus pathogenesis [J]. Nat Rev Microbiol, 2014, 12(3): 197-210.

[106] GERSHON A A, GERSHON M D. Pathogenesis and current approaches to control of varicella-zoster virus infections [J]. Clin Microbiol Rev, 2013, 26(4): 728-743.

[107] GABUTTI G, VALENTE N, KUHDARI P, et al. Prevention of herpes zoster and its complications: from the clinic to the real-life experience with the vaccine [J]. J Med Microbiol, 2016, 65(12): 1363-1369.

[108] SAUERBREI A. Diagnosis, antiviral therapy, and prophylaxis of varicella-zoster virus infections [J]. Eur J Clin Microbiol Infect Dis, 2016, 35(5): 723-734.

[109] ARVIN A M, KOROPCHAK C M, WITTEK A E. Immunologic evidence of reinfection with varicella-zoster virus [J]. J Infect Dis, 1983, 148(2): 200-205.

[110] BERLIN B S, CAMPBELL T. Hospital-acquired herpes zoster following exposure to chickenpox [J]. JAMA, 1970, 211(11): 1831-1833.

[111] PALMER S R, CAUL E O, DONALD D E, et al. An outbreak of shingles [J]. Lancet, 1985, 2(8464): 1108-1111.

[112] 王官清, 李晓霞. 带状疱疹的临床流行病学及预防 [J]. 中国皮肤性病学杂志, 2018, 32(11): 1325-1330.

[113] GAUTHIER A, BREUER J, CARRINGTON D, et al. Epidemiology and cost of herpes zoster and postherpetic neuralgia in the United Kingdom [J]. Epidemiol Infect, 2009, 137(1): 38-47.

[114] KAWAI K, GEBREMESKEL B G, ACOSTA C J. Systematic review of incidence and complications of herpes zoster: towards a global perspective [J]. BMJ Open, 2014, 4(6): e004833.

[115] PINCHINAT S, CEBRIAN-CUENCA A M, BRICOUT H, et al. Similar herpes zoster incidence across Europe: results from a systematic literature review [J]. BMC Infect Dis, 2013, 13:170.

[116] YAWN B P, GILDEN D. The global epidemiology of herpes zoster [J]. Neurology, 2013, 81(10): 928-930.

[117] JOHNSON R W, RICE A S. Clinical practice. Postherpetic neuralgia [J]. N Engl J Med, 2014, 371(16): 1526-1533.

[118] GERSHON A A, GERSHON M D, BREUER J, et al. Advances in the understanding of the pathogenesis and epidemiology of herpes zoster [J]. J Clin Virol, 2010, 48 (Suppl 1):S2-7.

[119] SCHMADER K E, LEVIN M J, GNANN J W, et al. Efficacy, safety, and tolerability of herpes zoster vaccine in persons aged 50-59 years [J]. Clin Infect Dis, 2012, 54(7): 922-928.

[120] ZHU Q, ZHENG H, QU H, et al. Epidemiology of herpes zoster among adults aged 50 and above in Guangdong, China [J]. Hum Vaccin Immunother, 2015, 11(8): 2113-2118.

[121] CHEN L K, ARAI H, CHEN L Y, et al. Looking back to move forward: a twenty-year audit of herpes zoster in Asia-Pacific [J]. BMC Infect Dis, 2017, 17(1): 213.

[122] KIM Y J, LEE C N, LIM C Y, et al. Population-based study of the epidemiology of herpes zoster in Korea [J]. J Korean Med Sci, 2014, 29(12): 1706-1710.

[123] TAKAO Y, MIYAZAKI Y, OKEDA M, et al. Incidences of herpes zoster and postherpetic neuralgia in Japanese adults aged 50 years and older from a community-based prospective cohort study: The SHEZ study [J]. J Epidemiol, 2015, 25(10): 617-625.

[124] LI Y, AN Z, YIN D, et al. Disease burden due to herpes zoster among population aged > /=50 years old in China: a community based retrospective survey [J]. PLoS One, 2016, 11(4): e0152660.

[125] LIN Y H, HUANG L M, CHANG I S, et al. Disease burden and epidemiology of herpes zoster in pre-vaccine Taiwan [J]. Vaccine, 2010, 28(5): 1217-1220.

[126] CHAO D Y, CHIEN Y Z, YEH Y P, et al. The incidence of varicella and herpes zoster in Taiwan during a period of increasing varicella vaccine coverage, 2000-2008 [J]. Epidemiol Infect, 2012, 140(6): 1131-1140.

[127] LU L, SUO L, LI J, et al. A retrospective survey on herpes zoster disease burden and characteristics in Beijing, China [J]. Hum Vaccin Immunother, 2018, 14(11): 2632-2635.

[128] COPLAN P, BLACK S, ROJAS C, et al. Incidence and hospitalization rates of varicella and herpes zoster before varicella vaccine introduction: a baseline assessment of the shifting epidemiology of varicella disease [J]. Pediatr Infect Dis J, 2001, 20(7): 641-645.

[129] GONZALEZ CHIAPPE S, SARAZIN M, TURBELIN C, et al. Herpes zoster: burden of disease in France [J]. Vaccine, 2010, 28(50): 7933-7938.

[130] YANG F, YU S, FAN B, et al. The epidemiology of herpes zoster and postherpetic neuralgia in China: results from a cross-sectional study [J]. Pain Ther, 2019, 8(2):249-259.

[131] SCHAFTENAAR E, VERJANS G M, GETU S, et al. High seroprevalence of human herpesviruses in HIV-infected individuals attending primary healthcare facilities in rural South Africa [J]. PLoS One, 2014, 9(6): e99243.

[132] BRISSON M, EDMUNDS W J, LAW B, et al. Epidemiology of varicella zoster virus infection in Canada and the United Kingdom—CORRIGENDUM [J]. Epidemiol Infect, 2015, 143(6): 1332.

[133] BRISSON M, EDMUNDS W J, LAW B, et al. Epidemiology of varicella zoster virus infection in Canada and the United Kingdom [J]. Epidemiol Infect, 2001, 127(2): 305-314.

[134] PEREZ-FARINOS N, ORDOBAS M, GARCIA-FERNANDEZ C, et al. Varicella and herpes zoster in Madrid, based on the Sentinel General Practitioner Network: 1997-2004 [J]. BMC Infect Dis, 2007, 7:59.

[135] RUSSELL M L, SCHOPFLOCHER D P, SVENSON L, et al. Secular trends in the epidemiology of shingles in Alberta [J]. Epidemiol Infect, 2007, 135(6): 908-913.

[136] TOYAMA N, SHIRAKI K, SOCIETY OF THE MIYAZAKI PREFECTURE D. Epidemiology of herpes zoster and its relationship to varicella in Japan: A 10-year survey of 48,388 herpes zoster cases in Miyazaki prefecture [J]. J Med Virol, 2009, 81(12): 2053-2058.

[137] HALES C M, HARPAZ R, JOESOEF M R, et al. Examination of links between herpes zoster incidence and childhood varicella vaccination [J]. Ann Intern Med, 2013, 159(11): 739-745.

[138] JUMAAN A O, YU O, JACKSON L A, et al. Incidence of herpes zoster, before and after varicella-vaccination-associated decreases in the incidence of varicella, 1992-2002 [J]. J Infect Dis, 2005, 191(12): 2002-2007.

[139] LEUNG J, HARPAZ R, MOLINARI N A, et al. Herpes zoster incidence among insured persons in the United States, 1993-2006: evaluation of impact of varicella vaccination [J]. Clin Infect Dis, 2011, 52(3): 332-340.

[140] MAHAMUD A, MARIN M, NICKELL S P, et al. Herpes zoster-related deaths in the United States: validity of death certificates and mortality rates, 1979-2007 [J]. Clin Infect Dis, 2012, 55(7): 960-966.

[141] BRICOUT H, HAUGH M, OLATUNDE O, et al. Herpes zoster-associated mortality in Europe: a systematic review [J]. BMC Public Health, 2015, 15:466.

[142] FORBES H J, BHASKARAN K, THOMAS S L, et al. Quantification of risk factors for postherpetic neuralgia in herpes zoster patients: A cohort study [J]. Neurology, 2016, 87(1): 94-102.

[143] BORKAR D S, THAM V M, ESTERBERG E, et al. Incidence of herpes zoster ophthalmicus: results from the pacific ocular inflammation study [J]. Ophthalmology, 2013, 120(3): 451-456.

[144] GILDEN D, NAGEL M A, COHRS R J, et al. The variegate neurological manifestations of varicella zoster virus infection [J]. Curr Neurol Neurosci Rep, 2013, 13(9): 374.

[145] GALIL K, CHOO P W, DONAHUE J G, et al. The sequelae of herpes zoster [J]. Arch Intern Med, 1997, 157(11): 1209-1213.

[146] NAGEL M A, GILDEN D. The relationship between herpes zoster and stroke [J]. Curr Neurol Neurosci Rep, 2015, 15(4): 16.

[147] 于生元, 万有, 万琪, 等. 带状疱疹后神经痛诊疗中国专家共识 [J]. 中国疼痛医学杂志, 2016, 22(3): 161-167.

[148] OXMAN M N, LEVIN M J, JOHNSON G R, et al. A vaccine to prevent herpes zoster and postherpetic neuralgia in older adults [J]. N Engl J Med, 2005, 352(22): 2271-2284.

[149] SHIRAKI K, TOYAMA N, DAIKOKU T, et al. Herpes zoster and recurrent herpes zoster [J]. Open Forum Infect Dis, 2017, 4(1): ofx007.

[150] SCHMADER K, GNANN J W, WATSON C P. The epidemiological, clinical, and pathological rationale for the herpes zoster vaccine [J]. J Infect Dis, 2008, 197 (Suppl 2):S207-S215.

[151] DONAHUE J G, CHOO P W, MANSON J E, et al. The incidence of herpes zoster [J]. Arch Intern Med, 1995, 155(15): 1605-1609.

[152] SCHMADER K, GEORGE L K, BURCHETT B M, et al. Racial differences in the occurrence of herpes zoster [J]. J Infect Dis, 1995, 171(3): 701-704.

[153] SCHMADER K, GEORGE L K, BURCHETT B M, et al. Racial and psychosocial risk factors for herpes

zoster in the elderly [J]. J Infect Dis, 1998, 178 (Suppl 1):S67-S70.

[154] OPSTELTEN W, VAN ESSEN G A, SCHELLEVIS F, et al. Gender as an independent risk factor for herpes zoster: a population-based prospective study [J]. Ann Epidemiol, 2006, 16(9): 692-695.

[155] CHOO P W, GALIL K, DONAHUE J G, et al. Risk factors for postherpetic neuralgia [J]. Arch Intern Med, 1997, 157(11): 1217-1224.

[156] SCHMADER K, GEORGE L K, NEWTON R, et al. The accuracy of self-report of herpes zoster [J]. J Clin Epidemiol, 1994, 47(11): 1271-1276.

[157] YENIKOMSHIAN M A, GUIGNARD A P, HAGUINET F, et al. The epidemiology of herpes zoster and its complications in Medicare cancer patients [J]. BMC Infect Dis, 2015, 15:106.

[158] DWORKIN R H. Racial differences in herpes zoster and age at onset of varicella [J]. J Infect Dis, 1996, 174(1): 239-241.

[159] KAWAI K, RAMPAKAKIS E, TSAI T F, et al. Predictors of postherpetic neuralgia in patients with herpes zoster: a pooled analysis of prospective cohort studies from North and Latin America and Asia [J]. Int J Infect Dis, 2015, 34:126-131.

[160] JOESOEF R M, HARPAZ R, LEUNG J, et al. Chronic medical conditions as risk factors for herpes zoster [J]. Mayo Clin Proc, 2012, 87(10): 961-967.

[161] GRABAR S, TATTEVIN P, SELINGER-LENEMAN H, et al. Incidence of herpes zoster in HIV-infected adults in the combined antiretroviral therapy era: results from the FHDH-ANRS CO4 cohort [J]. Clin Infect Dis, 2015, 60(8): 1269-1277.

[162] BUCHBINDER S P, KATZ M H, HESSOL N A, et al. Herpes zoster and human immunodeficiency virus infection [J]. J Infect Dis, 1992, 166(5): 1153-1156.

[163] ENGELS E A, ROSENBERG P S, BIGGAR R J. Zoster incidence in human immunodeficiency virus-infected hemophiliacs and homosexual men, 1984-1997. District of Columbia Gay Cohort Study. Multicenter Hemophilia Cohort Study [J]. J Infect Dis, 1999, 180(6): 1784-1789.

[164] GLESBY M J, MOORE R D, CHAISSON R E. Clinical spectrum of herpes zoster in adults infected with human immunodeficiency virus [J]. Clin Infect Dis, 1995, 21(2): 370-375.

[165] MOORE R D, CHAISSON R E. Natural history of opportunistic disease in an HIV-infected urban clinical cohort [J]. Ann Intern Med, 1996, 124(7): 633-642.

[166] GERSHON A A, MERVISH N, LARUSSA P, et al. Varicella-zoster virus infection in children with underlying human immunodeficiency virus infection [J]. J Infect Dis, 1997, 176(6): 1496-1500.

[167] MOANNA A, RIMLAND D. Decreasing incidence of herpes zoster in the highly active antiretroviral therapy era [J]. Clin Infect Dis, 2013, 57(1): 122-125.

[168] BLANK L J, POLYDEFKIS M J, MOORE R D, et al. Herpes zoster among persons living with HIV in the current antiretroviral therapy era [J]. J Acquir Immune Defic Syndr, 2012, 61(2): 203-207.

[169] LEVIN M J, ANDERSON J P, SEAGE G R, et al. Short-term and long-term effects of highly active antiretroviral therapy on the incidence of herpes zoster in HIV-infected children [J]. J Acquir Immune Defic Syndr, 2009, 50(2): 182-191.

[170] COLEBUNDERS R, MANN J M, FRANCIS H, et al. Herpes zoster in African patients: a clinical predictor of human immunodeficiency virus infection [J]. J Infect Dis, 1988, 157(2): 314-318.

[171] MELBYE M, GROSSMAN R J, GOEDERT J J, et al. Risk of AIDS after herpes zoster [J]. Lancet, 1987, 1(8535): 728-731.

[172] TYNDALL M W, NASIO J, AGOKI E, et al. Herpes zoster as the initial presentation of human immunodeficiency virus type 1 infection in Kenya [J]. Clin Infect Dis, 1995, 21(4): 1035-1037.

[173] RUSTHOVEN J J, AHLGREN P, ELHAKIM T, et al. Varicella-zoster infection in adult cancer patients. A population study [J]. Arch Intern Med, 1988, 148(7): 1561-1566.

[174] HABEL L A, RAY G T, SILVERBERG M J, et al. The epidemiology of herpes zoster in patients with newly diagnosed cancer [J]. Cancer Epidemiol Biomarkers Prev, 2013, 22(1): 82-90.

[175] CHEN S Y, SUAYA J A, LI Q, et al. Incidence of herpes zoster in patients with altered immune function [J]. Infection, 2014, 42(2): 325-334.

[176] PERGAM S A, FORSBERG C W, BOECKH M J, et al. Herpes zoster incidence in a multicenter cohort of solid organ transplant recipients [J]. Transpl Infect Dis, 2011, 13(1): 15-23.

[177] MANZI S, KULLER L H, KUTZER J, et al. Herpes zoster in systemic lupus erythematosus [J]. J Rheumatol, 1995, 22(7): 1254-1258.

[178] CHAKRAVARTY E F, MICHAUD K, KATZ R, et al. Increased incidence of herpes zoster among patients with systemic lupus erythematosus [J]. Lupus, 2013, 22(3): 238-244.

[179] FORBES H J, BHASKARAN K, THOMAS S L, et al. Quantification of risk factors for herpes zoster: population based case-control study [J]. BMJ, 2014, 348:g2911.

[180] MCDONALD J R, ZERINGUE A L, CAPLAN L, et al. Herpes zoster risk factors in a national cohort of veterans with rheumatoid arthritis [J]. Clin Infect Dis, 2009, 48(10): 1364-1371.

[181] VEETIL B M, MYASOEDOVA E, MATTESON E L, et al. Incidence and time trends of herpes zoster in rheumatoid arthritis: a population-based cohort study [J]. Arthritis Care Res (Hoboken), 2013, 65(6): 854-861.

[182] YUN H, XIE F, DELZELL E, et al. Risks of herpes zoster in patients with rheumatoid arthritis according to biologic disease-modifying therapy [J]. Arthritis Care & Res, 2015, 67(5): 731-736.

[183] GALLOWAY J B, MERCER L K, MOSELEY A, et al. Risk of skin and soft tissue infections (including shingles) in patients exposed to anti-tumour necrosis factor therapy: results from the British Society for Rheumatology Biologics Register [J]. Ann Rheum Dis, 2013, 72(2): 229-234.

[184] WINTHROP K L, BADDLEY J W, CHEN L, et al. Association between the initiation of anti-tumor necrosis factor therapy and the risk of herpes zoster [J]. JAMA, 2013, 309(9): 887-895.

[185] WHO. Varicella and herpes zoster vaccines: WHO position paper, June 2014 [J]. Wkly Epidemiol Rec, 2014, 89(25): 265-287.

[186] YANG Y, CHEN R, XU J, et al. The effects of ambient temperature on outpatient visits for varicella and herpes zoster in Shanghai, China: a time-series study [J]. J Am Acad Dermatol, 2015, 73(4): 660-665.

[187] GUIGNARD A P, GREENBERG M, LU C, et al. Risk of herpes zoster among diabetics: a matched cohort study in a US insurance claim database before introduction of vaccination, 1997-2006 [J]. Infection, 2014, 42(4): 729-735.

[188] THOMAS S L, WHEELER J G, HALL A J. Case-control study of the effect of mechanical trauma on the risk of herpes zoster [J]. BMJ, 2004, 328(7437): 439.

[189] ZHANG J X, JOESOEF R M, BIALEK S, et al. Association of physical trauma with risk of herpes zoster among Medicare beneficiaries in the United States [J]. J Infect Dis, 2013, 207(6): 1007-1011.

[190] SCHMADER K, STUDENSKI S, MACMILLAN J, et al. Are stressful life events risk factors for herpes zoster [J]. J Am Geriatr Soc, 1990, 38(11): 1188-1194.

[191] LASSERRE A, BLAIZEAU F, GORWOOD P, et al. Herpes zoster: family history and psychological stress-case-control study [J]. J Clin Virol, 2012, 55(2): 153-157.

[192] HICKS L D, COOK-NORRIS R H, MENDOZA N, et al. Family history as a risk factor for herpes zoster: a case-control study [J]. Arch Dermatol, 2008, 144(5): 603-608.

[193] HERNANDEZ P O, JAVED S, MENDOZA N, et al. Family history and herpes zoster risk in the era of shingles vaccination [J]. J Clin Virol, 2011, 52(4): 344-348.

[194] DROLET M, BRISSON M, SCHMADER K E, et al. The impact of herpes zoster and postherpetic neuralgia on health-related quality of life: a prospective study [J]. CMAJ, 2010, 182(16): 1731-1736.

[195] TANUSEPUTRO P, ZAGORSKI B, CHAN K J, et al. Population-based incidence of herpes zoster after introduction of a publicly funded varicella vaccination program [J]. Vaccine, 2011, 29(47): 8580-8584.

[196] WU P Y, WU H D, CHOU T C, et al. Varicella vaccination alters the chronological trends of herpes zoster and varicella [J]. PLoS One, 2013, 8(10): e77709.

[197] KAWAI K, YAWN B P, WOLLAN P, et al. Increasing incidence of herpes zoster over a 60-year period from a population-based study [J]. Clin Infect Dis, 2016, 63(2): 221-226.

[198] KELLY H A, GRANT K A, GIDDING H, et al. Decreased varicella and increased herpes zoster incidence at a sentinel medical deputising service in a setting of increasing varicella vaccine coverage in Victoria, Australia, 1998 to 2012 [J]. Euro Surveill, 2014, 19(41): 20926.

[199] TOYAMA N, SHIRAKI K, MIYAZAKI DERMATOLOGIST S. Universal varicella vaccination increased the incidence of herpes zoster in the child-rearing generation as its short-term effect [J]. J Dermatol Sci, 2018, 92(1): 89-96.

[200] LU L, WANG C, SUO L, et al. Varicella disease in Beijing in the era of voluntary vaccination, 2007 to 2010 [J]. Pediatr Infect Dis J, 2013, 32(8): e314-e318.

[201] SCHMADER K E, OXMAN M N, LEVIN M J, et al. Persistence of the efficacy of zoster vaccine in the shingles prevention study and the short-term persistence substudy [J]. Clin Infect Dis, 2012, 55(10): 1320-1328.

[202] MORRISON V A, JOHNSON G R, SCHMADER K E, et al. Long-term persistence of zoster vaccine efficacy [J]. Clin Infect Dis, 2015, 60(6): 900-909.

[203] HALES C M, HARPAZ R, ORTEGA-SANCHEZ I, et al. Update on recommendations for use of herpes zoster vaccine [J]. MMWR-Morb Mortal Wkly Rep, 2014, 63(33): 729-731.

第八章　带状疱疹性神经痛

相当比例的带状疱疹患者，皮损愈合后疼痛仍然持续存在。持续的带状疱疹疼痛被称为带状疱疹后神经痛（PHN），这是一种慢性疼痛综合征，可持续数年，给患者带来痛苦并降低患者生活质量。

第一节　祖孙三代同时感染的病例

1 例 67 岁女性，主诉右胸背部出现不明原因疼痛 3 天，在 2020 年 3 月下旬，沿右胸背部及上臂内侧皮肤发出成簇水疱伴剧烈神经痛，无发热，立即前来就医，诊断为带状疱疹伴神经痛，服用了抗病毒药物；该女性患者发病 10 天后，其 4 岁的孙子（2017 年接种过水痘疫苗）全身体表出现散发的皮疹，有轻微的瘙痒，没有疼痛和发热等症状，不影响日常生活，当时并未引起家长的重视，没有隔离（在父亲发病后，被家长带去就医确诊为水痘）。该女性患者发病 21 天后，其 40 岁的儿子（4 岁儿童的父亲）出现周身大面积皮疹和水疱，伴发热、剧烈头痛、周身刺痛、瘙痒和不适等表现，寝食难安，无法忍受，就医诊断为播散性水痘，服用抗病毒药物，3 天后周身疼痛、瘙痒及不适表现骤然消退，感觉浑身轻松（彩图 3）。

从临床上分析，VZV 被重新激活后，新合成的病毒对带状疱疹患者有相当强的炎性刺激和毒性作用，表现为急性期沿神经分布的皮疹及破溃，并常伴剧烈疼痛，以及疱疹消退后遗留的持续性神经痛，形成 PHN。

通常自然界的 VZV 来自成人带状疱疹患者的疱液，病毒在空气中借飞沫经呼吸道或接触感染进入机体。少年儿童被 VZV 初次感染后，VZV 经血液循环播散到皮肤，出现水痘时会伴有轻度的神经刺激症状，如上述病例所见。在第 1 名患者（祖母）发病后，从带状疱疹患者疱液中播散出来的病毒，经过 10 天的潜伏期，4 岁的儿童尽管接种过疫苗，被传染后还是发生了水痘，幸运的是，此时发水痘的患儿仅仅有轻微的刺痒，没有表现出明显的神经刺激症状。原因可能是接种过水痘疫苗，机体有一定的抵抗力；或体内的病毒载量过少，难以对神经产生明显的毒性作用。水痘的临床表现通常随着年龄增长越来越严重，成年人初次感染 VZV 后发出的水痘往往会伴有明显的神经刺激症状，年龄越大，神经刺激症状越明显，病情越严重，甚至可危及生命 [1, 2]。上述病例所见儿童散发水痘症状后，间隔 10 天，他 40 岁的父亲也出现了典型的成人水痘，水疱不仅遍布全身，甚至分布于口腔、咽部、眼结膜、会阴等处，而且有明显的发热、头痛、周身刺痛和瘙痒症状。从传染源看，病原体同样来自 67 岁老年女性——带状疱疹患者疱液中的病毒；从发病的时间间隔看，都是 10 天，也许是第 1 例患者（祖母）的带状疱疹疱液直接将病毒同时传染给儿子和孙子，成人有 21 天的潜伏期，儿童仅有 10 天的潜伏期，但也难排除 4 岁儿童再次将病毒传染给 40 岁的父亲。这是 VZV 伴随我们人类繁衍的一个缩影，是 VZV 在同一个家族中世代相传的一个写照。

令人奇怪的是，祖母将病毒传染给孙子时，尽管此时的病毒具备相当的神经皮肤毒性——表现为皮肤的破溃和剧烈的神经痛，但儿童被传染后没有表现出明显的神经刺激症状，仅有轻微的刺痒；而不管是母亲直接传染给成年的儿子，还是患儿再将病毒传染给父亲，病毒天然具备的皮肤神经毒性在成人身上还是充分表现出来——剧烈头痛、发热、严重的病毒血症、周身刺痛和瘙痒。同一病毒感染不同年龄阶段的个体，其神经毒性表现不一致，可能不是病毒的毒性有变化，而是机体的免疫和神经系统对病毒的反应有差异。儿童的神经和免疫系统不成熟，稚嫩的机体"敌我不分"。通常皮肤和神经节中的固有免疫细胞分泌 I 型干扰素（IFN- I）和促炎性细胞因子来控制 VZV[3]。VZV 破坏了模式识别受体的感知，以调节抗原提呈和 IFN- I 的产生。初次感染时，VZV 操纵 T 细胞以传播至皮肤[3]，儿童期的 T 细胞接纳了这个病毒，又通过未知的机制抑制了病毒的神经毒性（仅有轻中度炎性反应）[4, 5]，病毒通过血液循环播散到全身，而散发至皮肤形成水痘，提示病毒对真皮和表皮细胞仍有细胞毒性作用；疱液中的病毒一部分散播到空气中，形成传染源，一部分从皮下感觉神经末梢进入轴突，儿童机体巧妙地抑制病毒的神经毒性，生长发育阶段的轴突接纳并将其转运至背根神经节的神经元中，神经元也接纳了这个病毒，病毒在神经元中潜伏寄居几十年，并没有影响儿童神经系统的正常生长发育和功能发挥。同时病毒本身也具备应对细胞对其抑制的策略，它们在神经元中非常明智地应用这些对策来建立和维持潜伏状态，伺机复活[6]。同样是成人，病毒的神经毒性表现也不同，水痘发生时患者有病毒血症表现伴周身刺痛和瘙痒，但是很快消退，提示病毒的神经毒性主要作用于皮下的感觉神经末梢和感受器，比较短暂；而带状疱疹发作时的病毒是从神经元细胞核中输送出来的，新合成的病毒颗粒具备相当的毒力，如彩图 4 所示，不管是对发带状疱疹的成年患者本人，还是对被传染后发出水痘的成年人，都表现出明显的毒性反应，此时的神经痛就是病毒神经毒性的典型表现，如果不能及时有效地保护神经，老年患者极易形成 PHN。

第二节　带状疱疹后神经痛

一、定义

临床医师和调查人员曾经使用过各种 PHN 定义。研究结果表明，带状疱疹的疼痛一般有 3 个阶段：伴有皮疹的急性神经痛，皮疹发作后持续约 30 天；亚急性神经痛，皮疹后持续 30 ~ 120 天；PHN，为皮疹发作后疼痛至少持续存在 120 天[7-9]。有临床意义的疼痛为 11 点疼痛数字等级量表中评分 3 分及以上的疼痛[10-15]。一般认为皮疹发作后至少 90 天以上仍有疼痛是普遍接受的 PHN 定义[10]。虽然这为 PHN 的研究提供了一个经过验证的定义，但可能没有必要区分亚急性神经痛和 PHN。有学者认为带状疱疹疼痛是一个连续过程，急性疼痛和 PHN 之间没有明显区别 [16, 17]。带状疱疹相关疼痛的疼痛严重程度是临床试验的主要终点指标，治疗效果是从试验入组到带状疱疹相关疼痛完全消退。对 PHN 进行诊断并将疼痛视为一个连续过程并不与研究带状疱疹持续性疼痛相互排斥；急性感染期开始时收集的疼痛数据、持续数月后收集的数据都可用来连续计算疼痛的持续时间，以分析 PHN 的发生率和持续时间。

PHN 的疼痛可以是不连续的，有长短不定的间歇期 [18-20]。Watson 等 [20] 对 156 名 PHN 患者的研究指出，25% 效果不佳的患者，回忆他们出疱疹后，有几周甚至 12 个月内没有疼痛或疼痛很轻。这与英国进行的抗病毒临床试验的患者长期随访的结果一致，他们招募的 132 名患者完成了 9 年试验，其中 16 名原来没有疼痛的患者试验结束前 1 年出现了疼痛 [19]。因此带状疱疹急性期没有疼痛的患者也可能会发展为 PHN[18]。

二、临床表现

PHN 是一种可持续多年的慢性疼痛综合征，给患者带来巨大的痛苦并导致其生活质量下降。与其他慢性疼痛综合征一样，由于疼痛持续折磨，患者也容易产生抑郁或有其他心理困扰，身体、职业和社会功能都会受到影响。有证据表明，PHN 的疼痛可以是不连续的，疼痛可有长短不一的时间间隔 [20]。实际上，PHN 甚至发生于带状疱疹期间没有急性疼痛的患者身上 [18]。

带状疱疹在老年人中比年轻人更常见，随着年龄增长，带状疱疹急性期疼痛转变为 PHN 的可能性也急剧增加。带状疱疹和 PHN 的单侧皮肤都有剧烈的自发性疼痛，通常描述为灼热痛或刺痛，有时还包括瘙痒、钝痛和阵发性疼痛 [21, 22]。神经病理性疼痛的症状表现通常是相互矛盾的。损伤的神经会 "沉默"，就像切断的电线一样。这会使受累神经支配的皮肤（或其他黏膜组织）麻木和对外界刺激无反应，即 "阴性症状"。但被病毒破坏的神经常会出现自发性（持续性，spontaneous）疼痛，且在部分失神经支配的皮肤区域对刺激极度敏感，即 "阳性症状"。持续的（自发的）疼痛几乎总是伴随着强烈的触发痛（触痛超敏，tactile allodynia）。通常患者还有痛觉过度（hyperpathia），人体感受到轻微的刺激就会出现疼痛暴发。这些阳性症状伴有感觉缺失（阴性症状），尤其是皮肤对冷热觉的迟钝 [23, 24]。这就是带状疱疹和 PHN 的主要症状。但是感觉症状个体差异很大 [21, 23, 25]。

有几项研究中比较了带状疱疹和 PHN 的疼痛性质 [25-27]。带状疱疹急性期患者更常见剧痛、刺痛，而 PHN 患者更常见灼痛。两组患者都选择了 "轻轻地一触即痛" 这个词来描述痛觉超敏（allodynia，即对通常不会引起疼痛的刺激有疼痛反应）。用来描述 PHN 三种不同类型疼痛的词语为持续抽痛或灼痛、间歇性剧痛或放电样痛及触痛超敏。

神经病理性疼痛的主要表现为痛觉过度、触痛超敏和感觉缺失，反映了受损和残存的传入神经纤维的病理生理机制，如神经传导阻滞、异位冲动产生、外周敏化和中枢敏化 [28]。疼痛产生的病理生理机制很难在患者身上验证。某些感觉信号的表现与机制有关，如热痛过度对应的是外周敏化 [29]，针刺样痛觉过度对应的是中枢敏化 [30, 31]。因此个体的感觉特征可能反映了传入纤维功能障碍的某些线索 [32, 33]。

三、临床分型

最近人们提出周围神经病理性疼痛患者可以根据感觉谱分出亚型，这些感觉谱可反映神经生物学机制。受损和残存的伤害性感受器是神经病理性疼痛的病理生理基础[28]。聚类分析表明，有 3 个亚型可描述出周围神经病理性疼痛患者的症状表现[34]。所有亚型均与病因学相关，但个体间的发生频率有所不同[34]。这 3 个亚型与 20 年前描述的 PHN 患者 3 个亚组非常匹配[35-38]。

（一）亚型 1（感觉缺失）

亚型 1 的特征是热感知倒错和粗细纤维功能缺失。除了少数患者出现轻度动态机械性触痛超敏以外，这些患者没有其他感觉障碍[34]。约 52% 的多发性神经病患者属于这一亚型，几乎所有纤维都属于死而复生的退变[34]。神经根性病变的患者中有 43% 可表现出这种感觉模式，表明受累神经根内的感觉纤维严重退变[34]。热感知倒错很常见，表明它是由传入纤维输入缺失引起的，尽管从表面上看这是一种阳性体征，但可能与中枢去抑制作用有关[39, 40]。

感觉特征类似于受压神经传导受阻[35, 41, 42]。它对应的是"去传入"或"痛感迟钝"亚组[35-38]。自发性疼痛可能是由于受损的伤害性感受器近端异位放电引起的动作电位[28]，如背根神经节或去传入的中枢伤害性感受神经元[43-45]。神经病理性疼痛评估可显示去神经支配和功能缺失[46]。

（二）亚型 2（温痛觉过度）

亚型 2 的特征是残留的粗细纤维感觉功能伴有热和冷痛觉过度，仅有轻度的动态机械性触痛超敏[34]。不论病因如何，这种模式占周围神经病理性疼痛的 33%[34]。尽管有神经损伤，但 1/3 的患者皮肤感觉功能保留较好，这表明周围神经病理性疼痛可能与有效的皮神经再生和伤害性感受器敏化有关[34]。

感觉特征类似于紫外线灼伤皮肤的体验[47]，可能是外周敏化所致[48]。它对应的是"易激伤害性感受器"亚组[36, 49-51]。敏化的伤害性感受器与通道和受体的过表达导致病理性自发放电，以及温度（热和冷）和机械刺激阈值的降低。残存的伤害性感受器持续过度活跃可能是持续疼痛的原因[28]，并可能导致脊髓背角中枢敏化，从而使 A 纤维中传递的触觉刺激能够激活中枢伤害性感觉神经元[34]。结果机械刺激会增强痛感，即针刺觉过度和动态机械性触痛超敏[52]。由于约 20% 的患者表现出这种机械性痛觉过度，外周伤害性感受器驱动显然并不总会引起中枢敏化[53]。神经病理性疼痛评估测试可能是正常的，而功能测试可能显示功能增强[46]。

（三）亚型 3（机械性痛觉过度）

亚型 3 的特征是对温度（冷、热）敏感的小纤维功能明显缺失，并伴有钝性压痛觉过度、针刺和轻触刺激痛觉过度及更频繁的动态机械性触痛超敏[34]。与其他组相比，该组中的灼痛感更为突出[34]，这与吉兰 - 巴雷综合征的感觉表现一致，该综合征中，灼痛与小纤维缺失相关[54]，并且与热烤错觉（thermal grill illusion）有关[55]，而没有对热刺激的外周敏化。该特征最常见于 PHN 患者（47%）[34]。它类似于由高频电刺激皮肤引起脊髓的长时程增强[56,57]，对应的是神经源性痛觉过度或中枢敏化亚组[35,36]。中枢敏化对机械刺激反应明显[30,31,48]，但对热刺激不敏感。温度觉和机械觉过度的分离可能起始于外周编码不同的伤害性感受器，导致的热痛和机械痛神经信号差异[58,59]。该亚组中持续的疼痛提示伤害性感受系统的自发活动，这可能起源于周围和（或）中枢神经系统。神经病理性疼痛的评估可反映轻度的功能缺失，很少反映有中枢敏化[46]。

四、不同部位的症状表现差异

动物实验证据表明，头颅和其他部位神经支配区疼痛的产生和对治疗的反应机制不同[60-63]。最近人们研究了面部与躯干部 PHN 的疼痛性质和感觉异常的差异，探究神经病理性疼痛患者感觉表型潜在的不同机制[34]。第一，躯干部 PHN 的患者更易有灼烧痛[64]。神经病理性疼痛的灼烧痛与热敏性 C 纤维伤害性感受器的敏化有关，灼烧痛提示是原发传入伤害性感受器的敏化过程[32]。第二，躯干部比面部更常见触痛超敏[64]。机械敏感的 Aβ 纤维激活脊髓中敏化的二级神经元，就会引发动态机械性触痛超敏，因此痛觉超敏是中枢敏化的征兆[65]。第三，躯干部发作性疼痛多于面部[64]。伤害性神经元放电传递至中枢神经系统，患者就会感到短暂的发作性疼痛[66]。第四，与面部相比，躯干部麻木比较少见[64]。麻木是一种阴性症状，是由于传入功能的缺失[67]。因此躯干部的神经痛特征主要是残留传入神经支配，而面部则更多表现出神经变性的迹象[64]。综合这些结果，躯干部 PHN 相对于面部 PHN 更多见相对完整的传入神经致敏现象[64]。

在研究大鼠眶下神经传入轴突的病理生理特性时，发现与坐骨神经相比，眶下神经的有髓、无髓轴突的持续放电和机械敏感性要低得多[62]。三叉神经病变后，三叉神经节中未发现损伤诱导的交感神经芽生，而芽生是坐骨神经损伤后背根神经节中的常见现象[60]。坐骨神经慢性压迫性损伤（CCI）导致大鼠坐骨神经的促炎性细胞因子 IL-6 过表达及随后脊髓背角小胶质细胞活化。这种机制参与了中枢性疼痛超敏反应的形成。而三叉神经 CCI 后，三叉神经的脊髓核中没有这种上调[63]。此外，头面部和头面部以外区域神经病理性疼痛的治疗效果也有差异[68]。曲坦类药物和降钙素基因相关肽受体拮抗剂对大鼠眶下神经 CCI 疼痛的镇痛效果优于坐骨神经痛[61,69,70]。

五、发病率和患病率

形成 PHN 的患者百分率取决于 PHN 的定义。带状疱疹疼痛患者的人数随着时间推移有所下降，估计发展至 PHN 的患者比例因定义的病程不同而异。对 1945 ~ 2012 年的 49 项研究进行的系统评价，使用了多种 PHN 的定义和年龄分组，总体 PHN 的患病率为 5% ~ 30%[71]。1996 ~ 2001 年美国明尼苏达州奥姆斯特德县成年居民的大型队列研究分析了 1669 例带状疱疹患者，将 PHN 定义为疼痛持续至少 90 天，18% 的患者发生了 PHN[72]。对英国全科医学研究数据库 2000 ~ 2006 年 ≥ 50 岁的 27 225 例带状疱疹患者进行队列分析发现，PHN 定义为疱疹后疼痛至少 3 个月，13.7% 的患者确诊为 PHN[73]。其中 58.5% 的患者有中度至重度疼痛。33% 的 PHN 发生在 79 岁及以上的老年人。法国初级保健 2007 ~ 2008 年多中心研究分析了 1358 例 ≥ 50 岁的带状疱疹患者，PHN 定义为带状疱疹后疼痛至少 3 个月，PHN 的患病率为 11.6%[74]。韩国的一项研究发现带状疱疹发病后 3 个月和 6 个月，分别有 27.0% 和 19.0% 的病例罹患 PHN[75]。加拿大的研究显示 9.2% 的带状疱疹患者会发展为 PHN[76]。国内对带状疱疹病例罹患 PHN 的研究较少，Zhu 等 [77] 调查发现广东省 40% 的带状疱疹病例转为 PHN。对 6 项前瞻性队列研究的分析显示，30% ~ 50% 的 PHN 患者经历的疼痛持续时间超过 1 年 [71]。最近的数据表明，在中国城市医院就诊的患者中，带状疱疹的患病率为 7.7%，PHN 的患病率为 2.3%。带状疱疹患者中 PHN 的估计患病率为 29.8%[78]。女性的带状疱疹患病率略高，男性的 PHN 患病率略高。带状疱疹和 PHN 的患病率随年龄增长而增加，因此两者患病率最高的是 ≥ 70 岁的患者 [78]。我国带状疱疹患者中 PHN 的发病率与全球带状疱疹和 PHN 流行病学的评价相一致，其发病率为 5% ~ 30%[71]。大多数患者的 PHN 病程 < 1 年。在患有 PHN 的患者中，大多数患者的疼痛持续不到 1 年。约 3/4 的 PHN 患者存在合并症。最常见的合并症是高血压和糖尿病（1 型或 2 型）。这与最近对亚太地区带状疱疹和 PHN 流行病学的系统评价一致 [79]，亚太地区高血压（4.0% ~ 32.1%）和糖尿病（2.5% ~ 20.6%）也是最常见的合并症。我国相关研究中 [80]，高血压和糖尿病是 PHN 最常见的合并症，发病率分别为 22.2% 和 11.7%。

第三节　带状疱疹后神经痛的风险因素

对 PHN 风险因素的研究可确定哪些因素是最需要预防的。各种研究调查了 40 多种风险因素 [81]。其中年龄增长是 PHN 的最强和最一致的风险因素。这在欧洲、亚洲和北美进行的队列研究和安慰剂组的临床试验中都得到了证实 [81]。患有带状疱疹的儿童，PHN 的风险接近于零 [82-84]。

一、急性期的疼痛程度

几年前人们提出带状疱疹的疼痛持续时间与疼痛严重程度之间可能存在相关性 [85]。现在有很多研究表明，急性期疼痛剧烈的患者，带状疱疹疼痛持续时间延长和形成 PHN 两者的风险都明显增加 [81]。此外，急性期疼痛严重影响日常生活活动和生活质量，也是 PHN 的风险因素 [74, 86, 87]。日本的研究发现 [88]，初诊时患有严重疼痛的带状疱疹患者罹患 PHN 的风险是没有或仅有轻微疼痛带状疱疹患者的 3.08 倍（95% CI 为 1.10 ~ 8.62）。对 8 项队列研究进行荟萃分析显示，如急性期疼痛剧烈，则 PHN 的风险增加超过 2 倍（比值比为 2.23，

95% CI 为 1.71 ～ 2.92）[81]。在免疫功能低下及免疫功能正常的患者中都发现了急性疼痛严重程度和长期疼痛之间的关系[89]。

疼痛程度剧烈增加了 PHN 风险，提示我们应该预防 PHN。未来研究的重点应该是解释这种关系的机制。首先对带状疱疹急性期疼痛的各种表现进行仔细检测，如带状疱疹的主要症状灼烧痛、悸动痛、刺痛，以预测慢性疼痛的形成，另外需要判断触痛超敏与发生 PHN 的风险是否有关。在一项研究中，疼痛专家测定了 93 名带状疱疹患者，发现拉伸和刷子诱导出触痛超敏，使得 PHN 风险增加了 4 ～ 5 倍[90]。根据神经性疼痛评估问卷发现触痛超敏症状与 PHN 没有独立关联性[74]。使用阿昔洛韦治疗的患者与没有接受抗病毒药物治疗的患者比较，PHN 期间有灼痛的可能性要小得多[27]。需要进一步的前瞻性研究证实带状疱疹的疼痛性质和 PHN 形成之间的关系。

有几项研究发现前驱痛与长期疼痛和 PHN 的形成有关[9, 81, 86, 87, 91-93]。

二、疱疹的严重程度

有些研究报道了带状疱疹皮疹的严重程度与长期疼痛和 PHN 的形成有关[9, 16, 87, 89, 92, 94-99]。有各种方法评估带状疱疹的严重程度，包括计算疱疹的数目和受累皮区所占的比例，另外对皮疹持续时间，包括新疱疹形成停止的时间和完全结痂时间，以及皮肤愈合的时间等也进行了研究。然而，很少有研究对多个部位皮疹严重程度进行评估，这是否会影响皮疹从发病到愈合的进展过程有待证实。甚至没有研究评估这些评估者之间对皮疹严重程度评级的可靠性，因为这个判断有主观成分。

三、感觉障碍

对于带状疱疹患者，与对侧未受累皮区相比，受累皮区有较明显的感觉异常，有研究发现其 PHN 的风险更高[90, 100-107]。评估受累皮区的感觉功能障碍包括临床评估感觉减退及定量感觉测试（如温热觉阈值和振动觉阈值的增高）。对 113 例带状疱疹患者的前瞻性研究中，发现针刺觉减退及动态和静态机械性触痛超敏与 PHN 形成相关[90, 101, 102]。这项研究中没有预测热觉和触觉阈值与 PHN 的关系。在 94 例带状疱疹患者的前瞻性研究中发现，最终形成 PHN 的受试者，温热觉和冷觉损伤更明显，感觉改变的范围更大，痛觉超敏区域更大，也更严重[11, 107, 108]。这些结果支持初始伤害的严重程度能预测 PHN 的思路。带状疱疹患者的受累皮区外（即手和足）的振动阈值升高也能预测 PHN[109]。这些研究者得出的结论是广泛粗纤维多发性神经病变是 PHN 的危险因素。

与仅有短时间疼痛的带状疱疹患者相比，PHN 患者受累皮区感觉功能障碍程度更严重[25]。感觉功能障碍持续可超过急性期，并且它经常伴随持续的疼痛。这种感觉功能障碍与同侧[110]及双侧[111]皮神经损伤相关。

四、免疫反应

利用带状疱疹患者免疫反应的程度和持续时间也可预测长期疼痛[96, 97]，免疫反应的强弱和皮疹严重程度之间明显相关，提示在带状疱疹期间明显的 VZV 特异性免疫反应增强预测疼痛会更持久，因为它反映了更严重的急性感染。一项针对带状疱疹免疫反应和疼痛情况的前瞻性研究，比较了 981 例老年人在带状疱疹疫苗有效力试验期间发作带状疱疹和 1362 例无带状疱疹老年人，带状疱疹发作后第 1 周 VZV 细胞（介导）免疫（CMI）反应较强，则带状疱疹疼痛程度较低，并且 PHN 的发生率较低，而 VZV 抗体水平与带状疱疹疼痛程度呈正相关，易形成 PHN[112]，这表明 VZV 再激活后不久 VZV 的 CMI 反应水平升高导致病毒复制减少和较低的并发症（如疼痛和 PHN）发生率。反过来，VZV 的 CMI 反应弱，重新激活的病毒易复制，导致 VZV 免疫应答对抗原刺激更强，VZV 抗体水平增加，疼痛加剧。这些观察结果与急性感染越严重，越容易形成 PHN 的观点是一致的。

患有严重免疫抑制性疾病的患者更容易罹患 PHN，如患有白血病的带状疱疹患者罹患 PHN 的风险是未患白血病带状疱疹患者的 2.07 倍（95% CI 为 1.08 ～ 3.96），患有淋巴瘤的带状疱疹患者罹患 PHN 的风险是未患淋巴瘤带状疱疹患者的 2.45 倍（95% CI 为 1.53 ～ 3.92）[113]。日本的研究发现[88]，接受免疫抑制治疗者罹患 PHN 的风险是未接受治疗者的 6.44 倍（95% CI 为 1.26 ～ 32.90）。

五、性别

有研究调查了患者的性别和持续疼痛的风险是否存在关系，发现 PHN 风险男女性别之间没有显著差异[81, 83, 86, 87, 91, 93, 94, 114-116]。但也有两个队列研究发现 PHN 风险存在显著性别差异，一项研究报道男性的风险较高[74]，另一项研究则发现女性的风险更高[9]。日本的一项研究发现[88]，60 岁以上老年人 PHN 的发病率为 9.2%；男性罹患 PHN 的风险是女性的 2.51 倍（95% CI 为 1.17 ～ 5.38）。

六、年龄

高龄是 PHN 公认的危险因素。Hope-Simpson 的研究首次证明了随着年龄增长 PHN 的风险增加[83]；30 ～ 49 岁人群皮疹发作后疼痛超过 1 个月的患病率为 3% ～ 4%，但 60 ～ 69 岁人群升至 21%，70 ～ 79 岁为 29%，80 岁以上为 34%[83]。即使在老年人中随着年龄增长，PHN 的风险也会增加[117]。日本的一项研究发现[88]，70 ～ 74 岁人群罹患 PHN 的风险为 60 ～ 64 岁人群的 3.51 倍（95% CI 为 1.09 ～ 11.30）。英国的通用临床数据库研究，将 PHN 定义为从皮疹发作疼痛持续 3 个月以上，60 ～ 64 岁人群 PHN 的患病率为 11%，65 ～ 69 岁为 13%，70 ～ 74 岁为 15%，75 ～ 79 岁为 18%，80 ～ 84 岁为 21%。对 18 项队列研究的荟萃分析发现，随着年龄的增长，PHN 的相对风险每 10 年提高 1.22 ～ 3.11 倍[81]。

英国全科医学研究数据库中的数据表明，不仅 PHN 的发病率随着年龄增长而增高，中重度疼痛的患病率也随着年龄增长而增高，从 50～54 岁的 46% 增至 80～85 岁的 68%[73]。此外，PHN 的持续时间随着疼痛严重程度增加而延长。皮疹发作后 3 个月疼痛仍很严重的人，PHN 平均持续时间为 12.5 个月。许多研究都报道，急性期疼痛较严重的患者，PHN 的风险更大[9]。大多数带状疱疹患者在疱疹发作前有前驱痛，有几项研究发现这些患者的 PHN 风险高于没有前驱痛的患者。带状疱疹的皮疹越严重，持续时间越长，患 PHN 的风险越大。

严重带状疱疹及严重 PHN 的风险因素有下列几种：年龄大于 50 岁[81]、中度至重度前驱痛或急性期疼痛[81]，以及免疫抑制[118]，包括癌症、血液病、HIV 感染、器官或骨髓移植患者及接受免疫抑制剂治疗。

七、部位

许多研究调查了带状疱疹患者特定区与持续疼痛患病风险之间的关系[9, 83, 86, 87, 90, 95, 103, 114, 115, 119, 120]。一些研究结果表明，三叉神经特别是眼支带状疱疹患者，患 PHN 风险更大。日本的研究报道[88]，上臂出疹的带状疱疹患者罹患 PHN 的风险是上臂无疹的带状疱疹患者的 3.46 倍（95% CI 为 1.10～10.90）。但几项研究中没有发现发病部位是 PHN 独立的风险因素[81]。

八、社会心理因素

到目前为止，讨论的 PHN 风险因素包括带状疱疹患者的人口统计学和生物医学特征。也有人认为心理社会因素可能在确定哪些患者会持续存在疼痛方面也有作用。一项小样本带状疱疹患者前瞻性研究发现，PHN 患者比没有发生 PHN 的患者，急性期生活满意度更低及抑郁、焦虑和疾病信念程度更高[121]。一项 110 例带状疱疹患者的大样本前瞻性研究，对患者角色功能、人格障碍症状、疾病信念、疑病症、躯体感觉放大和带状疱疹期间的躯体症状进行评估，测定了各个项目单独预测 PHN 的发生或贡献的强度[86]。在以上研究和另外两项大型前瞻性研究中，发现抑郁和焦虑与 PHN 无关[74, 86, 98]。而在 94 例带状疱疹患者的自然史研究中发现情感困扰是 PHN 的风险因素[11]。另外，生活紧张也是 PHN 的危险因素[122]。

参考文献

[1] LOLEKHA S, TANTHIPHABHA W, SORNCHAI P, et al. Effect of climatic factors and population density on varicella zoster virus epidemiology within a tropical country [J]. Am J Trop Med Hyg, 2001, 64(3-4): 131-136.

[2] HANSSEN J L, SCHAKEL G J, FONTILUS-ROHOMAN J M, et al. Adults with chickenpox in the tropics [J]. Ned Tijdschr Geneeskd, 2015, 160:A9623.

[3] LAING K J, OUWENDIJK W J D, KOELLE D M, et al. Immunobiology of varicella-zoster virus infection [J]. J Infect Dis, 2018, 218(suppl_2): S68-S74.

[4] SZPARA M L, KOBILER O, ENQUIST L W. A common neuronal response to alphaherpesvirus infection [J]. J Neuroimmune Pharmacol, 2010, 5(3): 418-427.

[5] KNIPE D M, CLIFFE A. Chromatin control of herpes simplex virus lytic and latent infection [J]. Nat Rev

Microbiol, 2008, 6(3): 211-221.

[6] ENQUIST L W, LEIB D A. Intrinsic and innate defenses of neurons: detente with the herpesviruses [J]. J Virol, 2017, 91(1): e01200-16.

[7] DWORKIN R H, PORTENOY R K. Proposed classification of herpes zoster pain [J]. Lancet, 1994, 343(8913): 1648.

[8] DESMOND R A, WEISS H L, ARANI R B, et al. Clinical applications for change-point analysis of herpes zoster pain [J]. J Pain Symptom Manage, 2002, 23(6): 510-516.

[9] JUNG B F, JOHNSON R W, GRIFFIN D R, et al. Risk factors for postherpetic neuralgia in patients with herpes zoster [J]. Neurology, 2004, 62(9): 1545-1551.

[10] JOHNSON R W, RICE A S. Clinical practice. Postherpetic neuralgia [J]. N Engl J Med, 2014, 371(16): 1526-1533.

[11] THYREGOD H G, ROWBOTHAM M C, PETERS M, et al. Natural history of pain following herpes zoster [J]. Pain, 2007, 128(1-2): 148-156.

[12] DWORKIN R H, GNANN J W, OAKLANDER A L, et al. Diagnosis and assessment of pain associated with herpes zoster and postherpetic neuralgia [J]. J Pain, 2008, 9(1 Suppl 1): S37-S44.

[13] DWORKIN R H, PORTENOY R K. Pain and its persistence in herpes zoster [J]. Pain, 1996, 67(2/3): 241-251.

[14] DWORKIN R H, CARRINGTON D, CUNNINGHAM A, et al. Assessment of pain in herpes zoster: lessons learned from antiviral trials [J]. Antiviral Res, 1997, 33(2): 73-85.

[15] OXMAN M N, LEVIN M J, JOHNSON G R, et al. A vaccine to prevent herpes zoster and postherpetic neuralgia in older adults [J]. N Engl J Med, 2005, 352(22): 2271-2284.

[16] WHITLEY R J, WEISS H, GNANN J W, et al. Acyclovir with and without prednisone for the treatment of herpes zoster. A randomized, placebo-controlled trial. The National Institute of Allergy and Infectious Diseases Collaborative Antiviral Study Group [J]. Ann Intern Med, 1996, 125(5): 376-383.

[17] WOOD M J, BALFOUR H, BEUTNER K, et al. How should zoster trials be conducted [J]. J Antimicrob Chemother, 1995, 36(6): 1089-1101.

[18] HUFF J C, DRUCKER J L, CLEMMER A, et al. Effect of oral acyclovir on pain resolution in herpes zoster: a reanalysis [J]. J Med Virol, 1993, Suppl 1:93-96.

[19] MCKENDRICK M W, WOOD M J. Acyclovir and post-herpetic neuralgia. Two other participating study centres report different results [J]. BMJ, 1995, 310(6985): 1005.

[20] WATSON C P, DECK J H, MORSHEAD C, et al. Post-herpetic neuralgia: further post-mortem studies of cases with and without pain [J]. Pain, 1991, 44(2): 105-117.

[21] WATSON C P, MORSHEAD C, VAN DER KOOY D, et al. Post-herpetic neuralgia: post-mortem analysis of a case [J]. Pain, 1988, 34(2): 129-138.

[22] COHEN J I. Herpes zoster [J]. N Engl J Med, 2013, 369(18): 1766-1767.

[23] PAPPAGALLO M, OAKLANDER A L, QUATRANO-PIACENTINI A L, et al. Heterogenous patterns of sensory dysfunction in postherpetic neuralgia suggest multiple pathophysiologic mechanisms [J]. Anesthesiology, 2000, 92(3): 691-698.

[24] WATSON C P, EVANS R J, WATT V R, et al. Post-herpetic neuralgia: 208 cases [J]. Pain, 1988, 35(3): 289-297.

[25] NURMIKKO T, BOWSHER D. Somatosensory findings in postherpetic neuralgia [J]. J Neurol Neurosurg Psychiatry, 1990, 53(2): 135-141.

[26] BHALA B B, RAMAMOORTHY C, BOWSHER D, et al. Shingles and postherpetic neuralgia [J]. Clinical Journal of Pain, 1988, 4(3): 169-174.

[27] BOWSHER D. Acute herpes zoster and postherpetic neuralgia: effects of acyclovir and outcome of treatment with amitriptyline [J]. Br J Gen Pract, 1992, 42(359): 244-246.

[28] CAMPBELL J N, MEYER R A. Mechanisms of neuropathic pain [J]. Neuron, 2006, 52(1): 77-92.

[29] LAMOTTE R H, THALHAMMER J G, TOREBJORK H E, et al. Peripheral neural mechanisms of cutaneous hyperalgesia following mild injury by heat [J]. J Neurosci, 1982, 2(6): 765-781.

[30] BAUMANN T K, SIMONE D A, SHAIN C N, et al. Neurogenic hyperalgesia: the search for the primary cutaneous afferent fibers that contribute to capsaicin-induced pain and hyperalgesia [J]. J Neurophysiol, 1991, 66(1): 212-227.

[31] SIMONE D A, SORKIN L S, OH U, et al. Neurogenic hyperalgesia: central neural correlates in responses of spinothalamic tract neurons [J]. J Neurophysiol, 1991, 66(1): 228-246.

[32] BARON R, BINDER A, WASNER G. Neuropathic pain: diagnosis, pathophysiological mechanisms, and treatment [J]. Lancet Neurol, 2010, 9(8): 807-819.

[33] MAIER C, BARON R, TOLLE T R, et al. Quantitative sensory testing in the German Research Network on Neuropathic Pain (DFNS): somatosensory abnormalities in 1236 patients with different neuropathic pain syndromes [J]. Pain, 2010, 150(3): 439-450.

[34] BARON R, MAIER C, ATTAL N, et al. Peripheral neuropathic pain: a mechanism-related organizing principle based on sensory profiles [J]. Pain, 2017, 158(2): 261-272.

[35] BAUMGARTNER U, MAGERL W, KLEIN T, et al. Neurogenic hyperalgesia versus painful hypoalgesia: two distinct mechanisms of neuropathic pain [J]. Pain, 2002, 96(1/2): 141-151.

[36] FIELDS H L, ROWBOTHAM M, BARON R. Postherpetic neuralgia: irritable nociceptors and deafferentation [J]. Neurobiol Dis, 1998, 5(4): 209-227.

[37] HATEM S M, ATTAL N, DUCREUX D, et al. Clinical, functional and structural determinants of central pain in syringomyelia [J]. Brain, 2010, 133(11): 3409-3422.

[38] TRUINI A, PADUA L, BIASIOTTA A, et al. Differential involvement of A-delta and A-beta fibres in neuropathic pain related to carpal tunnel syndrome [J]. Pain, 2009, 145(1/2): 105-109.

[39] HANSEN C, HOPF H C, TREEDE R D. Paradoxical heat sensation in patients with multiple sclerosis. Evidence for a supraspinal integration of temperature sensation [J]. Brain, 1996, 119 (Pt 5):1729-1736.

[40] YARNITSKY D, OCHOA J L. Release of cold-induced burning pain by block of cold-specific afferent input [J]. Brain, 1990, 113 (Pt 4):893-902.

[41] FRUHSTORFER H. Thermal sensibility changes during ischemic nerve block [J]. Pain, 1984, 20(4): 355-361.

[42] YARNITSKY D, OCHOA J L. Differential effect of compression-ischaemia block on warm sensation and heat-induced pain [J]. Brain, 1991, 114 (Pt 2):907-913.

[43] DEVOR M, WALL P D, CATALAN N. Systemic lidocaine silences ectopic neuroma and DRG discharge without blocking nerve conduction [J]. Pain, 1992, 48(2): 261-268.

[44] ORSTAVIK K, NAMER B, SCHMIDT R, et al. Abnormal function of C-fibers in patients with diabetic neuropathy [J]. J Neurosci, 2006, 26(44): 11287-11294.

[45] SERRA J, BOSTOCK H, SOLA R, et al. Microneurographic identification of spontaneous activity in C-nociceptors in neuropathic pain states in humans and rats [J]. Pain, 2012, 153(1): 42-55.

[46] HAANPAA M, ATTAL N, BACKONJA M, et al. NeuPSIG guidelines on neuropathic pain assessment [J]. Pain, 2011, 152(1): 14-27.

[47] GUSTORFF B, SYCHA T, LIEBA-SAMAL D, et al. The pattern and time course of somatosensory changes in the human UVB sunburn model reveal the presence of peripheral and central sensitization [J]. Pain, 2013, 154(4): 586-597.

[48] TREEDE R D, MEYER R A, RAJA S N, et al. Peripheral and central mechanisms of cutaneous hyperalgesia [J]. Prog Neurobiol, 1992, 38(4): 397-421.

[49] DEMANT D T, LUND K, FINNERUP N B, et al. Pain relief with lidocaine 5% patch in localized peripheral neuropathic pain in relation to pain phenotype: a randomised, double-blind, and placebo-controlled, phenotype panel study [J]. Pain, 2015, 156(11): 2234-2244.

[50] DEMANT D T, LUND K, VOLLERT J, et al. The effect of oxcarbazepine in peripheral neuropathic pain depends on pain phenotype: a randomised, double-blind, placebo-controlled phenotype-stratified study [J]. Pain, 2014, 155(11): 2263-2273.

[51] OCHOA J L, CAMPERO M, SERRA J, et al. Hyperexcitable polymodal and insensitive nociceptors in painful human neuropathy [J]. Muscle Nerve, 2005, 32(4): 459-472.

[52] VON HEHN C A, BARON R, WOOLF C J. Deconstructing the neuropathic pain phenotype to reveal neural mechanisms [J]. Neuron, 2012, 73(4): 638-652.

[53] TRUINI A, BIASIOTTA A, DI STEFANO G, et al. Peripheral nociceptor sensitization mediates allodynia in patients with distal symmetric polyneuropathy [J]. J Neurol, 2013, 260(3): 761-766.

[54] MARTINEZ V, FLETCHER D, MARTIN F, et al. Small fibre impairment predicts neuropathic pain in Guillain-Barre syndrome [J]. Pain, 2010, 151(1): 53-60.

[55] CRAIG A D, BUSHNELL M C. The thermal grill illusion: unmasking the burn of cold pain [J]. Science, 1994, 265(5169): 252-255.

[56] RANDIC M, JIANG M C, CERNE R. Long-term potentiation and long-term depression of primary afferent neurotransmission in the rat spinal cord [J]. J Neurosci, 1993, 13(12): 5228-5241.

[57] LANG S, KLEIN T, MAGERL W, et al. Modality-specific sensory changes in humans after the induction of long-term potentiation (LTP) in cutaneous nociceptive pathways [J]. Pain, 2007, 128(3): 254-263.

[58] CAVANAUGH D J, LEE H, LO L, et al. Distinct subsets of unmyelinated primary sensory fibers mediate behavioral responses to noxious thermal and mechanical stimuli [J]. Proc Natl Acad Sci U S A, 2009, 106(22): 9075-9080.

[59] HENRICH F, MAGERL W, KLEIN T, et al. Capsaicin-sensitive C- and A-fibre nociceptors control long-term potentiation-like pain amplification in humans [J]. Brain, 2015, 138(Pt 9): 2505-2520.

[60] BENOLIEL R, ELIAV E, TAL M. No sympathetic nerve sprouting in rat trigeminal ganglion following painful and non-painful infraorbital nerve neuropathy [J]. Neurosci Lett, 2001, 297(3): 151-154.

[61] KAYSER V, AUBEL B, HAMON M, et al. The antimigraine 5-HT 1B/1D receptor agonists, sumatriptan, zolmitriptan and dihydroergotamine, attenuate pain-related behaviour in a rat model of trigeminal neuropathic pain [J]. Br J Pharmacol, 2002, 137(8): 1287-1297.

[62] TAL M, DEVOR M. Ectopic discharge in injured nerves: comparison of trigeminal and somatic afferents [J]. Brain Res, 1992, 579(1): 148-151.

[63] LATREMOLIERE A, MAUBORGNE A, MASSON J, et al. Differential implication of proinflammatory cytokine interleukin-6 in the development of cephalic versus extracephalic neuropathic pain in rats [J]. J Neurosci, 2008, 28(34): 8489-8501.

[64] REHM S, GROBETAKOPF M, KABELITZ M, et al. Sensory symptom profiles differ between trigeminal and thoracolumbar postherpetic neuralgia [J]. Pain Rep, 2018, 3(1): e636.

[65] WOOLF C J. Central sensitization: implications for the diagnosis and treatment of pain [J]. Pain, 2011, 152(3 Suppl): S2-15.

[66] BARON R. Mechanisms of disease: neuropathic pain--a clinical perspective [J]. Nat Clin Pract Neurol, 2006, 2(2): 95-106.

[67] VOLLERT J, KRAMER M, BARROSO A, et al. Symptom profiles in the painDETECT Questionnaire in patients with peripheral neuropathic pain stratified according to sensory loss in quantitative sensory testing [J]. Pain, 2016, 157(8): 1810-1818.

[68] MICHOT B, KAYSER V, BASTIAN G, et al. Differential pharmacological alleviation of oxaliplatin-induced hyperalgesia/allodynia at cephalic versus extra-cephalic level in rodents [J]. Neuropharmacology, 2014, 79:432-443.

[69] MICHOT B, BOURGOIN S, VIGUIER F, et al. Differential effects of calcitonin gene-related peptide receptor blockade by olcegepant on mechanical allodynia induced by ligation of the infraorbital nerve vs the sciatic nerve in the rat [J]. Pain, 2012, 153(9): 1939-1948.

[70] MICHOT B, KAYSER V, HAMON M, et al. CGRP receptor blockade by MK-8825 alleviates allodynia in infraorbital nerve-ligated rats [J]. Eur J Pain, 2015, 19(2): 281-290.

[71] KAWAI K, GEBREMESKEL B G, ACOSTA C J. Systematic review of incidence and complications of herpes zoster: towards a global perspective [J]. BMJ Open, 2014, 4(6): e004833.

[72] YAWN B P, SADDIER P, WOLLAN P C, et al. A population-based study of the incidence and complication rates of herpes zoster before zoster vaccine introduction [J]. Mayo Clin Proc, 2007, 82(11): 1341-1349.

[73] GAUTHIER A, BREUER J, CARRINGTON D, et al. Epidemiology and cost of herpes zoster and post-herpetic neuralgia in the United Kingdom [J]. Epidemiol Infect, 2009, 137(1): 38-47.

[74] BOUHASSIRA D, CHASSANY O, GAILLAT J, et al. Patient perspective on herpes zoster and its complications: an observational prospective study in patients aged over 50 years in general practice [J]. Pain, 2012, 153(2): 342-349.

[75] KIM Y N, KIM D W, KIM E D. Efficacy of continuous epidural block in acute herpes zoster: Incidence and predictive factors of postherpetic neuralgia, a retrospective single-center study [J]. Medicine (Baltimore), 2016, 95(32): e4577.

[76] FRIESEN K J, FALK J, ALESSI-SEVERINI S, et al. Price of pain: population-based cohort burden of disease analysis of medication cost of herpes zoster and postherpetic neuralgia [J]. J Pain Res, 2016, 9:543-550.

[77] ZHU Q, ZHENG H, QU H, et al. Epidemiology of herpes zoster among adults aged 50 and above in Guangdong, China [J]. Hum Vaccin Immunother, 2015, 11(8): 2113-2118.

[78] YANG F, YU S, FAN B, et al. The epidemiology of herpes zoster and postherpetic neuralgia in China: results from a cross-sectional study [J]. Pain Ther, 2019, 8(2): 249-259.

[79] CHEN L K, ARAI H, CHEN L Y, et al. Looking back to move forward: a twenty-year audit of herpes zoster in Asia-Pacific [J]. BMC Infect Dis, 2017, 17(1): 213.

[80] YUAN L L, WANG L X, XIE Y M, et al. Analysis on clinical features and treatment of herpes zoster patients hospitalized in real world [J]. Zhongguo Zhong Yao Za Zhi, 2014, 39(18): 3469-3473.

[81] FORBES H J, THOMAS S L, SMEETH L, et al. A systematic review and meta-analysis of risk factors for postherpetic neuralgia [J]. Pain, 2016, 157(1): 30-54.

[82] GUESS H A, BROUGHTON D D, MELTON L J, et al. Epidemiology of herpes zoster in children and adolescents: a population-based study [J]. Pediatrics, 1985, 76(4): 512-517.

[83] HOPE-SIMPSON R E. Postherpetic neuralgia [J]. J R Coll Gen Pract, 1975, 25(157): 571-575.

[84] PETURSSON G, HELGASON S, GUDMUNDSSON S, et al. Herpes zoster in children and adolescents [J]. Pediatr Infect Dis J, 1998, 17(10): 905-908.

[85] WOOD M J, JOHNSON R W, MCKENDRICK M W, et al. A randomized trial of acyclovir for 7 days or 21 days with and without prednisolone for treatment of acute herpes zoster [J]. N Engl J Med, 1994, 330(13): 896-900.

[86] KATZ J, MCDERMOTT M P, COOPER E M, et al. Psychosocial risk factors for postherpetic neuralgia: a prospective study of patients with herpes zoster [J]. J Pain, 2005, 6(12): 782-790.

[87] CHOO P W, GALIL K, DONAHUE J G, et al. Risk factors for postherpetic neuralgia [J]. Arch Intern Med, 1997, 157(11): 1217-1224.

[88] SATO K, ADACHI K, NAKAMURA H, et al. Burden of herpes zoster and postherpetic neuralgia in Japanese adults 60 years of age or older: results from an observational, prospective, physician practice-based cohort study [J]. J Dermatol, 2017, 44(4): 414-422.

[89] HARRISON R A, SOONG S, WEISS H L, et al. A mixed model for factors predictive of pain in AIDS patients with herpes zoster [J]. J Pain Symptom Manage, 1999, 17(6): 410-417.

[90] HAANPAA M, LAIPPALA P, NURMIKKO T. Allodynia and pinprick hypesthesia in acute herpes zoster, and the development of postherpetic neuralgia [J]. J Pain Symptom Manage, 2000, 20(1): 50-58.

[91] BEUTNER K R, FRIEDMAN D J, FORSZPANIAK C, et al. Valaciclovir compared with acyclovir for improved therapy for herpes zoster in immunocompetent adults [J]. Antimicrob Agents Chemother, 1995, 39(7): 1546-1553.

[92] MEISTER W, NEISS A, GROSS G, et al. A prognostic score for postherpetic neuralgia in ambulatory patients [J]. Infection, 1998, 26(6): 359-363.

[93] WHITLEY R J, SHUKLA S, CROOKS R J. The identification of risk factors associated with persistent pain following herpes zoster [J]. J Infect Dis, 1998, 178 Suppl 1:S71-S75.

[94] DWORKIN R H, BOON R J, GRIFFIN D R, et al. Postherpetic neuralgia: impact of famciclovir, age, rash severity, and acute pain in herpes zoster patients [J]. J Infect Dis, 1998, 178 (Suppl 1):S76-S80.

[95] HIGA K, MORI M, HIRATA K, et al. Severity of skin lesions of herpes zoster at the worst phase rather than age and involved region most influences the duration of acute herpetic pain [J]. Pain, 1997, 69(3): 245-253.

[96] HIGA K, NODA B, MANABE H, et al. T-lymphocyte subsets in otherwise healthy patients with herpes zoster and relationships to the duration of acute herpetic pain [J]. Pain, 1992, 51(1): 111-118.

[97] HIGA K, DAN K, MANABE H, et al. Factors influencing the duration of treatment of acute herpetic pain with sympathetic nerve block: importance of severity of herpes zoster assessed by the maximum antibody titers to varicella-zoster virus in otherwise healthy patients [J]. Pain, 1988, 32(2): 147-157.

[98] OPSTELTEN W, ZUITHOFF N P, VAN ESSEN G A, et al. Predicting postherpetic neuralgia in elderly primary care patients with herpes zoster: prospective prognostic study [J]. Pain, 2007, 132 Suppl 1:S52-S59.

[99] WILSON J B. Thirty one years of herpes zoster in a rural practice [J]. Br Med J (Clin Res Ed), 1986, 293(6558): 1349-1351.

[100] RAGOZZINO M W, MELTON L J, KURLAND L T, et al. Population-based study of herpes zoster and its sequelae [J]. Medicine (Baltimore), 1982, 61(5): 310-316.

[101] HAANPAA M L, LAIPPALA P A, NURMIKKO T J. Thermal and tactile perception thresholds in acute herpes zoster [J]. Eur J Pain, 1999, 3(4): 375-386.

[102] HAANPAA M, LAIPPALA P, NURMIKKO T. Pain and somatosensory dysfunction in acute herpes zoster [J]. Clin J Pain, 1999, 15(2): 78-84.

[103] VOLPI A, GATTI A, PICA F, et al. Clinical and psychosocial correlates of post-herpetic neuralgia [J]. J Med Virol, 2008, 80(9): 1646-1652.

[104] BRUXELLE J. Prospective epidemiologic study of painful and neurologic sequelae induced by herpes zoster in patients treated early with oral acyclovir [J]. Neurology, 1995, 45(12 Suppl 8): S78-S79.

[105] NURMIKKO T J, RASANEN A, HAKKINEN V. Clinical and neurophysiological observations on acute herpes zoster [J]. Clin J Pain, 1990, 6(4): 284-290.

[106] PARK J, JANG W S, PARK K Y, et al. Thermography as a predictor of postherpetic neuralgia in acute herpes zoster patients: a preliminary study [J]. Skin Res Technol, 2012, 18(1): 88-93.

[107] PETERSEN K L, ROWBOTHAM M C. Natural history of sensory function after herpes zoster [J]. Pain, 2010, 150(1): 83-92.

[108] REDA H, GREENE K, RICE F L, et al. Natural history of herpes zoster: late follow-up of 3.9 years (n=43) and 7.7 years (n=10) [J]. Pain, 2013, 154(10): 2227-2233.

[109] BARON R, HAENDLER G, SCHULTE H. Afferent large fiber polyneuropathy predicts the development of postherpetic neuralgia [J]. Pain, 1997, 73(2): 231-238.

[110] ROWBOTHAM M C, YOSIPOVITCH G, CONNOLLY M K, et al. Cutaneous innervation density in the allodynic form of postherpetic neuralgia [J]. Neurobiol Dis, 1996, 3(3): 205-214.

[111] OAKLANDER A L, ROMANS K, HORASEK S, et al. Unilateral postherpetic neuralgia is associated with bilateral sensory neuron damage [J]. Ann Neurol, 1998, 44(5): 789-795.

[112] WEINBERG A, ZHANG J H, OXMAN M N, et al. Varicella-zoster virus-specific immune responses to herpes zoster in elderly participants in a trial of a clinically effective zoster vaccine [J]. J Infect Dis, 2009, 200(7): 1068-1077.

[113] FORBES H J, BHASKARAN K, THOMAS S L, et al. Quantification of risk factors for postherpetic neuralgia in herpes zoster patients: a cohort study [J]. Neurology, 2016, 87(1): 94-102.

[114] DROLET M, BRISSON M, SCHMADER K, et al. Predictors of postherpetic neuralgia among patients with herpes zoster: a prospective study [J]. J Pain, 2010, 11(11): 1211-1221.

[115] OPSTELTEN W, MAURITZ J W, DE WIT N J, et al. Herpes zoster and postherpetic neuralgia: incidence and risk indicators using a general practice research database [J]. Fam Pract, 2002, 19(5): 471-475.

[116] WOOD M J, KAY R, DWORKIN R H, et al. Oral acyclovir therapy accelerates pain resolution in patients with herpes zoster: a meta-analysis of placebo-controlled trials [J]. Clin Infect Dis, 1996, 22(2): 341-347.

[117] SCOTT F T, LEEDHAM-GREEN M E, BARRETT-MUIR W Y, et al. A study of shingles and the development of postherpetic neuralgia in East London [J]. J Med Virol, 2003, 70 (Suppl 1):S24-S30.

[118] HILLEBRAND K, BRICOUT H, SCHULZE-RATH R, et al. Incidence of herpes zoster and its complications in Germany, 2005-2009 [J]. J Infect, 2015, 70(2): 178-186.

[119] BRISSON M, EDMUNDS W J, LAW B, et al. Epidemiology of varicella zoster virus infection in Canada and the United Kingdom - CORRIGENDUM [J]. Epidemiol Infect, 2015, 143(6): 1332.

[120] COEN P G, SCOTT F, LEEDHAM-GREEN M, et al. Predicting and preventing post-herpetic neuralgia: are current risk factors useful in clinical practice [J]. Eur J Pain, 2006, 10(8): 695-700.

[121] DWORKIN R H, HARTSTEIN G, ROSNER H L, et al. A high-risk method for studying psychosocial antecedents of chronic pain: the prospective investigation of herpes zoster [J]. J Abnorm Psychol, 1992, 101(1): 200-205.

[122] SCHLERETH T, HEILAND A, BREIMHORST M, et al. Association between pain, central sensitization and anxiety in postherpetic neuralgia [J]. Eur J Pain, 2015, 19(2): 193-201.

第九章 带状疱疹神经系统并发症

虽然带状疱疹对大多数患者是一种良性和自限性疾病，但约 12% 会形成至少一种并发症。其中 PHN 是目前最常见的并发症，而 PHN 以外的神经系统并发症很少见。以色列的研究报道，2.5% 的带状疱疹患者有眼部并发症，2.7% 的患者有运动神经损伤，而脑炎、脊髓炎和迟发性对侧偏瘫各占 0.03% [1]。免疫功能低下、播散性带状疱疹患者的神经系统并发症风险明显增加。中枢神经系统（CNS）并发症包括脑膜炎、脑炎、脊髓炎和脑血管炎。病毒传播最常见的机制可能是通过被感染的神经节，病毒直接扩散到脑脊液（CSF），进而通过脑膜间隙，导致局部脑膜炎 [2, 3]。因为病毒血症在带状疱疹中很常见 [4]，病毒又可通过血液循环扩散到 CNS，尤其免疫功能低下者更易发生 [3]。三叉神经的带状疱疹，病毒可从受感染的神经节，经轴突传播至脑干和脑动脉，引起脑干脑炎和动脉炎。免疫功能低下者，中枢神经系统局灶性感染可以广泛传播至中枢神经系统的脑实质，室管膜下微血管的血行性感染可导致脑膜炎和脑室炎，随后病毒扩散到中枢神经系统的远端部位 [3, 5]。

除中枢神经系统并发症和外周感觉神经炎外，带状疱疹患者还可出现下运动神经元性（外周）瘫痪。运动功能障碍也可能是由脑炎、脊髓炎或血管炎引起的脑血管事件的部分症状。这时患者主要表现为轻瘫、上运动神经元性（中枢）瘫痪。

第一节 带状疱疹传播至中枢神经系统的炎性反应

带状疱疹不仅是单侧外周神经炎，神经病理学报告表明病毒的入侵和炎性反应也可延伸至 CNS。除了脑（脊）膜炎，患者还有脊髓前角和后角及脑干的炎性变化 [3, 6-8]。

有一项研究描述了 56 例免疫功能正常的带状疱疹患者，无 CNS 感染的临床症状 [9]。皮疹暴发第 1～18 天，从 46 例患者抽取了 CSF; 16 例头颅部或颈部带状疱疹患者，皮疹 1～5 周后进行磁共振成像（MRI）检测。其中 22%（10/46）的患者 CSF 中 VZV 的 PCR 或抗 VZV-IgG 呈阳性，46%（21/46）的患者 CSF 中的白细胞增多（范围为 5～1440/μl）。56%（9/16）的患者在脑干或第 2 颈髓中发现与带状疱疹相关的 MRI 变化，这表明 CNS 实质中有炎性改变。3 例患者除了脑干病变，还有三叉神经的信号增强。这些结果提示带状疱疹患者 VZV 进入 CSF 很常见，头颈部的带状疱疹患者，没有任何 CNS 感染症状，也常检测到 MRI 的变化。

有一份报告比较了 42 例带状疱疹患者和 6 例带状疱疹相关脑炎患者的脑电图结果 [10]，

其中 31% 的带状疱疹患者有脑电图变化，节律降低至 2 ～ 7Hz，带状疱疹的部位不影响脑电图异常的频率。与带状疱疹相关脑炎的脑电图相比，定性结果与脑炎是同样的，但往往比脑炎病例更严重。脑电图异常结果提示带状疱疹患者有亚临床脑炎存在，可以解释其非特异性症状，如带状疱疹之后的长期疲劳。

第二节　无疹型带状疱疹的神经系统并发症

VZV 重新激活可以导致亚临床表现或无疹型带状疱疹[4, 11]。VZV 再激活而没有疱疹的皮区疼痛一般称为无疹型或顿挫型带状疱疹[12]。有 3 例胸段神经根性疼痛患者病毒学确诊为 VZV 感染[12, 13]。还有三叉神经无疹型带状疱疹病例的报道[14, 15]。但 VZV 重新激活的无疹型带状疱疹可能还包括了比局部疼痛更多的综合征。事实上，在没有皮肤病变的情况下，VZV 可以影响神经系统的各个水平。有报道免疫功能正常者没有疱疹，更会出现多发性脑神经病变[16-18]、复发性神经炎[19]、多发性脑神经损伤伴持续性呃逆和呕吐[20]、腹壁麻痹[21, 22]、多发性神经炎[17]、神经根炎[19]、脑膜脑炎[23]、脑炎[17, 24]、脊髓炎[17]和脑血管炎[25, 26]。据西班牙的研究报道，VZV 是成人急性无菌性脑膜炎的最常见原因[27]。VZV 引起的神经系统感染，即便没有检测到 VZV DNA，也可通过检测 CSF 中的 VZV 抗体确诊[19, 28]。但有一项前瞻性研究发现，56 例皮区疼痛而没有疱疹的患者，与 81 例年龄匹配的献血者对比，显示血清学检测阳性结果和外周血白细胞中 PCR 阳性结果与对照组非常相似，表明不明原因的皮肤疼痛并不能确定是 VZV 的临床或亚临床重新激活。因此，不支持常规使用抗病毒药物，并且这种治疗可能会干扰探明疼痛的病因[29]。

第三节　运动神经损伤

带状疱疹主要影响感觉神经系统，但节段性带状疱疹麻痹也是带状疱疹综合征的一部分。节段性带状疱疹麻痹的特点是局部运动无力，与皮肤疱疹暴发在同一时间段发生。运动功能障碍可能涉及头部、躯干或四肢肌，也可能表现为内脏运动并发症，如结肠假性梗阻或神经源性膀胱。颈部带状疱疹可能与膈肌麻痹有关。

据报道，带状疱疹患者中发生下运动神经元麻痹者约为 1%[30, 31]，而梅奥医学中心对 1210 例带状疱疹患者的研究发现，节段性麻痹的发生率为 5%[32]。发生率偏低可能与由于胸部带状疱疹而对肋间和腹部肌肉无力的诊断不足有关。

运动神经受累的发病机制仍然存在争议，一般认为是病毒感染从背根神经节直接传播至前角细胞，邻近运动神经根或周围神经受累所致。有研究还从免疫介导角度提出了无菌性炎症的机制[22]。运动神经损伤可能会影响神经根、神经丛或周围神经。正中神经、尺神经、胸长神经、喉返神经和膈神经等单神经损伤都有报道[33]。

总结 138 例肢体节段性带状疱疹患者，上肢无力最常见于 $C_5 \sim C_7$ 节段，而下肢无力最常见于 $L_1 \sim L_4$[34]。一项回顾性带状疱疹相关单神经病变研究报道，大多数患者免疫功能正常。MRI 发现受累神经增粗，受累神经呈 T_2 高信号和钆信号增强，沿着受累神经的长轴纵向扩大。相比于较常见的神经根病变导致的节段性运动性麻痹，带状疱疹相关性单神经病变症状绵延难愈，PHN 发生率更高 [35]。

腹股沟部位的带状疱疹患者，会有髂腰肌和股四头肌无力，MRI 可观察到脊髓几个节段神经根的对比增强，但在随后的扫描中发现，增强信号局限于疱疹节段 [36]。这些发现表明病毒引起的炎性改变比临床预期更广泛。

节段性带状疱疹腹壁麻痹的文献综述表明，1/5 的患者还会有内脏神经病变，影响胃肠道功能，引起便秘和结肠假性梗阻等 [21, 22]。腹壁带状疱疹麻痹的诊断包括带状疱疹后腹部或侧腹部的隆起。确诊腹腔麻痹，需要排除其他与腹壁突出有关的病因，可采用不同的诊断检测方法，如电诊断、MRI、计算机断层扫描（CT）和超声检查。

肌电图显示带状疱疹患者椎旁肌 70% 有纤颤电位 [37]，这表明带状疱疹的亚临床运动神经受累很常见。有研究检测 40 例免疫功能正常的带状疱疹患者，结果显示 53%（21/40）的患者肌电图检测到异常，其中 13 例有亚临床表现，8 例有运动性麻痹 [38]。9 例带状疱疹患者肌电图的异常变化局限于受累肌节，而 12 例患者肌电图的异常表现更为广泛。5 例患者尽管临床恢复良好，但其肌电图变化在复查中逐渐变得更加广泛。虽然疱疹是单侧的，但 6 例患者的双侧椎旁肌有肌电图改变。这些研究结果表明，病毒从神经节中心播散到脊髓，进一步到脊髓前根引起外周运动麻痹。带状疱疹患者的肌电图报告包括纤颤和正尖波电位，与沃勒变性表现一致；有束颤电位，与轴突或前角细胞功能障碍一致；多相电位增加，与神经再支配一致 [38-40]。运动无力的发作通常很快，几小时或数天达峰值。疱疹暴发与肌无力的发作间隔时间从 1 天到几周 [32]。临床麻痹的预后良好，75% ～ 100% 的患者可完全或基本完全恢复功能 [32, 33, 38]。预后与初始的无力程度无关。

有文献描述了与带状疱疹相关的一些不常见的运动障碍表现。颈部带状疱疹可伴有单侧膈肌麻痹，甚至引起呼吸衰竭 [41]，骶部带状疱疹可伴逼尿肌麻痹和尿潴留 [40, 42]，以及带状疱疹引起的吉兰 - 巴雷综合征 [43-45]。

第四节　脑神经受累

头颈部带状疱疹多来自脑神经和颈神经，导致脑神经特征性症状 [46-48]。带状疱疹可伴有眼肌麻痹（最常见的是动眼神经受累）、视神经炎或两者都有。下段脑神经损伤的发生频率较低。脑神经病变经常在急性带状疱疹发生后数周才出现。所有的脑神经都是由颈动脉的小分支供应两对或三对脑神经，如果出现相邻的脑神经并发病变，表明是由小血管介导的感染，也可能是解剖结构上并行的神经相互感染所致。VZV 可沿三叉神经和其他神经节传入纤维经轴突传播至小神经的滋养血管 [49]。

一、眼肌麻痹

回顾 2250 例眼支带状疱疹，眼肌麻痹（大多数是第 Ⅲ 对脑神经损伤）占 13%[50]。最近对 110 例免疫功能正常的眼带状疱疹患者的报道，有 4 例（4%）出现单一脑神经损伤[51]。

据报道有 5% ～ 31% 的眼带状疱疹患者会出现眼外肌运动性麻痹，但很少有单侧眼外肌完全麻痹（即单侧 6 条眼外肌同时出现损伤）[52]。眶尖综合征涉及三叉神经眼支、动眼神经（Ⅲ）、滑车神经（Ⅳ）、展神经（Ⅵ）及视神经（Ⅱ）的功能障碍。眶尖综合征可表现为眶压增高、眶内出血或水肿，导致眼球突出、视力下降，一般是切割伤直接损伤患者的视神经，进而产生水肿和出血症状，导致眶尖部压力显著升高。眼睑下垂及眼球固定，直接损伤眼外肌及其支配神经，使眼部知觉障碍。眼底改变，早期视神经盘充血，静脉扩张；晚期视神经萎缩。带状疱疹是眶尖综合征的一个原因。其他原因包括炎症、感染、肿瘤、创伤和血管疾病，在怀疑带状疱疹引起的眶尖综合征时，需要 MRI 排除。带状疱疹引起眶尖综合征的可能机制包括睫状体后部周围神经和血管的广泛炎症，局部缺血；眶周软组织水肿直接压迫第Ⅲ、Ⅳ和Ⅵ对脑神经；VZV 从第 V 对脑神经直接传播到第Ⅲ、Ⅳ和Ⅵ对脑神经[53]。

二、拉姆齐 - 亨特综合征

拉姆齐 - 亨特综合征（Ramsay-Hunt，RHS），又称膝状神经节炎，是一种常见的耳带状疱疹伴周围性面瘫，发病率仅次于贝尔（Bell）面瘫。

（一）发生率

RHS 于 1907 年由 Ramsay Hunt 首先报道，由此得名。RHS 是无外伤性面瘫最常见的一种[54]。在对 1507 例单侧面瘫患者的回顾性分析中发现，12%（185 例）的患者被诊断为RHS[55]。回顾性分析 2076 例单侧面瘫患者，发现成人和 6 岁以上儿童的 RHS 发病率无显著差异，16.7% 的儿童和 18.1% 的成年人的面瘫被诊断为 RHS[56]。与 6 岁以下儿童（10.5%）相比，6 岁以上儿童 RHS 的发生率显著增加（24.3%）[55]。随着年龄增长，RHS 发病率也在明显增加[31, 57]。尽管有报道耳带状疱疹伴周围性面神经损伤患者中，女性（18%）比男性（8%）更多见[55]，但其他研究表明，性别差异不明显[31, 58]。

（二）临床表现及分型

RHS 是由潜伏于膝状神经节内的 VZV 再激活引起的[54]，除侵犯膝状神经节外，还可累及邻近的前庭蜗神经。其表现出典型的三联征（耳聋、耳廓疱疹和面瘫）。

耳带状疱疹可涉及鼓膜、外耳道和鼻甲、耳轮、对耳轮、屏间切迹和耳垂，这被称为Hunt 区[59, 60]。根据皮肤的疱疹和损伤可诊断为耳带状疱疹，也可伴有各种神经功能障碍。

典型的 RHS 主要表现为一侧耳部剧痛，外耳道、鼓膜或同侧舌部前 2/3 或硬腭疱疹，还包括与耳带状疱疹有关的下运动神经性面瘫。分析 91 例耳带状疱疹患者，40.6% 的患者有单个病灶，25.3% 的患者在外耳和外耳道有多处病灶[61]。同侧周围性面瘫可伴有耳鸣、听力下降、恶心和呕吐、眩晕和眼球震颤[62]。Hunt 区的急性疱疹性神经痛可能会辐射至面部、耳、头部和颈部。这种神经痛与交感神经系统有关。因此，疼痛有时会引起流泪、鼻塞和流涎 [63]。

然而并不总会有耳廓的典型疱疹暴发；2% ～ 23% 的单侧面瘫并没有皮疹和水疱，实际上是无疹型带状疱疹 [64]。面瘫也可在疱疹发作之前、期间或之后发生 [55]。耳带状疱疹约占面瘫病例的 12%。严重的耳带状疱疹，前庭神经受累可导致 10% 的患者有感音性听力下降，40% 的患者有前庭症状 [65]。因此建议对疑似 RHS 患者，应检查外耳道和鼓膜 [54]。另外其可有患侧流泪和唾液分泌减少、眼球过度干燥，还可引起白内障溃疡 [62, 66]。

临床上 RHS 常分 4 型：A 型，为仅有一侧耳部带状疱疹，缺少神经学所见；B 型，为 A 型 + 同侧周围性面瘫；C 型，为 B 型 + 同侧听力障碍；D 型，为 C 型 + 同侧平衡觉障碍。

（三）症状解析

脑神经之间有复杂的解剖关系，包括面神经、三叉神经、舌咽神经、迷走神经，甚至累及颈神经，因此带状疱疹的病变可能累及众多神经 [54, 67, 68]。面神经和蜗神经位于内听道底前部，面神经骨管是唯一一个以整体形式贯穿内听道底的结构，因而在内听道底上表现为一个直径较大的圆孔。潜伏于膝状神经节中的 VZV 重新激活后，面神经的膝状神经节及前庭神经和蜗神经中均发现了 VZV DNA [69-71]。VZV 跨内耳道在神经组织扩散是神经间传播的一种可能感染途径 [72, 73]。面神经与前庭蜗神经在狭窄的内耳道相邻，被同一神经鞘所覆盖，面神经受累后极易导致周围性面瘫。

对于严重的耳带状疱疹患者，前庭神经受累可导致眩晕，10% 的患者还有感音性听力下降。RHS 患者中，眩晕的发生率随面瘫严重程度增加而增加，但与有无听力障碍无关 [74]。患有眩晕的 RHS 患者面神经电图（ENoG）值明显偏低，这表明与没有眩晕的患者相比，神经变性更为严重 [73]。但 ENoG 值在有无听力受损的患者之间没有明显差异 [73]。前庭神经分为前庭上神经和前庭下神经，两者末端附着于内听道底，并经内听道底的小骨孔连接前庭感觉器官。前庭下神经区后外方有后壶腹神经骨管，非常恒定。前庭上神经区、前庭下神经区位于内听道底后部，紧邻乳突。VZV 感染从开裂的面神经管通过椭圆形或圆形窗口传至内耳末端感受器，这是内耳受累的潜在途径 [75]。面神经神经节中 VZV 重新激活，可通过前庭 - 面或前庭 - 蜗静脉吻合从面神经传播至前庭蜗神经 [76]。RHS 患者的前庭神经和蜗神经节中有炎性细胞浸润，并观察到内耳末端感受器的退化 [77, 78]。对 RHS 前庭功能障碍患者的研究表明，病变部位可能在前庭神经 [72, 79, 80]、内耳末端感受器 [81] 或两者都有 [82]。RHS 患者的前庭器官功能障碍是 VZV 引起的炎性改变从前庭蜗神经到内耳末端感受器广泛传播的结果 [83]。

RHS 患者中，眩晕患者的听力障碍严重程度高于无眩晕患者 [83]，表明前庭和听觉障碍的病毒传播方式可能有所不同 [83]。大多数情况下 RHS 为轻度至中度的听力下降，RHS 听力下降的模式可以是耳蜗、后耳蜗或两者兼有 [84-86]，主要是耳蜗和（或）耳蜗后部受累 [84, 85]。听力下降的耳蜗模式是内耳感觉毛细胞功能障碍引起的，而听力下降的后耳蜗模式是听觉神经和（或）听觉中枢系统功能障碍引起的 [84-86]。

而少部分 RHS 患者的面瘫与听觉过敏相关 [85, 87]。解剖基础可能为镫骨肌麻痹 [88]。镫骨肌长 9 ～ 11mm [89]，它起源于后上鼓室的锥隆起，肌腱连接到镫骨小头的后颈部 [90, 91]。

镫骨肌由面神经（Ⅷ）的背侧支支配[92]，收缩可导致前庭窗底板上结构的后旋和紧张度增加。镫骨肌通过牵拉镫骨的颈部抑制镫骨震动，可以有效防止镫骨过度移动，有助于控制从外部环境到内耳声波的震动幅度。镫骨肌比鼓膜张肌对声音更为敏感，它能对人体内绝大部分声音产生反射。一般来说，镫骨肌有 3 个作用：第一个是通过中耳阻抗的调节减少声音；第二个是通过对低频噪声的高通滤波，特别是背景噪声，以防止语音掩蔽；第三个是为了减少自我刺激，中耳肌肉会在发声期间收缩，并在其终止后迅速放松。镫骨肌牵拉镫骨小头向后，使镫骨底离开前庭窗，增加听骨链阻力，使外来的声波得到衰减，从而对内耳产生保护作用。镫骨肌麻痹不能阻止镫骨振动，从而导致听小骨对声音振动的增强反应，对噪声的敏感性增加，这种现象称为听觉亢进[62]。

运动神经是面神经的主要组成，仅有少量的感觉神经纤维传递舌前 2/3 的味觉。RHS 患者有时在同侧舌前 2/3 有红斑皮疹。鼓索也是面神经的一个分支，起于面神经的面神经管内段，经颞骨岩部的岩鼓裂出颅腔，加入舌神经，内含中间神经的特殊内脏传入（味觉）纤维和副交感节前（一般内脏传出）纤维，经小骨管入鼓室，又经岩鼓裂出鼓室达颞下窝，从后方加入舌神经。其中内脏运动纤维于下颌下神经节换元后，支配下颌下腺和舌下腺的分泌，而内脏感觉纤维则分布于舌前 2/3 黏膜，传入味觉冲动。该神经与舌神经和上颌神经吻合，这有助于带状疱疹播散。鼓索受累会导致患侧舌前 2/3 的味觉障碍，泪液、鼻涕和唾液分泌减少。口腔黏膜区受累可有烧灼感或麻木感[62]。

耳带状疱疹经常涉及多对脑神经，特别是前庭蜗神经，从而产生听力障碍和眩晕。三叉神经、舌咽神经、迷走神经、副神经和舌下神经也可能受累[46,48,64,65,93]。典型的耳带状疱疹 MRI 上可见面神经和前庭蜗神经增粗及迷路扩大[94,95]。耳带状疱疹可伴有脑桥病变，提示可伴有脑干脑炎[96-98]。PCR 检测到面神经鞘、中耳膜、耳后肌、颞骨和脑脊液中有 VZV[69,70]。约 50% 的患者伴有前庭蜗神经、第ⅩⅢ对脑神经[99]（也称为"零神经"，位于嗅觉柄和视交叉的前额部之间）损伤。前庭核损伤引起恶心和（或）呕吐[61]。因此前庭神经的带状疱疹患者可伴有步态不稳，易向患侧倾斜，以及眩晕和自发眼球震颤[59,67,100]。耳蜗损伤导致耳鸣和听力下降[67,100]。RHS 较少累及展神经、舌咽神经或迷走神经。展神经损伤可有复视，舌咽神经受累可引起吞咽困难，而迷走神经与血管迷走神经反应（如心律失常）有关[67,101,102]。

（四）拉姆齐－亨特综合征的面瘫与 Bell 面瘫的比较

临床上我们发现通常 RHS 的面瘫较 Bell 面瘫预后差[103]。RHS 的面瘫是潜伏于膝状神经节中的 VZV 重新激活引起的，Bell 面瘫是潜伏于膝状神经节中单纯疱疹病毒 1 型（HSV-1）激活引起的[104-106]，它们对面神经的侵害都是从神经节的细胞核向轴突的播散，是从内而外的破坏。但是同一个家族的两种病毒其神经毒性并不相同，从对皮肤的损害和神经痛的严重程度上分析，也可以推断出 VZV 的毒力高于 HSV-1，神经电生理指标提示面神经侵害的程度，VZV 要甚于 HSV-1[107,108]，因此不难理解 RHS 的面瘫较单纯的 Bell 面瘫预后差。

耳带状疱疹临床诊断基于单侧面肌无力加同侧耳部、硬腭或舌前 2/3 处的水疱[64]。非典型耳带状疱疹不会表现出三联征（耳聋、耳廓疱疹和面瘫）。诊断 VZV 再激活的金标准是皮肤、唾液或中耳液样本的 PCR 和配对的 CSF/血清学检测，但临床上很少这样做[109]。

（五）治疗

系统抗病毒治疗（优选静脉滴注阿昔洛韦）2 周，可配合应用逐渐减量的皮质类固醇 [110, 111]。尽管耳带状疱疹面瘫的预后较 Bell 面瘫（即特发性面瘫）预后差，但对 12 篇 RHS 的荟萃分析结论是，与单独使用类固醇相比，抗病毒治疗加类固醇可显著改善面神经功能 [112]。早期治疗主要是联合使用阿昔洛韦和泼尼松 [113]。抗病毒治疗可缓解带状疱疹急性疼痛和促进皮损愈合及预防 PHN 发生 [114, 115]。类固醇具有很强的抗炎作用，可减轻带状疱疹所涉神经的炎性反应和水肿，从而可促进受累神经恢复 [116]。对 80 例 RHS 患者分析了阿昔洛韦联合泼尼松治疗的疗效 [59]，发病的前 3 天内接受治疗的 21 例患者有 75% 症状可完全消退。但发病后第 4 ~ 7 天接受治疗的 14 例患者和发病后 7 天接受治疗的 7 例患者，分别仅有 48% 和 30% 可完全康复。此外，早期阿昔洛韦与泼尼松联合治疗可改善听力下降，预防神经变性，提高面瘫的恢复率 [113]。口服或静脉滴注阿昔洛韦治疗无统计学差异 [59]。

第五节　带状疱疹中枢神经系统并发症

带状疱疹发作后，VZV 会残留在神经节内。对于免疫功能正常的患者及免疫功能低下的患者，重新激活后的病毒有时会传播至脊髓或大脑。免疫功能严重低下的患者新合成的病毒量往往更大，组织穿透度更深，可能出现更严重的再激活并发症 [49]。

一、脑膜炎

VZV 是无菌性脑膜炎的常见病原体（无论是否有疱疹出现）。皮疹可能先于或伴随脑膜症状出现。该病往往是良性的，可在 1 ~ 2 周完全恢复 [27]。

二、脑炎

高达 5% 的脑炎住院患者是带状疱疹引起的 [117]。除了脑膜刺激的症状和体征外，患者还有大脑受累症状，可能会出现定向力障碍、紧张、恐惧、兴奋不安、错觉与幻觉，但大多数情况下，几周内他们的精神状态会逐渐改善 [24, 118, 119]。神经心理学发现带状疱疹脑炎后的患者认知过程减慢，记忆障碍，出现情绪和行为变化，这是典型的皮质下型认知障碍 [24]。急性期的脑电图显示背景活动广泛性紊乱，单光子发射计算机断层成像（SPECT）显示许多患者的双侧主要是额叶灌注缺损 [10, 24, 119]。神经病理学检查可以发现单核性软脑膜炎和 CNS 实质的局部或广泛改变 [2]。

脑白质的病变发生于灰白质交界处，与神经放射学和神经心理学发现相一致 [24]。这些病变的存在，有助于多灶性脑白质炎的诊断，表明病毒侵入脑实质内小动脉，导致小的缺血灶及随后的坏死和脱髓鞘[5]。坏死和脱髓鞘的比例取决于病毒对少突胶质细胞感染的程度[41]。虽然在大多数情况下带状疱疹脑炎的预后是良好的，但在一些患者中可能会一直遗留认知障碍，对免疫功能低下者来说，带状疱疹脑炎可能是致命的。

三、脊髓炎

脊髓炎的症状通常在同侧皮肤出现带状疱疹后数天至数周才表现出来，以运动功能障碍占主导，可演变为截瘫，接着是脊髓丘脑后柱感觉缺陷和括约肌功能紊乱，一般程度较轻[27, 41]，可完全恢复，也可能死亡，疾病的过程可能是急性发作—缓解—加剧或变成慢性[12]。来自致死病例的病理学和病毒学分析显示，脊髓实质中有VZV侵入[28]，在某些情况下病毒可扩散至邻近的神经根。脊髓背根入髓区和脊髓节段后角对应的受累皮区最严重。已经有VZV传播到脊髓的病例报道[41]。

VZV脊髓炎的形式包括感染后的渐变、直接感染脊髓或VZV血管病变[27, 41, 120]。VZV感染后的渐变表现为自限性，单侧痉挛性下肢瘫痪，伴或不伴有感觉缺失特征和括约肌问题。免疫功能正常的患者，VZV脊髓炎通常在水痘或带状疱疹急性期后数天或数周发生。VZV脊髓炎也可能表现为潜在的、进行性、甚至致命性脊髓炎，多见于免疫功能低下者[120]。VZV还可以产生脊髓梗死，MRI弥散加权像和病毒学检测都可证实[121]。提示我们，VZV血管病变可引起脊髓和脑卒中。

在一项对31例VZV脊髓炎患者（17例免疫功能低下者，14例免疫功能正常者）的研究中，发现局灶性无力、感觉障碍和泌尿功能障碍这些最常见的症状发生率分别为97%、81%和58%[122]。无疹型带状疱疹患者中，脊髓炎后出现皮肤病变，或脊髓炎和带状疱疹与解剖学分布无关等非典型带状疱疹脊髓炎约有55%，免疫功能低下者更易出现非典型表现。免疫功能正常者预后很好（可恢复独立或使用辅具行走），但免疫功能低下的患者很少能恢复运动功能。

抽取CSF进行VZV DNA和抗VZV-IgG的检测可确诊。脊髓MRI的T_2加权像可能显示局部肿胀和高信号病变[23, 123-125]。T_1加权像的钆增强也可发现，提示严重的炎性改变导致随后的瘢痕形成[126]。早期诊断和积极治疗（如静脉注射阿昔洛韦）疗效显著，甚至对免疫功能低下的患者也有帮助。

四、脑血管病变

VZV血管病变是由脑动脉被重新激活的病毒感染引起的，可导致病理性血管重塑、短暂性脑缺血发作、缺血性或出血性脑卒中[25, 120, 127]。VZV是唯一被证实可引起人类短暂性脑缺血发作和脑卒中的病毒[128]。除缺血性梗死外，还有报道VZV血管病变会引起动脉瘤、蛛网膜下腔出血、脑出血、颈动脉夹层和外周动脉疾病[129]。

虽然还不清楚确切的发病率，但最近的研究表明，30%的带状疱疹患者第2年卒中风险明显增加[130]，眼支带状疱疹的卒中风险增加4.5倍[131]。血栓性脑卒中的神经系统综合征通常在眼支带状疱疹皮疹发作后数天至数月出现[132]。颈部[133, 134]或舌[135]带状疱疹后的脑血管事件也有报道。患者有临床脑卒中样症状，一般在同侧颈动脉的供血区。神经症状通常为单相病程，无论是短暂缺血性发作或脑梗死，都可有反复的缺血性发作[136]。影像学检查提示梗死灶围绕受累血管分布，血管造影或磁共振血管造影显示动脉收缩或闭塞，通常是大脑前动脉或大脑中动脉[125, 137, 138]。对 30 例 VZV 血管病变患者检查显示，动脉占 50%，其中小动脉占 37%，大动脉仅占 13%[25]。神经病理学评估显示局部动脉脑血栓形成、梗死和出血性病变，在受累血管壁发现 VZV 抗原或病毒颗粒[15, 137]。病毒通过神经轴突从神经节再激活部位直接传播至动脉壁，这可能是血管病变的主要原因[132, 136, 138]。必须考虑到 VZV 很可能是特发性血管病变患者神经系统症状的可能原因。推荐静脉注射阿昔洛韦治疗。有研究报道 1 例快速进展的多发梗死性痴呆 2 年的病例，经过静脉注射阿昔洛韦治疗好转[128]。

最近又有一种新的 VZV 血管病变，即 VZV 感染颞动脉的多灶性血管病变，报道的 3 例病例与巨细胞动脉炎相似[120]。3 例患者都确诊同侧颞动脉 VZV 感染，均出现缺血性视神经病变。这些病例高度怀疑巨细胞动脉炎，但其动脉血管的巨细胞动脉炎病理阴性，可能为多灶性血管病变伴颞动脉 VZV 感染。最近的 24 例患者中有 1/5 被确诊[139]。

因为没有 VZV 血管病变引起脑卒中的动物模型，发病机制研究仅限于在患有 VZV 血管病变的动脉和 VZV 原发性感染人脑血管细胞上进行。对 3 例患者的脑动脉和颞动脉进行免疫组化分析证实了 VZV 血管病变，感染早期在动脉最外侧膜就有 VZV 抗原，随着疾病发展动脉的中层和内膜层也逐渐出现 VZV 抗原，提示重新激活的 VZV 从动脉外膜跨膜传播[127]。VZV 感染的动脉可有如下表现：①内部弹性椎板破裂；②内膜增厚，增厚的内膜由表达 α- 平滑肌肌动蛋白的肌成纤维细胞组成，可能对管腔狭窄 / 闭塞和缺血性脑卒中有影响；③内侧平滑肌细胞缺失导致血管壁完整性缺失[127]。肌球蛋白在一些肌成纤维细胞中表达，表明这些细胞可能来自血管壁中层。VZV 感染的动脉含有 CD4$^+$ 和 CD8$^+$ T 细胞，CD68$^+$ 巨噬细胞和罕见表达 CD20 的 B 细胞，分布于外膜和内膜，但不在中层[140]。VZV 血管病变早期的动脉外膜中含有丰富的中性粒细胞，但 VZV 血管病变晚期外膜中没有中性粒细胞。而对照组动脉中不存在炎性细胞。

VZV 血管病变早期动脉外膜中有中性粒细胞，这与 VZV 引起的神经系统疾病患者脑脊液中有中性粒细胞相一致[11, 141, 142]。由 VZV 引发的血管重塑机制尚不清楚，中性粒细胞可能起作用，因为它们会产生活性氧以应对炎性反应，可介导平滑肌细胞增殖和迁移[143, 144]，并诱导细胞凋亡和血管平滑肌细胞缺失[145, 146]。中性粒细胞也分泌弹性蛋白酶和基质金属蛋白酶（MMP）。VZV 与感染的血管细胞相结合[147]，可促进 MMP 分泌，MMP 可导致细胞外基质分解，血管壁强度减弱，动脉瘤形成[148-150]。VZV 血管病变早期增厚的内膜与血管滋养管的炎性反应有关，也证实炎性细胞分泌可溶性因子有助于病理性血管壁重塑[151, 152]。

为了确定 VZV 血管病变的生物标志物，有研究抽取 30 例患有 VZV 血管病变患者的脑脊液，检测了促炎性细胞因子的水平和 MMP[153]。以 30 例多发性硬化症（MS）患者脑脊液作为阳性对照，以 20 例健康个体的脑脊液作为阴性对照。与 MS 患者和健康个体的脑脊液相比，VZV 血管病变患者的脑脊液 IL-8、IL-6 和 MMP-2 水平有显著升高。这些结果有助于解释在 VZV 血管病变患者中观察到的中性粒细胞和巨噬细胞数的升高，因为 IL-8 是中性粒细胞的诱导剂，而 IL-6 可促进巨噬细胞分化。IL-8、IL-6 和 MMP-2 水平升高可能导致炎性反应和血管壁损伤，这是 VZV 血管病变的标志物。

最近的一项研究发现，疾病发作数月后 VZV 感染动脉的炎性细胞持久作用的机制。体外原代血管细胞在 VZV 感染过程中，程序性死亡蛋白配体 -1（PD-L1）表达失调[154]。PD-L1 是 40kDa 大小的 B7 免疫球蛋白家族中的 1 型跨膜蛋白，几乎在所有有核细胞中表达。它通过与受体程序性死亡蛋白蛋白 1（PD-1）相互作用，抑制免疫系统作用。PD-1 在活化的 T 细胞、B 细胞和巨噬细胞上特异性表达。体外实验显示 VZV 感染各种血管细胞可导致 PD-L1 表达下调，但仅在 VZV 介导 MHC Ⅰ 下调后才发生。在受感染的动脉中，PD-L1 下调可促发炎症持续，这可解释免疫细胞在确诊后可持续存在达 10 个月，而 MHC Ⅰ 最初下调，可防止病毒被清除。这些研究也证实未受感染的周围细胞会出现 VZV 介导的 MHC Ⅰ 下调，进一步抑制感染动脉中病毒被清除。今后要对患者动脉感染进行研究以证实这些体外发现。

五、带状疱疹中枢神经系统并发症的诊断和治疗

除了有疱疹相关的神经症状病例，还有无疱疹患者，临床有神经系统并发症症状，怀疑与带状疱疹相关，诊断比较困难。如果医师怀疑 VZV 可能是致病因子，就应该抽取脑脊液进行 VZV PCR 和抗 VZV 抗体检测。必要时可行 MRI 或磁共振血管造影。无论 PCR 是否有阳性发现，鞘内 VZV 抗体阳性的结果均可表明 VZV 是这些综合征的致病因素。此时可给予静脉注射阿昔洛韦（10 ~ 15mg kg 体重，每天 3 次，连续 7 ~ 10 天）抗病毒治疗，有脑血管炎或 RHS 时，可短期使用泼尼松治疗 [1mg/（kg·d）][49]。

第六节　孕妇水痘 - 带状疱疹病毒感染后胎儿的神经系统并发症

根据美国疾病控制与预防中心的估计，美国每年有 100 万例带状疱疹患者[155]。育龄妇女占总发病数的 2/1000[156]，估计每 20 000 例妊娠女性中就有 1 例带状疱疹患者[155]。孕妇带状疱疹的好发部位在肩胛骨和肋间区域，沿着胸罩带分布[157]。脑神经或中枢神经也会受累，但比较罕见，可导致眼部或神经系统严重的并发症[155]。尽管可将妊娠视为机体处于免疫抑制状态，但没有证据表明妊娠是带状疱疹严重后遗神经痛的危险因素[155]。

据报道，母亲患带状疱疹后会有先天性水痘综合征的病例[158]。有学者发现[159]725 例妊娠 2 ~ 12 周感染的女性，新生儿有 4 例患有先天性水痘综合征，发生率为 0.55%，而 642 例妊娠 12 ~ 28 周感染的女性，新生儿有 9 例患有先天性水痘综合征，发生率为 1.4%。385 例妊娠 26 ~ 40 周感染的女性，新生儿未发现先天性水痘综合征。妊娠前 20 周感染的 1423 例孕妇，查出 13 例新生儿患有先天性水痘综合征（0.91%）。Enders 等[160] 调查了 1373 例在妊娠期间染上水痘的妇女，妊娠 20 周前感染 VZV 的孕妇，有 9 例新生儿死亡（0.66%）。 新生儿患病的最高风险（7/351，2%）在妊娠 13 ~ 20 周。妊娠 13 周前感染的孕妇，472 例新生儿中有 2 例（0.4%）受影响。对 201 例新生儿神经症状检查中，有 4 例（2%）

鞘内有 VZV 抗体[158]，而妊娠期间母亲没有发过水痘或带状疱疹。先天性水痘综合征可导致多个器官受累，包括皮肤瘢痕、眼球异常、肢体发育不全、大脑发育和功能异常（即皮质萎缩、精神发育迟滞和癫痫发作）和括约肌控制不良，但对大脑和肢体的影响更大[161]。先天性水痘综合征的超声检查会提示[162]神经系统或眼部异常，尤其是脑室扩大和小眼症（占病例的 48%），肢体发育不全和其他骨骼异常（占 37%），肝、腹部、胸部钙化（37%）和宫内发育迟缓（22%）[162]；还发现了四肢畸形[162]和马蹄内翻[163]。

　　母亲在妊娠 20 周前发水痘时，可行羊膜腔穿刺术，或在超声发现异常时行羊膜腔穿刺术[162]。直接检测羊水中的 VZV 并不一定表明先天性水痘综合征，这种情况很少见（＜ 2%）[160]。107 例妊娠 24 周前感染水痘的孕妇羊水样本中，仅 9 例（8.4%）PCR 检测 VZV 呈阳性[164]。如孕妇发 VZV 相关的皮疹，建议每月进行超声监测。鞘内 VZV 抗体阳性新生儿唯一的神经症状是癫痫发作。这个发现提示宫内 VZV 感染与神经系统并发症有关，可在母亲没有皮肤症状的情况下感染胎儿。它还提示先天性 VZV 感染的临床谱似乎更广泛，超出预期。诊断一般基于血清和脑脊液的抗体测定。抗病毒治疗可预防症状复发和神经系统疾病的发展。

参 考 文 献

[1] WEITZMAN D, SHAVIT O, STEIN M, et al. A population based study of the epidemiology of herpes zoster and its complications [J]. J Infect, 2013, 67(5): 463-469.

[2] RUPPENTHAL M. Changes of the central nervous system in herpes zoster [J]. Acta neuropathol, 1980, 52(1): 59-68.

[3] SCHMIDBAUER M, BUDKA H, PILZ P, et al. Presence, distribution and spread of productive varicella zoster virus infection in nervous tissues [J]. Brain, 1992, 115 (Pt 2):383-398.

[4] MAINKA C, FUSS B, GEIGER H, et al. Characterization of viremia at different stages of varicella-zoster virus infection [J]. J Med Virol, 1998, 56(1): 91-98.

[5] KLEINSCHMIDT-DEMASTERS B K, AMLIE-LEFOND C, GILDEN D H. The patterns of varicella zoster virus encephalitis [J]. Hum Pathol, 1996, 27(9): 927-938.

[6] FABIAN V A, WOOD B, CROWLEY P, et al. Herpes zoster brachial plexus neuritis [J]. Clin Neuropathol, 1997, 16(2): 61-64.

[7] RESKE-NIELSEN E, OSTER S, PEDERSEN B. Herpes zoster ophthalmicus and the mesencephalic nucleus. A neuropathological study [J]. Acta Pathol Microbiol Immunol Scand A, 1986, 94(4): 263-269.

[8] WATSON C P, DECK J H, MORSHEAD C, et al. Post-herpetic neuralgia: further post-mortem studies of cases with and without pain [J]. Pain, 1991, 44(2): 105-117.

[9] HAANPAA M, DASTIDAR P, WEINBERG A, et al. CSF and MRI findings in patients with acute herpes zoster [J]. Neurology, 1998, 51(5): 1405-1411.

[10] PETERSLUND N A, HANSEN J H. Electroencephalographic changes in patients with herpes zoster [J]. Acta Neurol Scand, 1989, 79(5): 407-411.

[11] DEVINSKY O, CHO E S, PETITO C K, et al. Herpes zoster myelitis [J]. Brain, 1991, 114 (Pt 3):1181-1196.

[12] GILDEN D H, WRIGHT R R, SCHNECK S A, et al. Zoster sine herpete, a clinical variant [J]. Ann Neurol, 1994, 35(5): 530-533.

[13] AMLIE-LEFOND C, MACKIN G A, FERGUSON M, et al. Another case of virologically confirmed zoster sine herpete, with electrophysiologic correlation [J]. J Neurovirol, 1996, 2(2): 136-138.

[14] BARRETT A P, KATELARIS C H, MORRIS J G, et al. Zoster sine herpete of the trigeminal nerve [J]. Oral Surg Oral Med Oral Pathol, 1993, 75(2): 173-175.

[15] DOYLE P W, GIBSON G, DOLMAN C L. Herpes zoster ophthalmicus with contralateral hemiplegia: identification of cause [J]. Ann Neurol, 1983, 14(1): 84-85.

[16] IZZAT M, SHARMA P D. Isolated bilateral paralysis of the soft palate in an adult [J]. J Laryngol Otol, 1992, 106(9): 839-840.

[17] MAYO D R, BOOSS J. Varicella zoster-associated neurologic disease without skin lesions [J]. Arch Neurol, 1989, 46(3): 313-315.

[18] OSAKI Y, MATSUBAYASHI K, OKUMIYA K, et al. Polyneuritis cranialis due to varicella-zoster virus in the absence of rash [J]. Neurology, 1995, 45(12): 2293.

[19] FOX R J, GALETTA S L, MAHALINGAM R, et al. Acute, chronic, and recurrent varicella zoster virus neuropathy without zoster rash [J]. Neurology, 2001, 57(2): 351-354.

[20] YOSHIDA T, FUJISAKI N, NAKACHI R, et al. Persistent hiccups and vomiting with multiple cranial nerve palsy in a case of zoster sine herpete [J]. Intern Med, 2014, 53(20): 2373-2376.

[21] CHERNEV I, DADO D N. Segmental zoster abdominal paresis/paralysis, zoster pseudohernia or zoster lumbar hernia [J]. Hernia, 2014, 18(1): 145-146.

[22] CHERNEV I, DADO D. Segmental zoster abdominal paresis (zoster pseudohernia): a review of the literature [J]. PMR, 2013, 5(9): 786-790.

[23] POWELL K F, WILSON H G, CROXSON M O, et al. Herpes zoster meningoencephalitis without rash: varicella zoster virus DNA in CSF [J]. J Neurol Neurosurg Psychiatry, 1995, 59(2): 198-199.

[24] HOKKANEN L, LAUNES J, POUTIAINEN E, et al. Subcortical type cognitive impairment in herpes zoster encephalitis [J]. J Neurol, 1997, 244(4): 239-245.

[25] NAGEL M A, COHRS R J, MAHALINGAM R, et al. The varicella zoster virus vasculopathies: clinical, CSF, imaging, and virologic features [J]. Neurology, 2008, 70(11): 853-860.

[26] NAU R, LANTSCH M, STIEFEL M, et al. Varicella zoster virus-associated focal vasculitis without herpes zoster: recovery after treatment with acyclovir [J]. Neurology, 1998, 51(3): 914-915.

[27] ECHEVARRIA J M, CASAS I, MARTINEZ-MARTIN P. Infections of the nervous system caused by varicella-zoster virus: a review [J]. Intervirology, 1997, 40(2/3): 72-84.

[28] KLEINSCHMIDT-DEMASTERS B K, GILDEN D H. The expanding spectrum of herpesvirus infections of the nervous system [J]. Brain Pathol, 2001, 11(4): 440-451.

[29] MCKENDRICK M W, CARE C C, KUDESIA G, et al. Is VZV reactivation a common cause of unexplained unilateral pain? Results of a prospective study of 57 patients [J]. J Infect, 1999, 39(3): 209-212.

[30] GALIL K, CHOO P W, DONAHUE J G, et al. The sequelae of herpes zoster [J]. Arch Intern Med, 1997, 157(11): 1209-1213.

[31] RAGOZZINO M W, MELTON L J, KURLAND L T, et al. Population-based study of herpes zoster and its sequelae [J]. Medicine (Baltimore), 1982, 61(5): 310-316.

[32] THOMAS J E, HOWARD F M. Segmental zoster paresis--a disease profile [J]. Neurology, 1972, 22(5): 459-466.

[33] MERCHUT M P, GRUENER G. Segmental zoster paresis of limbs [J]. Electromyogr Clin Neurophysiol, 1996, 36(6): 369-375.

[34] KAWAJIRI S, TANI M, NODA K, et al. Segmental zoster paresis of limbs: report of three cases and review of literature [J]. Neurologist, 2007, 13(5): 313-317.

[35] REDA H, WATSON J C, JONES L K, JR. Zoster-associated mononeuropathies (ZAMs): a retrospective series [J].

Muscle Nerve, 2012, 45(5): 734-739.

[36] HANAKAWA T, HASHIMOTO S, KAWAMURA J, et al. Magnetic resonance imaging in a patient with segmental zoster paresis [J]. Neurology, 1997, 49(2): 631-632.

[37] GREENBERG M K, MCVEY A L, HAYES T. Segmental motor involvement in herpes zoster: an EMG study [J]. Neurology, 1992, 42(5): 1122-1123.

[38] HAANPAA M, HAKKINEN V, NURMIKKO T. Motor involvement in acute herpes zoster [J]. Muscle Nerve, 1997, 20(11): 1433-1438.

[39] CIONI R, GIANNINI F, PASSERO S, et al. An electromyographic evaluation of motor complications in thoracic herpes zoster [J]. Electromyogr Clin Neurophysiol, 1994, 34(2): 125-128.

[40] GARDNER-THORPE C, FOSTER J B, BARWICK D D. Unusual manifestations of herpes zoster. A clinical and electrophysiological study [J]. J Neurol Sci, 1976, 28(4): 427-447.

[41] DERVEAUX L, LACQUET L M. Hemidiaphragmatic paresis after cervical herpes zoster [J]. Thorax, 1982, 37(11): 870-871.

[42] JELLINEK E H, TULLOCH W S. Herpes zoster with dysfunction of bladder and anus [J]. Lancet, 1976, 2(7997): 1219-1222.

[43] DAYAN A D, OGUL E, GRAVESON G S. Polyneuritis and herpes zoster [J]. J Neurol Neurosurg Psychiatry, 1972, 35(2): 170-175.

[44] MONDELLI M, SCARPINI C, MALANDRINI A, et al. Painful neuropathy after diffuse herpes zoster [J]. Muscle Nerve, 1997, 20(2): 229-231.

[45] ORMEROD I E, COCKERELL O C. Guillain-Barre syndrome after herpes zoster infection: a report of 2 cases [J]. Eur Neurol, 1993, 33(2): 156-158.

[46] AVIEL A, MARSHAK G. Ramsay hunt syndrome: a cranial polyneuropathy [J]. Am J Otolaryngol, 1982, 3(1): 61-66.

[47] PAYTEN R J, DAWES J D. Herpes zoster of the head and neck [J]. J Laryngol Otol, 1972, 86(10): 1031-1055.

[48] ROTHSCHILD M A, DRAKE W, SCHERL M. Cephalic zoster with laryngeal paralysis [J]. Ear Nose Throat J, 1994, 73(11): 850-852.

[49] GILDEN D H, KLEINSCHMIDT-DEMASTERS B K, LAGUARDIA J J, et al. Neurologic complications of the reactivation of varicella-zoster virus [J]. N Engl J Med, 2000, 342(9): 635-645.

[50] EDGERTON A E. Herpes zoster ophthalmicus: report of cases and a review of the literature [J]. Trans Am Ophthalmol Soc, 1942, 40:390-439.

[51] HAARGAARD B, LUND-ANDERSEN H, MILEA D. Central nervous system involvement after herpes zoster ophthalmicus [J]. Acta Ophthalmol, 2008, 86(7): 806-809.

[52] XIAO Z, LU Z, PAN S, et al. Orbital apex syndrome and meningoencephalitis: a rare complication of herpes zoster [J]. Int J Clin Exp Med, 2015, 8(8): 14260-14263.

[53] LEE C Y, TSAI H C, LEE S S, et al. Orbital apex syndrome: an unusual complication of herpes zoster ophthalmicus [J]. BMC Infect Dis, 2015, 15:33.

[54] JEON Y, LEE H. Ramsay hunt syndrome [J]. J Dent Anesth Pain Med, 2018, 18(6): 333-337.

[55] ROBILLARD R B, HILSINGER R L, ADOUR K K. Ramsay Hunt facial paralysis: clinical analyses of 185 patients [J]. Otolaryngol Head Neck Surg, 1986, 95(3 Pt 1): 292-297.

[56] HATO N, KISAKI H, HONDA N, et al. Ramsay Hunt syndrome in children [J]. Ann Neurol, 2000, 48(2): 254-256.

[57] NAHM F S, KIM S H, KIM H S, et al. Survey on the treatment of postherpetic neuralgia in Korea; multicenter study of 1,414 patients [J]. Korean J Pain, 2013, 26(1): 21-26.

[58] DEVRIESE P P, MOESKER W H. The natural history of facial paralysis in herpes zoster [J]. Clin Otolaryngol Allied Sci, 1988, 13(4): 289-298.

[59] MURAKAMI S, HATO N, HORIUCHI J, et al. Treatment of Ramsay Hunt syndrome with acyclovir-prednisone: significance of early diagnosis and treatment [J]. Ann Neurol, 1997, 41(3): 353-357.

[60] SWEENEY C J, GILDEN D H. Ramsay Hunt syndrome [J]. J Neurol Neurosurg Psychiatry, 2001, 71(2): 149-154.

[61] WALTHER L E, PROSOWSKY K, WALTHER A, et al. Herpes zoster oticus: symptom constellation and serological diagnosis [J]. Laryngorhinootologie, 2004, 83(6): 355-362.

[62] WAGNER G, KLINGE H, SACHSE M M. Ramsay Hunt syndrome [J]. J Dtsch Dermatol Ges, 2012, 10(4): 238-244.

[63] NANDA A, KHAN I S. Nervus intermedius and geniculate neuralgia [J]. World Neurosurg, 2013, 79(5/6): 651-652.

[64] WORME M, CHADA R, LAVALLEE L. An unexpected case of Ramsay Hunt syndrome: case report and literature review [J]. BMC Res Notes, 2013, 6:337.

[65] GONDIVKAR S, PARIKH V, PARIKH R. Herpes zoster oticus: a rare clinical entity [J]. Contemp Clin Dent, 2010, 1(2): 127-129.

[66] GUPTA N M, PARIKH M P, PANGINIKKOD S, et al. Ramsay Hunt syndrome [J]. QJM, 2016, 109(10): 693.

[67] XANTHOPOULOS J, NOUSSIOS G, PAPAIOANNIDES D, et al. Ramsay Hunt syndrome presenting as a cranial polyneuropathy [J]. Acta Otorhinolaryngol Belg, 2002, 56(3): 319-323.

[68] PADHIARY K N, MISHRA A, ROUTRAY P. Ramsay Hunt syndrome presenting as cranial polyneuropathy [J]. J Assoc Physicians India, 2007, 55:308-309.

[69] MURAKAMI S, NAKASHIRO Y, MIZOBUCHI M, et al. Varicella-zoster virus distribution in Ramsay Hunt syndrome revealed by polymerase chain reaction [J]. Acta Otolaryngol, 1998, 118(2): 145-149.

[70] WACKYM P A. Molecular temporal bone pathology: Ⅱ. Ramsay Hunt syndrome (herpes zoster oticus) [J]. Laryngoscope, 1997, 107(9): 1165-1175.

[71] FURUTA Y, FUKUDA S, SUZUKI S, et al. Detection of varicella-zoster virus DNA in patients with acute peripheral facial palsy by the polymerase chain reaction, and its use for early diagnosis of zoster sine herpete [J]. J Med Virol, 1997, 52(3): 316-319.

[72] KUHWEIDE R, VAN DE STEENE V, VLAMINCK S, et al. Ramsay Hunt syndrome: pathophysiology of cochleovestibular symptoms [J]. J Laryngol Otol, 2002, 116(10): 844-848.

[73] SHIN D H, KIM B R, SHIN J E, et al. Clinical manifestations in patients with herpes zoster oticus [J]. Eur Arch Otorhinolaryngol, 2016, 273(7): 1739-1743.

[74] KIM J, JUNG J, MOON I S, et al. Statistical analysis of pure tone audiometry and caloric test in herpes zoster oticus [J]. Clin Exp Otorhinolaryngol, 2008, 1(1): 15-19.

[75] FUJIWARA Y, YANAGIHARA N, KURATA T. Middle ear mucosa in Ramsay Hunt syndrome [J]. Ann Otol Rhinol Laryngol, 1990, 99(5 Pt 1): 359-362.

[76] VAN DE STEENE V, KUHWEIDE R, VLAMINCK S, et al. Varicella zoster virus: beyond facial paralysis [J]. Acta Otorhinolaryngol Belg, 2004, 58(1): 61-66.

[77] BLACKLEY B, FRIEDMANN I, WRIGHT I. Herpes zoster auris associated with facial nerve palsy and auditory nerve symptoms: a case report with histopathological findings [J]. Acta Otolaryngol, 1967, 63(6): 533-550.

[78] PROCTOR L, PERLMAN H, LINDSAY J, et al. Acute vestibular paralysis in herpes zoster oticus [J]. Ann Otol Rhinol Laryngol, 1979, 88(3 Pt 1): 303-310.

[79] KIM C H, JEONG K H, AHN S H, et al. Vibration- and hyperventilation-induced nystagmus in patients with Ramsay Hunt syndrome with vertigo [J]. Otolaryngol Head Neck Surg, 2015, 152(5): 912-918.

[80] IWASAKI H, TODA N, TAKAHASHI M, et al. Vestibular and cochlear neuritis in patients with Ramsay Hunt syndrome: a Gd-enhanced MRI study [J]. Acta Otolaryngol, 2013, 133(4): 373-377.

[81] NAKATA S, MIZUNO T, NAGANAWA S, et al. 3D-FLAIR MRI in facial nerve paralysis with and without audio-vestibular disorder [J]. Acta Otolaryngol, 2010, 130(5): 632-636.

[82] OZEKI H, IWASAKI S, USHIO M, et al. The lesion site of vestibular dysfunction in Ramsay Hunt syndrome: a study by click and galvanic VEMP [J]. J Vestib Res, 2006, 16(4/5): 217-222.

[83] KIM C H, CHOI H, SHIN J E. Characteristics of hearing loss in patients with herpes zoster oticus [J]. Medicine (Baltimore), 2016, 95(46): e5438.

[84] KABEROS A, BALATSOURAS D G, KORRES S G, et al. Audiological assessment in Ramsay Hunt syndrome [J]. Ann Otol Rhinol Laryngol, 2002, 111(1): 68-76.

[85] WAYMAN D M, PHAM H N, BYL F M, et al. Audiological manifestations of Ramsay Hunt syndrome [J]. J Laryngol Otol, 1990, 104(2): 104-108.

[86] ABRAMOVICH S, PRASHER D K. Electrocochleography and brain-stem potentials in Ramsay Hunt syndrome [J]. Arch Otolaryngol Head Neck Surg, 1986, 112(9): 925-928.

[87] GILCHRIST J M. Seventh cranial neuropathy [J]. Semin Neurol, 2009, 29(1): 5-13.

[88] EL RAHEB M, YOUNG I M, LOWRY L D, et al. Loudness recruitment and stapedius muscle reflex [J]. Trans Pa Acad Ophthalmol Otolaryngol, 1982, 35(2): 145-148.

[89] FEENEY M P, KEEFE D H, HUNTER L L, et al. Normative wideband reflectance, equivalent admittance at the tympanic membrane, and acoustic stapedius reflex threshold in adults [J]. Ear Hearing, 2017, 38(3): E142-E160.

[90] MUKERJI S, WINDSOR A M, LEE D J. Auditory brainstem circuits that mediate the middle ear muscle reflex [J]. Trends Amplif, 2010, 14(3): 170-191.

[91] MAGEN H S, KANG A M, TIEDE M K, et al. Posterior pharyngeal wall position in the production of speech [J]. J Speech Lang Hear Res, 2003, 46(1): 241-251.

[92] PRASAD K C, AZEEM MOHIYUDDIN S M, ANJALI P K, et al. Microsurgical anatomy of stapedius muscle: anatomy revisited, redefined with potential mmpact in surgeries [J]. Indian J Otolaryngol Head Neck Surg, 2019, 71(1): 14-18.

[93] ADOUR K K. Otological complications of herpes zoster [J]. Ann Neurol, 1994, 35:S62-64.

[94] KUO M J, DRAGO P C, PROOPS D W, et al. Early diagnosis and treatment of Ramsay Hunt syndrome: the role of magnetic resonance imaging [J]. J Laryngol Otol, 1995, 109(8): 777-780.

[95] OSUMI A, TIEN R D. MR findings in a patient with Ramsay-Hunt syndrome [J]. J Comput Assist Tomogr, 1990, 14(6): 991-993.

[96] HU S, WALKER M, CZARTOSKI T, et al. Acyclovir responsive brain stem disease after the Ramsay Hunt syndrome [J]. J Neurol Sci, 2004, 217(1): 111-113.

[97] MIZOCK B A, BARTT R, AGBEMAZDO B. Herpes zoster oticus with pontine lesion: segmental brain-stem encephalitis [J]. Clin Infect Dis, 2000, 30(1): 229-230.

[98] SARTORETTI-SCHEFER S, KOLLIAS S, VALAVANIS A. Ramsay Hunt syndrome associated with brain stem enhancement [J]. AJNR Am J Neuroradiol, 1999, 20(2): 278-280.

[99] BORDONI B, ZANIER E. Cranial nerves XIII and XIV : nerves in the shadows [J]. J Multidiscip Healthc, 2013, 6:87-91.

[100] KIM Y H, CHANG M Y, JUNG H H, et al. Prognosis of Ramsay Hunt syndrome presenting as cranial

polyneuropathy [J]. Laryngoscope, 2010, 120(11): 2270-2276.

[101] ASNIS D S, MICIC L, GIACCIO D. Ramsay Hunt syndrome presenting as a cranial polyneuropathy [J]. Cutis, 1996, 57(6): 421-424.

[102] CHEUNG M Y, VINEY M. A unique case of recurrent asystole secondary to paroxysmal pain of acute herpetic ophthalmicus [J]. Anesth Analg, 2007, 105(4): 1127-1129.

[103] KIM S H, JUNG J, JUNG S Y, et al. Comparative prognosis in patients with Ramsay-Hunt syndrome and Bell's palsy [J]. Eur Arch Otorhinolaryngol, 2019, 276(4): 1011-1016.

[104] TAKASU T, FURUTA Y, SATO K C, et al. Detection of latent herpes simplex virus DNA and RNA in human geniculate ganglia by the polymerase chain reaction [J]. Acta Otolaryngol, 1992, 112(6): 1004-1011.

[105] FURUTA Y, TAKASU T, SATO K C, et al. Latent herpes simplex virus type 1 in human geniculate ganglia [J]. Acta Neuropathol, 1992, 84(1): 39-44.

[106] MURAKAMI S, MIZOBUCHI M, NAKASHIRO Y, et al. Bell palsy and herpes simplex virus: identification of viral DNA in endoneurial fluid and muscle [J]. Ann Intern Med, 1996, 124(1 Pt 1): 27-30.

[107] BYUN H, CHO Y S, JANG J Y, et al. Value of electroneurography as a prognostic indicator for recovery in acute severe inflammatory facial paralysis: a prospective study of Bell's palsy and Ramsay Hunt syndrome [J]. Laryngoscope, 2013, 123(10): 2526-2532.

[108] HUR D M, KIM S H, LEE Y H, et al. Comparison of transcranial magnetic stimulation and electroneuronography between Bell's palsy and Ramsay Hunt syndrome in their acute stages [J]. Ann Rehabil Med, 2013, 37(1): 103-109.

[109] MURAKAMI S, HONDA N, MIZOBUCHI M, et al. Rapid diagnosis of varicella zoster virus infection in acute facial palsy [J]. Neurology, 1998, 51(4): 1202-1205.

[110] BADER M S. Herpes zoster: diagnostic, therapeutic, and preventive approaches [J]. Postgrad Med, 2013, 125(5): 78-91.

[111] WERNER R N, NIKKELS A F, MARINOVIC B, et al. European consensus-based (S2k) guideline on the management of herpes zoster - guided by the European Dermatology Forum (EDF) in cooperation with the European Academy of Dermatology and Venereology (EADV), Part 1: diagnosis [J]. J Eur Acad Dermatol Venereol, 2017, 31(1): 9-19.

[112] DE RU J A, VAN BENTHEM P P. Combination therapy is preferable for patients with Ramsay Hunt syndrome [J]. Otol Neurotol, 2011, 32(5): 852-855.

[113] FURUTA Y, OHTANI F, MESUDA Y, et al. Early diagnosis of zoster sine herpete and antiviral therapy for the treatment of facial palsy [J]. Neurology, 2000, 55(5): 708-710.

[114] JEON Y H. Herpes zoster and postherpetic neuralgia: practical consideration for prevention and treatment [J]. Korean J Pain, 2015, 28(3): 177-184.

[115] KINISHI M, AMATSU M, MOHRI M, et al. Acyclovir improves recovery rate of facial nerve palsy in Ramsay Hunt syndrome [J]. Auris Nasus Larynx, 2001, 28(3): 223-226.

[116] KIM S, JEON Y. Treatment of abdominal segmental hernia, constipation, and pain following herpes zoster with paravertebral block [J]. Pain Physician, 2015, 18(5): E927-929.

[117] MAZUR M H, DOLIN R. Herpes zoster at the NIH: a 20 year experience [J]. Am J Med, 1978, 65(5): 738-744.

[118] APPELBAUM E, KREPS S I, SUNSHINE A. Herpes zoster encephalitis [J]. Am J Med, 1962, 32:25-31.

[119] JEMSEK J, GREENBERG S B, TABER L, et al. Herpes zoster-associated encephalitis: clinicopathologic report of 12 cases and review of the literature [J]. Medicine (Baltimore), 1983, 62(2): 81-97.

[120] NAGEL M A, GILDEN D. Neurological complications of varicella zoster virus reactivation [J]. Curr Opin

Neurol, 2014, 27(3): 356-360.

[121] ORME H T, SMITH A G, NAGEL M A, et al. VZV spinal cord infarction identified by diffusion-weighted MRI (DWI) [J]. Neurology, 2007, 69(4): 398-400.

[122] HUNG C H, CHANG K H, KUO H C, et al. Features of varicella zoster virus myelitis and dependence on immune status [J]. J Neurol Sci, 2012, 318(1/2): 19-24.

[123] FRIEDMAN D P. Herpes zoster myelitis: MR appearance [J]. AJNR Am J Neuroradiol, 1992, 13(5): 1404-1406.

[124] HWANG Y M, LEE B I, CHUNG J W, et al. A case of herpes zoster myelitis: positive magnetic resonance imaging finding [J]. Eur Neurol, 1991, 31(3): 164-167.

[125] TIEN R D, FELSBERG G J, OSUMI A K. Herpesvirus infections of the CNS: MR findings [J]. AJR Am J Roentgenol, 1993, 161(1): 167-176.

[126] ESPOSITO M B, ARRINGTON J A, MURTAUGH F R, et al. MR of the spinal cord in a patient with herpes zoster [J]. AJNR Am J Neuroradiol, 1993, 14(1): 203-204.

[127] NAGEL M A, TRAKTINSKIY I, AZARKH Y, et al. Varicella zoster virus vasculopathy: analysis of virus-infected arteries [J]. Neurology, 2011, 77(4): 364-370.

[128] SILVER B, NAGEL M A, MAHALINGAM R, et al. Varicella zoster virus vasculopathy: a treatable form of rapidly progressive multi-infarct dementia after 2 years' duration [J]. J Neurol Sci, 2012, 323(1/2): 245-247.

[129] GILDEN D, COHRS R J, MAHALINGAM R, et al. Varicella zoster virus vasculopathies: diverse clinical manifestations, laboratory features, pathogenesis, and treatment [J]. Lancet Neurol, 2009, 8(8): 731-740.

[130] KANG J H, HO J D, CHEN Y H, et al. Increased risk of stroke after a herpes zoster attack: a population-based follow-up study [J]. Stroke, 2009, 40(11): 3443-3448.

[131] LIN H C, CHIEN C W, HO J D. Herpes zoster ophthalmicus and the risk of stroke: a population-based follow-up study [J]. Neurology, 2010, 74(10): 792-797.

[132] MARTIN J R, MITCHELL W J, HENKEN D B. Neurotropic herpesviruses, neural mechanisms and arteritis [J]. Brain Pathol, 1990, 1(1): 6-10.

[133] FUKUMOTO S, KINJO M, HOKAMURA K, et al. Subarachnoid hemorrhage and granulomatous angiitis of the basilar artery: demonstration of the varicella-zoster-virus in the basilar artery lesions [J]. Stroke, 1986, 17(5): 1024-1028.

[134] ROSS M H, ABEND W K, SCHWARTZ R B, et al. A case of C2 herpes zoster with delayed bilateral pontine infarction [J]. Neurology, 1991, 41(10): 1685-1686.

[135] GENY C, YULIS J, AZOULAY A, et al. Thalamic infarction following lingual herpes zoster [J]. Neurology, 1991, 41(11): 1846.

[136] SARAZIN L, DUONG H, BOURGOUIN P M, et al. Herpes zoster vasculitis: demonstration by MR angiography [J]. J Comput Assist Tomogr, 1995, 19(4): 624-627.

[137] DEVLIN M E, GILDEN D H, MAHALINGAM R, et al. Peripheral blood mononuclear cells of the elderly contain varicella-zoster virus DNA [J]. J Infect Dis, 1992, 165(4): 619-622.

[138] KUROIWA Y, FURUKAWA T. Hemispheric infarction after herpes zoster ophthalmicus: computed tomography and angiography [J]. Neurology, 1981, 31(8): 1030-1032.

[139] NAGEL M A, BENNETT J L, KHMELEVA N, et al. Multifocal VZV vasculopathy with temporal artery infection mimics giant cell arteritis [J]. Neurology, 2013, 80(22): 2017-2021.

[140] NAGEL M A, TRAKTINSKIY I, STENMARK K R, et al. Varicella-zoster virus vasculopathy: immune characteristics of virus-infected arteries [J]. Neurology, 2013, 80(1): 62-68.

[141] STEVENS D A, FERRINGTON R A, JORDAN G W, et al. Cellular events in zoster vesicles: relation to clinical course and immune parameters [J]. J Infect Dis, 1975, 131(5): 509-515.

[142] HAUG A, MAHALINGAM R, COHRS R J, et al. Recurrent polymorphonuclear pleocytosis with increased red blood cells caused by varicella zoster virus infection of the central nervous system: case report and review of the literature [J]. J Neurol Sci, 2010, 292(1/2): 85-88.

[143] HARTNEY T, BIRARI R, VENKATARAMAN S, et al. Xanthine oxidase-derived ROS upregulate Egr-1 via ERK1/2 in PA smooth muscle cells; model to test impact of extracellular ROS in chronic hypoxia [J]. PLoS One, 2011, 6(11): e27531.

[144] WEBER D S, TANIYAMA Y, ROCIC P, et al. Phosphoinositide-dependent kinase 1 and p21-activated protein kinase mediate reactive oxygen species-dependent regulation of platelet-derived growth factor-induced smooth muscle cell migration [J]. Circ Res, 2004, 94(9): 1219-1226.

[145] HSIEH C C, YEN M H, YEN C H, et al. Oxidized low density lipoprotein induces apoptosis via generation of reactive oxygen species in vascular smooth muscle cells [J]. Cardiovasc Res, 2001, 49(1): 135-145.

[146] LI J, LI W, SU J, et al. Hydrogen peroxide induces apoptosis in cerebral vascular smooth muscle cells: possible relation to neurodegenerative diseases and strokes [J]. Brain Res Bull, 2003, 62(2): 101-106.

[147] NAGEL M A, CHOE A, REMPEL A, et al. Differential regulation of matrix metalloproteinases in varicella zoster virus-infected human brain vascular adventitial fibroblasts [J]. J Neurol Sci, 2015, 358(1/2): 444-446.

[148] FERRY G, LONCHAMPT M, PENNEL L, et al. Activation of MMP-9 by neutrophil elastase in an *in vivo* model of acute lung injury [J]. FEBS Lett, 1997, 402(2/3): 111-115.

[149] ITOH Y, NAGASE H. Preferential inactivation of tissue inhibitor of metalloproteinases-1 that is bound to the precursor of matrix metalloproteinase 9 (progelatinase B) by human neutrophil elastase [J]. J Biol Chem, 1995, 270(28): 16518-16521.

[150] OKADA Y, NAKANISHI I. Activation of matrix metalloproteinase 3 (stromelysin) and matrix metalloproteinase 2 ('gelatinase') by human neutrophil elastase and cathepsin G [J]. FEBS Lett, 1989, 249(2): 353-356.

[151] FRID M G, BRUNETTI J A, BURKE D L, et al. Hypoxia-induced pulmonary vascular remodeling requires recruitment of circulating mesenchymal precursors of a monocyte/macrophage lineage [J]. Am J Pathol, 2006, 168(2): 659-669.

[152] STENMARK K R, FRID M G, YEAGER M, et al. Targeting the adventitial microenvironment in pulmonary hypertension: a potential approach to therapy that considers epigenetic change [J]. Pulm Circ, 2012, 2(1): 3-14.

[153] JONES D, ALVAREZ E, SELVA S, et al. Proinflammatory cytokines and matrix metalloproteinases in CSF of patients with VZV vasculopathy [J]. Neurol Neuroimmunol Neuroinflamm, 2016, 3(4): e246.

[154] JONES D, BLACKMON A, NEFF C P, et al. Varicella-zoster virus downregulates programmed death ligand 1 and major histocompatibility complex class I in human brain vascular adventitial fibroblasts, perineurial cells, and lung fibroblasts [J]. J Virol, 2016, 90(23): 10527-10534.

[155] SCHAFER R, DAVIS M, PHILLIPPI J C. Herpes zoster in pregnancy [J]. J Midwifery Womens Health, 2019, 64(2): 230-235.

[156] KAWAI K, YAWN B P, WOLLAN P, et al. Increasing incidence of herpes zoster over a 60-year period from a population-based study [J]. Clin Infect Dis, 2016, 63(2): 221-226.

[157] HAYWARD K, CLINE A, STEPHENS A, et al. Management of herpes zoster (shingles) during pregnancy [J]. J Obstet Gynaecol, 2018, 38(7): 887-894.

[158] MUSTONEN K, MUSTAKANGAS P, SMEDS M, et al. Antibodies to varicella zoster virus in the

cerebrospinal fluid of neonates with seizures [J]. Arch Dis Child Fetal Neonatal Ed, 1998, 78(1): F57-F61.

[159] TAN M P, KOREN G. Chickenpox in pregnancy: revisited [J]. Reprod Toxicol, 2006, 21(4): 410-420.

[160] ENDERS G, MILLER E, CRADOCK-WATSON J, et al. Consequences of varicella and herpes zoster in pregnancy: prospective study of 1739 cases [J]. Lancet, 1994, 343(8912): 1548-1551.

[161] BIRTHISTLE K, CARRINGTON D. Fetal varicella syndrome—a reappraisal of the literature. A review prepared for the UK Advisory Group on Chickenpox on behalf of the British Society for the study of infection [J]. J Infect, 1998, 36 Suppl 1:25-29.

[162] MANDELBROT L. Fetal varicella—diagnosis, management, and outcome [J]. Prenatal Diag, 2012, 32(6): 511-518.

[163] BENOIT G, ETCHEMENDIGARAY C, NGUYEN-XUAN H T, et al. Management of varicella-zoster virus primary infection during pregnancy: a national survey of practice [J]. J Clin Virol, 2015, 72:4-10.

[164] MOULY F, MIRLESSE V, MERITET J F, et al. Prenatal diagnosis of fetal varicella-zoster virus infection with polymerase chain reaction of amniotic fluid in 107 cases [J]. Am J Obstet Gynecol, 1997, 177(4): 894-898.

第十章　带状疱疹神经痛的临床评估

对于免疫功能正常的带状疱疹患者，最令人痛苦的症状通常是疼痛，带状疱疹后神经痛（PHN）是最可怕的并发症。与带状疱疹相关的急性疼痛和 PHN 的慢性疼痛对生活质量具有多重不利的影响，包括严重影响患者的躯体、情绪和社会功能，导致医疗费用增加。

现有的干预措施并不能完全预防和充分治疗所有带状疱疹疼痛和 PHN[1-8]。因此需要探究预防及治疗带状疱疹性疼痛和 PHN 的更有效策略。在评估此类干预的临床试验中，主要和次要终点评估通常可确定是否对带状疱疹急性疼痛或 PHN 有效，然后还需要更全面地描述患者的疼痛体验。疼痛特征的评估在确定带状疱疹和 PHN 的新干预手段方面起着关键作用，是所有临床研究的关键组成部分。

带状疱疹患者往往有各种类型的疼痛和其他感觉症状，并且这些症状的位置、持续时间、强度和性质差异很大。而诊断和评估带状疱疹相关疼痛是临床研究的基础。目前，神经病理性疼痛（NP）的诊断主要依靠详细的病史、全面细致（尤其是感觉神经系统）的体格检查及必要的辅助检查，有时还需依据患者对治疗的反应。体格检查可以定性（如疼痛或麻木等）并粗略定量（如感觉过度或减退等）诊断 NP 的感觉障碍，但因周围或中枢神经结构及支配区域的不同，感觉障碍表现各异，且疼痛部位与疼痛发生时间又有先后不同，故传统体格检查缺乏量化控制及标准化。利兹神经病理性症状与体征评分法、神经病理性疼痛量表及 ID-Pain 问卷等可用于 NP 的诊断。定量感觉测试（quantitative sensory testing, QST）作为一种重要的感觉检测技术，具有操作简单、无创、可重复性强等优点，正越来越多地应用于临床神经疾病的诊断。

第一节　带状疱疹的诊断

带状疱疹的临床诊断并不困难，只要身体某部位皮肤出现特征性单侧水疱性皮疹，就能明确诊断。但是有些患者只有皮肤疼痛而没有皮疹，即无疹型带状疱疹，因此不能仅根据临床表现诊断带状疱疹，还需要有病毒再激活的临床证据[1]。带状疱疹诊断的重要因素：①是否有前驱疼痛的症状，多达 3/4 的患者会有前驱痛[9-12]；②单侧皮区分布的皮疹；③成簇的疱疹或丘疹；④同一皮区分布的反复皮疹病史，提示复发性单纯疱疹（多达 10% 的疑似带状疱疹患者标本仅含有单纯疱疹病毒）；⑤皮疹区的疼痛和痛觉超敏。

除单纯疱疹外，带状疱疹的鉴别诊断还包括接触性皮炎和接触植物（如毒常春藤）引起的皮疹。对于免疫功能低下的患者，带状疱疹会有非典型表现，包括病程延长、皮损复发和多个皮区受累。须排除单纯疱疹（或复发性皮疹）和非典型病变患者时，建议进行诊断性实验室检查[1]，包括聚合酶链反应（PCR）、免疫组化和病毒培养。

对于疑似神经病理性疼痛患者进行临床检查的目的在于确诊或排除躯体感觉系统的病变[13, 14]。应关注感觉、运动和自主神经的症状[15]。床旁检查是唯一可以反映疾病引起疼痛的方法，可以鉴别出是神经轴的何处病变引起的神经病理性疼痛。神经病理性疼痛通常局限于部分或整个受累神经支配的范围[15]。然而，神经损伤时的局部疼痛并不一定是源于神经病理性改变，肌肉损伤本身也可引起疼痛，如肌张力增高或肌肉运动方式改变往往会伴随着伤害性疼痛刺激。

建议对躯体感觉功能行仔细的床旁检查，包括触觉/振动觉、冷热觉和疼痛敏感性[13]。一般用一片棉花评估触觉，用一个棉签棒评估针刺感，用冷或热的物体评估冷热觉，应用128Hz的音叉评估振动觉[16]。神经病理性疼痛患者可有难以表达的感觉异常，其中躯体感觉异常具有一些共同特征，如边界都是沿外周受累神经（神经、神经丛、神经根）或中枢神经系统躯体代表区域分布的。因此必须测定感觉障碍的边界。要发现感觉程度的偏差如感觉减退或感觉过度，并为功能障碍如痛觉超敏和感觉迟钝定性[13]。同时还要描述疼痛的时（后感觉，感觉融合）空（根性，定位异常）变化[13]。有躯体单侧疼痛时，疼痛区域应与对侧比较。在多发性神经病变中需要检查肢体末端的情况。

进行感觉测试时，阳性症状（痛觉超敏和痛觉过度）在伤害性疼痛中非常常见，特别是有炎性反应时。阴性症状（感觉减退和痛觉减退）在非神经病理性疼痛中也时有报道，如肌源性疼痛[14]。在某些单侧神经病理性疼痛（如 PHN）中，患者会有双侧的感觉异常。为避免疼痛来源和类型的判断错误，应该对其他可能引起伤害性疼痛的器官系统进行临床检查，这可能是神经病理性疼痛共存的原因，也可能是单独引起疼痛的主要原因。测量感觉障碍的边界对鉴别位于非神经病理性疼痛解剖部位的神经病理性疼痛是至关重要的。另外反复测试可有助于诊断，在连续测试时，结果应该是可重复的，也许会有某些变化，这可能是因为疼痛感知受疼痛调节系统影响所致。某些躯体感觉纤维/通路的病变可能因缺乏明确的皮区分布而被现有的感觉检查所忽略。目前缺乏针对深层组织感觉的检查方法。单独的临床检查不如几项联用更敏感[17]，如 ENMG 对诊断周围神经病变有明显优势。临床检查可对非神经病理性疼痛和神经病理性疼痛进行鉴别[18-20]。痛区的感觉检查（如针刺、冷热和触觉刺激）可以辨别出神经病理性疼痛。痛觉超敏虽然也在非神经病理性疼痛患者中存在，但它是神经病理性疼痛患者的主要特征。摩擦、冷、热等引发的疼痛统称为轻触觉诱发疼痛，其在神经病理性疼痛患者中出现频率更高。相反，深压诱发的疼痛并非特征性的，其在神经病理性疼痛和非神经病理性疼痛中均常见[20]。反复进行（测试—再测试）临床检查会发现非常高的重复性[20]。因此临床检查中的一些项目（针刺觉减退、触觉刺激减退等）具有鉴别诊断意义。对痛性小纤维神经病变患者可进行皮肤活检和定量感觉测试（QST），前者甚至比 QST 更敏感。

临床检查在诊断神经病理性疼痛中至关重要，目的在于发现与躯体感觉系统病变有关的异常。其中感觉试验是最重要的，包括触觉、振动觉、针刺感、冷热觉。运用简单工具进行的床旁感觉功能检查应先于运用复杂的神经电生理技术，包括定量感觉测试。重要的是，没有一项金标准可以用来确诊某个感觉异常区域的特殊性疼痛为神经病理性疼痛。对于疼痛诊断，建议医师采用全面的临床方法进行判断。

第二节 疼痛的评估

一、前驱痛

在大多数带状疱疹患者中，往往在出疹之前单侧皮肤就会出现疼痛[9-12]。这种前驱症状通常在皮疹发作前几天开始，很多患者在出疹前 7 ～ 100 天就有前驱疼痛[21]。因为带状疱疹前驱症状只能在出现皮疹后才能准确诊断，所以前驱疼痛经常被误诊为受累皮区的其他病症（如心绞痛、胆囊炎、肾结石、单纯疱疹、颈或腰椎神经根病）。一旦出现皮疹，诊断就会明确。然后询问患者病史：①在皮疹出现之前皮疹区域是否疼痛，以回顾性评估前驱症状；②前驱疼痛的持续时间，如皮疹出现前几天开始有疼痛；③前驱疼痛的性质[22]。

带状疱疹患者的前驱症状还包括皮肤感觉异常（令人不愉快的异常感觉，如刺痛）和感觉迟钝（感觉不适，如麻木感）、瘙痒、头痛和发热。这些症状也可根据持续时间和性质进行回顾性评估。由于对带状疱疹前驱症状的研究很少，尚不清楚这些前驱症状如不适和头痛是否由病毒再激活引起。

二、目前的疼痛

带状疱疹相关疼痛（ZAP）可通过患者的疼痛是否在原发皮疹部位或紧邻的皮区、时空上与带状疱疹皮疹是否相关来评估，并不能用另一个诊断（如神经根病）解释。应仔细记录受试者是否患有与带状疱疹无关的疼痛，或由其他原因引起的疼痛，从而将这些患者排除在外。可以通过询问确定是否有前驱疼痛的存在："在有带状疱疹的区域，皮疹出现之前是否有疼痛？""你现在有带状疱疹皮疹的区域原来有疼痛吗？"可询问皮疹愈合后是否有疼痛："你的带状疱疹皮疹区域现在还痛吗？"这种病史的追问对带状疱疹疼痛和 PHN 的诊断非常必要，同时还要通过评估疼痛的强度来补充[22]。

三、疼痛的部位

评估 ZAP 和 PHN 的疼痛位置尤为重要，并应特别注意其皮肤分布，如果需要，可以用笔绘制识别，要分别评估可能重叠的、具有刺激依赖性疼痛和刺激诱发疼痛的区域。因为全身或局部治疗不仅可以降低刺激引起的疼痛强度，还可降低刺激引起的疼痛范围[23, 24]，可以绘制不同类型的刺激诱发疼痛的区域，并作为临床试验中的次要终点。ZAP 和 PHN 患者的刺激诱发疼痛区可能会延伸至带状疱疹皮疹区之外[10, 25]。

四、疼痛持续的时间

与带状疱疹相关的疼痛持续时间差异很大，从不痛、皮疹发作后仅持续几天的疼痛，到皮疹愈合后持续数年甚至数十年的疼痛。对 50 岁或以上的患者进行抗病毒临床试验中，安慰剂组约 70% 的患者在皮疹发病 1 个月后仍有疼痛，皮疹发作 6 个月后疼痛比例下降至 40%[22]。在带状疱疹疫苗试验中，安慰剂组发生带状疱疹（均 ≥ 60 岁）的患者中，有 30% 皮疹发作 1 个月后仍有疼痛，而皮疹发作 6 个月后仅有 5% 的患者仍有疼痛，带状疱疹简明疼痛量表（ZBPI）评分 ≥ 3 分[3]。这两组数据差异可能是由于疫苗试验数据中排除了疼痛变化加重 ≤ 2 分的患者，以及参加抗病毒试验的患者与参加疫苗试验社区的健康个体后来患上带状疱疹相比，带状疱疹的严重程度更高。

五、疼痛分期

鉴于 ZAP 的疼痛与持续时间有明显的相关性，人们通过各种方法定义和区分带状疱疹的急性疼痛与 PHN 的慢性疼痛。其实这些定义往往是武断的，目前常将受累区和邻近皮区疼痛分为 3 个阶段。

（1）带状疱疹急性疼痛（也称急性带状疱疹性神经痛），定义为皮疹发作后 30 天内发生的疼痛。

（2）亚急性带状疱疹性神经痛，为疼痛持续超过急性期，但在诊断 PHN 之前疼痛缓解。

（3）PHN 为皮疹发作后持续 120 天或更长时间的疼痛[26]。很少有前瞻性研究对超过 6 个月带状疱疹患者进行治疗。尽管持续 4 个月后患者的疼痛缓解有限，但皮疹发作后持续 180 天或更长时间的疼痛更难缓解。目前"公认"的 PHN 时间界限是疼痛超过 3 个月[22]。

有 2 项抗病毒药物和皮质类固醇治疗带状疱疹疼痛的临床试验观察了疼痛消退率[26, 27]，确定了不同治疗组（如阿昔洛韦、伐昔洛韦）和对照组（如免疫功能抑制、HIV 感染）患者疼痛消退的时间（即变化点），将年龄和急性期疼痛强度作为协变量建立函数关系，支持这 3 个阶段的疼痛分期和 PHN 的时间定义在皮疹发作后至少 120 天。第 3 项研究的结果表明，患有亚急性带状疱疹性神经痛，但年轻且急性疼痛程度较轻的患者，与皮疹严重并影响不相邻皮区的 PHN 患者相比，更有可能在发病 3 ~ 4 个月后疼痛消退[12]。这些数据表明，亚急性带状疱疹性神经痛可能反映出由广泛出现皮疹引起的外周组织严重损伤和炎症导致 PHN 形成。而年轻或急性疼痛较轻者，转为 PHN 的风险降低。

六、疼痛的总持续时间

除了 ZAP 的这 3 个阶段划分之外，还可以检查 ZAP 的总持续时间。评估从皮疹发作开始直到疼痛消退为止的总天数，有时疼痛的总持续时间也可能包括前驱疼痛的持续时间。

这项评估不区分急性疼痛和慢性疼痛，但急性疼痛和慢性疼痛有不同的潜在病理生理机制 [28, 29]，对生活质量有不同影响 [30, 31]，这些疼痛都会增加医疗保健负担 [32]。疼痛的总持续时间也用作抗病毒临床试验 [9, 33] 和其他治疗带状疱疹结局 [34, 35] 的指标。在某些情况下，它可以提供有用的阶段性信息和终点信息。

七、疼痛的性质

可用几种可靠且有效的方法综合评估 ZAP、PHN 的疼痛和相关症状的性质。评估疼痛性质最重要的是鉴别自发性疼痛和刺激诱发的疼痛。可以评估 ZAP 的疼痛和相关症状的以下方面：①不依赖刺激的持续疼痛；②不依赖刺激的间歇性疼痛；③刺激诱发的疼痛，特别是轻刷诱发的动态触痛超敏；④感觉异常、感觉迟钝和瘙痒。

没有刺激的自发性疼痛可是连续的或间歇的。大多数患者会描述有 1 种以上类型的自发性疼痛，即他们的疼痛具有几种不同的特性（如灼烧、阵痛、酸痛、电击）。尽管其强度不同，但几乎一直都在疼痛，即自发性持续性疼痛。自发性间歇性疼痛是间歇性发作的疼痛，并且当其发作时通常持续时间较短。这种类型的疼痛通常是阵发性的，并且患者会描述为电击、刺痛或放电。在评估 ZAP 和 PHN 患者的自发性疼痛时，应特别注意灼痛。这种类型的疼痛在神经病理性疼痛的患者中非常常见 [36]，并且在 PHN 的患者中可能比带状疱疹急性疼痛的患者中更常见，这些患者似乎更易描述为尖锐的刺痛 [37-40]。带状疱疹期间接受抗病毒治疗的 PHN 患者灼烧疼痛发生的频率低于急性期未接受抗病毒治疗的 PHN 患者 [37-39, 41]。这些研究结果表明，灼烧疼痛可能反映了 PHN 发展过程中的重要病理生理机制。

ZAP 和 PHN 患者中刺激诱发疼痛的主要类型是痛觉超敏和痛觉过度（即一般的疼痛刺激引起的疼痛强度明显增加）。各种机械性和热刺激都能用于评估刺激诱发的疼痛。动态机械性触痛超敏是 PHN 患者中最常见的刺激诱发的疼痛类型 [25]，可以通过轻轻移动毛刷或棉签划过皮肤诱发。静态机械性痛觉超敏可以通过手指轻微的钝性外力触压引起，并且可以通过 von Frey 细丝或尖锐细棒的轻微外力触压引发间断的机械性触痛超敏。可通过将热或冷的音叉、冰或一滴酒精 / 丙酮施加到受累区的皮肤评估热痛超敏。

已有各种问卷评估神经病理性疼痛的性质，包括感觉异常和感觉迟钝的评估，这些也可用于 ZAP 和 PHN 的患者。简化版麦吉尔疼痛问卷（McGill pain questionnaire）[42] 评估了 15 种特定疼痛的感觉和情感描述，有总分及感觉和情感类量表分。神经病理性疼痛量表（neuropathic pain scale）[43] 和神经病理性疼痛症状量表（neuropathic pain symptom inventory）[44] 专门用于评估神经病理性疼痛症状（包括 PHN）和体征。神经病理性疼痛量表 [43] 包括 6 种特定疼痛性质（锐痛、热痛、钝痛、冷痛、感觉过度和瘙痒）的评级及空间特征（深部痛、浅表痛）、总体疼痛强度和疼痛不适的评级。神经病理性疼痛症状量表 [44] 包括 10 个疼痛描述符及评级，另外 2 个项目评估自发性疼痛的持续时间和间歇性疼痛的频率。这 3 个量表都可用于包括 PHN 在内的神经病理性疼痛的临床研究，可信度高，并且对疼痛变化和治疗效果有应答。然而，重要的是要通过更客观的感觉测试补充这些基于问卷的症状评估数据，以验证刺激诱发的疼痛和其他感觉异常。

应用以患者为中心的方法评估神经病理性疼痛患者症状和对生活质量的特异性影响可

能更加实用[45]。PHN 患者主要抱怨灼痛、隐痛 / 酸痛、瘙痒和感觉过度[46]。疼痛可以是自发的、持续的或刺激（如触摸）触发的[47]，多在胸部和背部。PHN 严重影响患者的日常生活，并且伴有心理并发症（即抑郁和焦虑）、睡眠障碍及对自信心和自尊有影响[48-50]。因此，不仅要针对潜在的神经病变，更应该关注常见神经病理性疼痛的核心症状，并将特异性病因作为补充[45]。

研究表明，最好每天记录疼痛日记来收集症状[51]。尽量减少患者因为时间过久而有回忆偏差，并确保收集每天完整的症状变化。此外每天收集的症状最好是回忆过去 24 小时内的最差得分，关注给定时间内最差或最突出的症状体验。这种方法可能更适用于 PHN[45]。但有些症状可能更难以从无到严重的完整反应量表来表示，如麻木和隐痛 / 酸痛，没有程度大小，只有存在或不存在[45]。

八、疼痛的强度

根据临床试验方法、测量和疼痛评估倡议（IMMPACT）[52]，带状疱疹相关的疼痛强度可以用 0 ~ 10 的数字评定量表来描述，0 代表"没有疼痛"，10 代表"疼痛和你想象的最严重程度一样"，并附有"请在最近 24 小时内通过指出最能描述疼痛的数字来评价您的疼痛"的说明。基于研究的目的和设计的具体情况，也可以使用这个量表评估"最重"或"最轻"的疼痛，疼痛可以持续很短（如 12 小时）或很长（如 1 周）的时间。

也可以使用 ZBPI 评分评估带状疱疹相关的疼痛强度[30]。该评分量表可用于评估带状疱疹疫苗试验、带状疱疹急性疼痛和 PHN[3]。ZBPI 评分的项目中考虑了带状疱疹相关的疼痛和不适，用于评定的分割点与上述评定量表的分割点相同。患者用 ZBPI 评分确定的疼痛及其他不适但不痛（如瘙痒、麻木）的感觉，有时易混淆不清。

九、有临床意义的疼痛

有人提出对于带状疱疹相关的疼痛，特别是 PHN，应该根据它是否具有临床意义来描述。可用两种方法来定义是否是有临床意义的 PHN，疼痛是否对生活质量产生严重影响，且干扰日常生活活动[3, 30, 53]。基于与带状疱疹疫苗试验相关联的一系列研究[3, 30, 54]，将 PHN 定义为疼痛持续皮疹发作后 3 个月或更长时间，最痛评分 ZBPI 评分≥ 3 分。该定义的验证是基于承受这种程度疼痛的患者的生活质量往往较差，影响了躯体、情绪和睡眠，那些疼痛程度较轻的患者，对 ZBPI 评分中日常生活项目的影响有限[30]。在 94 例前瞻性研究中，Thyregod 等[53] 将皮疹发作 6 个月后，有临床意义的 PHN 定义为 48 小时内每天疼痛的视觉模拟评分（VAS）平均≥ 30 分。

除了使用疼痛强度阈值确定 ZAP 的有临床意义的疼痛之外，还可以采用其他方法，如患者需要服用镇痛药，或需要医师或其他医护人员随访的疼痛，是具有临床意义的疼痛。根据所使用的有临床意义疼痛的具体定义，发病率和患病率会有很大差异，如在 Thyregod 等[53] 的数据中，如果将 PHN 定义为 VAS ≥ 30 分的疼痛，只有 2% 的患者在皮疹 6 个月后是具有临床意义的 PHN，这与抗病毒药物的临床试验结果一致[55]。而如果将有临床意义的 PHN 定义为要给予镇痛药治疗疼痛，那么 10% 的患者在 6 个月时仍有 PHN[53]。如果 PHN 的定义包括 VAS ≥ 30 分的患者，使用处方镇痛药，或持续的疼痛需要医师随访，则 6 个月时 12% 的患者有 PHN。

这对于开发预防 ZAP 的治疗策略具有重要意义，因为需要大样本对新治疗方案与现有抗病毒药物相比较，或与现有抗病毒药物联合使用，来证明是否可显著降低 PHN 的发生率。鉴于抗病毒治疗的疗效已经明确，出于伦理原因，需要进行的应该是优效性试验或附加试验[56]。因此 PHN 的这种定义将大大减少未来关于制订预防干预措施的研究。

有临床意义的 PHN 的定义基于以下数据：轻度疼痛对功能状态和生活质量的影响有限；中度和重度疼痛比轻度疼痛具有更大的负面影响[30,54]。目前评估患者自行报告结果的方法，第一步是要确定患者自己认为什么是最重要的，这种方法已得到 IMMPACT 的认可[57]。

可惜没有研究问及 PHN 或其他慢性轻度疼痛的患者，他们的慢性轻度疼痛是否无关紧要且不值得治疗或预防。尚无研究探讨 PHN 和其他慢性疼痛患者鉴别疼痛的影响因素，以及确定患者是否希望治疗疼痛的影响因素。因此为带状疱疹和 PHN 确定有临床意义疼痛的定义，并得出结论认为这是唯一值得预防或治疗的疼痛类型可能为时过早[22,52]。

十、 疼痛的总负担

可使用反映疼痛强度和持续时间的复合测量方法描述带状疱疹相关疼痛的负担。可以计算上述疼痛的 3 个特定阶段的时间，以及从疼痛起始到消退的总持续时间。计算这种综合测量时间时可用两种方法：疼痛强度评分的时间加权总和[58,59]和疼痛强度评分 ≥ 3 分的时间加权之和[3,30]。将这些疼痛强度和持续时间合并为一个分数的综合测量，评估带状疱疹和 PHN 相关的疼痛才更可靠、有效。然而通过这种复合方法测量较多天数而相对轻微的疼痛和较少天数而剧烈的疼痛会获得相同的总分。因此根据研究的具体目的，可能需要对复合分的成分进行分析。在解释临床试验结果时，这可能尤其重要，以确保充分了解治疗的益处。

第三节　定量感觉测试

一、定量感觉测试概述

粗有髓纤维（Aα 纤维及 Aβ 纤维）传导触压觉及振动觉，细有髓纤维及无髓纤维（Aδ 纤维及 C 纤维）介导痛温觉。感觉神经和自主神经由有髓的 Aδ 纤维和无髓 C 纤维两种小直径纤维组成，快传导的 Aδ 纤维传导冷觉及快痛觉，慢传导的 C 纤维传导温度觉及慢痛觉。周围神经病变可分为细纤维和（或）粗纤维受损，而细纤维病变比粗纤维受损更常见，传统的测定感觉神经传导速度（sensory nerve conduction velocity，SCV）的方法和肌电图虽然可靠且可重复性高，但其仅可用于评价粗有髓纤维（Aα 纤维及 Aβ 纤维）。定量感觉测试（QST）是一种心理物理学的检测方法，通过诱导受试者对特定感觉的阈值，来检测受试者或患者的躯体感觉系统的功能状态。1835 年 Weber 建立了两点辨别觉作为一个标准化的方法来测试从空间上辨别两个相互触觉刺激的能力，到今天，在临床神经系统检查中，这种方法已被作为典型的感觉测试的一部分。1896 年 von Frey 首先运用该方法确定人类能感觉到不同刚度和长度的马和野猪毛的触觉刺激（目前 QST 是用尼龙丝或光纤电缆作为 von Frey 丝）。1978 年 Peter Dyck 领导的课题组采用自动化的方法量化温度觉、压力觉、振动觉和触觉，用热测试仪或压力痛觉测试仪测定热或机械性知觉和疼痛阈值。而随后提出的 QST 感觉测试则成为德国神经病理性疼痛研究网的一部分，并且自 2002 年以来一直在世界范围内使用。

QST 能够评价粗、细有髓和无髓神经纤维的功能，包括它们的大脑投射通路，有助于小纤维性周围神经病的早期鉴别诊断。同时通过标准的刺激和主观感知阈值评估患者临床症状的严重程度[60, 61]。

二、定量感觉测试类型

QST 通过刺激诱导某种特定的感觉，对感觉神经的功能状态进行量化评价，可用于温度觉、压力觉、机械觉及振动觉的阈值测定。

（一）温度觉阈值测试

温度觉主要测试细有髓的 Aδ 纤维和无髓鞘的 C 纤维的功能，分为冷觉阈值、热觉阈值、冷痛觉阈值和热痛觉阈值。将电极放置于受试者皮肤上，32℃为基准温度，以 1℃ /s 的速度持续提高或降低温度，在受试者感到冷或热的瞬间，按下按钮即可获得相应的热觉阈值或冷觉阈值；在受试者感到疼痛的瞬间，按下按钮即可获得相应的热痛觉阈值或冷痛觉阈值。为保证检测时安全，当测试温度达 0℃或 50℃时，测试将停止。通过计算连续 3 个重复测量值的算术平均数得到阈值。

（二）机械觉阈值测试

机械觉主要测试有髓的 Aβ 纤维，包括机械阈值和机械痛阈值。用来检测的 von Frey 丝有不同直径、长度、强度及球形接触面，与被测者接触时间约 2 秒。当刺激强度逐渐增加，受试者感觉到刺激时即为机械阈值，感觉到痛时即为机械痛阈值，通过水平法，计算 5 个高于和低于阈值刺激强度的几何平均数而得到阈值。

（三）振动觉阈值测试

振动觉主要测试 Aα、Aβ 纤维的功能。用于振动觉阈值测试的 Rydel-Seiffer 音叉是一个有 8/8 刻度，振动频率为 64Hz 的音叉。测试时将音叉放置于受试者被测区域，最好是体表骨性突起的地方（如尺骨茎突和踝关节），受试者不再感到振动时，可以从音叉上的刻度得到刺激强度。计算连续 3 个振动觉阈值的算术平均数即为测得的阈值。在整个 QST 的方法中，振动觉阈值是唯一一个通过检测感觉消失而得到的阈值，与其他参数一起可以确定刺激是否引起疼痛。

（四）压痛阈值测试

压痛觉主要测试 Aα、Aβ 纤维的功能。压痛觉阈值测试使用的是一个 0 ～ 2000kPa 压力的痛觉测试计，有约 1cm² 钝的橡胶接触面。检测时，压力以 50kPa/s 的增量递增，受试者感到疼痛时的压力值即被记录为压痛阈值。通过计算连续 3 个重复测量值的算术平均数，可得压痛阈值。由于使用的设备不同，测量值会有 ±3% 的差异。

三、定量感觉测试方法

使用 QST 定义的测试刺激确定患者或受试者的敏感性，可以量化感觉和疼痛阈值。可靠的测试程序包括水平法和极限法，有着各自不同的优缺点。

（一）水平法

该测试方法重复使用低于和高于感觉或疼痛阈值的刺激。恒定的时间内给予恒定的刺激，在给予测试刺激后，询问受试者是否有刺激的感觉或疼痛，尤其是否感到痛苦。如果回答是，下一次刺激降低 50%；回答否，下一次刺激增加 50%。水平法测试的是什么强度的刺激能被感知。这种方法的优点是检测阈值不包括患者反应时间，结果更加精确，缺点是需要很长的周期才能确定阈值，另外，用大量重复的测试来确定低于或高于疼痛刺激的阈值，可能造成致敏现象的发生。

（二）极限法

在该检测方法中，感觉和疼痛阈值被确定为感觉到一个逐渐增加的刺激或感觉不到一个逐渐降低的刺激。这种方法的优点是确定阈值需要的测试周期短。但与水平法相比，极限法高估了实际的阈值。因为测试的阈值包括了受试者的反应时间，在达到阈值后，被测者尚未给出反馈，而刺激强度在此反应时间内仍在继续增加。

四、带状疱疹性神经痛的定量感觉测试

研究表明，带状疱疹急性期（AHZ）就已经出现了感觉变化。冀亚男[62] 等选取 103 例带状疱疹患者，分别在带状疱疹急性期及皮疹消退 1 个月后于疼痛区域（P 区）及对侧区域（M 区）行冷觉（CS）、冷痛觉（CP）、温度觉（WS）、热痛觉（HP）测试。结果显示，

带状疱疹患者，P 区 CS、CP 阈值均低于 M 区，P 区 WS 阈值高于 M 区；皮疹消退后 1 个月，未发生 PHN 患者 P 区与 M 区的 CS、CP、WS、HP 均未见明显差异，而发生 PHN 患者 P 区的 CS、CP 阈值均低于 M 区，WS、HP 阈值均高于 M 区，P 区的 CS、WS、CP、HP 阈值均大于 M 区。皮疹消退后 1 个月未发生 PHN 患者在带状疱疹急性期 P 区的 CS、CP 阈值均高于 PHN 患者，WS、HP 阈值低于 PHN 患者；PHN 患者 P 区的 CS、CP 阈值均低于 M 区，WS、HP 阈值均高于 M 区。由此认为，QST 是一种能较好地反映带状疱疹及 PHN 患者小神经纤维功能变化的测试方法，在疱疹急性期通过 QST 可早期预测 PHN 的发生。

国外的研究发现躯干部带状疱疹患处最突出的感觉征象是温度觉和振动觉减退及针刺性痛觉减退和动态痛觉超敏（dynamic mechanical allodynia，DMA）[10, 63-66]。此外还有相当多的患者表现出压觉过度、热感知倒错（paradoxical heat sensation，PHS）、叠加效应比（wind-up ratio，WUR）增高及受累区的机械性感觉减退或感觉过度（MDT 为指标）。

采用 QST[67, 68] 对急性带状疱疹（AHZ）的感觉征象进行的研究证实[69]，热痛阈和冷痛阈值没有变化。AHZ 的热痛阈检测结果不一致，有报道没有变化[65]，或只是暂时降低[64]，或仅在对侧镜像皮区有下降[66]。先前发现 AHZ 中的机械觉阈值（mechanical detection thresholds，MDT）与健康对照组相似[64]。这些结果的不同可能与测量时间点的变化和分析 QST 数据时计算的平均分有关。如果将健康对照组的相同感觉参数 95% 可信区间（CI）之外的值定义为感觉减退或过度，同一年龄段人群内感觉征象出现的频率就可以很好地说明感觉减退或过度的情况[69]。

对人体重复施加一定强度的固定频率（≥ 0.33Hz）伤害性刺激，个体的疼痛知觉会逐渐增强。这种 WUR 与慢性疼痛的中枢敏化现象高度相关。中枢敏化涉及 C 纤维诱发的脊髓背角神经元兴奋性的异常增强，表现出对无伤害性刺激感到疼痛，或对伤害性刺激的过度反应。这种现象是许多临床疼痛性疾病的共同表征。在带状疱疹患者身上观察到的感觉征象，特别是 DMA 和 WUR 增强，表明带状疱疹急性期就出现了中枢敏化和所有类型纤维的去传入[70]。去传入的征象是对冷和热（C 纤维和 Aδ 纤维）刺激的温度觉减退，以及振动觉（Aβ 纤维）减退。DMA 患者的阳性征象是压痛觉过度、WUR 增强、DMA 和针刺性痛觉过度。这些参数反映了中枢敏化过程，如脊髓突触传递的增强和 Aβ 纤维表型的转换，导致通常无痛的刺激引起脊髓丘脑伤害性通路的激活[71, 72]。而外周敏化过程涉及离子通道的变化与神经损伤相关的异位活动，可能也牵涉到痛觉过度和 DMA 的形成[71, 73]。同时所有类型纤维的去传入征象表明中枢敏化是由外周输入产生的异位活动所驱动的。研究表明，敏化和去传入神经可能有各自独立的病理生理学机制，因为阳性和阴性感觉征象是单独出现的，可用功能缺失与增强（LoGa）分类（即对受累区及对照部位的温度觉和机械性感觉缺失或增强进行不同组合的频数）表示[69]。

针刺性痛觉减退 [机械性痛敏（mechanical pain sensitivity，MPS）缺失] 和 DMA 的相互排斥支持这一观点，MPS 缺失与热觉阈和振动觉阈的缺失相关，而 DMA 与针刺引起的疼痛程度增高相平行[69]。类似的假设也适用于 PHN 的病理机制[74]。相比之下，外周敏化伴随着的热痛觉过度[75] 和冷觉纤维的敏化在 AHZ 中只起次要作用[69]。

　　感觉征象与神经病理性疼痛症状评价量表（NPSI）评估的疼痛描述无关，提示患者的症状评分在临床实践中不能取代 AHZ 的综合诊断[3]。

　　在对照点部位也观察到受累区最突出的一些感觉征象，如温觉阈和振动觉阈减退、压痛觉过度、DMA 和 WUR 的增强[69]。这可能是由于 CNS 中 VZV 的亚临床再激活或由遗传或环境的易感性引起的。除了背根神经节中的病毒复制和沿着感觉神经传播到皮肤外，炎性反应也可能到达背角[76]，甚至影响运动神经元导致瘫痪[77,78]。特别是 AHZ 期间的炎性反应可能在 CNS 引起广泛的神经元损伤[79-84]。AHZ 期间痛觉超敏就会扩展到同侧邻近的无皮疹皮区[63,64,66]，镜像区皮肤中神经纤维密度在下降[85]。这些结果提示，对 AHZ 和 PHN 中感觉特征的解释不能与远处皮肤比较，而要与健康对照组进行比较。

　　使用 LoGa 分类结果显示急性带状疱疹时中枢敏化和去传入两种征象可同时发生[69]。这与另一研究结果一致，即 PHN 患者中有 3 种感觉表型，包括总体感觉缺失、热痛觉过度和机械性痛觉过度[86]。而这些感觉表型并不是排他性的。与 PHN 明显不同的是，我们很少在 AHZ 中发现热痛觉和针刺性痛觉过度。早期的研究报道了 30% 的 PHN 患者有温痛觉过度或温痛觉过度伴有机械性痛觉过度[87,88]。外周敏化主要表现为热痛觉过度，而对针刺性痛觉过度是伤害性感受器过度兴奋的表型[74]，可能在从 AHZ 过渡到 PHN 过程中出现。这与 PHN 患者感觉模式随时间变化的观察结果一致[66]。

　　PHN 患者在 AHZ 期间对照点的振动觉减退和 DMA 相关，这表明中枢敏化过程中有粗（Aβ）纤维的去传入和 Aβ 纤维与脊神经连接的改变[69]。先前发现无皮疹的四肢振动觉减退可预测 PHN，灵敏度为 70%[89]，表明早就出现的粗纤维去传入（即与亚临床多发性神经病相关）是 PHN 的重要预测因子。相反，脊旁部对照点不太可能受先前就有的去传入的影响。因此在对照点观察到的感觉减退可能是由 AHZ 引起的[69]。

　　此外，在 AHZ 期间通过促伤害性感受递质的容积传递，身体远端部位的 DMA 可能与受累神经与脊髓的联系直接相关[69,90]。因此 PHN 的风险会随着 AHZ 期间 CNS 炎症和神经纤维损伤的严重程度而增加[69]。6 个月后转为 PHN 的受试者和没有转为 PHN 的受试者之间 LoGa 分类的比较也支持这一假设[69]。最终发展成 PHN 患者在 AHZ 期间更多地表现出机械性感觉减退和（或）机械性感觉增强，以及在受累部位和对照部位有完整的温觉阈。此外，所有 AHZ 期间在对照部位出现机械性感觉减退和痛觉过度 / 触痛超敏的患者后期均转为 PHN。残留有温度觉并伴有机械性感觉异常的患者，特别是在受累皮区以外有这些症状，可被认定为 PHN 高风险患者。

　　AHZ 期间的温度觉减退可能是 PHN 的预防因子。但是与以前通过热觉阈[65,66]、针刺性痛觉减退[63,64]预测 PHN 的结果不一致，应慎重解释这些结果。

　　总之，AHZ 期的外周敏化可能不会产生症状。临床观察到的感觉征象表明中枢敏化和去传入可能是 AHZ 中两个独立的机制。对侧远端皮区的感觉改变表明 AHZ 在 CNS 内有亚临床扩散。远离 AHZ 的部位，机械性感觉减退和（或）过度 / 触痛超敏，结合残留的温度觉阈，可预测 PHN 的形成。

第四节 临床检查

一、反射检查

对于面部疼痛，美国神经病学会及欧洲神经病学会联盟（AAN-EFNS）关于三叉神经痛治疗的指南[91]和一项研究确认 Aβ 纤维介导的三叉神经反射（早期 R1 瞬目反射和早期 SP1 咬肌抑制反射）是有效揭示三叉神经痛临床症状类型的方法，其在 628 名患者中总的特异度为 94%，灵敏度为 87%。还有 6 项研究在面部疼痛中运用瞬目反射。眼带状疱疹神经痛患者显示早期 R1 瞬目反射具有 100% 的特异度和 73% 的灵敏度[92]。伤害性瞬目反射（由同心电极引出）在非典型牙痛患者中产生延迟，因此认为这种疾病是神经病理性的。激光痛觉诱发电位可区分出患者是否有疼痛，且这个测量与疼痛程度强相关[92]。

二、痛觉诱发电位

根据 EFNS 有关神经病理性疼痛评估的指南[16]和来自国际临床神经生理学联合会的建议，激光诱发电位被认为是一种简单而可靠的评估皮质下伤害性通路功能的神经生理学方法。重要的是，激光诱发电位可以刺激几乎所有的皮肤区域产生反应，包括厚皮肤。

自 2003 年以来，有 8 项临床试验研究神经病理性疼痛患者的 Aδ 纤维通路。4 项运用激光诱发电位，2 项运用接触性热痛诱发电位的新技术，还有 2 项运用表面同心电极诱发电位，此诱发电位可以优先激活浅表神经末梢（细纤维）。与对照或对侧相比时，所有的检测方法都揭示有明显的感觉异常，部分结果与其他实验室检测方法得到的结果显著相关，如表皮内神经纤维密度测量。对 4 项较完整的研究进行分析，所有 142 名感觉异常的神经病变患者或 PHN 患者，与 133 名的对照组相比差异显著，总的特异度为 83%，灵敏度为 64%。如果运用最近公布的正常范围的振幅，灵敏度可能将大大增加。对眼带状疱疹后神经痛患者的研究，发现三叉神经分布区域 C 纤维相关的激光诱发电位有延迟[92]，在肢体刺激后记录 C 纤维相关激光诱发电位可能在技术上存在难度，从而无法应用于常规临床工作。值得注意的是，电刺激诱发电位有很大的局限性，它不能在伤害性感受系统中确定损伤的程度。

三、微小神经图

微小神经图是在觉醒状态下记录外周神经单神经纤维的一种技术。它从生理学角度为外周神经各种类型纤维提供了有价值的信息。如果进行神经内微刺激，则意味着能有机会为外周神经活动与疼痛知觉的研究提供直接的纽带。

与只能记录复合神经动作电位的传统神经传导研究不同，微小神经图可以辨别出单个动作电位，确定周围神经纤维。因此微小神经图是唯一能检测和定量由粗有髓纤维（触觉异常和触觉迟钝）和细有髓无髓纤维（自发性疼痛）介导的阳性感觉症状的病理生理学技术。

微小神经图是一项安全的技术[93, 94]，不会导致明显的或持续性神经损伤。但微小神经图费时且操作难度大，并且要求研究者有经验及患者能配合。基于以上原因，微小神经图在研究神经病理性疼痛患者中应用相对较少。目前还没有可用于健康受试者的数据常模，且公开报道只是些组间比较。用微小神经图记录的项目包括伤害性感受器的自发活动、皮肤交感神经活动变化（红斑性肢痛症）和伤害性刺激编码功能的缺失。

由重复刺激引起的活动依赖性传导速率的减慢，可对外周 C 纤维不同功能类型进行分类[95]，包括机械敏感性和机械不敏感性 C 纤维伤害性感受器[96]。目前实现了 C 纤维的多项同步记录，这有助于对外周伤害性感受器的异常活动进行研究。在外周神经病变的患者中，这是自发性神经病理性疼痛可能的原因。

四、脑功能成像

PET 和功能磁共振成像（fMRI）通过脑血流和代谢变化反映脑部特定区域的突触活动。在疼痛测试中，fMRI 和 PET 揭示了脑部对伤害性刺激反应的区域。这些区域包括次级躯体感觉皮质（S Ⅱ）、岛叶皮质、前扣带皮质（ACC）、对侧丘脑和主要躯体感觉皮质。实际上感受伤害性刺激的每一个大脑区域对非伤害性刺激有同样反应，在非疼痛相关功能性脑成像测试中，观察到与伤害性刺激引起的活动方式有类似的活动类型。因此 PET 和 fMRI 对于伤害性刺激反应的解释需谨慎。

慢性自发性神经病理性疼痛患者可检测到有下列表现：①单侧的疼痛与对侧丘脑静息血流减少有关；②这些静息血流减少可以通过各种不同的镇痛方法得到恢复。

在触发性神经病理性疼痛患者中，触痛超敏和痛觉过度并不一定有决定性结论。这些明显差异的结果突显出理解 PET 和 fMRI 对于健康受试者和神经病理性疼痛患者伤害性刺激反应的功能意义存在很大的难度，特别是考虑到患者和试验设计的异质性。

五、皮肤活检

外周神经病理性疼痛可能与 C 纤维和 Aδ 纤维伤害性感受器的功能失调有关。C 纤维可通过皮肤活检的免疫组化染色可见，因为这些神经纤维分布到表皮。C 纤维的形态学和病理学表现可通过在受累区用 3mm 皮肤活检打孔取样器活检，对神经纤维、汗腺、血管、表皮真皮浅层常驻或浸润细胞进行免疫组化染色来标记。神经纤维可通过 PGP9.5 抗体显色。这是表皮神经纤维标准化的检测方法[97]。

除了表皮纤维神经定量，对表皮神经丛的评估可为灼痛累及较大的神经纤维提供证据。功能性测试如接触性热痛诱发电位和疼痛相关的激光诱发电位与表皮内神经纤维密度有良好的相关性，也与 QST 结果、神经生理学和神经病变量表相关[98]。在小纤维神经病中，皮肤活检的敏感度高于 QST 和激光诱发电位。

皮肤活检中的表皮神经纤维定量可用来确诊小纤维神经病变[98]。与小纤维神经病变的金标准不同，如果采用合适的技术，皮肤活检的灵敏度和特异度为 88%。在 PHN 患者中，皮肤活检可用来评估病理生理和明确疾病亚型。在急性带状疱疹中，没有有关表皮神经纤维密度的报道，虽然病理学研究确定了急性脱髓鞘发生。在 PHN 中，痛区的表皮神经纤维数量比对侧同部位或远侧对照区明显减少，同时皮肤神经分布减少与触痛超敏有关，这意味着触痛超敏是残存的伤害性感受器的功能。但受累区对侧神经纤维也有减少。表皮内主要免疫细胞朗格汉斯细胞的数量与 PHN 疼痛的严重程度无关。PHN 患者的去传入比例高于不伴有疼痛的带状疱疹患者。

皮下神经纤维的密度不能预测局部使用利多卡因的反应。有限的数据表明，治疗后表皮内的神经再支配有所改善，但是效果甚微。在严重的长度相关的神经病变中，只有近端的活检才有可能反映其变化。

六、自主神经系统功能的评估

去甲肾上腺素的局部用药不仅在外伤性神经病变中会引起疼痛，而且会导致外周神经病理性疼痛患者的交感神经传出轴突的密度增加（腓肠神经活检中发现）。有些神经病理性疼痛患者接受了激光多普勒方法检测自主神经功能。皮肤温度测试也用于神经病理性疼痛研究。在温度和激光多普勒研究中镜像部位常作为对照点。

泌汗功能的检查在这两种神经病理性疼痛研究中被普遍应用。定量泌汗轴突反射、体温调节汗液测试、交感神经皮肤反应和茚三酮试验都是常用的测量方法。

七、周围神经阻滞和静脉注射药物试验

周围神经阻滞和静脉注射药物在疼痛临床实践中有着很长的历史，有研究表明静脉注射局部麻醉剂或 N- 甲基 -D- 天冬氨酸（NMDA）受体拮抗剂可以迅速调节中枢或周围神经病理性疼痛患者的疼痛和（或）感觉障碍。这意味着此方法可能具有诊断效用，特别是当它们与其他神经病理性疼痛评估方法如定量感觉测试相结合时，可以更进一步地推进我们对潜在机制的研究。在这一领域需要更多的研究，特别是对诊断试验的特异性、敏感性和可靠性进行直接评估。

参 考 文 献

[1] DWORKIN R H, JOHNSON R W, BREUER J, et al. Recommendations for the management of herpes zoster [J]. Clin Infect Dis, 2007, 44 (Suppl 1):S1-S26.

[2] WU C L, RAJA S N. An update on the treatment of postherpetic neuralgia [J]. J Pain, 2008, 9(1 Suppl 1): S19-S30.

[3] OXMAN M N, LEVIN M J, JOHNSON G R, et al. A vaccine to prevent herpes zoster and postherpetic

neuralgia in older adults [J]. N Engl J Med, 2005, 352(22): 2271-2284.

[4] HOHMEIER K C, ALMON L M. Topical and intranasal analgesic therapy in a woman with refractory postherpetic neuralgia [J]. Case Rep Med, 2015, 2015:392874.

[5] HEMPENSTALL K, NURMIKKO T J, JOHNSON R W, et al. Analgesic therapy in postherpetic neuralgia: a quantitative systematic review [J]. PLoS Med, 2005, 2(7): e164.

[6] KOWALSKY D S, WOLFSON A B. Corticosteroids for preventing postherpetic neuralgia after herpes zoster Infection [J]. Acad Emerg Med, 2019, 26(6): 686-687.

[7] LE P, SABELLA C, ROTHBERG M B. Preventing herpes zoster through vaccination: new developments [J]. Cleve Clin J Med, 2017, 84(5): 359-366.

[8] GAGLIARDI A M, ANDRIOLO B N, TORLONI M R, et al. Vaccines for preventing herpes zoster in older adults [J]. Cochrane Database Syst Rev, 2016, 3:CD008858.

[9] BEUTNER K R, FRIEDMAN D J, FORSZPANIAK C, et al. Valaciclovir compared with acyclovir for improved therapy for herpes zoster in immunocompetent adults [J]. Antimicrob Agents Chemother, 1995, 39(7): 1546-1553.

[10] HAANPAA M, LAIPPALA P, NURMIKKO T. Pain and somatosensory dysfunction in acute herpes zoster [J]. Clin J Pain, 1999, 15(2): 78-84.

[11] FORBES H J, BHASKARAN K, THOMAS S L, et al. Quantification of risk factors for postherpetic neuralgia in herpes zoster patients: a cohort study [J]. Neurology, 2016, 87(1): 94-102.

[12] JUNG B F, JOHNSON R W, GRIFFIN D R, et al. Risk factors for postherpetic neuralgia in patients with herpes zoster [J]. Neurology, 2004, 62(9): 1545-1551.

[13] HANSSON P. Neuropathic pain: clinical characteristics and diagnostic workup [J]. Eur J Pain, 2002, 6 Suppl A:47-50.

[14] LEFFLER A S, HANSSON P. Painful traumatic peripheral partial nerve injury-sensory dysfunction profiles comparing outcomes of bedside examination and quantitative sensory testing [J]. Eur J Pain, 2008, 12(4): 397-402.

[15] TREEDE R D, JENSEN T S, CAMPBELL J N, et al. Neuropathic pain: redefinition and a grading system for clinical and research purposes [J]. Neurology, 2008, 70(18): 1630-1635.

[16] CRUCCU G, SOMMER C, ANAND P, et al. EFNS guidelines on neuropathic pain assessment: revised 2009 [J]. Eur J Neurol, 2010, 17(8): 1010-1018.

[17] ENGLAND J D, ASBURY A K. Peripheral neuropathy [J]. Lancet, 2004, 363(9427): 2151-2161.

[18] LOPEZ-DE-URALDE-VILLANUEVA I, GIL-MARTINEZ A, CANDELAS-FERNANDEZ P, et al. Validity and reliability of the Spanish-language version of the self-administered Leeds Assessment of Neuropathic Symptoms and Signs (S-LANSS) pain scale [J]. Neurologia, 2018, 33(8): 505-514.

[19] BENNETT M. The LANSS Pain Scale: the Leeds assessment of neuropathic symptoms and signs [J]. Pain, 2001, 92(1/2): 147-157.

[20] BOUHASSIRA D, ATTAL N, ALCHAAR H, et al. Comparison of pain syndromes associated with nervous or somatic lesions and development of a new neuropathic pain diagnostic questionnaire (DN4) [J]. Pain, 2005, 114(1/2): 29-36.

[21] GILDEN D H, DUELAND A N, COHRS R, et al. Preherpetic neuralgia [J]. Neurology, 1991, 41(8): 1215-1218.

[22] DWORKIN R H, GNANN J W, OAKLANDER A L, et al. Diagnosis and assessment of pain associated with herpes zoster and postherpetic neuralgia [J]. J Pain, 2008, 9(1 Suppl 1): S37-S44.

[23] WALLACE M S, ROWBOTHAM M, BENNETT G J, et al. A multicenter, double-blind, randomized, placebo-

controlled crossover evaluation of a short course of 4030W92 in patients with chronic neuropathic pain [J]. J Pain, 2002, 3(3): 227-233.

[24] WALLACE M S, ROWBOTHAM M C, KATZ N P, et al. A randomized, double-blind, placebo-controlled trial of a glycine antagonist in neuropathic pain [J]. Neurology, 2002, 59(11): 1694-1700.

[25] PAPPAGALLO M, OAKLANDER A L, QUATRANO-PIACENTINI A L, et al. Heterogenous patterns of sensory dysfunction in postherpetic neuralgia suggest multiple pathophysiologic mechanisms [J]. Anesthesiology, 2000, 92(3): 691-698.

[26] ARANI R B, SOONG S J, WEISS H L, et al. Phase specific analysis of herpes zoster associated pain data: a new statistical approach [J]. Stat Med, 2001, 20(16): 2429-2439.

[27] DESMOND R A, WEISS H L, ARANI R B, et al. Clinical applications for change-point analysis of herpes zoster pain [J]. J Pain Symptom Manage, 2002, 23(6): 510-516.

[28] TAKASAKI I. Development of animal models of herpetic pain and postherpetic neuralgia and elucidation of the mechanisms of the onset and inhibition of allodynia [J]. Yakugaku Zasshi, 2011, 131(2): 299-306.

[29] OAKLANDER A L. Mechanisms of pain and itch caused by herpes zoster (shingles) [J]. J Pain, 2008, 9(1 Suppl 1): S10-S18.

[30] COPLAN P M, SCHMADER K, NIKAS A, et al. Development of a measure of the burden of pain due to herpes zoster and postherpetic neuralgia for prevention trials: adaptation of the brief pain inventory [J]. J Pain, 2004, 5(6): 344-356.

[31] CHIDIAC C, BRUXELLE J, DAURES J P, et al. Characteristics of patients with herpes zoster on presentation to practitioners in France [J]. Clin Infect Dis, 2001, 33(1): 62-69.

[32] DWORKIN R H, WHITE R, O'CONNOR A B, et al. Healthcare costs of acute and chronic pain associated with a diagnosis of herpes zoster [J]. J Am Geriatr Soc, 2007, 55(8): 1168-1175.

[33] TYRING S K, BEUTNER K R, TUCKER B A, et al. Antiviral therapy for herpes zoster: randomized, controlled clinical trial of valacyclovir and famciclovir therapy in immunocompetent patients 50 years and older [J]. Arch Fam Med, 2000, 9(9): 863-869.

[34] WHITLEY R J, WEISS H, GNANN J W, et al. Acyclovir with and without prednisone for the treatment of herpes zoster: a randomized, placebo-controlled trial [J]. Am J Ophthalmol, 1997, 123(5): 723.

[35] WOOD M J, JOHNSON R W, MCKENDRICK M W, et al. A randomized trial of acyclovir for 7 days or 21 days with and without prednisolone for treatment of acute herpes zoster [J]. N Engl J Med, 1994, 330(13): 896-900.

[36] MARCHETTINI P. The burning case of neuropathic pain wording [J]. Pain, 2005, 114(3): 313-314.

[37] BOWSHER D. Pathophysiology of postherpetic neuralgia: towards a rational treatment [J]. Neurology, 1995, 45(12 Suppl 8): S56-S57.

[38] NURMIKKO T, BOWSHER D. Somatosensory findings in postherpetic neuralgia [J]. J Neurol Neurosurg Psychiatry, 1990, 53(2): 135-141.

[39] BOWSHER D. Postherpetic neuralgia. Findings differ from earlier results [J]. BMJ, 2001, 322(7290): 859-860.

[40] BHALA B B, RAMAMOORTHY C, BOWSHER D, et al. Shingles and postherpetic neuralgia [J]. Clinical Journal of Pain, 1988, 4(3): 169-174.

[41] BOWSHER D. Acute herpes zoster and postherpetic neuralgia: effects of acyclovir and outcome of treatment with amitriptyline [J]. Br J Gen Pract, 1992, 42(359): 244-246.

[42] MELZACK R. The short-form McGill Pain Questionnaire [J]. Pain, 1987, 30(2): 191-197.

[43] GALER B S, JENSEN M P. Development and preliminary validation of a pain measure specific to neuropathic

pain: the Neuropathic Pain Scale [J]. Neurology, 1997, 48(2): 332-338.

[44] BOUHASSIRA D, ATTAL N, FERMANIAN J, et al. Development and validation of the Neuropathic Pain Symptom Inventory [J]. Pain, 2004, 108(3): 248-257.

[45] HWANG S, VAN NOOTEN F, WELLS T, et al. Neuropathic pain: a patient-centred approach to measuring outcomes [J]. Health Expect, 2018, 21(4): 774-786.

[46] BARON R, BINDER A, WASNER G. Neuropathic pain: diagnosis, pathophysiological mechanisms, and treatment [J]. Lancet Neurol, 2010, 9(8): 807-819.

[47] STACEY B R. Management of peripheral neuropathic pain [J]. Am J Phys Med Rehabil, 2005, 84(3 Suppl): S4-S16.

[48] LANGLEY P C, VAN LITSENBURG C, CAPPELLERI J C, et al. The burden associated with neuropathic pain in Western Europe [J]. J Med Econ, 2013, 16(1): 85-95.

[49] ATTAL N, LANTERI-MINET M, LAURENT B, et al. The specific disease burden of neuropathic pain: results of a French nationwide survey [J]. Pain, 2011, 152(12): 2836-2843.

[50] DE ANDRES J, DE LA CALLE J L, PEREZ M, et al. Clinical characteristics, patient-reported outcomes, and previous therapeutic management of patients with uncontrolled neuropathic pain referred to pain clinics [J]. Pain Res Treat, 2014, 2014:518716.

[51] STULL D E, LEIDY N K, PARASURAMAN B, et al. Optimal recall periods for patient-reported outcomes: challenges and potential solutions [J]. Curr Med Res Opin, 2009, 25(4): 929-942.

[52] DWORKIN R H, TURK D C, FARRAR J T, et al. Core outcome measures for chronic pain clinical trials: IMMPACT recommendations [J]. Pain, 2005, 113(1/2): 9-19.

[53] THYREGOD H G, ROWBOTHAM M C, PETERS M, et al. Natural history of pain following herpes zoster [J]. Pain, 2007, 128(1/2): 148-156.

[54] LYDICK E, EPSTEIN R S, HIMMELBERGER D, et al. Herpes zoster and quality of life: a self-limited disease with severe impact [J]. Neurology, 1995, 45(12 Suppl 8): S52-S53.

[55] WOOD M J, KAY R, DWORKIN R H, et al. Oral acyclovir therapy accelerates pain resolution in patients with herpes zoster: a meta-analysis of placebo-controlled trials [J]. Clin Infect Dis, 1996, 22(2): 341-347.

[56] DWORKIN R H. Inadequate evidence for a revised definition of postherpetic neuralgia (PHN) [J]. Pain, 2007, 128(1/2): 189-190; author reply 90-92.

[57] TURK D C, DWORKIN R H, BURKE L B, et al. Developing patient-reported outcome measures for pain clinical trials: IMMPACT recommendations [J]. Pain, 2006, 125(3): 208-215.

[58] HARRISON R A, SOONG S, WEISS H L, et al. A mixed model for factors predictive of pain in AIDS patients with herpes zoster [J]. J Pain Symptom Manage, 1999, 17(6): 410-417.

[59] KATZ J, COOPER E M, WALTHER R R, et al. Acute pain in herpes zoster and its impact on health-related quality of life [J]. Clin Infect Dis, 2004, 39(3): 342-348.

[60] TREEDE R D. The role of quantitative sensory testing in the prediction of chronic pain [J]. Pain, 2019, 160 Suppl 1:S66-S69.

[61] 刘杰, 杨晓秋. 定量感觉检查在神经病理性疼痛的应用研究进展 [J]. 中国疼痛医学杂志, 2017, 23(10): 768-773.

[62] 冀亚男. 感觉定量检查在带状疱疹及带状疱疹后神经痛的应用 [D]. 济南: 山东大学, 2007.

[63] HAANPAA M, LAIPPALA P, NURMIKKO T. Allodynia and pinprick hypesthesia in acute herpes zoster, and the development of postherpetic neuralgia [J]. J Pain Symptom Manage, 2000, 20(1): 50-58.

[64] HAANPAA M L, LAIPPALA P A, NURMIKKO T J. Thermal and tactile perception thresholds in acute herpes zoster [J]. Eur J Pain, 1999, 3(4): 375-386.

[65] NURMIKKO T J, RASANEN A, HAKKINEN V. Clinical and neurophysiological observations on acute herpes zoster [J]. Clin J Pain, 1990, 6(4): 284-290.

[66] PETERSEN K L, ROWBOTHAM M C. Natural history of sensory function after herpes zoster [J]. Pain, 2010, 150(1): 83-92.

[67] ROLKE R, MAGERL W, CAMPBELL K A, et al. Quantitative sensory testing: a comprehensive protocol for clinical trials [J]. Eur J Pain, 2006, 10(1): 77-88.

[68] ROLKE R, BARON R, MAIER C, et al. Quantitative sensory testing in the German Research Network on Neuropathic Pain (DFNS): standardized protocol and reference values [J]. Pain, 2006, 123(3): 231-243.

[69] KRAMER S, BAEUMLER P, GEBER C, et al. Somatosensory profiles in acute herpes zoster and predictors of postherpetic neuralgia [J]. Pain, 2019, 160(4): 882-894.

[70] BACKONJA M M, ATTAL N, BARON R, et al. Value of quantitative sensory testing in neurological and pain disorders: NeuPSIG consensus [J]. Pain, 2013, 154(9): 1807-1819.

[71] JENSEN T S, FINNERUP N B. Allodynia and hyperalgesia in neuropathic pain: clinical manifestations and mechanisms [J]. Lancet Neurol, 2014, 13(9): 924-935.

[72] WOOLF C J. Central sensitization: implications for the diagnosis and treatment of pain [J]. Pain, 2011, 152(3 Suppl): S2-S15.

[73] LOLIGNIER S, EIJKELKAMP N, WOOD J N. Mechanical allodynia [J]. Pflugers Arch, 2015, 467(1): 133-139.

[74] FIELDS H L, ROWBOTHAM M, BARON R. Postherpetic neuralgia: irritable nociceptors and deafferentation [J]. Neurobiol Dis, 1998, 5(4): 209-227.

[75] TREEDE R D, MEYER R A, RAJA S N, et al. Peripheral and central mechanisms of cutaneous hyperalgesia [J]. Prog Neurobiol, 1992, 38(4): 397-421.

[76] LOESER J D. Herpes zoster and postherpetic neuralgia [J]. Pain, 1986, 25(2): 149-164.

[77] GLANTZ R H, RISTANOVIC R K. Abdominal muscle paralysis from herpes zoster [J]. J Neurol Neurosurg Psychiatry, 1988, 51(6): 885-886.

[78] RAGOZZINO M W, MELTON L J, KURLAND L T, et al. Population-based study of herpes zoster and its sequelae [J]. Medicine (Baltimore), 1982, 61(5): 310-316.

[79] BARON R, SAGUER M. Axon-reflex reactions in affected and homologous contralateral skin after unilateral peripheral injury of thoracic segmental nerves in humans [J]. Neurosci Lett, 1994, 165(1/2): 97-100.

[80] HANAKAWA T, HASHIMOTO S, KAWAMURA J, et al. Magnetic resonance imaging in a patient with segmental zoster paresis [J]. Neurology, 1997, 49(2): 631-632.

[81] HEAD H, CAMPBELL A W. The pathology of herpes zoster and its bearing on sensory localisation [J]. Brain, 1900, 23:353-523.

[82] HEAD H, CAMPBELL A W. The pathology of herpes zoster and its bearing on sensory localisation[J]. Rev Med Virol, 1997, 7(3): 132-143.

[83] WATSON C P, DECK J H, MORSHEAD C, et al. Post-herpetic neuralgia: further post-mortem studies of cases with and without pain [J]. Pain, 1991, 44(2): 105-117.

[84] ZACKS S I, ELLIOTT F A, LANGFITT T W. Herpetic neuritis: a light and electron microscopic study [J]. Neurology, 1964, 14:744-750.

[85] PETERSEN K L, RICE F L, FARHADI M, et al. Natural history of cutaneous innervation following herpes zoster [J]. Pain, 2010, 150(1): 75-82.

[86] VOLLERT J, MAIER C, ATTAL N, et al. Stratifying patients with peripheral neuropathic pain based on sensory profiles: algorithm and sample size recommendations [J]. Pain, 2017, 158(8): 1446-1455.

[87] PFAU D B, KRUMOVA E K, TREEDE R D, et al. Quantitative sensory testing in the German Research

Network on Neuropathic Pain (DFNS): reference data for the trunk and application in patients with chronic postherpetic neuralgia [J]. Pain, 2014, 155(5): 1002-1015.

[88] SCHLERETH T, HEILAND A, BREIMHORST M, et al. Association between pain, central sensitization and anxiety in postherpetic neuralgia [J]. Eur J Pain, 2015, 19(2): 193-201.

[89] BARON R, HAENDLER G, SCHULTE H. Afferent large fiber polyneuropathy predicts the development of postherpetic neuralgia [J]. Pain, 1997, 73(2): 231-238.

[90] ZIEGLGANSBERGER W. Substance P and pain chronicity [J]. Cell Tissue Res, 2019, 375(1): 227-241.

[91] CRUCCU G, GRONSETH G, ALKSNE J, et al. AAN-EFNS guidelines on trigeminal neuralgia management [J]. Eur J Neurol, 2008, 15(10): 1013-1028.

[92] TRUINI A, GALEOTTI F, HAANPAA M, et al. Pathophysiology of pain in postherpetic neuralgia: a clinical and neurophysiological study [J]. Pain, 2008, 140(3): 405-410.

[93] ORSTAVIK K, KLEGGETVEIT I P, JORUM E. Microneurography and research on peripheral neuropathic pain [J]. Tidsskr Nor Laegeforen, 2013, 133(3): 302-305.

[94] SERRA J. Microneurography: towards a biomarker of spontaneous pain [J]. Pain, 2012, 153(10): 1989-1990.

[95] SERRA J, CAMPERO M, OCHOA J, et al. Activity-dependent slowing of conduction differentiates functional subtypes of C fibres innervating human skin [J]. J Physiol, 1999, 515 (Pt 3):799-811.

[96] SERRA J, CAMPERO M, BOSTOCK H, et al. Two types of C nociceptors in human skin and their behavior in areas of capsaicin-induced secondary hyperalgesia [J]. J Neurophysiol, 2004, 91(6): 2770-2781.

[97] SOMMER C, LAURIA G. Skin biopsy in the management of peripheral neuropathy [J]. Lancet Neurol, 2007, 6(7): 632-642.

[98] VLCKOVA-MORAVCOVA E, BEDNARIK J, DUSEK L, et al. Diagnostic validity of epidermal nerve fiber densities in painful sensory neuropathies [J]. Muscle Nerve, 2008, 37(1): 50-60.

第十一章　带状疱疹及神经痛对生活质量的影响

原来估计 30% 的人群一生中会发一次带状疱疹 [1-3]。现有的数据表明，90% 以上的成人体内都潜伏着 VZV[4, 5]，人体 VZV 血清抗体阳性率达 80% 以上 [6]，VZV 感染的相对风险在老年人高达 95%[6]，提示人的一生迟早都会经历至少 1 次带状疱疹的发作，10%～30% 患有带状疱疹的患者会转为 PHN，这是一种常见的让人饱受痛苦折磨的、颇具挑战性的并发症 [7-12]。带状疱疹，特别是 PHN 会对健康相关生活质量（HRQoL）产生相当大的影响，不幸的是，目前可选择的治疗仅对部分人有效。

PHN 最常见有 3 种不同类型的疼痛表现：持续的抽痛、刺痛或灼痛；间歇性电击样或放电样疼痛；痛觉超敏 [13]。与其他慢性疼痛综合征类似，PHN 患者往往会因为持续的疼痛折磨出现抑郁和其他心理问题，以及躯体、职业和社会残疾 [13-15]。有关带状疱疹患者 HRQoL 的前瞻性研究发现，PHN 患者在 EuroQol 健康指数量表（EQ-5D）上发现在焦虑、抑郁、行动能力和自我照顾等维度有问题 [15]。通过带状疱疹简易疼痛评定（zoster brief pain inventory）量表测定，PHN 的疼痛主要影响患者的娱乐、心情和睡眠及 ADL。使用通用的 HRQoL 工具如健康状况调查简表（SF-36、SF-12）或 EQ-5D 等测定，结果发现 PHN 患者中的躯体和心理健康得分始终比一般的常模低 [14, 16]。PHN 对生活质量的影响与疼痛严重程度成正比。

第一节　健康相关生活质量

一、一般概念

健康状态和主观满意度是健康相关生活质量（HRQoL）的主要内容。健康状态是从身体（生理）、心理和社会 3 个方面来描述个人的功能状态。尽管关于 HRQoL 的确切定义及如何测定 HRQoL 仍存在争议，但 HRQoL 能主观地多维度地反映一般的健康状态，即身体、情感、社交、认知和家庭角色功能及躯体症状 [17-20]。世界卫生组织（WHO）将生活质量定义为生活于不同文化和价值体系中的个人对与其目标、期望、标准及所关注问题有关联的生存状况的体验。因此，HRQoL 是一个广泛、复杂、多维的概念，反映了对幸福的整体感受。

　　在过去的几十年中，HRQoL 已成为临床研究的一个重要方面。HRQoL 是临床试验评估干预措施的有效性中最重要的结局之一。HRQoL 也经常用于记录和监测某些疾病相关的负担。此外，HRQoL 也是评估干预措施对老年人生活质量影响的工具。

二、健康相关生活质量测定

　　由于 HRQoL 是一种主观建构的量表，患者本身对 HRQoL 的感受结果可能会受到质疑 [21]。HRQoL 测定工具旨在使用严格、有效和标准化的方法，评估个人如何感受各种情况（如疾病、治疗、临床检查）对他们生活方方面面的影响。已经开发了很多患者报告的 HRQoL 测定工具，这些工具可分为两大类，即通用工具和疾病专用工具 [21]。通用的测定工具可评估各种疾病对 HRQoL 的影响。从一般人群得出的常模通常可用于比较患者的 HRQoL 和一般人群的 HRQoL。另外，因为这些工具涵盖了一般 HRQoL 的多个维度，所以它们可能不敏感、难以捕获与特定疾病相关的明显变化（如治疗后的改善、健康状况恶化）。目前又开发出一些疾病专用工具以弥补这种通用工具的不足。

三、通用工具和疾病专用工具

　　有几种通用工具可测定带状疱疹和 PHN 对患者 HRQoL 不同方面的影响。最常用的工具是 EuroQol 或 EQ-5D [22, 23] 和 SF-36（或 SF-12）[24-27]。这些工具已得到广泛验证，并用于多个国家的不同人群。EQ-5D 有 5 个 HRQoL 维度：行动（mobility）、生活自理（self-care）、日常活动（usual activities）、疼痛 / 不适（pain/discomfort）及焦虑 / 抑郁（anxiety/depression）。受试者指明自己每个维度的困难程度，一般分为 5 个水平，即没有任何困难、轻微困难、中度困难、严重困难、极其严重困难或不能。然后将每个维度问题的严重程度转换为 EQ-5D 从 0 开始到 1 的单个得分，分数越高表示 HRQoL 越高。这些 EQ-5D 分数可以与经年龄、性别调整后的常模比较 [28, 29]，或从无病对照组得到的分数去估计由疾病导致的 HRQoL 分数变化。EQ-5D 还包括视觉模拟评分（VAS），范围为 0 ~ 100 分，患者被要求标记其全面健康状态，其中 0 分表示"健康状态最差"，100 分表示"可想象的最佳健康状态"。

　　SF-36 是流行病学研究中使用最广泛的 HRQoL 工具之一，由 36 个条目组成，分为 8 个维度，即生理功能（physical functioning, PF）、生理职能（role physical, RP）、躯体疼痛（bodily pain, BP）、一般健康状况（general health, GH）、精力（vitality, VT）、社会功能（social functioning, SF）、情感职能（role emotional, RE）和精神健康（mental health, MH）。采用标准积分算法（百分制）计算躯体功能评分与心理功能评分。得分越高，表示调查对象健康生命质量越好。SF-12 是 SF-36 的简化版，包括 8 个维度，概括为身体健康和心理健康两个总分。由于每一个健康概念包括不同的问题，因此，必须对原始数据进行重新评分，使得分的高低能直观反映健康状况的好坏，得分高说明健康状况好。例如，PF 得分高说明生理功能好；BP 得分高说明躯体疼痛程度轻。

重新评分的步骤如下：对问卷的 10 个项目（第 2 项除外）重新评分；计算 8 个健康概念的初得分；将 8 个健康概念的初得分转换成最终得分，最终得分范围为 0 ～ 100 分，转换公式如下。

最终得分 =（实际初得分－最低可能得分）/（最高可能得分－最低可能得分）×100%

问卷中的第 2 项反映健康变化，该指标不进行重新评分，以分类变量或等级变量的形式进行独立分析。这种标准化使得不同项目的分数和身心总分可以进行比较，可识别疾病给 HRQoL 带来负面影响的维度。与 EQ-5D 类似，总分也可以与经年龄和性别调整后的常模进行比较[28, 30]，或与对照组比较，估计与疾病相关的 HRQoL 失分。

还有两种工具专门用于评估带状疱疹和 PHN 相关的疼痛 / 不适对日常活动生活和功能的影响。带状疱疹简要疼痛量表（zoster brief pain inventory，ZBPI）由科普兰等开发[31]，这个量表采用 11 点利克特评分 [0（无干扰）～ 10（完全干扰）]，以量化带状疱疹和 PHN 的疼痛 / 不适对 7 种日常生活活动的干扰，即一般活动、情绪、步行能力、工作、与他人的关系、睡眠和生活娱乐。这个工具可用于带状疱疹预防研究[10]，有良好的信度和效度[31]。带状疱疹影响问卷（zoster impact questionnaire，ZIQ）是为带状疱疹疫苗试验而开发的，测定疼痛对以下日常生活活动的干扰：自行穿衣、自己洗澡、自我修饰、进食、旅行、购物、离开家、集中精力、做家务、准备饭菜、休闲活动、性活动[31]。但这个工具还没有与其他 HRQoL 问卷相互验证[31-34]。

第二节 带状疱疹对健康相关生活质量的影响

带状疱疹的急性期以单侧皮区水疱性皮疹为特征，伴有皮肤疼痛或不适[35, 36]。虽然带状疱疹引起的皮疹和疼痛通常会在 1 个月内消失，但急性带状疱疹对 HRQoL 和功能状态有明显影响。在北美[15, 33, 37]、欧洲[14, 32, 38, 39] 或亚洲[40-42] 进行的研究，都报道急性带状疱疹对 HRQoL 所有维度都有明显影响。急性带状疱疹在发病时就会对患者的日常生活产生影响。研究通常招募的是诊断为急性期带状疱疹患者（即皮疹发作或可见皮疹 7 天或 14 天内），年龄≥ 50 ～ 60 岁。各研究招募的患者平均疼痛程度为（5 ～ 6.4）/10（相当于中度疼痛）。各研究对严重疼痛的定义和截止点不同，诊断为急性期的患者疼痛达严重程度的比例约为 40%。

一、带状疱疹对健康相关生活质量的影响：通用工具

有 5 项研究用 EQ-5D 测定了急性带状疱疹对 HRQoL 的影响[15, 32, 33, 41, 42]。这些研究均报道，带状疱疹的疼痛 / 不适是最常受影响的健康维度，超过 80% 的患者都报告有这个问题[15, 32, 42]。日常活动（35% ～ 55%）、焦虑 / 抑郁（34% ～ 65%）也常有报道。加拿大一

个评估带状疱疹（MASTER）的前瞻性研究发现[15]，与带状疱疹发生前状态相比，招募时患者的 HRQoL 中 5 个维度（行动、生活自理、日常活动、疼痛 / 不适、焦虑 / 抑郁）均明显受影响（图 11-1）。招募的 261 名患者中在带状疱疹发病后 14 天内有 94% 存在疼痛 / 不适，55% 完成一般活动受影响，46% 有焦虑 / 抑郁症状，而带状疱疹发生前有 36% 存在疼痛 / 不适，13% 完成一般活动受影响，23% 有焦虑 / 抑郁的问题。疼痛消失后，这些比例又回归到带状疱疹发生前的比例。

用 SF-36 或 SF-12 通用工具也观察到带状疱疹对身心健康的严重影响，这些影响的程度与疼痛的严重程度呈明显的负相关[33]。在如下维度与常模有显著差异：生理职能、躯体疼痛、精力、社会功能、情感职能和精神健康[32]。

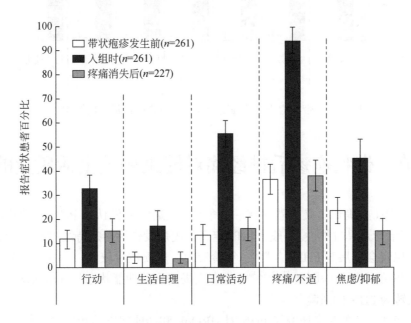

图 11-1　带状疱疹对健康相关生活质量的影响[15]

确诊新发带状疱疹的 261 例患者 EQ-5D 维度的变化

二、带状疱疹对健康相关生活质量的影响：疾病专用工具

由 ZBPI-ADL 测定发现带状疱疹对日常生活活动也有相当大的影响[14, 15, 32, 33, 42]。最易受带状疱疹影响的日常生活主要有 4 个方面，即睡眠（疼痛强度达 5 分及以上的患者中有 43% ～ 64%）、生活娱乐（49% ～ 58%）、一般活动（43% ～ 53%）和情绪（41% ～ 53%）[15, 33, 42]。如在 MASTER 中，诊断为急性期带状疱疹且疼痛评分≥5 分的个体中，分别有 64% 睡眠、58% 生活娱乐、53% 一般活动和 46% 情绪等维度受到影响[15]（图 11-2）。疼痛消失后很少有人（＜ 4%）报告疼痛干扰其日常生活。这些数据及其他研究清楚地表明了带状疱疹的疼痛与 HRQoL 和功能状态密切相关[14, 33, 40, 41]。

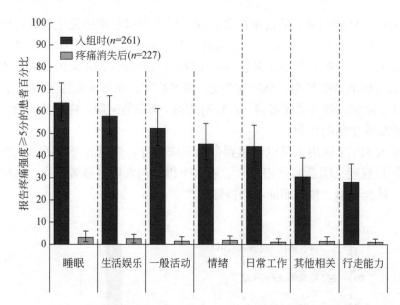

图 11-2 带状疱疹疼痛强度 ≥ 5 分对日常生活活动的影响 [15]

第三节 带状疱疹后神经痛对健康相关生活质量的影响

虽然对 PHN 的确切定义仍然存在一些争议，但通常人们认为 PHN 是带状疱疹最常见的并发症，其治疗最具挑战性。一般将 PHN 定义为皮疹发作后疼痛持续 90 天以上，8%～27% 的带状疱疹患者会发展为 PHN[7, 8, 10-12]。年龄较大，皮损数量较多，急性期疼痛程度严重，都是形成 PHN 的主要风险因素 [7, 12, 43-46]。也有人提出病前功能状态是健康状况不佳的患者，可能会增加转为 PHN 的风险 [12]。

有些北美和欧洲的学者研究了 PHN 对 HRQoL 和功能状态的影响 [14, 15, 34, 38, 39, 47, 48]。一些前瞻性研究随访带状疱疹患者，确定哪些人会形成 PHN（即新发病例）[14, 15, 39]，而其他研究招募了不同病程的 PHN 患者（即现患病例）[34, 38, 47, 48]。与新发病例（3.8/10）[15, 39] 相比，现患病例 [（5.4～6.5）/10][34, 47, 48] 的疼痛程度普遍严重。评估现患病例，PHN 对 HRQoL 的影响可能更大。解释这些研究的结果必须谨慎，因为经历长时间疼痛折磨的患者可能只代表 PHN 患者的一小部分人群。

一、带状疱疹后神经痛对健康相关生活质量的影响：通用工具

招募 PHN 的现患或新发病例研究可补充一些信息。现患病例为研究 PHN 的长期负担提供了重要信息。例如，Serpell 等 [34] 研究表明，与年龄匹配的英国人常模相比，带状疱疹发病后平均 3.5 年中，PHN 的个体所有 SF-36 维度上仍然有明显的影响。最主要的负面影响有活力、社会功能和心理健康等维度。用 EQ-5D 也可发现持续存在的问题：90% 的患

者报告有疼痛 / 不适，55% 有行动上的问题，21% 有自理问题，66% 有日常活动的问题，46% 有焦虑 / 抑郁症状。

EQ-5D-3L 量表主要由五维度量表、视觉模拟评分尺两部分构成，五维度量表包括行动、生活自理、日常活动、疼痛 / 不适、焦虑 / 抑郁 5 个维度。每个维度又包括 3 个水平：没有任何困难、有些困难、极度困难。因此，五维度量表的 5 个维度和 3 个水平经过排列组合可以描述 243 个健康状态，基于时间权衡法（time trade-off，TTO）等建立健康偏好的效用值体系，通过效用值体系可以将健康状态转化为健康效用值以反映受访者的生活质量[49]，用于健康生活质量的评估[50-52]。

有一个前瞻性研究，针对的是带状疱疹患者随着时间的推移演变成 PHN 的自然过程，以及疾病对 HRQoL 影响的演变过程。在 MASTER[15] 中，约 24%（63/261）的带状疱疹患者会发展为 PHN。在该阶段开始时（即皮疹发作后 90 天），与带状疱疹发生前状态相比，5 个生活质量维度均有明显的影响（图 11-3）：88% 的患者报告有疼痛 / 不适，42% 有行动不便，29% 有自理问题，43% 有日常活动问题，56% 有焦虑 / 抑郁。但近乎一半的 PHN 患者（约 46%，29/63）在 6 个月的随访期疼痛消失了。在这些患者中，那些不同维度的问题，在疼痛消退后均恢复到带状疱疹前的分值。而另一半患者（约 54%，34/63）在 6 个月的随访结束时仍遭受 PHN 的折磨，与带状疱疹发生前相比，相当一部分人仍然报告疼痛 / 不适（65%）、焦虑 / 抑郁的症状（45%），与 6 个月前比较，这些差异没有统计学意义。从这些数据中还发现，患带状疱疹之前就报告有这些问题的个体，后期形成 PHN 的比例更高（图11-1，图 11-3）。该观察结果支持了病前功能状态可能会影响形成 PHN 的假设。

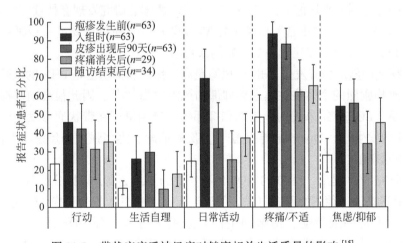

图 11-3　带状疱疹后神经痛对健康相关生活质量的影响[15]

根据对 EQ-5D 项目的回答，可从一般人群样本中得出的偏好权重，计算汇总加权健康效用指数。经过计算可以想象的"最差健康"状态的效用指数为 –0.205，而 1.000 代表"非常健康"。EQ-5D 评估带状疱疹患者的效用值为 0.59 ～ 0.67[15, 32, 42]，评估 PHN 患者的效用值为 0.59 ～ 0.67[15, 53, 54]。

对于大多数带状疱疹患者，疼痛对生活质量（QoL）和日常生活活动（ADL）的负面影响一般限于皮疹发作后约 1 个月内。德国的一项对 50 岁及以上的带状疱疹和 PHN 患者进行的前瞻性研究[55]，入选了 513 名患者，61 名（11.9%）患有 PHN。带状疱疹发作时所有患者的平均 ZBPI 最痛得分为 5.1，ZBPI 的 ADL 最小二乘均值的估计值和 EQ-5D 效用值分别为 2.970 和 0.740。随访 3 个月以上，疼痛评分降低，QoL 在所有年龄组中均增加。第 90 天时 PHN 患者的平均 ZBPI 最痛得分为 4.4，而 ZBPI 的 ADL 最小二乘估计值和 EQ-5D 效用值分别为 2.899 和 0.826。PHN 持续 9 个月的患者，疼痛评分和 QoL 在 PHN 后的 6 个月内保持不变[55]。所有带状疱疹患者中约 50% 演变为 PHN，皮疹发作后 9 个月，仍有中度或重度的疼痛[55]。

如果假设未发生 PHN 的带状疱疹患者在第 90 天平均 EQ-5D 效用值和 VAS 评分可对应于 50 岁及以上正常人群的效用值，用此值就可估计带状疱疹和 PHN 对患者生活质量的影响。EQ-5D 正常效用值为 0.960，带状疱疹的疼痛即刻就会对 EQ-5D 产生影响，未发生 PHN 的患者，效用值缺失 0.200，而演变为 PHN 的患者，效用值缺失了 0.346。急性期疼痛严重程度对 EQ-5D 的影响，用"最重疼痛"评定，估计的效用值降低了 0.470，用"平均疼痛"评定，估计的效用值降低了 0.581[55]。使用 EQ-5D 估计的最小有意义差异是 0.074[56]，因此带状疱疹对 EQ-5D 的影响是平均的，即使对 QoL 影响最少的人也是如此[32, 34, 47, 57, 58]。

平均效用值、平均疼痛评分与病程高度相关[15, 54, 55]，PHN 患者和未发生 PHN 的带状疱疹患者都如此。研究可观察到 PHN 患者在最初的 90 天内疼痛明显减轻和 QoL 改善，但是对于持续 PHN 6 个月以上的患者，疼痛评分在皮疹发作后约 4 个月达到平台期，之后疼痛的变化非常小且非常缓慢地减轻，QoL 效用值也很稳定[55]。

用 EQ-5D VAS 评估了欧洲 6 个国家 75 岁及以上人群的一般健康状况，发现德国人的平均值为 60.6（各国的平均值为 60.2 ～ 72.0）[59]。德国的研究发现有持续疼痛的 PHN 患者在第 90 天具有相当于该"正常"值的平均 VAS 得分[55]。所以需要进一步研究，用 EQ-5D VAS 量表为正常、健康个体建立一个可靠的参考值[55]。

急性期疼痛剧烈的患者发生 PHN 的风险更高。焦虑和抑郁也是 PHN 的危险因素[55, 60]。而带状疱疹疼痛剧烈的个体往往焦虑和抑郁的风险更高[37, 61]。因此很难确定抑郁与疼痛之间的因果关系。EQ-5D 结果表明，焦虑和抑郁的测量结果可在带状疱疹发病后的初诊时就可预测 PHN 的发生[55]。Dworkin 等报道[60]，疾病信念、疼痛强度和焦虑状态都对 PHN 的形成有独立的影响。

之前的研究[15, 33]提出，ZBPI 的 ADL 的截止值为 5 或更高，以区分严重干扰的患者和很少或没有干扰的患者。德国的研究中[55]，就诊当天有 47% 的人报告干扰睡眠的评分≥ 5 分，而约 1/3 的人报告一般活动、情绪和生活娱乐的评分≥ 5 分。Drolet 等[15]指出临床医师应该意识到，持续遭受疱疹性疼痛的患者可能会因为焦虑或抑郁及失眠的问题，影响 ADL 评分。

50 岁及以上人群中预防 1 例带状疱疹而获得的质量调整生命年（QALY）估计值为 0.03 ～ 0.04 QALY[55, 62]。根据 Ultsch 等效用值估算[63]，德国带状疱疹（包括 PHN）引起的 QALY 损失，在 50 ～ 59 岁、60 ～ 74 岁和≥ 75 岁的人群分别为 0.03QALY、0.04QALY 和 0.05QALY。这相当于每位带状疱疹患者的完整健康状况损失了 11 ～ 18 天。那么德国人口中 50 岁及以上的带状疱疹患者，每年损失 10 000 ～ 15 000 QALY[55]。而疫苗接种是唯一可以预防带状疱疹和 PHN 的医疗干预措施。

二、带状疱疹后神经痛对健康相关生活质量的影响：疾病专用工具

PHN 通常影响患者的日常生活活动。其中睡眠、生活娱乐、一般活动和心情 4 个维度最易受 PHN 的影响 [14, 15, 34, 47, 48]。据 MASTER 报道 [15]，在 PHN 开始阶段约有 30% 的人报告疼痛干扰了他们的这些维度。而随访期间疼痛消退的患者，很少有人报告疼痛干扰他们的日常生活活动（比例几乎为 0）。而随访结束，近 15% 的患者仍有疼痛，疼痛强度 ≥ 5 分时明显干扰所有日常活动，仅生活娱乐除外。值得注意的是，这个比例与 PHN 开始阶段相比明显降低，表明对于大多数 PHN 患者，随着时间推移疼痛减轻了，其对 HRQoL 的不利影响也减轻了。

疼痛的持续会一直干扰患者的 HRQoL [37, 64, 65]。在亚洲人中，一项对年龄超过 50 岁的韩国带状疱疹成人进行的研究显示，ZBPI 评估的所有 ADL 项目都受疼痛的影响，并且干扰的程度随着疼痛强度增高而增加 [66]。欧盟的研究综述了疼痛对 ZBPI 中 ADL 评分的干扰程度，带状疱疹患者为 1.7 ～ 4.9 分，PHN 患者为 1.7 ～ 6.5 分 [67]。

日本的 QoL 研究表明，带状疱疹会影响 QoL，影响睡眠、情绪、一般活动及皮疹发作时的情绪和身体机能。该研究涉及 412 名 ≥ 60 岁带状疱疹的成年人，其中 38 名患有 PHN。他们发现对于在第 90 天未发生 PHN 的带状疱疹患者，疼痛评分和 QoL 得分都有明显改善；而部分 90 天后形成 PHN 的患者，他们的 QoL 得分没有改善，直到 PHN 的疼痛消退，这表明 PHN 对 QoL 的负面影响大于没有 PHN 的带状疱疹患者 [4]。

疼痛评分越高对 ADL 的干扰越明显，如睡眠、情绪和一般活动 [16, 64, 68]。一项日本研究使用皮肤病生活质量指数和 SF-36 评估了带状疱疹患者在皮疹发作第 1 周和第 2 周的 QoL，结果表明，盐酸伐昔洛韦治疗带状疱疹不仅改善皮肤症状和疼痛，也改善了患者的 QoL [66]。

Tsai 等评估了带状疱疹相关疼痛的严重程度和持续时间与 QoL 的关系，发现在 50 岁或以上的患者中，平均 ZBPI 最重疼痛评分从皮疹发作时的 5.95 降至 90 天后的 1.04 [42]。对于 PHN 病程较长的带状疱疹患者，ZBPI 疼痛评分高于未发生 PHN 的带状疱疹患者 [4, 68-70]。中国的数据发现，不仅中度疼痛，即便是轻度疼痛也会对患者的日常活动、睡眠和 HRQoL 产生明显影响 [71]。受访者的睡眠时间和质量均受影响 [71]。这些睡眠问题与其他 PHN 对睡眠影响的研究一致 [4, 15, 16, 34]，包括导致轻度至重度失眠 [72, 73]。疼痛和睡眠也是 HRQoL 的重要因素，尤其是疼痛是 EQ-5D-3L 的维度之一。EQ-5D-3L 健康效用平均得分为 0.65 [71]，低于中国正常人的标准分 0.951，也低于按年龄分组的值。同样，EQ-5D-3L VAS 平均得分为 60.1 分 [71]，低于中国人的平均分（80.4 分）。效用得分和 VAS 值均较低，表明 PHN 患者的 HRQoL 相对于一般人而言显著降低 [71]。PHN 与规范效用值之间的差异为 0.03 ～ 0.52，具有临床意义 [74]。类似于荟萃分析中报道的 PHN 加权合并得分 0.61 分 [75]。PHN 与普通人之间的差异超出了 4.3 ～ 12.1 这一范围，这表明 EQ-5D-3L VAS 在不同的人中存在临床相关性。

第四节　卫生经济负担

一、卫生资源利用

带状疱疹及带状疱疹后神经痛增加了患者就诊次数和住院次数。日本一项研究表明，≥ 60 岁的带状疱疹病例在首次就诊后 270 天每例平均就诊 5.7 次，2% 的病例需要住院，平均住院时间为 9.4 天[76]。在拉丁美洲（阿根廷、巴西和墨西哥）对 ≥ 50 岁的带状疱疹患者进行的一项研究表明，5.7% 的带状疱疹患者住院治疗[77]。2011 年瑞典 ≥ 50 岁带状疱疹住院病例为 640 人次，普通门诊 44 147 人次，专家门诊 5292 人次。带状疱疹后神经痛住院病例为 217 人次，普通门诊 829 人次，专家门诊 570 人次[78]。2011/2012 财政年，加拿大带状疱疹病例住院率仅为 1%，带状疱疹后神经痛病例住院率为 5%[79]。在澳大利亚新南威尔士开展的一项带状疱疹病例对照研究表明，每个带状疱疹病例（包括急性期和亚急性期）相比对照组，平均住院次数超额 0.06（95% CI 0.04 ～ 0.08）次，全科医师超额就诊 1.61（95% CI 1.51 ～ 1.69）次，超额开药 1.96（95% CI 1.86 ～ 2.15）次和超额急诊科就诊 0.11（95% CI 0.09 ～ 0.13）次；每年带状疱疹相关的超额住院负担在 ≥ 80 岁的成年人中是最高的，同 45 ～ 59 岁年龄组人群相比，超额住院次数是后者的 10 倍，超额门诊就诊是后者的 3 倍，超额开药是后者的 6 倍，超额急诊就诊是后者的 4 倍[80]。

美国 2005 ～ 2009 年对免疫缺陷人群（人类免疫缺陷病毒感染、器官移植、骨髓或干细胞移植或癌症及 ≥ 65 岁患有癌症的老年人）带状疱疹的医疗资源利用率进行比较，发现免疫缺陷人群带状疱疹患者与对照组相比，急诊和门诊就诊次数明显增多，住院时间延长，镇痛药使用量增多[81]。

二、带状疱疹的经济负担

直接医疗费用是带状疱疹患者门诊和住院产生的费用，包括挂号费、诊疗费、药费、检查费和护工费等。非直接医疗费用是指交通费、营养费和住宿费等。间接费用为劳动生产力的下降，主要是指患者及其家属因带状疱疹的误工损失。带状疱疹带来的经济负担是巨大的。国内对带状疱疹经济负担研究较少。国外研究表明，意大利带状疱疹门诊病例每例直接费用为 166 欧元，间接费用为 556 欧元；带状疱疹住院病例每例费用为 2592 欧元[82]。英国 2004 ～ 2013 年带状疱疹病例平均每年住院费用为 0.130（0.128 ～ 0.134）亿英镑[83]。2013 ～ 2015 年日本 ≥ 60 岁带状疱疹患者每例平均直接医疗费用为 43 925 日元，平均非直接医疗费用为 2316 日元，间接费用为 10 872 日元，估算每年带状疱疹的经济负担为 200 亿日元[76]。对拉丁美洲 ≥ 50 岁的带状疱疹患者进行的一项研究表明，带状疱疹患者人均直接费用为 421.52 美元，间接费用为 446.20 美元，总费用为 867.72 美元[77]。2011 年瑞典 ≥ 50 岁带状疱疹患者住院总费用为 2178 万克朗，普通门诊费用为 7152 万克朗，专家门诊费用为 1270 万克朗[78]。2011/2012 财政年，加拿大曼尼托巴省每例带状疱疹病例平均费用为 266 加元，其中带状疱疹药费平均为 71.12 加元[79]。美国 2005 ～ 2009 年免疫功能低下人群带状疱疹费用分别为 3056 美元、13 323 美元、2549 美元和 3108 美元[81]。2006 ～ 2011 年美国自体造血干细胞移植病例术后罹患带状疱疹费用为 74 875 美元，比没有罹患带状疱疹者多花 4596 美元[84]。

三、带状疱疹后神经痛的经济负担

带状疱疹后神经痛还会导致医疗保健资源利用（HRU）增多，增加了医疗保健系统和整个社会的经济负担[67, 85-87]。带状疱疹后神经痛病例费用明显高于没有罹患神经痛的带状疱疹病例。在拉丁美洲对 ≥ 50 岁的带状疱疹患者进行的一项研究表明，带状疱疹后神经痛病例每例直接费用为 1227.67 美元，间接费用为 773.46 美元，总费用为 2001.13 美元[77]。意大利一项研究表明，带状疱疹后神经痛病例每例费用为 5400 欧元[82]。加拿大曼尼托巴省的研究表明，带状疱疹后神经痛每例患者平均费用为 1614 加元，其中每例患者平均药费为 635 加元，住院费用平均为 14 258 加元。2011 年瑞典 ≥ 50 岁带状疱疹后神经痛住院总费用为 1101 万克朗，普通门诊费用为 127 万克朗，专家门诊费用为 137 万克朗[78]。加拿大曼尼托巴省 2010/2011 财政年带状疱疹后神经痛的费用为 63.3 万加元，2011/2012 财政年带状疱疹后神经痛的费用为 76 万加元[79]。现有的带状疱疹后神经痛的经济负担研究表明，与在职者相比，PHN 患者由工作效率下降导致的工作绩效下降比旷工引起的工作绩效下降更高[88, 89]。中国的数据显示工作受损了 55.6%，年度间接成本高达 12 318 元人民币，这不仅导致个人工资损失，而且还因生产力下降而对雇主和整个社会经济产生影响[71]。受访者每年的自费成本超过 16 000 元人民币，考虑到近 1/5 的受访者（17.8%）家庭年收入 < 48 000 元人民币，而近 1/3 的受访者（30.2%）家庭年收入为 48 000 ～ 120 000 元人民币。这些自费成本超过了平均直接成本 10 002 元[71]。自付费用中的一半以上（53.2%）用于 PHN 的处方药，其余自付费用是中药、针灸和其他疗法，这与调查报道的各种非药物疗法使用情况相符[71]。每年直接全因医疗总费用估计为 10 002 元人民币[71]。即使 PHN 的患病率仅为 2.3%[90]，鉴于中国 14 亿的人口的体量，对卫生保健系统也构成了巨大的经济负担。

参 考 文 献

[1] BRISSON M, EDMUNDS W J, LAW B, et al. Epidemiology of varicella zoster virus infection in Canada and the United Kingdom [J]. Epidemiol Infect, 2001, 127(2): 305-314.

[2] EDMUNDS W J, BRISSON M, ROSE J D. The epidemiology of herpes zoster and potential cost-effectiveness of vaccination in England and Wales [J]. Vaccine, 2001, 19(23/24): 3076-3090.

[3] INSINGA R P, ITZLER R F, PELLISSIER J M, et al. The incidence of herpes zoster in a United States administrative database [J]. J Gen Intern Med, 2005, 20(8): 748-753.

[4] MIZUKAMI A, SATO K, ADACHI K, et al. Impact of herpes zoster and post-herpetic neuralgia on health-related quality of life in japanese adults aged 60 years or older: results from a prospective, observational cohort study [J]. Clin Drug Investig, 2018, 38(1): 29-37.

[5] MICK G, HANS G. Postherpetic neuralgia in Europe: the scale of the problem and outlook for the future [J]. J Clin Gerontol Geriat, 2013, 4(4): 102-108.

[6] AMJADI O, RAFIEI A, HAGHSHENAS M, et al. A systematic review and meta-analysis of seroprevalence of varicella zoster virus: a nationwide population-based study [J]. J Clin Virol, 2017, 87:49-59.

[7] OPSTELTEN W, ZUITHOFF N P, VAN ESSEN G A, et al. Predicting postherpetic neuralgia in elderly primary care patients with herpes zoster: prospective prognostic study [J]. Pain, 2007, 132 Suppl 1:S52-S59.

[8] SCHMADER K E. Epidemiology and impact on quality of life of postherpetic neuralgia and painful diabetic neuropathy [J]. Clin J Pain, 2002, 18(6): 350-354.

[9] SCHMADER K E, DWORKIN R H. Natural history and treatment of herpes zoster [J]. J Pain, 2008, 9(1 Suppl 1): S3-S9.

[10] OXMAN M N, LEVIN M J, JOHNSON G R, et al. A vaccine to prevent herpes zoster and postherpetic neuralgia in older adults [J]. N Engl J Med, 2005, 352(22): 2271-2284.

[11] SCOTT F T, LEEDHAM-GREEN M E, BARRETT-MUIR W Y, et al. A study of shingles and the development of postherpetic neuralgia in East London [J]. J Med Virol, 2003, 70 Suppl 1:S24-S30.

[12] DROLET M, BRISSON M, SCHMADER K, et al. Predictors of postherpetic neuralgia among patients with herpes zoster: a prospective study [J]. J Pain, 2010, 11(11): 1211-1221.

[13] JOHNSON R W, RICE A S. Clinical practice. Postherpetic neuralgia [J]. N Engl J Med, 2014, 371(16): 1526-1533.

[14] BOUHASSIRA D, CHASSANY O, GAILLAT J, et al. Patient perspective on herpes zoster and its complications: an observational prospective study in patients aged over 50 years in general practice [J]. Pain, 2012, 153(2): 342-349.

[15] DROLET M, BRISSON M, SCHMADER K E, et al. The impact of herpes zoster and postherpetic neuralgia on health-related quality of life: a prospective study [J]. CMAJ, 2010, 182(16): 1731-1736.

[16] VAN SEVENTER R, SADOSKY A, LUCERO M, et al. A cross-sectional survey of health state impairment and treatment patterns in patients with postherpetic neuralgia [J]. Age Ageing, 2006, 35(2): 132-137.

[17] FAYERS P M, GROENVOLD M, HAND D J, et al. Clinical impact versus factor analysis for quality of life questionnaire construction [J]. J Clin Epidemiol, 1998, 51(3): 285-286.

[18] FAYERS P M, HAND D J. Factor analysis, causal indicators and quality of life [J]. Qual Life Res, 1997, 6(2): 139-150.

[19] LI Y N, LI Y C, ZHANG M, et al. Progress in research of health-related quality of life [J]. Zhonghua Liu Xing Bing Xue Za Zhi, 2016, 37(9): 1311-1317.

[20] WEE H L, YEO K K, CHONG K J, et al. Mean rank, equipercentile, and regression mapping of World Health Organization Quality of Life Brief (WHOQOL-BREF) to EuroQoL 5 Dimensions 5 Levels (EQ-5D-5L) Utilities [J]. Med Decis Making, 2018, 38(3): 319-333.

[21] FAYERS P M. Interpreting quality of life data: population-based reference data for the EORTC QLQ-C30 [J]. Eur J Cancer, 2001, 37(11): 1331-1334.

[22] BRAZIER J, JONES N, KIND P. Testing the validity of the Euroqol and comparing it with the SF-36 health survey questionnaire [J]. Qual Life Res, 1993, 2(3): 169-180.

[23] HUANG I C, WILLKE R J, ATKINSON M J, et al. US and UK versions of the EQ-5D preference weights: does choice of preference weights make a difference [J]. Qual Life Res, 2007, 16(6): 1065-1072.

[24] WARE J, KOSINSKI M, KELLER S D. A 12-item short-form health survey: construction of scales and preliminary tests of reliability and validity [J]. Med Care, 1996, 34(3): 220-233.

[25] GANDEK B, WARE J E, AARONSON N K, et al. Cross-validation of item selection and scoring for the SF-12 Health Survey in nine countries: results from the IQOLA Project. International Quality of Life Assessment [J].

J Clin Epidemiol, 1998, 51(11): 1171-1178.

[26] MCHORNEY C A, WARE J E, RACZEK A E. The MOS 36-item short-form health survey (SF-36): Ⅱ. Psychometric and clinical tests of validity in measuring physical and mental health constructs [J]. Med Care, 1993, 31(3): 247-263.

[27] MCHORNEY C A, WARE J E, LU J F, et al. The MOS 36-item short-form health survey (SF-36): Ⅲ. Tests of data quality, scaling assumptions, and reliability across diverse patient groups [J]. Med Care, 1994, 32(1): 40-66.

[28] FRYBACK D G, DUNHAM N C, PALTA M, et al. US norms for six generic health-related quality-of-life indexes from the National Health Measurement study [J]. Med Care, 2007, 45(12): 1162-1170.

[29] JOHNSON J A, PICKARD A S. Comparison of the EQ-5D and SF-12 health surveys in a general population survey in Alberta, Canada [J]. Med Care, 2000, 38(1): 115-121.

[30] HOPMAN W M, TOWHEED T, ANASTASSIADES T, et al. Canadian normative data for the SF-36 health survey. Canadian Multicentre Osteoporosis Study Research Group [J]. CMAJ, 2000, 163(3): 265-271.

[31] COPLAN P M, SCHMADER K, NIKAS A, et al. Development of a measure of the burden of pain due to herpes zoster and postherpetic neuralgia for prevention trials: adaptation of the brief pain inventory [J]. J Pain, 2004, 5(6): 344-356.

[32] GATER A, ABETZ-WEBB L, CARROLL S, et al. Burden of herpes zoster in the UK: findings from the zoster quality of life (ZQOL) study [J]. BMC Infect Dis, 2014, 14:402.

[33] SCHMADER K E, SLOANE R, PIEPER C, et al. The impact of acute herpes zoster pain and discomfort on functional status and quality of life in older adults [J]. Clin J Pain, 2007, 23(6): 490-496.

[34] SERPELL M, GATER A, CARROLL S, et al. Burden of post-herpetic neuralgia in a sample of UK residents aged 50 years or older: findings from the Zoster Quality of Life (ZQOL) study [J]. Health Qual Life Outcomes, 2014, 12:92.

[35] GNANN J W, WHITLEY R J. Clinical practice. Herpes zoster [J]. N Engl J Med, 2002, 347(5): 340-346.

[36] HEAD H, CAMPBELL A W, KENNEDY P G. The pathology of herpes zoster and its bearing on sensory localisation [J]. Rev Med Virol, 1997, 7(3): 131-143.

[37] KATZ J, COOPER E M, WALTHER R R, et al. Acute pain in herpes zoster and its impact on health-related quality of life [J]. Clin Infect Dis, 2004, 39(3): 342-348.

[38] CHIDIAC C, BRUXELLE J, DAURES J P, et al. Characteristics of patients with herpes zoster on presentation to practitioners in France [J]. Clin Infect Dis, 2001, 33(1): 62-69.

[39] BRICOUT H, PERINETTI E, MARCHETTINI P, et al. Burden of herpes zoster-associated chronic pain in Italian patients aged 50 years and over (2009-2010): a GP-based prospective cohort study [J]. BMC Infect Dis, 2014, 14:637.

[40] AUNHACHOKE K, BUSSARATID V, CHIRACHANAKUL P, et al. Measuring herpes zoster, zoster-associated pain, post-herpetic neuralgia-associated loss of quality of life, and healthcare utilization and costs in Thailand [J]. Int J Dermatol, 2011, 50(4): 428-435.

[41] SONG H, LEE J, LEE M, et al. Burden of illness, quality of life, and healthcare utilization among patients with herpes zoster in South Korea: a prospective clinical-epidemiological study [J]. Int J Infect Dis, 2014, 20:23-30.

[42] TSAI T F, YAO C A, YU H S, et al. Herpes zoster-associated severity and duration of pain, health-related quality of life, and healthcare utilization in Taiwan: a prospective observational study [J]. Int J Dermatol, 2015, 54(5): 529-536.

[43] OPSTELTEN W, MAURITZ J W, DE WIT N J, et al. Herpes zoster and postherpetic neuralgia: incidence and

risk indicators using a general practice research database [J]. Fam Pract, 2002, 19(5): 471-475.

[44] WHITLEY R J, WEISS H L, SOONG S J, et al. Herpes zoster: risk categories for persistent pain [J]. J Infect Dis, 1999, 179(1): 9-15.

[45] COEN P G, SCOTT F, LEEDHAM-GREEN M, et al. Predicting and preventing post-herpetic neuralgia: are current risk factors useful in clinical practice [J]. Eur J Pain, 2006, 10(8): 695-700.

[46] HELGASON S, PETURSSON G, GUDMUNDSSON S, et al. Prevalence of postherpetic neuralgia after a first episode of herpes zoster: prospective study with long term follow up [J]. BMJ, 2000, 321(7264): 794-796.

[47] OSTER G, HARDING G, DUKES E, et al. Pain, medication use, and health-related quality of life in older persons with postherpetic neuralgia: results from a population-based survey [J]. J Pain, 2005, 6(6): 356-363.

[48] LAURENT B, VICAUT E, LEPLEGE A, et al. Prevalence and impact on quality of life of post-herpetic neuralgia in French medical centers specialized in chronic pain management: the ZOCAD study [J]. Med Mal Infect, 2014, 44(11/12): 515-524.

[49] 周忠良, 周志英, 厉旦, 等. 陕西省城乡居民健康相关生命质量研究 : 基于 EQ-5D 量表效用值的测算 [J]. 中国卫生经济 , 2015, 34(2): 13-16.

[50] NORMAN R, CRONIN P, VINEY R, et al. International comparisons in valuing EQ-5D health states: a review and analysis [J]. Value Health, 2009, 12(8): 1194-1200.

[51] COLE A, SHAH K, MULHERN B, et al. Valuing EQ-5D-5L health states 'in context' using a discrete choice experiment [J]. Eur J Health Econ, 2018, 19(4): 595-605.

[52] OLIVEIRA M D, AGOSTINHO A, FERREIRA L, et al. Valuing health states: is the MACBETH approach useful for valuing EQ-5D-3L health states [J]. Health Qual Life Outcomes, 2018, 16(1): 235.

[53] GU N Y, BELL C, BOTTEMAN M F, et al. Estimating preference-based EQ-5D health state utilities or item responses from neuropathic pain scores [J]. Patient, 2012, 5(3): 185-197.

[54] LUKAS K, EDTE A, BERTRAND I. The impact of herpes zoster and post-herpetic neuralgia on quality of life: patient-reported outcomes in six European countries [J]. Z Gesundh Wiss, 2012, 20(4): 441-451.

[55] CURRAN D, SCHMIDT-OTT R, SCHUTTER U, et al. Impact of herpes zoster and postherpetic neuralgia on the quality of life of Germans aged 50 or above [J]. BMC Infect Dis, 2018, 18(1): 496.

[56] WALTERS S J, BRAZIER J E. Comparison of the minimally important difference for two health state utility measures: EQ-5D and SF-6D [J]. Qual Life Res, 2005, 14(6): 1523-1532.

[57] BALA M V, WOOD L L, ZARKIN G A, et al. Valuing outcomes in health care: a comparison of willingness to pay and quality-adjusted life-years [J]. J Clin Epidemiol, 1998, 51(8): 667-676.

[58] PELLISSIER J M, BRISSON M, LEVIN M J. Evaluation of the cost-effectiveness in the United States of a vaccine to prevent herpes zoster and postherpetic neuralgia in older adults [J]. Vaccine, 2007, 25(49): 8326-8337.

[59] KONIG H H, HEIDER D, LEHNERT T, et al. Health status of the advanced elderly in six European countries: results from a representative survey using EQ-5D and SF-12 [J]. Health Qual Life Outcomes, 2010, 8:143.

[60] DWORKIN R H, HARTSTEIN G, ROSNER H L, et al. A high-risk method for studying psychosocial antecedents of chronic pain: the prospective investigation of herpes zoster [J]. J Abnorm Psychol, 1992, 101(1): 200-205.

[61] SCHMADER K, GNANN J W, WATSON C P. The epidemiological, clinical, and pathological rationale for the herpes zoster vaccine [J]. J Infect Dis, 2008, 197 Suppl 2:S207-S215.

[62] KAWAI K, PREAUD E, BARON-PAPILLON F, et al. Cost-effectiveness of vaccination against herpes zoster and postherpetic neuralgia: a critical review [J]. Vaccine, 2014, 32(15): 1645-1653.

[63] ULTSCH B, SIEDLER A, RIECK T, et al. Herpes zoster in Germany: quantifying the burden of disease [J].

BMC Infect Dis, 2011, 11:173.

[64] SCHMADER K E, SLOANE R, PIEPER C, et al. The impact of acute herpes zoster pain and discomfort on functional status and quality of life in older adults [J]. Clin J Pain, 2007, 23(6): 490-496.

[65] OSTER G, HARDING G, DUKES E, et al. Pain, medication use, and health-related quality of life in older persons with postherpetic neuralgia: Results from a population-based survey [J]. J Pain, 2005, 6(6): 356-363.

[66] SONG H, LEE J, LEE M, et al. Burden of illness, quality of life, and healthcare utilization among patients with herpes zoster in South Korea: a prospective clinical-epidemiological study [J]. Int J Infect Dis, 2014, 20:23-30.

[67] GATER A, UHART M, MCCOOL R, et al. The humanistic, economic and societal burden of herpes zoster in Europe: a critical review [J]. BMC Public Health, 2015, 15:193.

[68] PICKERING G, LEPLEGE A. Herpes zoster pain, postherpetic neuralgia, and quality of life in the elderly [J]. Pain Pract, 2011, 11(4): 397-402.

[69] NURMIKKO T, BOWSHER D. Somatosensory findings in postherpetic neuralgia [J]. J Neurol Neurosurg Psychiatry, 1990, 53(2): 135-141.

[70] COHEN J I. Herpes zoster [J]. N Engl J Med, 2013, 369(18): 1766-1767.

[71] YU S Y, FAN B F, YANG F, et al. Patient and economic burdens of postherpetic neuralgia in China [J]. Clinicoecon Outcomes Res, 2019, 11:539-550.

[72] LEE D H, PARK J E, YOON D M, et al. Factors associated with increased risk for clinical insomnia in patients with postherpetic neuralgia: a retrospective cross-sectional study [J]. Pain Med, 2016, 17(10): 1917-1922.

[73] FINAN P H, GOODIN B R, SMITH M T. The association of sleep and pain: an update and a path forward [J]. J Pain, 2013, 14(12): 1539-1552.

[74] CORETTI S, RUGGERI M, MCNAMEE P. The minimum clinically important difference for EQ-5D index: a critical review [J]. Expert Rev Pharmacoecon Outcomes Res, 2014, 14(2): 221-233.

[75] DOTH A H, HANSSON P T, JENSEN M P, et al. The burden of neuropathic pain: a systematic review and meta-analysis of health utilities [J]. Pain, 2010, 149(2): 338-344.

[76] NAKAMURA H, MIZUKAMI A, ADACHI K, et al. Economic burden of herpes zoster and post-herpetic neuralgia in adults 60 years of age or older: results from a prospective, physician practice-based cohort study in Kushiro, Japan [J]. Drugs Real World Outcomes, 2017, 4(4): 187-198.

[77] RAMPAKAKIS E, POLLOCK C, VUJACICH C, et al. Economic burden of herpes zoster ("culebrilla") in Latin America [J]. Int J Infect Dis, 2017, 58:22-26.

[78] NILSSON J, CASSEL T, LINDQUIST L. Burden of herpes zoster and post-herpetic neuralgia in Sweden [J]. BMC Infect Dis, 2015, 15:215.

[79] FRIESEN K J, CHATEAU D, FALK J, et al. Cost of shingles: population based burden of disease analysis of herpes zoster and postherpetic neuralgia [J]. BMC Infect Dis, 2017, 17(1): 69.

[80] KARKI S, NEWALL A T, MACINTYRE C R, et al. Healthcare resource utilisation associated with herpes zoster in a prospective cohort of older Australian adults [J]. PLoS One, 2016, 11(8): e0160446.

[81] LI Q, CHEN S Y, BURSTIN S J, et al. Cost of herpes zoster in patients with selected immune-compromised conditions in the United States [J]. Open Forum Infect Dis, 2016, 3(2): ofw067.

[82] GIALLORETI L E, MERITO M, PEZZOTTI P, et al. Epidemiology and economic burden of herpes zoster and post-herpetic neuralgia in Italy: a retrospective, population-based study [J]. BMC Infect Dis, 2010, 10:230.

[83] HOBBELEN P H, STOWE J, AMIRTHALINGAM G, et al. The burden of hospitalisation for varicella and herpes zoster in England from 2004 to 2013 [J]. J Infect, 2016, 73(3): 241-253.

[84] MAO J, MCPHEETERS J T, ZHANG D, et al. Herpes zoster incidence and cost in patients receiving

autologous hematopoietic stem-cell transplant [J]. Curr Med Res Opin, 2018, 34(4): 741-749.

[85] MATTHEWS S, DE MARIA A, PASSAMONTI M, et al. The economic burden and impact on quality of life of herpes zoster and postherpetic neuralgia in individuals aged 50 years or older in Italy [J]. Open Forum Infect Dis, 2019, 6(2): ofz007.

[86] SCHMIDT-OTT R, SCHUTTER U, SIMON J, et al. Incidence and costs of herpes zoster and postherpetic neuralgia in German adults aged > /=50 years: a prospective study [J]. J Infect, 2018, 76(5): 475-482.

[87] MEYERS J L, MADHWANI S, RAUSCH D, et al. Analysis of real-world health care costs among immunocompetent patients aged 50 years or older with herpes zoster in the United States [J]. Hum Vaccin Immunother, 2017, 13(8): 1861-1872.

[88] STEWART W F, RICCI J A, CHEE E, et al. Lost productive time and cost due to common pain conditions in the US workforce [J]. JAMA, 2003, 290(18): 2443-2454.

[89] LANGLEY P C, VAN LITSENBURG C, CAPPELLERI J C, et al. The burden associated with neuropathic pain in Western Europe [J]. J Med Econ, 2013, 16(1): 85-95.

[90] YANG F, YU S, FAN B, et al. The epidemiology of herpes zoster and postherpetic neuralgia in China: results from a cross-sectional study [J]. Pain Ther, 2019, 8(2): 249-259.

第三篇 带状疱疹神经痛的机制研究及进展

带状疱疹是由 VZV 再激活引起的，并非神经节中的所有神经元都含有潜伏的病毒基因组，只有少数存在病毒潜伏的神经元会在后来被重新激活的病毒感染。各种应激信号（如激素变化、体温变化、疾病、创伤、手术）都可能激活潜伏的病毒。病毒被重新激活后，产生大量具有感染性的子代病毒体，并传播至其他组织和宿主。病毒被重新激活，复制子代病毒的同时，VZV 的 *ORF63* 大量表达以保护神经元不凋亡，这于人于己都有利，首先 VZV 需要有自己的复制合成场所，保护有丝分裂后的神经元能继续存活，可为其源源不断地提供原料。病毒被重新激活，复制合成的 DNA，并不积聚在神经元核中，而是持续不断地输送出来。新合成的病毒颗粒表现出既嗜神经又亲皮肤的特性，输送出来的病毒颗粒沿着轴突末梢喷发到体表皮肤，这些病毒具备相当的毒性，它一改往日寻求潜伏时的温和，反过来对神经轴突及所支配的皮肤肆无忌惮地蚕食破坏。

临床上表现出来的是独具特色的沿某一皮区分布的带状疱疹，并常伴有撕心裂肺的疼痛。此病毒引发的神经炎性反应不仅在急性期伴有让人难以忍受的剧痛，带状疱疹消退后，10% ～ 15% 及以上的患者还要遭受疼痛的折磨，长达数月至数年。带状疱疹后神经痛是最典型的神经病理性疼痛，是一种特殊类型的神经损伤，是病毒从神经元到神经末梢由内而外的全程蚕食，是从轴突中心向外周髓鞘的破坏，其可能不仅仅局限于某种类型的神经元、神经纤维，以及某几种类型的离子通道、某几种蛋白分子。此病毒的嗜神经亲皮肤特性决定了皮下神经纤维丛及神经末梢是重灾区。后期导致出血性炎症沿外周和中枢轴突向远端扩散。受累的初级传入神经元的中枢轴突也在退变，影响脊髓丘脑束和背侧束，有时还影响脊髓、脑膜和大脑的其他区域。带状疱疹消退后，通常会在一个神经节和相对应的皮肤、神经末梢和神经根及脊髓中都留下病理性瘢痕。可惜到目前为止我们对它的机制认识还远远不够。

第十二章　带状疱疹神经痛的机制

带状疱疹（HZ）是潜伏感染的 VZV 重新激活的结果[1-3]。初始的感染通常发生于儿童期，并引发水痘。水痘的症状是广泛的、温和的皮疹和通常无痛的刺痒，水痘会被免疫系统迅速抑制。VZV 的病毒颗粒具有嗜神经和嗜皮肤性，决定了此病毒对背根神经节（DRG）和三叉神经节（TRG）支配的皮肤及初级感觉神经末梢有高度的选择性，极少累及运动神经元和支配深部组织的传入神经。它们优先通过皮下的感觉末梢，顺着轴突逆行至 DRG 等神经节，在感觉神经元中潜伏下来，并逃避免疫系统的监控。人们在所有类型的神经元胞体内都检测到 VZV 的存在，同时围绕神经元胞体的卫星胶质细胞中也能检测到 VZV。感觉神经节中神经细胞和胶质细胞的相互作用可能在 HZ/PHN 疼痛中发挥作用[4]。

对 PHN 患者痛区的神经节病毒学分析依然很少。在 2 名 PHN 患者尸检的神经节中发现了炎症迹象。除了 PHN 之外，另 2 个性质相同的无疱疹神经痛与 VZV 感染密切相关。首先是 HZ 的前驱痛，其次是无疹型（顿挫型）带状疱疹，这是与 VZV 感染相关的慢性疼痛综合征。顿挫型带状疱疹患者的临床病毒学分析表明，有 VZV 神经节炎存在。许多 PHN 患者的外周血单核细胞中存在 VZV 的 DNA 和蛋白，对顿挫型带状疱疹的患者和 PHN 患者进行抗病毒治疗都会有反应，支持 PHN 是由神经节中的慢性活动性 VZV 感染引起的。今后需要进行更大规模静脉注射抗病毒治疗的双盲研究，以证实抗病毒治疗对 PHN 的作用。

第一节　带状疱疹的炎性反应

最初的水痘发作几十年后，潜伏的 VZV 可被重新激活，导致第二种 VZV 相关疾病 HZ/PHN。重新激活的原因仍然不明。调查发现 VZV 再激活主要局限于单个神经节[5, 6]。重新激活的 VZV 在神经节细胞核中剧增，许多新合成的病毒颗粒从细胞体被输送至轴突末端，从神经末梢喷发到皮肤，形成皮疹，这就是带状疱疹。与水痘不同，HZ 的皮疹常伴有灼痛 / 刺痛，通常伴有痛觉超敏，疼痛多为局灶性，局限于受累 DRG 支配的皮区周围。通常 VZV 只在单一神经节被激活。是机体的免疫反应有效地阻止了 VZV 在多个神经节的重新激活呢？还是再激活过程本身是一种少见的、随机事件呢？绝大多数人体内这个病毒的血清抗体呈阳性，提示大多数人一生中都有可能遭受一次 VZV 的重新激活，一般会有一次带状疱疹的发作。免疫正常的个体在同一或不同的皮区中出现第二次 VZV 相关皮疹

比较少见 [7]。

目前认为引起 HZ 和 PHN 的疼痛是病毒诱导的炎性反应敏化了受累皮区的伤害性感受器，病毒感染破坏了单个 DRG 中的感觉神经元，而导致去传入 [8]。HZ 阶段就会在疱疹区有自发性灼痛和痛觉超敏。大多数患者在皮疹消退后疼痛消失，提示此阶段的炎性反应是疼痛的根源。HZ 通常在数周内病程结束。随着病毒活性的衰退，疼痛消退，皮肤愈合，但常会残留瘢痕。与水痘不同的是，部分患者发过疱疹的皮肤上仍留有疼痛，这种遗留下来的疼痛是 PHN。PHN 的疼痛在性质上类似于 HZ 的疼痛，疼痛部位和范围基本相同，因此 PHN 通常被认为是 HZ 后疼痛的持续，而不是独立的病症。从这个意义上看，PHN 与其说是 HZ 的"并发症"，不如说是 HZ 的延续 [7]。但 PHN 是在皮疹结痂且炎症消退后相当长的一个阶段持续存在的自发性疼痛和痛觉超敏，这显然与炎症引起的疼痛并不一致。PHN 的疼痛也会随着时间的推移而逐渐减轻，大多数 PHN 患者在接下来的几个月内疼痛消退也很不一致，约 20% 的患者疼痛可持续 1 年，有些病例会持续终生，与皮肤炎症无明显相关性。这表明 HZ 和 PHN 的疼痛可能有不同的机制。随着年龄的增长、HZ 的严重程度及其他危险因素增加，HZ 向 PHN 转化的可能性增加 [9, 10]。

很久以前人们就认识了 HZ，认为 HZ 疼痛的原因与皮肤上的皮疹炎症有关。疼痛皮区相应的 DRG 中发现有炎症和细胞缺失，加深了对 PHN 脊髓去传入（deafferentation）的认识 [5]。至今炎症和去传入这两种机制仍是 HZ 和 PHN 无可争议的解释 [7, 8]。

第二节　外周机制

带状疱疹神经痛主要是伴随严重的 VZV 感染产生的严重神经损伤，这是 PHN 形成的最重要原因 [11]。然而，这种损伤的性质和导致 PHN 的持续疼痛的机制仍不清楚。目前主要有外周和中枢机制来解释 PHN 的形成，PHN 的不同类型疼痛可能有不同的潜在机制。这表明 PHN 的形成可能有多种机制存在，在病理生理学上有不同的亚型，甚至一个个体中几种机制兼而有之 [8, 12]。

针对 PHN 的一系列感觉功能障碍研究发现 [8, 12-15]，有明显痛觉超敏的 PHN 患者，用温热刺激，可有相对正常的感觉阈值，局部用利多卡因浸润麻醉后，与有持续疼痛的患者相比，疼痛能缓解。说明 PHN 至少有 2 种不同的机制。被 VZV 侵害并残留下来的初级传入伤害性感受器与中枢保持着联系，PHN 的痛觉超敏是这些初级传入伤害性感受器的异常活跃所导致的。这些"易激惹"的伤害性感受器被启动后，保持着中枢敏化状态，在大纤维的传入下，对无痛的机械刺激产生反应，引起痛觉超敏。

与主要表现为痛觉超敏的患者相反，主要是持续疼痛的 PHN 患者，其最痛区往往有感觉缺失。这表明 PHN 的持续疼痛可能是由不同于痛觉超敏的机制引起的，涉及去传入后中枢结构和功能变化。这可能包括脊髓结构重组、异常的突触连接和去传入导致的功能异常，使得背角神经元过度兴奋。一项奥卡西平与安慰剂对比治疗神经性疼痛（包括 PHN）的临床试验，将患者按易激惹和不易激惹的疼痛分层，结果表明，超过 50% 疼痛缓解的需治疗人数，易激惹组为 3.9 人（95% CI 2.3 ~ 12），不易激惹组为 13 人（95% CI 5.3 ~ ∞）[16]。

PHN 属于神经病理性疼痛范畴，与其他神经病理性疼痛一样，神经可塑性是 PHN 形成的基础，背根神经节神经元中基因表达的改变是影响可塑性的关键因素之一。神经病理性疼痛状态下，感觉神经的损伤诱导初级感觉神经元和中枢神经元的分子生物学、生理学和解剖学的变化，如传入末梢芽生、抑制神经元的缺失、钠离子通道的积累引起过度兴奋、河豚毒素（TTX）不敏感钠通道 Nav 1.8 下调、TTX 敏感的 Nav1.3 上调等。

这些神经病理性疼痛状态下的可塑性变化也同样发生在 HZ 模型大鼠。免疫组织化学和蛋白印迹实验表明，在 VZV 感染的大鼠背根神经节神经元中，神经损伤标志物 ATF-3、钙通道亚单位 $\alpha_2\delta_1$、钠通道亚单位 Nav1.3 和 Nav1.8、神经肽 Y（NPY）和甘丙肽（galanin）均明显失调 [17]。

VZV 即早期基因蛋白 IE 62 在 A 纤维和 C 纤维均有表达，免疫组化显示，IE62 分别与 A 纤维标志物 NF-200、C 纤维标志物外周蛋白（peripherin）共表达 [18]。在 PHN 小鼠的结痂皮肤上，表达降钙素基因相关肽（CGRP）的 C 纤维和 peripherin 阳性的 C 类背根神经节神经元数量减少，而 NF-200 阳性的 A 纤维和背根神经节神经元没有变化，从而提示 PHN 的发生与 C 纤维受损有关 [19]。这些动物的形态学观察与前述的 PHN 患者的神经纤维的功能研究结果并不一致，仍需进一步研究证实。

基因敲除前列腺素 E_2（PGE_2）受体 EP_3 或应用 EP_3 拮抗剂，可明显减轻急性带状疱疹小鼠的疼痛，降低 PHN 的发生率。在带状疱疹疼痛急性发作期，受病毒感染的背根神经节中，PGE_2 含量增加，在背根神经节神经元核膜上的环氧化酶（COX）-2 呈免疫阳性。COX 抑制剂可以剂量依赖方式减轻急性带状疱疹疼痛，但在 PHN 阶段，PGE_2 含量和 COX-2 mRNA 与野生小鼠相似。这些结果提示，COX-2 和 EP3 参与急性带状疱疹疼痛的产生，但不参与急性疼痛的维持及后期 PHN 的形成和发展 [20]。

谷氨酸的 NMDA 受体的基因敲除或药物阻断均明显减缓神经病理性疼痛，表明 NMDA 受体在神经病理性疼痛形成中发挥着重要作用。此外 NMDA 受体的作用也受到关注。临床治疗中，局部施加 NMDA 受体拮抗剂氯胺酮可缓解 HZ 患者的疼痛，提示外周 NMDA 受体参与 HZ 和 PHN 的形成 [21]。NMDA 受体的 NR2B 亚单位是神经系统中最主要的酪氨酸（Tyr）磷酸化蛋白，主要在外周无髓鞘纤维表达，而 NR2B 亚单位的 Tyr1472 磷酸化在外周神经纤维损伤中发挥着重要作用。在动物实验中，采用 Tyr1472 敲入苯丙氨酸（Phe）干扰 NR2B 受体 Tyr1472 的磷酸化，由 Phe 敲入繁殖的突变小鼠（Y1472F-KI）的 NR2B 受体磷酸化受阻。在 Y1472F-KI 突变小鼠和野生小鼠的后肢足底接种 1 型单纯疱疹病毒（HSV-1），观察 HZ 的形成 [22]。接种 7 天后两类鼠均产生急性带状疱疹疼痛和痛觉超敏。但在接种后 45 天，与野生鼠相比，Y1472F-KI 小鼠的痛觉超敏强度和发生率明显降低，但 Y1472F-KI 小鼠皮肤的神经支配仍较广泛地保留，提示 Y1472F-KI 小鼠的这些变化是表达在神经纤维上的 NR2B 受体磷酸化受阻所致。而且野生小鼠背根神经节神经元对谷氨酸毒性比 Y1472F-KI 小鼠更敏感。Y1472F-KI 小鼠不仅减轻了病毒对皮肤神经的损伤，而且加速受损神经纤维的再生。这些结果表明，周围神经元 NR2B 参与急性带状疱疹疼痛和 PHN 的产生。

第三节 中枢机制

神经病理性疼痛的中枢机制已有大量研究，但 PHN 作为神经病理性疼痛的典型疾病，现有的资料表明，VZV 主要影响外周传入，对中枢的作用报道不多 [17]。

中枢最主要的兴奋性递质谷氨酸的 NMDA 受体介导神经病理性疼痛。早期的临床研究指出，NMDA 受体拮抗剂氯胺酮可缓解 PHN 患者的疼痛 [23]。在 HZ 大鼠模型上揭示，脊髓施加 NMDA 受体特异性拮抗剂明显减弱带状疱疹引起的痛觉超敏 [18]，进一步证实 NMDA 受体在 PHN 形成中也发挥了重要作用。

一、脊髓背角的分子机制

脊髓背角是中枢敏化的产生部位之一，因此是神经病理性疼痛的重要靶点。Yuan 等 [24] 使用 TRPV1 受体激动剂树脂毒素（resiniferatoxin，RTX）构建 PHN 大鼠模型，发现 PHN 大鼠脊髓背角 μ-calpain（钙蛋白）表达上调，且腹腔注射钙蛋白酶抑制剂 MDL28170 可通过抑制背角髓磷脂碱性蛋白（myelin basic protein）降解，阻断树脂毒素诱导的脊髓背角有髓纤维出芽，减少有髓纤维芽生长入脊髓背角Ⅱ层，并可改善痛觉超敏。可见抑制蛋白酶可减轻 RTX 诱发的 PHN。同样使用 RTX 大鼠模型，Wu 等 [25] 发现大鼠在给予 RTX 6 周后脊髓背角神经元 netrin-1 表达明显增加，而 TRPV1 拮抗剂 eapsazepine 可抵消抗 RTX 诱导的人神经母细胞瘤 SH-SYSY 细胞中 netrin-1 上调。进一步研究表明沉默脊髓背角 netrin-1 可明显减弱 RTX 诱导的机械性触痛超敏，并减少有髓纤维向脊髓背角Ⅱ层芽生。这两项研究提示 RTX 诱导的 PHN 疼痛可能与脊髓背角Ⅱ层有髓纤维的长入有关，而影响神经纤维芽生的分子可能是 PHN 的治疗靶点。脊髓背角在多种神经病理性疼痛中均存在细胞及分子层面的变化，因此是中枢敏化的重要区域，在 PHN 患者尸检中也观察到了脊髓背角的形态改变。PHN 疼痛分子机制研究应该重点关注脊髓背角 [26]。

二、胶质细胞机制

胶质细胞是神经系统的炎性细胞，在慢性疼痛中起着重要作用。部分研究提示胶质细胞与 PHN 的疼痛密切相关。Zhang 等 [27] 发现 VZV 野生型构建的 PHN 大鼠，在感染 2 周后脊髓星形胶质细胞有明显激活。鞘内注射 L-α- 氨基己二酸（星形胶质细胞特异性抑制剂）明显减弱了机械性触痛超敏和脊髓中枢敏化，而米诺环素（小胶质细胞特异性抑制剂）则无效，表明脊髓星形胶质细胞而非小胶质细胞对 PHN 大鼠慢性疼痛有促进作用。进一步研究表明，诱导型一氧化氮合酶诱导的一氧化氮介导了脊髓星形细胞的激活过程，而激活的星形胶质细胞 IL-1β 的表达可显著增加，进而诱导脊髓背角神经元的 N- 甲基 -D- 天冬氨酸受体（NMDAR）磷酸化，加强疼痛传导。这些结果表明脊髓激活的星形胶质细胞及其产生的炎性因子是 PHN 疼痛的最重要因素之一，抑制脊髓星形胶质细胞过度激活可能是 PHN 临床治疗的可行策略。Lei 等 [28] 报道了用树脂毒素（RTX）制备神经病理性疼痛大鼠模型后，脊髓 TNF-α、IL-1β、p38 和 NR2B 表达上调可持续 49 天。此外，他们检测到脊髓小胶质细胞在疾病的早期被激活，而星形胶质细胞激活较晚，但持续时间长。米诺环素和氟代柠檬酸都减弱了 PHN 大鼠疼痛并抑制了相关炎性因子表达。同 Zhang 等 [27] 的研究不同，该研究不仅观察到星形胶质细胞激活，还在早期就发现了小胶质细胞激活。激活的两类胶质细胞参与了 RTX 诱导的神经病理性疼痛，并可能成为促炎因子。这两项研究提示对神经胶质细胞的抑制有助于缓解 PHN，这将有助于制定 PHN 基础及临床研究策略。星形胶质细胞及小胶质细胞活性紊乱是胶质细胞 - 神经炎症产生的基础，也是慢性疼痛的重要影响因素 [29]，PHN 时脊髓和大脑胶质细胞活性及其介导的神经炎性反应需要更深入地研究。

三、背根神经节分子机制

背根神经节是初级感觉神经元胞体所在处。VZV 最初感染神经元后能在 DRG 存活并大量复制。Guedon 等 [30] 利用 VZV 野生型大鼠 PHN 模型，检测 VZV 感染后 DRG 基因表达模式的变化，发现有 84 个基因上调和 116 个基因下调。PCR 实验证实 VZV 病毒感染后，背根神经节伤害性感受相关基因 Ntrk2、Trpv1 和 Calca（CGRP）的表达均受到了影响。研究提示，大鼠足底单次 VZV 注射可成功构建 PHN 疼痛模型，PHN 疼痛可能和脊髓背根神经节疼痛相关基因表达模式改变有关。

四、带状疱疹后神经痛患者血液及脑脊液分子改变

体液分子检测有助于发现疾病相关分子标志物。部分研究检测了 PHN 患者血清或脑脊液中分子的变化。Bayat 等 [31] 研究了 HZ 演变为 PHN 的可能机制。他们检测了 115 名未演变为 PHN 的 HZ 患者及 83 名演变为 PHN 的 HZ 患者血清抗细胞因子抗体情况，6 名 PHN 受试者抗细胞因子自身抗体显著升高，如抗 IFN-α、IFN-γ、粒细胞 - 巨噬细胞集落刺激因子（GM-CSF）或 IL-6 等，而未演变为 PHN 的 HZ 患者和健康对照血清未检测到这 4 种细胞因子的自身抗体或仅有少量的自身抗体。进一步分析显示，1 名抗 IL-6 自身抗体水平增高的 PHN 患者抗 VZV 抗体水平明显降低，这提示可能存在 VZV 特异性的 T 细胞免疫低下。这些结果表明，在某些带状疱疹患者中存在的抗细胞因子自身抗体可能导致自身免疫缺陷，引起不受控制的 VZV 再激活，这可能是 PHN 发生的影响因素。这个方面的研究还需要更多的实验、更大的样本量加以证实。Huang 等 [32] 研究了血清 miRNA 是否和 PHN 发生有关。他们比较了 29 例 PHN 患者、37 例急性带状疱疹（AHZ）患者血清 miRNA 水平，结果显示，PHN 患者血清中的 157 种 miRNA 的表达水平与 AHZ 患者血清中的表达水平不同。受试者工作特征（ROC）曲线分析和 PCR 结果共同证实 PHN 患者 miRNA-34c-5p、miRNA-107、miRNA-892b、miRNA-486-3P、miRNA-127-5p 这 5 个 miRNA 的表达量显著增高。该结果提示，这些差异 miRNA 可能参与了 PHN 调制，且有可能是 PHN 的生物标志物，未来针

对上述 miRNA 的研究将有助于明确这一点。血清神经损伤诱导蛋白 2（ninjurin2）水平与神经损伤相关。Zhang 等 [33] 检测了带状疱疹患者血清 ninjurin2 水平，发现 6 个月后发展为 PHN 患者的 ninjurin2 水平明显高于未形成 PHN 的带状疱疹患者，提示 ninjurin2 可能是 PHN 发生与否的潜在预测因子。有研究提示，血清钙离子浓度降低也可能会增加 PHN 发生率 [34]，但补钙疗法对带状疱疹和 PHN 的疗效仍有待进一步观察。陈付强等 [35] 发现老年 PHN 患者血清中 IL-2 水平降低，IL-6、IL-8 和 TNF-α 水平升高，提示机体可能存在免疫功能紊乱。此外，有报道指出，PHN 患者脑脊液中 IL-8[36] 和 IL-6[37] 含量明显增加，人白细胞组织相容性抗原（HLA）单体与 PHN 发展有非常密切的关系 [38]。有学者随访了带状疱疹患者的预后，并比较了转为 PHN 患者和未转为 PHN 患者血清神经肽 Y（NPY）及 P 物质（SP），发现 PHN 患者 NPY 及 SP 浓度明显高于非 PHN 患者 [39]。Zhao 等 [40] 检测了 PHN 患者脑脊液中神经营养因子和炎性因子的变化，并研究这些因子与疼痛程度之间的相关性。PHN 患者表现出低水平的 BDNF、NGF、NT-3 和 NT-5，且神经营养因子的水平与炎性因子正相关。因体液（如血液及脑脊液）内的物质变化受全身各器官组织的影响，因此基于体液样本结果得出的结论需谨慎，后续进一步的动物实验验证临床发现可能是解决这一问题的方法之一 [26]。

目前 PHN 分子机制的研究主要集中于脊髓背角、背根神经节及血清标志物检测。未来仍需要高质量、系统深入的 PHN 分子机制研究，其中脊髓背角层面的分子机制研究可能是较好的突破口 [26]。研究显示，PHN 患者皮肤仍有炎症，除脊髓及大脑，还应该对外周（背根神经节及皮肤）的分子机制进行深入研究 [26]。炎症与慢性疼痛的相互作用可能与 PHN 的疼痛机制有关 [41]。研究显示，钠通道阻滞剂利多卡因静脉输注可缓解 PHN 患者的疼痛 [42]，且 TRPV1 通道激动剂 RTX 诱导的 PHN 模型能模拟患者的痛觉超敏，提示这两类通道开放程度可能和 PHN 疼痛调控有关。

第四节　持续性神经节炎 [43]

一、带状疱疹的前驱痛和带状疱疹后神经痛

虽然不像 PHN 那么普遍，但带状疱疹前神经痛（前驱痛）和无疹型带状疱疹的疼痛性质、表现形式都与 VZV 感染引起的神经疼痛密切相关。

首先是带状疱疹发作前的长时间疼痛，即带状疱疹前驱痛。在疱疹发出前几天到几小时通常就会有局部的疼痛。最长的疼痛是疱疹发出之前数周，甚至长达 100 天，所以称为带状疱疹前神经痛 [44]。这种疼痛莫名其妙地出现，疼痛剧烈，呈灼烧样，可持续几周到几个月，常让患者浮想联翩，让接诊医师摸不到头脑。因为没有明显的体征，患者在做了许多相关和不相关的检查后发出带状疱疹，医患双方才恍然大悟。前驱痛可能来自神经节炎 [45]。第二种与 VZV 感染相关的慢性疼痛综合征是没有疱疹的带状疱疹，称为无疹型（顿挫型）带状疱疹，这个概念的提出有近 100 年的历史了，Lewis[46] 在当时描述了许多这类患者，几天后在躯体另一侧不同皮区没有疱疹处也出现了疼痛，最终这个诊断得到了认可。无疹型带状疱疹的第 1 个血清学证据来自 1 名急性三叉神经痛的医生，其 VZV 补体结合抗体升高

了 4 倍，但 HSV 补体结合抗体没有增加 [47]。有 2 名男性患者的胸部疼痛持续数月至数年，从他们的脑脊液和血液单核细胞中 PCR 扩增出 VZV 的 DNA，而没有 HSV 的 DNA，这从病毒学角度确诊了无疹型带状疱疹的存在 [44]。确诊后，这 2 名男性患者均接受了静脉注射阿昔洛韦治疗。虽然 PHN 是慢性疼痛的最常见形式，带状疱疹的前驱痛和无疹型带状疱疹性质上没有什么不同。重要的是，这 2 名患者的症状表现是由 VZV 导致的。总体来说，PHN、带状疱疹前神经痛和无疹型带状疱疹都是神经节炎的结果 [45]。

二、带状疱疹后神经痛的病因

PHN 的病因和发病机制尚不清楚。目前有两个理论，一个是神经节及脊髓神经元的兴奋性改变，另一个是神经节存在持续的病毒感染（不是潜伏感染）。PHN 患者或无疹型带状疱疹（慢性没有皮疹）疼痛患者的血液单核细胞（MNC）、脑脊液和神经节的检测分析结果，支持这种情况的存在。

临床上很少有来自 PHN 患者生前的神经节病理分析。早期的 1 个病例是 PHN 持续 2.5 个月的尸检，神经节病理显示慢性炎性细胞弥漫性和局灶性浸润（图 12-1[48]）。该尸检者神经节的炎性反应提示有长期的病毒感染。

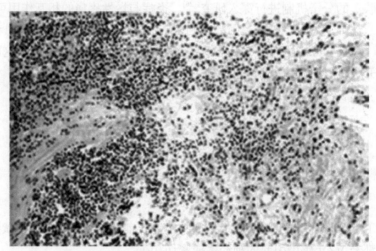

图 12-1　带状疱疹后神经痛患者尸检的背根神经节
苏木精和伊红（HE）染色切片，显示有慢性炎性细胞弥漫性和局灶性浸润

尽管缺乏来自 PHN 患者的神经节的病毒学分析，在带状疱疹后 1 ～ 8 年的 PHN 患者血液 MNC 中仍然检测到 VZV 的 DNA[49]。相比之下，在未遗留 PHN 的带状疱疹患者中，血液 MNC 中 VZV 的 DNA 在带状疱疹发作后 38 天内就消失了，而疼痛消失后也未再检测到 VZV 的 DNA[50]。在长达 8 年的研究中，有 11/51 例 PHN 患者血液 MNC 中检测到 VZV 的 DNA，有 19 例无 PHN 的带状疱疹患者，病后 1 ～ 31 年进行的血液检测中，MNC 未发现 VZV 的 DNA[51]，11 名性别 / 年龄匹配的老年受试者，没有带状疱疹病史，也没有检测到 VZV 的 DNA。

如何解释这些病毒学发现呢? 最合理的解释是单核细胞, 特别是抗原提呈细胞, 通过神经节获得病毒, 转运时最终消化病毒。这也可以解释与潜伏于神经节中有完整的病毒基因组相比, 循环的 MNC 中检测到的 VZV 仅仅是 VZV 基因组部分片段[52]。被 MNC 消化的病毒 DNA 也可以解释为什么仅有 20% PHN 患者的 MNC 随机检测到 VZV DNA, 因为只有病毒 DNA 片段在血液中才可能被检测到。

上述发现得到了相关临床分子病毒学的支持。曾经对 1 名免疫功能正常的老年女性 PHN 患者进行了为期 11 年的研究[43]。最初在血液 MNC 中连续 2 次检测到 VZV 的 DNA。口服泛昔洛韦治疗后, 患者的疼痛消退, 血液 MNC 中 VZV DNA 呈阴性。但是几年来, 患者 5 次自动停止抗病毒治疗, 疼痛总是在 1 周内复发, 5 次在血液 MNC 中都检测到含有 VZV 基因组的多种片段, 但不是全部片段。慢性 VZV 神经节炎诱导的 PHN 最能解释泛昔洛韦的治疗反应和停用泛昔洛韦后血液 MNC 中 VZV DNA 的再现。

有很多证据表明, 某些人的长期疼痛可能是由于无疹型带状疱疹(有疼痛, 没有疱疹)的慢性神经节炎。Lewis[46] 最先提出患有无疹型带状疱疹患者可在带状疱疹以外的区域有沿皮区分布的疼痛。有一篇报道为 PHN 和无疹型带状疱疹的关系提供了临床依据。报道有 4 名患者三叉神经带状疱疹疼痛消退后数年, 相同的三叉神经分布区又发生了无疹型带状疱疹。3 名患者接受了面部手术, 1 名患者是牙周脓肿导致的无疹型带状疱疹。可惜这些患者都没有进行病毒学检测[53]。对前 2 名无疹型带状疱疹患者进行病毒学检测发现, 两者血液 MNC 和脑脊液中都有 VZV 的 DNA, 并且静脉注射阿昔洛韦治疗后疼痛明显缓解[54, 55]。另一名长期沿骶部根性分布疼痛的患者, 后来在腰部发出带状疱疹, 病毒学分析显示, 其持续性疼痛是由活动性 VZV 感染导致的[56]。1 名患有同侧躯干感觉缺失和眼支无疹型带状疱疹患者, 血清 / 脑脊液 VZV 抗体的比例减少, 提示活动性病毒感染, 用静脉滴注阿昔洛韦治疗, 7 天内感觉缺失不再进展, 仅左脸留有轻度神经痛[57]。无疱疹的持续性疼痛可由慢性活动性 VZV 神经节炎引起, 最令人信服的证据来自切除的三叉神经节的肿块。这是 1 名免疫功能正常的成年人, 经历 1 年多剧烈的三叉神经痛。病理学和病毒学研究揭示患者的疼痛是由活动性 VZV 神经节炎引起的[58]。有一份报道描述了患有慢性活动性 VZV 神经节炎的患者, 其 MRI 提示了与持续性疼痛对应的神经节和神经根有炎症表现[59]。

三、对带状疱疹后神经痛抗病毒治疗的展望

目前对 PHN 的治疗包括应用安定类药物和包括阿片类药物在内的各种镇痛药, 以缓解疼痛。而 PHN 很可能是带状疱疹急性期病毒复制诱导的, 由神经节中神经元损伤引起; 另一种可能性是带状疱疹急性期产生过多的神经冲动导致神经元长期被破坏[60]。如果神经节有持续的复制性病毒感染, 就会造成患者长期疼痛, 而抗病毒治疗可减轻 PHN。

Acosta 和 Balfour[61] 描述了 6 名 PHN 患者, 其中 1 名接受过口服阿昔洛韦治疗, 后来接受静脉滴注阿昔洛韦治疗, 症状有明显改善。Gilden 研究小组[62] 治疗了 15 例中度至重度的 PHN 患者, 他们在早期都接受了口服伐昔洛韦治疗, 再接受静脉注射阿昔洛韦治疗后, 有 8 名(53%)患者临床症状进一步改善, 当然需要更大样本的随机、双盲、安慰剂对照

试验进一步证实抗病毒治疗对 PHN 的作用。还需要进一步研究确定口服阿昔洛韦、泛昔洛韦或伐昔洛韦与静脉注射阿昔洛韦相比脑脊液中抗病毒药物的浓度，阿昔洛韦是唯一批准用于静脉注射的药物。伐昔洛韦与泛昔洛韦相比，在缓解带状疱疹疼痛方面效果更好[63]。

参 考 文 献

[1] LEVIN M J, CAI G Y, MANCHAK M D, et al. Varicella-zoster virus DNA in cells isolated from human trigeminal ganglia [J]. J Virol, 2003, 77(12): 6979-6987.

[2] REICHELT M, ZERBONI L, ARVIN A M. Mechanisms of varicella-zoster virus neuropathogenesis in human dorsal root ganglia [J]. J Virol, 2008, 82(8): 3971-3983.

[3] ZERBONI L, ARVIN A. Neuronal subtype and satellite cell tropism are determinants of varicella-zoster virus virulence in human dorsal root Ganglia xenografts *in vivo* [J]. PLoS Pathog, 2015, 11(6): e1004989.

[4] HANANI M. Intercellular communication in sensory ganglia by purinergic receptors and gap junctions: implications for chronic pain [J]. Brain Res, 2012, 1487:183-191.

[5] HEAD H, CAMPBELL A W, KENNEDY P G. The pathology of herpes zoster and its bearing on sensory localisation [J]. Rev Med Virol, 1997, 7(3): 131-143.

[6] WATSON C P, DECK J H, MORSHEAD C, et al. Post-herpetic neuralgia: further post-mortem studies of cases with and without pain [J]. Pain, 1991, 44(2): 105-117.

[7] DEVOR M. Rethinking the causes of pain in herpes zoster and postherpetic neuralgia: the ectopic pacemaker hypothesis [J]. Pain Rep, 2018, 3(6): e702.

[8] FIELDS H L, ROWBOTHAM M, BARON R. Postherpetic neuralgia: irritable nociceptors and deafferentation [J]. Neurobiol Dis, 1998, 5(4): 209-227.

[9] JOHNSON R W. Zoster-associated pain: what is known, who is at risk and how can it be managed [J]. Herpes, 2007, 14 Suppl 2:30-34.

[10] FORBES H J, THOMAS S L, SMEETH L, et al. A systematic review and meta-analysis of risk factors for postherpetic neuralgia [J]. Pain, 2016, 157(1): 30-54.

[11] BENNETT G J. Hypotheses on the pathogenesis of herpes zoster-associated pain [J]. Ann Neurol, 1994, 35:S38-41.

[12] ROWBOTHAM M C, PETERSEN K L, FIELDS H L. Is postherpetic neuralgia more than one disorder [J]. Pain Forum, 1998, 7(4): 231-237.

[13] DWORKIN R H, BACKONJA M, ROWBOTHAM M C, et al. Advances in neuropathic pain: diagnosis, mechanisms, and treatment recommendations [J]. Arch Neurol, 2003, 60(11): 1524-1534.

[14] ROWBOTHAM M C. Mechanisms of neuropathic pain and their implications for the design of clinical trials [J]. Neurology, 2005, 65(12 Suppl 4): S66-73.

[15] PETERSEN K L, FIELDS H L, BRENNUM J, et al. Capsaicin evoked pain and allodynia in post-herpetic neuralgia [J]. Pain, 2000, 88(2): 125-133.

[16] DEMANT D T, LUND K, VOLLERT J, et al. The effect of oxcarbazepine in peripheral neuropathic pain depends on pain phenotype: a randomised, double-blind, placebo-controlled phenotype-stratified study [J]. Pain, 2014, 155(11): 2263-2273.

[17] 赵志奇. 带状疱疹痛：基础和临床概述 [J]. 中国疼痛医学杂志, 2014, 20(6): 369-375.

[18] GARRY E M, DELANEY A, ANDERSON H A, et al. Varicella zoster virus induces neuropathic changes in rat dorsal root ganglia and behavioral reflex sensitisation that is attenuated by gabapentin or sodium channel blocking drugs [J]. Pain, 2005, 118(1/2): 97-111.

[19] SASAKI A, INOMATA Y, SERIZAWA K, et al. Contribution of sensory C-fiber neuron injury to mechanical dynamic allodynia in a murine model of postherpetic neuralgia [J]. Neuroreport, 2013, 24(3): 137-141.

[20] TAKASAKI I, NOJIMA H, SHIRAKI K, et al. Involvement of cyclooxygenase-2 and EP3 prostaglandin receptor in acute herpetic but not postherpetic pain in mice [J]. Neuropharmacology, 2005, 49(3): 283-292.

[21] BARROS G A, MIOT H A, BRAZ A M, et al. Topical (S)-ketamine for pain management of postherpetic neuralgia [J]. An Bras Dermatol, 2012, 87(3): 504-505.

[22] UNEZAKI S, SASAKI A, MABUCHI T, et al. Involvement of Tyr1472 phosphorylation of NMDA receptor NR2B subunit in postherpetic neuralgia in model mice [J]. Molecular Pain, 2012, 8:59.

[23] EIDE P K, JORUM E, STUBHAUG A, et al. Relief of post-herpetic neuralgia with the N-methyl-D-aspartic acid receptor antagonist ketamine: a double-blind, cross-over comparison with morphine and placebo [J]. Pain, 1994, 58(3): 347-354.

[24] YUAN X C, WU C H, GAO F, et al. Activation and expression of mu-calpain in dorsal root contributes to RTX-induced mechanical allodynia [J]. Mol Pain, 2017, 13:1744806917719169.

[25] WU C H, YUAN X C, GAO F, et al. Netrin-1 contributes to myelinated afferent fiber sprouting and neuropathic pain [J]. Mol Neurobiol, 2016, 53(8): 5640-5651.

[26] 张德新, 喻田, 曹嵩. 带状疱疹后遗神经痛分子机制研究进展 [J]. 遵义医学院学报, 2018, 41(4): 509-512,518.

[27] ZHANG G H, LV M M, WANG S, et al. Spinal astrocytic activation is involved in a virally-induced rat model of neuropathic pain [J]. PLoS One, 2011, 6(9): e23059.

[28] LEI Y, SUN Y, LU C, et al. Activated glia increased the level of proinflammatory cytokines in a resiniferatoxin-induced neuropathic pain rat model [J]. Reg Anesth Pain Med, 2016, 41(6): 744-749.

[29] JI R R, NACKLEY A, HUH Y, et al. Neuroinflammation and central sensitization in chronic and widespread pain [J]. Anesthesiology, 2018, 129(2): 343-366.

[30] GUEDON J M, YEE M B, ZHANG M, et al. Neuronal changes induced by varicella zoster virus in a rat model of postherpetic neuralgia [J]. Virology, 2015, 482:167-180.

[31] BAYAT A, BURBELO P D, BROWNE S K, et al. Anti-cytokine autoantibodies in postherpetic neuralgia [J]. J Transl Med, 2015, 13:333.

[32] HUANG Y, LI X, TAO G, et al. Comparing serum microRNA levels of acute herpes zoster patients with those of postherpetic neuralgia patients [J]. Medicine (Baltimore), 2017, 96(8): e5997.

[33] ZHANG G, SUN Y, WANG L, et al. Association of serum Ninjurin2 levels with neurologic damage and postherpetic neuralgia occurrence: an observational cohort study in chinese herpeszoster patients [J]. Oncotarget, 2017, 8(42): 71520-71527.

[34] ZHAI X Y, CHENG R Y, KONG L T, et al. A study on the connection between the incidence of postherpetic neuralgia and serum ionized calcium [J]. Chinese Med J-Peking, 2015, 128(22): 3106-3108.

[35] 陈付强, 常敏, 王风华, 等. 老年带状疱疹后神经痛与白介素和 TNF-α 水平的相关研究 [J]. 中国疼痛医学杂志, 2016, 22(8): 603-606.

[36] KOTANI N, KUDO R, SAKURAI Y, et al. Cerebrospinal fluid interleukin 8 concentrations and the subsequent development of postherpetic neuralgia [J]. Am J Med, 2004, 116(5): 318-324.

[37] TAY A S, LIU E H, LEE T L, et al. Cerebrospinal fluid of postherpetic neuralgia patients induced interleukin-6 release in human glial cell-line T98G [J]. Neurochem Int, 2013, 63(5): 517-521.

[38] SATO-TAKEDA M, IHN H, OHASHI J, et al. The human histocompatibility leukocyte antigen (HLA) haplotype is associated with the onset of postherpetic neuralgia after herpes zoster [J]. Pain, 2004, 110(1/2): 329-336.

[39] 任长和, 尹利, 张悦, 等. 神经肽 Y 及 P 物质在带状疱疹后神经痛中的临床意义研究 [J]. 中国疼痛医学杂志, 2016, 22(12): 900-902,911.

[40] ZHAO W, WANG Y, FANG Q, et al. Changes in neurotrophic and inflammatory factors in the cerebrospinal fluid of patients with postherpetic neuralgia [J]. Neurosci Lett, 2017, 637:108-113.

[41] SOMMER C, LEINDERS M, UCEYLER N. Inflammation in the pathophysiology of neuropathic pain [J]. Pain, 2018, 159(3): 595-602.

[42] KIM Y C, CASTANEDA A M, LEE C S, et al. Efficacy and safety of lidocaine infusion treatment for neuropathic pain: a randomized, double-blind, and placebo-controlled study [J]. Reg Anesth Pain Med, 2018, 43(4): 415-424.

[43] GILDEN D H, COHRS R J, HAYWARD A R, et al. Chronic varicella-zoster virus ganglionitis--a possible cause of postherpetic neuralgia [J]. J Neurovirol, 2003, 9(3): 404-407.

[44] GILDEN D H, DUELAND A N, COHRS R, et al. Preherpetic neuralgia [J]. Neurology, 1991, 41(8): 1215-1218.

[45] GILDEN D H, COHRS R J, MAHALINGAM R. Clinical and molecular pathogenesis of varicella virus infection [J]. Viral Immunol, 2003, 16(3): 243-258.

[46] LEWIS G W. Zoster sine herpete [J]. Br Med J, 1958, 2(5093): 418-421.

[47] EASTON H G. Zoster sine herpete causing acute trigeminal neuralgia [J]. Lancet, 1970, 2(7682): 1065-1066.

[48] GILDEN D H, COHRS R J, MAHALINGAM R. VZV vasculopathy and postherpetic neuralgia: progress and perspective on antiviral therapy [J]. Neurology, 2005, 64(1): 21-25.

[49] DEVLIN M E, GILDEN D H, MAHALINGAM R, et al. Peripheral blood mononuclear cells of the elderly contain varicella-zoster virus DNA [J]. J Infect Dis, 1992, 165(4): 619-622.

[50] GILDEN D H, DEVLIN M, WELLISH M, et al. Persistence of varicella-zoster virus DNA in blood mononuclear cells of patients with varicella or zoster [J]. Virus Genes, 1989, 2(4): 299-305.

[51] MAHALINGAM R, WELLISH M, BRUCKLIER J, et al. Persistence of varicella-zoster virus DNA in elderly patients with postherpetic neuralgia [J]. J Neurovirol, 1995, 1(1): 130-133.

[52] MAHALINGAM R, WELLISH M, WOLF W, et al. Latent varicella-zoster viral DNA in human trigeminal and thoracic ganglia [J]. N Engl J Med, 1990, 323(10): 627-631.

[53] SCHOTT G D. Triggering of delayed-onset postherpetic neuralgia [J]. Lancet, 1998, 351(9100): 419-420.

[54] TERADA K, NIIZUMA T, KAWANO S, et al. Detection of varicella-zoster virus DNA in peripheral mononuclear cells from patients with Ramsay Hunt syndrome or zoster sine herpete [J]. J Med Virol, 1998, 56(4): 359-363.

[55] GILDEN D H, WRIGIIT R R, SCIINECK S A, et al. Zoster sine herpete, a clinical variant [J]. Ann Neurol, 1994, 35(5): 530-533.

[56] MORITA Y, OSAKI Y, DOI Y, et al. Chronic active VZV infection manifesting as zoster sine herpete, zoster paresis and myelopathy [J]. J Neurol Sci, 2003, 212(1/2): 7-9.

[57] YAMADA S, ATSUTA N, TOKUNAGA S, et al. Ipsilateral truncal sensory deficit in a patient with ophthalmic zoster sine herpete [J]. Neurology, 2003, 60(6): 1049-1050.

[58] HEVNER R, VILELA M, ROSTOMILY R, et al. An unusual cause of trigeminal-distribution pain and tumour [J]. Lancet Neurol, 2003, 2(9): 567-571.

[59] BIRLEA M, NAGEL M A, KHMELEVA N, et al. Varicella-zoster virus trigeminal Ganglioneuritis without Rash [J]. Neurology, 2014, 82(1): 90-92.

[60] MAKHARITA M Y. Prevention of post-herpetic neuralgia from dream to reality: a ten-step model [J]. Pain Physician, 2017, 20(2): E209-E220.

[61] ACOSTA E P, BALFOUR H H. Acyclovir for treatment of postherpetic neuralgia: efficacy and pharmacokinetics [J]. Antimicrob Agents Chemother, 2001, 45(10): 2771-2774.

[62] QUAN D, HAMMACK B N, KITTELSON J, et al. Improvement of postherpetic neuralgia after treatment with intravenous acyclovir followed by oral valacyclovir [J]. Arch Neurol-Chicago, 2006, 63(7): 940-942.

[63] TYRING S K, BEUTNER K R, TUCKER B A, et al. Antiviral therapy for herpes zoster: randomized, controlled clinical trial of valacyclovir and famciclovir therapy in immunocompetent patients 50 years and older [J]. Arch Fam Med, 2000, 9(9): 863-869.

第十三章 异位放电

成年期带状疱疹（HZ）的发病是由单个 DRG 或 TRG 分支中潜伏的 VZV 重新激活引起的。潜伏的 VZV 在最初的水痘感染数十年后重新激活，但是重新激活的原因尚不清楚。受累的神经节中的病毒载量猛增，病毒颗粒顺着相应的轴突传输到皮肤并引起相应皮区的痛性 HZ 暴发[1-3]。某些患者皮疹消退后，皮下疼痛仍持续很长一段时间，导致了一种慢性疼痛症状，称为带状疱疹后神经痛（PHN）。HZ 在老年人中比年轻人更为普遍，随着年龄的增长，HZ 疼痛演变为 PHN 的可能性急剧增加。HZ 和 PHN 都具有剧烈的单侧皮下自发性疼痛，通常被描述为灼痛或刺痛，但有时还包括瘙痒、钝痛、隐痛和阵发性疼痛。持续性（自发性）疼痛往往会伴有痛觉超敏。通常，还会出现"痛觉过度"。这些阳性症状往往还伴有阴性症状（感觉缺失）。临床多种多样的疼痛、瘙痒及不适反映了其潜在机制的复杂。

第一节 神经病理性疼痛

一、带状疱疹后神经痛是一种神经病理性疼痛

HZ 时的疼痛虽然也有神经纤维的病理改变，但通常是由病毒相关炎症引起的。而 PHN 则是一种神经病理性疼痛。

神经病理性疼痛的共同特征是对神经元兴奋性的调节失常。在神经环路上一个或多个处理疼痛信号的位点出现过度兴奋。目前人们对导致过度兴奋的细胞事件有了一定的了解，并且使用了各种膜稳定剂和突触阻滞剂抑制这种过度兴奋。但是治疗包括 HZ 和 PHN 在内的神经病理性疼痛最实际的问题：如何能尽早保护神经，减轻病毒对其的侵害；如何能尽快促进受损的神经修复，如何将合适的神经修复药物输送至关键部位且不会造成无法忍受的副作用。在此之前，需要解决的第一个问题是导致患者疼痛的冲动究竟从何而来？

二、阳性症状与阴性症状

带状疱疹在老年人中比年轻人更常见，随着年龄的增长，HZ 疼痛转变为 PHN 的可能性急剧增加。HZ 和 PHN 的单侧皮区都有剧烈的自发性疼痛，通常描述为灼痛或刺痛，有

时还包括瘙痒、酸痛和阵发性疼痛[4, 5]。神经病理性疼痛的症状表现往往是相互矛盾的。损伤的神经会 "沉默"，就像切断了电源的电线一样。这会使受累神经支配的皮肤（或其他组织）麻木，对外界刺激无反应，即阴性症状。但是被病毒破坏的神经经常会出现持续性（自发性，spontaneous）疼痛，在部分去传入的皮肤区域对刺激极度敏感，即阳性症状。持续性（自发性）疼痛几乎总是伴随着剧烈的痛觉超敏（tactile allodynia）。通常还有痛觉过度（hyperpathia），随着刺激强度逐步增加，皮肤感受到刺激后伴有疼痛暴发。这些阳性症状伴有感觉缺失（阴性症状），尤其是皮肤对冷热感觉的迟钝[6, 7]。这就是 HZ 和 PHN 的主要症状。感觉症状因个体差异很大[4, 6, 8]。自发性疼痛和诱发性疼痛在机制上有很大的区别。对这两种异常现象的解释很大程度上都可归功于 Patrick Wall 团队的工作[9, 10]，主要包括受损神经的异位过度兴奋和中枢敏化。

三、周围神经系统和中枢神经系统及疼痛中枢敏化

大多数情况下，在神经受损区内的自发性疼痛和其他持续的症状是由周围神经系统（PNS）产生的冲动引起的。而中枢神经系统（CNS）损伤后的持续性疼痛（"中枢疼痛"）可能是由中枢神经系统自发放电引起的，但外周感觉神经元的活动也可能是一个关键因素[11]。感觉的体验显然需要一个有意识的大脑，而起源于 PNS 诱发疼痛的信号可被 CNS 增强或减弱。

大多数（甚至所有）周围神经病理性疼痛都源于 PNS，当驱痛因子被抑制，或用周围神经或脊神经阻滞方法阻断 PNS 产生的冲动向中枢神经传递时，周围神经病理性疼痛就会消除[12-14]。阻滞要有效而完全，必须能覆盖相关的神经纤维。此外，疼痛的缓解可能比阻滞剂持续的时间短。目前局部麻醉药中，阻滞时间以 "小时" 为单位计算，除非重复使用或通过镇痛泵不断补充药物。如果痛苦开始有所减轻，但后来疼痛又恢复了，那么可以肯定这个或这一系列阻滞是失败的。阻滞需要靠近产生自发冲动放电的近端位置。偶尔有报道远端阻滞后疼痛缓解，但无法控制麻醉药全身效应及区分安慰剂和（或）自发缓解[15]。

许多学者认为，神经病变患者长期的有害输入会导致驱痛因子从 PNS 迁移至 CNS 而变得难以控制。这种 "中枢敏化" 的观点是对疼痛向慢性转变的一种解释，并将 HZ 向 PHN 的转变视为 PNS 向 CNS 的进展。然而，中枢敏化的真实性未得到证实[13]。个体在某些状态下，如分娩、肾结石排出、治疗牙痛或髋关节炎行关节置换时，这些外周驱痛因子的来源是已知的，并且可以被彻底清除，中枢敏化就不太好解释。即使外周的驱动因子是强烈而持久的，疼痛也会很快消退。即使是典型的中枢性疼痛、截肢患者的幻肢疼痛，也不太可能是由起源于大脑皮质的神经活动所驱动的[12, 16]。

（一）周围神经系统的自发放电和诱发放电

正常的感觉神经在其特定的感受器末端受到适当的刺激如机械性、热或化学性刺激时会产生冲动。

按压健康人正中神经的轴突不会引起冲动或相应的感觉。然而如果神经局部有损伤，正

中神经轴突改变了原有的特性,对局部的刺激就会产生反应,甚至可以自发放电。例如,对腕管综合征患者手腕进行叩击,或叩打截肢者的残端神经瘤,可引起突然的类似触电的感觉,即 Tinel 征。与这些异位冲动产生相关的解剖结构是肿胀的 Krause 终球、轴突的芽生和脱髓鞘斑块。痛性糖尿病多发神经病变有时会诱发广泛的 Tinel 样反应。这表明沿着神经长轴很可能是以芽生或轴突末端"死而复生"(逆死性,dying-back)的形式分布着机械敏感性起搏点。

动物研究已经明确 DRG 是异位自发和诱发放电的第 2 个主要来源[17, 18]。事实上,DRG 作为自发性神经病理性疼痛的发生源可能比神经瘤更为重要[19]。间接的证据也证实了这一点,如在直腿抬高过程中,通过牵拉坐骨神经,机械力作用于神经节,根性腰痛患者就会有异位放电和下肢放射痛[20-22]。DRG 在椎间孔内,位于 PNS 的近端。如果某个特定的 DRG 冲动在其持续疼痛中起重要作用,神经节远端的神经阻滞方法镇痛就无效。中枢性阻滞如脊髓阻滞或 DRG 水平的阻滞(椎孔内阻滞)方可镇痛。DRG 中产生的异位冲动可传入 CNS,引起对应皮节的感觉。冲动也可以从 DRG 逆行传至皮肤,释放神经肽等调节物,导致神经源性炎症。这加重了皮肤中可能已经存在的炎性反应[23]。

无论是在神经损伤部位还是 DRG,异位起搏点对局部麻醉药和其他稳定膜的药物都非常敏感,如 2% 的利多卡因可阻断神经冲动的传导,而低几个数量级的利多卡因就能抑制异位冲动。临床实践也证实[24],如系统给药,利多卡因在血清水平达 $2.5\mu g/ml$ 就足以明显减轻大多数患者的神经病理性疼痛[25],相比之下,用于神经阻滞的剂量为 $20mg/ml$(即 2% 的浓度),高出近 1 万倍。利多卡因全身给药不能阻断神经传导,但能抑制异位放电发生。其他膜稳定剂的系统给药也是如此[18, 26-29]。

(二)放电的机制

在神经病理性疼痛状态下,负责异位放电发生和过度兴奋的细胞和分子事件主要包括:①感觉神经元胞体中基因表达的改变;②从 DRG 神经元胞体通过轴浆转运至轴突膜的兴奋性分子(尤其是离子通道和受体)转运失调;③这些分子本身的应答特性改变[18, 26-28]。自发性疼痛(灼痛、抽痛、刺痛、阵发性疼痛、电击样疼痛)就是特定类型传入纤维对异位放电及其放电率、模式和同步程度的反映(特别是阵发性疼痛)。"异位"不管是自发的,或是诱发的异常放电,是指放电产生的位点,不是指异常放电本身。冲动产生的正常位置是皮肤(或其他组织)的特殊感觉末梢。其他位置的放电都是异位的。

第二节 源于皮肤的自发性疼痛

一、带状疱疹皮疹中易感伤害性感受器末梢

引起水痘和 HZ/PHN 的病原体是同一种病毒,但其症状表现和自然病程却截然不同。VZV 是一种"合胞体"病毒,它通过诱导邻近皮肤细胞融合而引发皮疹,导致水疱、脓疱和皮肤免疫反应[30]。抓挠可能会引起细菌感染和炎症加重。水痘是全身出疹,伴有肌痛、

不适和低热，是一种全身性疾病。这种生病的感觉是由血液循环中的细胞因子引起的，这些细胞因子可以在多处敏化疼痛系统[31]。局部用药能暂时缓解瘙痒，当皮疹和炎症消退时，瘙痒就会消失，毫无疑问，引起这些感觉的主要原因是炎性反应激活和敏化了皮肤感觉轴突末梢的感受器。HZ 的持续疼痛通常是用"外周敏化"这一机制来解释的，有些还扩展到 PHN。然而人们还是有理由质疑这一解释[32]。

源自水痘发作时病毒颗粒通过血液循环传输到皮肤，皮疹广泛存在。在 HZ 发作时，VZV 病毒颗粒从潜伏的神经节中被激活复制，通过轴突运输到皮肤，因此皮疹是按皮区分布的。这两种情况下皮肤都有炎性反应，但感觉体验是非常不同的，一种是瘙痒，另一种是灼痛。外周敏化反映了炎性因子对神经冲动的启动作用。这些炎性因子即"炎性汤"主要来源于局部肥大细胞、免疫细胞、细胞破裂产物、局部酶作用产物、血源性介质和轴突末梢释放的介质[33]。它们主要通过与轴突膜上的特定受体分子结合影响冲动的放电。不同类型的感觉轴突表达不同的受体，并在脊髓中以不同的方式终止，从而导致感觉上的差异。

二、自发性疼痛

普遍认为至少在 HZ 阶段，持续性烧灼痛是疱疹和相关的炎症引起的皮肤伤害性感受器致敏（"易激惹伤害性感受器"）。实验证实外周敏化会降低皮肤中 C 纤维伤害性感受器的热激活阈值，至少部分是由于包括 TRPV1[34]在内的热敏通道的变化。这导致皮温中度升高时就会增强脉冲放电，出现热痛超敏，这是皮肤炎症的常见症状[35]。如果放电阈值低于附近的皮肤温度（约 34℃），不需施加刺激，传入纤维就会"自发地"放电，结果就是产生自发性灼痛[36]。持续性灼痛是 HZ 的一个突出症状，与炎症有关。然而，在 HZ 阶段，患者对温热刺激的反应往往变得迟钝，而不像炎性反应那样会加剧。HZ 的另一个特点是，在皮疹出现前 3～5 天，有些患者就已经体验到感觉异常和疼痛，即前驱痛，这不符合炎症的假设。并且有些患者并不出现皮疹（隐匿性带状疱疹）。有些人的疼痛通常会随着皮疹（HZ）一起消失，但另外一些人皮疹消失但疼痛仍然存在，形成了 PHN。从 HZ 到 PHN 的转变可能没有疼痛性质的明显变化，而这可能是由炎症转变为神经损伤的原因[32]。

三、触痛超敏

与持续性灼痛相反，触痛超敏可能不是有炎症皮肤中外周（受体）敏化的直接结果。尚未见直接对 HZ / PHN 患者的小神经进行检测的报道。然而，在其他有触痛超敏的患者及由实验诱导的炎症和神经病变引发的触痛超敏的动物模型中[37]已经记录到了传入纤维敏化。这些研究表明伤害性感受器对重度机械刺激的反应增加，但 C 纤维对轻微触摸的反应很少。与易感伤害性感受器假说不一致之处还包括各类纤维的潜伏期差异及选择性神经阻滞的作用。具体而言，在 HZ（和 PHN）中轻触即刻就感到疼痛。C 纤维的传导速度约为 1m/s，因此人体 C 纤维伤害性感受器中携带的脉冲需要 1～2 秒才能从手或足到达脊髓，甚至更长时间才能到达有意识的感知水平。然而 HZ 或 PHN 的触痛超敏是触摸即刻就感到疼痛，并不是延迟几秒之后。Aδ 纤维伤害性感受器的反应是很快的。然而它与 C 纤维相比数量少，HZ/PHN 患者触痛超敏的皮肤并不会发生二次疼痛，即一次是急剧快速疼痛（由 Aδ 纤维引起的"第一次疼痛"），而另一次是迟钝和延迟疼痛（由 C 纤维引发的"第二次疼痛"）。而给健康皮肤一个突然短暂的热刺激，会产生明显的双重痛感。同样，选择性神经阻滞可减弱 C 纤维传导的热痛超敏，但并未减弱触痛超敏。而阻滞了触摸敏感性 Aβ 纤维，消除了触痛超敏而不影响热痛超敏[38-43]。这些观察结果提示，触痛超敏是通过正常、快速传导、触觉响应的 Aβ 纤维的冲动引发的，而不是由易感伤害性感受器引起的。Aβ 痛是疼痛本身而不是触觉激活了触觉传入纤维导致的"中枢敏化"[18, 44, 45]。在炎症 / 去传入学说的框架内，HZ（和 PHN）患者的触痛超敏主要是因为有炎症的皮肤中至少有部分热敏的传入 C 纤维末端产生的持续放电引发并维持相应脊髓节段的中枢敏化。正是由于中枢敏化，低阈值 Aβ 触觉传入纤维在轻柔触摸皮肤时才引起疼痛的冲动。

四、炎性反应引发的疼痛

水痘时的瘙痒表明，炎性汤（inflammatory soup）中主要含有组胺等致痒介质，它可激活瘙痒特异性感觉末梢。瘙痒也可以发生于 HZ[46, 47]。然而 HZ 最主要的症状是持续性灼痛，这表明有多种介质可以选择性激活热敏伤害性感受器 [如缓激肽、前列腺素 E_2（PGE_2）]。人们想知道为什么相同的病毒（VZV）在相同的环境（皮肤）中会产生非常不同的介质。在疼痛领域人们认为炎性介质激活伤害性感受器，但是瘙痒是一种比疼痛更常见的皮肤病症状，在某些情况下如利什曼病，其炎症病灶处是无痛的。

目前仍难以确定炎症是否是 HZ（或 PHN）疼痛的首要原因。因为临床观察到系统性和局部使用非甾体抗炎药与皮质类固醇对 HZ 仅有中度效果，而对 PHN 基本无效[48-56]。由于皮疹破坏了皮肤屏障，局部用药有望到达表皮神经末梢而缓解疼痛。配制的复合消炎膏也可能会有所帮助，但这类药物通常含有局部麻醉药和（或）其他膜稳定剂，如阿米替林和氯胺酮，它们对异位起搏也有作用[18, 26-28, 57]。

当将有炎症的皮肤人为地降至体温以下时，热敏伤害性感受器的阈值也下降，就会自发性放电[58]，这引起了持续性灼烧感，并可通过局部冷敷来缓解，如晒伤和复杂性区域性疼痛综合征（CRPS）。然而冷敷并不能有效地缓解 HZ 或 PHN 的持续性烧灼痛。事实上生活在寒冷地区的患者经常提及，这会加剧疼痛[8]。这可能是由于实验室的神经瘤 C 纤维起搏点的异位可因寒冷而加重[59]。综上所述，炎性敏感的伤害性感受器可能并不是 HZ 或 PHN 自发性疼痛的主要驱痛因子[32]。

有充分的理由相信 HZ/PHN 持续性疼痛通常是由皮肤引起的。因为临床观察到局部麻醉药渗透到痛区的皮下通常能显著缓解疼痛，同样神经的诊断性阻滞也对疼痛区域有作用[60-62]。当然这与疼痛起源于中枢神经系统（CNS）是矛盾的。值得注意的是，这些临床研究缺乏安慰剂对照和对所使用麻醉剂的全身效应的对照。手术切除疼痛的皮肤也可以短期内明显缓解疼痛，但几个月后疼痛经常复发[63, 64]。有趣的是，冷冻肋间神经这一过程会离断轴突，但有助于芽生的形成，之后疼痛会很快恢复[65]。

在这里有必要回顾一下 VZV 致病的特点。目前人们认识到带状疱疹相关的疼痛和感觉征象不仅反映了 VZV 在 DRG 中的再激活和复制，还反映了沿着神经轴突传输到神经末梢的病毒对神经纤维的破坏[66]。VZV 是一种既嗜神经[67, 68]又亲皮肤的病毒[69]。潜伏期 VZV 的可读框 63（ORF63）在神经元中就有转录，并且其对 VZV 复制也是必需的[70, 71]。实验表明，ORF63 可保护分化的神经细胞不凋亡[72]。而且在复制合成过程中，VZV 子代 DNA 不会在受感染的人类神经元中累积[73]。在神经细胞中重新激活并随后复制的大量 VZV 病毒颗粒会沿着轴突顺行运至皮肤[74]，形成了人们看得见的带状疱疹。约 83.3% 的 PHN 是局灶性神经病理性疼痛[75, 76]，表现为皮区的疼痛。大量有毒力的 VZV 积聚在皮下及表皮处，所以表皮神经纤维及皮肤是 VZV 破坏的重灾区。

HZ（和 PHN）临床表现中有太多细节与炎症引起疼痛的推断并不一致。其中包括：①HZ 持续性灼痛伴随着对温热刺激的反应减弱，而在有炎症的皮肤中这种反应通常会增强。②在带状疱疹发生前，或无疹型带状疱疹患者都出现持续性疼痛和触痛超敏。③在形成 PHN 的 HZ 患者中，疼痛的转变是无缝衔接的。尽管出现皮疹，随后皮肤炎症消失，但持续性疼痛和触痛超敏的程度与性质没有什么改变。④在大多数患者中，PHN 的疼痛随着时间的推移而逐渐消退，有一些患者疼痛会持续存在。但疼痛的持续和消退似乎与皮肤炎症的变化无关。⑤同样，随着年龄的增长，HZ 的严重程度和其他危险因素增加，HZ 转变为 PHN 的概率增加[77, 78]，与皮肤的炎症程度没有明显的相关性。⑥水痘的主要感觉症状是瘙痒，是由 VZV 感染皮肤引起的，而不是像 HZ/PHN 那样，主要症状是疼痛。一般来说，瘙痒是一种比疼痛更常见的症状。典型的疾病是湿疹、过敏、牛皮癣和接触性皮炎。而利什曼病中的炎性病变通常是无痛的。⑦由于皮疹导致的皮肤屏障破坏，预期局部抗炎药物会到达表皮神经末梢并提供有效的缓解。但全身性和外用非甾体抗炎药与皮质类固醇激素在 HZ 中最多中度有效，而且对 PHN 基本无效[52-54, 56]。复方抗炎霜可能有帮助，但这些复方制剂通常含有局部麻醉药和（或）其他膜稳定剂，如阿米替林和氯胺酮，可作用于异位起搏点[79-81]。

第三节　皮肤的异位起搏点

一、表皮神经纤维的缺失：退变与死而复生

表皮含有大多数伤害性感受器末梢，对 HZ 和 PHN 患者皮肤的病理研究发现，分布伤害性感受器末端的表皮下小纤维大多数出现渐进而明显的缺失，其缺失与感觉的减退大致成比例，在 PHN 后期，患者皮下小纤维有大量缺失，接近完全去神经支配[82-86]。在深部真皮层和远端神经干中的轴突束中也可见到类似的病理变化。C 纤维缺失的另一个指标是局部应用组胺会导致皮肤血流减慢[23]，表现为皮肤发红减少，这是伤害性 C 纤维缺失的功能指标[87]。真皮层和神经干近端轴突束的病理改变主要是脱髓鞘[88, 89]。这表明有髓轴突的损伤可导致疼痛。表皮神经末梢缺失通常随疼痛的严重程度而变化，在 PHN 后期可接近完全失神经支配。神经纤维的严重缺失会减弱诱发的感觉，但这种感觉减退通常伴有特别严重的持续性疼痛。这些观察证实了长期以来的结论，即 PHN 是一种神经病理性疼痛，目前将其扩展到 HZ。

奇怪的是，小纤维神经病变倾向于将表皮纤维缺失归因于传入神经胞体死亡。在 HZ/PHN 中，对细小的表皮末梢萎缩的解释是 VZV 诱导的被感染 DRG 中胞体破坏及轴突的顺行变性（沃勒变性）。但这种解释并不可靠，在 HZ 急性期并没有严重的 DRG 神经元缺失，VZV 的 ORF63 可以保护神经元抗凋亡[90]，持续性疼痛也不一定是由去传入引起的。DRG 的顺行性变性也无法解释随着表皮纤维缺失增多而自发性疼痛加剧[86]。

神经纤维缺失如何解释持续性疼痛、触痛或痛觉过度呢？部分或完全失神经支配可能会引起感觉缺失，即阴性体征和症状，而不是疼痛。可能的解释是异位起搏点的形成和异位放电的产生，类似于神经瘤的实验。需要明确的是，表皮纤维缺失及皮肤和神经中的其他结构异常并不一定意味着 DRG 中的神经元已经死亡。即便是神经主干严重离断，在很长一段时间内，也只会导致轴索断裂的 DRG 胞体一小部分发生逆行性缺失（除非病变发生在幼年）[91, 92]。如果轴索断裂的神经元都死亡，截肢者就不会有 Tinel 征。有人假设表皮末梢的缺失并不代表 DRG 胞体的死亡，而是反映了轴突远端退变的"死而复生"，这可能是被感染的 DRG 神经元的代谢应激所导致的，被感染的 DRG 所产生的毒性环境损害了未被感染神经元的轴突，其末端也可能会出现"死而复生"的变化，而神经元的近端（包括胞体及其中枢连接）得以保留。这些新的退缩的轴突末端就形成了异位起搏点[32]。PNS 中这种异位起搏点相关的解剖结构是肿胀的终球（轴突断裂或轴突死而复生形成）、轴突芽生和脱髓鞘的斑块[93]。尽管受损的 C 纤维的再生能力有限，但随着时间的推移，机械敏感点可能向远端迁移[94, 95]，异位起搏点可在神经束中迁移，会引起类似 Tinel 反应，如痛性糖尿病多发性神经病。表皮纤维缺失越多（DRG 神经元本身没有死亡），意味着有更多的轴突末端死而复生，因此会出现更多的持续性放电和疼痛。

在外周多发性神经病（如糖尿病性多发性神经病或腓骨肌萎缩症 2 型）中已经发现有轴突末端死而复生的病理过程，通常表现为感觉缺失，有时伴有手套袜套样持续性疼痛。因为 HZ/PHN 患者病理主要局限于单个神经节，持续性疼痛和触痛超敏的分布是沿着皮区而不是呈手套袜套样。在这种情况下，DRG 中至少大部分神经元本身及轴突的更近端部分被保留或受损不严重，这与 VZV 保护神经元抗凋亡的实验结果是一致的。

VZV 主要潜伏在 DRG 神经元的胞核和胞质中。潜伏期 VZV 的基因表达是受限的[96, 97]。使用无偏倚 Illumina 下一代测序，从死后即刻尸检的人神经节中发现 VZV 的 RNA 富集，但仅检测到 2 个 VZV 转录物[98]。潜伏期 ORF63 的 mRNA 持续保持低水平，表明 ORF63 对于维持病毒潜伏很重要，但在部分神经节中也有裂解性 ORF63 的表达，ORF63 对 VZV 复制也是必不可少的[99]。尽管在 VZV 高感染复数（MOI, $> 1 \times 10^{-3}$）条件下神经元会坏死[100, 101]，但在低 MOI（$< 1 \times 10^{-3}$）感染后 2 周内神经元没有细胞病变效应（CPE）形成[102-104]。低 MOI 感染后 14 天神经元会产生 VZV 转录物和蛋白，超微结构分析显示 VZV 感染的神经元细胞核中有许多空衣壳[103, 104]。VZV 感染 14 天后，每个标记的 VZV ORF 都在人神经元中有转录，并且 VZV 转录的丰度与 VZV 感染后有广泛 CPE 的人成纤维细胞相比没有明显差异[73]。由于检测到 VZV 的晚期病毒转录物及其蛋白，因此神经元中肯定有病毒 DNA 复制[73, 103, 104]。尽管在有广泛 CPE 的成纤维细胞中有病毒 DNA 积累，但新复制的 VZV 的 DNA 不在神经元中积累[73]。最近人们比较了高纯度终末分化的人神经元和胎儿肺成纤维细胞（HFL）感染 VZV 病毒所诱导的凋亡，发现 VZV 子代 DNA 没有在感染的人类神经元

中积累[72, 90]；神经元感染后 VZV 转录物的含量一直都较低[90]。与 HFL 相比，被感染的神经元中 VZV 的 IE63 很少，可检测到的 gE 蛋白也很少[90]；凋亡标志物半胱氨酸蛋白酶 -3（caspase-3）蛋白水平更低；并且与未感染的神经元相比，VZV 感染的神经元中发现了较多的抗凋亡蛋白 Bcl-2、Bcl-XL 和线粒体细胞色素 c 氧化酶亚型 2（MT-CO2）蛋白及 VZV 的 IE 63[90]。这表明神经元能抵抗 VZV 诱导的细胞凋亡[90]，可能是病毒 OFR63 保护神经元细胞不凋亡[72]，也可能是 ORF63 蛋白本身可抑制神经元的凋亡[105]。病毒子代 DNA 从被感染的人神经元中输送出来[72, 73, 90]，新合成的大量 VZV 病毒颗粒顺着轴突传输至皮下神经丛，通过神经末梢喷射到皮肤[74, 99, 106]。

因此从病毒的嗜神经皮肤特性和复制传输特点可以推断出表皮下神经丛、表皮神经纤维末梢及皮肤是被 VZV 蚕食破坏的重灾区。约 83.3% 带状疱疹相关的疼痛或 PHN 表现在局部[107]，而且各种类型的传入纤维均可在外周受累[108]。与 HZ 和 PHN 相关的最痛区通常是神经分支支配的部分区域，而不是整个神经分布区域[109, 110]。疼痛和其他症状表现可能反映了病毒对局部神经和皮肤组织破坏的机制[86, 111-113]。

二、异位起搏点与带状疱疹 / 带状疱疹后神经痛的疼痛

潜伏于神经节多种神经元中的 VZV 重新激活后可破坏各种神经纤维，皮下及表皮是有毒力 VZV 积聚地，可以推测受累细纤维轴突的远端在近表皮处形成了终球和（或）芽生组织，在真皮神经丛和远端神经干形成了微神经瘤。而粗纤维和轴突的终球，在轴突末端附近髓鞘脱落，也可能伴随髓鞘的重新形成，出现芽生和轴突再生，从而形成异位自发和诱发放电。外周异位起搏点的异常过度兴奋，以及由此产生的持续性放电和机械性过敏，可能是轴突末端再生、脱髓鞘斑块或胞体中多个过程共同作用的结果。这包括电压门控钠通道或其他离子通道与受体（如超极化激活的环核苷酸门控阳离子通道、酸敏感离子通道、压电和瞬时受体电位通道）上调和（或）积聚，电压门控钾通道的耗尽和（或）炎性介质的累积[32]。事实上从 HZ 和 PHN 患者的病理样本中已经发现了这些异常结构，尤其是髓磷脂的异常[88, 89]。基础实验发现神经瘤末端和脱髓鞘斑块往往有钠通道聚集[114]。正中神经这些异位点上钠通道积聚可能是异位过度兴奋的基础，因此会出现自发放电和对外界刺激的异位反应[18, 28, 32]，即 Tinel 征。

尽管尚未在 HZ/PHN 患者的皮肤标本中观察到异位起搏点，但可以推测 HZ/PHN 患者的这些异位起搏点可能散落在真皮纤维束中，也可能沿着神经干的近端分布。在远端有触痛超敏的 HZ/PHN 患者是否能沿着肋间神经近端敲击诱发 Tinel 征，目前也未见报道。

神经瘤实验中的异位起搏点对特异性炎性介质敏感，这也是 HZ/PHN 患者真皮和真皮下轴突分支的异位起搏点所在[115, 116]。角质细胞释放的介质是神经瘤末端自发放电的特别强大的驱痛因子[117, 118]。越来越多的单纤维微神经检测研究表明，在各种神经病理性疼痛条件下，自发放电的冲动与持续性疼痛有关，包括部分失神经的皮肤[119-121]。但 HZ 或 PHN 患者还没有做过这样的检测。

所有这些观察结果让人们推测[32]：HZ 和 PHN 的持续性疼痛是由散落在真皮纤维束

的异位起搏点持续活动所驱动的。此假设有两个要素：首先，HZ 和 PHN 的自发性疼痛是 PNS 的异位起搏点产生的自发脉冲放电，这是被 VZV 感染的 DRG 中感觉神经元胞体病变的结果，这些异位起搏点与轴突末端死而复生的部位相关。死而复生的病变轴突也解释了对温热刺激的反应迟钝，因为 C 纤维末梢在表皮中缺失。其次，触痛超敏是由于中枢敏化引起的正常皮肤 Aβ 纤维触觉传入的感觉效应强化。反之，中枢敏化是由自发性异位放电所维持的。Aβ 传入纤维和伤害性感受器中的自发放电可能也通过中枢敏化而"放大"（使其疼痛变得更剧烈）。这个因素增加了自发性疼痛。这就解释了大多数 HZ 患者在皮疹消退后疼痛得以缓解，而当 HZ 转变为 PHN 时疼痛持续存在，且感觉特性没有明显变化。PHN 患者就是那些即使没有炎性介质的刺激，皮肤的起搏点仍能自发放电的部分患者。因为持续性疼痛是由急性期和后期同一感觉神经元的异位驱动所致的，所以感觉是相似的。HZ 这种病从一开始就是神经性的。炎症只是在早期起作用的一种强化因素。

三、通过抑制皮肤异位起搏点活性减轻疼痛

局部麻醉药浸润到痛区皮下或阻滞近端神经，可以短暂抑制持续疼痛和异位疼痛[60-62]，这与放电和疼痛均源于纤维退变的死而复生观点是一致的。有一种观点认为，神经阻滞的作用可能比阻滞药物本身的作用更持久，甚至可以阻止 HZ 向 PHN 转变。但这一观点缺乏临床经验的支持。也还有其他方法可以持续缓解疼痛。为了延长镇痛时间，目前临床使用了经皮利多卡因贴剂。这种贴剂可以使麻醉药在较长时间内缓慢释放。虽然贴片中含有 5% 的利多卡因，但皮肤穿透性差，且在皮肤中的有效浓度很低，远不足以阻断真皮层神经束或神经干中冲动沿轴突的传送。但如上所述，低浓度的利多卡因足以抑制这些束内起搏点的异位放电。临床上证实经皮利多卡因贴剂对 HZ/PHN 有效[122-124]。低浓度的利多卡因也可能有其他镇痛作用，如作用于角质细胞和免疫细胞[125]。

另一种延长镇痛时间的策略是外用 8% 的辣椒素，这最好也是通过缓释透皮贴剂使用。辣椒素是 Na^+ 和 Ca^{2+} 渗透性辣椒素受体（TRPV1）的直接激动剂，许多伤害性感受器都表达该受体。辣椒素激活 TRPV1 启动疼痛的冲动放电，高浓度的 Ca^{2+} 转运入轴突。这使微管分解，阻碍轴浆运输，导致轴突顺行变性，破坏远端起搏位点，耗尽背角疼痛相关的神经递质[126, 127]。这种治疗方案可持续数周抑制局部疼痛，直到起搏点的活性恢复。然而临床使用只有部分效果，只有一小部分患者（NNT > 8）受益[128, 129]。与利多卡因相比它的渗透性差，利多卡因效果更明显表明大部分 HZ/PHN 的疼痛可能是由不表达 TRPV1 的传入纤维，可能包括触觉敏感性的 Aβ 纤维驱动的。肉毒杆菌毒素透皮似乎也有效果[130]。这可能是通过抑制外周传入神经突触的释放起作用的[131, 132]。另外也有研究表明疼痛起源于与中枢末端相连的初级传入神经元。

交感神经系统的活动也强化了 HZ/PHN 的疼痛，因此交感神经切除也可能会抑制 HZ 疼痛，甚至阻止其向慢性疼痛转变，这一观点曾得到强有力的支持。实验研究证实，交感神经传出活动可加剧神经瘤和 DRG 的异位放电[133, 134]。但交感神经阻滞或交感神经松解术能有效减轻 HZ/PHN 的疼痛或预防 PHN 的临床证据尚不充分[60, 135, 136]。

总之，这些观察结果表明皮肤中过度兴奋的神经纤维对 HZ 和 PHN 的疼痛有重要作用。

然而这并没有表明冲动发生点是否是易感伤害性感受器末端或死而复生轴突末端的异位起搏点。

第四节 去传入和脊髓的疼痛驱动因子

一、去传入

1 个多世纪前的尸检研究表明，导致 PHN 患者持续性疼痛的冲动源自去传入的脊髓或大脑。特别是 Head 等 [137] 的标志性研究报道了 21 例患者中，仅有 1 例伴有严重出血和炎性损伤，其余均为 DRG 及相关神经的退变。然而正如 Oaklander 所指出的 [138]，这些标本大多数都来自 HZ 患者，而非 PHN 患者，大多数患者也可能有其他疾病，这些疾病也可能损害了 DRG，尤其是梅毒三期，而且这些患者不确定是否有疼痛。后来的 DRG 标本并没出血的描述，但证实了存在脱髓鞘和神经纤维缺失。但 HZ 患者标本的沃勒重度变性与 Head 和 Campbell 所描述的神经节几乎完全坏死并不一致。1900 年的研究也没有提及同侧背角萎缩，但这是后来在病程久远（2 ～ 18 年）的 PHN 患者标本中发现的最显著的特征之一 [88]。

去传入和失神经支配是两个不同的概念。神经损伤（DRG 远端）使外周组织失神经支配，但它并没有大规模地去传入（即破坏传入纤维的信号输入）到脊髓。许多 DRG 神经元在轴突切开术后仍存活并继续维持其中枢连接。他们没有 Tinel 征。实际上，神经损伤本身通常会通过产生异位放电而增强了对脊髓的传入信号。这对外周神经性疼痛有很大的作用。另外，背侧神经根切断术或神经节切除术可通过防止外周冲动到达背角和三叉神经脑干以减少传入信号。而受累的传入神经元的中枢突触末端常发生退化。暗示中枢神经系统的这一退化过程可能是异位放电的主要发生源，是导致持续性疼痛的基础，有必要记录去传入后是否仍然存在疼痛。

在神经损伤和真正去传入后，自发性疼痛（灼痛、抽痛、刺痛、阵发性和电击样痛）的性质反映了导致"异位"放电的特定神经元类型，以及它们的放电频率、模式和同步程度（尤其是疼痛发作时），但异位放电产生的位点不同。"异位"是指放电的位点，而不是指异常放电本身是自发的还是诱发的。冲动产生的正常位点是在皮肤（或其他组织）中的特殊感觉末梢。其他位点的发生源，如神经损伤部位，新的芽生或死而复生的轴突末端、DRG 或中枢神经系统都是异位的。

病理研究报道 PHN 受累 DRG 中有细胞缺失，但在 HZ 阶段的 DRG 中几乎没有细胞缺失（VZV 保护神经元不凋亡）。然而迄今为止，还没有学者进行 DRG 细胞计数等定量的研究，包括连续切片和无偏采样 [139]。虽然 HZ 后 2 年以上的慢性病例无疑会发生神经元缺失，但已发表的文献显示，即便如此，其影响也远未达到总体水平 [4]。此外将实验动物背根切断后，同侧背角传入肽能 [P 物质和降钙素基因相关肽（CGRP）] 的轴突几乎没有缺失 [88, 140]。诚然 DRG 中 P 物质和 CGRP 的染色出现明显减少，但并不意味着细胞死亡。众所周知，P 物质和 CGRP 主要是在某些 Aβ 触觉传入纤维中合成，神经损伤后 DRG 的伤害性传入纤维会减少这些肽的合成，这是神经病变中基因表达的主要改变[141, 142]。因此，我们对 100 年前得出的 HZ/PHN 可导致 DRG 的快速和大规模坏死的结论要有所保留。

二、感觉缺失性痛

通常人们推测 PHN（不是 HZ）是由脊髓去传入、中枢神经系统放电引起的疼痛。但即使一个 DRG 完全被破坏，这仍然不能为这一学说提供可靠的依据。过去背根根治术和神经节切除术常用于包括周围神经损伤在内的慢性疼痛的治疗。由于大多数外周传入神经都经过几个相邻节段进入脊髓，从而这种根治术通常包括几个相邻的背根。这样的手术一般仅能短期缓解疼痛，证明疼痛并不是源于中枢神经系统。它还带来新的"感觉缺失性痛（麻木痛）"的问题，临床上最终放弃了这种方法。感觉缺失性痛（麻木痛）是一种顽固的慢性疼痛状态，可能是由背角突触前传入纤维末端大量缺失引起的。这种缺失会引起去传入脊髓和三叉神经脑干回路"增强"的代偿性增加，类似于电子回路中的自动增益控制。这将导致中枢神经系统产生"错误"的感觉信号，产生持续性疼痛，而这种疼痛恰恰分布在有些许麻木、无知觉的部位。麻木部位出现的持续性疼痛，即感觉缺失性痛，最常见于由臂丛神经撕脱伤引起的去传入。这种情况下脊髓背根被外力牵拉撕裂[143]。虽然这无疑会引起去传入，但也会对中枢神经系统造成直接损害，从而增加了中枢性神经病理性疼痛的可能性。然而，清理了去传入神经后也可能发生感觉缺失性痛。麻木区伴有的"虚假"感觉可能是在中枢神经系统内产生的。HZ 和 PHN 均不可能有去传入诱导的感觉缺失性痛，原因有多种。HZ / PHN 患者持续性自发性疼痛伴温热反应逐渐缺失，使人们提出感觉缺失性痛的麻木是去传入的结果。

然而，持续性疼痛而非麻木的区域中存在明确的触痛超敏与该解释不一致。首先，麻木痛是一种迟发现象，大多数 HZ 和 PHN 患者在麻木痛未出现之前，其疼痛就已经消退了。其次，单个神经根切断术或神经节切除术几乎不会引起感觉缺失性痛。例如，腰骶神经根切断术是为了缓解脑瘫患者的肌张力障碍[144]和偏瘫患者上肢的痉挛[145]，C_2 神经根切断术和（或）神经节切除术是为了缓解慢性头痛和枕神经痛[146, 147]，甚至为了助于内固定螺钉的放置[148]。感觉缺失性痛在这些单一神经节病变中非常罕见。再次，在三叉神经痛的治疗中，常规使用球囊压迫、射频或伽马刀消融术，但三叉神经节不会被完全破坏。在这种情况下感觉缺失性痛也是一种罕见的延迟性并发症[149, 150]。几十年前，通过外科神经根切断术或神经节切除术治疗周围性严重慢性疼痛，这通常能消除持续性疼痛，但肢体会出现可预见的麻木，这种方法最终被放弃了。因为小部分患者中，麻木区域最后出现了新的持续性疼痛[151]。这种医源性感觉缺失性痛不涉及中枢神经系统的直接损伤，证明传入神经本身可能是疼痛的原因。背根消融术仅将背角部分破坏才有效，这与疼痛起源于中枢神经系统的概念是一致的[152, 153]。与多个背侧根切除术相比，周围神经损伤仅使周围组织失神经，但没有明显的脊髓去传入。DRG 中大多数感觉神经元在轴突切断后仍能存活。事实上，神经损伤本身经常以异位放电的形式增加脊髓传入纤维的冲动传入。最后，虽然在病程久远的 PHN 患者体内发现有同侧背角萎缩，但其与疼痛的关系尚未得到证实。HZ 和 PHN 早期患者不太可能有同侧背角萎缩，它仅可能出现于长期生存的 PHN 患者，但他们的疼痛最终得到了缓解。

三、背根切断与神经节切除对带状疱疹和带状疱疹后神经痛持续性疼痛的影响

如果 HZ 或 PHN 的自发性疼痛源于脊髓背角或大脑，那么这种疼痛将不会受神经根切断术或神经节切除术影响。这两种手术都曾经用于慢性、重度 PHN 患者，一般是经诊断性阻滞确认疼痛减轻才进行的。这种手术通常能立即消除疼痛，但效果并不持久。考虑到会有诱发感觉缺失性痛的风险，目前已经放弃了应用该手术治疗 PHN[149, 154]。然而，这并没有影响术后疼痛立即消除的结论，即原发的 PHN 疼痛的驱动因子在周围神经系统（PNS）。有学者可能会争辩说，致病冲动起源于 PNS，但导致疼痛的根源是中枢神经系统，即中枢敏化。这实际上与异位起搏点的学说相一致。大量证据表明，与神经病相关的中枢敏化本身是由来自外周的伤害性输入驱动的。虽然触痛超敏经常出现在多节段背侧神经根切断术后的麻木区边界处，但麻木区内的自发性疼痛、感觉缺失性痛并不依赖于残留的皮神经支配[143, 155]。

四、背根神经节是带状疱疹和带状疱疹后神经痛疼痛的驱动因素

人们目前得到的总体印象是，HZ 和 PHN 自发性疼痛的主要驱动因素是外周的。更具体地说，药物经皮浸润和远端神经阻滞能缓解疼痛，提示大多数患者的疼痛信号来源于皮肤。然而 Nurmikko 等[60] 和其他学者报道的诊断成功率高并不具有代表性。例如，Zacks 等[89] 为 2 例 PHN 患者切除了支配痛区皮肤的神经，2 例患者持续性疼痛都未缓解。那么在皮肤浸润和神经阻滞无效或仅部分有效的情况下，还会是什么可能导致疼痛呢？

研究人员的目光瞄向了 DRG。DRG 是 VZV 感染的初始部位，同样它也是其他神经病理性疼痛的主要根源。早期 VZV 保护神经元不凋亡，随着时间的推移，被 VZV 破坏的 DRG 神经元逐渐缺失，但大范围的缺失主要发生于疾病后期。因此对于大多数患者，疼痛应该是这么一个发展过程，起初是神经节处于有毒的炎性环境，后期是部分 DRG 神经元受到破坏。有几个因素可能会引起"病态"神经元变得过度兴奋，成为持续异位放电和疼痛的来源。这包括广泛的代谢应激导致细胞膜去极化和触发阈下振荡的冲动增强[156]，以及炎症介质的直接作用。VZV 还可改变 DRG 中兴奋性分子的表达，尤其是钠通道的上调[157, 158]。虽然没有人研究 VZV 感染后期 DRG 是否会出现神经元的融合，但单纯疱疹病毒（HSV）感染后确实有这种融合的发生，从而引起过度兴奋[159]。

动物实验证实，周围神经病变时 DRG 是异位自发和诱发放电产生的第 2 个重要位点，人类也有间接证据证实这一点[11, 12, 17, 20-22, 62, 81, 160]。实际上 DRG 作为异位放电源，可能比神经瘤的终球更重要[19]。由于 VZV 潜伏于 DRG，DRG 被病毒感染是 HZ/PHN 形成的根本原

因，因此 DRG 很容易沦为冲动发生源。DRG 位于椎旁的椎间孔内。如果患者持续性疼痛的冲动很大一部分是由 DRG 发出的，则神经节远端的诊断性神经阻滞就没有镇痛效果，而针对 DRG 本身（椎间孔内）阻滞或中枢（背根或脊髓）阻滞才会有效。如果报道的利多卡因贴剂浸润和神经阻滞的效果都可信，那么大多数患者的信号是来自 DRG 的远端。也有相反的报道，如虽然给 PHN 患者的痛区浸润麻醉或切除可暂时缓解疼痛，但有一小部分人疼痛仍持续存在，而另一些人疼痛会反弹[60-63]。如果神经节远端的浸润和神经阻滞无效或仅部分有效，提示 DRG 可能是疼痛的驱动因子。然而要确定这一点，需要进行有针对性的研究，如观察 HZ/PHN 患者椎间孔内应用稀释利多卡因（非阻滞浓度）的效果[12, 62, 81]。

DRG 没有组织 - 组织屏障或组织 - 血液屏障，很容易进行治疗性干预[161]。对于动物模型和截肢患者，DRG 异位的暂时沉默会短暂缓解疼痛[12, 162]。DRG 作为控制 HZ 和 PHN 疼痛的潜在靶点一直受到关注。早在 20 世纪，就有报道称在神经节内、硬膜外和鞘内注射利多卡因、普鲁卡因或丁哌卡因，通常同时注射糖皮质激素[163-165]。躯干部是带状疱疹常见的部位。由于胸段背根较短，局部麻醉药很容易作用于病毒感染过的 DRG。但随机对照试验报道的治疗效果并不一致[49, 166, 167]。要了解 DRG 是否是一个主要的疼痛来源，需要明了在脊髓注射利多卡因后的最初几个小时内，疼痛在多大程度上被抑制了。但是，目前还没有这方面的研究报道。在局部麻醉药中添加类固醇类药物几乎没有额外的益处，如同皮肤一样，炎症并不是 DRG 异位的主要驱动因子。

要判定 DRG 是否对 HZ/PHN 的疼痛有作用，最有临床意义的是要了解将利多卡因直接用于 DRG 远端的脊神经上，与直接用于 DRG 表面（椎间孔内）的即时效应是否有差异。如果 DRG 是自发性疼痛的主要疼痛源，椎间孔内注射应该更有效。临床人员发现，DRG 上或中枢阻滞可消除诱发性和自发性疼痛，DRG 远端阻滞仅消除了刺激皮肤引起的感觉，但没有减轻持续性疼痛（即感觉缺失性痛），提示自发性疼痛信号主要是在 DRG 内产生的[32]。

虽然 DRG 胞体很可能是异位传入放电的主要源，但很少有研究确定所涉及的传入纤维类型。将大鼠神经远端横切，可在 6 ～ 12 天后监测到源自 DRG 的冲动，其中肌肉的传入神经中自发放电很明显，皮肤的传入神经不明显。随后的研究证实，神经受到压迫后肌肉中有强烈异位放电，皮肤传入神经也有强烈异位放电[168-171]。肌肉传入纤维输入信号与 HZ / PHN 的相关性尚不确定，需要开发 HZ/PHN 动物模型和（或）用 HZ /PHN 患者的皮肤与肌肉传入的微神经记录验证。

五、带状疱疹和带状疱疹后神经痛的疼痛自行缓解

皮肤活检显示表皮纤维缺失数量与疼痛之间存在一定的关联。这恰恰是异位起搏点学说预料到的，因为神经纤维死而复生越多，就会有越多的异位起搏点形成。但即使经过多年的随访，表皮神经再生或侧支芽生也几乎没有恢复，感觉缺失也没有多少逆转[83]。那么，为什么急性带状疱疹的疼痛通常会在数周内消退，而大多数情况下 PHN 疼痛会在 1 年内消失呢？可能有很多因素起作用。这包括皮疹消退后炎症减轻、DRG 病毒载量下降，随着神经细胞逐渐缺失和远端轴突的沃勒变性，而起搏点耗尽使异位放电在数周内消退，至少在神经瘤的 A 纤维末梢模型中观察到这样的结果[18]。在少数 PHN 病例中，DRG 活跃的神经

元群可能无限期存活。另一种可能是中枢神经系统的过度兴奋放大了相邻节段的传入神经输入。

皮肤病理证实，HZ 和 PHN 的表皮神经纤维萎缩缺失后，几年内恢复得很有限[83]，表现为 C 纤维再生很少[95]。异位起搏点学说不再强调皮下易感伤害性感受器末端的作用。然而异位起搏点处受损的伤害性感受器末梢的放电就像 DRG 中的异位电产生一样，会因炎性介质的存在而加剧[94, 115, 172-174]。

异位起搏点学说认为，未形成 PHN 的 HZ 患者，炎症是加剧异位放电的主要因素。这就是为什么皮肤疱疹和 DRG 中的炎症灶清除后，持续性疼痛可能会消退。随着维持中枢敏化的放电消退，痛觉超敏也会消退。对于疼痛持续的 HZ 患者，其异位放电可能比没有疼痛或疼痛不依赖炎性介质的患者更易自愈。这些个体的疼痛和痛觉超敏在疾病的早期（HZ）和后期（PHN）有同样的机制，炎性介质仅仅适度加剧了异位放电，症状仍然与炎症清除时一样。从 HZ 到 PHN 的过渡是无缝的。有多种因素可形成 PHN，特别是高龄[77, 78]，表明老年人的异位放电可能更不依赖于炎性介质。

大多数 PHN 患者的疼痛最终也会消退。这反映了正常细胞对神经元兴奋性控制的重建，包括过度兴奋的衰减、死而复生的终板和细胞膜上钠通道（和其他通道）过量传输的减少。此外，经过数月和数年，导致疼痛的 DRG 神经元可能会逐渐死亡。神经元胞体缺失和随后远端轴突的沃勒变性可能会暂时释放一些促炎介质，增强了存活纤维的放电。神经节中细胞缺失最终导致皮肤、神经和 DRG 本身异位起搏点耗尽。这将导致自发性和触觉诱发性疼痛减少。疼痛相对较轻，但延绵不愈的 PHN 患者可能持续存在一群活跃的 DRG 神经元。

第五节　感觉异常和痛觉超敏

前面所述 HZ 和 PHN 的自发性疼痛的冲动源自 PNS 或皮肤的传入纤维中沿着周围神经分布的异位起搏位点及受累节段的 DRG。根据皮肤浸润和神经阻滞的研究结果，皮下神经纤维可能是主要来源。其实每个疼痛发生源的作用可能会随着时间和患者的不同而有所不同。至少对于 PHN，诊断性阻滞应该是常规治疗的一部分。相反，对于痛觉超敏，位置是已知的；其活性很明显起源于施加刺激的皮肤。这里的问题是为什么轻触刺激会引起疼痛呢？

一、触痛超敏

（一）敏感的伤害性感受器末端和皮肤起搏点

最常见的解释是，HZ 和 PHN 患者的触痛超敏是由皮肤中易感的机械性伤害感受器的末梢引起的[175]。但是正如上面所讨论的，有些观察结果与这种解释不一致。就像持续性疼痛一样，触痛超敏可能出现在皮疹之前或并没有带状疱疹，在皮疹消退和转变为 PHN 后，疼痛没有明显改变。另一种说法是触痛超敏反映了 C 纤维末端死而复生后异位起搏点的机械敏感性增加。然而，这些解释也不太令人信服[40, 42, 43]。

（1）在触痛超敏的动物模型中，没有发现 C 纤维末梢对能引起触痛超敏的轻微作用力做出反应[35, 37]。这与 C 传入纤维对温热刺激的敏感形成对比[36]。某些 HZ/PHN 患者对最轻微触摸的敏感程度远远超过了皮肤炎症时的触痛超敏。

（2）C 纤维的传导速度约为 1m/s[39]。人体 C 纤维伤害性感受器的冲动从手或足到达脊髓需要 1 ~ 2 秒甚至更长时间，才能到达有意识感知的水平。然而临床发现，触摸轻微烧伤的皮肤，或 HZ 或 PHN 的受累区，几乎一接触患者就能感觉到疼痛，不会在耽搁几秒后才出现。因此主要构成机械伤害性感受器的 C 纤维不可能携带这种信号。Aδ 纤维伤害性感受器足够快，但与 C 纤维相比数量很少[38]。此外，用笔刷刷一下触痛超敏的皮肤不会引起第一次和第二次疼痛（分别由 Aδ 纤维和 C 纤维介导），而且不清楚这两种纤维的敏化过程有什么不同。

（3）选择性阻滞触觉敏感的 Aβ 纤维可消除触痛超敏，而不影响热痛超敏，而 C 纤维阻滞可减轻热痛超敏，但不能缓解触痛超敏。这提示导致触痛超敏的冲动是由正常的、快传导的、对触摸有反应的 Aβ 纤维引起的，并不是由 C 纤维伤害性感受器引起的。那么是什么使触觉敏感的 A 纤维产生冲动引起疼痛的呢？

根据异位起搏点学说，将触痛超敏归因于触觉诱发的低阈值 Aβ 传入纤维，通过中枢敏化而感觉到疼痛。中枢敏化可能是由死而复生的神经纤维和（或）VZV 感染的 DRG 中的异位起搏点所产生的放电维持。触痛超敏现象表明，即使是表皮神经失支配较明显的患者，其皮下仍有大量的 Aβ 触觉敏感传入神经末梢[83]。这些可能属于 DRG 中被感染的粗纤维的神经元，邻近的相应神经元，被感染的 DRG 邻近节段的近乎完整的 DRG。中枢敏化不仅适用于支配痛区的低阈值触觉传入纤维（Aβ 疼痛）的活动，也适用于有髓鞘的死而复生轴突持续的异位放电，以及 VZV 感染的 DRG 中 Aβ 传入纤维的胞体和可能来自相邻节段的传入纤维的持续放电。因此，HZ/PHN 的诱发和自发性疼痛如同 Aδ 纤维和 C 纤维伤害性感受器一样，可能与低阈值机械感受性 Aβ 传入纤维产生的大量异位放电有关[18]。

（二）中枢敏化

已经发现中枢神经系统中许多特异性神经生理机制，它们可以改变被激活的传入纤维类型与诱发出的感觉之间的正常匹配，而每一种情况都能导致痛觉超敏。其机制包括长突触增强（LTP）、脊髓抑制缺失、Aβ 神经元上 CGRP 的重新表达、氯离子泵反转及脊髓小胶质细胞激活[45]，这个过程的总称是中枢敏化。中枢敏化并不少见，它不仅是病理性的，它还可保护受伤组织。例如，Aβ 传入纤维对轻微的擦伤和晒伤有反应。伤害性感受器并不仅仅感受疼痛，Aβ 触摸传入纤维往往是初级疼痛的驱动因子（Aβ 疼痛）[18, 26, 44]。

中枢敏化是一种不稳定的状态，可以在几分钟或几小时内激活或抑制。它通常是由外周伤害性输入引起的。例如，轻度烧伤或神经瘤产生的 C 纤维冲动可启动中枢敏化。由此产生的痛觉超敏会持续到伤害性冲动所维持的时间。对于 PHN 患者，这可能有数年时间。但一旦维持中枢敏化的驱动因子衰退，中枢敏化和痛觉超敏就会消退。这大概就是自发性疼痛和痛觉超敏同时减少的原因。当热敏感的伤害性感受器是活跃的驱动因子时，通过冷却皮肤，有意地减轻热痛超敏，或在神经病变中用利多卡因抑制异位起搏点的放电。然而一旦利多卡因的作用消退，异位性疼痛就会复发[176, 177]。正如轻擦伤可诱发 Aβ 纤维的活性，有中枢敏化时就会感到疼痛，Aβ 纤维的活性是从神经瘤的末梢和脱髓鞘处自发产生的，或活跃的 DRG 神经元会感受到自发性（神经病理性）疼痛。Aβ 传入纤维的异位放电可能对 HZ 和 PHN 患者因 C 纤维伤害性感受器的异位导致的持续和诱发疼痛有作用。抑制外周纤维的异位放电有两个益处：①减少 C 传入纤维和 A 传入纤维的自发活动对自发疼痛的直接驱动；②抑制中枢敏化，消除痛觉超敏。

二、皮区重叠的意义

病毒通常是在一个 DRG 中复苏再激活，HZ/PHN 的疼痛主要是局限于单一皮区的疼痛。然而由于皮神经支配节段的重叠[155, 178]，每处皮肤都包含至少相邻两个 DRG 中的传入神经元的感觉末梢。根据异位起搏点学说，自发性疼痛的主要来源是受感染的 DRG 神经元死而复生的轴突末梢和 DRG 内的细胞体所产生的冲动。有证据表明，一个神经节的脊神经损伤后，"未受伤"即邻近神经节的传入神经也可能开始自发放电[179]。目前还不清楚 VZV 感染单个神经节后是否会发生类似的情况。如果是这样，那么相邻的 DRG 也会导致 HZ 和 PHN 的疼痛。

被感染的传入纤维其持续的活动可能是维持中枢敏化的原因。然而在中枢敏化情况下，相邻的未受累神经节中神经元的触觉敏感 Aβ 传入纤维也将导致触痛超敏。PHN 后期，受累 DRG 中有部分神经元缺失，由于沃勒变性导致皮肤和神经的异位起搏点缺失，相邻神经节的自发放电可维持这种持续性疼痛。此外，如果这种活动能够维持中枢敏化[142]，相邻的神经节也可以维持触痛超敏。目前邻近 DRG 的这种作用还只是推测。

第六节 临床意义

一、带状疱疹和带状疱疹后神经痛疼痛的异位起搏点学说

尽管人们在理解神经病理性疼痛的生物学方面取得了显著的进展，但迄今为止几乎没有转化为临床应用。最近以色列希伯来大学疼痛研究中心的 Devor 教授提出了 HZ 和 PHN 疼痛的异位起搏点学说[32]。这一学说认为：①自发性疼痛是由 PNS 异位起搏点产生的自发性放电引起的；②异位起搏所维持的中枢敏化加剧了正常触觉敏感性 Aβ 传入纤维的感觉作用，导致了痛觉超敏。这一学说的基础是单一的病理生理过程，即过度兴奋。正常情况下，传入神经元的兴奋性是在仍不为人所知的较窄而稳定的范围内稳态调节的。当神经损伤或受疾病影响时，患者可出现兴奋过度、异位放电和阳性症状（疼痛）。而 HZ/PHN 的阴性症状（感觉迟钝、触觉减退）是纤维损伤或缺失的结果。这是神经病变后疼痛状态的总体框架，可适用于 HZ/PHN，也适用于其他痛性神经病变，如痛性糖尿病神经病变和纤维肌痛[121, 180]，这些疾病中最突出的特点是涉及神经纤维的"死而复生"[32]。

二、基于异位起搏点学说的疼痛管理

对疼痛机制的理解，可以指导临床有效的治疗，并指引未来的发展方向。目前尚没有一种非常有效的药物控制 HZ 和 PHN 的疼痛。但是有些药物有一定的疗效，如果加上安慰剂的效果，这就是目前所拥有的较理想的治疗模式。因此，那些疗效较一致的药物可能会提供有用的信息 [5, 181-184]。

首先，阿片类药物效应可能是在于控制中枢疼痛通路的激活。需要特别注意其潜在的副作用和滥用问题。非甾体抗炎药及糖皮质激素即使是在 HZ 期，也只能起到一定的效果。这对于传统上认为 HZ 是由炎症引起的疾病来说是很奇怪的。全身或局部给予麻醉药，在非常低的血药浓度下可抑制异位放电。其他包括两种不同类别的药物：抗抑郁药和抗惊厥药。抗抑郁药物中，三环类药物和 5- 羟色胺去甲肾上腺素再摄取抑制剂（SNRI）往往是有效的（剂量过低，不足以抗抑郁），而 5- 羟色胺再摄取抑制剂（SSRI）类药物则不然。在抗惊厥药物中，卡马西平和加巴喷丁有一定的疗效，而巴比妥类药物则无效。在这两类药物中，有效与无效药物的区别在于，有效药物往往还具有稳定膜的作用。也就是说，它们的药理特性包括局部麻醉样作用，并且已经被实验证实可以抑制受损感觉神经元的异位兴奋 [18, 28, 29]。如果 HZ 和 PHN 的疼痛主要是传入纤维的过度兴奋所致，那么抑制兴奋性的药物应该具有镇痛作用。这也解释了不同类别的药物均可治疗 HZ 和 PHN。

由于所有的神经及肌肉功能和一些内分泌功能都依赖于细胞膜的兴奋性，因此不提倡全身用药，这可能会带来全身性的抑制等副作用。由于兴奋性涉及多种离子通道（Na^+、K^+、Ca^{2+} 等阳离子）和受体，每一个通道都有不同的亚型和同构型，不同的药物可有不同的疗效和副作用。因此目前的做法为，每个患者采用滴定的剂量，如果有必要可以换药。同样目前正在开发的针对不同亚型的膜稳定剂可能更有优势。但目前使用的大多数药物都有副作用，如嗜睡、注意力不集中、头晕、恶心，这些都是对中枢神经系统的影响。

另一个合理的方法是专门针对相关的疼痛发生源。如果某位 HZ/PHN 患者的疼痛是由皮下神经产生的冲动引起的，那么采用经皮治疗是有意义的。而如果该患者的疼痛是 DRG 驱动的，那么局部使用利多卡因或辣椒素不太可能起作用。相反，应该直接针对 DRG 使用膜稳定药物，或者更好的方法是植入泵，通过导管将这些药物直接输送到椎间孔 [12]。如上所述，膜稳定剂的浓度远低于阻止冲动传播所需的浓度，可以抑制异位电的生成。因此，如果目标精准，低浓度的利多卡因、阿米替林等药物就足够了。泵的储药罐可以有高浓度的药物，允许非常慢的速度泵送。由于泵只会影响局部的电生成，而不会影响电的轴突传导，因此周围感觉和运动功能应该能保持正常。

最近有人提出采用电刺激作用于 DRG [70]。很难想象这能缓解 HZ/PHN 患者的痛觉超敏，这种刺激优先激活 Aβ 传入纤维，可能会引起疼痛。而对于没有痛觉超敏的患者，对 DRG 的刺激可通过关闭脊髓水平的闸门发挥作用。另外，刺激可能还有一些其他机制可抑制异位放电 [71]。

三、临床证据

这里提出的异位起搏点学说并非是偶然的，过去几十年研究人员将 HZ/PHN 的临床观察纳入了不断完善的神经病理性疼痛的理论框架。收集的证据更多地来自临床观察，而不是聚焦于基础研究。关注 HZ 和 PHN 患者的临床医师应该从以下方面进行临床研究。

（1）从 HZ 到 PHN 的转变在患者的感觉体验上真的是无缝连续的吗？

（2）皮肤冷敷或者透皮用广谱非甾体抗炎药，是否能缓解疼痛呢？

（3）利多卡因浸润痛区皮肤或相关神经阻滞的短期效果究竟如何？应明确区分自发性疼痛和诱发性疼痛，并注意安慰剂的控制和药物的全身效应。

（4）脊髓阻滞后疼痛持续，是否提示在大脑产生自发性疼痛信号呢？椎孔内阻滞及神经丛阻滞或椎间孔远侧的脊神经阻滞，是否可以确定疼痛信号是在脊髓、DRG 或更远的外周呢？

（5）叩诊是否能在相关神经上诱发 Tinel 信号？

（6）可将微神经检测技术用于 HZ/PHN。腰骶部触摸痛的病例可能更容易定位受累的神经。近端神经阻滞加上远端神经阻滞可以揭示自发性放电的可能发生源。

（7）皮肤活检是一种常用的诊断工具。对于疼痛，除了表皮的 C 纤维伤害性感受器外，真皮和真皮下纤维（包括大的有髓纤维）的状态也值得关注。钠离子通道或其他兴奋性分子的异位累积是否能标记，用这种方法检查活组织或死后神经样本也可以提供信息。

HZ 和 PHN 是常见病，人类为此付出了巨大的代价。认识相关的疼痛机制是重中之重。许多研究提供了痛觉超敏和过度兴奋的证据，包括触觉 Aβ 传入纤维 [14, 185]。虽然目前已经制备了 VZV 感染的动物模型，但一直很难模拟病毒在体内的再激活，或在 DRG 中获得足以令人信服的模拟人类疾病的病毒滴度。啮齿动物对 VZV 感染具有高度抵抗力 [2, 186, 187]。在这些问题得到解决之前，HZ 和 PHN 疼痛机制的研究主要还是基于对患者的观察。

HZ 和 PHN 疼痛的异位起搏点学说强调 3 个原则：①个体化诊断，确定引起疼痛的冲动来自何处；②精准定位疼痛的主要发生源；③是否可以换一个思路，采用促进神经修复的策略，而不应该仅仅是采用抗炎，抑制异位放电、阻断离子通道等方法。结合这些原则可能会得到更有利的临床结果。

参 考 文 献

[1] LEVIN M J, CAI G Y, MANCHAK M D, et al. Varicella-zoster virus DNA in cells isolated from human trigeminal ganglia [J]. J Virol, 2003, 77(12): 6979-6987.

[2] REICHELT M, ZERBONI L, ARVIN A M. Mechanisms of varicella-zoster virus neuropathogenesis in human dorsal root ganglia [J]. J Virol, 2008, 82(8): 3971-3983.

[3] ZERBONI L, ARVIN A. Neuronal subtype and satellite cell tropism are determinants of varicella-zoster virus virulence in human dorsal root Ganglia Xenografts *in vivo* [J]. PLoS Pathog, 2015, 11(6): e1004989.

[4] WATSON C P, MORSHEAD C, VAN DER KOOY D, et al. Post-herpetic neuralgia: post-mortem analysis of a case [J]. Pain, 1988, 34(2): 129-138.

[5] COHEN J I. Herpes zoster [J]. N Engl J Med, 2013, 369(18): 1766-1767.

[6] PAPPAGALLO M, OAKLANDER A L, QUATRANO-PIACENTINI A L, et al. Heterogenous patterns

of sensory dysfunction in postherpetic neuralgia suggest multiple pathophysiologic mechanisms [J]. Anesthesiology, 2000, 92(3): 691-698.

[7] WATSON C P, EVANS R J, WATT V R, et al. Post-herpetic neuralgia: 208 cases [J]. Pain, 1988, 35(3): 289-297.

[8] NURMIKKO T, BOWSHER D. Somatosensory findings in postherpetic neuralgia [J]. J Neurol Neurosurg Psychiatry, 1990, 53(2): 135-141.

[9] HAYLEY S, WALL P, ANISMAN H. Sensitization to the neuroendocrine, central monoamine and behavioural effects of murine tumor necrosis factor-alpha: peripheral and central mechanisms [J]. Eur J Neurosci, 2002, 15(6): 1061-1076.

[10] MCMAHON S B, LEWIN G R, WALL P D. Central hyperexcitability triggered by noxious inputs [J]. Curr Opin Neurobiol, 1993, 3(4): 602-610.

[11] YANG Q, WU Z, HADDEN J K, et al. Persistent pain after spinal cord injury is maintained by primary afferent activity [J]. J Neurosci, 2014, 34(32): 10765-10769.

[12] VASO A, ADAHAN H M, GJIKA A, et al. Peripheral nervous system origin of phantom limb pain [J]. Pain, 2014, 155(7): 1384-1391.

[13] HAROUTOUNIAN S, NIKOLAJSEN L, BENDTSEN TF, et al. Primary afferent input critical for maintaining spontaneous pain in peripheral neuropathy [J]. Pain, 2014, 155(7): 1272-1279.

[14] GARRY E M, DELANEY A, ANDERSON H A, et al. Varicella zoster virus induces neuropathic changes in rat dorsal root ganglia and behavioral reflex sensitisation that is attenuated by gabapentin or sodium channel blocking drugs [J]. Pain, 2005, 118(1/2): 97-111.

[15] KIBLER R F, NATHAN P W. Relief of pain and paraesthesiae by nerve block distal to a lesion [J]. J Neurol Neurosurg Psychiatry, 1960, 23:91-98.

[16] MAKIN T R, SCHOLZ J, FILIPPINI N, et al. Phantom pain is associated with preserved structure and function in the former hand area [J]. Nat Commun, 2013, 4:1570.

[17] WALL P D, DEVOR M. Sensory afferent impulses originate from dorsal root ganglia as well as from the periphery in normal and nerve injured rats [J]. Pain, 1983, 17(4): 321-339.

[18] DEVOR M. Ectopic discharge in Abeta afferents as a source of neuropathic pain [J]. Exp Brain Res, 2009, 196(1): 115-128.

[19] LIU C N, WALL P D, BEN-DOR E, et al. Tactile allodynia in the absence of C-fiber activation: altered firing properties of DRG neurons following spinal nerve injury [J]. Pain, 2000, 85(3): 503-521.

[20] NORDIN M, NYSTROM B, WALLIN U, et al. Ectopic sensory discharges and paresthesiae in patients with disorders of peripheral nerves, dorsal roots and dorsal columns [J]. Pain, 1984, 20(3): 231-245.

[21] KUSLICH S D, ULSTROM C L, MICHAEL C J. The tissue origin of low back pain and sciatica: a report of pain response to tissue stimulation during operations on the lumbar spine using local anesthesia [J]. Orthop Clin North Am, 1991, 22(2): 181-187.

[22] DEFRIN R, DEVOR M, BRILL S. Tactile allodynia in patients with lumbar radicular pain (sciatica) [J]. Pain, 2014, 155(12): 2551-2559.

[23] WASNER G, KLEINERT A, BINDER A, et al. Postherpetic neuralgia: topical lidocaine is effective in nociceptor-deprived skin [J]. J Neurol, 2005, 252(6): 677-686.

[24] DEVOR M, WALL P D, CATALAN N. Systemic lidocaine silences ectopic neuroma and DRG discharge without blocking nerve conduction [J]. Pain, 1992, 48(2): 261-268.

[25] WALLACE M S, DYCK J B, ROSSI S S, et al. Computer-controlled lidocaine infusion for the evaluation of neuropathic pain after peripheral nerve injury [J]. Pain, 1996, 66(1): 69-77.

[26] DEVOR M. Neuropathic pain and injured nerve: peripheral mechanisms [J]. Br Med Bull, 1991, 47(3): 619-630.

[27] DEVOR M. Strategies for finding new pharmacological targets for neuropathic pain [J]. Curr Pain Headache Rep, 2004, 8(3): 187-191.

[28] DEVOR M. Sodium channels and mechanisms of neuropathic pain [J]. J Pain, 2006, 7(1 Suppl 1): S3-S12.

[29] TIKHONOV D B, ZHOROV B S. Mechanism of sodium channel block by local anesthetics, antiarrhythmics, and anticonvulsants [J]. J Gen Physiol, 2017, 149(4): 465-481.

[30] COLE N L, GROSE C. Membrane fusion mediated by herpesvirus glycoproteins: the paradigm of varicella-zoster virus [J]. Rev Med Virol, 2003, 13(4): 207-222.

[31] YIRMIYA R, POLLAK Y, MORAG M, et al. Illness, cytokines, and depression [J]. Ann N Y Acad Sci, 2000, 917:478-487.

[32] DEVOR M. Rethinking the causes of pain in herpes zoster and postherpetic neuralgia: the ectopic pacemaker hypothesis [J]. Pain Rep, 2018, 3(6): e702.

[33] JULIUS D, BASBAUM A I. Molecular mechanisms of nociception [J]. Nature, 2001, 413(6852): 203-210.

[34] LEVINE J D, ALESSANDRI-HABER N. TRP channels: targets for the relief of pain [J]. Biochim Biophys Acta, 2007, 1772(8): 989-1003.

[35] ANDREW D, GREENSPAN J D. Mechanical and heat sensitization of cutaneous nociceptors after peripheral inflammation in the rat [J]. J Neurophysiol, 1999, 82(5): 2649-2656.

[36] BANIK R K, BRENNAN T J. Spontaneous discharge and increased heat sensitivity of rat C-fiber nociceptors are present *in vitro* after plantar incision [J]. Pain, 2004, 112(1/2): 204-213.

[37] BANIK R K, BRENNAN T J. Sensitization of primary afferents to mechanical and heat stimuli after incision in a novel *in vitro* mouse glabrous skin-nerve preparation [J]. Pain, 2008, 138(2): 380-391.

[38] CAMPBELL J N, RAJA S N, MEYER R A, et al. Myelinated afferents signal the hyperalgesia associated with nerve injury [J]. Pain, 1988, 32(1): 89-94.

[39] KOCHER L, ANTON F, REEH P W, et al. The effect of carrageenan-induced inflammation on the sensitivity of unmyelinated skin nociceptors in the rat [J]. Pain, 1987, 29(3): 363-373.

[40] PITCHER G M, HENRY J L. Governing role of primary afferent drive in increased excitation of spinal nociceptive neurons in a model of sciatic neuropathy [J]. Exp Neurol, 2008, 214(2): 219-228.

[41] SERRA J, DUAN W R, LOCKE C, et al. Effects of a T-type calcium channel blocker, ABT-639, on spontaneous activity in C-nociceptors in patients with painful diabetic neuropathy: a randomized controlled trial [J]. Pain, 2015, 156(11): 2175-2183.

[42] SHIM B, KIM D W, KIM B H, et al. Mechanical and heat sensitization of cutaneous nociceptors in rats with experimental peripheral neuropathy [J]. Neuroscience, 2005, 132(1): 193-201.

[43] TSUBOI Y, TAKEDA M, TANIMOTO T, et al. Alteration of the second branch of the trigeminal nerve activity following inferior alveolar nerve transection in rats [J]. Pain, 2004, 111(3): 323-334.

[44] WOOLF C J. Evidence for a central component of post-injury pain hypersensitivity [J]. Nature, 1983, 306(5944): 686-688.

[45] WOOLF C J. Central sensitization: implications for the diagnosis and treatment of pain [J]. Pain, 2011, 152(3 Suppl): S2-15.

[46] OAKLANDER A L, BOWSHER D, GALER B, et al. Herpes zoster itch: preliminary epidemiologic data [J]. J Pain, 2003, 4(6): 338-343.

[47] OAKLANDER A L. Mechanisms of pain and itch caused by herpes zoster (shingles) [J]. J Pain, 2008, 9(1 Suppl 1): S10-18.

[48] AHMED S U, ZHANG Y, CHEN L, et al. Effect of 1.5% topical diclofenac on clinical neuropathic pain [J]. Anesthesiology, 2015, 123(1): 191-198.

[49] CHEN N, YANG M, HE L, et al. Corticosteroids for preventing postherpetic neuralgia [J]. Cochrane Database Syst Rev, 2010, 12: CD005582.

[50] KOWALSKY D S, WOLFSON A B. Corticosteroids for preventing postherpetic neuralgia after herpes zoster infection [J]. Acad Emerg Med, 2019,26(6):686-687.

[51] HAN Y, ZHANG J, CHEN N, et al. Corticosteroids for preventing postherpetic neuralgia [J]. Cochrane Database Syst Rev, 2013, 3: CD005582.

[52] DWORKIN R H, JOHNSON R W, BREUER J, et al. Recommendations for the management of herpes zoster [J]. Clin Infect Dis, 2007, 44 Suppl 1:S1-26.

[53] GALLUZZI K E. Managing herpes zoster and postherpetic neuralgia [J]. J Am Osteopath Assoc, 2009, 109(6 Suppl 2): S7-12.

[54] MAX M B, SCHAFER S C, CULNANE M, et al. Association of pain relief with drug side effects in postherpetic neuralgia: a single-dose study of clonidine, codeine, ibuprofen, and placebo [J]. Clin Pharmacol Ther, 1988, 43(4): 363-371.

[55] MOORE R A, CHI C C, WIFFEN P J, et al. Oral nonsteroidal anti-inflammatory drugs for neuropathic pain [J]. Cochrane Database Syst Rev, 2015, 10: CD010902.

[56] PEPPIN J F, ALBRECHT P J, ARGOFF C, et al. Skin matters: a review of topical treatments for chronic pain. Part two: treatments and applications [J]. Pain Ther, 2015, 4(1): 33-50.

[57] SAWYNOK J, ZINGER C. Topical amitriptyline and ketamine for post-herpetic neuralgia and other forms of neuropathic pain [J]. Expert Opin Pharmacother, 2016, 17(4): 601-609.

[58] KOLTZENBURG M, KRESS M, REEH P W. The nociceptor sensitization by bradykinin does not depend on sympathetic neurons [J]. Neuroscience, 1992, 46(2): 465-473.

[59] MATZNER O, DEVOR M. Contrasting thermal sensitivity of spontaneously active A- and C-fibers in experimental nerve-end neuromas [J]. Pain, 1987, 30(3): 373-384.

[60] NURMIKKO T, WELLS C, BOWSHER D. Pain and allodynia in postherpetic neuralgia: role of somatic and sympathetic nervous systems [J]. Acta Neurol Scand, 1991, 84(2): 146-152.

[61] PURI N. Modified Jaipur block for the treatment of post-herpetic neuralgia [J]. Int J Dermatol, 2011, 50(11): 1417-1420.

[62] RIOPELLE J M, NARAGHI M, GRUSH K P. Chronic neuralgia incidence following local anesthetic therapy for herpes zoster [J]. Arch Dermatol, 1984, 120(6): 747-750.

[63] PETERSEN K L, ROWBOTHAM M C. Relief of post-herpetic neuralgia by surgical removal of painful skin: 5 years later [J]. Pain, 2007, 131(1/2): 214-218.

[64] BROWDER J, DE V J. Herpes zoster; a surgical procedure for the treatment of post-herpetic neuralgia [J]. Ann Surg, 1949, 130(4): 622-636.

[65] JONES M J, MURRIN K R. Intercostal block with cryotherapy [J]. Ann R Coll Surg Engl, 1987, 69(6): 261-262.

[66] OAKLANDER A L, ROMANS K, HORASEK S, et al. Unilateral postherpetic neuralgia is associated with bilateral sensory neuron damage [J]. Ann Neurol, 1998, 44(5): 789-795.

[67] STEINER I, BENNINGER F. Manifestations of herpes virus infections in the nervous system [J]. Neurol Clin, 2018, 36(4): 725-738.

[68] SELARIU A, CHENG T, TANG Q, et al. ORF7 of varicella-zoster virus is a neurotropic factor [J]. J Virol, 2012, 86(16): 8614-8624.

[69] ZHANG Z, SELARIU A, WARDEN C, et al. Genome-wide mutagenesis reveals that ORF7 is a novel VZV skin-tropic factor [J]. PLoS Pathog, 2010, 6:e1000971.

[70] COHEN J I, COX E, PESNICAK L, et al. The varicella-zoster virus open reading frame 63 latency-associated protein is critical for establishment of latency [J]. J Virol, 2004, 78(21): 11833-11840.

[71] COHEN J I, KROGMANN T, BONTEMS S, et al. Regions of the varicella-zoster virus open reading frame 63 latency-associated protein important for replication *in vitro* are also critical for efficient establishment of latency [J]. J Virol, 2005, 79(8): 5069-5077.

[72] GERADA C, STEAIN M, MCSHARRY B P, et al. Varicella-zoster virus ORF63 protects human neuronal and keratinocyte cell lines from apoptosis and changes its localization upon apoptosis induction [J]. J Virol, 2018, 92(12): e00338-18.

[73] BAIRD N L, BOWLIN J L, YU X, et al. Varicella zoster virus DNA does not accumulate in infected human neurons [J]. Virology, 2014, 458-459:1-3.

[74] ZERBONI L, SUNG P, LEE G, et al. Age-associated differences in infection of human skin in the SCID mouse model of varicella-zoster virus pathogenesis [J]. J Virol, 2018, 92(11): e00002-18.

[75] CODERRE T J. Topical drug therapeutics for neuropathic pain [J]. Expert Opin Pharmacother, 2018, 19(11): 1211-1220.

[76] MICK G, BARON R, FINNERUP N B, et al. What is localized neuropathic pain? A first proposal to characterize and define a widely used term [J]. Pain Manag, 2012, 2(1): 71-77.

[77] FORBES H J, THOMAS S L, SMEETH L, et al. A systematic review and meta-analysis of risk factors for postherpetic neuralgia [J]. Pain, 2016, 157(1): 30-54.

[78] JOHNSON R W. Zoster-associated pain: what is known, who is at risk and how can it be managed [J]. Herpes, 2007, 14 Suppl 2:30-34.

[79] CATTERALL W A. Common-modes of drug-action on Na$^+$ channels-local-anesthetics, antiarrhythmics and anticonvulsants [J]. Trends Pharmacol Sci, 1987, 8(2): 57-65.

[80] YATZIV S L, DEVOR M. Suppression of neuropathic pain by selective silencing of DRG ectopia using non-blocking concentrations of lidocaine [J]. Pain, 2019, 160(9):2105-2114.

[81] KOPLOVITCH P, DEVOR M. Dilute lidocaine suppresses ectopic neuropathic discharge in dorsal root ganglia without blocking axonal propagation: a new approach to selective pain control [J]. Pain, 2018, 159(7): 1244-1256.

[82] BUONOCORE M, GATTI A M, AMATO G, et al. Allodynic skin in post-herpetic neuralgia: histological correlates [J]. J Cell Physiol, 2012, 227(3): 934-938.

[83] PETERSEN K L, RICE F L, FARHADI M, et al. Natural history of cutaneous innervation following herpes zoster [J]. Pain, 2010, 150(1): 75-82.

[84] UCEYLER N, VALET M, KAFKE W, et al. Local and systemic cytokine expression in patients with postherpetic neuralgia [J]. PLoS One, 2014, 9(8): e105269.

[85] JENSEN T S, GOTTRUP H, SINDRUP S H, et al. The clinical picture of neuropathic pain [J]. Eur J Pharmacol, 2001, 429(1/3): 1-11.

[86] OAKLANDER A L. The density of remaining nerve endings in human skin with and without postherpetic neuralgia after shingles [J]. Pain, 2001, 92(1/2): 139-145.

[87] BARON R, SAGUER M. Postherpetic neuralgia. Are C-nociceptors involved in signalling and maintenance of tactile allodynia [J]. Brain, 1993, 116 (Pt 6):1477-1496.

[88] WATSON C P, DECK J H, MORSHEAD C, et al. Post-herpetic neuralgia: further post-mortem studies of cases with and without pain [J]. Pain, 1991, 44(2): 105-117.

[89] ZACKS S I, ELLIOTT F A, LANGFITT T W. Herpetic neuritis: a light and electron microscopic study [J]. Neurology, 1964, 14:744-750.

[90] KENNEDY P G, GRANER M W, GUNAYDIN D, et al. Varicella-Zoster Virus infected human neurons are resistant to apoptosis [J]. J Neurovirol, 2020, 26(5): 330-337.

[91] TANDRUP T, WOOLF C J, COGGESHALL R E. Delayed loss of small dorsal root ganglion cells after transection of the rat sciatic nerve [J]. J Comp Neurol, 2000, 422(2): 172-180.

[92] DEVOR M, GOVRIN-LIPPMANN R. Neurogenesis in adult rat dorsal root ganglia: on counting and the count [J]. Somatosens Mot Res, 1991, 8(1): 9-12.

[93] FRIED K, GOVRIN-LIPPMANN R, ROSENTHAL F, et al. Ultrastructure of afferent axon endings in a neuroma [J]. J Neurocytol, 1991, 20(8): 682-701.

[94] CHEN Y, DEVOR M. Ectopic mechanosensitivity in injured sensory axons arises from the site of spontaneous electrogenesis [J]. Eur J Pain, 1998, 2(2): 165-178.

[95] GORODETSKAYA N, GROSSMANN L, CONSTANTIN C, et al. Functional properties of cutaneous A- and C-fibers 1-15 months after a nerve lesion [J]. J Neurophysiol, 2009, 102(6): 3129-3141.

[96] OUWENDIJK W J D, CHOE A, NAGEL M A, et al. Restricted varicella-zoster virus transcription in human trigeminal Ganglia obtained soon after death [J]. J Virol, 2012, 86(18): 10203-10206.

[97] ZERBONI L, SOBEL R A, LAI M, et al. Apparent expression of varicella-zoster virus proteins in latency resulting from reactivity of murine and rabbit antibodies with human blood group a determinants in sensory neurons [J]. J Virol, 2012, 86(1): 578-583.

[98] DEPLEDGE D P, OUWENDIJK W J D, SADAOKA T, et al. A spliced latency-associated VZV transcript maps antisense to the viral transactivator gene 61 [J]. Nat Commun, 2018, 9(1): 1167.

[99] LAEMMLE L, GOLDSTEIN R S, KINCHINGTON P R. Modeling varicella zoster virus persistence and reactivation-closer to resolving a perplexing persistent state [J]. Front Microbiol, 2019, 10:1634.

[100] MARKUS A, GRIGORYAN S, SLOUTSKIN A, et al. Varicella-zoster virus (VZV) infection of neurons derived from human embryonic stem cells: direct demonstration of axonal infection, transport of VZV, and productive neuronal infection [J]. J Virol, 2011, 85(13): 6220-6233.

[101] SLOUTSKIN A, KINCHINGTON P R, GOLDSTEIN R S. Productive vs non-productive infection by cell-free varicella zoster virus of human neurons derived from embryonic stem cells is dependent upon infectious viral dose [J]. Virology, 2013, 443(2): 285-293.

[102] BAIRD N L, BOWLIN J L, COHRS R J, et al. Comparison of varicella-zoster virus RNA sequences in human neurons and fibroblasts [J]. J Virol, 2014, 88(10): 5877-5880.

[103] GROSE C, YU X, COHRS R J, et al. Aberrant virion assembly and limited glycoprotein C production in varicella-zoster virus-infected neurons [J]. J Virol, 2013, 87(17): 9643-9648.

[104] YU X, SEITZ S, POINTON T, et al. Varicella zoster virus infection of highly pure terminally differentiated human neurons [J]. J Neurovirol, 2013, 19(1): 75-81.

[105] HOOD C, CUNNINGHAM A L, SLOBEDMAN B, et al. Varicella-zoster virus ORF63 inhibits apoptosis of primary human neurons [J]. J Virol, 2006, 80(2): 1025-1031.

[106] ZERBONI L, SEN N, OLIVER S L, et al. Molecular mechanisms of varicella zoster virus pathogenesis [J]. Nat Rev Microbiol, 2014, 12(3): 197-210.

[107] CASALE R, MATTIA C. Building a diagnostic algorithm on localized neuropathic pain (LNP) and targeted topical treatment: focus on 5% lidocaine-medicated plaster [J]. Ther Clin Risk Manag, 2014, 10:259-268.

[108] SCHLERETH T, HEILAND A, BREIMHORST M, et al. Association between pain, central sensitization and anxiety in postherpetic neuralgia [J]. Eur J Pain, 2015, 19(2): 193-201.

[109] DWORKIN R H, GNANN J W, OAKLANDER A L, et al. Diagnosis and assessment of pain associated with

herpes zoster and postherpetic neuralgia [J]. J Pain, 2008, 9(1 Suppl 1): S37-44.

[110] WATSON C P N, GERSHON A A. Herpes Zoster and Postherpetic Neuralgia [M]. 2nd ed. New York: Elsevier, 2001.

[111] BARON R, MAIER C, ATTAL N, et al. Peripheral neuropathic pain: a mechanism-related organizing principle based on sensory profiles [J]. Pain, 2017, 158(2): 261-272.

[112] KRAMER S, BAEUMLER P, GEBER C, et al. Somatosensory profiles in acute herpes zoster and predictors of postherpetic neuralgia [J]. Pain, 2019, 160(4): 882-894.

[113] ZAICHICK S V, BOHANNON K P, SMITH G A. Alphaherpesviruses and the cytoskeleton in neuronal infections [J]. Viruses, 2011, 3(7): 941-981.

[114] ENGLAND J D, HAPPEL L T, KLINE D G, et al. Sodium channel accumulation in humans with painful neuromas [J]. Neurology, 1996, 47(1): 272-276.

[115] DEVOR M, WHITE D M, GOETZL E J, et al. Eicosanoids, but not tachykinins, excite C-fiber endings in rat sciatic nerve-end neuromas [J]. Neuroreport, 1992, 3(1): 21-24.

[116] WHITE D M, LEAH J D, ZIMMERMANN M. The localization and release of substance P and calcitonin gene-related peptide at nerve fibre endings in rat cutaneous nerve neuroma [J]. Brain Res, 1989, 503(2): 198-204.

[117] HOU Q, BARR T, GEE L, et al. Keratinocyte expression of calcitonin gene-related peptide beta: implications for neuropathic and inflammatory pain mechanisms [J]. Pain, 2011, 152(9): 2036-2051.

[118] RADTKE C, VOGT P M, DEVOR M, et al. Keratinocytes acting on injured afferents induce extreme neuronal hyperexcitability and chronic pain [J]. Pain, 2010, 148(1): 94-102.

[119] CAMPERO M, SERRA J, MARCHETTINI P, et al. Ectopic impulse generation and autoexcitation in single myelinated afferent fibers in patients with peripheral neuropathy and positive sensory symptoms [J]. Muscle Nerve, 1998, 21(12): 1661-1667.

[120] KLEGGETVEIT I P, NAMER B, SCHMIDT R, et al. High spontaneous activity of C-nociceptors in painful polyneuropathy [J]. Pain, 2012, 153(10): 2040-2047.

[121] SERRA J, COLLADO A, SOLA R, et al. Hyperexcitable C nociceptors in fibromyalgia [J]. Ann Neurol, 2014, 75(2): 196-208.

[122] DERRY S, WIFFEN P J, MOORE R A, et al. Topical lidocaine for neuropathic pain in adults [J]. Cochrane Database Syst Rev, 2014, 7: CD010958.

[123] GALER B S, JENSEN M P, MA T, et al. The lidocaine patch 5% effectively treats all neuropathic pain qualities: results of a randomized, double-blind, vehicle-controlled, 3-week efficacy study with use of the neuropathic pain scale [J]. Clin J Pain, 2002, 18(5): 297-301.

[124] MEIER T, WASNER G, FAUST M, et al. Efficacy of lidocaine patch 5% in the treatment of focal peripheral neuropathic pain syndromes: a randomized, double-blind, placebo-controlled study [J]. Pain, 2003, 106(1/2): 151-158.

[125] SAWYNOK J. Topical analgesics for neuropathic pain: preclinical exploration, clinical validation, future development [J]. Eur J Pain, 2014, 18(4): 465-481.

[126] SIMONE D A, NOLANO M, JOHNSON T, et al. Intradermal injection of capsaicin in humans produces degeneration and subsequent reinnervation of epidermal nerve fibers: correlation with sensory function [J]. J Neurosci, 1998, 18(21): 8947-8959.

[127] GIBSON S J, MCGREGOR G, BLOOM S R, et al. Local application of capsaicin to one sciatic nerve of the adult rat induces a marked depletion in the peptide content of the lumbar dorsal horn [J]. Neuroscience, 1982, 7(12): 3153-3162.

[128] DERRY S, RICE A S, COLE P, et al. Topical capsaicin (high concentration) for chronic neuropathic pain in

adults [J]. Cochrane Database Syst Rev, 2017, 1:CD007393.

[129] CAMPBELL C M, DIAMOND E, SCHMIDT W K, et al. A randomized, double-blind, placebo-controlled trial of injected capsaicin for pain in Morton's neuroma [J]. Pain, 2016, 157(6): 1297-1304.

[130] SHACKLETON T, RAM S, BLACK M, et al. The efficacy of botulinum toxin for the treatment of trigeminal and postherpetic neuralgia: a systematic review with meta-analyses [J]. Oral Surg Oral Med Oral Pathol Oral Radiol, 2016, 122(1): 61-71.

[131] FILIPOVIC B, MATAK I, BACH-ROJECKY L, et al. Central action of peripherally applied botulinum toxin type A on pain and dural protein extravasation in rat model of trigeminal neuropathy [J]. PLoS One, 2012, 7(1): e29803.

[132] MATAK I, BACH-ROJECKY L, FILIPOVIC B, et al. Behavioral and immunohistochemical evidence for central antinociceptive activity of botulinum toxin A [J]. Neuroscience, 2011, 186:201-207.

[133] DEVOR M, JANIG W. Activation of myelinated afferents ending in a neuroma by stimulation of the sympathetic supply in the rat [J]. Neurosci Lett, 1981, 24(1): 43-47.

[134] MCLACHLAN E M, JANIG W, DEVOR M, et al. Peripheral nerve injury triggers noradrenergic sprouting within dorsal root ganglia [J]. Nature, 1993, 363(6429): 543-546.

[135] WU C L, MARSH A, DWORKIN R H. The role of sympathetic nerve blocks in herpes zoster and postherpetic neuralgia [J]. Pain, 2000, 87(2): 121-129.

[136] MALEC-MILEWSKA M, SEKOWSKA A, KOLEDA I, et al. Sympathetic nerve blocks for the management of postherpetic neuralgia - 19 years of pain clinic experience [J]. Anaesthesiol Intensive Ther, 2014, 46(4): 255-261.

[137] HEAD H, CAMPBELL A W, KENNEDY P G. The pathology of herpes zoster and its bearing on sensory localisation [J]. Rev Med Virol, 1997, 7(3): 131-143.

[138] OAKLANDER A L. The pathology of shingles: Head and Campbell's 1900 monograph [J]. Arch Neurol, 1999, 56(10): 1292-1294.

[139] TANDRUP T. Unbiased estimates of number and size of rat dorsal root ganglion cells in studies of structure and cell survival [J]. J Neurocytol, 2004, 33(2): 173-192.

[140] GIBSON S J, POLAK J M, BLOOM S R, et al. Calcitonin gene-related peptide immunoreactivity in the spinal cord of man and of eight other species [J]. J Neurosci, 1984, 4(12): 3101-3111.

[141] MIKI K, FUKUOKA T, TOKUNAGA A, et al. Calcitonin gene-related peptide increase in the rat spinal dorsal horn and dorsal column nucleus following peripheral nerve injury: up-regulation in a subpopulation of primary afferent sensory neurons [J]. Neuroscience, 1998, 82(4): 1243-1252.

[142] NITZAN-LUQUES A, DEVOR M, TAL M. Genotype-selective phenotypic switch in primary afferent neurons contributes to neuropathic pain [J]. Pain, 2011, 152(10): 2413-2426.

[143] PARRY C B. Pain in avulsion lesions of the brachial plexus [J]. Pain, 1980, 9(1): 41-53.

[144] PARK T S, JOHNSTON J M. Surgical techniques of selective dorsal rhizotomy for spastic cerebral palsy. Technical note [J]. Neurosurg Focus, 2006, 21(2): e7.

[145] SINDOU M, MIFSUD J J, BOISSON D, et al. Selective posterior rhizotomy in the dorsal root entry zone for treatment of hyperspasticity and pain in the hemiplegic upper limb [J]. Neurosurgery, 1986, 18(5): 587-595.

[146] GANDE A V, CHIVUKULA S, MOOSSY J J, et al. Long-term outcomes of intradural cervical dorsal root rhizotomy for refractory occipital neuralgia [J]. J Neurosurg, 2016, 125(1): 102-110.

[147] ACAR F, MILLER J, GOLSHANI K J, et al. Pain relief after cervical ganglionectomy (C2 and C3) for the treatment of medically intractable occipital neuralgia [J]. Stereotact Funct Neurosurg, 2008, 86(2): 106-112.

[148] PATEL A J, GRESSOT L V, BOATEY J, et al. Routine sectioning of the C2 nerve root and ganglion for C1 lateral mass screw placement in children: surgical and functional outcomes [J]. Childs Nerv Syst, 2013,

29(1): 93-97.

[149] BURCHIEL K J, RASLAN A M. Contemporary concepts of pain surgery [J]. J Neurosurg, 2019, 130(4): 1039-1049.

[150] BURCHIEL K J. Trigeminal neuralgia: new evidence for origins and surgical treatment [J]. Neurosurgery, 2016, 63(Suppl 1):52-55.

[151] CONNOLLY R C. Pain as a problem to the neurosurgeon [J]. J R Soc Med, 1982, 75(3): 160-165.

[152] KANPOLAT Y, TUNA H, BOZKURT M, et al. Spinal and nucleus caudalis dorsal root entry zone operations for chronic pain [J]. Neurosurgery, 2008, 62(3 Suppl 1): 235-242.

[153] PRESTOR B. Microsurgical junctional DREZ coagulation for treatment of deafferentation pain syndromes [J]. Surg Neurol, 2001, 56(4): 259-265.

[154] ONOFRIO B M, CAMPA H K. Evaluation of rhizotomy. Review of 12 years' experience [J]. J Neurosurg, 1972, 36(6): 751-755.

[155] KIRK E J, DENNY-BROWN D. Functional variation in dermatomes in the macaque monkey following dorsal root lesions [J]. J Comp Neurol, 1970, 139(3): 307-320.

[156] AMIR R, MICHAELIS M, DEVOR M. Burst discharge in primary sensory neurons: triggered by subthreshold oscillations, maintained by depolarizing afterpotentials [J]. J Neurosci, 2002, 22(3): 1187-1198.

[157] GUEDON J M, YEE M B, ZHANG M, et al. Neuronal changes induced by varicella zoster virus in a rat model of postherpetic neuralgia [J]. Virology, 2015, 482:167-180.

[158] KENNEDY P G, MONTAGUE P, SCOTT F, et al. Varicella-zoster viruses associated with post-herpetic neuralgia induce sodium current density increases in the ND7-23 Nav-1.8 neuroblastoma cell line [J]. PLoS One, 2013, 8(1): e51570.

[159] MAYER M L, JAMES M H, RUSSELL R J, et al. Changes in excitability induced by herpes simplex viruses in rat dorsal root ganglion neurons [J]. J Neurosci, 1986, 6(2): 391-402.

[160] KIRK E J. Impulses in dorsal spinal nerve rootlets in cats and rabbits arising from dorsal root ganglia isolated from the periphery [J]. J Comp Neurol, 1974, 155(2): 165-175.

[161] DEVOR M. Unexplained peculiarities of the dorsal root ganglion [J]. Pain, 1999, Suppl 6:S27-35.

[162] SUKHOTINSKY I, BEN-DOR E, RABER P, et al. Key role of the dorsal root ganglion in neuropathic tactile hypersensibility [J]. Eur J Pain, 2004, 8(2): 135-143.

[163] EPSTEIN E. Treatment of herpes zoster and postzoster neuralgia by the sublesional injection of triamcinolone and procaine [J]. Acta Derm Venereol, 1970, 50(1): 69-73.

[164] KIKUCHI A, KOTANI N, SATO T, et al. Comparative therapeutic evaluation of intrathecal versus epidural methylprednisolone for long-term analgesia in patients with intractable postherpetic neuralgia [J]. Reg Anesth Pain Med, 1999, 24(4): 287-293.

[165] YAMASHIRO H, OGATA R, KAWAHARA K. A complete relief of intractable postherpetic neuralgia with intrathecal methylprednisolone acetate [J]. Masui, 1990, 39(1): 106-110.

[166] VAN WIJCK A J, OPSTELTEN W, MOONS K G, et al. The PINE study of epidural steroids and local anaesthetics to prevent postherpetic neuralgia: a randomised controlled trial [J]. Lancet, 2006, 367(9506): 219-224.

[167] KOTANI N, KUSHIKATA T, HASHIMOTO H, et al. Intrathecal methylprednisolone for intractable postherpetic neuralgia [J]. N Engl J Med, 2000, 343(21): 1514-1519.

[168] TODE J, KIRILLOVA-WOYTKE I, RAUSCH V H, et al. Mechano- and thermosensitivity of injured muscle afferents 20 to 80 days after nerve injury [J]. J Neurophysiol, 2018, 119(5): 1889-1901.

[169] KIRILLOVA I, RAUSCH V H, TODE J, et al. Mechano- and thermosensitivity of injured muscle afferents [J]. J Neurophysiol, 2011, 105(5): 2058-2073.

[170] KIRILLOVA I, TELIBAN A, GORODETSKAYA N, et al. Effect of local and intravenous lidocaine on ongoing activity in injured afferent nerve fibers [J]. Pain, 2011, 152(7): 1562-1571.

[171] MICHAELIS M, LIU X, JANIG W. Axotomized and intact muscle afferents but no skin afferents develop ongoing discharges of dorsal root ganglion origin after peripheral nerve lesion [J]. J Neurosci, 2000, 20(7): 2742-2748.

[172] BOVE G M, RANSIL B J, LIN H C, et al. Inflammation induces ectopic mechanical sensitivity in axons of nociceptors innervating deep tissues [J]. J Neurophysiol, 2003, 90(3): 1949-1955.

[173] ELIAV E, BENOLIEL R, TAL M. Inflammation with no axonal damage of the rat saphenous nerve trunk induces ectopic discharge and mechanosensitivity in myelinated axons [J]. Neurosci Lett, 2001, 311(1): 49-52.

[174] GROSSMANN L, GORODETSKAYA N, BARON R, et al. Enhancement of ectopic discharge in regenerating A- and C-fibers by inflammatory mediators [J]. J Neurophysiol, 2009, 101(6): 2762-2774.

[175] FIELDS H L, ROWBOTHAM M, BARON R. Postherpetic neuralgia: irritable nociceptors and deafferentation [J]. Neurobiol Dis, 1998, 5(4): 209-227.

[176] GRACELY R H, LYNCH S A, BENNETT G J. Painful neuropathy: altered central processing maintained dynamically by peripheral input [J]. Pain, 1992, 51(2): 175-194.

[177] KOLTZENBURG M, TOREBJORK H E, WAHREN L K. Nociceptor modulated central sensitization causes mechanical hyperalgesia in acute chemogenic and chronic neuropathic pain [J]. Brain, 1994, 117 (Pt 3):579-591.

[178] GREENBERG S A. The history of dermatome mapping [J]. Arch Neurol, 2003, 60(1): 126-131.

[179] ALI Z, RINGKAMP M, HARTKE T V, et al. Uninjured C-fiber nociceptors develop spontaneous activity and alpha-adrenergic sensitivity following L6 spinal nerve ligation in monkey [J]. J Neurophysiol, 1999, 81(2): 455-466.

[180] UCEYLER N, ZELLER D, KAHN A K, et al. Small fibre pathology in patients with fibromyalgia syndrome [J]. Brain, 2013, 136(Pt 6): 1857-1867.

[181] VAN WIJCK A J, WALLACE M, MEKHAIL N, et al. Evidence-based interventional pain medicine according to clinical diagnoses. 17. Herpes zoster and post-herpetic neuralgia [J]. Pain Pract, 2011, 11(1): 88-97.

[182] HEMPENSTALL K, NURMIKKO T J, JOHNSON R W, et al. Analgesic therapy in postherpetic neuralgia: a quantitative systematic review [J]. PLoS Med, 2005, 2(7): e164.

[183] FINNERUP N B, ATTAL N, HAROUTOUNIAN S, et al. Pharmacotherapy for neuropathic pain in adults: a systematic review and meta-analysis [J]. Lancet Neurol, 2015, 14(2): 162-173.

[184] DWORKIN R H, O' CONNOR A B, KENT J, et al. Interventional management of neuropathic pain: NeuPSIG recommendations [J]. Pain, 2013, 154(11): 2249-2261.

[185] KRESS M, FICKENSCHER H. Infection by human varicella-zoster virus confers norepinephrine sensitivity to sensory neurons from rat dorsal root ganglia [J]. FASEB J, 2001, 15(6): 1037-1043.

[186] KINCHINGTON P R, GOINS W F. Varicella zoster virus-induced pain and post-herpetic neuralgia in the human host and in rodent animal models [J]. J Neurovirol, 2011, 17(6): 590-599.

[187] MARKUS A, LEBENTHAL-LOINGER I, YANG I H, et al. An in vitro model of latency and reactivation of varicella zoster virus in human stem cell-derived neurons [J]. PLoS Pathog, 2015, 11(6): e1004885.

第十四章　三叉神经带状疱疹性神经痛与三叉神经痛

三叉神经带状疱疹后神经痛（TPHN）是指带状疱疹后神经痛（PHN）在口面部区域的表现。TPHN 和三叉神经痛（TN）都是神经病理性疼痛，虽然他们的临床表现有些相似，但两种疼痛状态几乎完全不同。两者都发生在口面部，TPHN 和 TN 除了术语"神经痛"之外别无其他共同之处。任何神经病理性疼痛，都会有电击样痛或刺痛表现。TPHN 与其他部位的 PHN 及其他神经病理性疼痛病症非常相似，但 TN 似乎是三叉神经系统特有的病症，有不同的病理生理学 [1, 2]。TPHN 和 TN 两者都伴有痛觉超敏，但性质不同。为什么 TN 样疼痛具有独特的触发点，并对卡马西平有反应，极少累及三叉神经眼支，目前我们尚未清楚。随着一些新药的开发，临床上有了更多的选择，如加巴喷丁和普瑞巴林、三环类抗抑郁药（TCA）、5- 羟色胺去甲肾上腺素再摄取抑制剂（SNRI）（度洛西汀）、利多卡因、辣椒素贴剂和带状疱疹预防疫苗。但临床疗效并没有明显提高。充分认识 TPHN 和 TN 在临床、病理和治疗方面的差异才可能取得理想效果。

第一节　三叉神经带状疱疹性神经痛

对 PHN 详细病理特征的描述可以追溯到 1900 年 Head 等在 Brain 上发表的文章。这些病理学研究显示背根神经节（DRG）有严重损害 [3]（彩图 5）。Hope-Simpson 在 20 世纪 60 年代对水痘和 HZ 的自然史与流行病学进行了细致的研究 [4]，证实 HZ 和水痘是同一种病毒引起的，HZ 相关疼痛的自然史在大多数情况下可以改善，但少数患者随着年龄增长而长期经受 PHN 的折磨。

一、临床特征

潜伏多年的 VZV 在 DRG 或三叉神经节（三叉神经半月节）神经元细胞核中重新激活，复制合成大量的病毒颗粒，顺着轴突播散出来，一路蚕食、破坏神经，是形成 PHN 的重要病因。病毒是随机、均匀地潜伏在不同的神经节，还是有差异性潜伏呢？是否与童年时水痘的分布有关呢？目前并不清楚。理论上 VZV 可在任意一个神经节中潜伏，人体任意一条外周神经都可能会受到重新激活的 VZV 感染侵害[5]。但也确实有少部分患者会 2 支同时受累（彩图 6）。从单一神经节看，三叉神经眼支（V1）又是最常受累的部位，达整体的 15%～20%[6]，较上颌支（V2）和下颌支（V3）发生率要高[7]。所以 V1 是老年人 PHN 最常见的部位之一[7]，严重影响患者的生活质量。病毒是随机在某个神经节被激活，还是有条件在特定的神经节内被激活呢？VZV 重新激活在部位上的偏好目前无法解释。

PHN 或 TN 的首要特征是机械性疼痛，其基础是从初级传入神经进入 CNS 的一些变化，导致 CNS 躯体感觉区结构和功能改变。PHN 的特征是痛觉超敏和痛觉过度及自发性疼痛，常描述为烧灼、剧烈、射击或电击样疼痛[8]。受累皮区的振动觉、针刺觉或热觉会减退[9]。PHN 的疼痛有 3 种主要类型，有持续性灼热痛或热痛，如果仔细询问患者，还可发现通常是非触发的电击样疼痛和痛觉超敏，这是一种动态机械性触痛超敏（如用棉花触摸移动时疼痛），与 TN 不同。临床检查感觉的变化（与 TN 不同），如触觉减退，受累区和瘢痕处有冷感、针刺感。角膜是由 V1 支配，可能会受影响而导致失明或眼球本身受累（彩图 7）。

二、三叉神经带状疱疹后神经痛的发病机制

重新激活和随后复制的 VZV 对中枢神经和周围神经的直接侵害，以及 VZV 介导的炎性组织损伤会加剧神经痛[9, 10]。HZ 急性期，VZV 诱发的神经节炎和神经炎会刺激局部强烈的交感神经反应，引起血管收缩，从而导致缺血性神经损伤和疼痛，加剧急性神经痛[11]。

大多数 PHN 的尸检研究显示脊髓背角和 DRG 有神经元严重受损、神经根和周围神经脱髓鞘改变、瘢痕形成[12]（彩图 8）。TPHN 的情况不太清楚。因为目前对这些机制的了解很多来源于脊神经损伤动物的脊髓伤害性感受系统，而三叉神经尾状核和脊髓背角是连续的，有许多共同特征，所以对 TPHN 人们提出了脊髓机制。

HZ 急性期的这些病理改变会引起外周敏化和中枢敏化[2]，其特征在于中枢抑制通路下调、编码神经肽的基因表达改变及感受野的扩大。这导致背角神经元过度兴奋、自发放电。神经元内的这些感觉功能改变是 PHN 引起的痛觉超敏、痛觉过度、灼热和电击样感觉的基础[9-11]。此外，VZV 诱导的神经元损伤还可能导致某些刺激的感觉会短暂或永久性减退[13]。然而 VZV 引起的感觉失调与疼痛性质的多变之间的关系尚不清楚[14]。

脊髓传入纤维的几种类型损伤都可导致行为改变，表现出自发性疼痛，对周围组织的机械刺激，或对热刺激超敏。这些行为改变与初级传入纤维和 CNS 伤害性感受神经元的变化有关[15, 16]。初级传入纤维的改变包括有髓传入纤维的脱髓鞘，以及有髓和无髓纤维（C 纤维）的变性。这些周围神经的变化包括伤害性传入纤维兴奋性增高（外周敏化）及 DRG 的传入神经胞体改变。传入纤维的芽生也可从受损部位延伸向周围组织，形成神经瘤。神经瘤中可有假突触传递，使受损传入神经元胞体之间可传递神经冲动，即动作电位，也许还会传递给未受损的传入神经元，并导致异位或异常冲动的产生，通过神经节传入 CNS。神经节神经元本身通过假突触传递或通过非神经细胞加工，特别是环绕神经元胞体的星状胶质细胞，也能产生异常冲动。神经损伤后，信号传递到传入神经胞体，导致几种介质的表达和释放改变[如 P 物质和三磷酸腺苷（ATP）]。这些介质激活星形胶质细胞，在神经胶质细胞之间产生钙波，不仅可以激活受损传入神经胞体，也可激活未受损的传入神经胞体，

形成周围突，最终导致神经损伤后疼痛的扩散。还有传入纤维和胞体中钠离子通道的异常表达，也可形成周围突而产生异常冲动。另外其他形式的神经损伤也可形成周围突，如传入纤维中 α 肾上腺素受体上调及传入纤维或神经胞体与交感神经传出神经节神经元的偶联，这是交感神经系统调节传入神经活动及其传入 CNS 的机制。

这些初级传入神经的外周病理变化可导致 CNS 如下的改变。①粗传入纤维（如机械敏感性纤维）向脊髓中心区芽生，正常情况下这些位于脊髓背角较深板层的突触此时与更浅表的以伤害性感受神经元占主导的背角板层突触形成了连接。这可能是触觉诱发的，粗纤维输入激活伤害性感受神经元引起疼痛（如机械性触痛超敏）的机制。②伤害性神经元的功能特性也会有改变，经历了神经可塑性变化后，变得过度兴奋（即中枢敏化）。③还有多种化学物质参与了背角神经的可塑性变化，包括谷氨酸激活神经元上 N- 甲基 -D- 天冬氨酸（NMDA）和 α- 氨基 -3- 羟基 -5- 异噁唑 - 丙酸（AMPA）受体。谷氨酸是初级传入神经元的兴奋性递质。初级传入神经元兴奋时，谷氨酸既能向其中枢末端释放，与脊髓背角的相应受体结合；也能向脊神经的外周端释放，与外周神经末梢的谷氨酸受体结合。谷氨酸及位于脊髓和外周的受体共同介导初级感觉传入，特别是对痛觉传入进行调制和整合。有相当多的证据显示背角中的神经营养因子和非神经细胞（星形胶质细胞、小胶质细胞和免疫细胞）在神经损伤引起的中枢敏化形成和维持中起关键作用。④另一个关键事件是通过节段性调节回路或来自大脑高级中枢的下行投射，改变中枢的抑制和易化过程；这种改变也可导致神经元过度兴奋。

三、三叉神经带状疱疹后神经痛模型和机制

针对 TPHN，很多研究关注于外周。与 TN 病因的不确定性相反，TPHN 病因很清楚，是进入三叉神经系统的 VZV 再激活后的感染，对神经的破坏导致病理改变，产生疼痛。然而与 TN 一样，CNS 的变化也参与了这个疾病的发病过程。对一些病例的尸检发现有神经节瘢痕和细胞缺失 [3, 12]，背角萎缩可沿着纵轴延伸几个节段 [12]。这也是镇痛药的作用靶点，也许可解释 TCA、加巴喷丁和阿片类药物治疗 PHN 为什么疗效不明显。

TPHN 是由潜伏于三叉神经节的 VZV 再激活引起的。神经节神经元中的病毒通过轴浆运输，被运送到这些神经元所支配的皮肤部位（特别是三叉神经眼支最常见），并在这些部位产生疼痛和皮肤病变。TPHN（以及身体其他部位的 PHN）的疼痛具有神经性疼痛的全部特征，如自发性疼痛、机械性触痛超敏。有研究用感染疱疹病毒的动物制备 TPHN 或 PHN 模型 [17-19]。这些动物神经节中有一定量的病毒，会产生伤害性行为，相关的神经节胞体中有几种化学介质表达，某些特定钠、钙离子通道变化 [18, 20]；给予钠通道阻滞剂和加巴喷丁（作用于钙离子通道）可以逆转这些变化。但是病毒对神经节的作用不仅限于神经元；星形胶质细胞也会受累及。Warwick 和 Hanani[21] 发现，疱疹病毒感染小鼠后，短期就可诱导钙波出现，星形胶质细胞和神经元之间出现细胞融合，三叉神经节神经元的信号增强。与三叉神经节组织损伤或炎症的影响相一致，这可能会导致 CNS 中伤害性传入神经元的输入增强和中枢敏化，伴有机械性触痛超敏和自发性疼痛。感染了 VZV 的动物，出现机械性触痛超敏一般与脊髓的中枢敏化和脊髓星形胶质细胞上调相关；星形胶质细胞抑制剂可减

弱痛觉超敏和中枢敏化[22]。PHN 病例尸检发现脊髓背角的结构变化，说明 CNS 的变化可能是不可或缺的。DRG、三叉神经节中的星形胶质细胞和 CNS 伤害性通路上的星形胶质细胞都参与了致病过程，这些非神经细胞的参与可能是治疗 PHN（包括治疗 TPHN）新的重要靶点。

对 TPHN 和 PHN 的病理机制的认识，由于受损的传入纤维有向心性芽生，人们更专注于外周敏化、重组，或中枢神经系统伤害性通路的神经可塑性[17, 19]。

由 VZV 导致的周围神经损伤，在三叉神经节中初级传入神经元发生改变，引起异位放电，从而导致异常的输入信号到达脑干，然后诱导 CNS 伤害性通路发生可塑性变化[17, 19]。实验研究已证实了三叉神经初级传入神经元的这种变化，以及尾侧亚核的伤害性变化。CNS 的这些变化反映了 CNS 中抑制过程的缺失，从而引起神经元产生过度兴奋（中枢敏化）和 TPHN 的临床表现。

值得注意的是，许多 TPHN 动物模型的周围神经系统、中枢神经系统和行为改变似乎并不是 TPHN 特有的（TN 也有同样特征），许多类型的三叉神经神经损伤，甚至面部炎性疼痛模型，都有这些表现。因此目前仍不能确定哪些变化是 TPHN 特有的，是与 TN 不同的临床特征。

第二节　三叉神经痛

三叉神经痛（TN）是一种口面部疼痛疾病，其特征是局限于三叉神经分布区的单侧、反复发作的抽搐性疼痛[2]。TN 这种神经病理性疼痛早在 1723 年就有首次记载[23]。19 世纪人们就观察到 TN 的发作很像癫痫[24]。这导致多年来，都在探索用抗惊厥药治疗神经病理性疼痛，20 世纪 40 年代，将苯妥英钠用于治疗 TN，20 世纪 60 年代，开发了卡马西平，随机对照试验证实，卡马西平是目前最有效的治疗各种类型神经病理性疼痛的药物，并有选择地用于治疗 TN[25]。人们将 TN 类似癫痫这一概念延伸，用各种抗惊厥药治疗其他神经病理性疼痛，导致目前对加巴喷丁类和其他药物的狂热。目前临床证实卡马西平对 TN 以外的神经病理性疼痛的治疗效果不明显。

与三叉神经眼支好发带状疱疹神经痛不同，上颌支和下颌支的 TN 比眼支更多见[2]。通常是无害的触觉刺激而引起疼痛发作[26-28]，当触及三叉神经分布的某处，如咀嚼、说话、微笑、做鬼脸、洗脸、剃须、刷牙及轻触等活动都可引发 TN[27-29]。约 4% 的 TN 患者双侧都有这种情况，但疼痛发作很少会双侧同时出现[30, 31]。TN 发作时，疼痛会立即达高峰，持续数秒至 1～2 分钟，撕裂样疼痛有时会伴面肌非自主痉挛[27, 28, 32]。时有轻度的自主神经症状，如流泪和（或）眼发红[33]。疼痛发作后，会有数分钟的不应期，在此期间即使再给予触发刺激，也不会出现疼痛发作[27, 28]。通常 TN 不会干扰睡眠[2]。女性的患病率高于男性，随着年龄增长，其患病率增加，估计每年的发病率为（4～13）/10 万[32]。奇怪的是，往往右侧面部 / 口角更常见[30, 31]。

典型的 TN 通常有一个不断变化的病史，时好时坏，反复发作，没有明显的诱因，服用卡马西平可缓解或明显减轻。一部分患者随着病程的进展，药物剂量需要增加，最终还

是需要手术 [34, 35]。

　　临床上 TN 通常是特发性的，与多发性硬化、三叉神经损伤和肿瘤关联不大，但许多患者的三叉神经根有血管环压迫 [35]。TN 和 TPHN 的临床表现之间的差异明显。与 TPHN 不同，TN 通常表现出由轻微刺激（如触觉）触发的单侧电击性疼痛，通常位于如鼻唇沟等局部区域，但触发区可在口面部的其他区域。它通常由洗脸、剃须、刷牙、咀嚼和说话等活动触发。虽然诱导的发作会有各种特征性表现和不应期，且不应期通常持续超过刺激期，但与常规神经系统检查的结果无关 [34, 35]。

一、三叉神经痛病因

　　TN 有不同于其他一般性疼痛的特点，如 TN 可自行发作或由扳机点触发，痛区超过扳机点范围，持续时间超过刺激时间，疼痛强度与刺激强度无关，存在潜伏期及不应期等 [29]，因此，目前尚不能建立令人信服的 TN 动物模型。针对 TN 的致病因素和与之相对的发病机制存在不同的观点 [36]。

（一）压迫学说

　　1. 血管压迫　三叉神经进入脑桥处是一段长约数毫米的裸区，无髓鞘包绕，为中枢神经与周围神经的移行区（root entry zone，REZ），此区域受搏动性血管压迫，即微血管压迫（microvascular compression，MVC）或神经血管压迫可致病。人们发现血管环压迫三叉神经根的情况占了很大比例，随着微血管减压术（microvascular decompression，MVD）的推广应用 [35, 37, 38]，MVD 去除这种压迫可治愈 TN。大脑影像结果证实，严重的神经和血管接触是典型的 TN 常见病因，TN 往往是由位于神经根入口区的动脉压迫引起的 [39]。MVC 病因假说首先由 Dandy 提出 [40]，其后得到很多学者尤其是外科专家和影像学专家的支持，是目前被广泛接受的导致 TN 的原因 [41, 42]。小脑上动脉是最常见的责任血管，其次是小脑下前动脉、基底动脉 [42]，其他包括小脑下后动脉、脑桥横静脉、岩静脉、基底静脉丛等，少见的情况也可能是动静脉畸形及变异的血管。在责任血管中，动脉压迫最容易导致 TN 发生，因动脉的搏动性强，最易造成 REZ 损伤及三叉神经近端区域的脱髓鞘改变。Jannetta [41] 创立的微血管减压术正是基于这一病因假说，并且一直沿用至今，是神经外科治疗原发性 TN 最重要的方法之一。绝大多数患者术后得到完全或部分缓解，这是血管压迫理论最具说服力的证据 [43, 44]。Maarbjerg 等 [39] 得出结论，神经血管接触引起三叉神经移位或萎缩，与典型 TN 的症状高度相关，一般来说神经不能和血管接触。

　　但是 Adams 从解剖、临床特征及手术疗效等方面对 MVC 假说提出质疑 [45]，认为 MVC 不能或不足以引起 TN。MVC 理论所面临的最重要的挑战包括：1.4% ～ 28.5% 的患者手术中并未发现责任血管 [46]；流行病学及人口学数据显示，60% 的无责任血管的 TN 患者于右侧发病，而无症状但有神经血管接触的情况左侧、右侧概率相同 [47]；三叉神经脑池段与小血管接触是很常见的现象，但仅有少部分人发生 TN，而且部分患者发生在接触的对侧，部分患者术中并未发现责任血管；接触和压迫持续存在，而 TN 发作是阵发性的，其后伴有间歇期及不应期；TN 常有扳机点，甚至可自发发生；卡马西平作为抗癫痫药有效，而常用的镇痛药却无效。上述研究说明，MVC 可能不是 TN 唯一的致病因素，应该还存在其他导致 TN 的病因。另一个问题是脱髓鞘和 TN 疼痛发作之间的联系是什么？脱髓鞘本身被认为是阻碍冲动扩散，产生麻木和无痛的原因。

2. 脑桥小脑角、颅中窝和颅后窝发育异常 人体的卵圆孔是不对称的，右侧小于左侧，约 19% 的人右侧卵圆孔孔径比左侧小 1mm 以上；而约 17% 的患者微血管减压术后症状并没有缓解，两者比例非常相近；另外，尽管仅有 8% 的圆孔不对称，但均是右侧小于左侧。上述事实指明作为三叉神经上颌支和下颌支通过的圆孔与卵圆孔的解剖学特点，即右侧小于左侧，可能是造成 TN 的原因之一 [48]。

既往研究通过观察 MRI 横断面图像上三叉神经与脑桥之间的角度，发现较小的角度会明显增加 TN 的发生概率，其原因是神经与小血管接触的可能性增加了，从而产生血管压迫 [49, 50]。在 MRI 横断面图像上，脑桥小脑角池的面积、三叉神经脑池段的长度与 TN 之间也存在明显的相关性 [51, 52]，其原因可能同样是神经血管压迫的可能性增加了，而且脑桥小脑角池的大小可以作为 TN 预后及血管减压术后效果的可能影响因素 [50, 52]。

颅底骨性发育异常或畸形如扁平颅底、颅底凹陷症、软骨发育不良等造成颅后窝空间狭小、组织结构拥挤，三叉神经被挤压于脑实质与颅底骨性结构之间，或由于变形的血管压迫，都可能导致 TN 发生 [53]。Chiari 畸形 I 型基于同样的机制在少见的情况下也可以引发 TN[54]。

3. 占位性病变 继发性 TN 多数由脑桥小脑角区的肿瘤或肿瘤样病变引起，常见肿瘤包括神经鞘瘤（最多见的是听神经鞘瘤）、脑膜瘤、表皮样囊肿、结核球、脂肪瘤及其他一些囊肿和肿瘤，还有来自椎基底动脉系统的血管畸形如动脉瘤、动静脉畸形、异常血管袢，还可能是蛛网膜囊肿或粘连 [36]。这些占位性病变可直接压迫或浸润三叉神经脑池段，尤其是 REZ，也可以通过挤压颅后窝脑组织结构或通过变形血管间接压迫三叉神经而导致 TN。

（二）其他病因

TN 的一些独特的症状和体征，如常有扳机点、女性多见、轻微刺激皮肤可导致发作、疼痛为阵发性且极强烈、早期常为三叉神经单一支发病，均不符合压迫致病的特征，因此有学者提出扳机点区神经末梢或皮肤感受器的异常，如钠离子通道或钙离子通道异常，导致所支配区域对刺激反应的敏感和异常，从而解释轻微刺激导致 TN 阵发性发作 [55]。

TN 也可能与多发性硬化症、牙科手术、其他相关的更隐秘的神经损伤有关，甚至可能与神经节中单纯疱疹和 VZV 持续发作有关。争论更多的是微小损伤的 TN，也可能是两种或多种病变的总和效应（非典型、难治性病例），但在 TPHN 病例中，中枢神经系统和周围神经系统伤害较大。虽然在病理上未证实，但 TPHN 的神经严重损伤可能是这些差异的基础。血管环轻微损伤可能不会发生在颈部以下，并且很少看到头部下方的躯体部位有类似 TN 的疼痛，因此 TN 是三叉神经系统一个独特的疾病。

通过对 TN 的各种病理学研究发现，TN 神经内髓鞘、轴突、无髓神经纤维及神经内微循环存在一系列异常，基本确定其主要病理改变为脱髓鞘改变，且在周围神经中广泛存在。

但现有的病理学研究尚存在一些问题。其中一个问题是什么原因引起三叉神经脱髓鞘，三叉神经微循环床损伤后血液循环障碍使神经纤维营养代谢发生紊乱，导致神经变性是一个可能的原因。但其最初致病因素是什么呢？ MVC 假说并不能解释周围神经分支及半月神经节中广泛存在的脱髓鞘现象。

既往研究表明，多发性硬化可以导致 TN[56]，脱髓鞘斑块可以包绕 REZ 导致 TN。但部分学者提出仅 0.9% ～ 4.5% 的多发性硬化患者合并 TN，1.7% ～ 15% 的 TN 患者合并多发性硬化。因此，多发性硬化是否为 TN 的原发性致病因素之一目前尚缺少足够的证据。

糖尿病患者中 TN 的发生率显著升高。另外牙源性感染[57]、淀粉样瘤也可以浸润累及三叉神经根、神经节及周围神经而导致 TN，少见情况下风湿病也可伴随 TN 发生[36]，也有报道三叉神经 REZ 及脑桥梗死或缺血灶可导致 TN[58]。

以前 Gardner 提出过"短路"假说，认为是有髓纤维脱髓鞘导致非痛觉纤维和痛觉纤维发生短路使三叉神经脊束核内神经元处于激惹状态，以致正常仅引起触觉的传入冲动即可引起剧痛[59, 60]。但节段性脱髓鞘也可见于其他周围神经病的标本，而后者却没有 TN 的特征性临床表现。一般来说，髓鞘修复需要 3 周左右时间才能完成，但 MVD 术后 TN 症状却立即消失，这些都不能用"短路"假说解释。

对行 MVD 手术的 12 例患者进行病理研究，显示这一血管接触区神经有脱髓鞘和轴突损伤，这导致人们提出了放电假说，假定该部位和三叉神经节的异位放电是 TN 的原因。Devor 和 Rappaport 根据 Hilton[61]、Love 等[62]的研究结果提出了 TN "放电"（ignition）假说[63-65]，他们认为由于三叉神经传入神经元或神经节的特定异常改变或损伤，从而小神经丛的轴突和胞体过度兴奋，而后者反过来形成一个"放电灶"（ignition focus），并通过脱髓鞘轴突并列形成的伪突触传递和交叉后释放形成一正反馈放大，所以对一支或多支这样的纤维支配的面部或口内扳机点的短暂刺激可引发纤维群兴奋，导致疼痛发作。但这种理论没有回答这样的问题：由压迫引起的兴奋如何激活低阈值的感觉神经引起阵发性疼痛，这种疼痛一般只能由高阈值的 C 纤维伤害性感受器上的大量电活动而激发。

Jia 和 Li[66]提出"生物共振假说"：共振现象在自然界普遍存在，生物体及组织结构也有其固有的共振频率。当某种原因导致三叉神经与周围组织频率接近时，就会发生共振现象，异常增大的振幅会导致三叉神经损伤，破坏细胞膜对生物粒子的通透性，导致异常神经冲动传递，最终导致 TN。当然这一病因假说还需要足够的生物学、物理学和医学证据的支持，如具体作用机制、损伤的三叉神经特点、共振是否影响冲动传导，以及这一概念能否推广至其他神经甚至其他组织疼痛等。

二、三叉神经痛的病理学特征

TN 常伴有三叉神经的营养不良。对 MVC 所致 TN 的超微结构改变的研究最早始于 1994 年，Hilton 等[61]观察到受累三叉神经的髓鞘脱失，失去髓鞘包绕的轴突相互靠拢、并行排列，无炎性细胞浸润，病变周边可见星形胶质细胞突起。随后其他学者的研究证实了上述改变。髓鞘脱失主要发生于压迫凹入点附近约 2mm 范围内，并且部分病例还伴有髓鞘再生；另外少数病例出现吞噬脂质的巨噬细胞，可能代表 TN 急性期病变。多发性硬化所致的三叉神经改变与上述改变类似，但可伴有炎性细胞浸润和胶质增生。

肿瘤或占位性病变压迫三叉神经根导致其扭曲、移位，手术常致力于切除肿瘤和解除压迫，目前尚无详细的关于三叉神经病理改变的报道。但部分压迫实验模型可以观察到与血管压迫相似的脱髓鞘改变[62, 67]。然而人类的 TN 病理改变相对复杂多变，动物的 TN 模型尚不容易建立，因此搏动性血管与静态占位所致的病理改变有哪些异同还需进一步证实。

浸润性病变如炎症、肿瘤、风湿、淀粉样变性、糖尿病也常累及三叉神经根、神经节甚至更广泛的神经节段，从而导致 TN，其病理改变往往与原发疾病有关，差别较大，尚不容易找到共性的病理改变。

原发性脱髓鞘病变如多发性硬化的病理改变与 MVC 所致的病理改变有所不同，脱髓鞘的改变相对范围更大，从三叉神经根近端一直延续至与周围神经结合部，脱髓鞘区可见更多的星形胶质细胞和吞噬脂质的巨噬细胞，以及部分脱髓鞘的轴突。但并行排列的轴突与 MVC 所见相似。在一些神经根切断术的非 MVC 所致的 TN 病例，还可以见到一些其他病理改变，如脑桥和受累三叉神经的沃勒变性、神经纤维内出血和髓鞘崩解碎片、巨噬细胞浸润；陈旧性病变还可见到神经纤维片状脱失、胶质增生；神经节受累的病例同样可见到三叉神经变性。

作为最高级中枢的大脑皮质在 TN 患者中也出现相应的改变。Parise 等[68]用 MR 扩散张量成像和基于纤维束的空间统计学的方法计算了 TN 患者的皮质厚度，发现楔叶和梭形皮质的厚度变薄，而这 2 个部位是多种感觉的整合中枢并参与认知功能。

三、三叉神经痛的发病机制

（一）周围致病学说

在 TN 的发病机制中，神经"短路"学说一直占有重要地位，该学说表明，由于三叉神经的脱髓鞘改变，裸露的轴突相互靠近，不仅痛觉纤维与非痛觉纤维之间形成"短路"，传入纤维与传出纤维之间也形成"短路"，自发的和异位的神经冲动通过假突触传递（如触觉），都可能被识别为痛觉而导致 TN。Love 等[69]的动物实验表明，营养不良、脱髓鞘的脊神经纤维能自发产生神经冲动和电位，可以在脱髓鞘并且相互靠近的神经纤维之间双向传递。Hartmann 等[70]在 1 例多发性硬化斑块累及右侧外侧丘系和三叉神经传导通路的患者中观察到听觉刺激也诱发了右侧 TN，说明这种假突触传递在脱髓鞘病变区存在的可能性。另外，微血管减压术后患者症状的恢复一方面可能是原来相互靠近、并拢的神经纤维的分离，导致假突触传递终止；另一方面可能是快传导神经纤维功能恢复，即神经纤维"各司其职"，不再相互干扰。

超敏反应是 TN 另一个可能的机制，表现为三叉神经周围支区域的肥大细胞脱颗粒，当同时存在口侧亚核颌面部感染时，体内 IgE 浓度明显升高，肥大细胞脱颗粒导致速发型超敏反应和组胺释放。组胺是致痛因子之一，三叉神经系统具有组胺的化学感受器。同时三叉神经水肿导致其在颅底骨性管道处受到卡压，两者共同导致 TN 发生。

（二）中枢致病学说

上述周围病因机制的探讨仅涉及三叉神经周围部，而未涉及进入脑桥以上痛觉的传递路径，因为痛觉的形成是双向神经冲动传导的结果，既有痛觉信息向中枢的传递，又有中枢神经系统对痛觉的调节。TN 一些独特的临床特征，如可以被三叉神经分布区以外的刺激甚至声、光刺激诱发，但却不伴有其他感觉缺失[71]，以及抗惊厥药如卡马西平治疗有效等，说明中枢神经系统在发病机制上起到了重要作用。

中枢致病机制突出三叉神经在中枢神经系统中的传导通路的作用，可能是由于三叉神经脊束核、脑干、丘脑、大脑皮质及其纤维和功能联系，这些中枢结构受损导致 TN 发生。Smith 和 McDonald[72] 的动物实验证实，脱髓鞘产生的异位冲动能导致神经功能紊乱，并在脑干和大脑产生以痛觉为主的病灶。List 和 Williams[73] 首先提出 TN 发作要经历多神经元的反射，包括三叉神经系统、间脑的网状结构和神经核团及大脑皮质。随后 Smirnov[74] 提出三叉神经外周感受器受到刺激后，能诱导中枢神经系统产生阵发性兴奋灶，进而产生传出神经冲动到周围神经。Sabalys 等[36] 提出是由于血管、肿瘤、颅底骨性管道狭窄或其他原因压迫，或者由于过敏－免疫反应导致三叉神经营养不良，这一关键因素是导致上述周围和中枢致病机制启动的先决条件。此外，随着年龄增长，动脉粥样硬化和其他与年龄相关的结构改变使神经－体液屏障功能减弱，降低了神经系统的适应性和代偿反应。机体的这种改变可能更有利于 TN 的发病。三叉神经周围支长期的病理性传入冲动在中枢神经系统形成"激发灶"，"激发灶"激活脑干网状结构、边缘核、边缘系统和大脑皮质，最终产生痛觉。Karlov[75] 提出的中枢致病机制：三叉神经进入中枢后，与中枢神经系统的连接部对其后的神经传导通路有抑制作用，这种抑制作用能在中枢神经系统形成稳定的阵发性刺激灶，这种刺激灶是 TN 发作的病因。

Fromm 等[76] 通过动物实验证实，三叉神经脊束核对疼痛的抑制功能减弱是导致 TN 的重要原因。Desouza 等[77] 应用高分辨 MRI 成像测量了大脑皮质的厚度，发现与痛觉有关的感觉中枢皮质厚度增加，包括丘脑、杏仁核、导水管周围灰质、基底节；而痛觉调节中枢变薄，包括前扣带回、岛叶和眶额叶皮质，并推测这可能是由于痛觉伤害性刺激传入增加，而中枢神经系统对痛觉的下行抑制减弱；另外，部分运动中枢皮质厚度增加，如对侧初级躯体运动皮质、额极等以加强规避疼痛的动作，但皮质厚度的改变与 TN 疼痛持续时间无关。另外，基于弥散张量成像的研究显示，脑白质的多个脑区存在微结构异常[78]。这些微结构主要位于胼胝体、扣带回、放射冠和上纵束，涉及对疼痛的认知、情感维度、注意力和运动等。TN 的发生与这些微结构异常进而导致中枢神经系统对疼痛的传导和调节失衡有关[78]。可见 TN 中枢神经系统的改变较为复杂，其中可能包括对外周传入刺激的适应、调节和损害。

Hu 等[79] 推测症状不典型 TN 是由于反复、强烈的有害刺激，增强了神经细胞膜的兴奋性和突触传递效能，导致对兴奋的阈值降低，对刺激高度敏感，中枢神经系统功能连接重塑导致疼痛发作。

有学者测定了 TN 患者脑脊液中各类神经递质的浓度，发现 P 物质浓度升高，单胺能神经递质及其代谢物浓度降低，并推测 TN 存在三叉神经系统的持续性感染[80]；P 物质是兴奋性痛觉神经递质，单胺能神经递质是痛觉抑制性递质，两者的此消彼长也提示中枢神经系统因 TN 的改变和调节。

我们应该将周围致病机制和中枢致病机制联系起来，即多种致病因素导致三叉神经周围支与结合部的营养不良和脱髓鞘，产生异位的神经冲动，这种慢性刺激导致中枢神经系统痛觉感知的低级和高级中枢的一系列独特的病理改变，其中既包括对痛觉的感知和调节，也包括部分运动中枢，并在中枢形成稳定的致病灶（类癫痫灶），并可自发放电（当然外周的传入冲动和中枢的痛觉调节仍在一定程度上起作用），最终形成了 TN 独特的临床特征。

四、三叉神经痛的疼痛模型

通常用大鼠或小鼠制备三叉神经痛或带状疱疹三叉神经痛的模型[81-83]。这些模型的共同特征是对面部或口部进行机械和（或）热刺激后，面部敏感，表明口面痛觉超敏或痛觉过度。可能也会出现自发性疼痛与厌恶和梳毛行为，面部表情和探索性活动的变化。许多研究表明单侧神经损伤后，会出现双侧的变化（如双侧面部痛觉超敏）[84-87]。

有些研究采用三叉神经的慢性压迫性损伤（CCI）模型，眶下神经就是一个主要 CCI 模型。该模型优于脊神经 CCI 的脊柱模型，与脊神经（如坐骨神经）的感觉和运动混合神经相比，眶下神经是纯感觉神经。也可用眶下神经、下齿槽神经甚至颈神经分支的横断或其他形式损伤制备三叉神经神经病理性疼痛模型，如同三叉神经节或感觉根的压迫一样[81-83, 88]。也有人用 CNS 中三叉神经部分病变，以及将病毒载体引入三叉神经模型。这些模型揭示了伴随口面部痛觉超敏、自发性疼痛和其他行为，以及周围神经系统和中枢神经系统中一些细胞与分子的变化。

（一）三叉神经病理性疼痛的外周过程

三叉神经损伤后，数天内就可以记录到伤害性传入兴奋性增加（外周敏化）。三叉神经节中的许多传入纤维及其细胞体表现出不规则的自发活动，Aβ 纤维和 C 纤维的数量减少（大小神经纤维），而 Aδ 纤维（细有髓纤维）数量增加，但是这些受累纤维的正常功能表型（如伤害性感受、热觉、触觉）的变化尚不清楚。有些传入神经元对刺激的反应可延伸到受损神经支配区以外的部位[81-83, 89]（图 14-1）。这表明可能是外周机制导致了敏感区域向外扩散的发生。细胞内蛋白激酶和通道蛋白的表达也有变化。尤其是钠通道和钾通道的变化可影响三叉神经传入神经元的兴奋性。此外，三叉神经节神经元中的神经肽[如 P 物质、降钙素基因相关肽（CGRP）]受体（如 P2X3）、细胞因子和生长因子在三叉神经损伤后，也会导致神经元兴奋性增加[81-83, 90, 91]。

同样值得注意的是，三叉神经节中星形胶质细胞也参与传入神经元的外周敏化过程（图 14-1）。由星形胶质细胞包绕的神经节中的神经元数目在三叉神经损伤后会增加[81-83]。三叉神经损伤后星形胶质细胞中细胞内信号转导过程发生变化，包括一氧化氮合酶增加、

P2Y$_{12}$ 受体表达激活，也可能与三叉神经传入神经元的活动增强及伤害性行为的形成和维持有关。

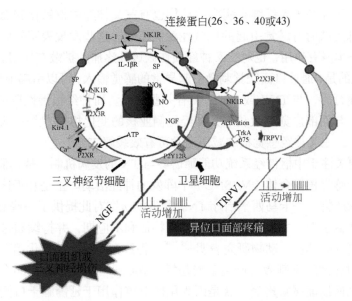

图 14-1　图示三叉神经节中神经元 – 神经元或神经元 – 神经胶质细胞的相互作用[92]

口面部损伤或三叉神经损伤后，原发传入活动明显增加。P 物质、NO 或 ATP 等各种分子在神经元或周围神经胶质细胞的表达，神经元或周围神经胶质细胞被激活，从而导致神经元的外周敏化。NGF 也在受损组织中表达，转运至神经节中的神经元，然后被释放出并参与 TRPV1 在神经元中表达增强。ATP，三磷酸腺苷；IL-1β，白介素 -1β；IL-1βR，白介素 -1β 受体；iNOs，诱导型一氧化氮合酶；Kir 4.1，向内整流钾通道亚家族 4.1；NGF，神经生长因子；NK1R，神经激肽 -1 受体；NO，一氧化氮；P2XR，P2X 嘌呤受体；P2X3R，P2X3 嘌呤受体；P2Y12R，P2Y12 嘌呤受体；p75，低亲和力神经营养蛋白受体；SP，P 物质；TrkA，TRK1 转化酪氨酸激酶蛋白；TRPV1，瞬时受体电位香草酸亚型 1

（二）机制

人们普遍认为 TN 的发病机制涉及周围神经系统及中枢神经系统。临床观察到外周的病因（如肿瘤、感染及异常血管环的神经压迫），而外周治疗对部分 TN 患者的疼痛有缓解作用。Calvin 等[15] 和 Devor 等[16, 63, 64]也支持外周致病的观点，特别是强调周围神经损伤和去传入可能在 TN（以及 TPHN）中发挥关键作用。他们提出神经损伤引起的中枢神经系统异常或异位感觉输入可能是受损和未受损纤维间的串扰造成的，并引起暴发性输入。"放电"假说很大程度上基于脊神经损伤和神经瘤形成的动物研究，但在脊髓躯体感觉系统中复制 TN 的临床神经病理性疼痛状态并不明显。

尽管如此，已有研究结果证实了放电假说。因为许多 TN 患者确实有压迫的临床证据[37, 39]。此外对 TN 患者进行减压手术时，对三叉神经感觉根部的活检显示轴突超微结构变化，包括脱髓鞘、轴突改变和某些轴突紧密并置，但缺乏与非 TN 组织进行比较。在动物研究中，Tal 和 Devor[93] 报道，眶下神经损伤会产生神经瘤，与有髓和无髓纤维出现自发活动及机械敏感相关。但这些异常活动比从坐骨神经神经瘤纤维末梢记录到的异常活动要少得多。有证据表明，三叉神经感觉纤维外周损伤可诱发三叉神经节神经元和传入神经的异常自发或机械性活动[83, 91]。

　　研究证实，化学介质和三叉神经节神经元与星形胶质细胞之间的相互作用会受神经损伤类型的影响，甚至未直接受神经损伤影响的三叉神经传入神经元中也发生了功能改变 [81-83, 94, 95]。三叉神经传入纤维有病变的动物也有三叉神经中枢敏化和面部伤害性行为，表现在刺激面部皮肤时有触觉引起的机械性触痛超敏。这些发现表明外周机制可能不仅对神经性疼痛状态本身有作用，也对三叉神经损伤区域外疼痛的扩散有作用。这些结果与"放电"假说不一致的是，通过口面触觉刺激引起异常的感觉输入，可以引起中枢神经系统变化，表现出异常疼痛行为，与 TN（或 TPHN）有一些类似。而神经根慢性压迫 TN 模型也产生异常感觉输入，与面部痛觉超敏和三叉神经尾侧亚核的变化相关 [96, 97]；该模型是建立在临床观察的基础上，三叉神经感觉根的减压通常可有效缓解 TN。

　　另一学派更关注于中枢神经系统功能障碍参与 TN 的发病机制。他们假设 TN 的疼痛发作来自三叉脑干感觉核复合体（VBSNC）中阵发的神经活动。正是基于这个概念指导临床广泛使用抗惊厥药物——卡马西平治疗 TN。最近的研究对此提供了一些支持，如 TN 的疼痛通常由触觉刺激引起，并表现出疼痛的各种特征和不应期，并持续超过刺激期；有可能放射或牵涉到更远的部位。动物研究表明 [98-100]，将致癫痫药（如氧化铝凝胶、士的宁）注入尾侧亚核，对面部触觉刺激可产生触痛超敏。Young[101] 和 Greenwood 等 [102] 都提出，三叉神经切断术之所以能缓解疼痛，就是因为尾侧亚核作用于延髓脑干口侧亚核神经元，从而影响其正常的调节作用 [103, 104]。

　　将周围神经系统和中枢神经系统统一起来的观点有助于对 TN 病因学和发病机制有更加全面的理解。TN 的病因是外周发病，但其发病机制涉及外周诱导的中枢神经系统变化。中枢神经系统的变化有时可能是由持续的外周异常传入来维持，这可解释一些疗法为什么有效（如 MVD、神经节阻滞、神经根切断术、无水乙醇注射），这都是直接针对一些 TN 患者神经节或感觉根的外周疼痛发生源。另外，其他非外周传入引起的 TN 患者中枢神经系统的改变，可解释基于外周疗法的失败 [105, 106]。动物研究证实三叉神经损伤或去传入后，中枢神经系统也发生了变化。这些变化包括三叉神经尾侧亚核伤害性感受神经元和口侧亚核低阈值机械感受神经元的形态及生理特性的改变。这种神经可塑性变化对疼痛行为的表现至关重要。

　　三叉神经尾侧亚核中神经元的活动过度，是继三叉神经感觉根损伤，或继损伤相关的牙髓神经去传入后发生的 [107]，但是随后的研究显示，尾侧亚核内广动力伤害（WDR）和特殊伤害感受（NS）神经元的感受野及反应特性只有一定程度的过度兴奋；而口侧亚核中的低阈值机械感受性神经元显示出由牙髓神经去传入诱发的可塑性变化 [108-111]。

　　Fromm 等提出了三叉神经口侧亚核在 TN 发病机制中的作用 [76, 105]。他们发现 TN 对口侧亚核低阈值机械感受神经元的兴奋和抑制有影响，且药物（卡马西平、苯妥英钠）有治疗作用。他们认为三叉神经传入纤维损伤或慢性刺激增强了脑干的传入纤维输入，导致脑干抑制性神经元退化，口侧亚核内节段性突触前和突触后的抑制过程失效，而通常这是用于控制尾侧亚核中 WDR 神经元的兴奋水平。他们观察异常的异位信号输入，再加上口侧亚核节段性抑制的受损，导致口侧亚核低阈值机械感受神经元阵发性放电。这样的放电会影响尾侧亚核 WDR 神经元，导致触觉刺激的过度兴奋，引起 TN 发作。

　　有证据表明，异常的伤害性传入神经输入可伤及 VBSNC 中的抑制性神经元（至少在尾侧亚核内[103, 112]），并且口侧亚核和尾侧亚核神经元之间存在联系与影响[101-104]。口面部损伤后，口侧亚核神经元确实表现出可塑性变化和过度兴奋[103, 104, 108-110]。Akhter 等提出[113]，尾部亚核的 WDR 神经元通常接受来自粗有髓纤维携带的触摸信息和小纤维传入的伤害性信息，Fromm 等证实[114]WDR 神经元对输入信号确实发挥了关键作用。因此，对触觉刺激的过度兴奋可导致 WDR 神经元的活动达到通常只有伤害性刺激的水平，所以会感到疼痛难以忍受。

然而 Sessle[103, 115] 也指出 NS 神经元的作用不能小觑。三叉神经尾侧亚核 NS 神经元通常只接受口面部伤害性传入神经输入信号。而三叉神经损伤甚至颈神经损伤后[83, 88, 116]，它们可能会对来自口周和口内区域的触觉输入过敏，这恰恰是典型 TN 疼痛的触发点。他提出损伤引起的尾侧亚核 NS 神经元的可塑性变化可能是 TN 发病机制中的一个关键事件。由于尾侧亚核和口侧亚核中的神经元受来自更高级大脑中枢的下行 [如导水管周围灰质、延髓腹内侧区（rostral ventromedial medulla, RVM）] 和大脑皮质的调节，它们参与疼痛控制，破坏了这些或抑制或易化的源头，影响不容小觑。

口面部组织的神经损伤（或炎症）可以使丘脑和大脑皮质感觉区伤害性（和非伤害性）神经元产生可塑性变化。尽管动物实验和人类丘脑都记录到神经损伤后这些区域有可塑性变化和过度兴奋[117, 118]，但很少有丘脑皮质在 TN 或 PHN 中的机制研究。这还包括下行投射系统，在中枢神经系统较低水平调节伤害性传递。神经损伤可在下行通路的某些部位引起可塑性变化。随着节段性抑制作用的变化，损伤引起的下行调节系统的变化也与 TN 有关。这种变化可能与慢性疼痛状态的形成及维持有关。

动物实验中 TN 的周围神经系统、中枢神经系统的变化和行为的改变，似乎并不特定于神经受损的类型。动物模型中各种三叉神经损伤，甚至急性和慢性炎症性面部疼痛都会有周围神经系统、中枢神经系统的变化和行为的改变[81-83, 94, 119]。令人怀疑这些 TN 的神经损伤模型是否可信。

第三节　临床治疗

TPHN 和 TN 的药物与外科治疗有很大不同，如果不能正确诊断，易导致治疗失败。

一、药物治疗

与其他神经病理性疼痛相同，TPHN 和其他部位的 PHN 一样也能对 TCA、加巴喷丁及阿片类药物单独或联合使用产生一定的反应。最好的治疗结果是 50% 的患者有中等（50%）缓解或更好。

TN 的治疗药物主要有卡马西平（卡马西平对于多种神经性疼痛病症都会有效，但特别适合 TN）。最近推出的一种类似的药物奥卡西平也很有效，但可能有更多的副作用。这些药物，如果能采用正确的配方，并逐步滴定，给药时间和间隔时间正确，至少在发病初期，对 70% ～ 80% 的 TN 患者有良好的初始控制作用[35, 37]。

二、手术治疗

PHN（包括 TPHN）的外科手术，通常是对难治性患者的最后尝试，不是首选方案。对于 TN 有几种手术方式，包括微创手术，如三叉神经节伽马刀、甘油毁损术、球囊压迫和射频等。而相对比较成功的手术治疗是与血管异常相关的三叉神经感觉根 MVD[35, 37]。这种手术并不是很成功的，而血管异常发病率和死亡率又很低。患者需要知道失败的风险，特别是麻醉药物。通过三叉神经节手术缓解疼痛，与 Harvey Cushing 最早的神经节切除术相同，基于病因可能是从神经节发出的持续异位放电，并引发 TN 疼痛的思路。这些药物和手术治疗疗效的差异反映了 TN 和 TPHN 之间病理生理机制的差异，但这种差异可能只反映了病变的严重程度。三叉神经处的血管压迫导致的轻微损伤，往往没有类似电击样触发性疼痛，而电击样触发性疼痛往往在颈部以下的神经损伤更常见，更严重，更多样化，而 PHN 表现为灼痛、幻肢痛和周围神经病变，TN 和 TPHN 的疼痛有不同的病理生理学基础。

其他的干预方法通常对其他神经病的疼痛有用，如认知行为疗法、针灸和深部脑刺激，缺乏良好的循证数据来支持可用于 TN 和 PHN，而且临床经验表明它们不是很有效。

第四节　有待解决的问题

目前我们对 TN 和 TPHN 的病因与发病机制仍然不十分清楚。①神经损伤后，周围神经系统和中枢神经系统的变化导致伤害性感受神经元敏化，机械创伤和 VZV 可以解释 TN 和 TPHN 对触觉刺激的精确敏感，但如何用周围和中枢变化来区分 TPHN 和 TN 的独特临床特征仍然不清楚。Fromm 等 [76, 105] 提出传入纤维的伤害程度，以推定抑制过程变化的差异决定了 TN 或 PHN 的形成。然而该观点没有解释周围神经系统和中枢神经系统哪些变化是各种疼痛状态特有的。针对 HZ 相关的神经损伤类型，需要更多的实验，以研究神经元和非神经（如神经胶质）的特性。这些研究需要通过人脑成像、尸检等补充，对 TN 和 TPHN 患者进行基因分型，以了解三叉神经躯体感觉系统的周围和中枢在形态和结构上的变化，以及可能发生的化学和遗传变化 [120, 121]。② TN 和 TPHN 有哪些功能类型的传入纤维受累仍然不完全清楚。今后的研究应该探究两者是否存在差异，受累的传入神经功能类型可以解释 TN 和 TPHN 两者独特的临床特征，以及相关联的发病机制。同样，要关注神经损伤对三叉神经中枢环路中不同成分和不同类型神经及非神经成分的影响。这需要用新的方法或改进 TN 和 TPHN 的动物模型。③为什么三叉神经眼支最易受累？与三叉神经另外 2 支的 TPHN 和躯体其他部位 PHN 相比，三叉神经眼支支配的额部是 HZ 和 PHN 高发区域吗？为什么？这是病毒最易潜伏的神经节吗？如果是，此神经节有什么特异性？如果病毒是随机潜伏、随机被激活，那么为什么在此神经节中潜伏的病毒易被激活？这些令人费解的问题也许是今后的研究重点。④为什么卡马西平对 TN 有效，但对其他神经病理性疼痛和其他慢性疼痛疗效不大呢？需要进一步研究这种药物与其他药物（如加巴喷丁类药物）药代动力学、细胞和分子作用及中枢神经系统中的作用靶点。⑤为什么不同的药物对 TN

和 PHN 有效呢？这是神经损伤的次要后果，还是主要后果？⑥非神经成分在 TN 和 TPHN 中有什么作用？HZ 确实对 TPHN 的形成有作用，但周围或中枢的非神经成分（如神经胶质细胞、免疫细胞）在神经性疼痛形成中的作用是什么？

　　TPHN 和 TN 这两种神经病理性口面疼痛临床表现上截然不同且易于区分。从临床实际角度出发，鉴别这些差异至关重要，以确保患者能得到最佳的治疗。但是这两个疾病潜在机制仍然不清楚，还是需要人们进一步研究以探明那些令人费解的问题。

参 考 文 献

[1] REHM S, GROBETAKOPF M, KABELITZ M, et al. Sensory symptom profiles differ between trigeminal and thoracolumbar postherpetic neuralgia [J]. Pain Rep, 2018, 3(1): e636.

[2] FELLER L, KHAMMISSA R A G, FOURIE J, et al. Postherpetic neuralgia and trigeminal neuralgia [J]. Pain Res Treat, 2017, 2017:1681765.

[3] HEAD H, CAMPBELL A W, KENNEDY P G. The pathology of herpes zoster and its bearing on sensory localisation [J]. Rev Med Virol, 1997, 7(3): 131-143.

[4] HOPE-SIMPSON R E. The nature of herpes zoster: a long-term study and a new hypothesis [J]. Proc R Soc Med, 1965, 58:9-20.

[5] PAQUIN R, SUSIN L F, WELCH G, et al. Herpes zoster involving the second division of the trigeminal nerve: case report and literature review [J]. J Endod, 2017, 43(9): 1569-1573.

[6] RAGOZZINO M W, MELTON L J, KURLAND L T, et al. Population-based study of herpes zoster and its sequelae [J]. Medicine (Baltimore), 1982, 61(5): 310-316.

[7] LIESEGANG T J. Herpes zoster ophthalmicus natural history, risk factors, clinical presentation, and morbidity [J]. Ophthalmology, 2008, 115(2 Suppl): S3-12.

[8] WASNER G, KLEINERT A, BINDER A, et al. Postherpetic neuralgia: topical lidocaine is effective in nociceptor-deprived skin [J]. J Neurol, 2005, 252(6): 677-686.

[9] PHILIP A, THAKUR R. Post herpetic neuralgia [J]. J Palliat Med, 2011, 14(6): 765-773.

[10] FELLER L, JADWAT Y, BOUCKAERT M. Herpes zoster post-herpetic neuralgia [J]. SADJ, 2005, 60(10): 432, 6-7.

[11] MAKHARITA M Y, AMR Y M, EL-BAYOUMY Y. Effect of early stellate ganglion blockade for facial pain from acute herpes zoster and incidence of postherpetic neuralgia [J]. Pain Physician, 2012, 15(6): 467-474.

[12] WATSON C P, MORSHEAD C, VAN DER KOOY D, et al. Post-herpetic neuralgia: post-mortem analysis of a case [J]. Pain, 1988, 34(2): 129-138.

[13] DASILVA A F, DOSSANTOS M F. The role of sensory fiber demography in trigeminal and postherpetic neuralgias [J]. J Dent Res, 2012, 91(1): 17-24.

[14] ROWBOTHAM M C, FIELDS H L. The relationship of pain, allodynia and thermal sensation in post-herpetic neuralgia [J]. Brain, 1996, 119 (Pt 2):347-354.

[15] CALVIN W H, DEVOR M, HOWE J F. Can neuralgias arise from minor demyelination? Spontaneous firing, mechanosensitivity, and afterdischarge from conducting axons [J]. Exp Neurol, 1982, 75(3): 755-763.

[16] DEVOR M. Unexplained peculiarities of the dorsal root ganglion [J]. Pain, 1999, Suppl 6:S27-35.

[17] BENNETT G J. Neuropathic pain in the orofacial region: clinical and research challenges [J]. J Orofac Pain, 2004, 18(4): 281-286.

[18] GILDEN D, MAHALINGAM R, NAGEL M A, et al. Review: the neurobiology of varicella zoster virus infection [J]. Neuropathol Appl Neurobiol, 2011, 37(5): 441-463.

[19] OAKLANDER A L. Mechanisms of pain and itch caused by herpes zoster (shingles) [J]. J Pain, 2008, 9 (1 Suppl 1): S10-18.

[20] GARRY E M, DELANEY A, ANDERSON H A, et al. Varicella zoster virus induces neuropathic changes in rat dorsal root ganglia and behavioral reflex sensitisation that is attenuated by gabapentin or sodium channel blocking drugs [J]. Pain, 2005, 118(1/2): 97-111.

[21] WARWICK R A, HANANI M. Involvement of aberrant calcium signalling in herpetic neuralgia [J]. Exp Neurol, 2016, 277:10-18.

[22] ZHANG G H, LV M M, WANG S, et al. Spinal astrocytic activation is involved in a virally-induced rat model of neuropathic pain [J]. PLoS One, 2011, 6(9): e23059.

[23] CARNOCHAN J M. On tic douloureux: "the painful affection of the face, dolor faciei crucians," of fothergill, with a new operation for its cure [J]. Am J Dent Sci, 1860, 10(2): 254-278.

[24] ROBSON A W. Case of epileptiform trigeminal neuralgia treated by horsley's operation for neurectomy of the inferior division of the fifth nerve [J]. Br Med J, 1893, 2(1716): 1098-1099.

[25] BLOM S. Trigeminal neuralgia: its treatment with a new anticonvulsant drug (G-32883) [J]. Lancet, 1962, 1(7234): 839-840.

[26] GRONSETH G, CRUCCU G, ALKSNE J, et al. Practice parameter: the diagnostic evaluation and treatment of trigeminal neuralgia (an evidence-based review): report of the Quality Standards Subcommittee of the American Academy of Neurology and the European Federation of Neurological Societies [J]. Neurology, 2008, 71(15): 1183-1190.

[27] MAJEED M H, AROOJ S, KHOKHAR M A, et al. Trigeminal neuralgia: a clinical review for the general physician [J]. Cureus, 2018, 10(12): e3750.

[28] HAVIV Y, KHAN J, ZINI A, et al. Trigeminal neuralgia (part I): revisiting the clinical phenotype [J]. Cephalalgia, 2016, 36(8): 730-746.

[29] LOVE S, COAKHAM H B. Trigeminal neuralgia: pathology and pathogenesis [J]. Brain, 2001, 124(Pt 12): 2347-2360.

[30] DE SIMONE R, RANIERI A, BILO L, et al. Cranial neuralgias: from physiopathology to pharmacological treatment [J]. Neurol Sci, 2008, 29 Suppl 1:S69-78.

[31] ZAKRZEWSKA J M, LINSKEY M E. Trigeminal neuralgia [J]. Am Fam Physician, 2016, 94(2): 133-135.

[32] BENNETTO L, PATEL N K, FULLER G. Trigeminal neuralgia and its management [J]. BMJ, 2007, 334(7586): 201-205.

[33] BENOLIEL R, SHARAV Y, HAVIV Y, et al. Tic, triggering, and tearing: from CTN to SUNHA [J]. Headache, 2017, 57(6): 997-1009.

[34] DUBNER R, SHARAV Y, GRACELY R H, et al. Idiopathic trigeminal neuralgia: sensory features and pain mechanisms [J]. Pain, 1987, 31(1): 23-33.

[35] SEKULA R F, FREDERICKSON A M, JANNETTA P J, et al. Microvascular decompression after failed Gamma Knife surgery for trigeminal neuralgia: a safe and effective rescue therapy [J]. J Neurosurg, 2010, 113(1): 45-52.

[36] SABALYS G, JUODZBALYS G, WANG H L. Aetiology and pathogenesis of trigeminal neuralgia: a comprehensive review [J]. J Oral Maxillofac Res, 2013, 3(4): e2.

[37] SEKULA R F, FREDERICKSON A M, JANNETTA P J, et al. Microvascular decompression for elderly patients with trigeminal neuralgia: a prospective study and systematic review with meta-analysis [J]. J Neurosurg, 2011, 114(1): 172-179.

[38] BONICALZI V, CANAVERO S. Role of microvascular decompression in trigeminal neuralgia [J]. Lancet,

2000, 355(9207): 928-929.

[39] MAARBJERG S, WOLFRAM F, GOZALOV A, et al. Significance of neurovascular contact in classical trigeminal neuralgia [J]. Brain, 2015, 138(Pt 2): 311-319.

[40] DANDY W E. The treatment of trigeminal neuralgia by the cerebellar route [J]. Ann Surg, 1932, 96(4): 787-795.

[41] JANNETTA P J. Arterial compression of the trigeminal nerve at the pons in patients with trigeminal neuralgia. 1967 [J]. J Neurosurg, 2007, 107(1): 216-219.

[42] LORENZONI J, DAVID P, LEVIVIER M. Patterns of neurovascular compression in patients with classic trigeminal neuralgia: a high-resolution MRI-based study [J]. Eur J Radiol, 2012, 81(8): 1851-1857.

[43] KABATAS S, ALBAYRAK S B, CANSEVER T, et al. Microvascular decompression as a surgical management for trigeminal neuralgia: a critical review of the literature [J]. Neurol India, 2009, 57(2): 134-138.

[44] KABATAS S, KARASU A, CIVELEK E, et al. Microvascular decompression as a surgical management for trigeminal neuralgia: long-term follow-up and review of the literature [J]. Neurosurg Rev, 2009, 32(1): 87-93; discussion 93-94.

[45] ADAMS C B. Trigeminal neuralgia: pathogenesis and treatment [J]. Br J Neurosurg, 1997, 11(6): 493-495.

[46] KOLLURI S, HEROS R C. Microvascular decompression for trigeminal neuralgia. A five-year follow-up study [J]. Surg Neurol, 1984, 22(3): 235-240.

[47] TACCONI L, MILES J B. Bilateral trigeminal neuralgia: a therapeutic dilemma [J]. Br J Neurosurg, 2000, 14(1): 33-39.

[48] NETO H S, CAMILLI J A, MARQUES M J. Trigeminal neuralgia is caused by maxillary and mandibular nerve entrapment: greater incidence of right-sided facial symptoms is due to the foramen rotundum and foramen ovale being narrower on the right side of the cranium [J]. Med Hypotheses, 2005, 65(6): 1179-1182.

[49] HA S M, KIM S H, YOO E H, et al. Patients with idiopathic trigeminal neuralgia have a sharper-than-normal trigeminal-pontine angle and trigeminal nerve atrophy [J]. Acta Neurochir (Wien), 2012, 154(9): 1627-1633.

[50] KAWANO Y, MAEHARA T, OHNO K. Validation and evaluation of the volumetric measurement of cerebellopontine angle cistern as a prognostic factor of microvascular decompression for primary trigeminal neuralgia [J]. Acta Neurochir (Wien), 2014, 156(6): 1173-1179.

[51] PARK S H, HWANG S K, LEE S H, et al. Nerve atrophy and a small cerebellopontine angle cistern in patients with trigeminal neuralgia [J]. J Neurosurg, 2009, 110(4): 633-637.

[52] PARISE M, ACIOLY M A, RIBEIRO C T, et al. The role of the cerebellopontine angle cistern area and trigeminal nerve length in the pathogenesis of trigeminal neuralgia: a prospective case-control study [J]. Acta Neurochir (Wien), 2013, 155(5): 863-868.

[53] ABARCA-OLIVAS J, SEMPERE A P, CORTES-VELA J J, et al. The role of platybasia in trigeminal neuralgia [J]. Rev Neurol, 2009, 49(12): 630-632.

[54] PAPANASTASSIOU A M, SCHWARTZ R B, FRIEDLANDER R M. Chiari I malformation as a cause of trigeminal neuralgia: case report [J]. Neurosurgery, 2008, 63(3): E614-615; discussion E5.

[55] LIU J, DAI J, E L, et al. Trigeminal neuralgia may be caused by abnormality of the trigger zone [J]. Med Hypotheses, 2010, 74(5): 818-819.

[56] SARLANI E, GRACE E G, BALCIUNAS B A, et al. Trigeminal neuralgia in a patient with multiple sclerosis and chronic inflammatory demyelinating polyneuropathy [J]. J Am Dent Assoc, 2005, 136(4): 469-476.

[57] KELLER J J, SHEU J J, LIN H C. Chronic periodontitis and the subsequent risk of trigeminal neuralgia: a 5-year follow-up study [J]. J Clin Periodontol, 2012, 39(11): 1017-1023.

[58] ARRESE I, LAGARES A, ALDAY R, et al. Typical trigeminal neuralgia associated with brainstem white matter lesions on MRI in patients without criteria of multiple sclerosis [J]. Acta Neurochir (Wien), 2008, 150(11): 1157-1161.

[59] GARDNER W J. Concerning the mechanism of trigeminal neuralgia and hemifacial spasm [J]. J Neurosurg, 1962, 19:947-958.

[60] GARDNER W J, MIKLOS M V. Response of trigeminal neuralgia to decompression of sensory root; discussion of cause of trigeminal neuralgia [J]. J Am Med Assoc, 1959, 170(15): 1773-1776.

[61] HILTON D A, LOVE S, GRADIDGE T, et al. Pathological findings associated with trigeminal neuralgia caused by vascular compression [J]. Neurosurgery, 1994, 35(2): 299-303; discussion 303.

[62] LOVE S, HILTON D A, COAKHAM H B. Central demyelination of the Vth nerve root in trigeminal neuralgia associated with vascular compression [J]. Brain Pathol, 1998, 8(1): 1-11; discussion 11-12.

[63] DEVOR M, AMIR R, RAPPAPORT Z H. Pathophysiology of trigeminal neuralgia: the ignition hypothesis [J]. Clin J Pain, 2002, 18(1): 4-13.

[64] RAPPAPORT Z H, DEVOR M. Trigeminal neuralgia: the role of self-sustaining discharge in the trigeminal ganglion [J]. Pain, 1994, 56(2): 127-138.

[65] RAPPAPORT Z H, KASPI T, DEVOR M. Trigeminal neuralgia: role of neurogenic ectopic activity in the trigeminal ganglion [J]. Harefuah, 1995, 129(3/4): 116-122.

[66] JIA D Z, LI G. Bioresonance hypothesis: a new mechanism on the pathogenesis of trigeminal neuralgia [J]. Med Hypotheses, 2010, 74(3): 505-507.

[67] LAGARES A, RIVAS J J, JIMENEZ L, et al. Central demyelination in the pathogenesis of trigeminal neuralgia associated with cerebellopontine angle tumors: case report with ultrastructural trigeminal root analysis [J]. Neurosurgery, 2010, 66(4): E841-842.

[68] PARISE M, KUBO T T, DORING T M, et al. Cuneus and fusiform cortices thickness is reduced in trigeminal neuralgia [J]. J Headache Pain, 2014, 15:17.

[69] LOVE S, GRADIDGE T, COAKHAM H B. Trigeminal neuralgia due to multiple sclerosis: ultrastructural findings in trigeminal rhizotomy specimens [J]. Neuropathol Appl Neurobiol, 2001, 27(3): 238-244.

[70] HARTMANN M, ROTTACH K G, WOHLGEMUTH W A, et al. Trigeminal neuralgia triggered by auditory stimuli in multiple sclerosis [J]. Arch Neurol, 1999, 56(6): 731-733.

[71] MAIER C, BARON R, TOLLE T R, et al. Quantitative sensory testing in the German Research Network on Neuropathic Pain (DFNS): somatosensory abnormalities in 1236 patients with different neuropathic pain syndromes [J]. Pain, 2010, 150(3): 439-450.

[72] SMITH K J, MCDONALD W I. Spontaneous and evoked electrical discharges from a central demyelinating lesion [J]. J Neurol Sci, 1982, 55(1): 39-47.

[73] LIST C F, WILLIAMS J R. Pathogenesis of trigeminal neuralgia; a review [J]. AMA Arch Neurol Psychiatry, 1957, 77(1): 36-43.

[74] SMIRNOV V A. Etiology and pathogenesis of trigeminal neuralgia [J]. Klin Med (Mosk), 1972, 50(1): 95-99.

[75] KARLOV V A. Principal features of the pathogenesis and pathogenetic treatment of certain neurologic syndromes of the facial region [J]. Zh Nevropatol Psikhiatr Im S S Korsakova, 1980, 80(5): 676-679.

[76] FROMM G H, CHATTHA A S, TERRENCE C F, et al. Role of inhibitory mechanisms in trigeminal neuralgia [J]. Neurology, 1981, 31(6): 683-687.

[77] DESOUZA D D, MOAYEDI M, CHEN D Q, et al. Sensorimotor and pain modulation brain abnormalities in trigeminal neuralgia: a paroxysmal, sensory-triggered neuropathic pain [J]. PLoS One, 2013, 8(6): e66340.

[78] DESOUZA D D, HODAIE M, DAVIS K D. Abnormal trigeminal nerve microstructure and brain white matter in idiopathic trigeminal neuralgia [J]. Pain, 2014, 155(1): 37-44.

[79] HU W H, ZHANG K, ZHANG J G. Atypical trigeminal neuralgia: a consequence of central sensitization [J]. Med Hypotheses, 2010, 75(1): 65-66.

[80] STRITTMATTER M, GRAUER M, ISENBERG E, et al. Cerebrospinal fluid neuropeptides and monoaminergic transmitters in patients with trigeminal neuralgia [J]. Headache, 1997, 37(4): 211-216.

[81] DUBNER R. Emerging research on orofacial pain [J]. J Dent Res, 2016, 95(10): 1081-1083.

[82] DUBNER R. Pain control in dentistry: the anatomic and physiologic basis of orofacial pain [J]. Compend Contin Educ Dent, 1986, 7(6): 408, 10-16, 18.

[83] IWATA K, IMAMURA Y, HONDA K, et al. Physiological mechanisms of neuropathic pain: the orofacial region [J]. Int Rev Neurobiol, 2011, 97:227-250.

[84] OAKLANDER A L, BROWN J M. Unilateral nerve injury produces bilateral loss of distal innervation [J]. Ann Neurol, 2004, 55(5): 639-644.

[85] ROWBOTHAM M C, YOSIPOVITCH G, CONNOLLY M K, et al. Cutaneous innervation density in the allodynic form of postherpetic neuralgia [J]. Neurobiol Dis, 1996, 3(3): 205-214.

[86] BENOLIEL R, SHARAV Y. Chronic orofacial pain [J]. Curr Pain Headache Rep, 2010, 14(1): 33-40.

[87] SHARAV Y. Orofacial pain: how much is it a local phenomenon [J]. J Am Dent Assoc, 2005, 136(4): 432, 4, 6.

[88] CAO Y, WANG H, CHIANG C Y, et al. Pregabalin suppresses nociceptive behavior and central sensitization in a rat trigeminal neuropathic pain model [J]. J Pain, 2013, 14(2): 193-204.

[89] TSUZUKI K, FUKUOKA T, SAKAGAMI M, et al. Increase of preprotachykinin mRNA in the uninjured mandibular neurons after rat infraorbital nerve transection [J]. Neurosci Lett, 2003, 345(1): 57-60.

[90] LUIZ A P, KOPACH O, SANTANA-VARELA S, et al. The role of Nav1.9 channel in the development of neuropathic orofacial pain associated with trigeminal neuralgia [J]. Molecular Pain, 2015, 11:72.

[91] ROBINSON P P, BOISSONADE F M, LOESCHER A R, et al. Peripheral mechanisms for the initiation of pain following trigeminal nerve injury [J]. J Orofac Pain, 2004, 18(4): 287-292.

[92] BARRY J. SESSLE. Orofacial Pain: Recent Advances in Assessment, Management and Understanding of Mechanisms [M]. Washington: IASP Press, 2014

[93] TAL M, DEVOR M. Ectopic discharge in injured nerves: comparison of trigeminal and somatic afferents [J]. Brain Res, 1992, 579(1): 148-151.

[94] CHIANG C Y, DOSTROVSKY J O, IWATA K, et al. Role of glia in orofacial pain [J]. Neuroscientist, 2011, 17(3): 303-320.

[95] GARRETT F G, DURHAM P L. Differential expression of connexins in trigeminal ganglion neurons and satellite glial cells in response to chronic or acute joint inflammation [J]. Neuron Glia Biology, 2008, 4(4): 295-306.

[96] JEON H J, HAN S R, PARK M K, et al. A novel trigeminal neuropathic pain model: compression of the trigeminal nerve root produces prolonged nociception in rats [J]. Prog Neuropsychopharmacol Biol Psychiatry, 2012, 38(2): 149-158.

[97] LUO D S, ZHANG T, ZUO C X, et al. An animal model for trigeminal neuralgia by compression of the trigeminal nerve root [J]. Pain Phys, 2012, 15(2): 187-196.

[98] KING R B. Evidence for a central etiology of tic douloureux [J]. J Neurosurg, 1967, 26(1): 175-180.

[99] SAKAI Y, NISHIJIMA Y, MIKUNI N, et al. An experimental model of hyper-irritability in the trigeminal skin field of the rat [J]. Pain, 1979, 7(2): 147-157.

[100] KING R B. Evidence for a central etiology of tic douloureux. 1967 [J]. J Neurosurg, 2007, 107(1): 232-237.

[101] YOUNG R F, KING R B. Excitability changes in trigeminal primary afferent fibers in response to noxious and nonnoxious stimuli [J]. J Neurophysiol, 1972, 35(1): 87-95.

[102] GREENWOOD L F, SESSLE B J. Inputs to trigeminal brain stem neurones from facial, oral, tooth pulp and

pharyngolaryngeal tissues: II. Role of trigeminal nucleus caudalis in modulating responses to innocuous and noxious stimuli [J]. Brain Rese, 1976, 117(2): 227-238.

[103] SESSLE B J. Acute and chronic craniofacial pain: brainstem mechanisms of nociceptive transmission and neuroplasticity, and their clinical correlates [J]. Crit Rev Oral Biol Med, 2000, 11(1): 57-91.

[104] WODA A. Pain in the trigeminal system: from orofacial nociception to neural network modeling [J]. J Dent Res, 2003, 82(10): 764-768.

[105] FROMM G H, TERRENCE C F, MAROON J C. Trigeminal neuralgia. Current concepts regarding etiology and pathogenesis [J]. Arch Neurol, 1984, 41(11): 1204-1207.

[106] FROMM G H, AUMENTADO D, TERRENCE C F. A clinical and experimental investigation of the effects of tizanidine in trigeminal neuralgia [J]. Pain, 1993, 53(3): 265-271.

[107] ANDERSON L S, BLACK R G, ABRAHAM J, et al. Neuronal hyperactivity in experimental trigeminal deafferentation [J]. J Neuros, 1971, 35(4): 444-452.

[108] HU J W, SESSLE B J. Effects of tooth pulp deafferentation on nociceptive and nonnociceptive neurons of the feline trigeminal subnucleus caudalis (medullary dorsal horn) [J]. J Neurophysiol, 1989, 61(6): 1197-206.

[109] HU J W, DOSTROVSKY J O, LENZ Y E, et al. Tooth pulp deafferentation is associated with functional alterations in the properties of neurons in the trigeminal spinal tract nucleus [J]. J Neurophysiol, 1986, 56(6): 1650-1668.

[110] HU J W, SHARAV Y, SESSLE B J. Effects of one- or two-stage deafferentation of mandibular and maxillary tooth pulps on the functional properties of trigeminal brainstem neurons [J]. Brain Res, 1990, 516(2): 271-279.

[111] KWAN C L, HU J W, SESSLE B J. Effects of tooth pulp deafferentation on brainstem neurons of the rat trigeminal subnucleus oralis [J]. Somatosens Mot Res, 1993, 10(2): 115-131.

[112] DUBNER R, BENNETT G J. Spinal and trigeminal mechanisms of nociception [J]. Annu Rev Neurosci, 1983, 6:381-418.

[113] AKHTER F, HAQUE T, SATO F, et al. Projections from the dorsal peduncular cortex to the trigeminal subnucleus caudalis (medullary dorsal horn) and other lower brainstem areas in rats [J]. Neuroscience, 2014, 266:23-37.

[114] FROMM G H, NAKATA M, KONDO T. Differential action of amitriptyline on neurons in the trigeminal nucleus [J]. Neurology, 1991, 41(12): 1932-1936.

[115] SESSLE B J. Neurophysiology of orofacial pain [J]. Dent Clin North Am, 1987, 31(4): 595-613.

[116] KOBAYASHI A, SHINODA M, SESSLE B J, et al. Mechanisms involved in extraterritorial facial pain following cervical spinal nerve injury in rats [J]. Mol Pain, 2011, 7:12.

[117] DOSTROVSKY J O. Role of thalamus in pain [J]. Prog Brain Res, 2000, 129:245-257.

[118] YOSHIDA A, FUJIO T, SATO F, et al. Orofacial proprioceptive thalamus of the rat [J]. Brain Struct Funct, 2017, 222(6): 2655-2669.

[119] SESSLE B J. Peripheral and central mechanisms of orofacial inflammatory pain [J]. Int Rev Neurobiol, 2011, 97:179-206.

[120] SELTZER Z, DORFMAN R. Identifying genetic and environmental risk factors for chronic orofacial pain syndromes: human models [J]. J Orofac Pain, 2004, 18(4): 311-317.

[121] MAIXNER W, DIATCHENKO L, DUBNER R, et al. Orofacial pain prospective evaluation and risk assessment study--the OPPERA study [J]. J Pain, 2011, 12(11 Suppl): T4-11,e1-2.

第十五章 三叉神经眼支带状疱疹神经痛

眼带状疱疹（HZO）是潜伏于三叉神经眼支的 VZV 再激活导致的带状疱疹。三叉神经节是 VZV 最常被激活的一个神经节，10% ～ 20% 的 VZV 感染发生于三叉神经，而如果按照单一神经节来统计，带状疱疹在三叉神经眼支的发生率比其他两支的发生率要高，与机体其他部位的单一神经节比较，也是最高发的神经节 [1-4]。是此神经节的组成和解剖结构等的特殊性导致病毒最易潜伏于此，还是在此潜伏的病毒最易被激活，目前不得而知。三叉神经眼支的带状疱疹表现在所支配的额区疱疹常伴有剧烈的疼痛、最具典型性。我国民间把躯干部的带状疱疹称为"缠腰龙"，而额头的带状疱疹称为"龙头"。

第一节 眼带状疱疹

一、发病率

HZO 占 HZ 病例的 10% ～ 20%[4]。研究表明在过去 20 年中，HZO 的发病率稳步上升。从 1993 年的 1.7/1000 增加到 2006 年的 4.4/1000[5]。在 HZO 患者中，50% ～ 71% 的人眼部受累并伴有角膜炎、葡萄膜炎、视网膜坏死和视力缺失等并发症，从而导致剧烈疼痛，生活质量下降 [6,7]。约 20% 的 HZO 患者可能需要持续治疗 [8]。几项有关 HZ 发病率的研究表明，到 2012 年为止的 20 年中，该病的发病率一直在上升，美国疾病控制与预防中心（CDC）2018 年的一份报告显示，到 2016 年成人 HZ 的发病率持续上升 [9,10]。最新的研究表明，约 8% 的带状疱疹病例是 HZO[11]，比通常提到的 10% ～ 20% 的百分比低 [4]。1994 ～ 2018 年，HZO 的发生率每年增长 3.6%，但按年龄段划分存在明显差异 [11]。1994 ～ 2007 年，所有 10 岁以上的人群的 HZO 发病率都有所上升，但是 2008 ～ 2018 年，20 岁以下和 60 岁以上的人群的发病率有所下降，其中 21 ～ 30 岁的人群中发病率一直平稳，31 ～ 60 岁的人群中发病率持续增加（尽管速度较慢）。提示年龄为 31 ～ 60 岁的 HZO 新发病例的发生率更高 [11]。

在美国，每年约有 250 000 例 HZO 病例 [12,13]。约 50% 的 HZO 会有眼部受累 [4]，最常见的是前段，而后段受累（玻璃体炎、视网膜炎和视神经炎）相对少见 [14,15]。不足 30% 的 HZO 有脑神经损伤的复视，不足 1% 的 HZO 有视神经病变。眼支是老年患者带状疱疹后神经痛（PHN）最常见的部位之一 [1]，该处的病变严重影响患者的生活质量（QoL）[16]。带状疱疹再激活与种族或性别无明显相关性。女性和白种人患者中 HZO 的发生率较高，这与带状疱疹的发生率一致 [11]。

面对带状疱疹发病率的增加，美国食品药品监督管理局（FDA）在 2006 年批准对 60 岁或以上的人接种带状疱疹疫苗，并在 2011 年扩大到 50 ～ 59 岁 [17]。带状疱疹疫苗接种可减少 51.3% 的带状疱疹发病率，并减轻已发病例的症状严重程度（包括眼部并发症）[18]。然而到 2010 年，美国的带状疱疹疫苗接种率仍然仅为符合接种人口的 14.4% 左右 [12, 19]。

二、常见症状

HZO 的初始症状通常是头痛、全身乏力、发冷和三叉神经眼支（V1）分布区剧烈疼痛。约 93% 的 HZO 患者会有急性疼痛，33% 的患者疼痛可持续 6 个月或更长时间 [20]。90% 的患者疼痛 7 天后皮肤出现疱疹 [21]。皮疹表现多为沿着三叉神经眼支分布的疱疹，于中线处界限分明。2 ～ 4 周后，这些疱疹破裂，然后结痂形成焦痂。局部伤痕累累伴色素减退或色素过度沉着，深部皮损可能会持续存在。眼睑的瘢痕性变化可能导致眼睫状肌病或眼睑肌病，严重者需要手术矫正（彩图 9）[22]。感染消褪后，泪孔会形成瘢痕，并且经常出现真皮的色素变化。不足 1% 的病例不出现典型的带状疱疹，称为无疹型带状疱疹 [23]。

三叉神经眼支有 3 个主要分支，即额支、泪腺和鼻睫神经。由于鼻睫神经支配角膜，如果该分支受累则眼球会受影响。通常鼻尖受累即哈钦森征（Hutchinson sign）是临床预测眼球受累的因子（彩图 7）[24, 25]，哈钦森征阳性的患者眼球受累发生率高出 2 倍，1/3 的患者没有哈钦森征也会有眼部表现 [26]。

三、眼支带状疱疹神经痛

HZO 的疼痛表现较其他部位的带状疱疹形式更加多样，三叉神经眼支支配区多以持续性灼痛、短暂的刺痛或痛觉超敏为代表。急性神经痛通常为皮疹发作 2 ～ 4 周，20 岁以下患者中不到 15%，30 ～ 50 岁患者约有 30%，超过 50 岁患者只有 20%[27]。相反皮疹发作后 1 年以上的带状疱疹后神经痛（PHN，定义为持续疼痛），20 岁以下患者不到 4%，50 岁以下人群占 10%，50 岁以上人群占 50% 或更高 [27]。PHN 严重影响患者的生活质量并可能导致老年患者自杀。PHN 的发病机制尚未完全阐明，很可能是急性期病毒对感觉神经损害及三叉神经通路持续的慢性炎症导致神经的广泛损伤。

第二节 眼带状疱疹常见并发症

HZO 可影响几条脑神经。带状疱疹眼支的并发症还可涉及视神经和动眼神经受累，机制尚不清楚，可能包括病毒通过跨突触或血源性途径，直接入侵神经，炎症从脑膜 / 脑组织延伸，VZV 诱发的神经周围炎，继发于 VZV 的缺血血管炎等 [28-32]。

一、视神经

与 HZO 相关的视神经炎比较罕见，约 400 例 HZO 病例有 1 例，为孤立的，或与神经性视网膜炎等其他神经系统体征或黄斑水肿有关 [28, 33, 34]。带状疱疹视神经病变（HZON）可能在急性期或 HZO 的后期出现。它可能伴随有 HZO 的前段和（或）后段受累形式，可能与视神经盘炎、后视神经病变或视神经萎缩有关 [35]。HZON 的诊断主要依据 HZON 发生时间与 HZO 紧密关联的基础上，并排除了其他病因。也有报道称在皮疹发生时就有 HZON，或在不同皮区（非三叉神经支配区）发作伴有 HZON，牵连对侧三叉神经分布区 [36, 37]。有 6 例患者的 HZON 是在带状疱疹发出皮疹 1 个月内才出现，提示诊断和处理 HZON 还是有一定的困难 [28]。视神经炎并不一定表明中枢神经系统受累，因为 VZV 可直接从三叉神经传至眼球上的视神经。但所有患者都应进行腰穿以评估细胞是否增多，用于判断脑膜受累的情况，从而予以适当的治疗。但使用增强 MRI 和进行脑脊液（CSF）分析，大多数情况下并没有阳性发现。通过抗病毒治疗，约 50% 的患者视觉功能有一定的改善。应用皮质类固醇的辅助治疗没有明显的益处，可能会增加 VZV 延伸至视网膜的风险 [38]。也有报道称在两侧三叉神经分布区有皮疹发作的双侧 HZON [39]。HZON 的病理生理学尚不清楚，提出了多种机制，包括视神经被 VZV 血源性途径侵入和继发于血管炎的眼部缺血 [31, 32]。

有报道继发于 VZV 血管病变的视力下降，主要是前段缺血性视神经病变 [31, 32, 40]。有典型的 HZ 皮疹情况下，患者有神经系统症状和体征，临床诊断中枢神经系统性 VZV 血管病变比较容易。然而 30% ～ 40% 的患者可能没有典型的皮疹，或者皮疹和神经症状的出现之间有延迟，脑脊液检查正常，这使得诊断比较困难 [41, 42]。

对有神经系统症状的患者，应该全部进行头颅 MRI、脑血管造影和 CSF 检查，以明确诊断。1/3 以下的 VZV 血管病变患者在 CSF 中具有可检测的 VZV DNA。血清学检测更可靠。超过 90% 的患者 CSF 中有抗 VZV IgG 抗体，血清 /CSF 的抗 VZV IgG 比例下降表明鞘内可合成抗 VZV IgG [41-43]。建议使用实时 PCR 结合配对血清和 CSF 标本进行血清学检测，提高诊断率。

二、眼外肌麻痹

眼外肌麻痹是一种常见的 HZO 并发症 [44]，约占 HZO 病例的 31% [45]。VZV 可出现神经性眼肌麻痹，或眼眶病变导致的核间性眼肌麻痹、斜视、脑神经（动眼神经、滑车神经和展神经）单独或复合的眼球运动受限和眼眶肌炎 [45-47]。7% ～ 31% 的 HZO 患者伴有眼运动神经病变，而单侧眼肌完全麻痹很罕见 [14]。在完全性眼肌麻痹的病例中，CSF 细胞增多发生率更高，眼眶炎症的放射学表现有眼外肌增粗或软组织信号增强 [48]。动眼神经是最常受累的神经，通常会单独出现，但滑车神经和展神经也可受累。HZO 还会有眼部的症状，如眼球突出、眼睑下垂、结膜水肿和眼肌麻痹。这些患者的眼眶 MRI 可能会有眼外肌增粗和眼外肌、眼眶软组织、泪腺和视神经鞘等处的信号增强 [49]。眼外肌麻痹的预后比较满意，大多数 HZO 动眼神经损伤病例在数周至数月内消退，仅残余轻微的上睑下垂。90% 的复视患者在 6 ～ 12 个月后可首次出现凝视[29, 45, 48, 49]。

三、水痘 - 带状疱疹病毒血管病变

VZV 血管病变是由于 VZV 穿过轴突传播到脑动脉的外膜。VZV 透过血管壁后导致炎症和血管内血栓形成。VZV 的大血管性血管病变通过血管造影可见局灶性和节段性动脉狭窄。通常其发生于免疫功能正常、年龄较大的成年人，在 HZ 几周内就会出现症状。VZV 的小血管性血管炎通常发生于免疫功能低下个体，表现为短暂缺血性发作（TIA）、缺血性或出血性脑卒中、癫痫发作、头痛或精神状态改变。脑部 MRI 可见多灶性白质病变。11 项观察性研究荟萃分析了超过 400 万受试者表明，HZ 后缺血性卒中 /TIA 患病风险增加了 30%，HZO 后风险增加了 90%。这种风险在 HZ 的 1 个月内最高 [相对危险度（RR）1.92，95% CI 1.47 ～ 2.51]，年轻（小于 40 岁）人 RR 为 2.03（95% CI 1.64 ～ 2.51），未经治疗的 HZ 患者 RR 为 1.38（95% CI 1.06 ～ 1.80）[50]。

研究表明，HZ 增加了脑卒中和癌症的风险[51-53]。据报道有 HZ 特别是 HZO 的患者发生脑卒中的风险增加了 1.3 ～ 4 倍，特别是在 HZ 发生后的 1 年内[54]，包括缺血性和出血性脑卒中[55]。与没有脑卒中的对照组相比，成年脑卒中患者的 HZ 风险增加，尤其是在脑卒中后 1 年内。脑卒中患者在 1 年的随访期内患 HZ 的风险是普通人的 25.27 倍，在 5 年的随访期内患 HZ 的风险是普通人的 3.44 倍[56]。按性别分层后，男性和女性脑卒中患者的 HZ 发生率均明显高于对照组。出血性脑卒中和缺血性脑卒中风险均与 HZ 显著相关[56]。而出血性脑卒中与 HZO 密切相关，缺血性脑卒中与 PHN 有很强的相关性[56]。

脑卒中是罕见但严重的 HZO 并发症，免疫功能正常和免疫功能低下的患者都有报道。发病机制可能是 VZV 直接通过三叉神经支配的脑膜支入侵大脑动脉[57]。神经系统的症状主要是头痛发作和对侧偏瘫，通常在 HZO 的急性发作后约 7 周发病[57]。影像学研究显示与脑梗死的变化类似，动脉造影显示大脑中动脉和大脑前动脉近端分支的节段性炎症。其中成人的死亡率为 20% ～ 25%，很可能出现永久性神经系统后遗症[58]。

四、 脑膜脑炎

VZV 再激活可能表现为脑膜炎、脑膜脑炎、脑膜神经根炎或小脑炎（步态共济失调和震颤）。这些神经系统表现可能在没有皮疹的情况下发生，诊断主要是基于脑脊液 / 血清样品中检测 VZV DNA 和抗体。治疗包括静脉注射抗病毒药物（每 8 小时给予 10 ～ 15mg/kg 体重，持续 2 ～ 3 周）。

五、脊髓疾病

免疫功能正常的患者也可发生 VZV 性脊髓炎或脊髓急性感染，或在水痘或带状疱疹感染后表现出脊髓炎。CSF 检测有单核细胞轻度增多，蛋白含量正常或轻度升高。一般是自限性的，可用皮质类固醇控制症状。

VZV 性脊髓炎是一种进行性疾病，最常见于免疫功能低下者。纵向 MRI 可见广泛的横贯性脊髓炎[59]。VZV 血管炎也可以导致脊髓梗死[60]。利用 PCR 和配对的 CSF/ 血清样进行血清学检测可明确诊断。积极采取静脉注射抗病毒药物（每 8 小时给予 10 ～ 15mg/kg 体重，持续 2 ～ 3 周）治疗。

六、急性炎症性脱髓鞘多发性神经病

HZ 后急性炎症性脱髓鞘多发性神经病（AIDP，吉兰－巴雷综合征）较罕见；但有报道 HZ 后 AIDP 的风险明显增加[61-64]。临床表现与典型的 AIDP 类似，没有特异性区别。治疗选择包括静脉注射免疫球蛋白和（或）血浆交换。抗病毒药物的作用尚不清楚。

七、局灶性肌无力

局灶性肌无力是带状疱疹的罕见表现，往往表现为皮疹同一感觉神经节段内的运动障碍，可能会皮疹持续数天到数周后出现。口服抗病毒药物和类固醇可能有益，75% 的病例肌力有明显恢复[65-67]。

第三节　额神经感觉神经传导速度的检测

三叉神经眼支是纯感觉神经，其主要分支是额神经。眶上神经（SON）和滑车上神经（STN）为额神经的主要分支。STN 较 SON 小。SON 为前额、上眼睑、额顶部区域和顶点头皮提供大部分感觉[68-70]。SON 从眶上孔或眶上切迹离开眼眶并分为内侧支（浅表，SON-s）和外侧支（深，SON-d）（彩图 10A）。对三叉神经眼支带状疱疹神经痛（HON）患者的三叉神经眼支功能状态进行检测，可有助于人们加深对潜在的神经损伤机制的认识和疗效评估。三叉神经及其三叉神经核的解剖和生理功能比较独特。用于研究三叉神经功能的临床神经生理学技术可以很容易诊断临床明显的神经病变或发现亚临床异常。

VZV 感染破坏神经后，局部某些受损纤维的病变可能引发并维持慢性疼痛状态[71-73]。瞬目反射主要是检测由有髓 Aβ 纤维介导的非伤害性感受[74,75]；三叉神经激光痛觉诱发电位，主要是检测由有髓 Aδ 纤维和无髓 C 纤维介导的伤害性感受[76,77]，且已用于评估 PHN 患者三叉神经眼支的感觉通路[78]。感觉神经传导（SNC）能够直接测量感觉神经动作电位（SNAP）、波幅和感觉神经传导速度（SCV），从而提供定量测量粗有髓纤维的功能[79]，SNC 也可为有症状的三叉神经痛患者提供神经生理学的鉴别诊断[80]。有理由相信 SCV 也可为 VZV 诱导的周围神经损伤提供重要的信息，然而目前仍然缺少对 VZV 诱导的神经病变中 SCV 的动态和完整分析。额神经的神经传导技术不是临床常规，主要是因为其解剖学的特点，刺激和记录神经电位在技术上有难度。除了 Therimadasamy 等[81] 首先建立了获取 SON 的 SNAP 的方法，目前没有关于 SON 和 STN 在 HON 中的研究。本研究目的是摸索一种临床评估 STN、SON-s 和 SON-d 神经状态的方法，建立正常值范围，并应用于 HON 患者的评定[82]。

一、患者和正常对照的招募

招募了 30 名年龄匹配的健康志愿者和 40 名亚急性 HON 受试者。亚急性疱疹性神经痛被定义为超过急性期的疼痛，疼痛在疱疹发作后持续 30 ～ 120 天[16, 83, 84]。所有符合纳入标准的受试者年龄为 60 ～ 75 岁，并签署书面知情同意书。筛选健康个体的入选标准，其包括正常的神经系统体检、没有任何原因导致的神经病症状，不饮酒。HON 的诊断参考 Dworkin 的标准[16]：受试者在单侧三叉神经眼支区的皮肤和（或）皮下疼痛，在时间和空间上与皮疹相关；在过去的 24 小时内，11 点疼痛强度数字评定量表（NRS）的疼痛评分为 4 分或更高；皮疹发作后疼痛持续超过 30 天，但不超过 120 天。

二、眶上神经和滑车上神经的检测方法

通过逆向技术进行双侧 SCV 检测。设备为具有标准感觉神经传导设置的 Keypoint V2.02 肌电诱发电位仪，连续记录 STN 和 SON 的 SNAP（彩图 10B）。

将地电极水平插入刺激电极和记录电极之间。滤波器设置为 20 ～ 2000Hz。前额的皮温 > 32℃。放大器灵敏度为每格 20μV；每格 1 毫秒的扫描；带宽为 20 ～ 3000Hz。根据 Shin 等[70] 和 Zheng 等[85] 的报道，刺激电极放置在鼻根外侧的眶上孔上方。刺激电流是持续时间为 0.1 毫秒的矩形脉冲波。逐渐增加电流强度，直到记录电位的幅度达到平台。必要时旋转阳极，在达超强刺激后平均 2 ～ 4 次反应。平均技术用于确认波形再现性并避免伪影。

测量的参数包括起始潜伏期和基线到负峰值振幅。使用起始潜伏期计算 SCV。如果在 30 次最大强度刺激后没有诱发反应，则记录"无反应"。

三、结果

（一）健康受试者的感觉神经动作电位

完成了 30 名健康受试者的 SON 和 STN 感觉神经传导测试。在 30 名受试者中有 21 名双侧引出 STN、SON-s 和 SON-d 的 SNAP 反应；没有引出 3 支的有 2 名，没有引出 2 支的

有 5 名，没有引出 1 支的有 2 名。健康受试者共检测到 180 个分支（两侧）；共 18 个分支没有引出。参数呈正态分布或略微倾斜（< 1.51）。因此可应用此参数进行测评。

独立样本 t 检验和配对 t 检验未发现每条神经的 SNAP 波幅或 SCV，在男性和女性或左右侧之间存在显著差异（$P > 0.05$）。数据按性别分类进行了分析。

（二）眼支带状疱疹神经痛额神经传导速度的预测值

对招募的 40 名 HON 患者（右侧受累的 23 名）测试了双侧 STN 和 SON 的 SNAP。3 名 HON 患者受累侧有 3 个分支的 SNAP 未引出，8 名患者有 2 支的 SNAP 未引出，10 名患者有 1 支 SNAP 未引出。而对侧，2 名患者有 3 个分支 SNAP 没有引出，5 名患者有 2 个分支 SNAP 没有引出，7 名患者有 1 个分支 SNAP 没有引出（彩图 11B）。

本研究利用受试者工作特征（ROC）曲线的曲线下面积（AUC）和相应的截止值作为 SNAP 和 SCV 振幅的下限。传导速度的 ROC 曲线中，确定 3 个神经的 SCV 参数可预测 HON（彩图 11A），AUC 范围为 0.85 ~ 0.88，灵敏度为 61.8% ~ 76.4%，特异度为 88.6% ~ 95.5%，以及最佳截止值 STN 为 44.35m/s，SON-s 为 44.64m/s，SON-d 为 43.14m/s。3 条神经波幅的 ROC 曲线表明 STN 和 SON 的波幅可判断 HON，相应的截止值范围为 11.10 ~ 12.45μV。评估不同神经分支的 AUC 结果。HON 受试者 3 条神经的波幅和传导速度表明有明显的预测价值（$AUC > 0.84$）。

（三）眼支带状疱疹神经痛患者的感觉神经动作电位特征

神经传导的检测结果见彩图 11B。基于测试神经波幅的最佳截止值，受累侧神经 SNAP 的波幅比截止值明显降低（$P < 0.05$；非配对 t 检验），也明显低于对侧神经的 SNAP（$P < 0.05$；配对 t 检验）。基于测试神经传导速度的截止值，患者对侧 STN 和 SON 的 SCV 略减慢，慢于对照组，但无统计学差异（$P > 0.05$）。而患侧 STN 和 SON 的 SCV 明显变慢，与截止值（$P < 0.05$）和对照组（$P < 0.05$；非配对 t 检验）比较有统计学差异。

（四）眶上神经深浅支和滑车上神经的感觉神经动作电位

本研究中，SON 和 STN 的最佳刺激部位分别位于沿着眶上缘通过泪小管的顶点的垂直线的外侧 2 ~ 4mm。Shin 等报道[70]支持 SON 和 STN 的这种定位。眶上凹远端的 SON 和 STN 的分支在额肌区分布变化很大[69]。本研究将记录电极线性排列水平插入皮下，第 1 个电极在前额发际的中点处水平刺入 19mm 深，与前额纹平行，在眶上缘上方 60 ~ 90mm。通过横向排列电极，可以更容易地从中线外侧 0 ~ 19mm 的发际线处获得 STN 的 SNAP；从距面部中线外侧 21 ~ 40mm 沿发际线采集 SON-s 的 SNAP。根据 Therimadasamy 等[81]的方法，将第 3 个电极插入距面部中线外侧 42 ~ 61mm 的发际线中，测定 SON-d 的 SNAP。由于个体差异，某些记录电极采集不到信号，则需要横向移动记录电极。我国患者通常愿意接受针灸治疗，因此 HON 患者相对能接受针电极刺入放置。串行连续安置的针电极有效地避免了记录时毛发和额肌收缩的干扰，增加了它们的灵敏度和可行性。

采集到的 SNAP 表现出周围神经通常的特征。与 STN 相比，SON 的 SNAP 波幅更高，有更高的初始最高负峰，更能准确地测量 SNAP 持续时间（彩图 11A）。左右侧和男女性别之间，STN 和 SON 的 SNAP 起始潜伏期和波幅略有差异，但没有统计学意义。本研究中，SON-s 和 SON-d 的 SCV 都低于 Therimadasamy[81] 和 Cruccu 等 [86] 报道的数值，但与 Jandolo 等 [87] 报道的结果相似。

四、讨论

SNAP 是疑似周围神经病变患者电诊断评估的重要指标 [88]。通过将其波幅与正常参考值进行比较确定该电位的异常。SNAP 的波幅降低或缺失是某些类型的周围神经病变的基本特征。记录技术不正确和年龄不匹配的数据可能会导致错误结论。有学者研究报道，SON 的 SNAP 峰 – 峰波幅为（32.8 ± 2.8）μV [89] 和（14.6 ± 10.5）μV[81]。美国神经肌肉和电生理诊断医学协会（AANEM）推荐 [90]，测量的标准是基线到负峰值幅度。本研究中 STN 的正峰值波幅值正常值为（14.67 ± 5.03）μV（95% CI 12.9 ～ 16.4μV），SON-s 为（14.53 ± 4.64）μV（95% CI 12.9 ～ 16.1μV），SON-d 为（14.42 ± 4.68）μV（95% CI 12.8 ～ 16.1μV）。本研究表明 SON 和 STN 的波幅变化很大，可能是由于 SON 和 STN 的分支末梢变化较大。但是波幅的组内和组间没有显著性差异。本研究 STN 和 SON 的 SNAP 波幅明显高于 Park 等 [91] 报道的数值，可能是本研究采用的针电极，应用近神经技术，神经有更大的反应。

随着年龄增长，SCV 会变化 [86]，但年龄与神经 SCV 之间的复杂关系仍不清楚。研究人员用于校正年龄的方法，或用于校正年龄与远端潜伏期的公式，尚未达成共识 [92, 93]。本研究中分析的参数有统计学上的显著差异，没有按性别和年龄分层观察，部分原因是招募受试者年龄阶段相对较窄。

准确评估 HON 的神经损伤对确定恢复的可能性和制定适当的治疗方案至关重要。VZV 感染感觉神经节或三叉神经节并重新激活以引发带状疱疹，因此感觉神经比运动神经更容易受累，研究感觉神经的电生理更有临床意义。三叉神经眼支是纯感觉神经，VZV 相关的神经病变可导致不同程度的轴索损伤和脱髓鞘 [94-97]。SCV 检测中波幅比起始潜伏期更能准确地确定神经损伤的严重程度。

分析 3 支神经传导速度的 ROC 曲线，提示 SCV 可判定 HON。本研究中 SCV 的灵敏度与 Oh 等 [98] 结果类似，其用近神经针电极 SCV 的诊断灵敏度为 69%。对侧的 STN 和 SON-s 的 SCV 与对照组的 SCV 比较略有差异，高于正常值下限，但没有统计学意义。受累侧的 STN 和 SON-s 的 SCV 与对侧比较明显变慢，也明显低于正常值下限。受累侧 SCV 与正常值相比减少了 15%。虽然按照常规诊断标准 [79, 99-101]，受累侧的 SCV 与正常值相比，下降幅度没有超过 50%，但受累侧 STN 和 SON-s 的 SCV 结果提示 VZV 诱导了三叉神经眼支粗纤维的脱髓鞘。

以前的研究中，受累侧与对侧波幅之比最具诊断价值 [102, 103]。然而严重 PHN 患者受累和镜像区的神经轴突明显少于 HZ 后无痛的受试者 [104, 105]，受累侧和对侧的波幅比可能不适合 HON 的诊断。本研究如其他研究那样 [106-108]，采用 AUC 和相应的截止值作为 SNAP 波幅的下限，本研究结果的波幅灵敏度与 Oh 等报道 [98] 的类似。受累侧神经的 SNAP 波幅与对侧相比显著下降，并低于波幅正常值下限。同时对侧 SNAP 的波幅与正常值下限没有显著差异。

除了对侧的神经可能受累外，本研究也无法排除技术本身的影响。但受累侧波幅比正常值低 36%，与 Oh 等报道的结果相似 [98]，意味着三叉神经眼支有髓轴突被 VZV 损伤。

HON 患者受累侧 STN、SON-s 及 SON-d 的 SCV 明显慢于正常值，波幅明显低于正常值，表明 HON 的亚急性阶段 VZV 已经导致受累侧感觉神经的轴突和髓鞘损伤。SNAP 的波幅是诊断 HON 的敏感指标，提示 VZV 诱导感觉轴突受损更严重，类似于糖尿病周围神经病变的结果 [109]。

本研究的局限性在于数据仅来自 60 ～ 75 岁的患者，不足以与其他年龄组进行比较。此外，本研究中大多数受试者来自中国南方；需要更大规模的研究，以重新评估 STN 和 SON 的 SNAP 参考数值。另外，数据没有考虑到操作者之间的变异，这可能约为 10%[90, 110, 111]。因为解剖位置偏差，需要反复摸索刺激点，对结果可能也有影响。三叉神经眼支带状疱疹无痛的患者也需要检测 STN 和 SON-s 的 SCV，以检验评估 HON 的敏感度。

带状疱疹急性期神经痛主要是由于病毒从感觉神经传送至皮肤过程中的炎性反应和对神经、皮肤结构的破坏。PHN 沿着神经分布的疼痛的潜在病理机制涉及神经元、轴突和纤维末端的病变 [112]。通常从背根神经节、神经纤维到末梢都可观察 VZV 对神经组织的破坏 [113]。三叉神经眼支含有大量无髓纤维，A/C 纤维比较小，低于上颌支和下颌支 [114]。但本研究发现受累侧 SON 和 STN 的 SNAP 波幅低于 SNAP 的正常值下限，表明有粗纤维的轴突损伤。HON 患者受累侧 SON 和 STN 的 SCV 慢于对照组的 SCV，表明有髓纤维的髓鞘受损，有助于诊断 HON。

本研究摸索了一种检测 STN 和 SON 感觉神经传导的方法。即用逆向、细针灸针和 3 通道同时采集技术获得可靠的 SNAP。同时建立了 60 ～ 75 岁患者的 STN 和 SON 的感觉神经传导参数的标准化数据。本研究的结果证实，患有亚急性 HON 的患者在受累的感觉分支上具有较低的波幅和延迟的 SCV。SNAP 的波幅变化可对 HON 进行评估。总之，对 HON 患者的 STN 和 SON 神经电生理研究，可评估有髓纤维的功能状态。今后的研究需要对 HON 患者的不同疼痛亚型和不同阶段进行分析，进一步确定 HON 患者的 STN 和 SON 传导异常的最佳阈值。由于损伤等级和疼痛强度可能与预后直接相关，从而该测试的信息可能在确定最佳治疗方案方面有临床意义。

第四节　瞬目反射和激光诱发电位

瞬目反射 [115] 包括刺激同侧的早期反应（R1）和晚期双侧反应（R2），两者均由非伤害性粗有髓 Aβ 纤维调节 [74]，但它对三叉神经痛觉传导通路功能不提供任何信息 [74]。评定三叉神经伤害性通路功能的最好方法是激光刺激 [116]。由激光产生的脉冲放射热（波）刺激皮肤表层，使皮下游离神经末梢兴奋，激活有髓 Aδ 纤维和无髓 C 纤维 [117]，在头皮记录诱发电位，此电位源于岛叶皮质和扣带回 [118]。尽管皮肤活检研究显示了受累皮区表皮游离神经末梢的严重缺失，但此研究要用特定的神经标志物（PGP9.5），这些标志物不能区分有髓（Aδ 纤维）神经末梢与无髓（C 纤维）神经末梢 [104]。为探究眼支带状疱疹后神经痛三叉神经的功能和疼痛机制，意大利学者 Truini 等 [78] 对眼支带状疱疹后神经痛的患者通过瞬目反射检测 Aβ 纤维功能，采用激光诱发电位（LEP）检测 Aδ 纤维和 C 纤维功能。

一、招募

招募了眼带状疱疹后神经痛的患者。采用国际头痛协会（IHS）诊断标准：疼痛在三叉神经眼支分布区，疱疹在相同部位，出疹前疼痛少于 7 天，持续 3 个月以上。排除标准为疼痛范围超出疱疹的皮区，其他如认知障碍、糖尿病和带状疱疹相关的角膜损伤。共 41 名患者符合标准，年龄为 50 ～ 88 岁（平均为 72.7 岁；19 名女性，22 名男性）。患者病程为 3 ～ 30 个月（中位数为 5 个月）。所有患者接受神经病理性疼痛的药物治疗，同意参与此研究过程。

二、方法

对所有患者进行了全身及神经系统检查。阴性症状为触觉、针刺觉和热觉减退，阳性症状为自发性持续性疼痛、阵发性疼痛、瘙痒、对机械和冷痛觉过度、针刺痛觉过度。指导患者按 NRS 给阳性和阴性感觉异常评分，范围为 0（无异常）～ 10（最明显的异常）。比较患侧和对侧评定症状的有无和程度。

瞬目反射检测：遵循国际临床神经生理学联合会（IFCN）的指定方法 [119]。通过表面电极电刺激（0.1 毫秒，25 ～ 45mA）眶上神经，表面电极记录眼轮匝肌的肌电图（EMG）。记录了每侧 R1 的潜伏期。

激光诱发电位（LEP）检测 [76]：用（Nd ： YAP）激光（波长为 1.34mm，脉冲 2 ～ 20 毫秒，最大能量为 7J）以纤维光镜为指引。高强度（119 ～ 178mJ/mm²）、短时（5 毫秒）及较小直径（约 5mm）的激光脉冲诱发与 Aδ 纤维输入有关的针刺感觉。较低强度（38 ～ 76mJ/mm²）、相对长时间（10 毫秒）、较大直径（约 10mm）的激光脉冲诱发与 C 纤维输入有关的单纯温度觉。激光脉冲刺激眶上皮肤。每次刺激时，激光光柱轻微移动。刺激的间歇期不等（10 ～ 15 秒）。患者躺于沙发上，佩戴保护镜，睁开眼，稍向下凝视。为确定激光的感受阈值，给一个递增和递减强度的系列刺激，确定患者至少感觉 50% 刺激的最低强度为阈值。头顶（Cz）的盘状电极记录了 Aδ-LEP 和 C-LEP 复合波，N2-P2。平均 10 ～ 20 次。测量了高峰的潜伏期和主要 N2-P2 头顶复合波的振幅（峰至峰）。

检测双侧瞬目反射和 LEP 以鉴别异常与正常，对侧作为正常侧对照。当患侧 R1 潜伏期超过正常侧潜伏期 1.2 毫秒或缺失，判定为瞬目反射异常。LEP 缺失为异常。

三、结果

（一）疼痛表现

临床发现多数患者报告有各种疼痛表现的同时伴有感觉缺失。41 名患者中 29 名有触觉减退（平均分 4.4±1.6），30 名针刺觉减退（平均分 4.6±1.7），以及 24 名温度觉减退（平均分 4.8±1.7）。在阳性感觉症状方面，24 名患者报告感觉异常（平均分 5.6±1.5），26 名有瘙痒（平均分 5.8±2.4）。多数患者（41 名中有 29 名）主诉持续性疼痛，18 名患者有机械性触痛超敏，16 名有阵发性疼痛，9 名有疼痛过度，8 名有冷痛超敏（平均评分持续痛 5.4±1.8，机械性触痛超敏 5.5±1.6，阵发性疼痛 6.2±1.9，疼痛过度 5.2±1.5，冷痛超敏 4.1±1.2）。

（二）电生理发现

41 名接受瞬目反射检查的患者中，17 名无 R1，16 名有 R1，但延迟。24 名有正常或延迟反应的患者中，刺激患侧 R1 的潜伏期远远高于正常侧（$P < 0.001$，配对 t 检验）。

与 Aδ 纤维有关的激光刺激感知阈值，患侧显著高于正常侧（$P < 0.001$）。患侧 Aδ-LEP 平均潜伏期没有明显延迟（$P > 0.20$）。Aδ-LEP 振幅患侧低于正常侧（$P < 0.001$，Wilcoxon 配对检验）。41 名患者中 22 名患侧缺失反应，其中 4 名在正常侧也无反应。

与 C 纤维有关的激光刺激感知阈值，患侧显著高于正常侧（$P < 0.001$，配对 t 检验）。患侧和正常侧平均 C-LEP 潜伏期相近（$P > 0.2$）。C-LEP 振幅患侧低于正常侧（$P < 0.001$，Wilcoxon 配对检验）。41 名患者中 27 名患侧未能诱发可重复的脑皮质电位。其中 12 名 C-LEP 在正常侧波形不具可重复性或明显降低（图 15-1）。

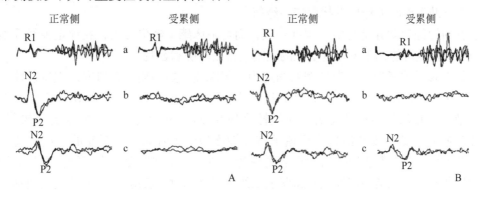

图 15-1　眼支带状疱疹神经痛的瞬目反射和激光诱发电位评估[78]

A.该患者以持续性疼痛为主（持续性疼痛评分 9 分；阵发性疼痛评分 0 分；痛觉超敏评分 0 分；瘙痒评分 8 分）。受累侧 R1 仅有轻度延迟，而 LEP 缺如。B.该患者以阵发性疼痛为主（持续性疼痛评分 4 分；阵发性疼痛评分 7 分；痛觉超敏评分 0 分；瘙痒评分 4 分）。受累侧 R1 明显延迟，Aδ-LEP 缺失，C-LEP 波幅轻微降低。a 为瞬目反射，b 为 Aδ-LEP，c 为 C-LEP。水平校准：a 为 10 毫秒，b 和 c 为 200 毫秒。垂直校准：a 为 200 μV，b 和 c 为 20 μV

患侧有明显的异常神经生理反应（$P < 0.0001$，Fisher 精确检验）。除 3 名患者外，

所有患者患侧都有至少一项异常反应；敏感度为 93%（95% CI 80 ～ 98）。12 名患者的对侧也有异常反应，因此特异度为 71%（95% CI 55 ～ 84）。阳性和阴性预测值分别为 0.76 和 0.91。

两侧 Aδ-LEP 和 C-LEP 振幅的差异与持续性疼痛强度有关（$P < 0.01$，Spearman R 相关系数）。两侧 R1 潜伏期的不同与阵发性疼痛程度有关（$P < 0.001$）。两侧 C 纤维感知阈值的不同与温痛觉减退程度相关（$P < 0.001$）。两侧 C 纤维感知阈值的差异与瘙痒程度的相关性只在统计学上有显著意义（$P = 0.02$）。

四、讨论

多数三叉神经带状疱疹后的神经痛患者有明显的触觉、针刺觉和温度觉减退。3 项神经生理反应（瞬目反射 R1、Aδ-LEP 和 C-LEP）都发现有明显异常，一般认为 VZV 诱发的背根神经节细胞退变多使小纤维功能失常。

瞬目反射 R1 潜伏期的小幅延迟可能与 Aβ 纤维神经元受损有关，因为其突触在减少。然而本研究检测患者的 R1 潜伏期有明显的延迟（有些 R1 潜伏期为 15 ～ 20 毫秒），提示是典型的脱髓鞘[74, 120]。

12 名患者非患侧有 C-LEP 异常，4 名有 Aδ-LEP 异常。其中 8 名患者年龄在 80 岁左右。有研究表明 Aδ-LEP 振幅随年龄增长而降低[121]。本项研究提示 C-LEP 也随着年龄增长而降低[78]。刺激老年人正常侧有 LEP 异常可能是周围神经或大脑轻度神经元缺失或功能失常造成的。本研究中所有患者都接受了作用于神经系统的药物[78]，这些药物可能会使 LEP 振幅降低[122]。某些单侧带状疱疹患者中，发现有双侧的异常反映了双侧功能失常，这与双侧的肌电异常[123]、定量感觉测试[124]和神经病理[125]研究相一致。

这些双侧异常使神经生理检查的特异度限于 71%，而敏感度高达 93%，因此神经生理检查可能有助于诊断无疹型带状疱疹神经痛。

患者的神经生理异常与疼痛程度相关，而与临床感觉缺失无关，在评定神经纤维损伤时神经生理检查可能比患者感觉缺失的主观报告更准确和客观。

带状疱疹后神经痛的患者典型的描述为持续隐痛、烧灼痛。有研究发现持续性疼痛程度与 Aδ-LEP 和 C-LEP 异常相关，因此提示持续疼痛与热 - 痛觉通路损伤有关[78]。有研究曾报道带状疱疹后神经痛的患者，持续性疼痛与热痛缺失有关[126]。本研究结果[78]与他们的临床研究一致，皮肤活检也报道了持续性疼痛的患者同时有明显的表皮游离神经末梢缺失[127, 128]。对于带状疱疹后神经痛的患者，神经节小神经元缺失可能会引起中枢神经系统的长期改变，包括伤害性感受通路上二级神经元的过高反应[126]；有研究报道动物脊髓节段完全缺失初级输入后，背角细胞会出现反应性过高[129]。然而，不能排除尚存的少量而敏化的 C 纤维感受器也会引起持续性疼痛。

除持续性疼痛外，带状疱疹后神经痛的患者通常还主诉有阵发性疼痛，描述为电击样疼痛、刺痛。本研究中阵发性疼痛与瞬目反射异常的相关性提示阵发性疼痛与 Aβ 纤维功能失常有关。这个结果与以前的动物研究一致，动物研究曾报道神经损伤后有髓轴突自发性异位放电增加[130]。这些结果提示阵发性疼痛与脱髓鞘的 Aβ 纤维产生的异常高频放电有关。究竟是脱髓鞘 Aβ 纤维的高频放电足以引起疼痛，还是在突触传递到邻近 C 纤维[131]或通过 WDR 神经元的参与[132]引起疼痛，仍需探讨。

没有发现神经电生理异常与机械性触痛超敏有明显的相关性（很少患者有冷觉痛觉超敏）。有研究提示痛觉超敏与小纤维或脊髓丘脑去传入程度呈负相关[133]，有痛觉超敏患者的 LEP 比无诱发痛的 LEP 波幅要高。本研究中持续性疼痛的强度与 LEP 降低相关，而诱发疼痛程度与 LEP 无关，这一点部分支持这些假说。也许这类疼痛来源于多个机制，而机械性触痛超敏的病理生理机制随患者和病程不同而不同[126]。

因为瘙痒程度与 C-LEP 感受阈值及振幅不对称的相关性仅达统计学意义，所以此研究不能对带状疱疹后神经性瘙痒的病理生理机制得出可靠结论[78]。C-LEP 反映了无髓纤维的损伤，而许多研究显示瘙痒由 C 纤维瘙痒感受器特异性调节[134, 135]。

本研究证实带状疱疹后神经痛同时损伤了非伤害性及伤害性三叉神经纤维[78]。特定纤维损伤与临床不同类型疼痛的相关性提示，带状疱疹后神经痛有多个不同的病理生理机制。

参 考 文 献

[1] DUNTEMAN E. Peripheral nerve stimulation for unremitting ophthalmic postherpetic neuralgia [J]. Neuromodulation, 2002, 5(1): 32-37.

[2] KENNEDY P G, STEINER I. A molecular and cellular model to explain the differences in reactivation from latency by herpes simplex and varicella-zoster viruses [J]. Neuropathol Appl Neurobiol, 1994, 20(4): 368-374.

[3] ALVAREZ F K, DE SIQUEIRA S R, OKADA M, et al. Evaluation of the sensation in patients with trigeminal post-herpetic neuralgia [J]. J Oral Pathol Med, 2007, 36(6): 347-350.

[4] LIESEGANG T J. Herpes zoster ophthalmicus natural history, risk factors, clinical presentation, and morbidity [J]. Ophthalmology, 2008, 115(2 Suppl): S3-12.

[5] LEUNG J, HARPAZ R, MOLINARI N A, et al. Herpes zoster incidence among insured persons in the United States, 1993-2006: evaluation of impact of varicella vaccination [J]. Clin Infect Dis, 2011, 52(3): 332-340.

[6] YAWN B P, WOLLAN P C, ST SAUVER J L, et al. Herpes zoster eye complications: rates and trends [J]. Mayo Clin Proc, 2013, 88(6): 562-570.

[7] VRCEK I, CHOUDHURY E, DURAIRAJ V. Herpes zoster ophthalmicus: a review for the internist [J]. Am J Med, 2017, 130(1): 21-26.

[8] TRAN K D, FALCONE M M, CHOI D S, et al. Epidemiology of herpes zoster ophthalmicus: recurrence and chronicity [J]. Ophthalmology, 2016, 123(7): 1469-1475.

[9] HARPAZ R, LEUNG J W. The epidemiology of herpes zoster in the United States during the era of varicella and herpes zoster vaccines: changing patterns among older adults [J]. Clin Infect Dis, 2019, 69(2): 341-344.

[10] WOLFSON L J, DANIELS V J, ALTLAND A, et al. The impact of varicella vaccination on the incidence of varicella and herpes zoster in the United States: updated evidence from observational databases, 1991-2016 [J]. Clin Infect Dis, 2020, 70(6): 995-1002.

[11] KONG C L, THOMPSON R R, PORCO T C, et al. Incidence rate of herpes zoster ophthalmicus: a retrospective cohort study from 1994 through 2018 [J]. Ophthalmology, 2020, 127(3): 324-330.

[12] EDELL A R, COHEN E J. Herpes simplex and herpes zoster eye disease: presentation and management at a city hospital for the underserved in the United States [J]. Eye Contact Lens, 2013, 39(4): 311-314.

[13] JUNG J J, ELKIN Z P, LI X, et al. Increasing use of the vaccine against zoster through recommendation and

administration by ophthalmologists at a city hospital [J]. Am J Ophthalmol, 2013, 155(5): 787-795.

[14] KEDAR S, JAYAGOPAL L N, BERGER J R. Neurological and ophthalmological manifestations of varicella zoster virus [J]. J Neuroophthalmol, 2019, 39(2): 220-231.

[15] KAUFMAN S C. Anterior segment complications of herpes zoster ophthalmicus [J]. Ophthalmology, 2008, 115(2 Suppl): S24-32.

[16] DWORKIN R H, GNANN J W, OAKLANDER A L, et al. Diagnosis and assessment of pain associated with herpes zoster and postherpetic neuralgia [J]. J Pain, 2008, 9(1 Suppl 1): S37-44.

[17] CHAUDHRY R, SCHIETEL S M, NORTH F, et al. Improving rates of herpes zoster vaccination with a clinical decision support system in a primary care practice [J]. J Eval Clin Pract, 2013, 19(2): 263-266.

[18] OXMAN M N, LEVIN M J, JOHNSON G R, et al. A vaccine to prevent herpes zoster and postherpetic neuralgia in older adults [J]. N Engl J Med, 2005, 352(22): 2271-2284.

[19] MORRISON V A, JOHNSON G R, SCHMADER K E, et al. Long-term persistence of zoster vaccine efficacy [J]. Clin Infect Dis, 2015, 60(6): 900-909.

[20] ALBERT D M, JAKOBIEC F A. Principles and Practice of Ophthalmology [M]. 2nd ed. Philadelphia: W.B. Saunders Co., 2000.

[21] GOH C L, KHOO L. A retrospective study of the clinical presentation and outcome of herpes zoster in a tertiary dermatology outpatient referral clinic [J]. Int J Dermatol, 1997, 36(9): 667-672.

[22] DAVIS A R, SHEPPARD J. Herpes zoster ophthalmicus review and prevention [J]. Eye Contact Lens, 2019, 45(5): 286-291.

[23] YAMAMOTO S, TADA R, SHIMOMURA Y, et al. Detecting varicella-zoster virus DNA in iridocyclitis using polymerase chain reaction: a case of zoster sine herpete [J]. Arch Ophthalmol, 1995, 113(11): 1358-1359.

[24] CRISTOBAL-BILBAO R, BERNAL-BELLO D, ZAPATERO-GAVIRIA A. Hutchinson's sign as a predictor of ocular impairment in herpes zoster ophthalmicus [J]. Rev Clin Esp, 2019, 219(2): 100-101.

[25] BUTSCH F, GREGER D, BUTSCH C, et al. Prognostic value of Hutchinson's sign for ocular involvement in herpes zoster ophthalmicus [J]. J Dtsch Dermatol Ges, 2017, 15(5): 563-564.

[26] HARDING S P, LIPTON J R, WELLS J C. Natural history of herpes zoster ophthalmicus: predictors of postherpetic neuralgia and ocular involvement [J]. Br J Ophthalmol, 1987, 71(5): 353-358.

[27] DONAHUE J G, CHOO P W, MANSON J E, et al. The incidence of herpes zoster [J]. Arch Intern Med, 1995, 155(15): 1605-1609.

[28] KAUFMAN A R, MYERS E M, MOSTER M L, et al. Herpes zoster optic neuropathy [J]. J Neuroophthalmol, 2018, 38(2): 179-189.

[29] CHHABRA M S, GOLNIK K C. Recovery of ocular motor cranial nerve palsy after herpes zoster ophthalmicus [J]. J Neuroophthalmol, 2014, 34(1): 20-22.

[30] GUNDUZ K, OZDEMIR O. Bilateral retrobulbar neuritis following unilateral herpes zoster ophthalmicus [J]. Ophthalmologica, 1994, 208(2): 61-64.

[31] MATHIAS M, NAGEL M A, KHMELEVA N, et al. VZV multifocal vasculopathy with ischemic optic neuropathy, acute retinal necrosis and temporal artery infection in the absence of zoster rash [J]. J Neurol Sci, 2013, 325(1/2): 180-182.

[32] SALAZAR R, RUSSMAN A N, NAGEL M A, et al. Varicella zoster virus ischemic optic neuropathy and subclinical temporal artery involvement [J]. Arch Neurol, 2011, 68(4): 517-520.

[33] LEE M S, COONEY E L, STOESSEL K M, et al. Varicella zoster virus retrobulbar optic neuritis preceding retinitis in patients with acquired immune deficiency syndrome [J]. Ophthalmology, 1998, 105(3): 467-471.

[34] MARSH R J, COOPER M. Ophthalmic herpes zoster [J]. Eye (Lond), 1993, 7 (Pt 3):350-370.

[35] DE MELLO VITOR B, FOUREAUX E C, PORTO F B. Herpes zoster optic neuritis [J]. Int Ophthalmol, 2011, 31(3): 233-236.

[36] FRANCO-PAREDES C, BELLEHEMEUR T, MERCHANT A, et al. Aseptic meningitis and optic neuritis preceding varicella-zoster progressive outer retinal necrosis in a patient with AIDS [J]. AIDS, 2002, 16(7): 1045-1049.

[37] MEARZA A A, CHAN J H, GAIR E, et al. Herpes zoster ophthalmicus presenting as contralateral disc swelling [J]. Eye (Lond), 2000, 14 (Pt 2):251-252.

[38] NAKAMOTO B K, DOROTHEO E U, BIOUSSE V, et al. Progressive outer retinal necrosis presenting with isolated optic neuropathy [J]. Neurology, 2004, 63(12): 2423-2425.

[39] DEANE J S, BIBBY K. Bilateral optic neuritis following herpes zoster ophthalmicus [J]. Arch Ophthalmol, 1995, 113(8): 972-973.

[40] NAGEL M A, BENNETT J L, KHMELEVA N, et al. Multifocal VZV vasculopathy with temporal artery infection mimics giant cell arteritis [J]. Neurology, 2013, 80(22): 2017-2021.

[41] ELKIND M S. The varicella zoster virus vasculopathies: clinical, CSF, imaging, and virologic features [J]. Neurology, 2009, 72(11): 1028-1030.

[42] NAGEL M A, COHRS R J, MAHALINGAM R, et al. The varicella zoster virus vasculopathies: clinical, CSF, imaging, and virologic features [J]. Neurology, 2008, 70(11): 853-860.

[43] NAGEL M A, FORGHANI B, MAHALINGAM R, et al. The value of detecting anti-VZV IgG antibody in CSF to diagnose VZV vasculopathy [J]. Neurology, 2007, 68(13): 1069-1073.

[44] KRASNIANSKI M, SIEVERT M, BAU V, et al. External ophthalmoplegia due to ocular myositis in a patient with ophthalmic herpes zoster [J]. Neuromuscul Disord, 2004, 14(7): 438-441.

[45] MARSH R J, DULLEY B, KELLY V. External ocular motor palsies in ophthalmic zoster: a review [J]. Br J Ophthalmol, 1977, 61(11): 677-682.

[46] AL-ABDULLA N A, RISMONDO V, MINKOWSKI J S, et al. Herpes zoster vasculitis presenting as giant cell arteritis with bilateral internuclear ophthalmoplegia [J]. Am J Ophthalmol, 2002, 134(6): 912-914.

[47] KAWASAKI A, BORRUAT F X. An unusual presentation of herpes zoster ophthalmicus: orbital myositis preceding vesicular eruption [J]. Am J Ophthalmol, 2003, 136(3): 574-575.

[48] SANJAY S, CHAN E W, GOPAL L, et al. Complete unilateral ophthalmoplegia in herpes zoster ophthalmicus [J]. J Neuroophthalmol, 2009, 29(4): 325-337.

[49] TEMNOGOROD J, POINTDUJOUR-LIM R, MANCINI R, et al. Acute orbital syndrome in herpes zoster ophthalmicus: clinical features of 7 cases [J]. Ophthalmic Plast Reconstr Surg, 2017, 33(3): 173-177.

[50] ZHANG Y, LUO G, HUANG Y, et al. Risk of stroke/transient ischemic attack or myocardial infarction with herpes zoster: a systematic review and meta-analysis [J]. J Stroke Cerebrovasc Dis, 2017, 26(8): 1807-1816.

[51] LIN H C, CHIEN C W, HO J D. Herpes zoster ophthalmicus and the risk of stroke: a population-based follow-up study [J]. Neurology, 2010, 74(10): 792-797.

[52] CHIU H F, CHEN B K, YANG C Y. Herpes zoster and subsequent risk of cancer: a population-based study [J]. J Epidemiol, 2013, 23(3): 205-210.

[53] KIM M, HAN K, YOO S A, et al. Herpes zoster and subsequent cancer risk: a nationwide population-based cohort study in Korea [J]. Dermatology, 2020, 1-6.

[54] WU P H, CHUANG Y S, LIN Y T. Does herpes zoster increase the risk of stroke and myocardial Infarction? a comprehensive review [J]. J Clin Med, 2019, 8(4): 547.

[55] GILDEN D, COHRS R J, MAHALINGAM R, et al. Varicella zoster virus vasculopathies: diverse clinical manifestations, laboratory features, pathogenesis, and treatment [J]. Lancet Neurol, 2009, 8(8): 731-740.

[56] TUNG Y C, TU H P, WU M K, et al. Higher risk of herpes zoster in stroke patients [J]. PLoS One, 2020, 15(2): e0228409.

[57] DWORKIN R H, JOHNSON R W, BREUER J, et al. Recommendations for the management of herpes zoster [J]. Clin Infect Dis, 2007, 44 Suppl 1:S1-26.

[58] MORIUCHI H, RODRIGUEZ W. Role of varicella-zoster virus in stroke syndromes [J]. Pediatr Infect Dis J, 2000, 19(7): 648-653.

[59] WANG Y, YU C Y, HUANG L, et al. Acute longitudinal and hemorrhagic myelitis caused by varicella-zoster virus in an immunocompetent adolescent [J]. Neurologist, 2015, 19(4): 93-95.

[60] MCNAMARA J F, PATERSON D L, ALLWORTH A, et al. Re-activation of varicella zoster virus associated with anterior spinal cord stroke in pregnancy [J]. Infect Dis (Lond), 2016, 48(9): 705-707.

[61] DAYAN A D, OGUL E, GRAVESON G S. Polyneuritis and herpes zoster [J]. J Neurol Neurosurg Psychiatry, 1972, 35(2): 170-175.

[62] GOLDEN L I, DEEB Z E, DEFRIES H. Atypical findings in cephalic herpes zoster polyneuritis: case reports and radiographic findings [J]. Laryngoscope, 1990, 100(5): 494-497.

[63] RADHAKRISHNA H, MALAKONDAIAH T, REDDY I C, et al. Polyneuritis cranialis following herpes zoster [J]. Indian J Dermatol Venereol Leprol, 2000, 66(5): 264-265.

[64] KANG J H, SHEU J J, LIN H C. Increased risk of Guillain-Barre Syndrome following recent herpes zoster: a population-based study across Taiwan [J]. Clin Infect Dis, 2010, 51(5): 525-530.

[65] KAWAJIRI S, TANI M, NODA K, et al. Segmental zoster paresis of limbs: report of three cases and review of literature [J]. Neurologist, 2007, 13(5): 313-317.

[66] LIU Y, WU B Y, MA Z S, et al. A retrospective case series of segmental zoster paresis of limbs: clinical, electrophysiological and imaging characteristics [J]. BMC Neurol, 2018, 18(1): 121.

[67] MERCHUT M P, GRUENER G. Segmental zoster paresis of limbs [J]. Electromyogr Clin Neurophysiol, 1996, 36(6): 369-375.

[68] CHRISTENSEN K N, LACHMAN N, PAWLINA W, et al. Cutaneous depth of the supraorbital nerve: a cadaveric anatomic study with clinical applications to dermatology [J]. Dermatol Surg, 2014, 40(12): 1342-1348.

[69] MALET T, BRAUN M, FYAD J P, et al. Anatomic study of the distal supraorbital nerve [J]. Surg Radiol Anat, 1997, 19(6): 377-384.

[70] SHIN K J, SHIN H J, LEE S H, et al. Emerging points of the supraorbital and supratrochlear nerves in the supraorbital margin with reference to the lacrimal caruncle: implications for regional nerve block in upper eyelid and dermatologic surgery [J]. Dermatol Surg, 2016, 42(8): 992-998.

[71] BAYAT A, BURBELO P D, BROWNE S K, et al. Anti-cytokine autoantibodies in postherpetic neuralgia [J]. J Transl Med, 2015, 13:333.

[72] GERSHON A A, BREUER J, COHEN J I, et al. Varicella zoster virus infection [J]. Nat Revi Dis Primers, 2015, 1:15016.

[73] BARON R, HAENDLER G, SCHULTE H. Afferent large fiber polyneuropathy predicts the development of postherpetic neuralgia [J]. Pain, 1997, 73(2): 231-238.

[74] CRUCCU G, DEUSCHL G. The clinical use of brainstem reflexes and hand-muscle reflexes [J]. Clin Neurophysiol, 2000, 111(3): 371-387.

[75] KIMURA J, DAUBE J, BURKE D, et al. Human reflexes and late responses. Report of an IFCN committee [J]. Electroencephalogr Clin Neurophysiol, 1994, 90(6): 393-403.

[76] CRUCCU G, PENNISI E, TRUINI A, et al. Unmyelinated trigeminal pathways as assessed by laser stimuli in

humans [J]. Brain, 2003, 126(Pt 10): 2246-2256.

[77] MAGERL W, ALI Z, ELLRICH J, et al. C- and A delta-fiber components of heat-evoked cerebral potentials in healthy human subjects [J]. Pain, 1999, 82(2): 127-137.

[78] TRUINI A, GALEOTTI F, HAANPAA M, et al. Pathophysiology of pain in postherpetic neuralgia: a clinical and neurophysiological study [J]. Pain, 2008, 140(3): 405-410.

[79] LEE D H, CLAUSSEN G C, OH S. Clinical nerve conduction and needle electromyography studies [J]. J Am Acad Orthop Surg, 2004, 12(4): 276-287.

[80] MIKULA I, TRKANJEC Z, NEGOVETIC R, et al. Differences of blink-reflex abnormalities in patients suffering from idiopathic and symptomatic trigeminal neuralgia [J]. Wien Klin Wochenschr, 2005, 117(11/12): 417-422.

[81] THERIMADASAMY A, WILDER-SMITH E P, LIM A Y, et al. Supraorbital nerve conduction study in normal subjects [J]. Muscle Nerve, 2012, 45(4): 603-604.

[82] XU G, ZHOU C, LIU S, et al. Electrophysiological characteristics of the frontal nerve in patients with herpetic ophthalmic neuralgia [J]. Muscle Nerve, 2018, 57(6): 973-980.

[83] DESMOND R A, WEISS H L, ARANI R B, et al. Clinical applications for change-point analysis of herpes zoster pain [J]. J Pain Symptom Manage, 2002, 23(6): 510-516.

[84] ARANI R B, SOONG S J, WEISS H L, et al. Phase specific analysis of herpes zoster associated pain data: a new statistical approach [J]. Stat Med, 2001, 20(16): 2429-2439.

[85] ZHENG W X, GUO J L, SONG B X, et al. Location of the supraorbital and infraorbital foramen with references to the soft tissue landmarks in a Chinese population [J]. J Craniofac Surg, 2012, 23(4): 1154-1155.

[86] CRUCCU G, INGHILLERI M, MANFREDI M, et al. Intracranial stimulation of the trigeminal nerve in man. III. Sensory potentials [J]. J Neurol Neurosurg Psychiatry, 1987, 50(10): 1323-1330.

[87] JANDOLO B, GESSINI L, PIETRANGELI A. Conduction velocity in the human supraorbital nerve [J]. Eur Neurol, 1981, 20(5): 421-423.

[88] DONOFRIO P D, ALBERS J W. AAEM minimonograph #34: polyneuropathy: classification by nerve conduction studies and electromyography [J]. Muscle & Nerve, 1990, 13(10): 889-903.

[89] RAFFAELE R, EMERY P, PALMERI A, et al. Sensory nerve conduction velocity of the trigeminal nerve [J]. Electromyogr Clin Neurophysiol, 1987, 27(2): 115-117.

[90] DILLINGHAM T, CHEN S, ANDARY M, et al. Establishing high-quality reference values for nerve conduction studies: a report from the normative data task force of the American Association of Neuromuscular & Electrodiagnostic Medicine [J]. Muscle Nerve, 2016, 54(3): 366-370.

[91] PARK H J, KIM S H, LEE S K, et al. Reappraisal of supraorbital sensory nerve conduction recordings: orthodromic and antidromic techniques [J]. Ann Rehabil Med, 2016, 40(1): 43-49.

[92] DUBNER R, REN K. Brainstem mechanisms of persistent pain following injury [J]. J Orofac Pain, 2004, 18(4): 299-305.

[93] RIVNER M H, SWIFT T R, MALIK K. Influence of age and height on nerve conduction [J]. Muscle Nerve, 2001, 24(9): 1134-1141.

[94] CHRISTENSEN J, STEAIN M, SLOBEDMAN B, et al. Varicella-zoster virus glycoprotein I is essential for spread in dorsal root ganglia and facilitates axonal localization of structural virion components in neuronal cultures [J]. J Virol, 2013, 87(24): 13719-13728.

[95] GRIGORYAN S, YEE M B, GLICK Y, et al. Direct transfer of viral and cellular proteins from varicella-zoster virus-infected non-neuronal cells to human axons [J]. PLoS One, 2015, 10(5): e0126081.

[96] AMLIE-LEFOND C, JUBELT B. Neurologic manifestations of varicella zoster virus infections [J]. Curr Neurol Neurosci Rep, 2009, 9(6): 430-434.

[97] REICHELT M, ZERBONI L, ARVIN A M. Mechanisms of varicella-zoster virus neuropathogenesis in human dorsal root ganglia [J]. J Virol, 2008, 82(8): 3971-3983.

[98] OH S J, HEMMI S, HATANAKA Y. Diagnostic markers of axonal degeneration and demyelination in sensory nerve conduction [J]. Muscle Nerve, 2016, 53(6): 866-871.

[99] BROMBERG M B. An electrodiagnostic approach to the evaluation of peripheral neuropathies [J]. Phys Med Rehabil Clin N Am, 2013, 24(1): 153-168.

[100] ROBINSON L R. Role of neurophysiologic evaluation in diagnosis [J]. J Am Acad Orthop Surg, 2000, 8(3): 190-199.

[101] WILBOURN A J. Nerve conduction studies. Types, components, abnormalities, and value in localization [J]. Neurol Clin, 2002, 20(2): 305-338.

[102] AZMY R M, LABIB A A, ELKHOLY S H. Axonal degeneration of the ulnar nerve secondary to carpal tunnel syndrome: fact or fiction [J]. Neural Regen Res, 2013, 8(15): 1418-1422.

[103] ANDO M, TAMAKI T, KAWAKAMI M, et al. Electrophysiological diagnosis using sensory nerve action potential for the intraforaminal and extraforaminal L5 nerve root entrapment [J]. Eur Spine J, 2013, 22(4): 833-839.

[104] OAKLANDER A L. The density of remaining nerve endings in human skin with and without postherpetic neuralgia after shingles [J]. Pain, 2001, 92(1/2): 139-145.

[105] OAKLANDER A L, ROMANS K, HORASEK S, et al. Unilateral postherpetic neuralgia is associated with bilateral sensory neuron damage [J]. Ann Neurol, 1998, 44(5): 789-795.

[106] LOGIGIAN E L, VILLANUEVA R, TWYDELL P T, et al. Electrodiagnosis of ulnar neuropathy at the elbow (Une): a Bayesian approach [J]. Muscle Nerve, 2014, 49(3): 337-344.

[107] EFTEKHARSADAT B, AHADI T, RAISSI G R, et al. Validity of current electrodiagnostic techniques in the diagnosis of carpal tunnel syndrome [J]. Med J Islam Repub Iran, 2014, 28:45.

[108] LEE J A, HALPERN E M, LOVBLOM L E, et al. Reliability and validity of a point-of-care sural nerve conduction device for identification of diabetic neuropathy [J]. PLoS One, 2014, 9(1): e86515.

[109] ZHANG Y, LI J, WANG T, et al. Amplitude of sensory nerve action potential in early stage diabetic peripheral neuropathy: an analysis of 500 cases [J]. Neural Regen Res, 2014, 9(14): 1389-1394.

[110] CHAUDHRY V, CORNBLATH D R, MELLITS E D, et al. Inter- and intra-examiner reliability of nerve conduction measurements in normal subjects [J]. Ann Neurol, 1991, 30(6): 841-843.

[111] DORFMAN L J, ROBINSON L R. AAEM minimonograph #47: normative data in electrodiagnostic medicine. ff [J]. Muscle Nerve, 1997, 20(1): 4-14.

[112] BARON R. Mechanisms of postherpetic neuralgia we are hot on the scent [J]. Pain, 2008, 140(3): 395-396.

[113] SCHMIDBAUER M, BUDKA H, PILZ P, et al. Presence, distribution and spread of productive varicella zoster virus infection in nervous tissues [J]. Brain, 1992, 115 (Pt 2):383-398.

[114] DASILVA A F, DOSSANTOS M F. The role of sensory fiber demography in trigeminal and postherpetic neuralgias [J]. J Dent Res, 2012, 91(1): 17-24.

[115] CRUCCU G, BIASIOTTA A, GALEOTTI F, et al. Diagnostic accuracy of trigeminal reflex testing in trigeminal neuralgia [J]. Neurology, 2006, 66(1): 139-141.

[116] TREEDE R D. Neurophysiological studies of pain pathways in peripheral and central nervous system disorders [J]. J Neurol, 2003, 250(10): 1152-1161.

[117] TREEDE R D, MEYER R A, RAJA S N, et al. Evidence for two different heat transduction mechanisms in nociceptive primary afferents innervating monkey skin [J]. J Physiol, 1995, 483 (Pt 3):747-758.

[118] GARCIA-LARREA L, FROT M, VALERIANI M. Brain generators of laser-evoked potentials: from dipoles

to functional significance [J]. Neurophysiol Clin, 2003, 33(6): 279-292.

[119] DEUSCHL G, EISEN A. Long-latency reflexes following electrical nerve stimulation. The Inter national Federation of Clinical Neurophysiology [J]. Electroencephalogr Clin Neurophysiol Suppl, 1999, 52:263-268.

[120] KIMURA J. Electrically elicited blink reflex in diagnosis of multiple sclerosis. Review of 260 patients over a seven-year period [J]. Brain, 1975, 98(3): 413-426.

[121] TRUINI A, GALEOTTI F, ROMANIELLO A, et al. Laser-evoked potentials: normative values [J]. Clin Neurophysiol, 2005, 116(4): 821-826.

[122] CRUCCU G, LEANDRI M, IANNETTI G D, et al. Small-fiber dysfunction in trigeminal neuralgia: carbamazepine effect on laser-evoked potentials [J]. Neurology, 2001, 56(12): 1722-1726.

[123] HAANPAA M, HAKKINEN V, NURMIKKO T. Motor involvement in acute herpes zoster [J]. Muscle Nerve, 1997, 20(11): 1433-1438.

[124] HAANPAA M L, LAIPPALA P A, NURMIKKO T J. Thermal and tactile perception thresholds in acute herpes zoster [J]. Eur J Pain, 1999, 3(4): 375-386.

[125] WATSON C P, DECK J H, MORSHEAD C, et al. Post-herpetic neuralgia: further post-mortem studies of cases with and without pain [J]. Pain, 1991, 44(2): 105-117.

[126] FIELDS H L, ROWBOTHAM M, BARON R. Postherpetic neuralgia: irritable nociceptors and deafferentation [J]. Neurobiol Dis, 1998, 5(4): 209-227.

[127] OAKLANDER A L, BOWSHER D, GALER B, et al. Herpes zoster itch: preliminary epidemiologic data [J]. J Pain, 2003, 4(6): 338-343.

[128] PERIQUET M I, NOVAK V, COLLINS M P, et al. Painful sensory neuropathy: prospective evaluation using skin biopsy [J]. Neurology, 1999, 53(8): 1641-1647.

[129] LOMBARD M C, BESSON J M. Electrophysiological evidence for a tonic activity of the spinal cord intrinsic opioid systems in a chronic pain model [J]. Brain Res, 1989, 477(1/2): 48-56.

[130] BURCHIEL K J. Abnormal impulse generation in focally demyelinated trigeminal roots [J]. J Neurosurg, 1980, 53(5): 674-683.

[131] AMIR R, DEVOR M. Functional cross-excitation between afferent A- and C-neurons in dorsal root ganglia [J]. Neuroscience, 2000, 95(1): 189-195.

[132] DUBNER R, SHARAV Y, GRACELY R H, et al. Idiopathic trigeminal neuralgia: sensory features and pain mechanisms [J]. Pain, 1987, 31(1): 23-33.

[133] ROWBOTHAM M C, FIELDS H L. The relationship of pain, allodynia and thermal sensation in post-herpetic neuralgia [J]. Brain, 1996, 119 (Pt 2):347-354.

[134] SCHMELZ M, HILLIGES M, SCHMIDT R, et al. Active "itch fibers" in chronic pruritus [J]. Neurology, 2003, 61(4): 564-566.

[135] IKOMA A, FARTASCH M, HEYER G, et al. Painful stimuli evoke itch in patients with chronic pruritus: central sensitization for itch [J]. Neurology, 2004, 62(2): 212-217.

第十六章 带状疱疹相关的神经病理性瘙痒

近年来人们在瘙痒特异性调节通路和调节因子方面取得了快速进展，特别是在初级传入神经和脊神经元中瘙痒分子特性的确定，提高了我们对临床神经病理性瘙痒的理解[1]。

神经病理性疼痛机制的很多基本问题仍未解决，如神经元与非神经细胞、外周信号输入与中枢加工过程、自发性与诱发性活动的相互关系等。因此对神经病理性瘙痒的基本机制仍不明了也就不足为奇了。带状疱疹后神经痛患者常见有神经病理性瘙痒的报道[2,3]，使得我们要认真对待这一问题，同时神经病理性瘙痒的病种也有所扩大，包括脑卒中、周围神经创伤或遗传性疾病[4,5]。目前我们将神经病理性瘙痒的临床问题从概念上整合到基础研究中，侧重于脊髓抑制受损[6]。考虑到神经病理性瘙痒与疼痛之间的临床重叠，治疗方法的选择比较相似[7]。但阿片类药物除外，它们具有镇痛作用，但在脊髓水平会引起瘙痒。

目前的实验主要基于诱发啮齿动物瘙痒的研究，慢性瘙痒模型主要关注的是慢性炎症性皮肤病。瘙痒还有一个特殊的问题：如何分别评估瘙痒和疼痛的强度。将药物注射到面颊部位，在啮齿动物中成功建立了抓挠与擦拭行为的模型[8]。但是实验性瘙痒模型在引发瘙痒时常伴有疼痛样行为[8,9]，提示这是一种混合的感觉。事实上，患有小纤维神经病变的患者经常报告瘙痒伴疼痛，如灼痛样痒或刺痒[10]。特定患者的疼痛和瘙痒症状之间的重叠可能被传统的医学专业分科所掩盖：皮肤科医师通常会遇到瘙痒，神经科医师或麻醉医师主要是处理疼痛症状，因此他们可能只会分别解释和处理瘙痒或疼痛。

第一节　瘙　痒

一、瘙痒的概述

痒觉是一种引起机体搔抓欲望的不愉快躯体感觉。

瘙痒源自于皮肤和黏膜表面[11]，是位于皮肤表皮交界处神经末梢的皮肤化学感受器和多模态伤害性感受器的反应[12,13]。这些游离神经末梢是产生瘙痒的首要原因。研究发现，有一类单独的 C 纤维途径在瘙痒感中发挥作用[12]，其中包括对组胺有反应的、对机械不敏感的 C 纤维[14]。这些纤维的触发导致一系列事件，如神经递质和神经肽的释放。乙酰胆碱、儿茶酚胺、P 物质、血管活性肠肽、生长抑素和神经降压素释放均会引起瘙痒[12,15]。其他化学物质如组胺、前列腺素和蛋白酶等也参与瘙痒的产生[16]。除了有感知瘙痒的感觉神经元外，短暂的炎性细胞（如淋巴细胞）也可引起瘙痒症[15]。与有多种纤维传递疼痛不同，能够传递瘙痒感的纤维仅占伤害性神经元总数的一小部分[11]。

急性瘙痒有许多特征。瘙痒的顽固和恼人与疼痛及其他感觉（如触摸和温热）不同[17]。抓挠反射是基于希望能去除皮肤上的有害刺激[17]。与疼痛不同，躯体无法减轻瘙痒，因此会让人抓耳挠腮、五心烦躁[18]。瘙痒症有 4 种不同种类：皮肤性、神经病理性、神经源性和精神心理性[19]。皮肤性瘙痒是源自皮肤的刺激[11]。神经病理性瘙痒由神经本身的损害引起[11]，如带状疱疹或多发性硬化导致的瘙痒[20]，还有就是感觉异常性背痛（notalgia paresthetica），是由脊神经后支的皮肤分支受损所致[21]。神经源性瘙痒是在没有周围神经病变的情况下，引起的神经系统功能障碍[11]，是由影响除皮肤以外的其他器官的疾病引起的瘙痒，如肝病、慢性肾衰竭和恶性肿瘤[22]。精神心理性瘙痒涉及心理因素，这些因素在瘙痒的发作、加重和维持中起主要作用[23]，如"传染性瘙痒"，即当一个人看到别人在抓挠时，他们也不自主地要抓挠自己[23]。这四种分类可适用于急性和慢性瘙痒症。特定的皮肤和脊髓神经元及受体仅与瘙痒的传递和处理有关[15]。内源性或外源性致痒物质激活痒觉神经元的外周神经纤维上的痒觉受体，使神经元兴奋并产生动作电位，然后通过痒觉神经元的中枢端纤维将兴奋传导到脊髓背角中间神经元，再通过脊髓丘脑神经元束上行传导到大脑感觉皮质，最终形成痒觉[24]。G蛋白偶联受体（GPCR）是广泛表达的细胞表面受体，其中约有 150 个孤儿受体，我们对它们在人体生理学中的作用缺乏了解。与 MAS 相关的 G 蛋白偶联受体 Mrgprs 构成了一个新近鉴定的孤儿 GPCR 家族。该家族也被称为感觉神经元特异性受体。它是一个庞大的基因家族，由 32 个鼠类基因和 8 个人类基因（*MrgprX1* ~ *MrgprX4* 和 *MrgprD* ~ *MrgprG*）组成。MrgprA3 是 Mrgprs 家族的成员之一，它特异性地在外周神经系统的背根神经节（DRG）和三叉神经节（TG）中表达。MrgprA3 是一种抗疟疾药物氯喹的特异性受体，MrgprA3$^+$ 神经元是首次在小鼠的外周神经系统发现的一类痒觉特异性神经元[24]。

二、疼痛与瘙痒

疼痛和瘙痒都是令人不快的感觉，会对身体造成潜在的伤害[11, 25]。虽然这些感觉都源于人体对伤害的意识，但瘙痒和疼痛可能已经进化到用于感知不同的损害，如取出身体某部位的寄生虫或躲避伤害性刺激[17, 25]。研究发现，刺激性化学物质选择性地激活在同一神经元不同的细胞通路和受体可以区分痒或痛[11, 26-28]。与疼痛刺激相比，致痒原在感觉神经元中可能具有完全不同的细胞内信号传导途径[11, 26-28]。这是两个完全不同的感觉系统，但它们都利用非常相似的机制来传导信号，并且它们的促炎介质、神经递质和神经肽有大量重叠[11]。一些常见的特定促炎介质为组胺、5- 羟色胺（5-HT）、内皮素 -1（ET-1）和前列腺素（PG）[11]。此外，这两种疾病均受炎症介质 [如 TNF-α 和神经生长因子（NGF）] 调节，从而促使外周敏化[11]。这些炎性介质可通过人体的免疫系统激活，这通常是有益的，但如果控制不当，则可能有害[18]。瘙痒和疼痛都可由免疫系统和神经胶质细胞调节，但疼痛和瘙痒是由各自细胞调节的，主要细胞分别是巨噬细胞 / 树突状细胞和淋巴细胞[11, 15]。最后，疼痛和瘙痒在其信号传导途径中共享更多下游分子，包括相同的离子通道，如疼痛和瘙痒在信号传导过程中均利用了瞬时受体电位香草酸亚型 1 (TRPV1) 和肿瘤坏死因子受体相关蛋白 1(TRAP1) 离子通道[11, 24, 29]。

虽然急性瘙痒和疼痛有不同的机制，但在慢性病程中两者表现出明显的相似之处，尤其是在对心理影响方面。在理解疼痛和瘙痒各自的刺激时会利用相同的脑区。疼痛和瘙痒都会激活杏仁核、海马和下丘脑[11]。疼痛和瘙痒能激活相似的脑区说明有相似的心理成分解释疼痛和瘙痒[18]。疼痛是一种变化很大的感觉,其发病机制基于个体的感觉、情感经历、认知、心理体验及对他们疼痛的前因后果和含义的解释,其发病机制复杂[30]。瘙痒是一种多维感觉,涉及情绪、情感、意识、注意力和个人感官的差异[11, 17]。每个人对瘙痒做出的反应各不相同[17]。未经治疗或非常严重的慢性疾病可能对大脑的复杂运作,尤其是神经可塑性产生巨大影响。神经可塑性是大脑在一生中不断进行适应的能力。慢性疼痛和慢性瘙痒均对人脑的神经可塑性具有负面影响,特别是中枢和外周敏化[11, 24]。

第二节 神经病理性瘙痒

一、神经病理性瘙痒概述

最近在非组胺能瘙痒调节因子和受体方面有一些重大发现。这包括鉴定出初级瘙痒性传入神经元的功能标志物,如啮齿动物的(MrgprA1、MrgprC11 和 MrgprD)和人的(Mrgpr X1)[31],与瘙痒相关的外周介质 [IL-13、IL-31、自体毒素、溶血磷脂酸(LPA)、胸腺基质淋巴细胞生成素和组织蛋白酶 S][32, 33] 和中枢递质及瘙痒通路 [B 型利钠肽(BNP)和胃泌素释放肽(GRP)][34, 35]。尽管痛痒都是被伤害性刺激激活,但目前发现脊髓 GRP 阳性神经元对瘙痒至关重要[36],但对疼痛[37] 没有特异性。我们应该避免过度简化,因为伤害性通路中有许多瘙痒相关的介质、受体或标志物,如神经激肽 1 受体(NK1R)[38]、TRPV1[39]、钠通道亚型(如NaV1.7[5, 40])和 LPA[41] 等。此外最初被当作伤害性感受器的 MrgprD 阳性神经元[42] 也与神经病理性疼痛有关[43]。携带胸腺基质淋巴细胞生成素受体的神经元也介导瘙痒和(或)疼痛[44]。

与疼痛不同,瘙痒的部位比较表浅,人体只在皮肤或黏膜层感觉到瘙痒。炎症性皮肤病如水肿和红斑是皮肤瘙痒的特征,神经源性炎症也可引起神经病理性瘙痒[7]。皮肤炎症性瘙痒和神经病理性瘙痒的不同见表 16-1。

表 16-1 皮肤炎症性瘙痒和神经病理性瘙痒的比较[7]

皮肤炎症性瘙痒	神经病理性瘙痒(皮肤无炎症)
正常的感觉神经元被外源或内源机械和(或)化学刺激引发	没有直接的机械或化学性致痒因子刺激,但感觉纤维本身放电异常
侧重于瘙痒介质(H1 组胺受体)	聚焦于中枢神经回路和神经病理(类似于神经性疼痛、癫痫发作)
皮肤病学评估通常可以确诊	皮肤病学评估通常无效,需神经病学评估
瘙痒神经元的放电与刺激强度成比例(有正常刺激反应曲线)	瘙痒神经元的放电与刺激强度不匹配(自发,过度延长)
瘙痒发作的因果关系与时间相匹配,致痒原去除及炎症改善后症状迅速消退	瘙痒延迟发作(可在中枢损伤 18 个月后出现),由轴突变性所致;或持续多年直到轴突充分再生(带状疱疹后瘙痒)
瘙痒是主要的感觉症状,可伴与炎症有关的皮肤症状(荨麻疹、红斑、湿疹)	瘙痒可单独出现或伴随其他神经系统疾病症状和体征,如同部位的神经病理性疼痛
抓挠至痛时可止痒(如特应性湿疹)	抓挠时无痛感,可一直抓挠至局部破损
针对皮肤治疗(抗组胺、抗炎药)通常有效	针对皮肤治疗通常无效,针对神经治疗效果不明显

二、神经病理性瘙痒的几个模式

瘙痒感觉的神经生理学是基于特异性、模式和强度理论[45]。当前的分子生物学数据为特异性理论提供了特定的神经元标记，而电生理学数据则暗示瘙痒是一种模式[46]。关键问题是我们如何解释神经病理性瘙痒。

（一）标记线理论

有证据表明，致痒敏感的初级传入纤维的激活通过特定的"标记线(labeled line)"途径引起瘙痒。人[14]和猫[47]的脊髓丘脑投射神经元中机械敏感的（"沉默"）、组胺敏感的、C纤维伤害性感受器可能是瘙痒特异性通路的一部分。最近在啮齿动物中人们鉴定出非组胺能瘙痒特异性神经元的分子标记，如BNP[48,49]和初级传入神经元中MAS相关G蛋白受体家族成员（MrgprA3、C11）[50-52]，还有背角神经元中的GRP[35,36,53]。在小鼠与瘙痒相关的神经元中确定了MAS相关的G蛋白偶联受体（Mrgprs）[54]，即MrgprA3[55]、MrgprD[56]和MrgprC11[57]，人们对非组胺能瘙痒信号产生了极大的兴趣。同时BAM8-22是一种MrgprC11的激活子，也可引起人体瘙痒[58]。同样皮内注射β-丙氨酸，一种MrgprD的激活因子，主要能引起人体瘙痒，但也会引起人类疼痛[56,59]。氯喹通常用于小鼠致痒模型，通过激活MrgprA3[55,60,61]，产生抓挠行为。尽管表达MrgprA3的传入纤维并不仅被瘙痒刺激激活，但它们会进入神经系统较高水平的回路，选择性地发出瘙痒信号，但不会发出疼痛信号。因此目前关于啮齿动物瘙痒的通路和调节因子的大量新信息可能意味着瘙痒的"标记线"理论得到了验证。

如果瘙痒的"标记线"理论适用于神经病理性瘙痒。那么关键问题是在神经病中会释放哪些外周瘙痒介质？哪些纤维会被它们激活？脊髓加工处理是如何修正的[1]？假设神经元变性时，炎性介质如IL-31、IL-33、LPA和组织蛋白酶S被释放出来[62,63]，选择性地激活瘙痒受体，如彩图12所示。但LPA[64]、组织蛋白酶S[63]和IL-33[65]也与慢性疼痛有关，因此它们可能不是瘙痒的特异性调节因子。只有IL-31作为调节因子，主要与瘙痒而不是疼痛有关，这与IL-31受体抗体的抗瘙痒作用的人体数据一致[66]，但是IL-31受体和利尿钠肽B在背根神经节神经元亚群中共表达[67]。

（二）空间对比理论

来自啮齿动物和猴子的电生理学数据不支持瘙痒的"标记线"理论[46,68,69]，因为没有发现瘙痒神经元的特定亚群，而是支持瘙痒的模式理论。空间对比（spatial contrast）理论是基于伤害性神经末梢的局灶刺激引起瘙痒，而更广泛的刺激引起疼痛的观察结果。根据模式理论，基于被激活纤维的不同组合，伤害性感受器可发出瘙痒或疼痛信号，从而导致一组细胞亚群编码[45]。在更强烈的伤害性刺激下，更多的伤害性感受器激活，瘙痒模式被破坏，由此产生的感觉就是疼痛。

皮肤中伤害性感受器的局灶性激活是另一种机制，它可以解释没有"标记线"的瘙痒。

使用致痛原辣椒素，仅针对表皮内的少数细胞的伤害性刺激，可引起人体皮肤的瘙痒[70]。有人提出只有少数表皮伤害性感受器的局部激活引起瘙痒，如用一束玻璃棉纤维（彩图12B）刺激的瘙痒，可能是由支配相同皮肤部位的少数被激活的末梢和许多未被激活的伤害性末梢，通过"不匹配的信号"[71]或"空间对比"[72]产生的。这种放电模式表明这一伤害事件是微小的，并且位于表皮内。人们可能会得出结论，抓挠破坏部分表皮是一种合适的反应，因为它可以消除这些刺激的伤害。此外抓挠将引起支配该皮肤的所有机械敏感性多模式伤害性感受器产生一致的响应，并且可以终止瘙痒的"空间对比"模式。

周围神经病变的部分去神经支配皮肤会在表皮内残留下一些孤立的感觉末梢（彩图12C）。临床上将皮肤神经支配破坏与感觉功能减退联系起来。然而如果这些残留的孤立的神经分支有局部炎症或自发活动，它们所产生的放电模式将等同于"空间对比"的放电模式。因此散落的存活或新生神经纤维会有各种持续或诱发的活动，通过"空间对比"机制产生神经病理性瘙痒[1]。

临床上感兴趣的是，如果孤立的表皮感觉纤维的相同空间排列是由神经元重新支配瘢痕组织的纤维所产生的，如烧伤后[73]。此时的空间排列和芽生的自发活动的共同作用可能是瘙痒产生的基础。值得注意的是，抓挠本身也会导致表皮神经纤维密度降低[74, 75]；但尚不清楚抓挠引起的轴突断离在何种程度上会加剧慢性炎症性瘙痒症状。

仅用了10年时间，人们就确定了小鼠瘙痒的特异性脊髓通路：周围突触上BNP经皮肤传入神经，到含有GRP的背角浅表的BNP受体阳性神经元，第3个是表达GRP受体神经元，激发瘙痒神经元上传到脊髓丘脑束[76]（彩图12D）。瘙痒是服用μ-阿片受体药物最常见的副作用之一，这可能与脊髓GRP受体的交叉激活有关[77]。

在小鼠中，周围神经损伤可在背根神经节神经元中引起广泛的GRP从头表达[78]。这种反应可能导致神经病理性瘙痒，因为通常抑制瘙痒的伤害性感受器可能通过这种从头表达进行了表型转换。它们自发活动时，可在背角释放GRP，并通过容积传递导致神经病理性瘙痒（彩图12D，黄色"GRP"）。因此除了空间对比机制之外，周围神经损伤还可以通过初级传入伤害性感受器中GRP的从头表达引起神经病理性瘙痒。

"空间对比"理论可以与表皮神经支配减少相关联，并且与临床观察到的瘙痒瘢痕一致。然而这难以解释位于周围神经更近端的局灶性病变引起的瘙痒。感觉异常性股痛（股外侧皮神经病，meralgia paresthetica）患者的主要症状是疼痛，而感觉异常性背痛（notalgia paresthetica）或臂桡侧瘙痒症（brachioradial pruritus）患者的主要症状是瘙痒。尽管机械性创伤同样会影响所有C纤维，神经病理性疼痛与神经病理性瘙痒明显依赖于受损神经的部位。这两种情况下导致神经病理性瘙痒和疼痛之间看似明显差别的机制仍不清楚。报道的偏倚可能有助于解释这种差异：患有感觉异常性背痛和臂桡侧瘙痒症的患者主要由皮肤科医师接诊，而患有感觉异常性股痛的患者主要由麻醉师和神经科医师治疗。在皮肤病学中，瘙痒症状表现更加丰富，而神经科医师和麻醉师则主要针对疼痛症状进行治疗。因此尽管许多患者同时患有瘙痒和疼痛，但不同的专家可能会偏好其各自感兴趣的症状[79]。

（三）时序模式理论

早已有人提出了以放电模式的特异性区分瘙痒和疼痛，但是没有证据能识别瘙痒或疼痛的特异性放电模式。灵长类动物的机械敏感的 C 纤维多模式伤害感受器分为两类。由致痒原组胺诱导的初级传入神经放电与致痛原辣椒素的放电相比，频率较低，并且暴发的时间间隔较长 [31]；但这种差异不是非常明显。新近发现，与疼痛或瘙痒加工相关的潜在初级传入神经元，对热刺激的放电有不同的时序模式。猴子有多模式伤害性感受器，根据它们对有害的热刺激是快速（QC）还是延迟 / 慢纤维（SC）的反应而不同 [59]。具有即时热反应的 C 纤维伤害性感受器对致痒原 β- 丙氨酸特别敏感，这表明 QC/SC 分类可能有助于区分感受瘙痒神经元亚群 [59]。另外，它对热反应的微分时间曲线与瘙痒或疼痛处理过程相关联并不明显。而通过研究脊髓瘙痒通路中含有 GRP 的神经元和它们的 GRP 受体对应表达物的第二突触的时序特征，这给了我们关键的信息，即释放 GRP 的神经元的活性最初仅引发突触后去极化，而没有产生动作电位，并且仅延长了突触前释放 GRP 神经元的活性，导致第三级痒神经元产生动作电位 [37]。这个结果有助于我们加深对瘙痒处理的理解，它结合了特异性元素（释放 GRP 的神经元）和放电的时序模式（作为"低通滤波器"阻断了短时放电），首次将瘙痒加工处理中特异性和时序模式理论相结合。

尽管神经病理性瘙痒和神经病理性疼痛可以同时出现，但存在差异（表 16-2）。

表 16-2　神经病理性瘙痒和神经病理性疼痛的比较 [7]

神经病理性瘙痒	瘙痒与疼痛共存	神经病理性疼痛
仅从组织转导到可抓挠的皮肤和邻近黏膜	伤害性感觉触发反射和自主运动，以远离威胁和结集内部炎症反应	可通过大多数组织转导，尽管内脏疼痛定位不清，且无特定模式
单个受损的 C 纤维异位放电产生瘙痒	外周敏化和放电	受损 C 纤维更宽泛的放电产生疼痛
异常性瘙痒（痒觉异化）指通常为无痛刺激引起的瘙痒；痒觉过度指通常是正常的疼痛刺激引起过度瘙痒	由 C 纤维和 Aδ 纤维转导的中枢敏化	痛觉超敏是指通常由无痛刺激引起的疼痛；痛觉过度通常是正常的疼痛刺激引起剧烈的疼痛
随着轴突退变瘙痒可减轻，但抓挠可触发芽生	表皮神经纤维密度减少度	随着轴突退变，疼痛可减轻
通常瘙痒的感觉在受神经支配和去神经支配交界处的皮肤，此处有自发放电	脊神经和三叉神经根的症状	
触发反射和自主抓挠揉擦，以摆脱内部的小刺激	大脑中大多数传递和处理区共定位	触发反射和自主回缩动作，以躲避外部的刺激

第三节　带状疱疹后神经病理性瘙痒

瘙痒机制通常以其"单一"形式来讨论。然而有证据表明，生理性瘙痒的加工处理可能结合了相互排斥的各种理论中的一些元素。实验数据似乎与很多这样的结合是一致的：C 传入纤维亚群的激活，如 MrgprA3 阳性伤害性感受器 [37, 80]，可能不仅通过特异性机制产生瘙痒，而且还激活仅支配特定的皮肤部位的伤害性感受器亚群。来自相同皮肤部位的这种激活和未激活伤害性感受器的组合，模拟了空间对比模式。另外大量自发激活的伤害性感受器会发出疼痛信号；而通过镇痛疗法减少这些自发激活的伤害性感受器数量，另一部分仍然活跃的伤害性感受器就有机会产生空间对比模式。这反映了空间对比理论和强度理论

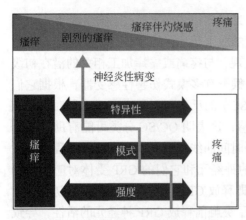

图16-1 产生瘙痒的机制示意图[1]（特异性、模式和强度；黑色和白色框）。

神经病变和炎症可以调节初级传入的放电和脊髓的加工处理，从而改变时空模式（灰色箭头）。因此真正被处理为瘙痒的放电可能被当作部分疼痛（"刺痒"），反之亦然（"烧灼痒"）。患者产生的神经病理性瘙痒可基于空间/时间模式和特异性的结合[1]

（intensity or spatial contrast）的结合[1]。临床观察确实支持这样的结合，PHN的患者，解决了疼痛问题，可能伴随有瘙痒症状的加重[2,81]。因此，基于确定的实验模型，人们成功开发了可以区分疼痛和瘙痒的基本理论。基于"标记线"的特异性或其放电的时空表达模式（图16-1，下部），并包括不同的理论（图16-1，上部）。

瘙痒尚未成为神经病学或病理学研究的主要课题，并且大多数研究PHN的临床试验未将瘙痒包括在治疗终点观察指标，更未对瘙痒的治疗进行系统研究。临床经验和病例报道[82]表明大多数患者的瘙痒通过局部麻醉药得以缓解，意味着瘙痒是经外周轴突传导的信号。带状疱疹的历史文献中没有提到"瘙痒"，但有时会有"令人痛苦的感觉症状"或"自伤性抓挠"的描述。人们经常将瘙痒归因于心理原因。"三叉神经营养不良综合征"是20世纪早期的一个术语，描述了三叉神经损伤后的自伤性面部抓挠。

带状疱疹后，有些患者可遗留PHN伴有或单独有带状疱疹后瘙痒（PHI）。临床常有4种表现形式：①皮疹愈合时的短暂瘙痒；②伴随疼痛的瘙痒；③瘙痒的程度随着疼痛的消退而加剧；④瘙痒是唯一的持续症状[2]。与普通的瘙痒不同，PHI是周围神经过度放电或瘙痒通路神经元的中枢抑制作用减弱而引起的神经病理性瘙痒[7,83]，而我们对神经病理性瘙痒的机制了解甚少。

人们一直在研究PHN，其实许多PHN的患者也会有瘙痒。众所周知，水痘发作时的主要表现是瘙痒，带状疱疹也会表现出皮肤瘙痒，这是带状疱疹早期的常见症状，在病情较轻的病例中，它可能是唯一的感觉症状。PHI被归类为神经病理性瘙痒，主要是由与神经病理性疼痛相似的炎症和神经损伤引起；然而其机制仍然不清楚。临床经验表明，对PHN的治疗手段对瘙痒几乎没有作用。神经病理性瘙痒的细胞/分子水平的病理学尚待阐明[84]。PHI是一种难治性疾病，尚未有成熟而疗效明确的治疗方法。PHI和神经病理性疼痛可能有不同的病理机制。

第一次系统研究PHI是汇总了来自586名带状疱疹或PHN的数据[83]。结果显示，PHI的严重程度通常为轻度或中度，在急性带状疱疹和PHN中瘙痒都很常见。头面部和颈部的带状疱疹更可能发生PHI，其发病率与年龄和性别无关[2,83]。在颈椎和上胸椎水平的带状疱疹常伴有神经病理性瘙痒[83]。腰骶部带状疱疹通常仅引起神经病理性疼痛[83]。PHI的部位与先前发皮疹处的免疫失调有关[85]。带状疱疹本质上是免疫功能受损导致某个神经节中VZV重新激活，在相应的神经分布的皮区出现疱疹、疼痛和瘙痒，而同一皮区的免疫功能也明显减退[86,87]。

PHI可在疱疹消退后立即发生，也可在疱疹消退数周后开始[88]。Oaklander等[83]报道，带状疱疹急性期（带状疱疹发作前或发作期间）瘙痒的发生率为17%，慢性神经痛（带状疱疹发作后 3 个月）患者瘙痒发生率为 30% ～ 58%。Ishikawa 研究报道 [2]，带状疱疹急性期瘙痒的患病率为 62%，亚急性期为 37%，慢性期为 45%。可见在带状疱疹发作过程中瘙痒发生得更为广泛。急性期瘙痒（带状疱疹发作后 30 天以内）特别明显。其实在带状疱疹发作后，各个阶段都会出现轻重不一的瘙痒，并且有各种发作模式。最常出现瘙痒的阶段是带状疱疹急性期 [2]，在所有阶段都有瘙痒的患者比例为 16%。瘙痒症状往往是短暂的，随着皮疹消退而消失，但有时瘙痒也会持续存在。有些患者仅在亚急性期有瘙痒，有些患者仅在慢性期有瘙痒。带状疱疹患者在求诊时一般不会抱怨瘙痒，因为他们觉得这是一种主观症状 [2]。因此需要医师有意询问以了解这个问题。

使用 11 点量表评估瘙痒强度，发现急性期瘙痒以轻至中度为主，有少数患者有重度瘙痒，轻度瘙痒的患者占最大比例 [2]。急性期（带状疱疹发作后最多 30 天）瘙痒的患者尤为明显 [2]。12.8% [83] ～ 23% [2] 的患者在急性期有重度瘙痒，亚急性期和慢性期有重度瘙痒的比例分别为 4% 和 6% [2]。急性期以疼痛为主要表现，因此在带状疱疹发作后的早期阶段，临床通常注重疼痛的治疗，包括亚急性期、后遗症期使用的神经阻滞和镇痛药物，在一定程度上对与疼痛无关的瘙痒有效 [2]。以前的研究表明，PHI 对抗组胺药和抗癫痫药物的治疗反应良好 [89]；硬膜外输注丁哌卡因和可乐定 [90] 及星状神经节阻滞 [91] 也对 PHI 有效。然而有些患者，无论如何治疗，严重的瘙痒持续存在，证明药物难以治愈 PHI。

带状疱疹后的疼痛和瘙痒是最困扰患者的症状，经常相互伴随。瘙痒往往比疼痛持续时间更长 [92]。研究表明，带状疱疹患者中有 50% 在前 3 周内无疼痛，前 1 周内无瘙痒 [92]。对 50 岁以上带状疱疹患者评估瘙痒的严重程度及对生活质量的影响，发现大多数带状疱疹患者皮疹后数月内普遍有疼痛和瘙痒，近 19% 会有 PHN，18% 有 PHI [92]。由带状疱疹引起的疼痛直接影响患者的生活质量、疾病负担，对日常生活和医疗保健费用的影响很大 [92]。轻中度瘙痒对生活质量的影响相对较小 [92]。重度瘙痒会对患者的身心健康产生严重影响 [85]。它会影响患者日常活动及其在社交中有效互动 [93]。临床医师应认真评估带状疱疹患者的瘙痒。

PHI 的患者常常反复抓挠来刺激和伤害皮肤以减轻瘙痒感。极少部分人会抓伤甚至造成严重的自伤。一个典型的案例是 1 名女性三叉神经眼支带状疱疹患者演变为 PHI [82]，额头部位瘙痒剧烈，没有疼痛感觉而反复抓挠，从而头皮破溃，深透额骨，硬脑膜暴露。头皮组织活检表明，PHI 的皮下几乎完全失神经支配（彩图 13）。此患者自伤自残行为是由严重的 PHI 和保护性伤害性感受纤维缺失共同引起的，皮肤破损时，这种保护性伤害性感受通常会通过触发疼痛限制抓挠。Oaklander [84] 假设 PHI 的病理机制是少数残留的传递瘙痒C 纤维的异常自发放电，加上附近缺乏足够的感觉纤维以传递背角产生的抑制来止痒。

手术摘除个别背根神经节可在小鼠、大鼠和猴子等动物身上制备 PHI 模型，导致动物的抓挠和自伤行为，一般是以去神经支配的皮区为中心，称为"过度梳理"或"自理"。最初解释为疼痛、神经病理性过度梳理/自理，后来认为这就是神经病理性瘙痒。和 PHI 一样，实验性损伤后并不是所有的啮齿动物都会瘙痒，只有部分伤及 PNS 和脊髓的疼痛/瘙痒通路的动物才表现自伤性抓挠行为 [94]。动物模型再现了 PHI 脊髓水平从头至尾的梯度，颈和胸神经根切断后，会出现过度梳理，但腰骶背根神经根切断后不会出现 [95]。遗传 [96] 和饮食 [97] 因素可影响大鼠是否在神经损伤后出现抓挠，因此这两个因素也可能对 PHI 有作用。损伤后大鼠出现的神经病理性瘙痒，是由脊髓背角二级 I 板层，瘙痒投射神经元的自发活动所维持。正如 PHI 中所假设的，这是由外周瘙痒纤维的自发性放电加上背角抑制回路缺失共同作用的结果 [98]。

据报道头面部和颈部的带状疱疹更容易发生 PHI，而躯干和四肢的带状疱疹较少出现瘙痒。其发病率与年龄和性别无关 [83]。因此治疗头颈部带状疱疹患者时应注意是否有瘙痒。

Oaklander 等发现疼痛和瘙痒之间关联不大 [83]。有学者发现疼痛的 VAS 评分和瘙痒强度之间没有相关性 [2]。最近人们发现从皮肤到丘脑存在着瘙痒特异性神经通路，并且认为疼痛和瘙痒可能具有不同的病理机制。小鼠的 MrgprA3 阳性神经元仅表达 TRPV1 时，对辣椒素的反应仅表现出瘙痒的行为，没有疼痛行为 [99]。最近的另一项研究表明，神经肽与瘙痒有关 [100]。利尿钠多肽 B 从周围神经的中枢末端释放出来，可刺激表达利尿钠肽受体 A 的脊髓神经元 [49]。这项研究仅涉及瘙痒的细胞 / 分子水平，并没有解决带状疱疹瘙痒的具体问题，然而人们认为带状疱疹瘙痒可能是通过不同于疼痛的神经通路触发的。

带状疱疹相关疼痛被认为是由神经炎症和伴随的神经损伤引起的，主要通过解决神经性疼痛治疗，而 PHI 缺乏既定的治疗方法。它常通过基于疼痛和瘙痒相似的神经病理性疼痛治疗处理，但是一些患者对这些治疗没有反应。如果疼痛和瘙痒有不同的病理基础，那么需要一种专门治疗瘙痒的方法。

对于瘙痒，来自 PHI 患者和啮齿动物模型的证据证实，有外周和中枢机制的参与。外周和中枢机制都会触发 PHN 与 PHI。刺激引起的疼痛症状，如痛觉超敏或痛觉过度，主要是从受损后残留的外周疼痛神经元发出的异常信号。一般来说 PHN 的神经病理学研究相对容易，因为它是由单一的疾病引起的，并且病变可以通过皮疹和瘢痕精确定位，因此带状疱疹是研究疼痛和瘙痒机制的理想选择，可惜到目前为止，我们对它的机制认识还远远不够。

参 考 文 献

[1] STEINHOFF M, OAKLANDER A L, SZABO I L, et al. Neuropathic itch [J]. Pain, 2019, 160(Suppl 1):S11-S16.

[2] ISHIKAWA R, ISEKI M, KOGA R, et al. Investigation of the correlation between postherpetic itch and neuropathic pain over time [J]. Pain Res Manag, 2018, 2018:9305126.

[3] OAKLANDER A L. Mechanisms of pain and itch caused by herpes zoster (shingles) [J]. J Pain, 2008, 9 (1 Suppl 1): S10-S18.

[4] MARTINELLI-BONESCHI F, COLOMBI M, CASTORI M, et al. COL6A5 variants in familial neuropathic chronic itch [J]. Brain, 2017, 140(3): 555-567.

[5] DEVIGILI G, ELEOPRA R, PIERRO T, et al. Paroxysmal itch caused by gain-of-function Nav1.7 mutation [J]. Pain, 2014, 155(9): 1702-1707.

[6] BASBAUM A I, BRAZ J M. Cell transplants to treat the "disease" of neuropathic pain and itch [J]. Pain, 2016, 157 Suppl 1:S42-47.

[7] STEINHOFF M, SCHMELZ M, SZABO I L, et al. Clinical presentation, management, and pathophysiology of neuropathic itch [J]. Lancet Neurol, 2018, 17(8): 709-720.

[8] SHIMADA S G, LAMOTTE R H. Behavioral differentiation between itch and pain in mouse [J]. Pain, 2008, 139(3): 681-687.

[9] QU L, FAN N, MA C, et al. Enhanced excitability of MRGPRA3- and MRGPRD-positive nociceptors in a model of inflammatory itch and pain [J]. Brain, 2014, 137(Pt 4): 1039-1050.

[10] BRENAUT E, MARCORELLES P, GENESTET S, et al. Pruritus: an underrecognized symptom of small-fiber

neuropathies [J]. J Am Acad Dermatol, 2015, 72(2): 328-332.

[11] LIU T, JI R R. New insights into the mechanisms of itch: are pain and itch controlled by distinct mechanisms [J]. Pflugers Arch, 2013, 465(12): 1671-1685.

[12] BURKHART C G, BURKHART H R. Contact irritant dermatitis and anti-pruritic agents: the need to address the itch [J]. J Drugs Dermatol, 2003, 2(2): 143-146.

[13] GREAVES M W. New pathophysiological and clinical insights into pruritus [J]. J Dermatol, 1993, 20(12): 735-740.

[14] SCHMELZ M, SCHMIDT R, BICKEL A, et al. Specific C-receptors for itch in human skin [J]. J Neurosci, 1997, 17(20): 8003-8008.

[15] GRUNDMANN S, STANDER S. Chronic pruritus: clinics and treatment [J]. Ann Dermatol, 2011, 23(1): 1-11.

[16] YONOVA D. Pruritus in certain internal diseases [J]. Hippokratia, 2007, 11(2): 67-71.

[17] TIVOLI Y A, RUBENSTEIN R M. Pruritus: an updated look at an old problem [J]. J Clin Aesthet Dermatol, 2009, 2(7): 30-36.

[18] ANZELC M, BURKHART C G. Pain and pruritus: a study of their similarities and differences [J]. Int J Dermatol, 2020, 59(2): 159-164.

[19] TWYCROSS R, GREAVES M W, HANDWERKER H, et al. Itch: scratching more than the surface [J]. QJM, 2003, 96(1): 7-26.

[20] OAKLANDER A L. Common neuropathic itch syndromes [J]. Acta Derm Venereol, 2012, 92(2): 118-125.

[21] ELLIS C. Notalgia paresthetica: the unreachable itch [J]. Dermatol Pract Concept, 2013, 3(1): 3-6.

[22] GARIBYAN L, RHEINGOLD C G, LERNER E A. Understanding the pathophysiology of itch [J]. Dermatol Ther, 2013, 26(2): 84-91.

[23] MISERY L, DUTRAY S, CHASTAING M, et al. Psychogenic itch [J]. Transl Psychiatry, 2018, 8(1): 52.

[24] JI R R. Neuroimmune interactions in itch: Do chronic itch, chronic pain, and chronic cough share similar mechanisms? [J]. Pulm Pharmacol Ther, 2015, 35:81-86.

[25] ROSS S E. Pain and itch: insights into the neural circuits of aversive somatosensation in health and disease [J]. Curr Opin Neurobiol, 2011, 21(6): 880-887.

[26] WILSON S R, GERHOLD K A, BIFOLCK-FISHER A, et al. TRPA1 is required for histamine-independent, Mas-related G protein-coupled receptor-mediated itch [J]. Nat Neurosci, 2011, 14(5): 595-602.

[27] LIU Q, WENG H J, PATEL K N, et al. The distinct roles of two GPCRs, MrgprC11 and PAR2, in itch and hyperalgesia [J]. Sci Signal, 2011, 4(181): ra45.

[28] HAN S K, SIMON M I. Intracellular signaling and the origins of the sensations of itch and pain [J]. Sci Signal, 2011, 4(187): er3.

[29] BIRO T, TOTH B I, MARINCSAK R, et al. TRP channels as novel players in the pathogenesis and therapy of itch [J]. Biochim Biophys Acta, 2007, 1772(8): 1004-1021.

[30] BUSHNELL M C, CEKO M, LOW L A. Cognitive and emotional control of pain and its disruption in chronic pain [J]. Nat Rev Neurosci, 2013, 14(7): 502-511.

[31] LAMOTTE R H, DONG X, RINGKAMP M. Sensory neurons and circuits mediating itch [J]. Nat Rev Neurosci, 2014, 15(1): 19-31.

[32] CEVIKBAS F, WANG X, AKIYAMA T, et al. A sensory neuron-expressed IL-31 receptor mediates T helper cell-dependent itch: Involvement of TRPV1 and TRPA1 [J]. J Allergy Clin Immunol, 2014, 133(2): 448-460.

[33] KREMER A E, FERAMISCO J, REEH P W, et al. Receptors, cells and circuits involved in pruritus of systemic disorders [J]. Biochim Biophys Acta, 2014, 1842(7): 869-892.

[34] BAUTISTA D M, WILSON S R, HOON M A. Why we scratch an itch: the molecules, cells and circuits of itch [J].

Nat Neurosci, 2014, 17(2): 175-182.

[35] MU D, DENG J, LIU K F, et al. A central neural circuit for itch sensation [J]. Science, 2017, 357(6352): 695-699.

[36] SUN S, XU Q, GUO C, et al. Leaky gate model: intensity-dependent coding of pain and itch in the spinal cord [J]. Neuron, 2017, 93(4): 840-853.e5.

[37] ALBISETTI G W, PAGANI M, PLATONOVA E, et al. Dorsal horn gastrin-releasing peptide expressing neurons transmit spinal itch but not pain signals [J]. J Neurosci, 2019, 39(12): 2238-2250.

[38] STANDER S, SIEPMANN D, HERRGOTT I, et al. Targeting the neurokinin receptor 1 with aprepitant: a novel antipruritic strategy [J]. PLoS One, 2010, 5(6): e10968.

[39] IMAMACHI N, PARK G H, LEE H, et al. TRPV1-expressing primary afferents generate behavioral responses to pruritogens via multiple mechanisms [J]. Proc Natl Acad Sci U S A, 2009, 106(27): 11330-11335.

[40] LEE J H, PARK C K, CHEN G, et al. A monoclonal antibody that targets a NaV1.7 channel voltage sensor for pain and itch relief [J]. Cell, 2014, 157(6): 1393-1404.

[41] VELASCO M, O'SULLIVAN C, SHERIDAN G K. Lysophosphatidic acid receptors (LPARs): potential targets for the treatment of neuropathic pain [J]. Neuropharmacology, 2017, 113(Pt B): 608-617.

[42] ZYLKA M J, RICE F L, ANDERSON D J. Topographically distinct epidermal nociceptive circuits revealed by axonal tracers targeted to Mrgprd [J]. Neuron, 2005, 45(1): 17-25.

[43] WANG C, GU L, RUAN Y, et al. Facilitation of MrgprD by TRP-A1 promotes neuropathic pain [J]. FASEB J, 2019, 33(1): 1360-1373.

[44] WILSON S R, THE L, BATIA L M, et al. The epithelial cell-derived atopic dermatitis cytokine TSLP activates neurons to induce itch [J]. Cell, 2013, 155(2): 285-295.

[45] HANDWERKER H O. Itch hypotheses: from pattern to specificity and to population coding [M]//CARSTENS E, AKIYAMA T. Itch: Mechanisms and Treatment. Boca Raton (FL):CRC Press, 2014.

[46] DAVIDSON S, MOSER H, GIESLER G. Ascending pathways for itch [M]//CARSTENS E, AKIYAMA T. Itch: Mechanisms and Treatment. Boca Raton (FL):CRC Press, 2014.

[47] ANDREW D, CRAIG A D. Spinothalamic lamina I neurons selectively sensitive to histamine: a central neural pathway for itch [J]. Nat Neurosci, 2001, 4(1): 72-77.

[48] ARESH B, FREITAG F B, PERRY S, et al. Spinal cord interneurons expressing the gastrin-releasing peptide receptor convey itch through VGLUT2-mediated signaling [J]. Pain, 2017, 158(5): 945-961.

[49] MISHRA S K, HOON M A. The cells and circuitry for itch responses in mice [J]. Science, 2013, 340(6135): 968-971.

[50] BADER M, ALENINA N, ANDRADE-NAVARRO M A, et al. MAS and its related G protein-coupled receptors, Mrgprs [J]. Pharmacol Rev, 2014, 66(4): 1080-1105.

[51] BUDDENKOTTE J, STEINHOFF M. Pathophysiology and therapy of pruritus in allergic and atopic diseases [J]. Allergy, 2010, 65(7): 805-821.

[52] REDDY V B, IUGA A O, SHIMADA S G, et al. Cowhage-evoked itch is mediated by a novel cysteine protease: a ligand of protease-activated receptors [J]. J Neurosci, 2008, 28(17): 4331-4335.

[53] SUN Y G, ZHAO Z Q, MENG X L, et al. Cellular basis of itch sensation [J]. Science, 2009, 325(5947): 1531-1534.

[54] LIU Q, SIKAND P, WENG H J, et al. Mrgprs are itch receptors [J]. Acta Derm-Venereol, 2011, 91(5): 619.

[55] LIU Q, TANG Z X, SURDENIKOVA L, et al. Sensory neuron-specific GPCR mrgprs are itch receptors mediating chloroquine-induced pruritus [J]. Cell, 2009, 139(7): 1353-1365.

[56] LIU Q, SIKAND P, MA C, et al. Mechanisms of itch evoked by beta-alanine [J]. J Neurosci, 2012, 32(42): 14532-14537.

[57] LIU Q, WENG H J, PATEL K N, et al. The distinct roles of two GPCRs, MrgprC11 and PAR2, in itch and hyperalgesia [J]. Sci Signal, 2011, 4(181): ra45.

[58] SIKAND P, DONG X Z, LAMOTTE R H. BAM8-22 peptide produces itch and nociceptive sensations in humans independent of histamine release [J]. J Neurosc, 2011, 31(20): 7563-7567.

[59] WOOTEN M, WENG H J, HARTKE T V, et al. Three functionally distinct classes of C-fibre nociceptors in primates [J]. Nat Commun, 2014, 5:4122.

[60] RU F, SUN H, JURCAKOVA D, et al. Mechanisms of pruritogen-induced activation of itch nerves in isolated mouse skin [J]. J Physiol-London, 2017, 595(11): 3651-3666.

[61] AKIYAMA T, TOMINAGA M, DAVOODI A, et al. Cross-sensitization of histamine-hndependent itch in mouse primary sensory neurons [J]. Neuroscience, 2012, 226:305-312.

[62] REDDY V B, SUN S H, AZIMI E, et al. Redefining the concept of protease-activated receptors: cathepsin S evokes itch via activation of Mrgprs [J]. Nat Commun, 2015, 6:7864.

[63] ZHANG X, WU Z, HAYASHI Y, et al. Peripheral role of cathepsin S in Th1 cell-dependent transition of nerve injury-induced acute pain to a chronic pain state [J]. J Neurosci, 2014, 34(8): 3013-3022.

[64] O'BRIEN M S, PHILPOTT H T A, MCDOUGALL J J. Targeting the Nav1.8 ion channel engenders sex-specific responses in lysophosphatidic acid-induced joint neuropathy [J]. Pain, 2019, 160(1): 269-278.

[65] HUANG S J, YAN J Q, LUO H, et al. IL-33/ST2 signaling contributes to radicular pain by modulating MAPK and NF-kappaB activation and inflammatory mediator expression in the spinal cord in rat models of noncompressive lumber disk herniation [J]. J Neuroinflammation, 2018, 15(1): 12.

[66] RUZICKA T, MIHARA R. Anti-interleukin-31 receptor a antibody for atopic dermatitis [J]. N Engl J Med, 2017, 376(21): 2093.

[67] LI C L, LI K C, WU D, et al. Somatosensory neuron types identified by high-coverage single-cell RNA-sequencing and functional heterogeneity [J]. Cell Res, 2016, 26(8): 967.

[68] LAMOTTE R H, DONG X Z, RINGKAMP M. Sensory neurons and circuits mediating itch [J]. Nat Rev Neurosci, 2014, 15(1): 19-31.

[69] AKIYAMA T, IODI CARSTENS M, CARSTENS E. Transmitters and pathways mediating inhibition of spinal itch-signaling neurons by scratching and other counterstimuli [J]. PLoS One, 2011, 6(7): e22665.

[70] SIKAND P, SHIMADA S G, GREEN B G, et al. Similar itch and nociceptive sensations evoked by punctate cutaneous application of capsaicin, histamine and cowhage [J]. Pain, 2009, 144(1/2): 66-75.

[71] SCHMELZ M. Itch and pain [J]. Neurosci Biobehav Rev, 2010, 34(2): 171-176.

[72] NAMER B, REEH P. Scratching an itch [J]. Nat Neurosci, 2013, 16(2): 117-118.

[73] KWA K A A, PIJPE A, RASHAAN Z M, et al. Course and predictors of pruritus following burns: a multilevel analysis [J]. Acta Derm Venereol, 2018, 98(7): 636-640.

[74] PEREIRA M P, POGATZKI-ZAHN E, SNELS C, et al. There is no functional small-fibre neuropathy in prurigo nodularis despite neuroanatomical alterations [J]. Exp Dermatol, 2017, 26(10): 969-971.

[75] SCHUHKNECHT B, MARZINIAK M, WISSEL A, et al. Reduced intraepidermal nerve fibre density in lesional and nonlesional prurigo nodularis skin as a potential sign of subclinical cutaneous neuropathy [J]. Br J Dermatol, 2011, 165(1): 85-91.

[76] MISHRA S K, HOON M A. Transmission of pruriceptive signals [J]. Handb Exp Pharmacol, 2015, 226:151-162.

[77] LIU X Y, LIU Z C, SUN Y G, et al. Unidirectional cross-activation of GRPR by MOR1D uncouples itch and analgesia induced by opioids [J]. Cell, 2011, 147(2): 447-458.

[78] SOLORZANO C, VILLAFUERTE D, MEDA K, et al. Primary afferent and spinal cord expression of gastrin-releasing peptide: message, protein, and antibody concerns [J]. J Neurosci, 2015, 35(2): 648-657.

[79] GRONHAGEN C M, TEY H L. Meralgia paresthetica successfully treated with topical 0.1% tacrolimus: a

case report [J]. Int J Dermatol, 2016, 55(1): e32-33.

[80] HUANG C C, YANG W, GUO C, et al. Anatomical and functional dichotomy of ocular itch and pain [J]. Nat Med, 2018, 24(8): 1268-1276.

[81] KRAMER S, BAEUMLER P, GEBER C, et al. Somatosensory profiles in acute herpes zoster and predictors of postherpetic neuralgia [J]. Pain, 2019, 160(4): 882-894.

[82] OAKLANDER A L, COHEN S P, RAJU S V. Intractable postherpetic itch and cutaneous deafferentation after facial shingles [J]. Pain, 2002, 96(1/2): 9-12.

[83] OAKLANDER A L, BOWSHER D, GALER B, et al. Herpes zoster itch: preliminary epidemiologic data [J]. J Pain, 2003, 4(6): 338-343.

[84] OAKLANDER A L. Neuropathic itch [J]. Semin Cutan Med Surg, 2011, 30(2): 87-92.

[85] HASSAN S, COHEN P R. Postherpetic pruritus: a potential complication of herpes zoster virus infection [J]. Cureus, 2019, 11(9): e5665.

[86] PICCOLO V, BARONI A, RUSSO T, et al. Ruocco's immunocompromised cutaneous district [J]. Int J Dermatol, 2016, 55(2): 135-141.

[87] RUOCCO V, RUOCCO E, BRUNETTI G, et al. Wolf's post-herpetic isotopic response: Infections, tumors, and immune disorders arising on the site of healed herpetic infection [J]. Clin Dermatol, 2014, 32(5): 561-568.

[88] MITTAL A, SRIVASTAVA A, BALAI M, et al. A study of postherpetic pruritus [J]. Indian Dermatol Online J, 2016, 7(4): 343-344.

[89] SEMIONOV V, SHVARTZMAN P. Post herpetic itching--a treatment dilemma [J]. Clin J Pain, 2008, 24(4): 366-368.

[90] ELKERSH M A, SIMOPOULOS T T, MALIK A B, et al. Epidural clonidine relieves intractable neuropathic itch associated with herpes zoster-related pain [J]. Reg Anesth Pain Med, 2003, 28(4): 344-346.

[91] PETERSON R C, PATEL L, CUBERT K, et al. Serial stellate ganglion blocks for intractable postherpetic itching in a pediatric patient: a case report [J]. Pain Physician, 2009, 12(3): 629-632.

[92] VAN WIJCK A J M, AERSSENS Y R. Pain, itch, quality of life, and costs after herpes zoster [J]. Pain Pract, 2017, 17(6): 738-746.

[93] ERTURK I E, ARICAN O, OMURLU I K, et al. Effect of the pruritus on the quality of life: a preliminary study [J]. Ann Dermatol, 2012, 24(4): 406-412.

[94] YEZIERSKI R P, LIU S, RUENES G L, et al. Excitotoxic spinal cord injury: behavioral and morphological characteristics of a central pain model [J]. Pain, 1998, 75(1): 141-155.

[95] LOMBARD M C, NASHOLD B S, ALBE-FESSARD D, et al. Deafferentation hypersensitivity in the rat after dorsal rhizotomy: a possible animal model of chronic pain [J]. Pain, 1979, 6(2): 163-174.

[96] MOGIL J S, WILSON S G, BON K, et al. Heritability of nociception II. 'Types' of nociception revealed by genetic correlation analysis [J]. Pain, 1999, 80(1/2): 83-93.

[97] SHIR Y, RATNER A, SELTZER Z. Diet can modify autotomy behavior in rats following peripheral neurectomy [J]. Neurosci Lett, 1997, 236(2): 71-74.

[98] ROSS S E, MARDINLY A R, MCCORD A E, et al. Loss of inhibitory interneurons in the dorsal spinal cord and elevated itch in Bhlhb5 mutant mice [J]. Neuron, 2010, 65(6): 886-898.

[99] HAN L, MA C, LIU Q, et al. A subpopulation of nociceptors specifically linked to itch [J]. Nat Neurosci, 2013, 16(2): 174-182.

[100] KWAK I S, CHOI Y H, JANG Y C, et al. Immunohistochemical analysis of neuropeptides (protein gene product 9.5, substance P and calcitonin gene-related peptide) in hypertrophic burn scar with pain and itching [J]. Burns, 2014, 40(8): 1661-1667.

第四篇 带状疱疹神经痛的干预策略

急性带状疱疹相关的疼痛往往难以忍受，应该积极治疗。目前常用的几种药物对于疼痛的控制可能是有效的，应根据患者疼痛的严重程度、合并症、禁忌证、既往经验调整药物种类和剂量。应监测治疗效果，包括不良反应，并应使患者意识到疼痛随时间推移而波动。

有研究表明，对急性带状疱疹应用抗病毒药物、糖皮质激素和镇痛药物进行积极治疗，可以分别控制病毒复制、炎症和中枢敏化而预防带状疱疹后神经痛（PHN）。然而，尚缺乏高质量的证据支持这些药物的预防效应。接受伐昔洛韦或泛昔洛韦治疗的患者中达 20% 仍在 6 个月后确诊为 PHN，因此必须寻找其他潜在的疗效更优的治疗方法。

在药物治疗的同时，人们不断摸索各种介入治疗技术运用于临床。现有的数据为脊髓电刺激、硬膜外注射、神经阻滞和鞘内注射治疗提供了循证医学支持。然而，多数介入治疗的依据是较弱/有限或不足的[1]。上述方法的重点在于镇痛、多种药物联合、滴定加量、长期使用及各种非药物治疗手段的并存，本身也提示现有的干预策略疗效并不理想。

基于机制的治疗策略为临床研究提供了一个新思路。PHN 是最典型的神经病理性疼痛，是一种特殊类型的神经损伤。这是病毒从神经元到神经末梢由内而外的全程蚕食，是病毒从轴突中心向外周髓鞘的破坏。它不仅仅局限于某种类型的神经元，或破坏了某几个离子通道或受体，临床上会有多种多样的疼痛表现，让人寝食难安，长此以往，饱受折磨的老年人会有生不如死的感叹。此病毒的嗜神经亲皮肤特性决定了皮下神经纤维丛及神经末梢是重灾区。我们不仅要关注患者的疼痛，更应该关注痛区皮下被掩盖的神经损伤。临床上不仅要镇痛，还要治痛。

第十七章 带状疱疹的治疗策略

带状疱疹发作后出现 PHN 的绝对风险为 3% ～ 30%[2]。在治疗急性带状疱疹的安慰剂试验报道中风险可能会更高。这种差异的主要原因是 PHN 定义上和试验设计上的不同。试验中年龄分布不同也是产生差异的另一个原因。由于 PHN 的风险与年龄高度相关，从而在每一个连续的 10 年中，PHN 的风险因子增加了 1.22 ～ 3.11 倍[3]。

随着人口寿命的延长，预计 PHN 的总患病率将会上升，从而增加公共卫生负担。PHN 治疗非常棘手，因此要在预防上下功夫。尽管预防带状疱疹（以及 PHN）的疫苗已经开始使用，但疫苗没有得到广泛推广[4]，还有一些接种过疫苗的个体仍然出现了 PHN[5,6]。因此，有必要进一步研究预防 PHN 的有效措施。

有学者提出在出现急性带状疱疹时进行积极干预可能会阻止 PHN 形成，但结果仍不一致。目前已提出的几种干预措施，包括应用抗病毒药物、糖皮质激素、抗抑郁药、阿片类镇痛药和进行各种局部或区域性神经阻滞。这些方法的基础是对 PHN 疼痛机制的认识。

第一节 规范性抗病毒治疗

带状疱疹急性期的一线治疗包括为期 7 ～ 10 天的抗病毒药物治疗，能有效缩短病程，加速皮疹愈合，减少新皮疹形成，减少病毒播散至内脏[7]。应在发疹后 24 ～ 72 小时开始使用，以迅速达到并维持有效浓度，获得最佳治疗效果[8-10]。目前国内获批的可应用于带状疱疹治疗的抗病毒药物有阿昔洛韦、伐昔洛韦、泛昔洛韦、溴夫定、膦甲酸钠等（表 17-1）。

表 17-1 治疗带状疱疹的抗病毒药物[11]

药物	特点	用法用量
阿昔洛韦*	在感染细胞内经病毒胸腺嘧啶核苷激酶磷酸化，生成阿昔洛韦三磷酸，后者可抑制病毒 DNA 聚合酶，终止病毒 DNA 链延伸	口服：每次 400 ～ 800mg，5 次 / 天，服用 7 天 静脉滴注：免疫受损或伴严重神经系统疾病患者每次 5 ～ 10mg/kg，每 8 小时 1 次，疗程 7 天
伐昔洛韦	阿昔洛韦的前体药物，口服吸收快，在胃肠道和肝内迅速转化为阿昔洛韦，其生物利用度是阿昔洛韦的 3~5 倍	口服：每次 300~1000mg，3 次 / 天，服用 7 天
泛昔洛韦	喷昔洛韦的前体药物，口服后迅速转化为喷昔洛韦，在细胞内维持较长的半衰期。作用机制同阿昔洛韦[12]，生物利用度高于阿昔洛韦，给药频率和剂量低于阿昔洛韦	口服：每次 250~500mg，3 次 / 天，服用 7 天

续表

药物	特点	用法用量
溴夫定	抗病毒作用具有高度选择性，抑制病毒复制的过程只在病毒感染的细胞中进行	口服：125mg/d，1次/天，服用7天
膦甲酸钠	通过非竞争性地阻断病毒DNA聚合酶的焦磷酸盐结合位点，防止DNA病毒链延伸	静脉滴注：每次40mg/kg，每8小时1次

a. 阿昔洛韦给药期间患者应充分饮水，防止阿昔洛韦在肾小管内沉淀而损害肾功能。

一、药物选择

核苷类抗病毒药物阿昔洛韦、伐昔洛韦和泛昔洛韦是治疗急性带状疱疹感染优选的抗病毒药物。无并发症带状疱疹的初始治疗采用口服抗病毒药物就足够了，除非患者有并发症，如急性视网膜坏死（acute retinal necrosis, ARN）和脑炎等。

应优先选择伐昔洛韦或泛昔洛韦，而不是阿昔洛韦，因为前两种药物所需的给药频率更低。小型的对比试验并未指明某种药物的疗效优于另一种[13-15]。

带状疱疹的治疗剂量如下：阿昔洛韦（800mg，每天5次）、伐昔洛韦（1000mg，每天3次）、泛昔洛韦（250mg或500mg，每天3次）或者溴夫定（125mg，每天1次）[11]。阿昔洛韦及其类似物的清除依赖于肾功能，因此在中至重度肾功能不全时需要调整剂量。抗病毒药物在所有试验中耐受性良好，在治疗期间或2周内未发现严重不良反应，在治疗组和安慰剂组中也同样无严重不良反应发生。阿昔洛韦试验中最常见的不良反应包括恶心、呕吐、腹泻和头痛等。

（一）阿昔洛韦

口服阿昔洛韦一直是带状疱疹治疗的主要方法。然而，其生物利用度较低，且每天需频繁给药（800mg，每天5次），这就促使人们研发了药代动力学更佳，且给药频率更低的新一代抗病毒药物（伐昔洛韦和泛昔洛韦）[16-20]。

一项纳入了4项安慰剂对照试验、共691例患者（平均62岁）的Meta分析显示，在皮疹出现后48～72小时接受阿昔洛韦（800mg，每天5次）治疗的患者，更有助于中度/重度急性神经炎消退[风险比（HR）为1.46；95% CI为1.1～1.93]和PHN（定义为皮疹消退后3～6个月时存在疼痛）消退（HR为1.8；95% CI为1.35～2.43）[16]。随后一项Meta分析额外纳入了另一项安慰剂对照试验，发现抗病毒治疗使发生PHN（定义为第6个月存在疼痛）的风险降低了46%[17]。

（二）泛昔洛韦

泛昔洛韦是喷昔洛韦的前体，胃肠道吸收较好。经胃肠道吸收后，该药在肠壁和肝脏快速转化为活性化合物喷昔洛韦，喷昔洛韦有广泛的抗VZV活性[20, 21]。

一项安慰剂对照临床试验纳入了 419 例免疫功能正常且无并发症的成年带状疱疹患者（平均 50 岁），对标准剂量（500mg，每天 3 次）和高剂量泛昔洛韦（750mg，每天 3 次）及安慰剂的有效性进行了比较[21]。所有患者都在发疹 72 小时内开始治疗，持续 7 天。随访 5 个月后发现，与安慰剂相比，泛昔洛韦可轻度提高皮损愈合速度（中位时间为 7 天 vs 5～6 天）。尽管 3 个治疗组的 PHN 发生率无差异，但与安慰剂组相比，无论使用哪种剂量，泛昔洛韦治疗都降低了 PHN 的中位持续时间（低剂量组为 62 天，高剂量组为 55 天，安慰剂组则为 119 天）。

（三）伐昔洛韦

伐昔洛韦的胃肠道吸收也较好。该药在体内会快速转化为阿昔洛韦，从而将阿昔洛韦的生物利用度提高至 3～5 倍[20, 22]。

一项随机双盲研究纳入了 1141 例免疫功能正常的带状疱疹成年人患者（平均 68 岁），在 6 个月的随访期中比较了伐昔洛韦（口服，1000mg，每天 3 次，持续 7 天或 14 天）和阿昔洛韦（口服，800mg，每天 5 次，持续 7 天）的有效性和安全性[22]。在所有治疗组中，皮损消退的速度都相近。但与阿昔洛韦相比，7 天或 14 天伐昔洛韦治疗可加速急性神经炎消退（疼痛中位持续时间：51 天 vs 38 天和 44 天）。此外，与阿昔洛韦组相比，伐昔洛韦的两个治疗组综合起来疼痛持续 6 个月的患者比例也稍低（26% vs 19%）。研究未观察到较长的伐昔洛韦疗程有额外的益处。

阿昔洛韦的研究比新型抗病毒药物伐昔洛韦和泛昔洛韦更广泛。在 Cochrane 综述中，没有符合条件的伐昔洛韦试验，只有一个泛昔洛韦试验[7]。在泛昔洛韦试验中，受试者随机接受 500mg 泛昔洛韦、750mg 泛昔洛韦或安慰剂，持续 7 天，皮疹愈合后随访 5 个月[21]。根据 Cochrane 综述，与安慰剂比较，服用 500 mg 泛昔洛韦患者发展为 PHN 的风险比为 1.15（95% CI 为 0.87～1.52），服用 750 mg 泛昔洛韦患者发展为 PHN 的风险比为 1.31（95% CI 为 1.01～1.71）。然而对文献的回顾揭示了更详细的不一致的结果。Dworkin 等[23] 在对数据的重新分析中发现，与安慰剂相比泛昔洛韦组在 6 个月的随访中疼痛的风险比降低。这种效果在 50 岁以上的人群中最为明显。而这些数据在 Cochrane 综述中没有考虑。

主要是由于对安慰剂对照组的限制，在 Cochrane 综述中缺少伐昔洛韦和泛昔洛韦试验的数据。随着确定阿昔洛韦为治疗急性带状疱疹的主要药物，新的抗病毒药物的安慰剂对照试验就显得缺乏伦理道德。因此，新型抗病毒药物的疗效研究主要以阿昔洛韦为活性药物对照组。这些研究的结果一致证明了伐昔洛韦和泛昔洛韦的优越性。此外伐昔洛韦、泛昔洛韦和溴夫定都有类似疗效。由于伐昔洛韦是阿昔洛韦的前体药物，可以推断其优势在于更有利的药代动力学（生物利用度增加），而不是生化和生理作用的差异。事实上与阿昔洛韦相比，伐昔洛韦有 4 倍于阿昔洛韦的血药浓度，而且给药更方便[22]。

目前抗病毒药物之间的疗效对比尚无统一的标准，如与阿昔洛韦比较，系统使用伐昔洛韦能有效缓解带状疱疹相关疼痛的强度及持续时间，但两者在缓解皮肤症状方面无显著性差异[24]；泛昔洛韦与阿昔洛韦、溴夫定与阿昔洛韦、泛昔洛韦与伐昔洛韦相比，对疼痛和皮肤症状缓解方面也无显著性差异[25-27]。

新型抗病毒药物 FV-100 为双环核苷类似物，每天给药 1 次可维持血药浓度在半量最大效应浓度以上。临床试验提示 [28]，FV-100 与伐昔洛韦相比，在缓解急性期疼痛及降低 PHN 发生率方面有一定优势，并且两者不良反应的发生率无显著性差异。

二、抗病毒治疗的时机及疗程

为了有效控制病毒复制和加速带状疱疹皮疹愈合，抗病毒治疗应尽早开始，对于出现临床症状 72 小时内就诊的无并发症带状疱疹患者，推荐给予抗病毒治疗，建议系统应用抗病毒药物 [29]。应在这个时间窗内开始抗病毒治疗，以最大限度发挥其潜在益处。

抗病毒治疗似乎在年龄超过 50 岁的患者中获益最大，这些患者带状疱疹的疼痛持续时间通常更长 [16, 21]。虽然抗病毒治疗对 50 岁以下患者的疗效尚未得到充分研究，但发生不良事件的风险极低。

目前尚缺少皮疹出现 72 小时后用药疗效的试验数据 [10]。针对一些简单的病例，即小于 50 岁、胸腰部单侧带状疱疹、不存在出现其他复杂合并症风险、皮疹出现已超过 72 小时的患者，部分学者认为不宜系统使用抗病毒药物治疗。但若患者在皮损出现超过 72 小时就诊且就诊时仍有新的皮损出现，应该给予抗病毒治疗，因为这提示仍有病毒复制 [30]。但对于皮损出现已超过 72 小时的免疫功能正常患者，启动抗病毒治疗的临床效用尚不清楚。对于皮损已结痂的患者，抗病毒治疗的作用可能很小。

对于伴中重度疼痛或严重皮疹，有新水疱出现，泛发性皮疹及合并带状疱疹眼炎、耳炎，免疫功能不全的患者，即使皮疹出现已超过 72 小时，仍应系统地进行抗病毒治疗。

一般抗病毒治疗疗程为 7 天。有研究显示，延长抗病毒治疗疗程与标准 7 天疗程之间的疗效无差别或只存在可疑性优势 [31]。如果抗病毒治疗 7 天后，仍有新水疱出现，排除误诊或对抗病毒药物耐药后，可延长疗程。

肾功能不全患者，要相应下调使用剂量。肾功能持续下降者，应立即停用阿昔洛韦，改用泛昔洛韦或其他抗病毒药物继续治疗。对于怀疑存在肾功能不全的患者初始给药前应检测肌酐水平，但溴夫定无须检测肌酐水平 [9, 10, 32]。

美国感染病学会（IDSA）指南推荐阿昔洛韦治疗 VZV 所致的脑膜炎 / 脑炎轻中度病例静脉滴注 10mg/kg，每 8 小时 1 次，连续治疗 10 ～ 14 天，而严重病例应持续治疗 14 ～ 21 天 [33]。

HIV 合并 VZV 感染，推荐使用阿昔洛韦或膦甲酸钠治疗。VZV 引起的球后视神经炎较为罕见，几乎只出现在 HIV 血清反应阳性的艾滋病患者中，同时可伴或不伴皮损，目前并无明确有效的治疗方案。但由于视神经炎可严重危害视力且组织病理学显示有炎性浸润，所以可考虑初始给予静脉滴注阿昔洛韦及糖皮质激素治疗，而对于阿昔洛韦治疗抵抗（耐药）的患者，推荐静脉滴注膦甲酸钠 [34]。

三、系统性抗病毒治疗的意义

多数研究认为[35-37]，系统应用抗病毒药物可有效缩短带状疱疹病程，减轻皮疹严重程度，加快皮疹恢复，减轻急性期疼痛，缓解急性期带状疱疹相关疼痛（zoster associated pain，ZAP）的严重程度及持续时间，有效改善患者的生活质量，在免疫抑制或其他易感患者中可减少并发症的发生率和强度[29]，减少病毒排出以降低传播风险。

多项证据表明，抗病毒治疗可加快带状疱疹皮损和急性神经炎消退[16, 17, 38]。然而，抗病毒治疗是否可预防 PHN 尚不清楚，这是因为相关研究的结果不一致，而导致结果不一致的部分原因是疼痛评估的方法、PHN 的定义及随访的时间长短都有差异[16, 17, 38, 39]。

四、抗病毒治疗对带状疱疹后神经痛的预防作用

抗病毒治疗能否预防 PHN 的发生目前并无明确定论[10]。部分学者认为，控制患者的 ZAP 可降低 PHN 的风险，也有一些国内外证据表明，疾病发展早期的抗病毒治疗可以降低 PHN 的发生率和严重程度，但研究结果尚不完全一致[29]。一项系统评价显示，与安慰剂相比，阿昔洛韦及泛昔洛韦均不能有效降低急性期后 4 ~ 6 个月 PHN 的发生率[7]。溴夫定与阿昔洛韦治疗带状疱疹临床随机对照试验显示，溴夫定可显著降低 PHN 的发生率[40]。关于免疫功能不全带状疱疹患者抗病毒药物治疗的随机对照试验提示，在局限性带状疱疹或播散性带状疱疹患者中，静脉滴注阿昔洛韦能有效降低相关并发症的发生率[41, 42]。

抗病毒药物可有效缩短病毒脱落停止的时间，减少新病灶的形成，减轻急性疼痛[37]。因为皮区病变的程度和范围是疼痛持续的一个预测因素，所以皮损多与急性和长期疼痛缓解较慢有关[3, 43]，抗病毒药物也可能有缓解疼痛或预防后续 PHN 的作用。然而，相关临床资料较少并且结论相互矛盾。大多数关于抗病毒药物疗效的试验主要是为研究急性带状疱疹而设计的，因此缺少对超过 1 个月的持续疼痛研究。

按照目前国外最常用的定义，将 PHN 定义为在皮疹发作后疼痛持续 90 天以上[44, 45]。这个定义基于对带状疱疹神经痛数据研究，它有助于将带状疱疹分为 3 个阶段，即急性期（0 ~ 30天）、亚急性期（31 ~ 90天）及慢性神经痛期（> 90天）。有些研究进行了进一步区分，在 0 ~ 100 分评分中大于 0 分即为疼痛，而至少达到 30 分为有临床意义的疼痛[46, 47]。

由于方法的不同，包括治疗类型的差异，随访的方法和对结果的定义等不同，难以对各个临床试验结果进行比较。为了说明这个问题的复杂性，发表了一些关于阿昔洛韦预防 PHN 的 Meta 分析，但结论也相互矛盾[7, 16, 17, 38, 39, 48, 49]。Meta 分析结果汇总见表 17-2，虽然疗效存在差异，但总体上支持抗病毒药物对 PHN 有预防作用。国际循证医学协作组定期进行系统回顾是健康证据的金标准，曾经发表了一篇关于在疱疹后 72 小时内开始对带状疱疹进行系统抗病毒治疗以预防 PHN 的综述[7]。这个综述包括 6 项试验，主要结果是疱疹发作后 6 个月出现 PHN 的风险。5 项试验采用口服阿昔洛韦，从参与者登记开始随访至少 6 个月。在意向性治疗的 Meta 分析中，阿昔洛韦与安慰剂比较，出疹后 4 周 PHN 的危险比为 0.83

（95% CI 为 0.71～0.96，有 4 项试验），出疹后 4 个月 PHN 的危险比为 0.75（95% CI 为 0.51～1.11，有 3 项试验），以及出疹后 6 个月 PHN 的危险比为 1.05（95% CI 为 0.87～1.27，有 2 项试验）。有高质量的证据表明口服阿昔洛韦不会显著降低 PHN 的发生率。

表 17-2　阿昔洛韦预防带状疱疹后神经痛的 Meta 分析

研究文献	样本量（n）	结局	结果（阿昔洛韦 vs 对照组）[a]
Chen 等 [7]			
文献 [19]、[50-53]	692	1 个月时疼痛	ITT：RR 0.83（0.71～0.96）
文献 [19]、[50-53]	609	4 个月时疼痛	ITT：RR 0.75（0.51～1.11）
文献 [19]、[53]	476	6 个月时疼痛	ITT：RR 1.05（0.87～1.27）
Crooks 等 [38]			
文献 [50-54]	689	6 个月时疼痛	11% vs 19%：RR 0.58（置信区间 N.R.）
文献 [50-54]	689	疼痛首次消退的时间	平均 50 天 vs 60 天
文献 [50-52]、[54]	313	疼痛完全消退的时间	平均 49 天 vs 86 天
Jackson 等 [17]			
文献 [19]、[50-52]、[54]	792	6 个月时疼痛	OR 0.54（0.36～0.81）
Lancaster 等 [49]			
未知 [b]	N.R.	1 个月时疼痛	任意剂量：RR 0.85（0.61～1.19） 800mg 剂量：RR 0.83（0.58～12.21）
未知 [b]	N.R.	4 个月时疼痛	任意剂量：RR 0.65（0.46～0.93） 800mg 剂量：RR 0.62（0.43～0.90）
未知来源 [b]	N.R.	6 个月时疼痛	任意剂量：RR 0.70（0.47～1.06） 800mg 剂量：RR 0.68（0.47～1.07）
Schmader 等 [48]			
文献 [52]、[53]、[55-59]	N.R.	1 个月后疼痛	OR 0.81（0.56～1.11）
Wood 等 [16]			
文献 [50-52]、[54]	691	4 个月时疼痛	任何疼痛：21% vs 43%；RD 22%（11%～33%） 中重度疼痛：6% vs 13%；RD 7%（0～14%）
文献 [50-54]	691	6 个月时疼痛	任何疼痛：12% vs 24%；RD 13%（4%～22%） 中重度疼痛：2% vs 9%；RD 7%（1%～12%）
文献 [50-52]、[54]	316	疼痛完全消退持续 30 天的时间	ITT：HR 1.81（1.35～2.43）
文献 [50-52]、[54]	316	中重度疼痛完全消退的时间	ITT：HR 1.46（1.11～1.93）
文献 [50-54]	691	疼痛首次消退的时间	ITT：HR 1.31（1.08～1.60）

a. 研究明确指出使用了 ITT 方法。数据可用时，括号内为 95% 置信区间；b. 未见报告，但总结了一些研究 [50-54, 59-61]。
注：HR，风险比；N.R.，未报告；OR，比值比；RD，风险差；RR，风险比；ITT，意向性治疗。

循证医学协作组的 Cochrane 综述总结了抗病毒药物和 PHN 风险的证据。然而在解释结果时，有几个方面应该注意。Meta 分析显示，在疱疹发作 4 个月后，PHN 的风险降低了1/4。这仅仅总结了 88 个事件，可能没有达到统计学意义。尽管如此，该疗效还是与临床相关，不应因为不到 0.05 水平而放弃 [62]。相比之下，皮疹发作 1 个月后观察到的效果虽然较低，但具有统计学意义，仍然得到了更多的关注。对原始数据的检验使人们对疱疹 6 个月后出现 PHN 的解释产生疑问。这个 Meta 分析是基于两项试验的结果。Wood 等研究表明 [53]，6个月时 PHN 患病率无明显差异（HR 为 1.03；95% CI 为 0.84 ~ 1.27），但是 Whitley 等 [19]报道 6 个月的 HR 为 1.39（95% CI 为 0.84 ~ 2.32），说明阿昔洛韦能促进疼痛缓解。然而Cochrane 综述报道 Whitley 研究的 HR 为 1.15（95% CI 为 0.70 ~ 1.91）。这一评估背后的细节没有具体说明 [7]。

虽然抗病毒药物对 PHN 的发生有重要的影响，但是其他报道的疗效结果也需要考虑，如疼痛程度和生活质量。正如 Cochrane 综述指出的，以前的抗病毒试验很少考虑这些方面。在 0 ~ 100 分评分体系内，Harding 和 Porter[51] 报道与安慰剂受试者相比，随机分配接受阿昔洛韦的患者，平均疼痛评分在 3 个月（0.6 vs 9.7）和 6 个月（1.0 vs 9.3）均较低。然而从绝对值来看，差异很小。Huff 等 [52] 发现在疼痛程度上没有差异，但没有报道其数据。Wood 等报道 [53] 与安慰剂组相比，抗病毒组在治疗过程中疼痛的平均减少幅度更大，但在随后的时间点没有进行平均减少幅度的分析。同样，有学者 [19] 认为只在第 1 个月出现效果，尽管在统计上不精确，但报道有些方面的风险比增加了，如急性神经炎停止的时间（HR 为1.47；95% CI 为 0.67 ~ 3.21）、睡眠持续时间（HR 为 1.18；95% CI 为 0.68 ~ 2.05）、回归正常活动（HR 为 1.63；95% CI 为 0.96 ~ 2.76）、停用镇痛药（HR 为 1.27；95% CI 为0.66 ~ 2.49）。因此，阿昔洛韦对 3 个月或 3 个月后疼痛严重程度和生活质量的影响仍不确定。

Cochrane 综述包括了一项全面的偏差风险评估，但它在初级研究中方法的信息不足 [7]。6 次试验中 5 次对评估的一个或多个参数的风险不明确，其中包括随机序列的生成、分组隐藏、参与者和全体人员盲法、结果评估盲法、结果数据不完整、选择性报告等偏差。只有 Wood 等 [53] 的阴性研究为关键评价提供了所必需的数据，并且认为所有参数都存在低偏差风险。然而这项研究也有不足之处，如疼痛首次停止后失访。事实上一项小型随访研究估计，12% 的试验参与者出现了疼痛复发 [63]。

总之，目前关于急性带状疱疹抗病毒治疗的效果及后续 PHN 风险的系统综述和各个临床试验正在受到挑战。重要的是，对疼痛严重程度和生活质量影响的数据极为缺乏。虽然这一证据不足排除了关于抗病毒药物作用的确切结论，但大多数研究都是有效的。特别是新的抗病毒药物已经显示出了良好的疗效。无论长期效果如何，抗病毒药物都能减少病毒的脱落，加速皮疹愈合，并减轻带状疱疹的急性疼痛，再加上极少的不良事件和较低的抗病毒耐受性，证明它们在治疗带状疱疹中的应用是合理的。

第二节　特殊人群带状疱疹的治疗

对于特殊人群的治疗，2016 欧洲指南更注重相应部位的专科管理，如耳、眼部位需要专科医师密切监测。对于儿童、妇女、肾功能障碍者需谨慎用药及密切关注[10]。

一、肾功能障碍

对于伴有肾功能损害的带状疱疹患者，抗病毒药物可选择口服溴夫定。溴夫定相对于其他抗病毒药物较少依赖肾脏排泄，无须对剂量做出调整。急性或慢性肾功能不全者不宜选用阿昔洛韦静脉滴注，因滴速过快可引起肾衰竭。口服阿昔洛韦、伐昔洛韦、泛昔洛韦时，剂量应按患者具体肾功能状态进行相应下调，并在治疗过程中对肾功能进行监测[29]。

二、眼带状疱疹

眼带状疱疹的治疗方案，特别是眼科情况的评估应充分参考眼科医师的意见。眼带状疱疹应足量、早期进行抗病毒治疗[29]。

急性视网膜坏死是眼带状疱疹的严重并发症，其发展迅速，并可能涉及对侧眼，需要立即治疗[64]。建议静脉应用抗病毒药物并持续口服 3 ～ 4 个月，以防止对侧眼受累，同时建议带状疱疹相关急性视网膜坏死患者在抗病毒治疗基础上，局部和系统使用糖皮质激素辅助抗炎治疗，泼尼松龙剂量为 0.5 ～ 1.0mg/（kg·d），疗程 7 ～ 10 天[10]。

三、耳带状疱疹

对累及面神经出现拉姆齐 - 亨特综合征或者伴有严重疼痛和脑神经损伤的耳带状疱疹患者，其治疗方案应与耳鼻喉科医师联合决定。联合应用抗病毒药物与糖皮质激素可控制病毒性面神经炎，并有助于后期恢复面部神经功能[65]。对伴有严重疼痛和脑神经损伤的耳带状疱疹，完成常规疗程后，可继续口服抗病毒药物 1 ～ 2 周[29]。

四、孕妇

由于缺乏对妊娠期间使用抗病毒药物安全性的系统评估数据，用药前应谨慎评估利弊。对妊娠期带状疱疹患者在缺乏并发症风险的情况下，不建议使用抗病毒药物[29]。对于有早期带状疱疹的妊娠女性，无论皮损数量多少，建议给予抗病毒治疗，以加快皮损愈合，减轻疼痛并缩短疼痛持续时间。然而，目前并没有证据表明妊娠女性发生并发症的风险增加，一些专家建议仅对有严重带状疱疹皮疹（如皮损＞ 50 处）的妊娠女性和有急性神经炎的妊娠女性予以抗病毒治疗[37]。

一项大样本回顾分析对照研究中，妊娠期使用阿昔洛韦，并未增加婴儿出生缺陷风险。伐昔洛韦和泛昔洛韦在妊娠期的应用观察病例较少，尚无有效结论[66]。因此，妊娠期带状疱疹患者在出现可能复杂病情的风险因素情况下，建议使用阿昔洛韦。妊娠晚期患者可口服阿昔洛韦或伐昔洛韦,严重者静脉滴注阿昔洛韦,但妊娠 20 周前应慎用。哺乳期口服阿昔洛韦未见哺乳异常[67],但口服泛昔洛韦需停止哺乳[11]。

一般来说,优选口服阿昔洛韦(800mg,每天 5 次),而不是其他抗病毒药物,这是因为口服阿昔洛韦在妊娠女性中的使用经验最丰富。尽管目前尚无临床试验评估特异性抗病毒药物在妊娠期带状疱疹感染女性中的应用,但阿昔洛韦在单纯疱疹感染和水痘性肺炎中的经验提示该药物在妊娠期使用是安全的。

五、儿童

儿童带状疱疹多发于免疫功能异常的人群,幼儿期(尤其是 1 岁以内)发生过水痘或曾在母体内有过宫内感染的儿童也易发生[68, 69]。如无并发症的风险,儿童带状疱疹不建议使用抗病毒药物。若存在复杂病情的风险因素,如头面部中到重度疼痛、有出血或坏死性皮损、累及一个以上神经皮节、播散性带状疱疹、累及黏膜、免疫功能不全、合并严重的其他皮肤病(如特应性皮炎)、长期使用水杨酸或糖皮质激素治疗,建议使用抗病毒药物[11, 29]。对于儿童带状疱疹的治疗,要明确患儿是否存在免疫缺陷[70]。有研究表明[71],免疫缺陷儿童发生带状疱疹的早期,使用阿昔洛韦治疗可显著减轻病毒在内脏的播散,并降低患儿的病死率。婴儿期、母妊娠期患水痘的儿童较易发生带状疱疹,但发病较成年人轻,可口服阿昔洛韦 20mg/kg,4 次 / 天;或权衡利弊,与患儿家长充分沟通后,慎重口服泛昔洛韦,体重 < 40kg者,每次 12.5mg/kg,每 8 小时 1 次,体重 ≥ 40kg 者,250 ~ 500mg,每 8 小时 1 次[72, 73]。重症患儿可静脉滴注阿昔洛韦,≤ 500mg/m^2 或 ≤ 15mg/kg,每 8 小时 1 次[74]。

六、难治性带状疱疹

在药物治疗 10 ~ 21 天还没有疗效的情况下,特别当患者出现疣状 VZV 感染症状时,应考虑病毒对阿昔洛韦临床耐药,需要应用替代药物治疗,如溴夫定或泛昔洛韦[29]。

七、内脏带状疱疹

带状疱疹内脏播散多见于免疫功能低下的患者,个别患者内脏表现早于皮肤损害时,易误诊,且致死率极高(55%)。一旦疑诊内脏带状疱疹,应立即静脉滴注阿昔洛韦抗病毒治疗。老年人易出现皮肤、内脏播散及合并症,宜采用高效低毒的抗病毒药物积极治疗。排除禁忌证也可使用糖皮质激素治疗[11]。

八、免疫功能低下或人类免疫缺陷病毒感染者

所有免疫功能低下的患者带状疱疹发作后都应启用抗病毒治疗,即使症状出现的时间

已超过 72 小时。对于免疫功能严重低下的患者（如器官移植受者），迅速启动治疗尤为重要[75]。治疗的关键是减少病毒在皮肤、内脏的播散。对于免疫功能低下的播散性带状疱疹患者，应住院接受静脉滴注阿昔洛韦治疗。应尽早抗病毒治疗，严重者每 8 小时静脉滴注阿昔洛韦 10mg/kg；对于阿昔洛韦治疗抵抗的患者，推荐静脉滴注膦甲酸钠，此类患者一般不用糖皮质激素[29]。

第三节 糖皮质激素

急性带状疱疹时伴有炎症，病理研究表明，周围神经系统都有炎性反应，包括病毒性神经节炎，脊髓背角神经元因炎性细胞浸润而破坏[76, 77]。过去 1 个世纪，糖皮质激素广泛应用于治疗急性带状疱疹，其主要目的是通过抗炎性反应抑制炎症过程，从而降低 PHN 的风险。现今对糖皮质激素的使用有较多的争议。临床上要根据带状疱疹临床症状的轻重及合并症情况决定是否应用糖皮质激素。2016 年欧洲带状疱疹指南明确了特殊类型带状疱疹糖皮质激素的具体用法。国内临床上糖皮质激素应用相对较广，需要在临床和循证医学方面进一步完善。

一、循证医学的证据

表 17-3 列出了糖皮质激素预防 PHN 的临床试验，Cochrane 协作组整理了关于这些试验的相关证据[78]。Cochrane 综述包括所有在皮疹发生 7 天内给予静脉滴注、肌内注射或口服糖皮质激素的试验，与未给予激素治疗或给予安慰剂的试验进行比较。5 项试验符合纳入标准，但一项 Meta 分析中仅纳入 2 项试验，对 114 例参与者进行定量评估[79, 80]，结果显示，糖皮质激素与安慰剂比较 6 个月时 PHN 发病的风险比（HR）为 0.95（95% CI 为 0.46 ~ 1.99）。其余研究缺乏皮疹发出后 1 个月以上 PHN 的详细数据，因此认为不适合一起分析。在所有 5 项试验（总共 755 例参与者）中，虽然糖皮质激素受试者中未发现播散性感染病例，但严重事件 HR 为 1.65（95% CI 为 0.51 ~ 5.29）和非严重事件 HR 为 1.30（95% CI 为 0.90 ~ 1.87）都可能会增加。根据这些数据，Cochrane 的综述得出结论，有中等质量的证据表明糖皮质激素治疗急性带状疱疹不会降低 PHN 的风险。Benoldi 等[81] 和 Keczkes 等[82] 的研究未纳入 Cochrane 综述，因为他们将糖皮质激素与卡马西平进行了比较。此外，作者没有说明是否使用了双盲法。

表 17-3 糖皮质激素预防带状疱疹后神经痛的随机对照研究

研究文献	研究人群	治疗组	结果（药物与对照组比较）[a]
单用糖皮质激素			
Benoldi 等[81]	重度疼痛；> 50 岁；发病 < 72 小时；n = 18	泼尼松龙从 35mg/d 逐渐减量共 31 天，相比于 100mg 卡马西平 q.i.d. 为期 28 天	2 个月后分别有 3/9（33%）比 2/9（22%）感到疼痛；6 个月后分别有 1/9（11%）比 1/9（11%）感到疼痛

续表

研究文献	研究人群	治疗组	结果（药物与对照组比较）[a]
Clemmensen 等[83] b	≥16岁；发病<7天；$n=40$	泼尼松龙从45mg/d逐渐减量共21天与安慰剂比较	治疗6周后分别4/19（21%）比1/19（5.3%）有持续性疼痛，2组平均疼痛评分相似
Eaglstein 等[79]	重度疼痛；≥21岁；发病平均5天；$n=35$	曲安奈德从48mg/d逐渐减量共21天与安慰剂比较	发病1个月后8/15（53%）比14/20（70%）有疼痛；4个月后2/15（13%）比6/20（30%）有疼痛；6个月后2/15（13%）比2/20（10%）有疼痛
Keczkes 和 Basheer[82]	重度疼痛；>50岁；发病平均5天；$n=40$	泼尼松龙从40mg/d逐渐减量共31天，相比于100mg卡马西平。q.i.d.为期28天	2个月后3/20（15%）比13/20（65%）有疼痛；1年后0/20（0%）比2/20（10%）有疼痛
糖皮质激素与阿昔洛韦联用			
Esmann 等[80] b	≥60岁；发病<96小时；$n=79$ c	泼尼松龙从40mg/d逐渐减量共21天，与安慰剂比。所有患者服阿昔洛韦800mg，每天5次，持续7天	2周后泼尼松龙+阿昔洛韦组35%而安慰剂+阿昔洛韦组50%有疼痛，3个月后35%比58%，26周后23%比24%有疼痛
Whitley 等[19]	局部疼痛；>50岁；发病<72小时；$n=201$ d	服阿昔洛韦800mg，每天5次，持续21天和（或）泼尼松龙从60mg/d逐渐减量共21天，与双安慰剂对照	ITT：招募6个月内疼痛消退时间，泼尼松龙+阿昔洛韦组与双安慰剂组比较HR为1.56（0.92～2.66）；泼尼松龙与双安慰剂组比较HR为1.26（0.72～2.21）；泼尼松龙±阿昔洛韦组与无泼尼松龙（双安慰剂组或阿昔洛韦组）比较HR为1.26（0.91～1.75）
Wood 等[31] b	至少中度疼痛；>18岁；发病<72小时；$n=198$	服阿昔洛韦800mg，每天5次，持续7天或21天+40mg/d泼尼松龙逐渐减量共21天，或安慰剂	泼尼松龙+21天阿昔洛韦组疼痛完全消退的中位数120天；安慰剂+21天阿昔洛韦组疼痛完全消退的中位数120天；泼尼松龙+7天阿昔洛韦组疼痛完全消退的中位数146天；安慰剂+7天阿昔洛韦组疼痛完全消退的中位数120天；泼尼松龙±阿昔洛韦组与无泼尼松龙（双安慰剂或阿昔洛韦组）比较HR为1.04（0.81～1.34）7天和21天阿昔洛韦组治疗后，疼痛中位数147比120，HR为1.09（0.84～1.40）（$n=202$）

a. 研究明确指出使用了ITT方法，数据如果可用，括号内为HR、RR和RD的95%置信区间；b. 包括在Han等[78]的Cochrane评价；c.84例患者入选，但有5例患者前1～2周因各种原因而被排除。这些患者的数据无法恢复，没有包含在Cochrane的ITT分析中；d.103例患者用于泼尼松+阿昔洛韦与双安慰剂比较，102例用于泼尼松与双安慰剂比较；201例主要是泼尼松的作用。

注：HR，风险比；ITT，意向性治疗；RD，风险差异；RR.风险比。

抗病毒药物与糖皮质激素联合治疗不能与糖皮质激素单一治疗相提并论。例如，在缺乏抗病毒治疗的情况下，糖皮质激素对PHN的抗炎作用可能被病毒传播风险增加所抵消。因此在Cochrane的Meta分析中仅汇集这两项试验可能会受到质疑，因为一项是曲安奈德与安慰剂对照试验[79]，另一项是泼尼松联合阿昔洛韦与单独阿昔洛韦进行比较[80]，6个月时PHN的风险比分别为1.33（95% CI 0.21～8.41）和0.88（95% CI 0.39～1.98）。由于样本量小，估计值差异的确定结论很有限。

只有3项试验检验了在抗病毒治疗中加入糖皮质激素的效果[19,31,80]。虽然这3项研究都发现了激素对带状疱疹急性神经痛的作用，但对于持续性疼痛的结果是相互矛盾的。Wood等[31]发现激素对急性疼痛和皮疹愈合有作用，但不能及时或第1次就完全缓解疼痛。Esmann 等[80] 的研究报道激素降低 3 个月和 6 个月的 PHN 风险，但评价非常不准确。Whitley 等[19] 使用一个 2×2 析因设计，患者随机接受阿昔洛韦和泼尼松，阿昔洛韦和泼尼松安慰剂、泼尼松和阿昔洛韦安慰剂或双安慰剂。评估了 6 个月时疼痛停止时间及 1 个月时生活质量，这些评估包括急性神经炎停止时间、不间断睡眠时间、100% 恢复正常活动时间、不使用镇痛药时间等。所有这些比较中，风险比都大于 1。有趣的是，阿昔洛韦加泼尼松与双安慰剂相比改善最快。然而由于样本量小，联合治疗和阿昔洛韦单一疗法缺乏直接比较，因此无法对阿昔洛韦中添加泼尼松的疗效做出任何肯定的结论。目前还没有试验检测糖皮质激素联合伐昔洛韦、泛昔洛韦或溴夫定的疗效。

二、糖皮质激素治疗带状疱疹的益处

通常认为糖皮质激素治疗可减轻炎症，减少神经元损伤，缓解疼痛，对预后有利[84]。糖皮质激素为应激激素，可在一定条件下提高机体耐受力。在 VZV 感染炎症初期，糖皮质激素的抗炎作用可减轻渗出和水肿，抑制炎性因子产生；在炎症后期，可抑制毛细血管和成纤维细胞增生，减轻瘢痕和粘连。此外，糖皮质激素具有镇痛作用，并且能干扰补体激活，减少炎症介质的产生，稳定溶酶体膜，防止溶酶体酶释放，减轻组织损伤[29]。

三、糖皮质激素治疗带状疱疹的弊端

部分学者认为，带状疱疹患者存在细胞免疫功能低下，而糖皮质激素的免疫抑制作用有可能造成病毒扩散，加重感染，对预后不利[85]。一些重症带状疱疹患者合并高血压、糖尿病，使用糖皮质激素会加重原有基础疾病的病情，但目前尚缺乏循证医学证据。有报道称，给予面部带状疱疹患者糖皮质激素治疗后，可引起皮疹泛发并脑膜脑炎，对于慢性皮肤病患者如银屑病、慢性湿疹等，使用糖皮质激素治疗诱发红皮病等[86]。

一项对 787 例系统应用糖皮质激素治疗的带状疱疹数据统计研究显示，急性期短期系统应用糖皮质激素并不能有效预防 PHN 发生，但可缓解急性期疼痛，加速皮损愈合[78]。提示严重带状疱疹患者在没有禁忌证基础上，在及时规范系统应用抗病毒药物治疗的同时，可将应用糖皮质激素作为辅助治疗措施。糖皮质激素必须在系统抗病毒治疗的基础上应用。

综上所述，目前仅有 3 项研究探讨糖皮质激素作为急性带状疱疹抗病毒治疗的补充药物的疗效。虽然他们提出了糖皮质激素对急性疱疹性神经痛和生活质量的有益影响，但在预防长期疼痛方面，证据是相互矛盾的。

第四节　阿片类和非阿片类镇痛药

急性带状疱疹时出现剧烈疼痛是 PHN 的危险因素之一[3, 43, 87, 88]。在 PHN 患者中观察到，急性带状疱疹期间，组织损伤引起周围神经的异常传入冲动可能导致中枢兴奋性长时程增

强和感觉功能缺失 [87-90]。理论上，急性期进行积极的镇痛治疗阻断这一机制，可阻止 PHN 形成和维持。对于轻中度疼痛，考虑给予对乙酰氨基酚、非甾体抗炎药或曲马多；对于中重度疼痛，可考虑使用阿片类药物，如吗啡或羟考酮，或治疗神经病理性疼痛的药物，如钙通道调节剂加巴喷丁、普瑞巴林等。

已经有几种用于治疗 PHN 的镇痛药物，包括三环类抗抑郁药（阿米替林、地昔帕明、去甲替林）、抗惊厥药（卡马西平、加巴喷丁、普瑞巴林）和阿片类药物（曲马多）。

Bowsher[91] 随机选取 80 例带状疱疹患者，在皮疹发病 48 小时内经社区医师确诊，睡前服用 25mg 阿米替林或安慰剂治疗，持续 90 天。3 个月后患者依然疼痛的比例为 26% 比 38%，6 个月后患者依然疼痛的比例为 16% 比 35%，提示阿米替林具有明显的预防作用。然而这项研究并没有重复，有几个原因使得难以解释结果。首先，研究者只进行了完成治疗分析，结果排除了 8 例患者，其中 3 例患者被随机分配到阿米替林组，3 例患者被分配到安慰剂组，2 例患者失访。其次，盲法可能不充分，因为患者被告知可能有口干的副作用。再次，没有控制其他治疗，导致接受阿昔洛韦治疗的患者比例有较大差异（阿米替林组 24%，安慰剂组 50%）。虽然研究者在阿昔洛韦治疗分层分析中提供了可靠的结果，但不能排除基线的差异。最后此研究未报告治疗的潜在不良反应和治疗禁忌证。这一点非常重要，因为阿米替林有许多不良反应，包括直立性低血压、心律失常和其他心电图异常，尤其是老年人和有心脏病的患者。由于这些不良反应，需要在治疗开始和剂量增加期间密切监测心电图。

在另一项小型随机试验中，采用抗惊厥药卡马西平，剂量为 100mg，每天 4 次，连续 28 天，与阿昔洛韦进行了比较，该试验包括 18 例年龄 50 岁以上的带状疱疹患者，出疹 72 小时内，并伴有重度疼痛 [81]。每组有 22% 的患者在皮疹后 2 个月出现疼痛。6 个月后阿昔洛韦组患者没有疼痛，而卡马西平组有 1/9（11%）患者仍有疼痛。研究者没有明确说明这项研究是否用盲法。一项类似的试验中，40 例患者被随机分配到卡马西平组或泼尼松龙组，结果显示 2 个月时分别有 65% 比 15% 的患者依然疼痛，1 年后疼痛的比例为 10% 比 0%[82]。但是方法的限制和样本量不足，难以对这两项研究进行解释。

在随机双盲安慰剂对照试验中，有学者比较了普瑞巴林的有效性 [92]。29 例年龄 30 ～ 80 岁患者，疱疹发作 7 ～ 14 天有中度至重度疼痛，随机分为普瑞巴林组和安慰剂组。普瑞巴林 75mg 每天 2 次，持续 3 周。普瑞巴林或安慰剂剂量增加到 150mg 后，根据疼痛和副作用的情况，给予羟考酮。在急性带状疱疹后 1 ～ 3 个月，接受普瑞巴林治疗的患者中 6/14（43%）仍然有疼痛，接受安慰剂治疗的患者中 7/15（47%）仍然有疼痛，6 个月后仍有疼痛的患者为 2/14（14%）比 3/15（20%）。结果显示有一定的积极作用，但样本量小，不能得出肯定的结论。此外，结果的解释受到方法的影响，如基线的差异、随机化不充分。例如，所有接受普瑞巴林治疗的患者都使用了抗病毒药物，而接受安慰剂治疗的患者中只有 80% 使用了抗病毒药物。此外在 3 周的治疗期间，由于允许使用其他镇痛药物，每一组患者的疼痛程度都有类似的下降。如果不控制其他镇痛药的使用，观察到的普瑞巴林的良好效果可能会减少。

Lee 等 [93] 进行了一项随机试验，调查低剂量加巴喷丁（900mg/d）在疱疹发作后 4 天内的预防作用。该研究纳入了 120 例有中度或重度疼痛的患者。研究者没有说明这项研究是否有安慰剂对照和盲法。3 个月时，加巴喷丁组中有 3.8% 的患者而无加巴喷丁组中有 6.1% 的患者确诊为 PHN，一般将 PHN 定义为 10 分制利克特（Likert）量表中疼痛评分为 4 分或 4 分以上。而加巴喷丁组患者在第 1 ～ 8 周这种程度疼痛的发生率更高。平均疼痛和生活质量评分在两组之间没有差异。这些结果表明低剂量加巴喷丁对急性和亚急性神经痛无明显疗效，对预防 PHN 作用不大。也许加巴喷丁的剂量太小，无法在所有患者中产生足够的镇痛效果。该研究根据疼痛情况继续给予 24 周加巴喷丁治疗。治疗延续到慢性阶段，使得加巴喷丁的预防作用和对已诊断 PHN 的治疗难以分开。在一项无对照的开放性研究中得出更有益的结果，该研究发现在抗病毒治疗中配合用加巴喷丁，与之前报道的试验结果相比，可以明显预防 PHN[94]。一些随机双盲对照试验表明，羟考酮控释片 [95]、普瑞巴林 [96, 97] 和加巴喷丁 [98, 99] 对急性疱疹性神经痛有短暂镇痛作用，但加巴喷丁的效果在其中一项试验中并不确定 [95]。假设急性疼痛减轻可以阻止 PHN 的形成，这些试验可能提供一些理论上的证据，证明这些药物有一定的预防 PHN 作用。不论是否使用阿片类药物，对乙酰氨基酚和非甾体抗炎药通常用于治疗轻微疼痛，然而这些药物对带状疱疹急性和慢性疼痛均无作用。

联合钙通道调节剂不仅能有效缓解疼痛，而且能减少 PHN 发生 [94]。研究显示，早期使用普瑞巴林可显著降低带状疱疹期疼痛评分，尤其在疱疹发作 7 天内使用，能显著降低 PHN 发生率[100]。老年带状疱疹患者的疼痛更常见且多为重度，严重影响生活各方面，如焦虑、睡眠障碍、无法正常工作或生活。研究显示，普瑞巴林联合羟考酮不仅能进一步降低 PHN 发生率，还可改善患者日常活动与睡眠，提高生活质量[101]。

综上所述，羟考酮、加巴喷丁、普瑞巴林可减轻急性疱疹性神经痛，但是它们作为抗病毒治疗的补充对 PHN 的影响还没有得到验证。已经有报道阿米替林、卡马西平和普瑞巴林的预防效应，但大多数研究存在较高的偏倚风险，而且样本量较小，那么观察到的效果是否具有因果关系就受到了质疑 [1]。

参 考 文 献

[1] WATSON C P N, GERSHON A A, OXMAN M N. Herpes Zoster: Postherpetic Neuralgia and Other Complications Focus on Treatment and Prevention [M/OL]. Berlin: Springer, 2017.

[2] KAWAI K, GEBREMESKEL B G, ACOSTA C J. Systematic review of incidence and complications of herpes zoster: towards a global perspective [J]. BMJ Open, 2014, 4(6): e004833.

[3] FORBES H J, THOMAS S L, SMEETH L, et al. A systematic review and meta-analysis of risk factors for postherpetic neuralgia [J]. Pain, 2016, 157(1): 30-54.

[4] KEATING G M. Shingles (herpes zoster) vaccine (zostavax(R)): a review of its use in the prevention of herpes zoster and postherpetic neuralgia in adults aged > /=50 years [J]. Drugs, 2013, 73(11): 1227-1244.

[5] MORRISON V A, JOHNSON G R, SCHMADER K E, et al. Long-term persistence of zoster vaccine efficacy [J]. Clin Infect Dis, 2015, 60(6): 900-909.

[6] OXMAN M N, LEVIN M J, JOHNSON G R, et al. A vaccine to prevent herpes zoster and postherpetic neuralgia in older adults [J]. N Engl J Med, 2005, 352(22): 2271-2284.

[7] CHEN N, LI Q, YANG J, et al. Antiviral treatment for preventing postherpetic neuralgia [J]. Cochrane Database Syst Rev, 2014, 2: CD006866.

[8] LAMOUREUX C, FLATRES C, VALLET S, et al. Aseptic meningitis caused by the Varicella-zoster virus after primary infection in an immunocompetent child: a case report [J]. Ann Biol Clin (Paris), 2018, 76(2): 234-236.

[9] WERNER R N, NIKKELS A F, MARINOVIC B, et al. European consensus-based (S2k) guideline on the management of herpes zoster-guided by the European Dermatology Forum (EDF) in cooperation with the European Academy of Dermatology and Venereology (EADV), part 1: diagnosis [J]. J Eur Acad Dermatol Venereol, 2017, 31(1): 9-19.

[10] WERNER R N, NIKKELS A F, MARINOVIC B, et al. European consensus-based (S2k) guideline on the management of herpes zoster - guided by the European Dermatology Forum (EDF) in cooperation with the European Academy of Dermatology and Venereology (EADV), part 2: treatment [J]. J Eur Acad Dermatol Venereol, 2017, 31(1): 20-29.

[11] 中国医师协会皮肤科医师分会带状疱疹专家共识工作组. 带状疱疹中国专家共识 [J]. 中华皮肤科杂志, 2018, 51(6): 403-408.

[12] JEON Y H. Herpes zoster and postherpetic neuralgia: practical consideration for prevention and treatment [J]. Korean J Pain, 2015, 28(3): 177-184.

[13] SHAFRAN S D, TYRING S K, ASHTON R, et al. Once, twice, or three times daily famciclovir compared with aciclovir for the oral treatment of herpes zoster in immunocompetent adults: a randomized, multicenter, double-blind clinical trial [J]. J Clin Virol, 2004, 29(4): 248-253.

[14] TYRING S K, BEUTNER K R, TUCKER B A, et al. Antiviral therapy for herpes zoster: randomized, controlled clinical trial of valacyclovir and famciclovir therapy in immunocompetent patients 50 years and older [J]. Arch Fam Med, 2000, 9(9): 863-869.

[15] POTT JUNIOR H, DE OLIVEIRA M F B, GAMBERO S, et al. Randomized clinical trial of famciclovir or acyclovir for the treatment of herpes zoster in adults [J]. Int J Infect Dis, 2018, 72:11-15.

[16] WOOD M J, KAY R, DWORKIN R H, et al. Oral acyclovir therapy accelerates pain resolution in patients with herpes zoster: a meta-analysis of placebo-controlled trials [J]. Clin Infect Dis, 1996, 22(2): 341-347.

[17] JACKSON J L, GIBBONS R, MEYER G, et al. The effect of treating herpes zoster with oral acyclovir in preventing postherpetic neuralgia. A meta-analysis [J]. Arch Intern Med, 1997, 157(8): 909-912.

[18] BIRON K K, ELION G B. In vitro susceptibility of varicella-zoster virus to acyclovir [J]. Antimicrob Agents Chemother, 1980, 18(3): 443-447.

[19] WHITLEY R J, WEISS H, GNANN J W, et al. Acyclovir with and without prednisone for the treatment of herpes zoster. A randomized, placebo-controlled trial. The National Institute of Allergy and Infectious Diseases Collaborative Antiviral Study Group [J]. Ann Intern Med, 1996, 125(5): 376-383.

[20] GNANN J W. New antivirals with activity against varicella-zoster virus [J]. Ann Neurol, 1994, 35 Suppl:S69-S72.

[21] TYRING S, BARBARASH R A, NAHLIK J E, et al. Famciclovir for the treatment of acute herpes zoster: effects on acute disease and postherpetic neuralgia. A randomized, double-blind, placebo-controlled trial. Collaborative Famciclovir Herpes Zoster Study Group [J]. Ann Intern Med, 1995, 123(2): 89-96.

[22] BEUTNER K R, FRIEDMAN D J, FORSZPANIAK C, et al. Valaciclovir compared with acyclovir for improved therapy for herpes zoster in immunocompetent adults [J]. Antimicrob Agents Chemother, 1995, 39(7): 1546-1553.

[23] DWORKIN R H, BOON R J, GRIFFIN D R, et al. Postherpetic neuralgia: impact of famciclovir, age, rash severity, and acute pain in herpes zoster patients [J]. J Infect Dis, 1998, 178 (Suppl 1):S76-S80.

[24] LIN W R, LIN H H, LEE S S, et al. Comparative study of the efficacy and safety of valaciclovir versus acyclovir in the treatment of herpes zoster [J]. J Microbiol Immunol Infect, 2001, 34(2): 138-142.

[25] GOPAL M G, SHANNOMA, KUMAR B C S, et al. A comparative study to evaluate the efficacy and safety of acyclovir and famciclovir in the management of herpes zoster [J]. J Clin Diagn Res, 2013, 7(12): 2904-2907.

[26] ONO F, YASUMOTO S, FURUMURA M, et al. Comparison between famciclovir and valacyclovir for acute pain in adult Japanese immunocompetent patients with herpes zoster [J]. J Dermatol, 2012, 39(11): 902-908.

[27] YALDIZ M, SOLAK B, KARA R O, et al. Comparison of famciclovir, valaciclovir, and brivudine treatments in adult immunocompetent patients with herpes zoster [J]. Am J Ther, 2018, 25(6): e626-e634.

[28] TYRING S K, LEE P, HILL G T, et al. FV-100 versus valacyclovir for the prevention of post-herpetic neuralgia and the treatment of acute herpes zoster-associated pain: A randomized-controlled trial [J]. J Med Virol, 2017, 89(7): 1255-1264.

[29] 杨慧兰. 带状疱疹中国专家共识解读 [J]. 中华皮肤科杂志, 2018, 51(9): 699-701.

[30] COHEN J I, BRUNELL P A, STRAUS S E, et al. Recent advances in varicella-zoster virus infection [J]. Ann Intern Med, 1999, 130(11): 922-932.

[31] WOOD M J, JOHNSON R W, MCKENDRICK M W, et al. A randomized trial of acyclovir for 7 days or 21 days with and without prednisolone for treatment of acute herpes zoster [J]. N Engl J Med, 1994, 330(13): 896-900.

[32] YOON H, RHEW K Y. Famciclovir as an antiviral agent for a patient with acute renal failure [J]. Int J Clin Pharm, 2013, 35(2): 173-175.

[33] TUNKEL A R, GLASER C A, BLOCH K C, et al. The management of encephalitis: clinical practice guidelines by the Infectious Diseases Society of America [J]. Clin Infect Dis, 2008, 47(3): 303-327.

[34] DUDA J F, CASTRO J G. Bilateral retrobulbar optic neuritis caused by varicella zoster virus in a patient with AIDS [J]. Br J Med Med Res, 2015, 5(11): 1381-1386.

[35] COHEN J I. Clinical practice: herpes zoster [J]. N Engl J Med, 2013, 369(3): 255-263.

[36] GNANN J W, WHITLEY R J. Clinical practice. Herpes zoster [J]. N Engl J Med, 2002, 347(5): 340-346.

[37] DWORKIN R H, JOHNSON R W, BREUER J, et al. Recommendations for the management of herpes zoster [J]. Clin Infect Dis, 2007, 44 (Suppl 1):S1-S26.

[38] CROOKS R J, JONES D A, FIDDIAN A P. Zoster-associated chronic pain: an overview of clinical trials with acyclovir [J]. Scand J Infect Dis Suppl, 1991, 80:62-68.

[39] LI Q, CHEN N, YANG J, et al. Antiviral treatment for preventing postherpetic neuralgia [J]. Cochrane Database Syst Rev, 2009, (2): CD006866.

[40] WASSILEW S W, WUTZLER P, BRIVDDIN HERPES ZOSTER STUDY Group. Oral brivudin in comparison with acyclovir for herpes zoster: a survey study on postherpetic neuralgia [J]. Antiviral Res, 2003, 59(1): 57-60.

[41] LEWIS D J, SCHLICHTE M J, DAO H. Atypical disseminated herpes zoster: management guidelines in immunocompromised patients [J]. Cutis, 2017, 100(5): 4,30, 321.

[42] KUCHAR E, SZENBORN L, LIS I, et al. Clinical presentation of herpes zoster in immunocompetent and immunocompromised hospitalized children treated with acyclovir [J]. J Pediatr Hematol Oncol, 2016, 38(5): 394-397.

[43] WHITLEY R J, WEISS H L, SOONG S J, et al. Herpes zoster: risk categories for persistent pain [J]. J Infect Dis, 1999, 179(1): 9-15.

[44] GEWANDTER J S, DWORKIN R H, TURK D C, et al. Research design considerations for chronic pain prevention clinical trials: IMMPACT recommendations [J]. Pain, 2015, 156(7): 1184-1197.

[45] ARANI R B, SOONG S J, WEISS H L, et al. Phase specific analysis of herpes zoster associated pain data: a new statistical approach [J]. Stat Med, 2001, 20(16): 2429-2439.

[46] COPLAN P M, SCHMADER K, NIKAS A, et al. Development of a measure of the burden of pain due to herpes zoster and postherpetic neuralgia for prevention trials: adaptation of the brief pain inventory [J]. J Pain, 2004, 5(6): 344-356.

[47] THYREGOD H G, ROWBOTHAM M C, PETERS M, et al. Natural history of pain following herpes zoster [J]. Pain, 2007, 128(1/2): 148-156.

[48] SCHMADER K E, STUDENSKI S. Are current therapies useful for the prevention of postherpetic neuralgia? A critical analysis of the literature [J]. J Gen Intern Med, 1989, 4(2): 83-89.

[49] LANCASTER T, SILAGY C, GRAY S. Primary care management of acute herpes zoster: systematic review of evidence from randomized controlled trials [J]. Br J Gen Pract, 1995, 45(390): 39-45.

[50] HARDING S P. Oral acyclovir in herpes zoster ophthalmicus [J]. Eye (Lond), 1995, 9 (Pt 3):390-392.

[51] HARDING S P, PORTER S M. Oral acyclovir in herpes zoster ophthalmicus [J]. Curr Eye Res, 1991, 10(S1):177-182.

[52] HUFF J C, BEAN B, BALFOUR H H, et al. Therapy of herpes zoster with oral acyclovir [J]. Am J Med, 1988, 85(2A): 84-89.

[53] WOOD M J, OGAN P H, MCKENDRICK M W, et al. Efficacy of oral acyclovir treatment of acute herpes zoster [J]. Am J Med, 1988, 85(2A): 79-83.

[54] MORTON P, THOMSON A N. Oral acyclovir in the treatment of herpes zoster in general practice [J]. N Z Med J, 1989, 102(863): 93-95.

[55] BEAN B, BRAUN C, BALFOUR H H. Acyclovir therapy for acute herpes zoster [J]. Lancet, 1982, 2(8290): 118-121.

[56] ESMANN V, IPSEN J, PETERSLUND N A, et al. Therapy of acute herpes zoster with acyclovir in the nonimmunocompromised host [J]. Am J Med, 1982, 73(1A): 320-325.

[57] JUEL-JENSEN B E, KHAN J A, PASVOL G. High-dose intravenous acyclovir in the treatment of zoster: a double-blind, placebo-controlled trial [J]. J Infect, 1983, 6(1 Suppl): 31-16.

[58] MCGILL J, MACDONALD D R, FALL C, et al. Intravenous acyclovir in acute herpes zoster infection [J]. J Infect, 1983, 6(2): 157-161.

[59] MCKENDRICK M W, CARE C, BURKE C, et al. Oral acyclovir in herpes zoster [J]. J Antimicrob Chemother, 1984, 14(6): 661-665.

[60] WASSILEW S W, REIMLINGER S, NASEMANN T, et al. Oral acyclovir for herpes zoster: a double-blind controlled trial in normal subjects [J]. Br J Dermatol, 1987, 117(4): 495-501.

[61] COBO L M, FOULKS G N, LIESEGANG T, et al. Oral acyclovir in the treatment of acute herpes zoster ophthalmicus [J]. Ophthalmology, 1986, 93(6): 763-770.

[62] ROTHMAN K J, GREENLAND S, LASH T L. Modern Epidemiology [M]. 3rd ed. Philadelphia: Wolters Kluwer Health / Lippincott Williams & Wilkins, 2008.

[63] MCKENDRICK M W, WOOD M J. Acyclovir and post herpetic neuralgia. Two other participating study centres report different results [J]. BMJ, 1995, 310(6985): 1005.

[64] PLEYER U, CHEE S P. Current aspects on the management of viral uveitis in immunocompetent individuals [J]. Clin Ophthalmol, 2015, 9:1017-1028.

[65] MONTAGUE S J, MORTON A R. Ramsay hunt syndrome [J]. CMAJ, 2017, 189(8): E320.

[66] AMERICAN COLLEGE OF Obstetricians and GYNECOLOGISTS. Practice bulletin no. 151: cytomegalovirus, parvovirus B19, varicella zoster, and toxoplasmosis in pregnancy [J]. Obstet Gynecol, 2015, 125(6): 1510-1525.

[67] DE PASCHALE M, CLERICI P. Microbiology laboratory and the management of mother-child varicella-zoster virus infection [J]. World J Virol, 2016, 5(3): 97-124.

[68] AARNISALO J, ILONEN J, VAINIONPAA R, et al. Development of antibodies against cytomegalovirus, varicella-zoster virus and herpes simplex virus in Finland during the first eight years of life: a prospective

study [J]. Scand J Infect Dis, 2003, 35(10): 750-753.

[69] CIVEN R, MARIN M, ZHANG J, et al. Update on incidence of herpes zoster among children and adolescents after implementation of varicella vaccination, antelope valley, CA, 2000 to 2010 [J]. Pediatr Infect Dis J, 2016, 35(10): 1132-1136.

[70] KATAKAM B K, KIRAN G, KUMAR U. A prospective study of herpes zoster in children [J]. Indian J Dermatol, 2016, 61(5): 534-539.

[71] PETERSON N, GOODMAN S, PETERSON M, et al. Herpes zoster in children [J]. Cutis, 2016, 98(2): 94-95.

[72] SAEZ-LLORENS X, YOGEV R, ARGUEDAS A, et al. Pharmacokinetics and safety of famciclovir in children with herpes simplex or varicella-zoster virus infection [J]. Antimicrob Agents Chemother, 2009, 53(5): 1912-1920.

[73] KIMBERLIN D W, JACOBS R F, WELLER S, et al. Pharmacokinetics and safety of extemporaneously compounded valacyclovir oral suspension in pediatric patients from 1 month through 11 years of age [J]. Clin Infect Dis, 2010, 50(2): 221-228.

[74] RAO S, ABZUG M J, CAROSONE-LINK P, et al. Intravenous acyclovir and renal dysfunction in children: a matched case control study [J]. J Pediatr, 2015, 166(6): 1462-1468.e1-4.

[75] MILLER G G, DUMMER J S. Herpes simplex and varicella zoster viruses: forgotten but not gone [J]. Am J Transplant, 2007, 7(4): 741-747.

[76] HEAD H, CAMPBELL A W, KENNEDY P G. The pathology of herpes zoster and its bearing on sensory localisation [J]. Rev Med Virol, 1997, 7(3): 131-143.

[77] WATSON C P, DECK J H, MORSHEAD C, et al. Post-herpetic neuralgia: further post-mortem studies of cases with and without pain [J]. Pain, 1991, 44(2): 105-117.

[78] HAN Y, ZHANG J, CHEN N, et al. Corticosteroids for preventing postherpetic neuralgia [J]. Cochrane Database Syst Rev, 2013, (3): CD005582.

[79] EAGLSTEIN W H, KATZ R, BROWN J A. The effects of early corticosteroid therapy on the skin eruption and pain of herpes zoster [J]. JAMA, 1970, 211(10): 1681-1683.

[80] ESMANN V, GEIL J P, KROON S, et al. Prednisolone does not prevent post-herpetic neuralgia [J]. Lancet, 1987, 2(8551): 126-129.

[81] BENOLDI D, MIRIZZI S, ZUCCHI A, et al. Prevention of post-herpetic neuralgia. Evaluation of treatment with oral prednisone, oral acyclovir, and radiotherapy [J]. Int J Dermatol, 1991, 30(4): 288-290.

[82] KECZKES K, BASHEER A M. Do corticosteroids prevent post-herpetic neuralgia [J]. Br J Dermatol, 1980, 102(5): 551-555.

[83] CLEMMENSEN O J, ANDERSEN K E. ACTH versus prednisone and placebo in herpes zoster treatment [J]. Clin Exp Dermatol, 1984, 9(6): 557-563.

[84] LUYTEN J, OGUNJIMI B, BEUTELS P. Varicella-zoster virus vaccination under the exogenous boosting hypothesis: two ethical perspectives [J]. Vaccine, 2014, 32(52): 7175-7178.

[85] LEVIN M J. Varicella-zoster virus and virus DNA in the blood and oropharynx of people with latent or active varicella-zoster virus infections [J]. J Clin Virol, 2014, 61(4): 487-495.

[86] VOROS J, KOYFMAN A, FORAN M. Do corticosteroids prevent postherpetic neuralgia [J]. Ann Emerg Med, 2014, 63(3): 351-352.

[87] PETERSEN K L, RICE F L, FARHADI M, et al. Natural history of cutaneous innervation following herpes zoster [J]. Pain, 2010, 150(1): 75-82.

[88] PETERSEN K L, ROWBOTHAM M C. Natural history of sensory function after herpes zoster [J]. Pain, 2010, 150(1): 83-92.

[89] FIELDS H L, ROWBOTHAM M, BARON R. Postherpetic neuralgia: irritable nociceptors and deafferentation [J]. Neurobiol Dis, 1998, 5(4): 209-227.

[90] REDA H, GREENE K, RICE F L, et al. Natural history of herpes zoster: late follow-up of 3.9 years (n=43) and 7.7 years (n=10) [J]. Pain, 2013, 154(10): 2227-2233.

[91] BOWSHER D. The effects of pre-emptive treatment of postherpetic neuralgia with amitriptyline: a randomized, double-blind, placebo-controlled trial [J]. J Pain Symptom Manage, 1997, 13(6): 327-331.

[92] KRCEVSKI SKVARC N, KAMENIK M. Effects of pregabalin on acute herpetic pain and postherpetic neuralgia incidence [J]. Wien Klin Wochenschr, 2010, 122 Suppl 2:49-53.

[93] LEE E G, LEE H J, HYUN D J, et al. Efficacy of low dose gabapentin in acute herpes zoster for preventing postherpetic neuralgia: a prospective controlled study [J]. Dermatol Ther, 2016, 29(3): 184-190.

[94] LAPOLLA W, DIGIORGIO C, HAITZ K, et al. Incidence of postherpetic neuralgia after combination treatment with gabapentin and valacyclovir in patients with acute herpes zoster: open-label study [J]. Arch Dermatol, 2011, 147(8): 901-907.

[95] DWORKIN R H, BARBANO R L, TYRING S K, et al. A randomized, placebo-controlled trial of oxycodone and of gabapentin for acute pain in herpes zoster [J]. Pain, 2009, 142(3): 209-217.

[96] KANODIA S K, SINGHAL K C. A study on efficacy of pregabalin in acute herpetic neuralgia [J]. Ann Neurosci, 2011, 18(4): 148-150.

[97] JENSEN-DAHM C, ROWBOTHAM M C, REDA H, et al. Effect of a single dose of pregabalin on herpes zoster pain [J]. Trials, 2011, 12:55.

[98] KANODIA S K, SETH A K, DIXIT A M. Dose related efficacy of gabapentin in acute herpetic neuralgia among geriatric patients [J]. Indian J Dermatol, 2012, 57(5): 362-365.

[99] BERRY J D, PETERSEN K L. A single dose of gabapentin reduces acute pain and allodynia in patients with herpes zoster [J]. Neurology, 2005, 65(3): 444-447.

[100] MIGITA T. Can early administration of pregabalin reduce the incidence of postherpetic neuralgia [J]. Clin Exp Dermatol, 2014, 39(6): 755-756.

[101] LIANG L, LI X, ZHANG G, et al. Pregabalin in the treatment of herpetic neuralgia: results of a multicenter Chinese study [J]. Pain Med, 2015, 16(1): 160-167.

第十八章　带状疱疹神经痛的镇痛策略

镇痛治疗的目的是尽早有效地控制疼痛, 缓解伴随的睡眠和情感障碍, 提高生活质量[1]。PHN 的镇痛治疗应规范化, 其原则是尽早、足量、足疗程及联合治疗, 许多患者的治疗可能是一个长期持续的过程[1]。药物治疗是基础, 应使用有效剂量的推荐药物, 疼痛有效缓解后应避免立即停药, 仍要维持治疗至少 2 周。药物联合微创介入治疗可有效缓解疼痛并减少药物用量及不良反应。治疗过程中, 要监测疼痛强度的改善情况。治疗 1 周后, 应对治疗的效果和不良反应进行评价以便维持或调整现有的治疗方案。可使用 VAS 或 NRS 对疼痛进行评价, 通常治疗后疼痛评分较基线降低 ≥ 30% 即认为临床有效, 降低 ≥ 50% 即为明显改善[2]。

第一节　药物治疗

有部分临床报告提示疱疹期的抗病毒治疗及使用钙通道调节剂可有效降低 PHN 的发生率[3, 4]。

有证据表明, 镇痛可以降低发展为 PHN 的可能, 但尚不清楚是否某个单一镇痛药本身具有预防作用[5, 6]。结合 2010 年欧洲神经病学会联盟 (European Federation of Neurological Societies, EFNS)、2004 年美国神经病学学会 (American Academy of Neurology, AAN) 对 PHN 药物治疗的推荐, 2015 年国际疼痛学会 (International Association for the Study of Pain, IASP) 神经病理性疼痛特别兴趣小组 (NeuPSIG) 对神经病理性疼痛药物治疗的推荐及临床证据[5, 7, 8], 推荐治疗 PHN 的一线药物包括钙通道调节剂 (普瑞巴林和加巴喷丁)、三环类抗抑郁药 (阿米替林) 和 5% 利多卡因贴剂, 二线药物包括阿片类药物和曲马多。

PHN 治疗药物的选择需要考虑多种因素, 如药物的疗效、可能的不良反应、伴随的睡眠及情感障碍、药物相互作用、药物滥用的风险及治疗成本等[9, 10]。药物选择应个体化, 单一药物治疗不能获得满意的疼痛缓解时, 考虑联合用药, 选择药物时应注意选择不同机制、疗效相加或协同而不良反应不叠加的药物[10]。

一、钙通道调节剂

加巴喷丁和普瑞巴林可与电压门控钙离子通道（VGCC）的 α_2-δ 亚基结合，减少兴奋性神经递质过度释放，可抑制痛觉过度和中枢敏化[11]。

加巴喷丁是一种治疗各种神经病理性疼痛的有效药物。IMMPACT 结果显示加巴喷丁可达到至少中等程度的改善，优于安慰剂，疗效持续 6 周或更长时间[12]。用于 PHN 持续镇痛结果的需治人数（NNT）为 5 ~ 7[12]。加巴喷丁的不良事件包括嗜睡、头晕、周围性水肿和步态不稳[12]。严重的不良事件和死亡事件很少。

分析表明针对 PHN，服用加巴喷丁需 20 ~ 40 天才能见到效果[13]。如果疼痛强度降低至 30% 或更多，则一般需要 10 周，如果第 5 周疼痛强度降低小于 10%，那么第 10 周的治疗反应也不明显，第 5 周是疗效的预测因子[14]。

加巴喷丁的起始剂量为每天 300mg，常用有效剂量为每天 900 ~ 3600mg，对于 PHN，加巴喷丁每天剂量要达到 1800 ~ 3600mg 方可产生明显的镇痛效果[12]。有证据提示低于每天 1200mg 的剂量无效[12]。患者有肾功能不全时应减量[10]，主要不良反应为嗜睡和头晕。一般需要数周缓慢滴定至有效剂量[10]，加巴喷丁呈非线性药代动力学特点，生物利用度随剂量升高而降低，个体间变异为 20% ~ 30%，疗效存在封顶效应[11, 15, 16]。慢性神经病理性疼痛的临床疗效指标为疼痛强度降低至少 50%，并对睡眠、疲劳、抑郁及生活质量、功能和工作有明显改善。加巴喷丁能达到这个指标的比例为 10 人中有 3 ~ 4 人，而安慰剂为 10 人中有 1 ~ 2 人[12]。加巴喷丁治疗的患者中有一半以上疼痛不能有效缓解[12]。

普瑞巴林是第二代钙通道调节剂，增强了与 α_2-δ 亚基的亲和力[10, 11, 17]，能够缓解 PHN，改善睡眠和情感障碍[5, 7, 18, 19]。

欧洲神经病学会联盟（EFNS）指南[7]建议将普瑞巴林作为神经病理性疼痛的一线治疗药物。但是，该指南仅评估了证据水平，而没有评估其质量，并且指出进行大规模的比较研究很少，无法就其利弊做出明确结论。美国神经病学学会、美国神经肌肉和电生理诊断医学协会及美国物理医学与康复学会指南[20]推荐普瑞巴林作为证据水平的一线治疗药物；但是这些指南建议应进行较长时间的临床试验。加拿大疼痛学会指南[21]建议将普瑞巴林作为神经病理性疼痛的一线治疗药物，但承认缺乏长期随访的试验限制了远期评估其利弊。

RCT 的证据表明，普瑞巴林可以减轻神经病理性疼痛患者的疼痛。对周围神经病理性疼痛的作用有统计学意义，但对中枢神经病理性疼痛的作用则无统计学意义[22]。

有少量证据支持使用普瑞巴林治疗神经病理性疼痛[23]。尽管使用了 GRADE（grading of recommendation, assessment, development, and evaluation）标准框架推荐的强度，但他们并未报告证据的质量[23]。有临床试验证据支持使用普瑞巴林治疗神经病理性疼痛的某些方面[24]，但没有对所报道结果的证据质量进行评分。

根据 GRADE 标准框架，纳入评估普瑞巴林对疼痛功效的研究的质量被评为低或非常低[22]。这说明需要进行更多样本量、多中心、高质量的临床试验，并特别注意最小化结果的选择性报告[22]。

普瑞巴林可明显增加不良反应的风险，包括体重增加、嗜睡、头晕、口干、周围性水肿、疲劳、视力障碍、共济失调、非周围性水肿、眩晕和欣快感。与安慰剂相比，普瑞巴林可明显降低疼痛对睡眠的干扰。没有足够的证据评估它对生活质量的影响。与安慰剂相比，普瑞巴林对医院焦虑抑郁量表(HADS)评分没有明显影响。普瑞巴林组有5例死亡，安慰剂组有1例死亡，但不足以检测出总体效果。由于有不良事件，普瑞巴林还增加了停药的风险。临床医师在使用普瑞巴林时应谨慎，并应考虑其益处是否大于对个别患者的潜在危害[22]。

普瑞巴林剂量每天为150～600mg[10]，滴定期为5～7天。肾功能不全的患者应减量。普瑞巴林的特点是滴定和起效更快[10,11]，呈线性药代动力学特征，疗效可预估，不存在封顶效应[25]，生物利用度≥90%且与剂量无关[10]，个体间变异为10%～15%[11]，不良反应与加巴喷丁相似。为避免头晕和嗜睡，两药均应遵循夜间起始、逐渐加量和缓慢减量的原则[16]。

二、三环类抗抑郁药

三环类抗抑郁药（TCA）通过阻断突触前膜去甲肾上腺素和5-羟色胺的再摄取，阻断电压门控钠离子通道和α肾上腺素受体，调节疼痛下行转导通路，发挥镇痛作用[26,27]。药物起效较慢，主要不良反应有过度镇静、认知障碍和心脏毒性（窦性心动过速、直立性低血压、心室异位搏动增加、心肌缺血甚至心源性猝死[26]），限制了其临床使用。最常用的药物为阿米替林，首剂应睡前服用，每次12.5～25mg，根据患者反应可逐渐增加剂量，每天最大剂量为150mg。应注意其心脏毒性，有缺血性心脏病或心源性猝死风险的患者应避免使用[10]。青光眼、尿潴留、有自杀倾向等高风险患者应慎用。此外，该药可能导致或加重认知功能障碍和步态异常[10]。老年患者发生不良反应的风险高，使用过程中要加强监测[26]。

三、利多卡因贴剂

利多卡因可阻断电压门控钠离子通道，减少损伤后初级传入神经的异位冲动，从而减少PHN患者痛觉[26]。利多卡因贴剂起效快（≤4小时）[26]。在为期4～12周的临床研究中，1/4～1/3的患者疼痛缓解≥50%[28-30]。有学者对欧洲临床试验数据进行比较，证实5%的利多卡因贴剂可减轻老年PHN患者的疼痛，并明显降低痛觉过度的严重程度，近期和远期治疗均安全[31]。其中<70岁患者使用4周后，平均疼痛强度降低了2.1[标准差(s)为2.1]，而≥70岁患者平均疼痛强度降低了2.5(s为2.0)[32]，8周后这两类人群分别降低了1.4(s为1.8)和1.7（s为1.3）[33]，12个月后分别降低了2.7（s为2.2）和1.5（s为1.9）[28,34]。大多数患者有痛觉超敏（85%以上的≥70岁老年人，78%以上的<70岁患者），其中51%以上描述为疼痛或重度疼痛。其中有两组的痛觉超敏程度均明显降低。≥70岁的老年人中与药物相关的不良事件发生<20%，<70岁的患者中与药物相关的不良事件发生<15%，主要与皮肤有关。对单用利多卡因贴剂或普瑞巴林治疗无效的PHN患者，采用利多卡因贴剂和普瑞巴林联合治疗可以有效缓解疼痛[32,35]。利多卡因贴剂最常见的不良反应包括局部皮肤反应，如短暂瘙痒、红斑和皮炎[26]。

四、曲马多

曲马多具有双重机制，可同时作用于 μ 阿片受体和去甲肾上腺素 /5- 羟色胺受体以达镇痛效果 [5, 10]。曲马多可显著缓解 PHN 的烧灼痛、针刺痛及痛觉超敏现象，但对闪电样、刀割样疼痛效果不明显，其疗效弱于强阿片类药物，而耐受性优于强阿片类药物 [36]。不良反应与剂量相关，包括恶心、呕吐、头晕、便秘、尿潴留、嗜睡和头痛等 [5, 37]。应遵循低剂量开始、缓慢逐渐加量的原则。起始剂量每次 25 ～ 50mg，每天 1 ～ 2 次，每天最大量 400mg。应注意选择控释剂型或缓释剂型，并且不与 5- 羟色胺药物（包括 SNRI）同时使用，以避免增加 5- 羟色胺综合征风险。该药滥用率低，但也会出现药物依赖，需逐步停药。

五、阿片类药物

临床研究表明阿片类镇痛药可以有效治疗 PHN 的烧灼痛、针刺痛及痛觉超敏 [36, 38]。考虑到误用和滥用的风险及耐药的产生，推荐阿片类镇痛药作为二线治疗药物 [5]。对用阿片类药物治疗带状疱疹疼痛的疑虑主要是安全考虑，同时阿片类药物的疗效可能会随着时间的推移而下降。在开始使用阿片类药物之前，无论是暂时还是长期使用，要对成瘾风险进行评估。常用药物有吗啡、羟考酮和芬太尼等。阿片类镇痛药治疗 PHN 应遵循以下原则：在适当的治疗目标和密切监测下使用阿片类药物，并严格选择控释 / 缓释剂型 [39]；小剂量开始治疗，定期评估疗效和安全性；一旦治疗无效，应立即停药 [37]，一般使用不超过 8 周 [10]。阿片类药物的不良反应包括恶心、呕吐、过度镇静、呼吸抑制等，在用药 1 ～ 2 周后可能发生耐受。大多数（至少 60%）开始服用阿片类药物的患者，通常会由于无效或无法接受的副作用而放弃治疗 [40]，还有更多人拒绝治疗。继续服用阿片类药物的患者也是风险增加的人群，需要特别小心。

由于担忧长期应用阿片类药物而疗效降低、风险增加，一般将阿片类药物归为 PHN 的三线药物。一旦确诊 PHN，要针对长期使用阿片类药物的局限性，与患者及其家人深入交谈，有助于全面权衡风险和利益，才能首选或选用阿片类药物，由医患双方共同决定使用阿片类药物。低风险患者，只要他们按照处方剂量服用并将药物保存在安全的地方，就可以放心。阿片类药物用于高危患者的阈值可能更高，高风险并不排除在必要时长期使用阿片类药物，但需要采取更积极的安全措施。事实上，带状疱疹往往多发于老年人，病情更重，易向 PHN 发展，他们又是药物依赖、成瘾风险普遍较高的人群，病情不易好转 [41]。

六、临床使用 [42]

（一）前驱期

约 75% 的带状疱疹患者表现为皮疹出现前疼痛和其他感觉变化。抗病毒药物的早期干预可以减少急性带状疱疹疼痛和 PHN 的发生。如果前驱症状能被确诊，就需要尽早应用抗病毒药物控制疼痛。

（二）急性期

抗病毒药物是治疗急性带状疱疹疼痛的一线药物。联合使用口服或静脉注射皮质类固醇可显著缓解疼痛，但似乎不能降低发生 PHN 的可能，包括交感神经阻滞在内的神经阻滞也可能是有用的。近年来，硬膜外应用局部麻醉药加皮质类固醇治疗带状疱疹疼痛和预防 PHN 的价值已得到公认[43-45]。如果这些方法不足以缓解疼痛，可口服镇痛药。与所有急性疼痛一样，阿片类药物在治疗难治性疼痛时有作用。由于急性带状疱疹疼痛是否会变成慢性疼痛尚不清楚，建议将强阿片类药物作为最后的手段，并认清阿片类药物的风险，尤其是对有危险因素的患者。阶梯用药是 WHO 推荐的方法，可合理地选择口服镇痛药治疗急性疼痛，首选对乙酰氨基酚或非甾体抗炎药（NSAID），必要时辅以抗抑郁药或抗惊厥药，然后渐进首选"温和"阿片类药物，或阿片类药物与对乙酰氨基酚或非甾体抗炎药联合，或使用曲马多，最后才是强阿片类药物如吗啡或羟考酮[46]。由于许多带状疱疹患者是老年人或免疫功能低下的患者，应用非甾体抗炎药会受限。

（三）亚急性阶段

在这个阶段必须继续积极干预，设法预防 PHN。急性期有效的神经阻滞可以在此阶段重复使用，可逐渐加大剂量到极量，尤其是皮质类固醇。如果在急性期未用阿片类药物，那么在亚急性期就不建议使用。根据 PHN 的治疗建议，应优先选用抗抑郁药和抗惊厥药。这时也可考虑停用非甾体抗炎药和全身皮质类固醇了，因为它们都有副作用，而且也不能长期使用。如果在急性期使用了阿片类药物，根据疼痛是否有所缓解，权衡是否应该逐渐减量或继续服用。考虑长期使用与急性期使用阿片类药物治疗是不同的，因此要考虑阿片类药物的局限性和风险，应与患者及其家人讨论。如果决定继续使用阿片类药物，应安全谨慎地使用[42]。

（四）带状疱疹后神经痛

许多长期使用阿片类药物治疗都是默许开始的，急性期的阿片类药物治疗会延续到后期继续治疗，这对于 PHN 来说尤其如此，因为 PHN 是由急性疼痛综合征发展而来的[42]。PHN 阶段有时由于疼痛变得更难以忍受，并干扰生活质量，就需要加用阿片类药物。阿片类药物治疗以一种独特的方式起作用，它不仅能减轻疼痛，而且能将痛苦、沮丧转为舒服的感觉。阿片类药物对濒临死亡的人非常有帮助，原因是相同的。但如果阿片类药物使用时间过长，尤其是连续服用，药物的适应开始出现，缓解疼痛效果减弱，需要不断增加剂量，即使疗效递减，药物的依赖性也会使停药变得很困难。长期服用阿片类药物效果最好的人是控制阿片类药物剂量的人，而不是 24 小时服用阿片类药物的人，应用小至中等剂量一般不会出现问题[47, 48]。

第二节 微创介入治疗

微创介入治疗是指在影像引导下以最小的创伤将器具或药物置入病变组织，对其进行物理、机械或化学治疗的技术。临床用于治疗 PHN 的微创介入治疗主要包括神经介入技术和神经调控技术。药物治疗是镇痛的基础，微创介入与药物联合应用治疗 PHN 可有效缓解疼痛，同时减少镇痛药物用量，减少不良反应，提高患者生活质量。

包括神经阻滞和神经调节在内的介入技术在治疗带状疱疹（HZ）急性期疼痛和预防或控制 PHN 方面的作用不断取得进步。

随机对照研究显示，普瑞巴林联合脉冲射频、神经阻滞及经皮神经电刺激等微创介入方式对 PHN 患者疗效肯定[49]。在考虑介入治疗时，首先要考虑到风险，平衡这些治疗的潜在风险和利益，可能有助于指导采取更合理的治疗方案。如顽固性 PHN 极难治愈，考虑长期治疗的经济成本，选择一种可能有效，但有一些潜在风险，且在短期内有些昂贵的干预措施也许是合理的[42]。

一、神经介入技术

对于相信神经阻滞疗法对带状疱疹患者有益的学者来说，目前研究的结论会使人失望。对现有文献进行严格审查和评价后，总体上挑战了这种观念。坚持这样的实践也许可以称为医学技术，但不能上升为科学。本节将更多地对研究设计的不足之处进行修订，以期在未来的研究中纠正这些缺陷，而不是作为临床指南，指导我们应该做什么及如何做、何时做[42]。

（一）神经阻滞

在医学的所有分支中，不断尝试着各种探索性技术。神经阻滞和其他介入技术作为预防或治疗带状疱疹性疼痛的一种有用技术就是一个例子。这种疗法可以追溯到 20 世纪初[42]。带状疱疹神经痛这种让人饱受痛苦的疾病，极易令患者悲观、抑郁、消沉甚至厌世。但乐观的临床医师总想能采用一些积极的可能未经证实的方法帮助患者解除痛苦。正是在这种可以理解的思路下，再加上对这类问题进行前瞻性对照临床研究的困难，研究者进行了近一个世纪的临床探索，但神经阻滞等介入技术领域并没有太大的突破[42]。

神经阻滞治疗主要是在相应神经根、神经干、神经节及硬膜外注入局部麻醉药或以局部麻醉药为主的药物以短暂阻断神经传导功能，从而达到治疗作用。在选择神经阻滞药物时必须要考虑以下问题[10,50]：药物的作用机制与镇痛目的；不良反应；联合用药的利弊。目前得到广泛认可的神经阻滞用药主要包括局部麻醉药和糖皮质激素等[51,52]。有关神经阻滞疗法的最佳治疗时机（何时用和间隔多久）、种类（用何种药物）及其他变量都没有一个权威或统一的结论，使得此类治疗的潜在风险和经济成本变得更加复杂多样。

1. 急性期　Rosenak[53] 报道了 22 例发病 2 ～ 14 天的带状疱疹患者的治疗结果。他们用普鲁卡因进行神经根或交感神经阻滞，48 小时后就可缓解疼痛和使水疱愈合，成功率达 90%，无长期随访。Ferris 和 Martin[54] 对 22 例急性带状疱疹患者使用了星状神经节和腰交感神经阻滞。其中 20 例患者接受 1 ～ 2 次阻滞后，5 天内疼痛完全缓解，病灶结痂。有 2 例接受了 4 周神经阻滞治疗的患者，其中 1 例患者结果相似，另一例患者对神经阻滞没有反应，没有长期随访。Lefkovits[55] 用类固醇浸润痛区代替局部麻醉药，有 4 例病程不到 3 个月的患者疼痛完全缓解或明显缓解，没有提供后续信息。Colding 报道了 2 项交感神经阻滞在带状疱疹急性期疼痛的有效性研究。第 1 项报道了 243 例患者接受了局部交感神经阻滞治疗，并根据症状持续时间对治疗结果进行分析 [56, 57]。204 例病程小于 14 天的患者中仅 15% 没有缓解，而 38 例病程超过 14 天的患者中 30% 没有缓解。两组不完全缓解率分别为 23% 和 26%。在随后的报道中 [58]，他总结了 483 例带状疱疹急性疼痛患者交感神经阻滞的结果，发现病程小于 2 周的患者有 10% 疼痛无缓解，而病程超过 2 周的患者的无反应率为 60%。LaFlamme 等也报道了类似的结果 [59]，他们使用交感神经阻滞方法治疗三叉神经的带状疱疹急性疼痛，每隔 2 天进行 1 次阻滞治疗，5 例患者中有 3 例在 5 ～ 12 次阻滞后疼痛完全缓解。

Riopelle 等[60] 对 72 例病程 30 天以下带状疱疹患者采用不同神经阻滞方法（包括硬膜外、星状神经节、周围神经），发现疼痛迅速缓解，缓解持续数小时至数天。患者可以根据需要复诊进行重复治疗，随访 6 个月。

Perkins 和 Hanlon[61] 对 12 例急性带状疱疹疼痛患者进行连续硬膜外类固醇注射，他们报道说这种方法几乎完全缓解了疼痛。

Marmer[62] 当时使用了一种比较新颖的技术，为 1 例 70 岁的男性进行连续硬膜外麻醉以控制急性带状疱疹疼痛。这种治疗持续了 11 天，疼痛得到了很好的控制，但没有提供随访信息。Reiestad 等采用另一种技术 [63]，报道了使用胸腔导管局部麻醉对 18 例急性带状疱疹疼痛患者进行治疗的疗效。在急性期导管放置 2 ～ 3 周，无明显并发症发生。

从这些报道可以得出什么结论呢？最明显的事实是这些都不是设计严密的临床试验。各种技术都有不同程度的疗效，但没有一个可控。同样所述的神经阻滞或浸润方法无论在疗效、成本还是风险上都没有与其他常规治疗方法，如外周或中枢镇痛药进行比较。在疼痛剧烈情况下，其他治疗缺乏疗效或风险超过了神经阻滞，采取这些侵入性方法可能是合理的。

大部分报道并没有充分说明选择这一技术的指征。根据已知和假设的机制，针对带状疱疹急性疼痛，要综合考虑疼痛部位、严重程度、患者的健康状况、治疗医师的经验及可用的资源，才能确定一个合理的治疗计划。衡量"成功"的最佳标准是患者的主观反应和客观功能的变化，这些变化是相关的和可测量的。在类似人群或"双盲"交叉试验中进行安慰剂对照的随机临床试验是识别任何技术的相对优越的唯一方法。

2. 尽早神经阻滞、预防 PHN　为评估神经阻滞疗法对带状疱疹后持续神经痛的疗效，需要满足两个基本标准：①确定带状疱疹急性期神经阻滞的作用；②后续有足够长的时间确定是否会发展成 PHN。可惜很少有研究能满足这些标准。Colding 的研究 [56-58] 最早回答了这个问题。接受过交感神经阻滞治疗的患者，在带状疱疹发作 5 ～ 6 个月后随访，10% ～ 20% 的患者仍有疼痛。此研究随访了不足 1/3 的患者，并且该样本不是随机的，这就产生了无法克服的偏差。此外没有按年龄分层。因为年龄增长是带状疱疹后持续疼痛的一个重要因素，因此不考虑年龄因素很难说明问题。因此这些数据不能与其他评估疾病"自然恢复"过程的研究进行比较。如果没有同步控制，特异性疗效的结论是无效的。

Perkins 和 Hanlon[61] 使用硬膜外麻醉和类固醇进行了非随机、无控制的研究，Riopelle 等选用交感神经、硬膜外神经和周围神经阻滞等方法[60]，Milligan 和 Nash 采用星状神经节阻滞[64]，Higa 等使用多种神经阻滞技术[65, 66]，Reiestad 等使用连续胸腔镇痛[63] 等这些研究都有同样的问题。Yanagida 等[67] 回顾了两组根据其急性带状疱疹疼痛的部位，选择星状神经节、硬膜外阻滞或尾骶区阻滞的患者，分析了 PHN 的发生率。一组在带状疱疹皮疹发作前给予阻滞，另一组在皮疹出现后立即给予治疗。两组中分别有 91.8% 和 83.2% 的患者在 1 年后完成了随访。两组间持续性疼痛发生率无明显差异。他们的结论是在病程早期神经阻滞治疗不能预防 PHN。虽然这一结果比较可信，但该研究的设计也有缺陷，没有同步控制，其结果存在疾病自然恢复的干扰，很难评估两者的差异。

这项研究受到了 Bauman 的批评[68]。他质疑早期阻滞不能显著降低 PHN 发生率的结论，并引用了他自己的经验。他主要是基于神经阻滞的技术问题。尽管这些观点是有争议的，但这种质疑也是错误的，因为从非受控、非随机、回顾性数据中难以得出真正的结论。Yanagida 等的结论可能正确，也可能不正确。然而技术上的不合格和对一项研究的驳斥都不能证明未经证实的观点[67]。

在 1 项交叉试验中，先接受交感神经阻滞组中 90% 的受试者疼痛得到长久的缓解，而安慰剂组中只有 20% 的受试者初期疼痛有缓解。先接受安慰剂的对照组中大约 55% 患者在交感神经阻滞后疼痛得到长久的缓解，余下的先接受安慰剂对照组中 30% 患者仍然有长期的疼痛，这一组的唯一区别是在交感神经阻滞前 4 天接受过安慰剂阻滞。有 25% 的患者转为 PHN。此研究的局限性在于样本量，尤其是按年龄分层时。两组尽管进行了随机化处理，但两组中有 PHN 发生率的差异是干预的结果，还是患者分布不均匀的结果，需要更多的样本量才能得出结论[42]。

3. 神经阻滞治疗 PHN 对 PHN 的注射治疗的公开报道可以追溯到 Russell 等的研究[69]。他们描述了包括"注射疗法"在内的各种技术在 100 例 PHN 患者中的应用，仅给出一些案例，没有给出数据，也没有正式的对照研究。Lefkovits[55] 使用类固醇局部浸润治疗 3 例患者，病程分别为 5 个月、2 年、5 年。病程较短的患者疼痛可得到完全缓解或部分缓解，病程持续了 5 年的患者结果尚不明确，没有长期随访。

Colding[56] 对 34 例接受交感神经阻滞的 PHN 患者进行了平均 2 年研究。尽管有 3 例患者疼痛较阻滞前减轻，但 13 例患者 5 ~ 6 个月后随访没有 1 例患者疼痛完全缓解。4 年后 Colding 又报道了 67 例接受 10 次交感神经阻滞的 PHN 患者（病程从 2 个月至 11 年）的疗效[58]。50% 的患者疼痛有短暂缓解。对 34 例患者进行治疗后 6 ~ 12 个月的随访，有一半患者经阻滞治疗后疼痛无缓解，但 2 例患者疼痛自行缓解。在 17 例疼痛缓解患者中，约 30% 的患者疼痛持续缓解，50% 的患者又恢复到以前的疼痛水平，其余的患者与阻滞前相比有一定的改善。综合这些结果显示随访的 34 例患者中有 10 例患者疼痛持续减轻（2 例是自发缓解，8 例是阻滞治疗的结果），即 29% 的改善。需要指出这是非随机、非对照治疗组的随访样本的数据。

Perkins 和 Hanlon[61] 对 5 例 PHN 患者进行 1～3 次类固醇硬膜外注射治疗。1 例患者几个月后疼痛才减轻了 50%，另外 1 例患者疼痛减轻了 0～25%。研究者认为这种疗法对 PHN 无效。Forrest[70] 采用硬膜外类固醇注射治疗 PHN。他们募集 37 例疼痛超过 6 个月的 PHN 患者，通过心理测试、药物解毒和分级硬膜外镇痛测试其反应等筛选后，纳入研究。受试者每周接受 1 次硬膜外注射甲泼尼龙治疗，共 3 周。随访 12 个月。89% 的患者在随访结束时没有再出现疼痛。虽然这是一个有益的发现，但缺少随机的同步控制。

4. 曲安奈德局部注射 PHN 的机制之一是神经的炎性反应和损伤导致的外周敏化[71-75]。在这个过程中，受累组织释放炎症介质，伤害性感受阈值降低，从而激活周围伤害性感受器[76]。皮质类固醇通过调节这种炎症过程，可能会改善 PHN[77]。

一项 RCT 报道经过局部（即病灶内）注射曲安奈德＋利多卡因治疗，PHN 的疼痛缓解率为 100%[78]。所有患者在 2 周内共接受了 3 次注射，评定了第 6 周和第 12 周时疼痛缓解情况，这两个时间点对应疼痛明显改善，NNT 值分别为 2.1 和 1.3。但如此高的缓解率可能是由于排除了难治性患者。

5. 椎旁阻滞 通常可替代硬膜外注射，可短期缓解顽固性 PHN[79]。研究报道了 1 例难治性 PHN 患者，单次注射后疼痛减轻，在 T_3 水平椎旁用导管反复注射丁哌卡因和可乐定 3 周。为期 8 个月的随访中患者没有出现疼痛[80]。治疗效果比硬膜外镇痛持续时间更长的原因可能是 3 周内共注射 10 次比 4 周内进行 4 次注射疗程更密集[77]。需要进行更大样本量的研究以进一步确定椎旁阻滞用于 PHN 的有效性。

椎旁阻滞也用于预防带状疱疹急性期患者的疼痛。一项研究中观察到单次椎旁阻滞注射后的前 4 周 VAS 评分降低，普瑞巴林和对乙酰氨基酚的使用剂量减少[81]。反复椎旁阻滞效果可持续 12 个月，可减少疱疹持续时间和皮肤愈合所需的时间[82]。所有研究都使用神经刺激器准确定位椎旁间隙，没有并发症的报道。

6. 星状神经节阻滞 交感神经系统对疼痛有重要的调节作用[83]。由于神经损伤或组织炎症，外周神经和背根神经节的侧支芽生和肾上腺素受体功能性上调可导致节后神经元与传入神经元之间的解剖和化学耦合。交感神经末梢也有助于伤害性感受传入[84]。但交感神经系统对 PHN 影响的机制尚未确定。

接受星状神经节阻滞的患者都尚未发展到 PHN 阶段，而是将 PHN 的发生率作为结果进行评估。尽管大多数研究排除了面部 PHN 患者，但星状神经节阻滞仅选择了面部疱疹发作的患者。星状神经节大剂量注射后，所有患者均接受 150mg 的普瑞巴林，每天 2 次。在这个前提下，发现接受星状神经节治疗的患者 PHN 的发生率较神经节阻滞明显下降，患者的满意度较高。此外患者报道从第 1 次随访到最后 1 次随访（即从注射后第 1 周到 6 个月）的疼痛 VAS 评分明显降低。在第 1、2 周的随访时，接受和不接受星状神经节阻滞的患者的对乙酰氨基酚和普瑞巴林需求量有明显差异。那些接受星状神经节阻滞的患者分别在 2 个月和 6 个月后停用普瑞巴林和对乙酰氨基酚。两组之间不良事件无明显差异[85]。

（二）皮下肉毒素 A 注射

肉毒杆菌毒素是一种从肉毒杆菌提纯的神经毒性蛋白[86]。其 L 链具有 Zn^{2+} 依赖性蛋白酶活性，可选择性切割突触体神经相关蛋白 25 以抑制神经递质释放[87]，包括运动神经元和感觉神经元中的乙酰胆碱和 P 物质[88, 89]。另外，肉毒素通过抑制谷氨酸释放减少外周伤害性输入[90]。

两项随机、双盲、安慰剂对照试验评估了皮下注射肉毒素 A 治疗持续性中重度 PHN 的有效性[91, 92]。在这些研究中，在疼痛区域 1 ～ 2cm 半径内皮下注射肉毒素，并且最大剂量不超过 200U 和 100U。两项研究中观察到的效果包括疼痛 VAS 评分的改善、睡眠时间增加和使用阿片类药物的人数减少。一般在注射 7 天后起效，并持续 3 个月。有学者[92] 报道疼痛 VAS 评分分数降低 50% 的 NNT 为 1.2，远小于保守治疗的相应值。

（三）鞘内药物输注治疗

鞘内治疗是在皮下开一隧道，将一根导管放置于鞘内，然后连接一个可编程和可重复充电的皮下电子泵，通过埋置于患者体内的药物输注泵，将泵内的药物输注到患者的蛛网膜下腔，直接作用于脊髓或中枢，达到控制疼痛的目的。常见的药物包括阿片类药物、局部麻醉药等，其中吗啡的临床应用最广[93-95]。吗啡的起始剂量为胃肠外剂量的 1% 或口服剂量的 1/300，根据镇痛效果与不良反应及患者的一般情况逐渐调整（滴定），以达到最好的镇痛效果和最小的不良反应。ω- 芋螺毒素的合成等效物齐考诺肽（ziconotide）作为一种新型非吗啡类镇痛药，是首个应用于临床的具有神经元特异性的 N 型电压敏感性钙通道阻滞剂，已被批准用于难治性神经病理性疼痛（如 PHN[96]）的一线鞘内药物。另外，硬膜外腔置管连续输注也是控制严重疼痛的一种治疗方法。

带状疱疹神经痛患者的组织病理学研究显示，在亚急性或慢性期，炎症过程涉及脊髓周围淋巴细胞浸润和积聚[97]，提示炎症过程参与了 PHN 的形成。此外 PHN 患者脑脊液中 IL-8 浓度较高，这与 PHN 的持续时间成反比[98]。鞘内注射甲泼尼龙的抗炎作用之一就是给药后可以降低 IL-8 浓度[99]。

3 项 RCT 报道了鞘内注射甲泼尼龙治疗顽固性 PHN[79, 99, 100]，这些患者使用抗抑郁药、抗惊厥药、非甾体抗炎药、硬膜外麻醉药、外用药物和物理疗法仍有持续的疼痛。最早的 RCT[79] 比较了鞘内注射与硬膜外注射甲泼尼龙，发现前者在注射后 4 周可使大多数患者疼痛减轻 50% 以上，而后者在 24 周后才达到这个效果。2000 年发布的 RCT 也报道了有益的结果[99]；尽管鞘内注射利多卡因可使疼痛最终减轻 50% 以上，但鞘内注射甲泼尼龙治疗结束时的疼痛缓解可持续 2 年。两种治疗均为每周注射 1 次，共 4 周，鞘内甲泼尼龙的 NNT 为 2。最新 RCT 由于安全问题和第 6 位患者的无效而终止了[100]。

（四）选择性神经毁损

神经毁损治疗是指以手术切断或部分切断，或用化学方法（乙醇和多柔比星）或物理方法（射频热凝和冷冻等）阻断脑、脊神经、交感神经及各类神经节等神经传导功能的治疗，神经毁损为不可逆的治疗，可能产生其所支配区域的感觉麻木甚至肌力下降等并发症，应严格掌握适应证，并取得患者的知情同意[10]。

组织病理学研究发现，带状疱疹神经痛患者常伴有感觉神经节神经元、轴突和髓磷脂的重度纤维化[97]。疼痛可能是由伤害性感受器和背根神经节低阈值传入纤维的异位放电引起[101]。多柔比星（doxorubicin）是蒽环类拓扑异构酶Ⅱ抑制剂[102]，有细胞毒性作用，与细胞的凋亡、自噬和坏死相关[103]。多柔比星不是特定的抗肿瘤药物，因此可用来影响体内细胞的生长，也可用于毁损背根神经节，通过破坏相关的信号通路，从而缓解疼痛。美国FDA仅批准将多柔比星用于某些恶性肿瘤[102]；因此，该药物用于背根神经节毁损是超适应证用药，需慎重[77]。

多柔比星加地塞米松治疗后，患者报道的VAS评分及简化版麦吉尔疼痛问卷相对于基线和对照组都有明显改善。治疗1周后即可起效，并持续了6个月。如果患者仅接受地塞米松治疗，尽管疼痛有所减轻，但疗效不超过3个月[104]。

二、神经调控技术

神经调控技术是通过电脉冲适当地刺激产生疼痛的目标神经，反馈性调整神经的传导介质或电流，或产生麻木样感觉以覆盖疼痛区域，从而达到缓解疼痛的目的。临床用于治疗PHN的神经调控技术主要包括脉冲射频治疗和神经电刺激技术。

（一）脉冲射频治疗

介入疼痛医学的一个新兴领域是采用射频技术改变神经功能。在射频治疗前，通常对靶神经进行局部麻醉的诊断性注射，以评估镇痛和功能疗效。使用能够从尖端发射射频能量的专用针头，可以对靶神经造成离散性损伤。探头尖端有一个热敏电阻，可以精确地监控温度。有学者认为脉冲射频对组织的解剖结构破坏较小，但能降低神经的感知功能，重要的是它对运动纤维的影响极小[105]。脉冲射频是一种神经调节治疗，通常使用频率2Hz、电压45V，电流持续时间20毫秒，间歇期480毫秒的脉冲式射频电流进行治疗。现代射频仪器还能调节出50Hz和2Hz的刺激，分别刺激感觉和运动神经纤维，并使得针尖能达到最佳的定位。高能毁损可诱发灼热性损伤，导致目标区组织热损伤和轴突功能缺失。较轻的破坏技术是使用脉冲射频（PRF），在短时间内释放能量，使得热损伤有冷却间期，温度不超过42℃[105]。潜在的机制可能是迅速改变神经元膜上的电场[106]，导致电解质传导和随后去极化[107]。脉冲射频可以影响感觉神经ATP代谢及离子通道的功能，持续、可逆地抑制C纤维兴奋性传入，从而对相关神经的痛觉传导起阻断作用[108]。脉冲射频对神经纤维结构无破坏作用，能改善疼痛，提高生活质量。治疗后也较少发生感觉减退、酸痛、灼痛及运动神经损伤，较多应用于PHN相关疼痛的治疗[10, 109, 110]。

第一个报道脉冲射频的是将背根神经节作为介入部位，经过治疗后，49例患者在12周随访中疼痛等级明显降低[111]。随后的研究涉及筛前神经[112]、眶下神经[113]、颏神经[114]、星状神经节[115]、背根神经节[116-118]和骶尾硬膜外[83]，都报道有令人满意的镇痛效果，疗效可持续6个月。

有4项RCT专门研究了脉冲射频治疗PHN[109, 119-121]。两项RCT针对背根神经节附近的区域通过肋角[109]和椎旁肌穿刺[119]。而其他2项试验针对的是肋间神经[120, 121]。所有研究评定的项目包括VAS、平均救急镇痛药物剂量、SF-36得分（如一般健康状况、社会功能、情感功能、心理健康指数、躯体疼痛指数、生理机能和生理职能）及匹兹堡睡眠质量指数量表、是否愿意接受脉冲射频等。在治疗后的第 2 天或第 3 天开始观察疗效并持续 2 ~ 6 个月。Kim 等 [111] 对 49 例难治性 PHN 保守治疗患者进行了前瞻性研究。采用荧光镜引导，对疼痛区域相应的背根神经节进行脉冲射频损伤，分别于 4 周、8 周、12 周复查。此研究没有对照组，4 周后疼痛减少了 55%（平均 VAS 评分从 7.2 ± 1.8 降到 3.4 ± 1.5, $P < 0.05$），这种反应可持续 12 周。Ke 等 [109, 122] 采用前瞻性、随机、部分盲法对 96 例 PHN 患者进行肋间神经脉冲射频与假注射组（尽管没有描述假注射组的治疗过程）进行比较。受累 PHN 水平及上下节段均予以毁损，两组随访 6 个月，无并发症发生。观察到 VAS 评分显著降低，治疗效果持续近 6 个月后减弱。在为期 6 个月的随访期间，简化 SF-36 在几个方面都表现出显著的功能改善。治疗组用药情况也略有下降。

没有观察到气胸、感染、神经损伤、术后感觉异常、疼痛加剧等不良反应或其他严重不良反应。荟萃分析表明脉冲射频的有效性，第 1 天起效，疗效可持续 1 周、1 个月和 3 个月，仅有轻微不良事件发生（如局部一些症状和短暂性心动过缓）[123]。目前超声引导技术的普及，使得定位更加精准。

（二）神经电刺激技术

目前临床上使用的神经电刺激方法包括脊髓刺激（spinal cord stimulation，SCS）、周围神经刺激（peripheral nerve stimulation，PNS）和经皮神经电刺激（transcutaneous electrical nerve stimulation，TENS）等 [10]。

1. 经皮神经电刺激（TENS） 是一种电刺激皮肤达到镇痛的无创安全技术 [124]。TENS 是经过皮肤施行电脉冲刺激，该疗法可在脊髓背角产生节段性抑制 [125] 及下行抑制 [126]，并刺激释放内源性阿片类物质缓解疼痛 [127, 128]。反馈性对传导疼痛信息有关的不同神经进行调节，减少疼痛信息传导和增加镇痛物质释放，从而缓解疼痛。

有 2 项 RCT 评估了 TENS 结合药物疗法治疗 PHN[129]。2 项研究均采用高频 TENS，每天 30 分钟，总共 4 ~ 8 周的时间。其中一个研究证实 TENS 结合口服普瑞巴林可改善 VAS 评分、睡眠、简化版麦吉尔疼痛问卷总分及 4 周后持续疼痛强度评分[49]。另一项试验的结果表明，TENS 配合皮下注射甲钴胺或与利多卡因合用，可明显改善患者的疼痛强度、持续性和阵发性疼痛的强度、异常性痛觉超敏和感觉异常评分，以及日常生活活动能力和健康相关生活质量 [129]。尽管 TENS 加钴胺的 NNT 为 3.3，TENS 加钴胺和利多卡因组的 NNT 为 4.3，但两组之间无统计学差异。

另一项 RCT 评估了 TENS 治疗 PHN[130]。该研究使用了 Tennant 生物调节器，这是一种可自我控制的电子神经适应调节设备。结果是 1 周后标准神经痛评分（NPSS）降低。TENS 也用于预防带状疱疹急性期患者后期转为 PHN[131]。

2. 脊髓刺激（SCS） 是将电极置入硬膜外腔，影像学证实位置确切后，由刺激电极产生的电流直接作用于脊髓后柱的传导束和背角感觉神经元及脊髓侧角的交感神经中枢，从而有效缓解疼痛，减少镇痛药物用量，促进疼痛减轻。SCS 的机制仍不确定。"疼痛的门控理论"表明神经信号的传输受脊髓背角调节 [125]，其中 Aβ 纤维可抑制由 C 纤维传递的疼痛信号 [132]。这表明 SCS 可以调节疼痛。SCS 也可能影响背角 γ- 氨基丁酸和腺苷的水平，减轻神经病理性疼痛[133-135]。有临床研究表明，SCS 是早期 PHN（出疹后 1 ～ 3 个月）的有效镇痛方法[136]。

先前的研究使用 SCS 治疗亚急性期和慢性期患者无法忍受的带状疱疹相关性疼痛。对于亚急性带状疱疹疼痛（带状疱疹后约 2 个月）患者，进行 7 ～ 10 天到 2.5 个月的临时电极刺激，可立即缓解疼痛，持续超过 1 年[137, 138]。

Harke 等[138] 对 28 例经 SCS 治疗的 PHN 患者进行了为期 29 个月的随访。所有 PHN 患者病程均 2 年以上，均接受过正规镇痛治疗而无效。仅纳入疼痛的皮区有完整感觉的患者，感觉缺失的患者被认为有去神经支配性痛，未被纳入。23 例（约 82%）受试者的疼痛得到了持续缓解。本研究中方法上的缺陷是，结果数据仅提供了 23 例患者的反应，显示 VAS 中位数从 9 降至 1（$P < 0.001$）。这组患者的疼痛功能障碍量表有明显改善。23 例长期有应答者中 13 例在随访时不需要服用镇痛药。尽管上述报道存在缺陷，但本研究为 SCS 在 PHN 中的应用提供了一些有益的数据。然而没有随机试验，没有良好的控制和报告参数，很难证明 SCS 在所有情况下都是有效的。当 PHN 多种治疗均无效时，可考虑 SCS 治疗。Harke 还提供了 4 例急性带状疱疹患者的数据，这些患者常规治疗无效，行 SCS 后所有患者的疼痛几乎完全缓解，数月后停止使用。

对于需要安装永久性装置的 PHN 患者，安装后需要进行逐步调试。一项研究中大多数患者在 1 ～ 46 小时后有疼痛复发，有些患者（28 例中的 2 例）在 2 ～ 6 个月后疼痛复发，有些患者（28 例中的 8 例）使用 3 ～ 66 个月后停止使用；有 2 例最终取出了装置[138]。只有一项研究提到与 SCS 相关的不良反应，包括低血压（21%）和尿潴留（50%）[139]。另一项研究报道连续刺激 2 年后需要更换电池[138]。

通过多种方法确定最有可能从 SCS 中受益的患者。一项研究选择了没有或很少有受累区域皮肤感觉缺失的患者[138]，而另一项研究仅招募持续性疼痛的患者，不管是否进行过硬膜外持续输注[139]。

另一项研究用硬膜外持续输注巴比妥类药物和氯胺酮后的反应作为判断是否是脊髓引起的中枢神经痛的指标[137]。所有 3 项研究报道 SCS 后带状疱疹的神经痛明显减轻。这些发现表明患者的疼痛和痛觉超敏可能是由中枢敏化引起的，残留的神经元和脊髓背柱的功能对 SCS 反应良好[138]。相反，感觉缺失明显的患者和只有持续性疼痛没有痛觉超敏患者，SCS 效果不大，背柱的去传入和退变可能是这类疼痛的主要机制[140, 141]。因此，有机械性疼痛的患者使用 SCS 效果会更明显[77]。

3. 周围神经刺激（PNS）　是将电极置入支配疼痛区域的皮下周围神经附近，从而抑制疼痛区域的感觉神经向上传导。PHN 主要涉及外周机制[141]，根据疼痛的门控理论[125]，PHN 可能是一种去传入痛，因此周围神经也是治疗的靶标[77]。

PNS 可能对顽固性 PHN 有效，尤其是脑神经受累的神经痛患者。个案报道使用 PNS 可减轻眶上和胸部区域 PHN 的疼痛。患者先接受诊断性阻滞以标识临时电极放置部位，再将永久性刺激器置入皮下，调试刺激设置，包括脉冲宽度 150 ～ 450μs，频率 50 ～ 60Hz，振幅达到 5V（或 3mA）连续或间歇模式。有位患者植入的是高频 PNS 器，脉冲宽度 130μs、频率 100 ～ 1200Hz 和幅度 6.2mA[142]。10 例案例中只有 1 例因电线过短需要进行调整[143]。10 例患者中其余 9 例治疗效果明显，疼痛减轻或完全缓解，很少或不使用药物；

有报道患者的睡眠和功能状态明显改善。但对于顽固性 PHN 进行的 RCT，尚未建立统一的结果测量方法[77]。

有一项 RCT 用周围神经调节技术[122]，该技术最初是用"皮下注射针头"以刺激周围神经[144]。该技术不用置入电极或电刺激器；但周围神经调节需要每周 2 次皮下插入并旋转 4 个套管针，持续 3 周。治疗组的 VAS 评分明显下降，救急药物剂量明显减少，生活质量明显改善。但是生活质量的改善只持续 90 天；术后 VAS 评分分数降低，救急药物剂量减少仅仅维持 28 天。除针头处有少量出血外没有副作用报道。

上述每种干预措施都缺少 RCT，这可能是缺乏系统性回顾和荟萃分析的原因[77]。皮下肉毒素 A 注射[145]和脉冲射频是 PHN 的仅有的两种介入治疗的荟萃分析。总而言之，目前确定最佳的介入治疗方法的证据不足。除鞘内甲泼尼龙外注射治疗 PHN（美国神经病学学会 A 级推荐）外[8]，多数证据用于治疗带状疱疹神经痛的介入方法为 2 级证据（据英国牛津循证医学中心临床证据水平分级证据水平为 2）[77]，因此这些方法为 B 级推荐[77]。尽管缺乏高水平的证据，但 SCS 和周围神经刺激可用于治疗 PHN。虽然没有不良反应的报道，但这些是侵入性技术，实施前应仔细评估风险收益比。尽管缺乏确凿证据，但这些介入疗法仍然很有价值，尤其是对于难治性 PHN 患者[77]。考虑到侵入性、价格和安全性，选择的顺序应该是皮下肉毒素 A 或曲安奈德注射、TENS、周围神经刺激和星状神经节阻滞，然后是椎旁阻滞和脉冲射频。如果剧烈疼痛持续存在，可以考虑 SCS[77]。

对于轻度疼痛，定期使用对乙酰氨基酚、非甾体抗炎药和（或）弱阿片类药物或曲马多等常规镇痛药进行治疗可能就足够了，但目前还缺乏对这些药物效果的研究。随机试验中没有足够的数据显示其疗效，对于中度或重度疼痛，可以考虑使用强阿片类药物进行治疗。如未能取得满意的镇痛效果，可以尝试用加巴喷丁或普瑞巴林、三环类抗抑郁药或糖皮质激素治疗。加巴喷丁或普瑞巴林可能效果会更好，因为它们的副作用更小、相互作用少。普瑞巴林的剂量较少，而滴定到所需剂量可能比加巴喷丁要快，为了能快速有效地缓解疼痛，这一点颇具优势。

慢性神经痛预防性药物的研究是一项具有挑战性的课题。因为只有部分人会继续忍受 PHN 疼痛，所以需要大样本量。先前大多数试验都没有针对 PHN 的预防进行测试。此外，现有研究的方法是多样化的，使证据的收集复杂化。为了促进将来研究的可比性，IMMPACT 推荐了指导研究人员设计关于慢性疼痛预防的临床试验[146]。IMMPACT 提出纳入的受试者包括疱疹出现后 7 天或更短时间内，并在出现疱疹后 3 个月或 4 个月进行随访以确定是否仍有疼痛，特别是有"临床意义"的疼痛（如 10 分中 ≥ 3 分），疼痛程度和性质，以及对躯体和情感功能的影响作为次要终点。还应考虑急性疼痛的持续时间，一般定义为疱疹发作后 30 天或更短时间内的疼痛，它可能有助于理解潜在的药理机制。此外随访和考虑救急药物的准备是十分重要的，如将其与疼痛的严重程度一起纳入次要终点。最后应当在分析中调整 PHN 的危险因素。希望不久的将来能完成在这些指南和临床试验报告统一标准（CONSORT）[147]指导下的精心设计和具有可比性的试验。

参 考 文 献

[1] 于生元，万有，万琪，等. 带状疱疹后神经痛诊疗中国专家共识[J]. 中国疼痛医学杂志，2016, 22(3): 161-

167.

[2] DWORKIN R H, TURK D C, WYRWICH K W, et al. Interpreting the clinical importance of treatment outcomes in chronic pain clinical trials: IMMPACT recommendations [J]. J Pain, 2008, 9(2): 105-121.

[3] BARON R, WASNER G. Prevention and treatment of postherpetic neuralgia [J]. Lancet, 2006, 367(9506): 186-188.

[4] MIGITA T. Can early administration of pregabalin reduce the incidence of postherpetic neuralgia [J]. Clin Exp Dermatol, 2014, 39(6): 755-756.

[5] FINNERUP N B, ATTAL N, HAROUTOUNIAN S, et al. Pharmacotherapy for neuropathic pain in adults: a systematic review and meta-analysis [J]. Lancet Neurol, 2015, 14(2): 162-173.

[6] DWORKIN R H, O'CONNOR A B, BACKONJA M, et al. Pharmacologic management of neuropathic pain: evidence-based recommendations [J]. Pain, 2007, 132(3): 237-251.

[7] ATTAL N, CRUCCU G, BARON R, et al. EFNS guidelines on the pharmacological treatment of neuropathic pain: 2010 revision [J]. Eur J Neurol, 2010, 17(9): 1113-1188.

[8] DUBINSKY R M, KABBANI H, EL-CHAMI Z, et al. Practice parameter: treatment of postherpetic neuralgia: an evidence-based report of the Quality Standards Subcommittee of the American Academy of Neurology [J]. Neurology, 2004, 63(6): 959-965.

[9] DWORKIN R H, O'CONNOR A B, AUDETTE J, et al. Recommendations for the pharmacological management of neuropathic pain: an overview and literature update [J]. Mayo Clin Proc, 2010, 85(3 Suppl): S3-S14.

[10] 神经病理性疼痛诊疗专家组. 神经病理性疼痛诊疗专家共识 [J]. 中国疼痛医学杂志, 2013, 19(12): 705-710.

[11] BOCKBRADER H N, WESCHE D, MILLER R, et al. A comparison of the pharmacokinetics and pharmacodynamics of pregabalin and gabapentin [J]. Clin Pharmacokinet, 2010, 49(10): 661-669.

[12] WIFFEN P J, DERRY S, BELL R F, et al. Gabapentin for chronic neuropathic pain in adults [J]. Cochrane Database Syst Rev, 2017, 6:CD007938.

[13] RAUCK R L, IRVING G A, WALLACE M S, et al. Once-daily gastroretentive gabapentin for postherpetic neuralgia: integrated efficacy, time to onset of pain relief and safety analyses of data from two phase 3, multicenter, randomized, double-blind, placebo-controlled studies [J]. J Pain Symptom Manage, 2013, 46(2): 219-228.

[14] JENSEN M P, HSU P H, VANHOVE G F. Early pain reduction can predict treatment response: results of integrated efficacy analyses of a once-daily gastroretentive formulation of gabapentin in patients with postherpetic neuralgia [J]. Pain Med, 2012, 13(8): 1059-1066.

[15] TOTH C. Pregabalin: latest safety evidence and clinical implications for the management of neuropathic pain [J]. Ther Adv Drug Saf, 2014, 5(1): 38-56.

[16] PRUSKOWSKI J, ARNOLD R M. A comparison of pregabalin and gabapentin in palliative care #289 [J]. J Palliat Med, 2015, 18(4): 386-387.

[17] GUAY D R. Pregabalin in neuropathic pain: a more "pharmaceutically elegant" gabapentin [J]. Am J Geriatr Pharmacother, 2005, 3(4): 274-287.

[18] FREYNHAGEN R, STROJEK K, GRIESING T, et al. Efficacy of pregabalin in neuropathic pain evaluated in a 12-week, randomised, double-blind, multicentre, placebo-controlled trial of flexible- and fixed-dose regimens [J]. Pain, 2005, 115(3): 254-263.

[19] SABATOWSKI R, GALVEZ R, CHERRY D A, et al. Pregabalin reduces pain and improves sleep and mood disturbances in patients with post-herpetic neuralgia: results of a randomised, placebo-controlled clinical trial [J].

Pain, 2004, 109(1/2): 26-35.

[20] BRIL V, ENGLAND J, FRANKLIN G M, et al. Evidence-based guideline: treatment of painful diabetic neuropathy: report of the American Academy of Neurology, the American Association of Neuromuscular and Electrodiagnostic Medicine, and the American Academy of Physical Medicine and Rehabilitation [J]. Neurdogy, 2011, 76(20):1758-1765.

[21] MOULIN D, BOULANGER A, CLARK A J, et al. Pharmacological management of chronic neuropathic pain: revised consensus statement from the Canadian Pain Society [J]. Pain Res Manag, 2014, 19(6): 328-335.

[22] ONAKPOYA I J, THOMAS E T, LEE J J, et al. Benefits and harms of pregabalin in the management of neuropathic pain: a rapid review and meta-analysis of randomised clinical trials [J]. BMJ Open, 2019, 9(1): e023600.

[23] FINNERUP N B, ATTAL N, HAROUTOUNIAN S, et al. Pharmacotherapy for neuropathic pain in adults: a systematic review and meta-analysis [J]. Lancet Neurol, 2015, 14(2): 162-173.

[24] WIFFEN P J, DERRY S, MOORE R A, et al. Antiepileptic drugs for neuropathic pain and fibromyalgia - an overview of Cochrane reviews [J]. Cochrane Database Syst Rev, 2013, (11): CD010567.

[25] BOCKBRADER H N, RADULOVIC L L, POSVAR E L, et al. Clinical pharmacokinetics of pregabalin in healthy volunteers [J]. J Clin Pharmacol, 2010, 50(8): 941-950.

[26] NALAMACHU S, MORLEY-FORSTER P. Diagnosing and managing postherpetic neuralgia [J]. Drugs Aging, 2012, 29(11): 863-869.

[27] LIANG J, LIU X, PAN M, et al. Blockade of Nav1.8 currents in nociceptive trigeminal neurons contributes to anti-trigeminovascular nociceptive effect of amitriptyline [J]. Neuromolecular Med, 2014, 16(2): 308-321.

[28] HANS G, SABATOWSKI R, BINDER A, et al. Efficacy and tolerability of a 5% lidocaine medicated plaster for the topical treatment of post-herpetic neuralgia: results of a long-term study [J]. Curr Med Res Opin, 2009, 25(5): 1295-1305.

[29] BARON R, MAYORAL V, LEIJON G, et al. Efficacy and safety of 5% lidocaine (lignocaine) medicated plaster in comparison with pregabalin in patients with postherpetic neuralgia and diabetic polyneuropathy: interim analysis from an open-label, two-stage adaptive, randomized, controlled trial [J]. Clin Drug Investig, 2009, 29(4): 231-241.

[30] BINDER A, BRUXELLE J, ROGERS P, et al. Topical 5% lidocaine (lignocaine) medicated plaster treatment for post-herpetic neuralgia: results of a double-blind, placebo-controlled, multinational efficacy and safety trial [J]. Clin Drug Investig, 2009, 29(6): 393-408.

[31] SABATOWSKI R, BOSL I, KONIG S, et al. Treatment of postherpetic neuralgia with 5% lidocaine medicated plaster in elderly patients - subgroup analyses from three European clinical trials [J]. Curr Med Res Opin, 2017, 33(3): 595-603.

[32] REHM S, BINDER A, BARON R. Post-herpetic neuralgia: 5% lidocaine medicated plaster, pregabalin, or a combination of both? A randomized, open, clinical effectiveness study [J]. Curr Med Res Opin, 2010, 26(7): 1607-1619.

[33] BINDER A, ROGERS P, HANS G, et al. Impact of topical 5% lidocaine-medicated plasters on sleep and quality of life in patients with postherpetic neuralgia [J]. Pain Manag, 2016, 6(3): 229-239.

[34] SABATOWSKI R, HANS G, TACKEN I, et al. Safety and efficacy outcomes of long-term treatment up to 4 years with 5% lidocaine medicated plaster in patients with post-herpetic neuralgia [J]. Curr Med Res Opin, 2012, 28(8): 1337-1346.

[35] BARON R, MAYORAL V, LEIJON G, et al. Efficacy and safety of combination therapy with 5% lidocaine medicated plaster and pregabalin in post-herpetic neuralgia and diabetic polyneuropathy [J]. Curr Med Res

Opin, 2009, 25(7): 1677-1687.

[36] HEMPENSTALL K, NURMIKKO T J, JOHNSON R W, et al. Analgesic therapy in postherpetic neuralgia: a quantitative systematic review [J]. PLoS Med, 2005, 2(7): e164.

[37] PHILIP A, THAKUR R. Post herpetic neuralgia [J]. J Palliat Med, 2011, 14(6): 765-773.

[38] FINNERUP N B, SINDRUP S H, JENSEN T S. The evidence for pharmacological treatment of neuropathic pain [J]. Pain, 2010, 150(3): 573-581.

[39] JOHNSON R W, RICE A S. Clinical practice. Postherpetic neuralgia [J]. N Engl J Med, 2014, 371(16): 1526-1533.

[40] KALSO E, EDWARDS J E, MOORE R A, et al. Opioids in chronic non-cancer pain: systematic review of efficacy and safety [J]. Pain, 2004, 112(3): 372-380.

[41] OPSTELTEN W, VAN ESSEN G A, SCHELLEVIS F, et al. Gender as an independent risk factor for herpes zoster: a population-based prospective study [J]. Ann Epidemiol, 2006, 16(9): 692-695.

[42] WATSON C P N, GERSHON A A, OXMAN M N. Herpes Zoster: Postherpetic Neuralgia and Other Complications Focus on Treatment and Prevention [M/OL]. Berlin: Springer, 2017.

[43] VAN WIJCK A J, OPSTELTEN W, MOONS K G, et al. The PINE study of epidural steroids and local anaesthetics to prevent postherpetic neuralgia: a randomised controlled trial [J]. Lancet, 2006, 367(9506): 219-224.

[44] PASQUALUCCI A, PASQUALUCCI V, GALLA F, et al. Prevention of post-herpetic neuralgia: acyclovir and prednisolone versus epidural local anesthetic and methylprednisolone [J]. Acta Anaesthesiol Scand, 2000, 44(8): 910-918.

[45] KUMAR V, KRONE K, MATHIEU A. Neuraxial and sympathetic blocks in herpes zoster and postherpetic neuralgia: an appraisal of current evidence [J]. Reg Anesth Pain Med, 2004, 29(5): 454-461.

[46] VENTAFRIDDA V, SAITA L, RIPAMONTI C, et al. WHO guidelines for the use of analgesics in cancer pain [J]. Int J Tissue React, 1985, 7(1): 93-96.

[47] BALLANTYNE J C. Opioids around the clock? [J]. Pain, 2011, 152(6): 1221-1222.

[48] VON KORFF M, MERRILL J O, RUTTER C M, et al. Time-scheduled vs. pain-contingent opioid dosing in chronic opioid therapy [J]. Pain, 2011, 152(6): 1256-1262.

[49] BARBARISI M, PACE M C, PASSAVANTI M B, et al. Pregabalin and transcutaneous electrical nerve stimulation for postherpetic neuralgia treatment [J]. Clin J Pain, 2010, 26(7): 567-572.

[50] ATTAL N, CRUCCU G, HAANPAA M, et al. EFNS guidelines on pharmacological treatment of neuropathic pain [J]. Eur J Neurol, 2006, 13(11): 1153-1169.

[51] HERAN M K, SMITH A D, LEGIEHN G M. Spinal injection procedures: a review of concepts, controversies, and complications [J]. Radiol Clin North Am, 2008, 46(3): 487-514, v-vi.

[52] COHEN S P, DRAGOVICH A. Intrathecal analgesia [J]. Anesthesiol Clin, 2007, 25(4): 863-882, viii.

[53] ROSENAK S S. Paravertebral procaine block for the treatment of herpes zoster [J]. N Y State J Med, 1956, 56(17): 2684-2687.

[54] FERRIS L M, MARTIN G H. The use of sympathetic nerve block in the ambulatory patient with special reference to its use in herpes zoster [J]. Ann Inter Med, 1950, 32(2): 257-260.

[55] LEFKOVITS A M. Postherpetic neuralgia. A method of effective treatment [J]. Neurology, 1961, 11:170-171.

[56] COLDING A. The Effect of Regional Sympathetic Blocks in the Treatment of Herpes Zoster: A Survey of 300 Cases. [J]. Acta Anaesthesiol Scand, 1969, 13: 133-141.

[57] COLDING A.Treatment of shingles (herpes zoster) with sympathetic blocking [J]. Sygeplejersken, 1972, 72(33): 8-10.

[58] COLDING A. Treatment of pain: organization of a pain clinic: treatment of acute herpes zoster [J]. Proc R Soc Med, 1973, 66(6): 541-543.

[59] LAFLAMME M Y, LABRECQUE B, MIGNAULT G. Ophthalmic herpes: treatment of herpetic neuralgia by repeated stellate block [J]. Can J Ophthalmol, 1979, 14(2): 99-101.

[60] RIOPELLE J M, NARAGHI M, GRUSH K P. Chronic neuralgia incidence following local anesthetic therapy for herpes zoster [J]. Arch Dermatol, 1984, 120(6): 747-750.

[61] PERKINS H M, HANLON P R. Epidural injection of local anesthetic and steroids for relief of pain secondary to herpes zoster [J]. Arch Surg, 1978, 113(3): 253-254.

[62] MARMER M J. Acute herpes zoster. Successful treatment by continuous epidural analgesia [J]. Calif Med, 1965, 103(4): 277-279.

[63] REIESTAD F, KVALHEIM L, MCILVAINE W B. Pleural analgesia for the treatment of acute severe thoracic herpes zoster [J]. Reg Anesth, 1989, 14(5): 244-246.

[64] MILLIGAN N S, NASH T P. Treatment of post-herpetic neuralgia. A review of 77 consecutive cases [J]. Pain, 1985, 23(4): 381-386.

[65] HIGA K, HORI K, HARASAWA I, et al. High thoracic epidural block relieves acute herpetic pain involving the trigeminal and cervical regions: comparison with effects of stellate ganglion block [J]. Reg Anesth Pain Med, 1998, 23(1): 25-29.

[66] HIGA K, DAN K, MANABE H, et al. Factors influencing the duration of treatment of acute herpetic pain with sympathetic nerve block: importance of severity of herpes zoster assessed by the maximum antibody titers to varicella-zoster virus in otherwise healthy patients [J]. Pain, 1988, 32(2): 147-157.

[67] YANAGIDA H, SUWA K, CORSSEN G. No prophylactic effect of early sympathetic blockade on postherpetic neuralgia [J]. Anesthesiology, 1987, 66(1): 73-76.

[68] BAUMAN J. Prevention of postherpetic neuralgia [J]. Anesthesiology, 1987, 67(3): 441-442.

[69] ESPIR M L, MORGANSTERN F S, RUSSELL W R. Treatment of post-herpetic neuralgia [J]. Lancet, 1957, 272(6962): 242-245.

[70] FORREST J B. The response to epidural steroid injections in chronic dorsal root pain [J]. Can Anaesth Soc J, 1980, 27(1): 40-46.

[71] RO L S, CHANG K H. Neuropathic pain: mechanisms and treatments [J]. Chang Gung Med J, 2005, 28(9): 597-605.

[72] KNEZEVIC N N, TVERDOHLEB T, NIKIBIN F, et al. Management of chronic neuropathic pain with single and compounded topical analgesics [J]. Pain Manag, 2017, 7(6): 537-558.

[73] DEVOR M. Rethinking the causes of pain in herpes zoster and postherpetic neuralgia: the ectopic pacemaker hypothesis [J]. Pain Rep, 2018, 3(6): e702.

[74] BARON R, SAGUER M. Postherpetic neuralgia. Are C-nociceptors involved in signalling and maintenance of tactile allodynia [J]. Brain, 1993, 116 (Pt 6):1477-1496.

[75] BARON R, HANS G, DICKENSON A H. Peripheral input and its importance for central sensitization [J]. Ann Neurol, 2013, 74(5): 630-636.

[76] KIDD B L, URBAN L A. Mechanisms of inflammatory pain [J]. Br J Anaesth, 2001, 87(1): 3-11.

[77] LIN C S, LIN Y C, LAO H C, et al. Interventional treatments for postherpetic neuralgia: a systematic review [J]. Pain Physician, 2019, 22(3): 209-228.

[78] AMJAD M, MASHHOOD A A. The efficacy of local infiltration of triamcinolone acetonide with lignocaine compared with lignocaine alone in the treatment of postherpetic neuralgia [J]. J Coll Physicians Surg Pak, 2005, 15(11): 683-685.

[79] KIKUCHI A, KOTANI N, SATO T, et al. Comparative therapeutic evaluation of intrathecal versus epidural methylprednisolone for long-term analgesia in patients with intractable postherpetic neuralgia [J]. Reg Anesth Pain Med, 1999, 24(4): 287-293.

[80] NAJA Z M, MAALIKI H, AL-TANNIR M A, et al. Repetitive paravertebral nerve block using a catheter technique for pain relief in post-herpetic neuralgia [J]. Br J Anaesth, 2006, 96(3): 381-383.

[81] MAKHARITA M Y, AMR Y M, EL-BAYOUMY Y. Single paravertebral injection for acute thoracic herpes zoster: a randomized controlled trial [J]. Pain Pract, 2015, 15(3): 229-235.

[82] JI G, NIU J, SHI Y, et al. The effectiveness of repetitive paravertebral injections with local anesthetics and steroids for the prevention of postherpetic neuralgia in patients with acute herpes zoster [J]. Anesth Analg, 2009, 109(5): 1651-1655.

[83] WU C L, MARSH A, DWORKIN R H. The role of sympathetic nerve blocks in herpes zoster and postherpetic neuralgia [J]. Pain, 2000, 87(2): 121-129.

[84] JANIG W, LEVINE J D, MICHAELIS M. Interactions of sympathetic and primary afferent neurons following nerve injury and tissue trauma [J]. Prog Brain Res, 1996, 113:161-184.

[85] MAKHARITA M Y, AMR Y M, EL-BAYOUMY Y. Effect of early stellate ganglion blockade for facial pain from acute herpes zoster and incidence of postherpetic neuralgia [J]. Pain Physician, 2012, 15(6): 467-474.

[86] JOHNSON E A. Clostridial toxins as therapeutic agents: benefits of nature's most toxic proteins [J]. Annu Rev Microbiol, 1999, 53:551-575.

[87] BLASI J, CHAPMAN E R, LINK E, et al. Botulinum neurotoxin A selectively cleaves the synaptic protein SNAP-25 [J]. Nature, 1993, 365(6442): 160-163.

[88] DOLLY J O, HALLIWELL J V, BLACK J D, et al. Botulinum neurotoxin and dendrotoxin as probes for studies on transmitter release [J]. J Physiol (Paris), 1984, 79(4): 280-303.

[89] WELCH M J, PURKISS J R, FOSTER K A. Sensitivity of embryonic rat dorsal root ganglia neurons to Clostridium botulinum neurotoxins [J]. Toxicon, 2000, 38(2): 245-258.

[90] CUI M, KHANIJOU S, RUBINO J, et al. Subcutaneous administration of botulinum toxin A reduces formalin-induced pain [J]. Pain, 2004, 107(1/2): 125-133.

[91] XIAO L, MACKEY S, HUI H, et al. Subcutaneous injection of botulinum toxin a is beneficial in postherpetic neuralgia [J]. Pain Med, 2010, 11(12): 1827-1833.

[92] APALLA Z, SOTIRIOU E, LALLAS A, et al. Botulinum toxin A in postherpetic neuralgia: a parallel, randomized, double-blind, single-dose, placebo-controlled trial [J]. Clin J Pain, 2013, 29(10): 857-864.

[93] O'CONNOR A B, DWORKIN R H. Treatment of neuropathic pain: an overview of recent guidelines [J]. Am J Med, 2009, 122(10 Suppl): S22-S32.

[94] GHAFOOR V L, EPSHTEYN M, CARLSON G H, et al. Intrathecal drug therapy for long-term pain management [J]. Am J Health Syst Pharm, 2007, 64(23): 2447-2461.

[95] FARROW-GILLESPIE A, KAPLAN K M. Intrathecal analgesic drug therapy [J]. Curr Pain Headache Rep, 2006, 10(1): 26-33.

[96] DEER T R, PRAGER J, LEVY R, et al. Polyanalgesic Consensus Conference 2012: recommendations for the management of pain by intrathecal (intraspinal) drug delivery: report of an interdisciplinary expert panel [J]. Neuromodulation, 2012, 15(5): 436-464; discussion 464-466.

[97] WATSON C P, DECK J H, MORSHEAD C, et al. Post-herpetic neuralgia: further post-mortem studies of cases with and without pain [J]. Pain, 1991, 44(2): 105-117.

[98] NELSON D A, LANDAU W M. Intrathecal methylprednisolone for postherpetic neuralgia [J]. N Engl J Med, 2001, 344(13): 1019.

[99] KOTANI N, KUSHIKATA T, HASHIMOTO H, et al. Intrathecal methylprednisolone for intractable postherpetic neuralgia [J]. N Engl J Med, 2000, 343(21): 1514-1519.

[100] RIJSDIJK M, VAN WIJCK A J, MEULENHOFF P C, et al. No beneficial effect of intrathecal methylprednisolone acetate in postherpetic neuralgia patients [J]. Eur J Pain, 2013, 17(5): 714-723.

[101] WOOLF C J, MAX M B. Mechanism-based pain diagnosis: issues for analgesic drug development [J]. Anesthesiology, 2001, 95(1): 241-249.

[102] CHEN C, LU L, YAN S, et al. Autophagy and doxorubicin resistance in cancer [J]. Anticancer Drugs, 2018, 29(1): 1-9.

[103] TACAR O, SRIAMORNSAK P, DASS C R. Doxorubicin: an update on anticancer molecular action, toxicity and novel drug delivery systems [J]. J Pharm Pharmacol, 2013, 65(2): 157-170.

[104] He C J, Luo Y R, Nie H X. Effects of dorsal root ganglion destruction by adriamycin in patients with postherpetic neuralgia [J]. Acta Cir Bras, 2012, 27(6): 404-409.

[105] ERDINE S, YUCEL A, CIMEN A, et al. Effects of pulsed versus conventional radiofrequency current on rabbit dorsal root ganglion morphology [J]. Eur J Pain, 2005, 9(3): 251-256.

[106] ROCCAFORTE W H, BURKE W J. ECT following craniotomy [J]. Psychosomatics, 1989, 30(1): 99-101.

[107] COSMAN E R, COSMAN E R. Electric and thermal field effects in tissue around radiofrequency electrodes [J]. Pain Med, 2005, 6(6): 405-424.

[108] ERDINE S, BILIR A, COSMAN E R, et al. Ultrastructural changes in axons following exposure to pulsed radiofrequency fields [J]. Pain Pract, 2009, 9(6): 407-417.

[109] KE M, YINGHUI F, YI J, et al. Efficacy of pulsed radiofrequency in the treatment of thoracic postherpetic neuralgia from the angulus costae: a randomized, double-blinded, controlled trial [J]. Pain Physician, 2013, 16(1): 15-25.

[110] RACZ G B, RUIZ-LOPEZ R. Radiofrequency procedures [J]. Pain Pract, 2006, 6(1): 46-50.

[111] KIM Y H, LEE C J, LEE S C, et al. Effect of pulsed radiofrequency for postherpetic neuralgia [J]. Acta Anaesthesiol Scand, 2008, 52(8): 1140-1143.

[112] KIM S H, SHIN J W, LEEM J G, et al. Pulsed radiofrequency treatment of the anterior ethmoidal nerve under nasal endoscopic guidance for the treatment of postherpetic neuralgia [J]. Anaesthesia, 2011, 66(11): 1057-1058.

[113] LIM S M, PARK H L, MOON H Y, et al. Ultrasound-guided infraorbital nerve pulsed radiofrequency treatment for intractable postherpetic neuralgia - a case report [J]. Korean J Pain, 2013, 26(1): 84-88.

[114] PARK H G, PARK P G, KIM W J, et al. Ultrasound-assisted mental nerve block and pulsed radiofrequency treatment for intractable postherpetic neuralgia: three case studies [J]. Korean J Pain, 2014, 27(1): 81-85.

[115] DING Y, YAO P, LI H, et al. CT-guided stellate Ganglion pulsed radiofrequency stimulation for facial and upper limb postherpetic neuralgia [J]. Front Neurosci, 2019, 13:170.

[116] HUANG Y, LUO F, HE X. Clinical observations on selective dorsal root ganglion pulsed radiofrequency lesioning combined with gabapentin in the treatment of postherpetic neuralgia [J]. Neurol India, 2018, 66(6): 1706-1710.

[117] MAKHARITA M Y, EL BENDARY H M, SONBUL Z M, et al. Ultrasound-guided pulsed radiofrequency in the management of thoracic postherpetic neuralgia: a randomized, double-blinded, controlled trial [J]. Clin J Pain, 2018, 34(11): 1017-1024.

[118] DAUFFENBACH J P, SHARMA M S. Selective dorsal root ganglion pulsed radiofrequency lesioning combined with gabapentin in the treatment of postherpetic neuralgia: the unanswered questions [J]. Neurol India, 2018, 66(6): 1711-1712.

[119] PI Z B, LIN H, HE G D, et al. Randomized and controlled prospective trials of Ultrasound-guided spinal nerve posterior ramus pulsed radiofrequency treatment for lower back post-herpetic neuralgia [J]. Clin Ter, 2015, 166(5): e301-305.

[120] SAXENA A K, LAKSHMAN K, SHARMA T, et al. Modulation of serum BDNF levels in postherpetic neuralgia following pulsed radiofrequency of intercostal nerve and pregabalin [J]. Pain Manag, 2016, 6(3): 217-227.

[121] WANG D, ZHANG K, HAN S, et al. PainVision(R) apparatus for assessment of efficacy of pulsed radiofrequency combined with pharmacological therapy in the treatment of postherpetic neuralgia and correlations with measurements [J]. Biomed Res Int, 2017, 2017:5670219.

[122] MA K, ZHOU Q H, XU Y M, et al. Peripheral nerve adjustment for postherpetic neuralgia: a randomized, controlled clinical study [J]. Pain Med, 2013, 14(12): 1944-1953.

[123] SHI Y, WU W. Treatment of neuropathic pain using pulsed radiofrequency: a meta-analysis [J]. Pain Physician, 2016, 19(7): 429-444.

[124] SLUKA K A, WALSH D. Transcutaneous electrical nerve stimulation: basic science mechanisms and clinical effectiveness [J]. J Pain, 2003, 4(3): 109-121.

[125] MELZACK R, WALL P D. Pain mechanisms: a new theory [J]. Science, 1965, 150(3699): 971-979.

[126] WOOLF C J, MITCHELL D, BARRETT G D. Antinociceptive effect of peripheral segmental electrical stimulation in the rat [J]. Pain, 1980, 8(2): 237-252.

[127] KALRA A, URBAN M O, SLUKA K A. Blockade of opioid receptors in rostral ventral medulla prevents antihyperalgesia produced by transcutaneous electrical nerve stimulation (TENS) [J]. J Pharmacol Exp Ther, 2001, 298(1): 257-263.

[128] SLUKA K A, DEACON M, STIBAL A, et al. Spinal blockade of opioid receptors prevents the analgesia produced by TENS in arthritic rats [J]. J Pharmacol Exp Ther, 1999, 289(2): 840-846.

[129] XU G, XU G, FENG Y, et al. Transcutaneous electrical nerve stimulation in combination with cobalamin injection for postherpetic neuralgia: a single-center randomized controlled trial [J]. Am J Phys Med Rehabil, 2014, 93(4): 287-298.

[130] ING M R, HELLREICH P D, JOHNSON D W, et al. Transcutaneous electrical nerve stimulation for chronic post-herpetic neuralgia [J]. Int J Dermatol, 2015, 54(4): 476-480.

[131] STEPANOVIC A, KOLSEK M, KERSNIK J, et al. Prevention of post-herpetic neuralgia using transcutaneous electrical nerve stimulation [J]. Wien Klin Wochenschr, 2015, 127(9/10): 369-374.

[132] PRAGER J P. What does the mechanism of spinal cord stimulation tell us about complex regional pain syndrome? [J]. Pain Med, 2010, 11(8): 1278-1283.

[133] OAKLEY J C, PRAGER J P. Spinal cord stimulation: mechanisms of action [J]. Spine (Phila Pa 1976), 2002, 27(22): 2574-2583.

[134] GUAN Y. Spinal cord stimulation: neurophysiological and neurochemical mechanisms of action [J]. Curr Pain Headache Rep, 2012, 16(3): 217-225.

[135] CAYLOR J, REDDY R, YIN S, et al. Spinal cord stimulation in chronic pain: evidence and theory for mechanisms of action [J]. Bioelectron Med, 2019, 5:12.

[136] YANAMOTO F, MURAKAWA K. The effects of temporary spinal cord stimulation (or spinal nerve root stimulation) on the management of early postherpetic neuralgia from one to six months of its onset [J]. Neuromodulation, 2012, 15(2): 151-154; discussion 4.

[137] ISEKI M, MORITA Y, NAKAMURA Y, et al. Efficacy of limited-duration spinal cord stimulation for subacute postherpetic neuralgia [J]. Ann Acad Med Singapore, 2009, 38(11): 1004-1006.

[138] HARKE H, GRETENKORT P, LADLEIF H U, et al. Spinal cord stimulation in postherpetic neuralgia and in acute herpes zoster pain [J]. Anesth Analg, 2002, 94(3): 694-700.

[139] MORIYAMA K. Effect of temporary spinal cord stimulation on postherpetic neuralgia in the thoracic nerve area [J]. Neuromodulation, 2009, 12(1): 39-43.

[140] WINKELMULLER W. Spinal neurostimulation for the treatment of chronic pain: changes in indications and patient selection after 19 years' experience. [J]. Schmerz, 1991, 5(4): 243-246.

[141] NIV D, MALTSMAN-TSEIKHIN A. Postherpetic neuralgia: the never-ending challenge [J]. Pain Pract, 2005, 5(4): 327-340.

[142] LERMAN I R, CHEN J L, HILLER D, et al. Novel high-frequency peripheral nerve stimulator treatment of refractory postherpetic neuralgia: a brief technical note [J]. Neuromodulation, 2015, 18(6): 487-493; discussion 93.

[143] JOHNSON M D, BURCHIEL K J. Peripheral stimulation for treatment of trigeminal postherpetic neuralgia and trigeminal posttraumatic neuropathic pain: a pilot study [J]. Neurosurgery, 2004, 55(1): 135-141; discussion 41-42.

[144] FU Z H, WANG J H, SUN J H, et al. Fu's subcutaneous needling: possible clinical evidence of the subcutaneous connective tissue in acupuncture [J]. J Altern Complement Med, 2007, 13(1): 47-51.

[145] FISCHOFF D K, SPIVAKOVSKY S. Botulinum toxin for facial neuralgia [J]. Evid Based Dent, 2018, 19(2): 57-58.

[146] GEWANDTER J S, DWORKIN R H, TURK D C, et al. Research design considerations for chronic pain prevention clinical trials: IMMPACT recommendations [J]. Pain, 2015, 156(7): 1184-1197.

[147] SCHULZ K F, ALTMAN D G, MOHER D. CONSORT 2010 statement: updated guidelines for reporting parallel group randomised trials [J]. J Pharmacol Pharmacother, 2010, 1(2): 100-107.

第十九章　基于疼痛分型的治疗策略

国际疼痛研究协会官方学术期刊 *PAIN* 在 2011 年元月首期发表了由 21 家单位署名的 "NeuPSIG 神经病理性痛评价纲要" 一文，明确了神经病理性疼痛（neuropathic pain, NPP）的定义："由躯体感觉神经系统的损伤或疾病而直接造成的疼痛"[1]。

其属于一种慢性疼痛，疼痛表现为自发性疼痛、痛觉过度、痛觉超敏和感觉异常等临床特征。按痛觉冲动的发生部位分为躯体痛、内脏痛和神经性疼痛。神经痛是由于神经系统损伤或者受到肿瘤压迫或浸润所致。按原发损伤或功能障碍发生的位置分为周围和中枢两类。物理性机械损伤、代谢或营养性神经改变、病毒感染、药物或放疗的神经毒性、缺血性神经损害、神经递质功能障碍等均可导致 NPP 发生。

NPP 的发生机制包括分子神经生物学机制、炎性介质作用、脊髓阿片系统下调和抗阿片系统上调、中枢敏化、中枢去抑制、脊髓胶质细胞激活等。神经损伤部位的神经细胞膜 Na^+ 通道和电压门控 Ca^{2+} 通道的表达增高，并释放一些介质，使神经元的正常生理活动发生改变，导致对非伤害性或微小伤害性外周刺激反应加剧。大量自发放电，不断地向脊髓神经元发放异位冲动，增加脊髓神经元的敏感性和突触与突触之间神经递质的传递，从而引起脊髓水平的兴奋性增高和感觉功能异常。离子型 $N-$ 甲基 $-D-$ 门冬氨酸受体中枢的激活因细胞内 Ca^{2+} 浓度升高而启动多种中枢神经系统多种加工过程，形成中枢神经元兴奋性持久升高等可塑性变化。

通过包括肌电图和神经传导速度、影像学检查、皮肤活检、感觉定量测试（QST）等检查，以及多种 NPP 诊断问卷表有助于诊断。治疗药物的选择应考虑药物的疗效 / 安全比和患者的临床情况（如并发症、禁忌证、合并用药情况等），药物选择应个体化，不同种类药物，作用机制可能不同。

动物实验表明中枢神经系统或周围神经系统不同的病理生理机制可单独或联合引起 NPP 的各种症状和体征。临床研究证实疼痛患者也存在着类似的机制[2]。神经损伤后，位于初级传入痛觉感受器上的通道和受体可上调，引起神经敏感性异常和自发活动。这是自发性疼痛、射击样痛和热痛觉过度产生的原因。对轻触或针刺过度，如机械性或针刺性痛觉超敏的产生，主要是由于脊髓中投射神经元的过度兴奋，从而 A 纤维感受到了疼痛，这种现象称为中枢敏化[2-5]。

第一节 感觉异常的分类

　　NPP 患者在病因和病理生理学等方面有所不同，会表现出各种与疼痛相关的症状和体征。由于很难阐明人体的疼痛机制，需要寻找一些替代机制的标记物。最近人们提出感觉体征谱法，来描述患者感觉症状和体征，反映其潜在的机制 [6]。这些特异性的症状和体征可与动物实验得出的结果进行比较，而动物实验已阐明了症状和体征之间的联系和潜在的机制，这促进了以症状为导向的 NPP 特别是 PHN 诊断方法的发展，补充了基于病因的分类方法。不同的感觉体征可能表示不同类别的神经生物学机制，有不同感觉体征的亚型，对治疗的反应也可能不同。该分类方案认识到 NPP 通常有几种疼痛症状的并存。以症状为导向的方法并不否定不同的神经病变在临床上有不同的表现，而且某些神经病变可能倾向于某些疼痛症状群（如 PHN 中触摸引发的触痛超敏）。

　　多年前人们首次根据皮肤的热敏性、皮肤对组胺的反应、皮肤活检结果及痛觉超敏的有无来鉴别 PHN。提出了两种主要的亚型：激惹性型和去传入型 [7]。去传入型进一步分为有或无动态痛觉超敏 [7] 和针刺性痛觉过度或缺失 [8]。

　　建立基于机制的分类方案的第一步是确定患者疼痛相关的感觉异常并对患者的个体化感觉体征谱进行分型。2006 年德国 NPP 研究网（DFNS）引入了一种用于临床试验的标准化感觉定量测试（QST）方案 [9]。QST 使用标准化的机械和温热刺激组件（不同粗细的 von Frey 丝、几种不同粗细的针、压力痛觉计、定量测热仪等），对皮肤或躯体深层结构进行感觉刺激，并在痛觉传入系统和非痛觉传入系统中评估阴性（功能缺失）和阳性（功能增强）体征，在评定量表上量化。2017 年 3 个大型跨国研究中心采用 QST 方法对 902 位各种周围性 NPP 患者进行了检测，对 13 个 QST 参数进行了聚类分析，并对另外 233 位周围性 NPP 患者进行了验证。根据感觉体征谱，专家们提出将周围性 NPP 分为三个亚型。亚型 1 为感觉缺失型（占 42%），表现出大、小纤维功能的缺失，伴有热感知倒错。亚型 2 为温痛觉过度型（占 33%），其特点是残留纤维的感觉功能，冷热痛觉过度和轻度动态痛觉超敏（MDA）。亚型 3 为机械性痛觉过度型（占 24%），其特点是小纤维功能缺失，可伴有针刺样痛觉过度和 DMA。各种病因的周围性 NPP 基本上都包括在这些亚型中，但出现的频率不同。这一方法有几个原则：①临床不同的疼痛症状和体征，如持续的不受刺激影响的疼痛，即使潜在的神经病变不同，都可能是由相似的神经机制引起的；②同一位患者通常存在一种以上的疼痛机制；③某些症状和体征，如机械性痛觉过度，可以有几种不同的神经机制解释，甚至可以在一位患者身上共存。

　　可惜基于机制的 PHN 分类目前还没有成为临床医生工作的一部分。因此建议临床医生使用此分类方法，进一步分型，以指导制订个体化治疗方案 [10, 11]。

　　通过 QST，主要是对残留或缺失的小纤维功能（如对热刺激的感觉减退 [14]）进行了分类。与肿瘤分级系统相似，患者根据其小纤维和大纤维功能的增强与缺失进行 LoGa（losses and gains）分类，形成各种排列组合，确定了 NPP 三个主要亚型的感觉体征谱（表 19-1）。虽然理论上这种复杂的组合可非常精确地描述感觉功能，但在大型临床试验中很难使用，因为每个亚型的患者数量往往较小。

　　根据患者的感觉体征谱，运用分层聚类分析，对患者进行分型。这种方法可识别最频繁出现的感觉体征模式或维度。

表 19-1　PHN 患者 LoGa 分类的异常值组合 [12]

	无感觉增强 (G0)	温痛觉 (G1)	机械觉 (G2)	两者均有 (G3)	全部
无感觉缺失（L0）	(0%)	1(1.4%)	(0%)	4(5.6%)	5(6.9%)
温度觉缺失（L1）	2(2.8%)	(0%)	6(8.3%)	2(2.8%)	10(13.9%)
机械觉缺失（L2）	3(4.2%)	1(1.4%)	5(6.9%)	6(8.3%)	15(20.8%)
两者均有（L3）	10(13.9%)	4(5.6%)	21(29.2%)	7(9.7%)	42(58.3%)
全部	15(20.8%)	6(8.3%)	32(44.4%)	19(26.4%)	72(100%)

注：L0，无感觉缺失；L1，只有温度觉缺失；L2，只有机械性感觉缺失；L3，温度觉和机械性感觉都缺失；G0，无感觉增强（无痛觉过度）；G1，仅有温痛觉过度；G2，仅有机械性痛觉过度；G3，温痛觉和机械性痛觉都过度 [13]。

　　根据 902 例周围 NPP 患者的 QST 数据，识别出的 3 个不同亚型的感觉体征谱 [15] 见图 19-1。黑色为亚型 1（感觉缺失），表现为粗细纤维功能缺失；灰色为亚型 2（温痛觉过度），表现为感觉功能保留，伴温痛觉过度和轻度 MDA；无色为亚型 3（机械性痛觉过度），表现为细纤维功能缺失，伴针刺样痛觉过度、明显的 MDA 和深部痛觉超敏 [15-17]。

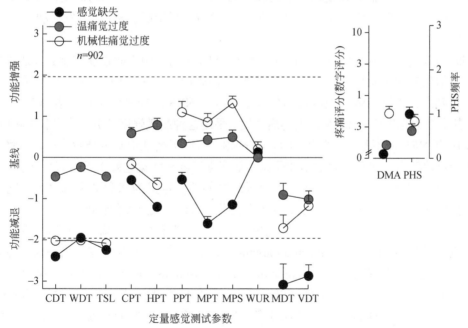

图 19-1　周围神经病理性疼痛患者的感觉体征谱 [15]

周围神经病理性疼痛 3 个亚型的平均 Z 值及 ±95% 置信区间。转换后的 Z 值抵消了测试点、性别和年龄的差异。正 Z 值表示阳性体征（痛觉过度）；负 Z 值表示阴性体征（感觉减退、痛觉减退）。虚线为健康受试者 Z 分的 95% 置信区间（－1.96<Z<+1.96）。如果某种亚型的平均值在虚线区内，并不意味着它与健康组没有区别。如果 95% 的置信区间不超过基线，其值与健康受试者的值就有显著差异。双纵坐标图是 DMA 的疼痛等级：对数刻度上的是 DMA 评分（0～100）和 HPS 的频率（0～3）。黑色为亚型 1："感觉缺失"；灰色为亚型 2："温痛觉过度"；无色为亚型 3："机械性痛觉过度"。CDT，冷感知觉；CPT，冷痛阈；DMA，动态痛觉超敏；HPT，热痛阈；MDT，机械觉阈；MPS，机械性痛敏；MPT，机械性痛阈；PHS，热感知倒错；PPT，压痛阈；TSL，温觉阈区；VDT，振动觉阈；WDT，温感知觉；WUR，叠加效应比

第二节　带状疱疹神经痛的感觉体征谱

带状疱疹后疼痛（PHN）可表现出多种不同的、自发的、诱发的疼痛等相关症状。尽管患者感觉异常具有多样性、特异性，但一般都归类为 NPP 的诊断，并根据患者总体疼痛强度进行治疗。

在过去的 20 年内，人们采用基于机制的 NPP 分型，即根据疼痛产生机制对患者进行分型[18, 19]。这种分类方案不仅可以识别新的治疗靶点，还可以预测哪些患者可能对治疗产生反应，从而有助于进一步建立针对 PHN 的个体化药物治疗方案[18, 19]。

一、急性带状疱疹的感觉体征谱

研究表明，带状疱疹急性期（AHZ）就已经出现了感觉变化。HZ 阶段疼痛和感觉体征反映了 VZV 在背根神经节激活和复制后沿着轴突向周围神经纤维播散所导致的神经损伤[6]。相关的伤害性感受器兴奋和炎性反应导致皮下神经受损[20]。在外围，病毒侵害皮下神经纤维导致典型的轴突和髓鞘的损伤和外周组织炎症。在脊髓，病毒侵害神经细胞及胶质细胞，进一步触发脊髓炎性反应[6]。神经损伤后 C 纤维伤害感受器自发活动是形成 PHN 的主要原因[20, 21]。

刺激响应函数（stimulus response function，SRF）为采用不同强度的刺激并通过患者的反馈来评估患者的刺激反应曲线[22]。通常按一个固定的顺序，每次给一个阈上或阈下的机械或冷热刺激，受试者将其强度按百分数字等级（NRS）或视觉模拟量表（VAS）进行评分，其中 0 为无疼痛，100 为最大疼痛强度。采用这种刺激强度评分，绘出刺激响应曲线。使用 101 点 NRS 而不是临床常用的 11 点 NRS，可以更精准地确定刺激响应，再将收集的数据进行对数转换。这对于评估阳性征象（如痛觉过度和痛觉超敏）尤为有意义。

将健康对照组的 QST 参数 95% 置信区间之外的值定义为感觉缺失或过度，同一年龄段人群内体征谱出现的频率，就可以很好地说明感觉缺失或过度的情况[6]。

研究发现躯干部 AHZ 患处最突出的体征谱是温度觉和振动觉减退，针刺性痛觉减退和动态痛觉超敏（dynamic mechanical allodynia，DMA）[23-27]。此外，有相当一部分患者还表现出压痛觉过度、热感知倒错（paradoxical heat sensations，PHS）、重复针刺后的叠加效应比（wind-up ratio，WUR）增强，以及受累区的机械性感觉减退或感觉过度（mechanical detection thresholds，MDT）（图 19-2）[6]。先前发现 AHZ 中的机械觉阈值（MDT）与健康对照相似[25]。采用 QST[9, 28] 对 AHZ 的体征谱进行的研究证实，热痛阈（heat pain threshold，HPT）和冷痛阈（cold pain threshold，CPT）均未改变[6]。而先前的报道 AHZ 患者的 HPT 也没有变化[26]，或只短暂降低[25]，或仅在镜像部位降低[27]。或 AHZ 患者的 MDT 与健康对照组相似[25]。这些结果的不同可能与测量时间点的变异和分析 QST 数据时计算的平均分有关。

AHZ 患处对冷热刺激（C 纤维和 A δ 纤维）的温觉减退及振动觉减退（A β 纤维）主

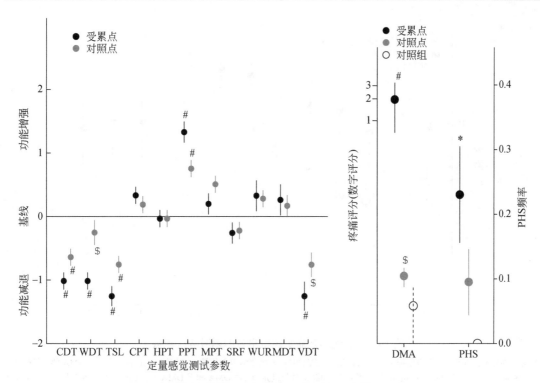

图 19-2　带状疱疹急性期患者的感觉体征谱[6]（n= 74）

定量感觉测试结果的 Z 值（平均值 ± SE）是根据健康对照组（n = 20）的分布计算得出的。与健康对照组相比，负值表示感觉减退（功能缺失），正值表示痛觉过度或痛觉超敏（功能增强）。* 与对照点相比有显著性差异，$ 与健康对照组相比有显著性差异，# 与对照位点和健康对照组相比有显著性差异（P <0.05）

CDT，冷感知阈；CPT，冷痛阈；DMA，动态痛觉超敏；HPT，热痛阈；MDT，机械觉阈；MPT，机械性痛阈；PHS，热感知倒错；
PPT，压痛阈；SRF，刺激响应函数；TSL，温觉阈区；VDT，振动觉阈；WDT，温感知阈；WUR，叠加效应比

要是去传入的体征[6]。对人体重复施加一定强度的针刺刺激，个体感知的痛觉会逐渐增强，痛觉的这种在时间上的累计就是叠加效应比（WUR）[28]，WUR 增强与慢性疼痛的中枢敏化高度相关[29]。采用 LoGa 分类发现 AHZ 患处表现出 DMA 和 WUR 增强，提示所有纤维的中枢敏化和去传入在 AHZ 就已经开始了[6, 30]。DMA 的患者其阳性体征包括压痛觉过度，WUR 增加，DMA 和针刺性痛觉过度（图 19-3）[6]。这些参数往往提示有中枢敏化，如脊髓突触信号的增强和 Aβ 纤维表型的转换，导致在无痛刺激下伤害性脊髓丘脑通路激活[4, 31]。而神经损伤后离子通道的构型改变和异位激活等外周敏化过程也与痛觉过度和 DMA 形成有关[31, 32]。中枢敏化涉及 C 纤维诱发的脊髓背角神经元兴奋性的异常增强，表现出对无伤害性的刺激感知到疼痛，或是对伤害性刺激的过度反应。这种现象是许多临床疼痛疾病的共同体征。所有纤维去传入的体征同时出现，表明中枢敏化是由外周的异位输入所驱动的[6]。LoGa 分类表明敏化和去传入有广泛的相互独立的病理机制，所以阳性和阴性体征可相伴而又单独出现[6]。

另外采用机械性痛敏（mechanical pain sensitivity，MPS）这个参数进一步分析（图 19-4），观察到 AHZ 期间针刺性痛觉减退（即 MPS 缺失）和 DMA 是相互排斥的，也支持敏化和去传入是广泛的又是相对独立的机制这一推论[6]。MPS 缺失与温觉阈和振动觉阈的

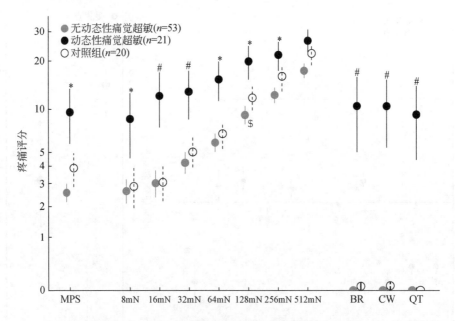

图 19-3　有无动态痛觉超敏患者的刺激响应函数[6]

有或无动态痛觉超敏的急性带状疱疹患者由针刺和无害刺激诱发的疼痛等级比较（平均值 ±SE）。其中有 DMA 的急性带状疱疹患者 $n=21$，无 DMA 的急性带状疱疹患者 $n=53$ 和健康对照组 $n=20$。* DMA 和无 DMA 两组比较有显著性差异，# 与其他亚组和健康对照组相比有显著性差异；$ 与健康对照组相比有显著性差异 $P<0.05$

BR，毛刷；CW，棉球；MPS，机械性痛敏（与刺激响应函数的组合值）；QT，棉签

进一步缺失有关（图 19-4），而 DMA 与针刺引起的疼痛评分增高并行[6]。PHN 的病理机制也类似[7]。而外周敏化伴有的热痛觉过度[33] 和冷痛纤维的敏化（cold pain threshold，CPT），似乎在 AHZ 中仅起次要作用[6]。感觉体征与 NPP 症状量表（NPSI）问卷评估的疼痛无关，表明患者的症状评分不能代替 AHZ 的临床综合诊断[6]。

在远隔 4 个节段脊旁对照点部位也观察到与受累区同样的一些体征谱，如温度觉和振动觉减退，压痛觉过度，DMA 和叠加效应的增强[6]。这可能是由于中枢神经系统（CNS）中 VZV 的亚临床再激活或由于遗传或环境的易感性引起的[6]。病毒除了在背根神经节中复制并沿着感觉神经传播到皮肤外，炎症过程也可到达脊髓背角[34]，甚至影响运动神经元导致瘫痪[35, 36]。特别是 AHZ 期间的炎性反应可在 CNS 引起广泛的神经损伤[37-42]。AHZ 期间痛觉超敏就会扩大至同侧相邻的无疹区[24, 25, 27]，镜像区皮下神经纤维密度也有下降[21]。这些结果提示，对 AHZ 和 PHN 中感觉体征的评估不能与躯体远处部位进行比较，而应与健康对照进行比较[6]。

二、带状疱疹后神经痛的感觉体征谱

人们进一步探究了 PHN 患者的感觉体征谱，重点是对受损和残留 C 纤维的功能变化与疼痛程度消退关系进行了分析。发现 PHN 演变过程中，疼痛的减轻与 PHN 的亚型无关[43]。

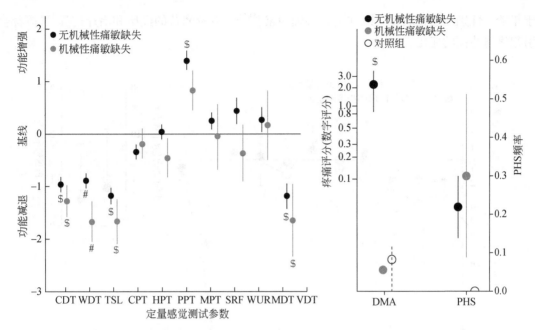

图 19-4　有无针刺性痛觉过度（MPS 缺失）患者的感觉体征谱 [6]

从健康对照组定量感觉测试获得的结果计算有 MPS 缺失（n=10）和无 MPS 缺失（n = 64）患者的 Z 值（均数 ±SE）。与健康对照组相比，负值表示感觉减退（功能缺失），正值表示痛觉过度或痛觉超敏（功能增强）。# 与其他亚组和健康对照组相比有显著性差异；$ 与健康对照组相比有显著性差异（P <0.05）

CDT，冷觉知阈；CPT，冷痛阈；DMA，动态痛觉超敏；HPT，热痛阈；MDT，机械觉阈；MPT，机械性痛阈；PHS，热感知倒错；PPT，压痛阈；SRF，刺激响应函数；TSL，温觉阈区；VDT，振动觉阈；WDT，温感知阈；WUR，叠加效应比

而受损和残留的 C 纤维功能的变化有所不同：在基线时 C 纤维功能受损的 PHN 患者，即使病程很久，疼痛的缓解与温觉阈和机械觉阈缺失的改善无关，即感觉体征谱向正常转变与疼痛的减轻无关（图 19-5）[43]；而有残留 / 敏化 C 纤维的 PHN 患者更易出现中枢敏化的迹象，即 MPS 增高（图 19-6）[43]。随访评估病程 1 ~ 3 年或以上的 PHN 患者，发现 C 纤维功能还在自行改善 [43]。这与另一项随访的结果相符，即那些带状疱疹早期就有感觉异常的患者，且皮肤活检证实受累处有部分失神经支配，在病后 3.9 ~ 7.7 年的随访中感觉阈仍有所改善 [44]。

这些结果提示 VZV 导致的功能缺失，即疼痛伴有的感觉减退 [45]，在 PHN 演变过程中可能起次要作用，因为该亚型的疼痛强度没有改变，感觉体征谱的改变与疼痛的减轻无关。相反疼痛程度较轻的患者，QST 测试却表现出较明显的功能缺失 [43]。

属于残留 / 敏化亚型的 PHN 患者，伤害性感觉系统的（中枢）敏化的比例增高 [43]，这与 PHN 的疼痛向慢性迁延相吻合，表明完整的 C 纤维持续活动可导致中枢敏化 [46]。另外，这一亚型可向机械觉阈和温觉阈缺失方向发展 [43]。考虑到中枢敏化的增加，感觉功能的这种渐进性缺失可能是继发于伤害性刺激 [45]，而不是由于周围神经纤维的退变所致 [43]。尽管感觉体征改变与疼痛减轻无关，但在感觉体征谱上可清晰反映出伤害性感觉系统的中枢敏化 [43]。中枢敏化的形成过程中 [47] 也可能会引起继发性的感觉缺失 [45, 48]。

PHN 形成过程中感觉体征谱的变化说明，疼痛的特征是动态变化的 [43]。同一个体，由

于年龄、性别、遗传表型、既往史、心理因素 [49-51]，以及痛苦的经历和治疗过程 [52] 等都会引起疼痛特征的变化。

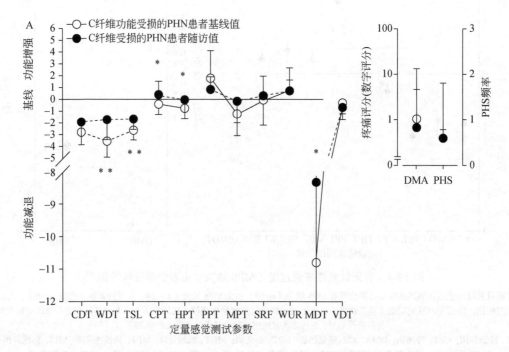

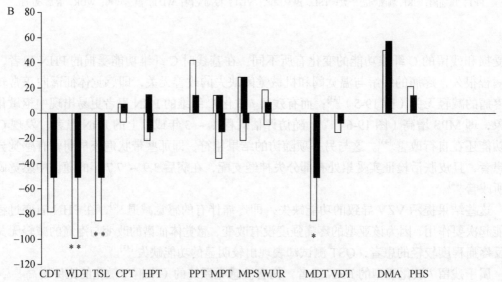

图 19-5　C 纤维功能受损的 PHN 患者感觉体征谱 [43]

A. 基线（白圈和白柱）和随访（黑圈和黑柱）时 QST 值；B. 为异常值频数

CDT, 冷感知阈；CPT, 冷痛阈；DMA, 动态痛觉超敏；HPT, 热痛阈；MDT, 机械觉阈；MPS, 机械性痛敏；MPT, 机械性痛阈；PHS, 热感知倒错；PPT, 压痛阈；SRF, 刺激响应函数；TSL, 温觉阈区；VDT, 振动觉阈；WDT, 温感知阈；WUR, 叠加效应比

*基线与随访值的比较，$P<0.05$；** $P<0.01$

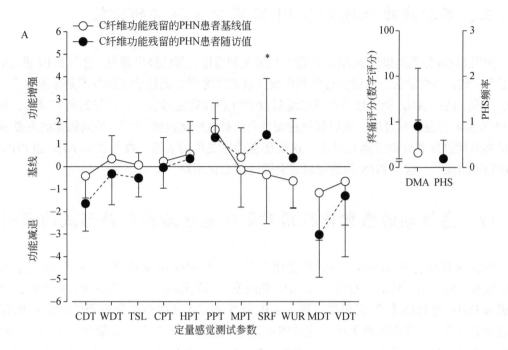

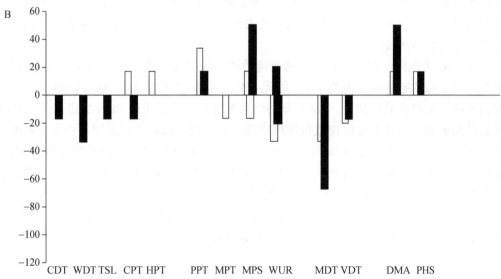

图 19-6 C 纤维功能残留的 PHN 患者感觉体征谱[43]

A. 基线（白圈和白柱）和随访（黑圈和黑柱）时 QST 值；B. 异常值频数

CDT，冷感知阈；CPT，冷痛阈；DMA，动态痛觉超敏；HPT，热痛阈；MDT，机械觉阈；MPS，机械性痛敏；MPT，机械性痛阈；PHS，热感知倒错；PPT，压痛阈；SRF,刺激响应函数；TSL，温觉阈区；VDT，振动觉阈；WDT，温感知阈；WUR，叠加效应比

*基线与随访值的比较，$P<0.05$

三、带状疱疹急性期和 PHN 感觉体征谱的比较

使用 LoGa 分类结果显示 AHZ 阶段中枢敏化和去传入都已经出现[6]。这与 PHN 患者的 3 种亚型一致：感觉缺失、温痛觉过度和机械性痛觉过度[53]。而这些亚型并不是排他的[6]。与 PHN 不同的是，AHZ 期间很少有热痛觉过度和针刺性痛觉过度[6]。较早的研究报道，30% 的 PHN 患者有温痛觉过度，或温痛觉过度伴有机械性痛觉过度[54, 55]。外周敏化的主要表现就是热痛觉过度和针刺性痛觉过度，这是伤害性感受器的表型，往往在从 AHZ 到 PHN 转变过程中出现[7]，这与 PHN 的感觉模式会随时间变化相符[27]。

四、急性期的感觉体征谱对带状疱疹后神经痛形成的预测

PHN 也伴随着不同的躯体感觉的变化[53, 54, 56]。而 AHZ 的某些感觉体征可能会对 PHN 的形成有一定的预测价值。研究发现 AHZ 期间躯干对侧间隔 4 个节段脊旁对照点的振动觉减退和 DMA 与 PHN 的形成相关，提示 Aβ 纤维去传入及中枢敏化过程中 Aβ 纤维脊髓连接性的改变[6]。先前发现无皮疹的肢体振动觉减退可预测 PHN，灵敏度为 70%[57]，表明早就出现的粗纤维去传入（如亚临床多发性神经病）是 PHN 的重要预测因子。而远隔 4 个节段对侧脊旁对照点不太可能受先前就有的去传入影响，因此在远处对照点观察到的感觉减退可能是由 AHZ 引起的[6]。

此外，AHZ 期间，由于促伤害性感受递质的容积传递，身体远端部位的 DMA 可能与受累神经与脊髓的连接直接相关[6, 58]。因此 PHN 的风险会随着 AHZ 期间 CNS 炎症和神经纤维损伤的严重程度而增加[6]。LoGa 分类结果发现 6 个月后转成 PHN 的患者[6]，AHZ 阶段其痛区和远端对照点更易出现机械性感觉减退和（或）机械性感觉增强伴有完好的温觉阈[6]（图 19-3）。所有 AHZ 期间在远处对照点同时有机械性感觉减退和机械性痛觉过度 / 痛觉超敏的患者后来都转变为 PHN[30]。残留有温度觉并伴有机械性感觉异常的患者，特别是在受累皮区以外有此征象者，是 PHN 的高危人群[6]。

AHZ 期间的温度觉减退可能是 PHN 的预防因子[6]。但与以前的热觉阈[26, 27]和针刺性痛觉减退[24, 25]预测 PHN 的结果不一致，应慎重解释这些结果。

第三节   不同亚型的潜在机制

根据 Baron 等的研究结果，约 22% 的 PHN 患者属于亚型 1，即感觉缺失型；31% 的 PHN 患者属于亚型 2，即温痛觉过度型；47% 的 PHN 患者属于亚型 3，即机械性痛觉过度型[15]。

一、亚型 1（感觉缺失）

该亚型的临床表现以阴性感觉体征为主，感觉体征类似于受压神经的传导阻滞[8, 59, 60]。它对应的是"去传入"或"痛感迟钝"亚组[7, 8, 61, 62]。其特征是粗细纤维功能的缺失和热感知倒错。除了少数患者出现轻度动态痛觉超敏以外，这些患者没有其他感觉增强[15]。约有 52% 的多发性神经病患者属于这一亚型，提示几乎所有纤维都属于死而复生的退变[15]。有 43% 的根性神经病患者可表现出这种感觉模式，表明受累神经根内的感觉纤维严重退变[15]。此亚型患者热感知倒错很常见，表明它是由传入纤维输入缺失引起的，尽管从表面上看这是一种阳性体征，但可能与中枢抑制作用有关[63, 64]。自发性疼痛可能是由于受损的伤害感受器近端异位放电引起的动作电位[65]，如背根神经节或去传入的中枢伤害性神经元[66-68]。NPP 评估可显示去神经支配和功能缺失[1]。

二、亚型 2（温痛觉过度）

感觉体征类似于紫外线灼伤皮肤[69]，可能是外周敏化所致[33]。它对应的是"易激伤害感受器"亚组[7, 70-72]。其特征是残留的粗细纤维感觉功能伴有冷、热痛觉过度，仅有轻度的动态痛觉超敏[15]。不论病因如何，这种模式占周围 NPP 患者中的 33%[15]。尽管有神经损伤，但有 1/3 的患者保留有较好的皮神经感觉功能，这表明周围 NPP 可能与有效的皮神经再生和敏化的伤害性感受器有关[15]。

敏化的伤害感受器伴有某些离子通道和受体的过表达导致病理性自发放电，以及温度（热和冷）觉和机械性刺激阈值的降低。残存的伤害感受器持续过度活跃可能是持续疼痛的原因[65]，并可能导致脊髓背角的中枢敏化，从而使 A 纤维中传递的触觉刺激能激活中枢伤害性神经元[15]，结果机械刺激会增强痛感，即针刺性痛觉过度和动态痛觉超敏[2]。由于约 20% 的患者表现出这种机械性痛觉过度，外周伤害感受器驱动显然并不总会引起中枢敏化[73]。

这一亚型约占 PHN 患者的 31%。此亚型 PHN 患者尽管有神经损伤，但仍保留部分的皮神经支配，PHN 可能就与过度兴奋和易激惹的神经元的轻度变性有关。动物研究证明，该亚型的特征可能是由于外周和中枢敏化所致。敏化的伤害性感受器与病理性自发放电相关，并降低了温度（热和冷）和机械刺激的阈值。伤害感受器持续兴奋过度会在脊髓背角产生继发性变化，即脊髓背角多种感受性神经元对传入刺激的反应长时程增强，使轻触觉刺激能够通过 Aδ 和 Aβ 低阈值机械感受器激活脊髓疼痛信号。通过这种机制，机械性刺激可引起疼痛，即针刺性痛觉过度和动态痛觉超敏。NPP 临床检查评估可能是正常的，而功能测试可显示功能增强[1]。

三、亚型 3（机械性痛觉过度）

NNP 中约 24% 患者属于该亚型，患者的细纤维功能受累明显，对温度（冷热）刺激有明显的感觉缺失，伴有明显的深部钝性痛觉过度、针刺性痛觉过度或痛觉超敏[15]。与其他亚型相比，该亚型的灼痛感更为突出[15]，这与吉兰－巴雷（Guillain–Barré）综合征患者的灼痛表现一致，该综合征中的灼痛与小纤维缺失相关[74]，并不是对热刺激的外周敏化，而是符合合成热（synthetic heat）这个概念[75]。由同一神经支配的受累区出现温度觉的缺失和机械性感觉增强这一矛盾的组合，临床医生需要仔细鉴别，患者对这种复杂的感觉体验也会更加困惑。它最常见于有严重痛觉超敏的 PHN 患者（约占 47%）[15]。类似于由高频电刺激皮肤引起的脊髓长时程增强[76, 77]，对应的是"神经源性痛觉过度"或"中枢敏化"[7, 8]。为什么中枢敏化会对机械刺激反应敏感[33, 78, 79]，而对冷热刺激不敏感？温痛觉过度和机械性痛觉过度的这种分离可能是由于远端不同类型的伤害感受器编码的不同，导致传导的热痛和机械痛神经信号的差异[80, 81]。而温度觉减退与机械觉过度共存可能是感受温度觉的小纤维退变后，非伤害性机械感受性中枢末端的突触结构发生了改变[12]。在周围神经损伤的动物模型中，Aβ 低阈值机械感受器通常投射到脊髓背角更深层（Ⅲ～Ⅳ板层），而损伤后残留的 Aβ 感受器芽生到更表层伤害性区域（Ⅱ型板层），阻碍了 C 纤维的正常输入，与中枢的疼痛传递神经元形成异常连接[12]。但是这种解释一再受到质疑。由于该亚型患者还会表现出深部痛觉过度的征象，那么导致中枢敏化和痛觉超敏的持续活动，也可能来自于深部组织（如肌肉、韧带等）中完整的伤害感受器。该亚型的持续性疼痛提示伤害性感觉系统有自发活动，这可能起源于周围和（或）中枢神经系统。NPP 的评估可反映出轻度的功能缺失，很少反映出有中枢敏化[1]。

第四节　基于机制的分类治疗

建立个体化的、基于机制的治疗的一个重要步骤是要验证被分为不同亚型的患者对药物治疗的反应。对 NPP 患者基线症状和体征的回顾性分析表明，具有不同潜在机制的患者对某种治疗的反应不同。

一、分类

在 2004 年的一项双盲、安慰剂对照研究中，有学者在 22 例创伤性神经损伤或 PHN 患者中发现，经 QST 评估的动态或静态痛觉超敏，可预测静脉注射利多卡因的反应[82]。2006 年有学者对 64 例 PHN 患者的观察发现，基线时热痛觉阈可预测阿片类药物治疗的反应，但不能预测三环抗抑郁药物或安慰剂的反应[83]。另外有学者对 29 例 PHN 或创伤后 / 术后神经痛患者皮下行 A 型肉毒素注射，结果显示镇痛效果与基线时残留的热敏感性相关，提示有完整的皮神经支配[14]。2005 年有学者观察了 PHN 患者局部接受利多卡因治疗的反应与热敏感纤维和组胺敏感纤维功能的相关性，发现伤害性感受器功能受损的患者疼痛会明显减轻[84]。

一项研究用 8% 辣椒素局部治疗周围 NPP 患者，观察了治疗反应和症状之间的关系。

在基线时用疼痛 DETECT 问卷评估，结果显示灼痛和深压痛的缓解和问卷的高评分之间仅有弱相关[85]。

根据感觉体征谱或感觉表型进行的事后分层分析，NPP 患者的各种亚型均显示出良好的治疗效果。为了进一步实现 NPP 的个体化药物治疗，需要根据患者的感觉症状和体征对患者进行前瞻性分层研究[86]。

有学者在一项随机、双盲、安慰剂对照临床试验中评估了奥卡西平对 72 例 PHN、术后或创伤性神经损伤或多发性神经病患者的镇痛作用。他们在试验开始时对患者进行了 QST 的感觉体征谱分析，将患者分为两组：①以功能增强为主的"易激惹伤害感受器"型，表现为痛觉过度并残留有细纤维功能；②以感觉缺失为主的"去传入型"。这种分层的前提是"易激惹伤害感受器"的形成，"易激惹伤害感受器"是神经损伤后，神经末梢上调的钠离子通道产生的异位活动，这是引起痛觉过度的主要原因，因此推测奥卡西平作为钠通道阻滞剂应该对这些患者有效。虽然奥卡西平为治疗三叉神经痛的一线药物，但对于其他 NPP 综合征的治疗作用较小，临床研究结果一直存在争议[87]。而此研究显示阳性结果和治疗反应取决于感觉体征表型。所有患者有 50% 疼痛缓解的需治人数（NNT）为 6.9，对"易激惹伤害感受器"型患者的 NNT 仅为 3.9，而对"非易激惹伤害感受器"型患者的 NNT 为 13[71]。

基于机制的 NPP 治疗的思路[88-90]主要是基于感觉体征表型[91]的改变，在疾病演变过程中感觉体征表型的变化会对治疗产生重大影响。如由于神经纤维变性导致阈值缺失的患者，在神经再生阶段可能对抗惊厥药或局部药物的治疗反应更好[16, 70, 71]。另一方面，对敏化/残留表型的患者，可能更重要的是防止疼痛进一步慢性化发展，要更积极地予以镇痛治疗[24, 70, 92-94]。

二、方法的局限性

虽然基于感觉体征谱的亚型分类引人关注，但并非所有 PHN 患者都完全符合某一亚型。PHN 的病理变化是一个连续的过程。此外，大部分 PHN 患者会有多种异质性的感觉功能障碍[95]。因此对一名 PHN 患者的感觉功能、药物刺激和皮肤神经支配的详细测试，可清楚地显示出神经分布区中温度觉受损区附近的相对保留区，而且均在受累的皮节内[96]。此外，随着 PHN 病程的延长，感觉模式也会发生变化。然而通过对 PHN 患者最痛点的感觉异常进行分类，可发现最主要的个体感觉体征谱和潜在的疼痛机制。

三、对临床的启示

NNP 需要个体化治疗，本章强调了基于机制分型的重要性。制定治疗方案要因人而异。实施这一个体化治疗的最大挑战在于如何确定患者属于哪种亚型。目前最有效的方法是使用个体感觉体征谱分析替代疼痛性质分类。通过 QST 和疼痛症状问卷调查，已经发现了非常有意义的结果。另一种评估 NPP 患者症状的方法是"患者结局问卷"（如疼痛 DETECT

问卷（PDQ）[97] 和 NPP 症状量表（NPSI）[98]）。疼痛症状是由患者自己直接评估的，因此可以根据患者感知到的感觉异常进行分型。用疼痛 *DETECT* 问卷将 498 例 PHN 患者的感觉症状特征分成了 5 组亚型。与刺激诱发的 QST 不同，问卷调查主要评估与自发性疼痛相关的感觉，如灼痛或刺痛 [15]。其他诊断技术，如激光诱发电位、热诱发电位（CHEPS）、功能成像技术、皮肤活检和微神经造影等也有潜在的价值，值得进一步探索。

鉴于近年来许多 PHN 和其他 NPP 的临床试验存在阴性结果的问题，以及基于症状的分类方案到目前为止取得了良好结果，因此鼓励研究人员在未来的临床试验设计中采用这种合理的方法，最好是设计一个多步骤办法。

（1）应在临床试验的基线进行感觉体征谱分析。基于这些结果，再用事后分析方法分析对治疗有响应者，并将这些结果用于提出新的假设。

（2）根据感觉体征谱分析结果对患者进行前瞻性分类。

（3）结果必须在几个独立的大规模试验中重复，以证明所研究的药物在预先确定的感觉亚型中确实比在整个队列或替代的亚型表现更好。

参 考 文 献

[1] HAANPAA M, ATTAL N, BACKONJA M, et al. NeuPSIG guidelines on neuropathic pain assessment [J]. Pain, 2011, 152(1): 14-27.

[2] VON HEHN C A, BARON R, WOOLF C J. Deconstructing the neuropathic pain phenotype to reveal neural mechanisms [J]. Neuron, 2012, 73(4): 638-652.

[3] SIQUEIRA S R, ALVES B, MALPARTIDA H M, et al. Abnormal expression of voltage-gated sodium channels Nav1.7, Nav1.3 and Nav1.8 in trigeminal neuralgia [J]. Neuroscience, 2009, 164(2): 573-577.

[4] WOOLF C J. Central sensitization: implications for the diagnosis and treatment of pain [J]. Pain, 2011, 152(3 Suppl): S2-15.

[5] LAI J, HUNTER J C, PORRECA F. The role of voltage-gated sodium channels in neuropathic pain [J]. Curr Opin Neurobiol, 2003, 13(3): 291-297.

[6] KRAMER S, BAEUMLER P, GEBER C, et al. Somatosensory profiles in acute herpes zoster and predictors of postherpetic neuralgia [J]. Pain, 2019, 160(4): 882-894.

[7] FIELDS H L, ROWBOTHAM M, BARON R. Postherpetic neuralgia: irritable nociceptors and deafferentation [J]. Neurobiol Dis, 1998, 5(4): 209-227.

[8] BAUMGARTNER U, MAGERL W, KLEIN T, et al. Neurogenic hyperalgesia versus painful hypoalgesia: two distinct mechanisms of neuropathic pain [J]. Pain, 2002, 96(1-2): 141-151.

[9] ROLKE R, BARON R, MAIER C, et al. Quantitative sensory testing in the German Research Network on Neuropathic Pain (DFNS): standardized protocol and reference values [J]. Pain, 2006, 123(3): 231-243.

[10] FORSTENPOINTNER J, RICE A S C, FINNERUP N B, et al. Up-date on clinical management of postherpetic neuralgia and mechanism-based treatment: New options in therapy [J]. J Infect Dis, 2018, 218(suppl 2): S120-S126.

[11] REHM S, GROBETAKOPF M, KABELITZ M, et al. Sensory symptom profiles differ between trigeminal and thoracolumbar postherpetic neuralgia [J]. Pain Rep, 2018, 3(1): e636.

[12] WATSON C P N, GERSHON A A, OXMAN M N. Herpes Zoster: Postherpetic Neuralgia and Other Complications Focus on Treatment and Prevention [M/OL]. Berlin: Springer, 2017.

[13] MAIER C, BARON R, TOLLE T R, et al. Quantitative sensory testing in the German Research Network

on Neuropathic Pain (DFNS): somatosensory abnormalities in 1236 patients with different neuropathic pain syndromes [J] . Pain, 2010, 150(3): 439-450.

[14] RANOUX D, ATTAL N, MORAIN F, et al. Botulinum toxin type A induces direct analgesic effects in chronic neuropathic pain [J] . Ann Neurol, 2008, 64(3): 274-283.

[15] BARON R, MAIER C, ATTAL N, et al. Peripheral neuropathic pain: a mechanism-related organizing principle based on sensory profiles [J] . Pain, 2017, 158(2): 261-272.

[16] MAINKA T, MALEWICZ N M, BARON R, et al. Presence of hyperalgesia predicts analgesic efficacy of topically applied capsaicin 8% in patients with peripheral neuropathic pain [J] . Eur J Pain, 2016, 20(1): 116-129.

[17] VOLLERT J, KRAMER M, BARROSO A, et al. Symptom profiles in the painDETECT Questionnaire in patients with peripheral neuropathic pain stratified according to sensory loss in quantitative sensory testing [J] . Pain, 2016, 157(8): 1810-1818.

[18] MAX M B. Towards physiologically based treatment of patients with neuropathic pain [J] . Pain, 1990, 42(2): 131-137.

[19] WOOLF C J, BENNETT G J, DOHERTY M, et al. Towards a mechanism-based classification of pain? [J] . Pain, 1998, 77(3): 227-229.

[20] OAKLANDER A L, ROMANS K, HORASEK S, et al. Unilateral postherpetic neuralgia is associated with bilateral sensory neuron damage [J] . Ann Neurol, 1998, 44(5): 789-795.

[21] PETERSEN K L, RICE F L, FARHADI M, et al. Natural history of cutaneous innervation following herpes zoster [J] . Pain, 2010, 150(1): 75-82.

[22] KRUMOVA E K, GEBER C, WESTERMANN A, et al. Neuropathic pain: is quantitative sensory testing helpful? [J] . Curr Diab Rep, 2012, 12(4): 393-402.

[23] HAANPAA M, LAIPPALA P, NURMIKKO T. Pain and somatosensory dysfunction in acute herpes zoster [J] . Clin J Pain, 1999, 15(2): 78-84.

[24] HAANPAA M, LAIPPALA P, NURMIKKO T. Allodynia and pinprick hypesthesia in acute herpes zoster, and the development of postherpetic neuralgia [J] . J Pain Symptom Manage, 2000, 20(1): 50-58.

[25] HAANPAA M L, LAIPPALA P A, NURMIKKO T J. Thermal and tactile perception thresholds in acute herpes zoster [J] . Eur J Pain, 1999, 3(4): 375-386.

[26] NURMIKKO T J, RASANEN A, HAKKINEN V. Clinical and neurophysiological observations on acute herpes zoster [J] . Clin J Pain, 1990, 6(4): 284-290.

[27] PETERSEN K L, ROWBOTHAM M C. Natural history of sensory function after herpes zoster [J] . Pain, 2010, 150(1): 83-92.

[28] ROLKE R, MAGERL W, CAMPBELL K A, et al. Quantitative sensory testing: a comprehensive protocol for clinical trials [J] . Eur J Pain, 2006, 10(1): 77-88.

[29] ARENDT-NIELSEN L. Central sensitization in humans: assessment and pharmacology [J] . Handb Exp Pharmacol, 2015, 227: 79-102.

[30] BACKONJA M M, ATTAL N, BARON R, et al. Value of quantitative sensory testing in neurological and pain disorders: NeuPSIG consensus [J] . Pain, 2013, 154(9): 1807-1819.

[31] JENSEN T S, FINNERUP N B. Allodynia and hyperalgesia in neuropathic pain: clinical manifestations and mechanisms [J] . Lancet Neurol, 2014, 13(9): 924-935.

[32] LOLIGNIER S, EIJKELKAMP N, WOOD J N. Mechanical allodynia [J] . Pflugers Arch, 2015, 467(1): 133-139.

[33] TREEDE R D, MEYER R A, RAJA S N, et al. Peripheral and central mechanisms of cutaneous hyperalgesia [J]. Prog Neurobiol, 1992, 38(4): 397-421.

[34] LOESER J D. Herpes zoster and postherpetic neuralgia [J] . Pain, 1986, 25(2): 149-164.

[35] GLANTZ R H, RISTANOVIC R K. Abdominal muscle paralysis from herpes zoster [J] . J Neurol Neurosurg Psychiatry, 1988, 51(6): 885-886.

[36] RAGOZZINO M W, MELTON L J, 3RD, KURLAND L T, et al. Population-based study of herpes zoster and its sequelae [J] . Medicine (Baltimore), 1982, 61(5): 310-316.

[37] BARON R, SAGUER M. Axon-reflex reactions in affected and homologous contralateral skin after unilateral peripheral injury of thoracic segmental nerves in humans [J] . Neurosci Lett, 1994, 165(1-2): 97-100.

[38] HANAKAWA T, HASHIMOTO S, KAWAMURA J, et al. Magnetic resonance imaging in a patient with segmental zoster paresis [J] . Neurology, 1997, 49(2): 631-632.

[39] HEAD H, CAMPBELL A W. The pathology of Herpes Zoster and its bearing on sensory localisation. [J] . Brain, 1900, 23: 353-523.

[40] HEAD H, CAMPBELL A W. The pathology of Herpes Zoster and its bearing on sensory localisation (Reprinted from Brain, vol 23, pg 353-523, 1900) [J] . Rev Med Virol, 1997, 7(3): 132-143.

[41] WATSON C P, DECK J H, MORSHEAD C, et al. Post-herpetic neuralgia: further post-mortem studies of cases with and without pain [J] . Pain, 1991, 44(2): 105-117.

[42] ZACKS S I, ELLIOTT F A, LANGFITT T W. Herpetic neuritis: A light and electron microscopic study [J] . Neurology, 1964, 14:744-750.

[43] GIERTHMUHLEN J, BRAIG O, REHM S, et al. Dynamic of the somatosensory system in postherpetic neuralgia [J] . Pain Rep, 2018, 3(6): e668.

[44] REDA H, GREENE K, RICE F L, et al. Natural history of herpes zoster: late follow-up of 3.9 years (n=43) and 7.7 years (n=10) [J] . Pain, 2013, 154(10): 2227-2233.

[45] GEBER C, MAGERL W, FONDEL R, et al. Numbness in clinical and experimental pain--a cross-sectional study exploring the mechanisms of reduced tactile function [J] . Pain, 2008, 139(1): 73-81.

[46] BARON R, HANS G, DICKENSON A H. Peripheral input and its importance for central sensitization [J] . Ann Neurol, 2013, 74(5): 630-636.

[47] WOOLF C J. Central sensitization: uncovering the relation between pain and plasticity [J] . Anesthesiology, 2007, 106(4): 864-867.

[48] YOUNIS S, MAARBJERG S, REIMER M, et al. Quantitative sensory testing in classical trigeminal neuralgia-a blinded study in patients with and without concomitant persistent pain [J] . Pain, 2016, 157(7): 1407-1414.

[49] WEISSMAN-FOGEL I, GRANOVSKY Y, CRISPEL Y, et al. Enhanced presurgical pain temporal summation response predicts post-thoracotomy pain intensity during the acute postoperative phase [J] . J Pain, 2009, 10(6): 628-636.

[50] HERMANS L, VAN OOSTERWIJCK J, GOUBERT D, et al. Inventory of personal factors influencing conditioned pain modulation in healthy people: A systematic literature review [J] . Pain Pract, 2016, 16(6): 758-769.

[51] NAHMAN-AVERBUCH H, NIR R R, SPRECHER E, et al. Psychological factors and conditioned pain modulation: A meta-analysis [J] . Clin J Pain, 2016, 32(6): 541-554.

[52] YARNITSKY D. Role of endogenous pain modulation in chronic pain mechanisms and treatment [J] . Pain, 2015, 156 Suppl 1: S24-31.

[53] VOLLERT J, MAIER C, ATTAL N, et al. Stratifying patients with peripheral neuropathic pain based on sensory profiles: algorithm and sample size recommendations [J] . Pain, 2017, 158(8): 1446-1455.

[54] PFAU D B, KRUMOVA E K, TREEDE R D, et al. Quantitative sensory testing in the German Research Network on Neuropathic Pain (DFNS): reference data for the trunk and application in patients with chronic

postherpetic neuralgia [J] . Pain, 2014, 155(5): 1002-1015.

[55] SCHLERETH T, HEILAND A, BREIMHORST M, et al. Association between pain, central sensitization and anxiety in postherpetic neuralgia [J] . European Journal of Pain, 2015, 19(2): 193-201.

[56] BARON R, TOLLE T R, GOCKEL U, et al. A cross-sectional cohort survey in 2100 patients with painful diabetic neuropathy and postherpetic neuralgia: Differences in demographic data and sensory symptoms [J] . Pain, 2009, 146(1-2): 34-40.

[57] BARON R, HAENDLER G, SCHULTE H. Afferent large fiber polyneuropathy predicts the development of postherpetic neuralgia [J] . Pain, 1997, 73(2): 231-238.

[58] ZIEGLGANSBERGER W. Substance P and pain chronicity [J] . Cell Tissue Res, 2019, 375(1): 227-241.

[59] FRUHSTORFER H. Thermal sensibility changes during ischemic nerve block [J] . Pain, 1984, 20(4): 355-361.

[60] YARNITSKY D, OCHOA J L. Differential effect of compression-ischaemia block on warm sensation and heat-induced pain [J] . Brain, 1991, 114 (Pt 2): 907-913.

[61] HATEM S M, ATTAL N, DUCREUX D, et al. Clinical, functional and structural determinants of central pain in syringomyelia [J] . Brain, 2010, 133(11): 3409-3422.

[62] TRUINI A, PADUA L, BIASIOTTA A, et al. Differential involvement of A-delta and A-beta fibres in neuropathic pain related to carpal tunnel syndrome [J] . Pain, 2009, 145(1-2): 105-109.

[63] HANSEN C, HOPF H C, TREEDE R D. Paradoxical heat sensation in patients with multiple sclerosis. Evidence for a supraspinal integration of temperature sensation [J] . Brain, 1996, 119 (Pt 5):1729-1736.

[64] YARNITSKY D, OCHOA J L. Release of cold-induced burning pain by block of cold-specific afferent input [J]. Brain, 1990, 113 (Pt 4): 893-902.

[65] CAMPBELL J N, MEYER R A. Mechanisms of neuropathic pain [J] . Neuron, 2006, 52(1): 77-92.

[66] DEVOR M, WALL P D, CATALAN N. Systemic lidocaine silences ectopic neuroma and DRG discharge without blocking nerve conduction [J] . Pain, 1992, 48(2): 261-268.

[67] ORSTAVIK K, NAMER B, SCHMIDT R, et al. Abnormal function of C-fibers in patients with diabetic neuropathy [J] . J Neurosci, 2006, 26(44): 11287-11294.

[68] SERRA J, BOSTOCK H, SOLA R, et al. Microneurographic identification of spontaneous activity in C-nociceptors in neuropathic pain states in humans and rats [J] . Pain, 2012, 153(1): 42-55.

[69] GUSTORFF B, SYCHA T, LIEBA-SAMAL D, et al. The pattern and time course of somatosensory changes in the human UVB sunburn model reveal the presence of peripheral and central sensitization [J] . Pain, 2013, 154(4): 586-597.

[70] DEMANT D T, LUND K, FINNERUP N B, et al. Pain relief with lidocaine 5% patch in localized peripheral neuropathic pain in relation to pain phenotype: a randomised, double-blind, and placebo-controlled, phenotype panel study [J] . Pain, 2015, 156(11): 2234-2244.

[71] DEMANT D T, LUND K, VOLLERT J, et al. The effect of oxcarbazepine in peripheral neuropathic pain depends on pain phenotype: a randomised, double-blind, placebo-controlled phenotype-stratified study [J] . Pain, 2014, 155(11): 2263-2273.

[72] OCHOA J L, CAMPERO M, SERRA J, et al. Hyperexcitable polymodal and insensitive nociceptors in painful human neuropathy [J] . Muscle Nerve, 2005, 32(4): 459-472.

[73] TRUINI A, BIASIOTTA A, DI STEFANO G, et al. Peripheral nociceptor sensitization mediates allodynia in patients with distal symmetric polyneuropathy [J] . J Neurol, 2013, 260(3): 761-766.

[74] MARTINEZ V, FLETCHER D, MARTIN F, et al. Small fibre impairment predicts neuropathic pain in Guillain-Barre syndrome [J] . Pain, 2010, 151(1): 53-60.

[75] CRAIG A D, BUSHNELL M C. The thermal grill illusion: unmasking the burn of cold pain [J] . Science,

1994, 265(5169): 252-255.

[76] RANDIC M, JIANG M C, CERNE R. Long-term potentiation and long-term depression of primary afferent neurotransmission in the rat spinal cord [J]. J Neurosci, 1993, 13(12): 5228-5241.

[77] LANG S, KLEIN T, MAGERL W, et al. Modality-specific sensory changes in humans after the induction of long-term potentiation (LTP) in cutaneous nociceptive pathways [J]. Pain, 2007, 128(3): 254-263.

[78] BAUMANN T K, SIMONE D A, SHAIN C N, et al. Neurogenic hyperalgesia: the search for the primary cutaneous afferent fibers that contribute to capsaicin-induced pain and hyperalgesia [J]. J Neurophysiol, 1991, 66(1): 212-227.

[79] SIMONE D A, SORKIN L S, OH U, et al. Neurogenic hyperalgesia: central neural correlates in responses of spinothalamic tract neurons [J]. J Neurophysiol, 1991, 66(1): 228-246.

[80] CAVANAUGH D J, LEE H, LO L, et al. Distinct subsets of unmyelinated primary sensory fibers mediate behavioral responses to noxious thermal and mechanical stimuli [J]. Proc Natl Acad Sci U S A, 2009, 106(22): 9075-9080.

[81] HENRICH F, MAGERL W, KLEIN T, et al. Capsaicin-sensitive C- and A-fibre nociceptors control long-term potentiation-like pain amplification in humans [J]. Brain, 2015, 138(Pt 9): 2505-2520.

[82] ATTAL N, ROUAUD J, BRASSEUR L, et al. Systemic lidocaine in pain due to peripheral nerve injury and predictors of response [J]. Neurology, 2004, 62(2): 218-225.

[83] EDWARDS R R, HAYTHORNTHWAITE J A, TELLA P, et al. Basal heat pain thresholds predict opioid analgesia in patients with postherpetic neuralgia [J]. Anesthesiology, 2006, 104(6): 1243-1248.

[84] WASNER G, KLEINERT A, BINDER A, et al. Postherpetic neuralgia: topical lidocaine is effective in nociceptor-deprived skin [J]. J Neurol, 2005, 252(6): 677-686.

[85] HOPER J, HELFERT S, HESKAMP M L, et al. High concentration capsaicin for treatment of peripheral neuropathic pain: effect on somatosensory symptoms and identification of treatment responders [J]. Curr Med Res Opin, 2014, 30(4): 565-574.

[86] REIMER M, HELFERT S M, BARON R. Phenotyping neuropathic pain patients: implications for individual therapy and clinical trials [J]. Curr Opin Support Palliat Care, 2014, 8(2): 124-129.

[87] ATTAL N, CRUCCU G, BARON R, et al. EFNS guidelines on the pharmacological treatment of neuropathic pain: 2010 revision [J]. Eur J Neurol, 2010, 17(9): 1113-e88.

[88] GIERTHMUHLEN J, BARON R. Neuropathic Pain [J]. Semin Neurol, 2016, 36(5): 462-468.

[89] GIERTHMUHLEN J, BINDER A, BARON R. Mechanism-based treatment in complex regional pain syndromes [J]. Nat Rev Neurol, 2014, 10(9): 518-528.

[90] SISIGNANO M, BARON R, SCHOLICH K, et al. Mechanism-based treatment for chemotherapy-induced peripheral neuropathic pain [J]. Nat Rev Neurol, 2014, 10(12): 694-707.

[91] BARON R. Mechanisms of disease: neuropathic pain--a clinical perspective [J]. Nat Clin Pract Neurol, 2006, 2(2): 95-106.

[92] BOOGAARD S, HEYMANS M W, DE VET H C, et al. Predictors of persistent neuropathic pain--A systematic review [J]. Pain Physician, 2015, 18(5): 433-457.

[93] CHAPMAN C R, VIERCK C J. The transition of acute postoperative pain to chronic pain: An integrative overview of research on mechanisms [J]. J Pain, 2017, 18(4): 359 e1- e38.

[94] MAKHARITA M Y. Prevention of post-herpetic neuralgia from dream to reality: A ten-step model [J]. Pain Physician, 2017, 20(2): E209-E20.

[95] PAPPAGALLO M, OAKLANDER A L, QUATRANO-PIACENTINI A L, et al. Heterogenous patterns of sensory dysfunction in postherpetic neuralgia suggest multiple pathophysiologic mechanisms [J]. Anesthesiology, 2000, 92(3): 691-698.

[96] PETERSEN K L, FIELDS H L, BRENNUM J, et al. Capsaicin evoked pain and allodynia in post-herpetic neuralgia [J] . Pain, 2000, 88(2): 125-133.

[97] FREYNHAGEN R, BARON R, GOCKEL U, et al. painDETECT: a new screening questionnaire to identify neuropathic components in patients with back pain [J] . Curr Med Res Opin, 2006, 22(10): 1911-1920.

[98] BOUHASSIRA D, ATTAL N, FERMANIAN J, et al. Development and validation of the Neuropathic Pain Symptom Inventory [J]. Pain, 2004, 108(3): 248-257.

第二十章　基于营养神经的修复策略

带状疱疹属于神经-皮肤共病，是机体免疫功能下降后，复苏的 VZV 对神经和皮肤的侵害所致 [1]。该病多见于老年患者，最常见的并发症是带状疱疹后神经痛（PHN）。根据广东省的流调报告，50 岁以上的成年人带状疱疹发作 1 个月后 PHN 的发生率为 40.2%[2]。作为一种典型的神经病理性疼痛，PHN 通常指带状疱疹治愈后疼痛持续 3 个月以上的慢性疼痛综合征。PHN 的发病率高、病程长，不仅严重危害患者健康，而且影响患者正常生活和工作状态，给患者带来身心的双重痛苦。PHN 是一个世界难题，治疗上颇为棘手，常规抗病毒治疗可促进皮疹愈合，但对预防 PHN 的证据并不一致 [3]，没有证据表明抗病毒药物有保护神经的作用 [4]。影响 PHN 发生发展的因素众多，相关的病理生理学机制尚不清晰，其临床治疗手段有限，且疗效难以令人满意 [5]。因此，探究 PHN 的病理机制，不仅可有效预测 PHN 易感者，对其进行早期干预，有助于预防和减少 PHN 的发生，也可为 PHN 的诊断与治疗提供有效的依据，减轻 PHN 患者疼痛程度和缩短病程、减少并发症的发生、缓解甚至消除患者身心痛苦，将具有极其重要的临床价值和社会意义。

第一节　病毒及神经痛的特点

VZV 是嗜神经 [6, 7] 和皮肤的病毒 [8]。VZV 主要潜伏于背根神经节的神经元细胞核中，病毒的 ORF63 在神经元潜伏时就有少量转录，对 VZV 复制也是必不可少的 [9, 10]。ORF63 可以保护分化的神经细胞不凋亡 [11]。VZV 复制时的 DNA 并不集聚于人神经元中 [12]，新合成的有毒力 VZV 子代顺着轴突传送到皮肤 [13]。因此受累神经支配区的皮下神经丛、表皮神经纤维和末梢及皮肤是 VZV 破坏的重灾区。约 83.3% 的带状疱疹后疼痛或 PHN 表现在局部，或者称为局灶性神经病理性疼痛 [14]，而且病毒可伤及各种类型的传入神经 [15]。HZ 和 PHN 相关疼痛的痛区通常是在神经分支支配区远端的部分区域，而不是整支神经 [16, 17]。困扰我们的是痛区（点）反映了什么？疱疹发作后持续的局部疼痛意味着皮下神经丛、表皮神经纤维和末梢受损。PHN 患者痛区的感觉征象和症状表现可能是其潜在机制的反映，大小纤维功能缺失可能会带来相关的阴性症状。但是痛区残留的神经纤维，可能会有过度活跃的离子通道和易激惹的受体，会有死而复生的纤维，或为异常芽生的轴突，斑斑驳驳的髓鞘，大大小小的神经瘤，形成多个异位放电点 [18, 19]。从这个角度看，面对病毒对周围神经的蚕食，可能是疾病早期我们对病毒侵害神经的束手无策，才为外周和中枢敏化的形成提供了时空上的便利。因此，尽早关注痛区皮下神经纤维损伤应该是我们的重点 [20]。

　　PHN 形成的病因在于 VZV 对神经的损伤。当机体免疫功能低下时，潜伏在神经节的 VZV 重新激活，大量复制并沿感觉神经纤维向所支配的皮节播散，引发带状疱疹[21-24]。受累神经元发生炎症、出血甚至坏死，临床表现为神经元功能紊乱、异位放电、外周及中枢敏化，从而导致疼痛[21-24]。目前对 PHN 的发生机制不完全明了，神经可塑性是 PHN 的基础，其机制可能涉及炎性反应、外周和中枢敏化及去传入[21-24]。相应的临床表现有自发性疼痛、痛觉过度、痛觉超敏等。

　　PHN 在临床上有复杂的疼痛类型、临床症状和多种亚型[25]，面对许多临床学科在治疗上的疑惑、无措，安全、有效诊疗则是临床医师的责任和使命。目前临床诊疗中存在下列问题[25]：①缺乏重视早期治疗的理念，特别是忽视针对神经保护的有效治疗；②神经源性炎症过程和范围控制不够；③促进神经损伤修复治疗方法实施不到位；④部分临床医师盲目应用神经再损伤或神经损毁治疗；⑤治疗方法远期疗效的随访不规范[26]。

　　VZV 在受累神经传播过程中，很少波及沿途的肌肉等其他组织，仅仅是从感觉神经末梢释放到皮肤，形成典型的带状疱疹。而重新合成的 VZV 具备了极强的神经皮肤毒性，从而对神经系统和皮肤造成广泛和严重的损害，包括背根神经节脱水、沃勒退变、明显囊性变和神经节细胞数目明显减少，以及周围神经尤其是有髓纤维轴突减少并发生胶原化[27]。可见 PHN 的最明显的病理学特征是病毒造成的神经损伤。VZV 的独特神经毒性作用，提示我们首先要加深对此病毒蚕食神经的认识，才有助于对此种类型的神经损伤，或者称为神经痛，或者称为痛性神经病的认识，才能指导临床制订切实有效的策略，以促进受损神经修复。

第二节　B 族维生素

一、硫胺素

　　硫胺素（维生素 B_1）是多年前就发现的维生素。硫胺素是一种水溶性维生素，其生物活性形式硫胺焦磷酸盐（TPP）是营养素代谢的辅助因子。它通过支链氨基酸和 α- 酮酸的脱羧作用，在能量产生的过程中起催化剂作用，并以硫胺素焦磷酸盐的形式作为转酮反应的辅酶。硫胺素是硫胺素二磷酸盐（ThDP 或 TDP）辅酶的前体。从 19 世纪 80 年代对脚气病的研究开始，人们就已经知道硫胺素对人和动物的神经营养作用。早在 1926 年硫胺素成为第一个明确结构的维生素。ThDP 作为辅酶的催化作用机制在很晚之后才被破译[28]。大脑中高强度的葡萄糖氧化需要依赖 ThDP 酶，这决定了硫胺素对神经元功能的重要意义[29]。

（一）硫胺素的吸收与分布

　　硫胺素存在于许多食物中，包括肉类（猪肉是硫胺素的最佳来源）、豆类、葵花籽、蔬菜及全谷物或富含谷物的食物[30]。在植物中，硫胺素以其游离形式存在。在动物体内，发现＞ 95% 的硫胺素以磷酸化的生物活性形式存在，即 TPP，也称为 TDP[31]。食物中的硫胺素吸收率较高[32]；然而，硫胺素在 pH ＞ 8 或高温的碱性环境中会被迅速破坏。此外几种食物和饮料中都含有抗硫胺素因子，从而削弱了硫胺素的吸收[30-32]。

硫胺素在空肠上段吸收最多，而在十二指肠和回肠中吸收较少[32]。硫胺素在肠道远端的吸收逐渐减少[33]。研究表明，腔内细菌可在结肠中合成硫胺素，但在多大程度上有助于全身性硫胺素水平的保持尚待确定[34]。肠道对硫胺素吸收的适应程度尚不清楚；有必要进行进一步研究，尤其是对于肠道长度较短的个体，需要更多的研究探究肠道适应的影响，以此改善硫胺素的摄取和营养。

游离的非磷酸化硫胺素被吸收到肠黏膜细胞中[31, 32]。黏膜细胞内，硫胺素往往是以磷酸化形式存在[31]。然而由于硫胺素在黏膜细胞中的吸收必须以其去磷酸化形式，因此肠道磷酸酶在吸收前会水解磷酸盐。小肠有硫胺素双重吸收系统。在低浓度（＜ 2μmol）下，维生素的吸收是一个主动过程，由载体介导，可饱和，取决于钠依赖性 ATP 酶。主动转运机制在细胞的浆膜侧[32]。在高浓度下（对人而言＞ 2.5mg），吸收是通过被动扩散进行的[31, 35, 36]。研究表明，硫胺素可被不依赖钠载体介导的转运吸收[34]。来自 *SLC19* 基因家族的两个硫胺蛋白转运 ThTr1 和 ThTr2[32]。这两种载体均可从肠道的基底外侧膜中分离出来，硫胺素 /H$^+$ 反向转运系统可转运硫胺素[37, 38]。

血中的硫胺素通常呈游离形式，与白蛋白结合或以硫胺素单磷酸酯（TMP）形式存在[32, 39]。硫胺素通过易化扩散转运进入红细胞和（或）白细胞[31]。红细胞和白细胞中的硫胺素约占总硫胺素的 90%，主要为 TPP 形式[40]。机体维生素浓度降低时，与肠吸收相似，其向其他组织的转运需要钠依赖主动转运机制。硫胺素浓度高时会通过被动扩散吸收到组织中[31, 32]。总硫胺素（全血中游离硫胺素及其磷酸酯）的浓度为 5 ～ 12μg/dl[31]。

已在大鼠血清中鉴定出了一种针对硫胺素的特异性结合蛋白，即硫胺素结合蛋白（TBP），这是一种特异的受激素调节的载体蛋白，对硫胺素向关键组织的分布至关重要[31, 41]。尽管尚不清楚 TBP 在人体中的具体作用，但现在越来越多的证据表明神经系统中可能有调节神经递质释放作用的 TBP[42-44]。

游离的硫胺素或 TMP 可以穿过细胞膜，存在于细胞外液、血浆和脑脊液[31, 32]。硫胺素通过特定的转运输送到哺乳动物细胞中，并通过胞质内焦磷酸激酶的作用立即磷酸化形成二磷酸盐的形式[28, 45]。从胃肠道吸收后，大部分游离硫胺素经门静脉转运至肝，并被磷酸化为活性形式 TPP[32]。在细胞内，TPP 可以被 TDP 激酶磷酸化，形成硫胺素三磷酸，也可以转化为腺苷酸化衍生物[28, 45]。但是，不在胞质中的 TPP 大部分水解为 TMP，这需要硫胺素磷酸化酶的作用[28, 31, 32, 45]。TMP 可以再循环至游离硫胺素或排出。

各个器官中硫胺素浓度高低顺序依次为心脏 [（0.28 ～ 0.79mg）/100g]、肾脏 [（0.24 ～ 0.58mg）/100g]、肝脏 [（0.20 ～ 0.76mg）/100g] 和大脑 [（0.14 ～ 0.44mg）/100g]，大脑中的浓度保持时间最长[31]。任何组织都没有硫胺素储备。硫胺素在人体内的半衰期估计为 9.5 ～ 18.5 天[31, 32]。储存于健康成年人体内的总硫胺素平均约为 0.11μmol（30mg），其中 40% 存储于肌肉中[39]。硫胺素的总量有限，加上半衰期短和在代谢过程中不断被利用，导致需要持续摄取硫胺素[30, 46]。

（二）硫胺素的生理代谢

硫胺素在体内起着重要的辅酶和非辅酶的作用，特别是在能量转换、戊糖和烟酰胺腺嘌呤二核苷酸磷酸（NADPH）合成及膜和神经传导中发挥作用[32]。能量转换中，硫胺素是参与脱羧反应（除去羧基或二氧化碳）和脱氢反应（除去羟基）的几种酶的辅助因子[31, 32]。TPP 可作为多种酶的辅助因子，这些酶在氧化性和非氧化性碳水化合物代谢中发挥作用。在氧化代谢中，线粒体的多酶复合丙酮酸脱氢酶（PDH）需要 TPP，将丙酮酸转化为乙酰辅酶 A（ACoA）[32]。PDH 复合物由 3 种酶组成，即 TPP 依赖性丙酮酸脱羧酶、硫辛酸依赖性二氢脂酰转乙酰酶和核黄素（FAD）依赖性二氢脂酰脱氢酶。PDH 作用的发挥需要 4 种维生素，包括硫胺素（维生素 B_1）、核黄素（维生素 B_2）、烟酸（维生素 B_3）和泛酸（维生素 B_5）[31, 32]，还需要镁和三磷酸腺苷（ATP）[32]。硫胺素缺乏症（TD）降低了丙酮酸通过 PDH 络合物进入线粒体的能力，从而导致丙酮酸通过胞质乳酸脱氢酶转化为乳酸[31, 32]。因此，TD 可有乳酸酸中毒的症状[47, 48]，由于丙酮酸无法进入线粒体，并进行有氧代谢，其中 ACoA 通过三羧酸循环启动其氧化。

在氧化代谢中，还需 TPP 作为线粒体酶 α- 酮戊二酸脱氢酶（α-KGDH）的辅助因子，在三羧酸循环中将 α- 酮戊二酸（α-KG）转化为琥珀酰辅酶 A[32]。这种酶的作用还需要烟酸（如 NAD）和泛酸（如辅酶 A）。因此，α-KG 的积聚也可能是 TD 的诊断指标。

（三）硫胺素的神经保护作用

TPP 除具有辅酶作用外，还在神经系统的结构和功能及脑代谢中发挥作用[28, 31, 32, 45, 47]。硫胺素的作用主要是促进乙酰胆碱生成[49]。硫胺素在神经冲动的传递中也发挥着作用，并参与髓鞘的维持[50]。硫胺素在生理 pH 环境中呈阳离子（T^+）形式，有助于产生神经动作电位，影响膜电导和神经元信号传递[51-54]，并刺激小脑和脊髓的功能与活性[55, 56]（图 20-1）。T^+ 通过突触传导神经信号，是跨生物膜的穿梭分子[51]。硫胺素也参与神经组织的修复和神经信号的调节[57, 58]。在小鼠模型中已经证明了神经信号传导的调节，进一步证实了硫胺素在神经元活动中的作用[59]。为跨膜转运，T^+ 在细胞外被磷酸化为中性形式的 TMP（图 20-1），并通过 TMP 特异性转运蛋白转运至细胞质[60]，也有人假设无机阳离子（T^+）被动扩散跨质子通道也是一种可行的运输途径[61]。阳离子磷酸化为中性 TMP 是跨膜运输的关键先决条件，特别是在增殖的神经元[62] 和血细胞中。

未经治疗的 TD 可导致潜在的、严重的、不可逆的神经系统损害或死亡[63]。TD 会导致氧化和能量代谢受损。神经毒理事件时硫胺素还能降低神经元中活性氮（RNS）的浓度，但不降低活性氧（ROS）的浓度[64, 65]。TD 的体征和症状包括乳酸酸中毒、周围神经病变、共济失调和眼部变化（如眼球震颤）。中枢的症状包括虚构症、记忆力减退和（或）精神病，分别导致 Wernicke 脑病和（或）Wernicke Korsakoff 综合征。营养支持医师应注意可能存在 TD 风险的患者。危险因素包括因一种或多种与营养有关的病因而导致营养不良的患者：营养摄入减少、营养流失增加或营养吸收受损。无法解释的心力衰竭或乳酸酸中毒、透析患者肾衰竭、酒精中毒、饥饿、妊娠呕吐或减肥手术等，都可能增加 TD 风险。重症患者和

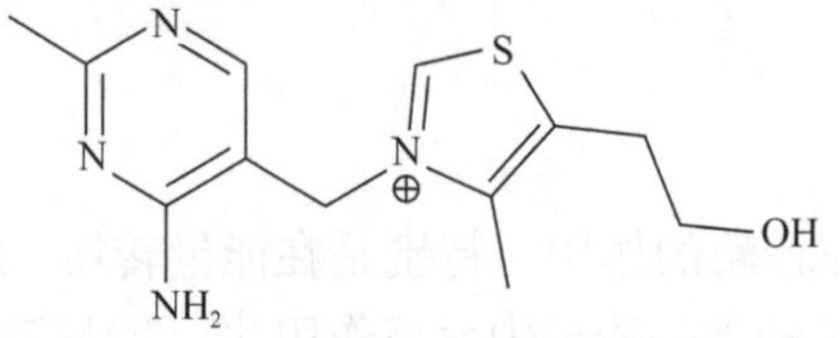

图 20-1　硫胺素在 pH 中性条件下的结构 [29]

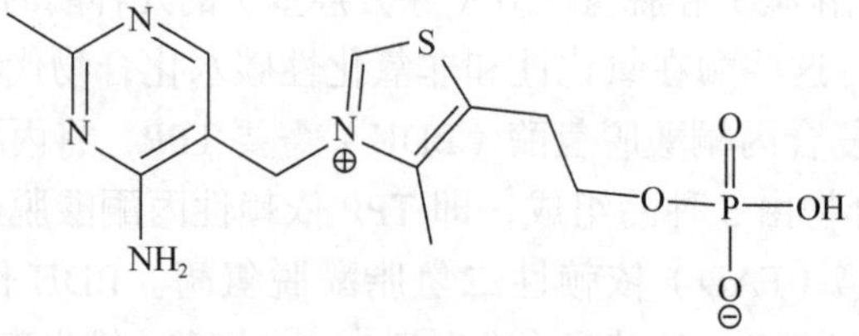

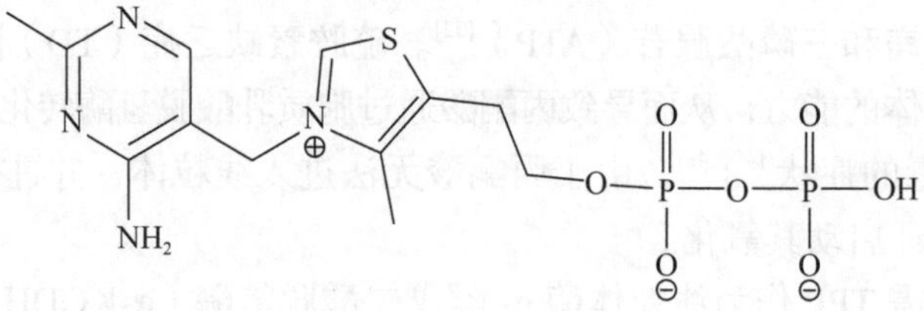

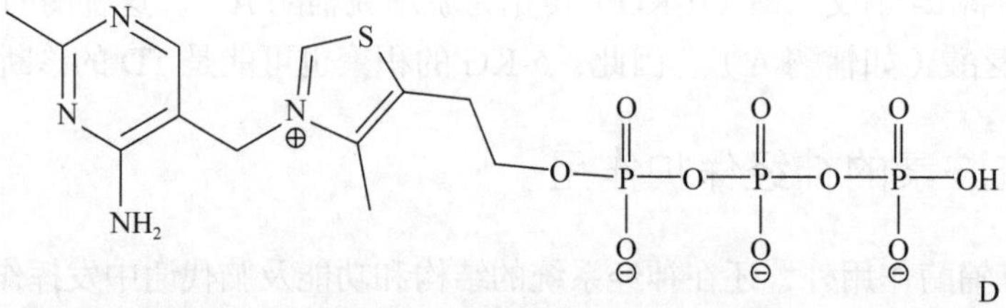

硫胺素（T+）（A），存在于各种食物中，对于所有动物都是必不可少的。硫胺素衍生物：单磷酸酯（TMP）（B）、焦磷酸酯（TPP）（C）和三磷酸酯（TTP）（D）

需要营养支持的患者也可能存在 TD 风险，尤其是静脉滴注葡萄糖苷时需要补充硫胺素。

硫胺素也可以通过非辅酶机制起作用。硫胺素和乙酰胆碱共同释放到突触间隙，对乙酰胆碱能神经递质的输送有促进作用。乙酰胆碱受体相关蛋白 Rapsyn 依赖硫胺素三磷酸（ThTP）的磷酸化，以及硫胺素与 G 蛋白偶联苦味受体 1（TAS2R1）的相互作用，最终激活了突触离子流。硫胺素化合物与非辅酶调节因子的结合可用于转录调节因子 p53、聚 ADP 核糖聚合酶、病毒蛋白 PRNP 和许多不用 ThDP 作为辅酶的关键代谢酶。研究表明，硫胺素的神经营养作用的分子机制及意义远比最初认识的要广泛，并且与硫胺素及其衍生物在动物体内的代谢密切相关。硫胺素和降糖药二甲双胍之间建立了对共同转运蛋白的竞争，这可能是二甲双胍导致的硫胺素缺乏的副作用 [28]。因此，硫胺素作为糖尿病的潜在治疗药，以及其他一些先天性代谢缺陷和神经退行性疾病的治疗药物值得进一步研究 [63]。

在哺乳动物的大脑、突触膜和胆碱能神经中发现硫胺素 [31]。硫胺素有神经保护作用，可保护视网膜神经元免受谷氨酸的毒性 [66]，并促进海马神经元存活 [67]。硫胺素在神经传递中有双重作用：硫胺素在 Na+ 渗透性机制中具有催化活性，TPP 参与维持膜内表面固定的负电荷[31]。此外，硫胺素和（或）某些磷酸酯可能通过增强神经递质乙酰胆碱[54, 68]、多巴胺[69]和去甲肾上腺素[68]释放促进神经传导。

与 TD 相关的脑病的病理机制可能是由于硫胺素在神经结构和功能中的非辅酶作用和（或）PDH 和 α-KGDH 所需的辅酶作用受损[28, 45, 47]。有研究者报道，有髓神经元中转酮醇酶负责维持髓鞘[70]。因此在 TD 中观察到的神经功能异常可能是由于能量不足、乙酰胆碱数量减少和（或）神经冲动传递减少[47, 71-73]。

TD 的主要后果是局灶性脑损伤[28, 45, 47, 72, 73]。对 Wernicke 脑病（WE）患者的脑组织进行神经病理学评估，发现脑皮质下区域选择性损伤，包括丘脑和乳头体、中脑下丘及包括脑干结构、前庭核和橄榄核复合体[71]。局部和细胞特异性方式的神经变性的确切原因尚不清楚[47]。

一氧化氮（NO）参与了 TD 引起的丘脑选择性损伤[47, 74-76]。NO 是血管舒张剂，但是当由神经元产生时，可作为神经递质，免疫和神经胶质细胞产生的 NO 参与了防御功能[77]。在 TD 状态下，诱导型一氧化氮合酶（iNOS）的表达和活性增加，导致大脑易感区硝基酪氨酸免疫反应性增高[78]。血管因子可促进神经元氧化损伤，包括内皮型一氧化碳合酶（eNOS）表达增加，导致丘脑结构的选择性损伤[76]。NO 可以与超氧自由基（O$_2^-$）反应形成过氧亚硝酸根（ONOO$^-$），对神经元有毒性[47]。此外，NO 可破坏血脑屏障，并抑制线粒体和神经元中的 α-KGDH 和细胞色素 c 氧化酶活性[74, 79]。因此，NO、过氧亚硝酸盐介导的线粒体功能障碍和损伤在 TD 相关的神经病变中发挥作用[47]。

硫胺素临床上可用于治疗糖尿病痛性神经病[57, 80, 81]和神经病理性疼痛[58, 82-84]。硫胺素的摄取取决于膜电位和细胞内 ATP 的浓度[85]。硫胺素对于维持神经膜的稳定和调节膜离子通道以有效地进行神经传导至关重要[56]。一些研究报道，硫胺素可以减轻神经病理性疼痛[86-90]。硫胺素二磷酸或硫胺素三磷酸是神经膜中的活性硫胺素化合物，作用于膜的内面[91]。硫胺素三磷酸可能参与神经冲动的传递，作用于配体门控的钠离子通道和电压门控的氯离子通道[92]。此外它可作为突触体蛋白磷酸化中的磷酸基团的特定供体[93]。更高剂量时，硫胺素和苯硫胺素（硫胺素的磷酸化衍生物）对动物[58]和人类[57]有镇痛作用。研究证实，硫胺素可有效减轻炎性反应，缓解神经性疼痛，减轻热痛觉过度，抑制过度兴奋，并减少动物受损背根神经节（DRG）神经元和脊髓钠离子流的变化[82, 94]。研究表明，硫胺素可在神经传导中发挥重要的生理作用，提示硫胺素对轴突传导的作用可能有助于减轻痛觉过度功效的累积[95]。硫胺素对脊髓内或脊髓上受体的长程抑制作用，可能是硫胺素与内源性阿片的紧张性释放，或与非阿片类抑制性神经递质系统相互作用的结果，如血清素能和 γ-氨基丁酸系统[83]。抗河豚毒素（TTX-R）钠通道特性和表达的改变，导致感觉神经元过度兴奋，引起神经病理性疼痛。硫胺素可调节 TTX-R 钠流的失活，抑制 DRG 神经元过度兴奋[82]，可能与神经病理性疼痛的缓解相关。

（四）剂量

常规口服 100mg 硫胺素 2 次 / 天[96]或 3 次 / 天[97]，直到症状消失，但是口服疗法可能不足以治疗有症状的患者，特别是行减肥手术的患者，胃肠道结构改变可能导致硫胺素吸收功能受损。对于出现轻度硫胺素缺乏症状的患者，可以静脉给药，Mechanick 等[98]推荐，患者需接受 100mg 静脉滴注硫胺素 7 ～ 14 天。一般不推荐肌内注射硫胺素，除非紧急情况下无条件静脉输液的患者。Bal 等[96] 建议 250mg 硫胺素肌内注射 3 ～ 5 天。与其他 B 族维生素（包括 100mg 的维生素 B_6 和 1000μg 的维生素 B_{12}）同时服用可能对减肥手术患者有益[99]。

（五）安全性

根据研究资料，尚无确定可耐受的硫胺素摄入量上限[30]。大剂量口服（500mg，每天）> 1 个月没有引起任何不良反应[100]。Wrenn 等[101] 前瞻性评估了 989 例患者静脉滴注 100mg 盐酸硫胺素的安全性，并报道了总共 12 例患者有不良反应（1.1%）。11 例（1.02%）患者出现了由短暂的局部刺激引起的轻微反应，仅 1 例（0.093%）出现了全身性瘙痒的严重反应[101]。因此个体化治疗应以患者为中心，根据 TD 的严重程度制订补充方案。在一项回顾性调查中[102]，超过 300 000 例病例接受硫胺素治疗，没有发现有严重不良反应的病例。静脉或肌内注射给予生理剂量的硫胺素，可导致头痛、惊厥、心律失常、过敏性休克及其他体征和症状[31, 32, 97]。静脉滴注应缓慢，以减少过敏反应的风险[96, 97, 102, 103]。

二、钴胺素

维生素 B_{12} 是迄今为止人类发现最晚的一种 B 族维生素，别名钴胺素（Cbl）、氰钴胺、动物蛋白因子等。70 多年前在寻找用于治疗恶性贫血的"抗恶性贫血因子"时，人们从肝脏提取物中发现了维生素 B_{12}[104, 105]。维生素 B_{12} 是一类含有钴离子的咕啉类化合物总称，维生素 B_{12} 的结构极为复杂，呈类八面体结构，主要由以下 3 个部分组成。首先，其中心 4 个吡咯以 4 个 N 原子与中心金属钴离子相连，形成了一个平面咕啉环（图 20-2）；其次，5, 6- 二甲基苯并咪唑（DMBI）以 N-7 原子与钴离子相连成为维生素 B_{12} 分子的低位配基，同时 DMBI 通过磷酸基团和氨丙醇相连，氨丙醇则与吡咯环上的丙酸侧链通过共价键相连，此外腺苷或甲基与钴离子相连组成维生素 B_{12} 分子的上位配基；最后，母核中还有 9 个不对称碳原子。咕啉环轴向上方的配基（R 基）不同，形成了不同类型的维生素 B_{12} 类物质。羟基与咕啉环中的钴离子相连形成羟钴胺，同样，脱氧腺苷、甲基、氰基与钴离子相连分别生成腺苷钴胺、甲钴胺（methylcobalamin, MeB_{12}）和氰钴胺，

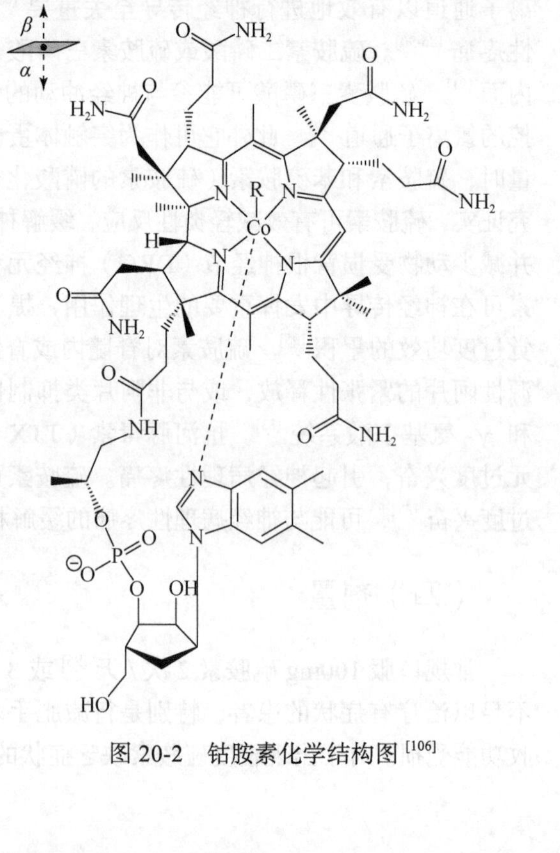

图 20-2　钴胺素化学结构图[106]

其中 MeB_{12} 和 5′- 脱氧腺苷钴胺素是维生素 B_{12} 的活性型，也是血液中存在的主要形式。

维生素 B_{12} 与人类健康息息相关，它以辅酶形式参与各种代谢过程，促进甲基的形成和转移，参与某些化合物的异构化作用，维持巯基的还原状态，促进 DNA 和蛋白质的合成，促进细胞的成熟，维持神经组织的正常功能。缺乏维生素 B_{12} 不仅会导致贫血，还会引起心脏病、神经紊乱、生育与出生缺陷及癌症等。作为维持人体正常代谢和功能不可缺少的微量营养素，维生素 B_{12} 受到了人们越来越多的关注。从那时起就发现维生素 B_{12} 具有多种生理作用，其中包括营养神经的功能。20 世纪 50 年代，研究人员开始将注意力放在维生素 B_{12} 的缓解疼痛作用上，并获得了一些令人满意的临床效果[107,108]，但也有些研究显示没有效果[109]。在随后的几十年中，人们对维生素临床用途的兴趣逐渐减弱，转而支持药物治疗。现在由于阿片类药物的副作用，比以往任何时候都更需要更好的缓解疼痛的方法，以减少阿片类药物使用和依赖。在目前发表的文献中，维生素 B_{12} 已被用于治疗慢性疼痛患者，包括糖尿病性周围神经病[110-112]、PHN[113] 和下背痛[114, 115] 都取得了显著疗效。

MeB_{12} 是维生素 B_{12} 的甲基化形式，是临床常用的神经营养类药物，对神经组织有特殊的亲和力和营养作用，可促进髓鞘形成、轴突细胞骨架转运，对维持神经细胞髓鞘形成、周围神经再生和神经系统维护有重要作用。临床数据表明 MeB_{12} 可促进周围神经病变和自主神经失调症状的改善，MeB_{12} 可有效缓解神经病变的症状[116]。临床观察发现痛区局部注射 MeB_{12} 对带状疱疹亚急性期[113] 和后遗症期[117] 的疼痛均有一定的治疗作用，而且局部给药的治痛效果明显优于系统给药，值得进一步探究其在带状疱疹相关神经痛中的神经保护作用。

（一）吸收与分布

维生素 B_{12} 是人体中分子量最大、结构最复杂的维生素，是由类似于血红蛋白和叶绿素的卟啉环组成。维生素 B_{12} 中的活性位点利用钴结合了不同的化学基团，包括氰基、羟基、甲基和 5′- 脱氧腺苷，后 2 个是人体中用来催化特定酶促反应的活性维生素 B_{12} 部分。维生素 B_{12} 通常通过食物获得。它通常与蛋白结合，通过胃酸和消化酶（胃蛋白酶）才能以游离形式释放出来。维生素 B_{12} 然后与胃中的内因子结合，并被小肠吸收。少量的游离形式维生素 B_{12} 也可以直接通过肠道屏障扩散[118]。药物和某些疾病状态可能会降低维生素 B_{12} 的吸收并增加了维生素 B_{12} 缺乏症的风险。降胃酸药物，包括质子泵抑制剂[119] 和组胺 H_2 受体拮抗剂[120]，都可能导致维生素 B_{12} 吸收不足和缺乏。减肥手术[121] 也会减少维生素 B_{12} 的吸收，其他胃肠道疾病（包括炎症性肠病）也是如此[122]。

（二）钴胺素的生理代谢

在体外，MeB_{12} 和腺苷钴胺的钴碳（Co—C）键不发生断裂，但在光照下会发生断裂，形成羟钴胺和甲醛（来自 MeB_{12}）或环腺苷（来自腺苷钴胺），故需要避光保存。在体内，MeB_{12} 和腺苷钴胺的 Co—C 键发生断裂后可在酶催化下恢复。肌内注射的钴胺素经毛细血管吸收入血，再与转钴胺素蛋白（HC）或钴胺素转运蛋白结合形成复合物。

钴胺素转运蛋白 II - 钴胺素复合物在血液中被细胞表面的钴胺素转运蛋白受体 CD_{320} 识别，内化到溶酶体中。溶酶体通过膜结合转运蛋白（由 *LMBD1* 和 *ABCD4* 基因编码）释放游离钴胺素进入细胞质中。钴胺素被释放到细胞质中，要经 CblC（*MMACHC* 基因编码）和 CblD 蛋白（MMADHC 基因编码）加工、修饰和分化，形成钴胺素的同一形式二价钴胺素，进而在细胞质中形成 MeB_{12} 或在线粒体中形成腺苷钴胺发挥辅酶作用。

CblC 是一种胞质转运蛋白，可识别不同形式的钴胺素，主要脱去钴胺素上的 R 基，形成二价钴胺素。CblC 通过 2 种不同机制实现去 R 基：黄素和甲硫氨酸合酶还原酶介导的还原过程用来脱氰基或还原羟钴胺；还原型谷胱甘肽介导的还原过程用来脱烷基。CblC 去掉 R 基后，CblC 蛋白作为支点，将二价钴胺素传递到细胞质或线粒体中。在细胞质中，二价钴胺素接受甲基四氢叶酸上的甲基基团形成 MeB_{12}，随后在甲硫氨酸合成酶作用下，为同型半胱氨酸提供甲基，合成甲硫氨酸，同时产生 *S*- 腺苷甲硫氨酸。在线粒体中，二价钴胺素接受由 ATP 提供的 5- 腺苷形成腺苷钴胺，催化甲基丙二酰辅酶 A 转化为琥珀酰辅酶 A，后者参与三羧酸循环[123]。

MeB_{12} 和腺苷钴胺虽是钴胺素在体内的活化形式，但无论哪种形式的钴胺素，都需要与钴胺素转运蛋白 II 结合进入细胞后，经一系列蛋白的修饰加工形成同一种形式，即二价钴胺素，再分化到细胞质形成 MeB_{12} 或在线粒体中形成腺苷钴胺，然后发挥相应的活性作用。目前，尚无研究支持 MeB_{12} 和腺苷钴胺进入人体后可直接保持原形式进入细胞发挥作用。钴胺素作为机体内的重要辅因子，在同型半胱氨酸代谢的甲硫氨酸循环过程及甲基丙二酸琥珀酸异构化过程中发挥关键作用，同时还参与氧化应激、细胞内信号转导、细胞凋亡等过程。机体的甲基化反应是甲基供体主要来源，包括髓鞘碱性蛋白[124]和 DNA[125] 的甲基化。髓鞘碱性蛋白在神经周围的髓鞘中占很大比例，并且需要甲基化以保持其稳定性。与维生素 B_{12} 缺乏有关的神经损伤似乎是机体无法保持髓鞘碱性蛋白甲基化的直接结果，导致髓鞘变性[124]。

（三）钴胺素对疼痛的治疗作用

维生素 B_{12} 对神经组织有高亲和力，提示其对神经组织有非酶作用。最初的动物模型表明，维生素 B_{12} 可通过诱导轴突生长和施万细胞分化以帮助神经再生，从而改善难于治疗的神经挤压伤的功能恢复[126-128]。此外，维生素 B_{12} 上调脑源性神经营养因子（BDNF），提高神经传导速度，这可能部分反映了再生过程[129, 130]。

维生素 B_{12} 减轻疼痛的另一个潜在机制可能是与前列腺素合成的相互作用，包括环加氧酶（COX）。目前缺少维生素 B_{12} 对 COX 直接作用的动物研究。但是对右旋糖酐硫酸钠诱发的大鼠结肠炎研究表明，缺乏甲基饮食（不含维生素 B_{12}、叶酸和胆碱）会导致右旋糖酐硫酸钠处理后肠道中的 COX-2 明显上调。维生素 B_{12} 可能是炎性反应时控制 COX-2 水平的因子之一[131]。其他一些证据也表明了 COX 和维生素 B_{12} 的信号作用。向大鼠的上唇注射福尔马林引起口面部疼痛，这种疼痛会有两个不同阶段，第二阶段是由 COX 介导的。非甾体抗炎药（NSAID）通过抑制 COX 起作用，主要减轻了注射福尔马林后的第二阶段口面部疼痛[132]。而维生素 B_{12} 也可以有效减轻福尔马林引起的第二阶段颌面痛，表明维生素 B_{12} 与 COX 系统具有相似的作用[133]。在热板和腹部扭伤研究中，维生素 B_{12} 可减轻小鼠的轻度和中度疼痛。热板疼痛测试涉及中枢 COX 的机制，而腹部扭伤测试涉及外周 COX 的作用，表明维生素 B_{12} 可能对中枢和外周 COX 都有抑制作用[134]。

人们提出维生素 B_{12} 的镇痛机制可能涉及体内神经递质释放。联合使用维生素 B_1、维生素 B_6 和维生素 B_{12}，可能增强了对去甲肾上腺素和 5- 羟色胺的抑制从而缓解了疼痛[135]。有证据表明，同型半胱氨酸会降低神经递质合成[136, 137]，而 B 族维生素会降低同型半胱氨酸[138]，恢复因同型半胱氨酸升高对体内神经递质的影响，这可能有助于减轻神经递质引起的疼痛。

还有数据表明，维生素 B_{12} 可能通过与辣椒素受体（TRPV1）相互作用而发挥镇痛作用。TRPV1 是一种参与疼痛产生与增敏过程的受体，对热量、酸和辣椒素（使辣椒发挥作用的化合物）产生反应，并使阳离子进入细胞内，产生灼痛感。维生素 B_{12} 可减少 TRPV1 的作用，减少疼痛信号。在小鼠模型中，维生素 B_{12} 通过减少 TRPV1 流入而减轻热痛觉过度[139]。

最后，维生素 B_{12} 与阿片类药物联用时可有协同作用[134, 140-142]。小鼠服用维生素 B_{12} 和吗啡会导致对吗啡的耐受性大大降低。此外维生素 B_{12} 可以降低对吗啡的依赖性[140]。但是没有发现将阿片类药物和维生素 B_{12} 联用的临床试验。今后需要进行临床试验以确定维生素 B_{12} 的阿片类药物样作用及对慢性疼痛患者的疗效。吗啡同时配合使用维生素 B_1、维生素 B_6 和维生素 B_{12} 或复合维生素 B，与单独使用吗啡相比，疼痛减轻更明显。有研究表明，复合维生素 B 也降低了对吗啡的耐受性[141, 142]。

根据现有数据，对于某些患者，维生素 B_{12} 可能是治疗慢性疼痛的一种选择。动物模型显示，维生素 B_{12} 的多种作用可能与临床相关，包括支持营养神经、促进神经再生，这可能是修复受损神经的结果，而不是立即减轻疼痛。

值得注意的是，应用维生素 B_{12} 治疗疼痛并不限于维生素 B_{12} 缺乏症的患者。许多临床试验中，维生素 B_{12} 的剂量通常高于治疗缺乏症所需的阈值，而且研究中的大多数患者并非为维生素 B_{12} 缺乏症患者。维生素 B_{12} 的作用似乎是通过对神经系统的支持营养及其抗炎作用而产生的。

（四）剂量

使用维生素 B_{12} 时可能有一个阈值，在该阈值处维生素 B_{12} 的药理作用可能才会更加充分地体现出来。有关维生素 B_{12} 和慢性下腰痛的研究表明，每天注射 1000μg 氰钴胺素疼痛程度较基线下降了 80%，而每周注射 3 次 500μg MeB_{12} 素疼痛程度可减少 30%[114, 115]。尽管建议的阈值很吸引人，但研究结果并不完全相同。每周 3 次维生素 B_{12} 注射的研究，是在最后 1 次注射后 2 个月随访的结果，而每天注射的研究仅评估了注射治疗结束时的患者，治疗后无长期随访。仍需要针对不同治疗方案的大型试验，以全面评估针对不同慢性疼痛状况使用维生素 B_{12} 的最佳剂量和方法[143]。

（五）安全性

口服或注射维生素 B_{12} 通常耐受性良好，不良事件发生率较低[144]，很少有病例报道过敏反应和其他不良反应。在大多数对注射的维生素 B_{12} 产生过敏反应的报道中，仍然可以接受大剂量口服补充，但是也有例外[145]。而且 IgE 介导的维生素 B_{12} 过敏可逆转[146]。其他罕见但潜在的不良反应包括巨幼红细胞贫血和血清钾水平低，给药期间血中钾含量可明显下降，极端情况下可能致命。在血细胞比容低于 25% 的严重巨幼红细胞贫血患者中，注射维生素 B_{12} 最初可使血钾浓度平均降低 0.4mmol/L，因为钾可促红细胞生成 [147]。这部分患者用药时应监测血钾浓度。有报道，肌内注射维生素 B_{12} 后出现痤疮、毛囊炎，停药后即可消除 [148]。应用维生素 B_{12} 也有口干、恶心和视物模糊等并发症的报道 [149]。另一项在糖尿病性肾病中使用维生素 B_6、维生素 B_{12} 和叶酸的研究表明，联合治疗可使肾功能减退并增加心血管事件，尽管该研究仅纳入了 118 例患者的 36 个月的结果 [150]。一项对 2056 例肾病患者进行了长达 3 年的随访研究，其中包括一部分糖尿病性肾病患者，结果表明维生素 B_{12} 对死亡率、心血管疾病或其他次要结局没有明显影响 [151]。

第三节　基于营养神经的神经修复

　　临床上广泛使用的神经阻滞或局部麻醉技术提示局部给药优于全身给药。对于神经病理性疼痛最具代表性的疾病——带状疱疹后神经痛（PHN），局部痛区可能是我们的治疗目标。既然在神经根及神经干周围可以给予具有神经毒性的局部麻醉药、肉毒素、乙醇、阿霉素和激素，那么神经营养药不应成为局部给药的禁忌。不能把受损神经的结构与功能恢复寄希望于自然修复。将有效浓度的神经营养药物输送至病灶处，改善受损神经的微环境是促进神经修复的关键所在。为此，基于 VZV 导致周围神经损伤的机制，我们提出了以维生素 B 为主的神经营养药物促进神经修复的治疗策略，针对带状疱疹不同阶段的神经痛患者，开展了一系列临床研究，惠及了上万例患者，证实此方法的整体有效率（疼痛评分较基线降低 2 分以上）达 85% 以上，显著有效率（疼痛评分较基线降低 4 分）为 80%，长期随访 90% 患者都停用了镇痛药物。局部注射给药比全身给药疗效更明显，并且对年长的个体也安全有效。

一、眼支带状疱疹急性期神经痛 [152]

　　眼支带状疱疹（HZO）是由潜伏于三叉神经第一支（眼支）的 VZV 重新激活后，在三叉神经眼支分布区引发病理性囊泡性皮疹，常伴有严重的神经炎和神经痛 [153]。VZV 感染的带状疱疹（HZ）中有 10%～20% 病例会影响三叉神经，其中眼支（V1）是最常累及的部位 [154-156]，常引起老年人额头部的 PHN [154, 157]，严重影响患者生活质量 [16, 158, 159]。急性带状疱疹性神经痛（AHN）定义为在 30 天内急性带状疱疹感染期间受累的神经支配区剧烈疼痛 [16]。而 PHN 为皮疹发作后 90 天或更长时间仍持续存在的疼痛 [160]。急性眼带状疱疹性神经痛（AOHN）是一种较难控制的严重并发症 [155, 161, 162]，可能是由于局部炎性反应和 VZV 直接的伤害性刺激眼支传入和皮下纤维引起的组织损伤 [163]；在急性期应尽早控制神经痛，抗病毒治疗可显著降低病情的严重程度、持续时间和急性疼痛的强度 [164]。然而，这种疗法不能完全缓解 AOHN[3, 165]。因此，为了控制眼带状疱疹急性期严重的神经痛，知晓最佳干预时机具有极大的临床意义，不仅能改善患者的生活质量，而且可以预防 PHN 发生 [163, 166]。

　　研究者连续招募眼带状疱疹神经痛患者。病程按出现皮疹时间分为发病 1～3 天和

4～7 天 2 个病程组。入选标准：年龄大于 50 岁，皮疹＞ 5 个病灶，额头和眼周的区域肿胀，有与皮疹相关的单侧前额、头顶、眉毛、鼻根一侧或紧邻区域的剧烈疼痛，疼痛强度数字评定量表（NRS）疼痛评分≥ 6 分。所有受试者在皮疹出现 3 天内服用抗病毒药物（伐昔洛韦，300mg，每天 2 次），共 10 天。治疗组采用 MeB_{12}（1000μg）和 20mg 利多卡因（共3.0ml）局部注射；对照组给予肌内注射 MeB_{12}（1000μg）加局部注射利多卡因 20mg（2.0ml）。给药频率为每天 1 次（每天上午 8：00 ～ 11：00），每周 6 次，连续 2 周。

HZO 引起的剧烈疼痛与从三叉神经节扩散到三叉神经眼支的神经炎症有关[167, 168]。维生素 B_{12} 可能对急性和慢性疼痛具有镇痛与抗炎作用[134, 140]。通过混合模型对纵向数据的分析结果表明，两种不同方法之间的平均疼痛评分变化存在显著差异。在肌内注射 MeB_{12} 加局部注射利多卡因的 A0 和 B0 对照组中，治疗 14 天后才观察到明显的反应。基线后每个测量点，对照组的疼痛评分变化率 A0 组降低了 0.02，B0 组降低了 0.03（图 20-3，图 20-4）。但是 A0 组仅有 1 例（4.2%）或 B0 组 4 例受试者（16.0%）在 14天治疗终点时疼痛评分≤ 3 分。与 HZ 疼痛减轻的自然病程相似，有报道约 16% 的受试者在皮疹发作后 15 ～ 30 天疼痛可自行缓解[3]，因此很难区分患者的疼痛是自然恢复还是肌内注射 MeB_{12} 加局部注射利多卡因的益处。本研究显示全身性 MeB_{12} 给药在第 1 周内并未显著改善临床结局，后续治疗也未显示出优越性，局部疼痛点利多卡因注射可暂时减轻病变区域的急性疼痛，仅持续了 30 ～ 40 分钟。

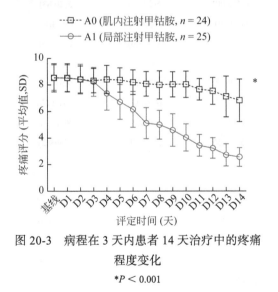

图 20-3 病程在 3 天内患者 14 天治疗中的疼痛
程度变化
*P < 0.001

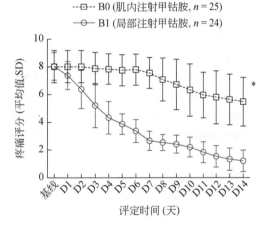

图 20-4 病程在 7 天内患者 14 天治疗中的疼痛程度变化
*P < 0.001

而局部 MeB_{12} 联合利多卡因注射治疗，各组之间平均疼痛评分的总体变化趋势随时间变化呈现显著差异（P ＜ 0.001），每个时间点疼痛评分分别下降了 0.49（A1 组）和 0.47（B1 组）。随着时间的推移，治疗组的平均疼痛评分明显低于对照组。A1 组和 B1 组的平均疼痛评分分别为 2.6±0.7 和 1.2±0.8。14 天治疗后，A1 组只有 2 例，B1 组有 1 例患者疼痛评分大于 3 分但小于 4 分，并且局部 MeB_{12} 注射组，疼痛评分≤ 3 分的需要治疗人数（NNT），发病 1 ～ 3 天的 A 组为 1.14（95% CI 0.99 ～ 1.34），发病 4 ～ 7 天的 B 组为 1.25（95%CI 1.03 ～ 1.58）。患者的疼痛在治疗的第 1 周内已明显减轻，其疗效持续了 12 个月以上。

HZO 患者眼睑周围组织急性期可能产生水肿和炎症[169]。本研究还评估了皮疹、肿胀的愈合时间和疼痛对受试者生活质量的影响，见表 20-1。与 A0 和 B0 组相比，A1 组和 B1 组的肿胀减轻和皮疹愈合时间明显缩短，这表明 MeB_{12} 联合利多卡因对患处具有抗炎和消肿作用。考虑到病程因素，A0 和 B0 组间皮疹的减少和肿胀愈合时间的差异没有意义。与 A0 和 B0 组相比，A1 和 B1 组受试者的生活质量与健康状况改善更明显。

表 20-1　眼支带状疱疹急性期神经痛患者一般情况及治疗前后的症状变化

评定	A组（1～3天）		B组（4～7天）	
	A0 (n=24)	A1 (n=25)	B0 (n=25)	B1 (n=24)
皮疹发作年龄 (s)	64.4(8.2)	64.4(8.2)	63.0(7.4)	63.1(8.2)
女性患者，n(%)	11(45.83)	13(52.00)	14(56.00)	12(50.00)
小学或以下文化程度，n(%)	1(4.16)	1(4.00)	2(8.00)	0(0.00)
皮疹和疼痛发作时间，小时 (s)	49.0(18.0)	47.0(20.2)	133.9(20.7)	132.5(20.8)
皮疹情况				
程度				
少量皮疹，n(%)	10(41.67)	11(44.00)	10(40.00)	9(37.50)
大量皮疹，n(%)	14(58.33)	14(56.00)	15(60.00)	15(62.50)
皮损严重程度				
单纯皮疹，n(%)	18(75.00)	19(76.00)	5(20.00)	5(20.83)
脓疱，n(%)	6(25.00)	6(24.00)	12(48.00)	13(54.17)
皮肤溃变，n(%)			8(32.00)	6(25.00)
肿胀				
眼周，n(%)	15(62.50)	15(60.00)	9(36.00)	9(37.50)
前额＋眼周，n(%)	9(37.50)	10(40.00)	16(64.00)	15(62.50)
基线时疼痛 NRS 评分 (s)	8.5(1.1)	8.6(1.0)	8.0(1.2)	8.0(1.0)
基线时 EuroQoL 评分 (s)	15.5(6.8)	15.4(4.5)	16.8(7.7)	17.4(9.2)
治疗后				
肿胀减轻				
开始睁眼时间，小时 (s)	309.5(61.8)	172.5(34.3)*	231.9(37.6)	91.2(28.9)*#
受累眼全部睁开时间，小时 (s)	440.0(67.4)	286.4(45.3)*	338.9(40.6)	162.0(32.9)*#
结痂				
开始结痂时间，小时 (s)	340.5(68.0)	215.5(39.9)*	237.1(39.4)	131.0(31.6)*#
完全结痂时间，小时 (s)	540.0(98.5)	385.7(68.9)*	419.0(40.2)	239.3(39.9)*#
14 天治疗终点疼痛评分 (s)	7.0(1.7)	2.6(0.7)*	5.6(1.9)	1.2(0.8)*#
14 天终点时疼痛评分≤3 分的患者 (%)	1(4.17)	23(92.00)*	4(16.00)	23(95.83)*
需要治疗的人数 (95% CI)		1.14 (0.99, 1.34)		1.25 (1.03, 1.58)
14 天终结点时 EuroQoL 评分 (s)	31.3(19.6)	78.6(7.5)*	48.0(22.3)	91.5(9.4)*

注：表中的数据是平均值（s）或人数（%）。

NRS，疼痛数字等级评分（强度在 0～10 分）；s，标准差；CI，置信区间。

A，发病 1～3 天组；B，发病 4～7 天组。0 组，利多卡因局部注射，配合甲钴胺肌内注射；1 组，甲钴胺联合利多卡因局部注射。

* 治疗组内治疗前后的比较，P<0.05；# 在相同病程不同组间的比较，P<0.05。

HZ 急性期尽早进行积极主动的抗病毒治疗，有助于皮肤症状改善[170]，本研究结果表明，在疼痛和皮疹发作后立即给予 MeB_{12} 局部注射不会明显缓解疼痛。KM 曲线表明 B1 组的受试者对治疗的反应优于 A1 组，最小干预时间的中位数 B1 组为 6 天，A1 组为 11 天（图 20-5）。A1 组未观察到局部 MeB_{12} 注射的即时效果，但 B1 组在 21 天内疼痛评分 ≤ 3 分的发生率明显增高。B1 组与 A1 组的受益比为 8.67。这些结果表明，带状疱疹进展到某个阶段，局部 MeB_{12} 治疗才有效。治疗时间差异的潜在机制有待进一步研究。

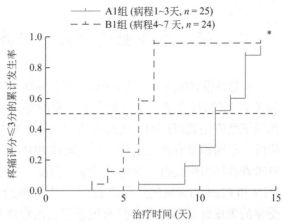

图 20-5　干预后疼痛 ≤ 3 分受试者的 KaplarrMeier 曲线
$*P < 0.05$

大多数患者抱怨在急性期前 7 天内有持续的神经炎性疼痛（发红、肿胀、灼热、搏动样痛、酸痛和射击样痛）。其中部分患者在治疗后的随访中仍有一种以上类型的感觉或不适，如阵发性疼痛、痛觉超敏、刺痛、麻木和瘙痒。结果表明，局部 MeB_{12} 联合利多卡因注射治疗可改变或介导从神经炎性疼痛到神经病理性疼痛的病理发展过程，各种类型疼痛的发生率和强度有所降低，但瘙痒的发生率却有所增加。

一般将 PHN 定义为皮疹发作后 3 个月或 4 个月以上，疼痛的 NRS ≥ 3 分[16, 160]。HZO 后，PHN 持续时间超过 1 年的患者比例高于躯干部位的 HZ（60 ～ 69 岁患者 50% 的 HZO 对 37% 的 HZ；70 岁以上患者 61% 的 HZO 对 47% 的 HZ）[171]。一旦形成了 PHN，疼痛可能就更难控制。因此理想的方法是尽早干预预防 PHN。研究结果显示，A1 组的 25 名受试者中有 23 名（92.00%），B1 组的 24 名受试者中有 23 名（95.83%）在 14 天治疗终点时疼痛 ≤ 3 分。治疗组第 1 个月随访，报告的疼痛大于 0 且小于 4 分的受试者比例为 26.53%（13/49），第 3 个月时为 12.24%（6/49），第 6 个月时为 6.12%（3/49），12 个月时为 2.04%（1/49）。治疗组 3 个月后 PHN 的发生率为 2.04%（1/49），远低于他人的报道[3]。提示 MeB_{12} 的早期治疗不仅具有镇痛作用，而且可以预防 PHN。但治疗组在第 12 个月时仍有轻微疼痛、刺痛、麻木或瘙痒的受试者比例为 8.16% ～ 22.45%，这表明局部 MeB_{12} 联合利多卡因注射疗法不能完全消除所有症状。

本临床试验结果表明，MeB_{12} 对 AOHN 有显著的治痛作用。MeB_{12} 联合利多卡因不仅能促进受累部位消肿和皮肤愈合，而且对 AOHN 具有明显的持续治痛作用。此外，PHN 的发生率也显著降低。局部治疗可直接将 MeB_{12} 输送到局部受损的 HN 皮下和神经组织，使受累的神经纤维产生比全身给药更快更有效的反应。可以推测，MeB_{12} 的作用机制涉及抗神经炎症、镇痛和神经保护作用。4 ～ 7 天局部注射 MeB_{12} 可能是最佳治疗方案，及时治疗可以更快、更有效地缓解疼痛，改善生活质量，减少 PHN 的发生率。应该强调的是，HN 的一线治疗应包括使用神经营养药物，保护受累神经纤维和神经末梢，使其免受 VZV 损伤。有效和持久减轻 AOHN，预防 PHN 的疼痛仍然是医学上的一个挑战，需要进一步的试验来证实本研究的结果。

二、带状疱疹亚急性期神经痛 [113]

亚急性带状疱疹神经痛（SHN）指急性期疱疹消退之后，疼痛仍然持续 30 ～ 120 天 [172, 173]。50 岁以上的 HZ 患者更有可能伴有严重的疼痛，且很容易发展为 PHN[174]。现有的干预措施，如系统性应用镇痛药物，或局部治疗往往不能对所有 PHN 有效 [160, 166]。SHN 是一个关键的阶段，早期积极有效的治疗往往比形成 PHN 后治疗的效果更好。疱疹消退后持续疼痛往往意味着神经组织受损，如传入纤维、表皮下神经丛、表皮神经纤维和神经末梢 [175-177]，这是 SHN 和 PHN 的发病的主要机制 [178]。而局部给予高浓度的神经营养药物可能比全身给药对受累的表皮纤维和神经末梢有更明显的治疗作用。高剂量 MeB_{12} 可对神经系统的各种疾病都有益 [179]。研究表明，MeB_{12} 口服给药比肠外补充效果更好 [180]，不过对长期缺乏 MeB_{12} 的患者，短期要达到肌内注射产生的治疗效果，必须长期坚持口服高剂量 MeB_{12}[181]。临床经验表明，MeB_{12} 治疗可改善周围神经病变和自主神经功能紊乱的症状 [111]，而鞘内注射高剂量的 MeB_{12} 可缓解神经病变的症状 [182]。由于延迟治疗可导致不可逆的神经功能障碍，应考虑肠外 MeB_{12} 治疗 [179, 183]。基于 MeB_{12} 的神经营养效应 [127, 184]，本研究重点探讨局部注射 MeB_{12} 对 SHN 的影响。

招募了带状疱疹患者共 120 例，符合入选标准 98 例：① 年龄 50 岁以上，明确诊断有典型躯干带状疱疹患者，原有的皮损（出疹）面积＞ 1%；② 临床症状有带状疱疹发作区隐痛、刺痛、烧灼痛、放电样疼痛、痛觉超敏等，且疼痛评分≥ 4 分，伴或不伴温痛觉减退及轻触觉减退的体征；③持续疼痛超过 30 天，且不超过 4 个月，早期均接受了抗病毒药物治疗。受试者随机分为 3 个不同的治疗组，即局部 MeB_{12} 注射（MB）组、口服 MeB_{12} 对照（OT）组和局部注射利多卡因对照（LD）组，分别给予 MeB_{12}（1000μg/2ml）局部注射（n=33），500μg 甲钴胺片口服，每天 3 次（n=33），1% 利多卡因 2ml 局部注射（n=32）。

研究结果表明，OT 组经过 28 天的口服 MeB_{12} 治疗后，疼痛程度明显下降。但 33 例患者中只有 1 例（3.03%）与基线相比疼痛缓解达≥ 50% 的程度。平均疼痛评分为（6.1 ± 1.2）分，疼痛评分≤ 3 分有 2 例，28 天的治疗后仅有 4 例停用镇痛药。这低于已报道的带状疱疹疼痛在 120 天有 20% 可自行缓解的比例 [185]，因此很难区分 OT 组是口服 MeB_{12} 的治疗效应，还是自发恢复的过程。与口服 MeB_{12} 相比，局部 MeB_{12} 注射在缓解 SHN 疼痛方面效果更加明显。治疗第 1 周后疼痛的程度显著下降，并持续下降直到治疗 28 天结束。28 天后超过 60% 的患者与基线相比疼痛下降≥ 50%；平均疼痛评分为（3.2 ± 1.6）分，有 24 例疼痛评分≤ 3 分，另有 24 例已停用镇痛药；日常生活能力（ADL）和生活质量的 ZBPI 及欧洲生活质量 VAS 评分（Euro QoL）也表明，4 周的治疗有明显的改善（图 20-6，表 20-2）。很少使用 MeB_{12} 治疗 PHN 的研究报道 [109, 186-188]，特别是早期有两项研究否定了其临床疗效 [109, 188]。

表 20-2　亚急性带状疱疹神经痛患者一般情况及治疗前后的症状变化

评定	MB 组（n=33）	OT 组（n=33）	LD 组（n=32）
发病年龄（s）	66.82（7.78）	67.21（9.37）	66.75（10.98）
女性（%）	18（54.55）	16（48.48）	17（53.13）

续表

评定	MB 组（n=33）	OT 组（n=33）	LD 组（n=32）
高中及以上文化程度（%）	26（78.79）	25（75.76）	24（75.00）
疱疹发作天数（s）	57.45（23.32）	53.15（19.07）	53.47（24.21）
基线时疼痛 NRS 评分（s）	6.9（1.5）	6.9（1.1）	7.1（1.6）
基线时 EuroQoL 评分	26.24（11.80）	23.15（8.96）	28.97（12.03）
服用镇痛药人数	27	29	29
治疗后与基线比			
疼痛减轻少于 30% 人数（%）	3（9.09）	23（69.69）	23（71.88）*
疼痛减轻≥ 30% 人数（%）	10（30.30）	9（27.27）	9（28.12）
疼痛减轻≥ 50% 人数（%）	20（60.60）	1（3.03）	0（0.0）*
疼痛 NRS 评分 ≤ 3 分的人数（%）	24（72.73）	2（6.06）	4（12.50）*
疼痛 NRS 评分（s）	3.2（1.6）	6.1（1.2）	6.5（1.3）*
EuroQoL 评分（s）	72.91（14.81）	40.82（15.36）	42.34（16.11）*
服用镇痛药人数	3	25	26*

注：表中的数据为平均值（s）或人数（%）。

s，标准差；NRS，疼痛数字等级评分（强度为 0 ～ 10 分）。

疼痛减轻 30% 或 50% 的受试者比例通过卡方检验进行比较。终点时疼痛 NRS ≤ 3 分，并仍然使用镇痛药的人数通过 Kruskal-Wallis 试验进行比较。方差分析进行终点比较时的疼痛强度。

* $P < 0.05$。

MB，甲钴胺局部注射组；OT，甲钴胺口服组；LD，利多卡因局部注射组。

疼痛的部分原因可能是被 VZV 破坏但残存的皮肤伤害性感受纤维上累积的异常钠离子通道[189-191]。如其他临床试验已证明利多卡因贴剂在 PHN 患者中有效[192-194]，预计利多卡因在缓解 SHN 的疼痛方面可能同样有效。研究结果表明，经过 4 周的治疗，LD 组的疼痛评分、痛觉超敏、ADL 和生活质量的 ZBPI 和 Euro QoL 评分与基线相比有明显的益处。然而32 例患者中只有 4 例（12.50%）达到疼痛评分 ≤ 3 分，平均疼痛评分为（6.5±1.3）分，仅有 3 例治疗后停用镇痛药，很难区分是局部利多卡因注射的益处，还是自然恢复的过程。在这项研究中，利多卡因注射液可产生短暂的疼痛减轻，只持续 30 ～ 40 分钟，与口服 MeB$_{12}$相比，利多卡因没有表现出更持久和明显的镇痛作用。分析原因，研究者认为与 5% 利多卡因贴片相比[192, 193, 195]，局部注射小剂量利多卡因（2ml），每天 1 次，不能产生持续的镇痛效果。

SHN 患者可有各种神经病理性疼痛的表

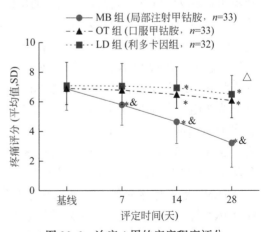

图 20-6　治疗 4 周的疼痛程度评分

△时间与组间交互效应；* 时间效应；& 组间效应。$P < 0.05$

现[196]，常包括持续的自发性疼痛、阵发性疼痛、痛觉超敏[177]和感觉异常（明显的瘙痒）。这些症状可能涉及不同的病理生理机制。目前的研究结果显示，经过 28 天的治疗，MB 组平均的持续性疼痛、阵发性疼痛和痛觉超敏较 OT 组明显下降；随着时间的推移，MB 组这三类疼痛继续下降。而 LD 组和 OT 组经过 4 周的治疗，持续性疼痛、阵发性疼痛和痛觉超敏与基线相比也明显降低。但 LD 组与 OT 组这三类疼痛减轻的程度都有限，两组减少的程度没有明显差异。这意味 LD 组和 OT 组的治疗益处与自发恢复难以区分。虽然经过 28 天的治疗，MeB_{12} 注射对剧烈瘙痒这种感觉异常与基线相比有明显的差异，但与其余两组相比差异没有统计学意义。这提示 MeB_{12} 对顽固性瘙痒的作用不明显。

这项研究还评估了患者的疼痛对 ADL 的影响。28 天治疗结束时，MB 组患者疼痛对 ADL 的评分有明显的改善。

结果表明，MeB_{12} 可有效减少 SHN 患者的疼痛。局部皮下注射 MeB_{12} 似乎比全身用药更加有效，这对一般老年人也是安全的。这项临床试验的结果为 SHN 的促进神经修复治疗奠定了基础。SHN 的一线治疗应包括神经营养的策略。这些研究结果需要进一步研究证实。

三、带状疱疹后神经痛 [117]

PHN 被定义为急性期疱疹发作之后，疼痛仍然持续超过 120 天[172]。50 岁以上的带状疱疹患者更容易出现严重疼痛，从而发展为 PHN[174]。现有的镇痛疗法不能完全预防 PHN 发生[197]。TENS 是一种非药物镇痛技术，可短暂缓解神经病理性疼痛[198]。疱疹消退后持续疼痛往往意味着神经组织受损，如传入纤维、表皮下神经丛、表皮神经纤维和神经末梢，这是 PHN 发病的主要机制[177, 178]。研究者推测，一些神经营养药物可促进受损的纤维修复或再生。而局部高浓度的神经营养药物可能比其全身给药对受累的表皮纤维和神经末梢有更明显的治疗作用。

虽然疱疹可在任何皮节发生，但 VZV 导致的轴索损伤和髓鞘破坏，其特征性表现如带状疱疹和单一神经病变[199]及带状疱疹相关性疼痛，通常仍局限于单一皮节，即使有可能扩散到最初受累皮区以外，但也只是相邻的皮区[200]。基于 TENS 的短暂镇痛作用[198, 201]，单独使用 MeB_{12} 不能迅速发挥镇痛效应[113]，有研究推测 TENS 配合局部 MeB_{12} 注射可能会对带状疱疹受累的神经产生明显的镇痛和营养神经作用。研究招募了 90 例明确诊断有典型躯干带状疱疹患者，确诊 PHN 持续至少 120 天，年龄超过 50 岁，躯干部 $T_6 \sim T_{10}$ 水平皮节或邻近皮肤和（或）皮下有疼痛。在过去的 24 小时最严重的 NRS 疼痛评分为 4 分或以上。随机分为 3 组，分别接受 TENS 配合 MeB_{12} 局部注射组（T-MB，30 例）、TENS 配合 1.0% 利多卡因局部注射组（T-LD，30 例）和 TENS 配合 MeB_{12} 加 1.0% 利多卡因局部注射组（T-BL，30 例）。评定分析了经过 8 周治疗后，疼痛严重程度变化，总体改善情况，以及疼痛对日常生活活动和生活质量的影响。

TENS 是治疗疼痛的一种辅助疗法[202]，临床上常与其他治疗方法配合使用，用以治疗 PHN[201]。有研究报道治疗 HZ 的早期就配合使用 TENS 可预防 PHN 发生[203]。但是仍有 30% 的 PHN 患者对 TENS 的镇痛作用反应不明显，而起初有治疗效应的患者中，只有 1/3

疼痛缓解能持续 2 年以上 [204]，这意味着针对 PHN 患者，TENS 的应用时机可能过迟或不足。本研究结果表明，治疗 14 天后，3 个组都出现了明显的反应，疼痛评分持续减少直到研究结束。虽然 T-MB 组和 T-BL 组疼痛减轻的结果无显著性差异，但与 T-LD 组比较，4 个时间点的疼痛评分均有显著差异。受 VZV 破坏的皮下神经纤维，其钠离子通道表达异常是引起局部疼痛的部分原因 [191]。在若干随机临床试验的基础上 [205]，本研究预期利多卡因可缓解 PHN 患者的疼痛。但这项研究表明，TENS 配合 1% 利多卡因局部注射与 TENS 配合钴胺素注射比较，并未产生明显的缓解疼痛的作用。平均疼痛评分为（6.1±1.2）分，30 例患者中有 6 例（20%）疼痛减轻程度达 30% 及以上，2 例患者在研究终点停止使用镇痛药（图 20-7，表 20-3）。因此很难区分这是 TENS 配合局部利多卡因治疗的效应，还是 TENS 的效应 [204]，或自发恢复的过程 [206]。与利多卡因贴片相比，局部利多卡因注射没有产生持续的镇痛作用。

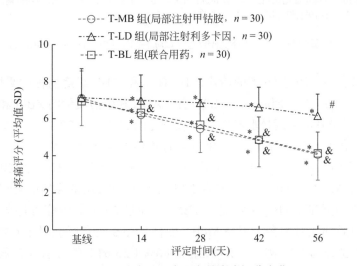

图 20-7　治疗过程中患者的疼痛评分变化

时间与分组交互作用；* 同一组中各时间点的疼痛评分与基线相比；& 不同组疼痛评分比较。$P < 0.05$

表 20-3　带状疱疹后神经痛患者一般情况及治疗前后的症状变化

评定	T-MB 组（n=30）	T-LD 组（n=30）	T-BL 组（n=30）
发病年龄（s）	69.77（9.20）	68.00（8.30）	70.80（8.11）
女性（%）	13（43.33）	17（56.67）	15（50.00）
高中及以上文化程度（%）	12（40.00）	13（43.33）	14（46.67）
疼痛天数（s）	252.23（175.59）	227.77（149.73）	232.53（150.35）
基线时疼痛 NRS 评分（s）	7.1（1.5）	7.1（1.7）	6.9（1.6）
基线时 EuroQoL 评分	26.07（13.37）	25.83（13.96）	27.50（15.33）
服用镇痛药人数	28	28	29
治疗后与基线比			
疼痛减轻少于 30% 人数	2	24	4*

续表

评定	T-MB 组（n=30）	T-LD 组（n=30）	T-BL 组（n=30）
疼痛减轻 ≥ 30% 人数	19	6	19*
疼痛减轻 ≥ 50% 人数	9	0	7*
疼痛 NRS 评分 ≤ 3 分的人数	14	2	10*
疼痛 NRS 评分（s）	4.0（1.4）	6.1（1.2）	4.1（1.2）*
EuroQoL 评分	63.67（15.81）	38.00（13.43）	63.53（10.44）*
服用镇痛药人数	12	26	17*

注：表中的数据为平均值（s）或人数（%）。

s，标准差；NRS，疼痛数字等级评分（强度为 0 ~ 10 分）。

疼痛减轻 30% 或 50% 的受试者比例通过卡方检验进行比较。终点时疼痛 NRS ≤ 3 分，使用镇痛药的人数通过 Kruskal-Wallis 试验进行比较。方差分析进行终点比较时的疼痛强度。

*$P < 0.05$。

T-MB，TENS 配合甲钴胺局部注射；T-LD，TENS 配合利多卡因局部注射；T-BL，TENS 配合甲钴胺混合利多卡因局部注射。

　　本研究结果表明，经过 56 天的治疗，T-MB 组和 T-BL 组疼痛程度明显下降。平均疼痛评分分别为（4.0 ± 1.4）分和（4.1 ± 1.2）分。ADL 和生活质量的 ZBPI 和 Euro QoL 也表明，8 周的治疗对患者的主观体验有明显的改善（图 20-7，表 20-3）。T-MB 组和 T-BL 组与 T-LD 组的比值比（OR）表明，治疗终点时总体变化水平分别为 56.00 和 26.00。OR 的 95% CI 均大于 1，P 均 < 0.001。治疗终点时 T-MB 组与 T-BL 组的 OR 为 2.15（95% CI 为 0.36 ~ 12.76，P > 0.05），这表明 T-MB 组和 T-BL 组的疼痛缓解程度均优于 T-LD 组。研究结果表明局部 MeB_{12} 注射配合 TENS，经过 56 天的治疗可持久缓解 PHN 患者的局部疼痛，而局部注射利多卡因与 MeB_{12} 配合 TENS 没有产生明显的协同作用。56 天后，T-MB 组超过 93%（28 例），T-BL 组有 86%（26 例）的患者疼痛程度较基线下降 ≥ 30%；明显高于 T-LD 组和单独 TENS 组。结果表明局部皮下注射 MeB_{12} 可直接将高浓度的 MeB_{12} 输送至被 VZV 损伤的局部皮下神经组织，从而产生明显的神经系统反应。该研究结果与 Okada 等的研究结果相一致 [127]。

　　PHN 患者可有各种不同的疼痛表现和阴性的感觉异常，提示其复杂的病理机制在同时发挥作用。每位患者的疼痛都可能有多种不同的表现形式。此外，多种临床表现及病理生理机制通常会随时间变化而变化 [196]。PHN 患者常表现出持续的自发性疼痛、阵发性疼痛、痛觉超敏（触摸引起的疼痛 [177]）和感觉异常（强烈的瘙痒）。这些症状可能涉及不同的病理生理机制。目前的研究结果显示，经过 56 天的治疗 T-MB 组和 T-BL 组患者的持续性疼痛、阵发性疼痛和痛觉超敏较治疗前明显下降，表明局部注射 MeB_{12} 对持续性疼痛、阵发性疼痛和痛觉超敏有明显的治疗作用。

　　这项研究与其他研究同样还评估了患者的疼痛对 ADL 的影响。56 天治疗结束时，MB 组患者中疼痛对 ADL 的评分有明显的改善。

　　8 周的单中心随机对照试验的结果表明，局部给予 MeB_{12} 配合 TENS 可有效减轻 PHN 患者的疼痛。局部注射 MeB_{12} 镇痛效果更加明显，这对一般老年人也是安全的。这项临床试验的结果为 PHN 提供了又一种治疗手段。

四、带状疱疹性瘙痒 [83]

虽然带状疱疹（HZ）最严重的并发症是神经病理性疼痛[207]，但神经痛（HN）并不是带状疱疹导致的唯一神经性症状。有些带状疱疹患者可能会体验到神经性瘙痒伴或不伴疼痛[191, 208, 209]。13% ～ 34% 的带状疱疹患者伴有瘙痒[209, 210]。多种可缓解神经性疼痛的药物对神经性瘙痒无效[211]，虽然抗组胺药对皮肤炎症产生的瘙痒有作用，但抗组胺药、局部用类固醇或其他药物对神经性瘙痒通常不起作用[212]。HN 和疱疹性瘙痒（HI）的机制尚不十分清楚，但与外周感觉神经元的受损相关。瘙痒是由特定的 C 纤维传导的，与疼痛的多种机制明显不同，但与皮下神经纤维损伤有关[191, 213, 214]。很多患者抱怨瘙痒比疼痛更难以忍受，重度 HI 甚至会致残，尽管这种情况很少见，但确实有些患者会因瘙痒难耐去抓挠而皮肤破损，从而失去其保护性感觉[215]。因此在带状疱疹的诊治中，应格外关注带状疱疹性瘙痒。

虽然带状疱疹可发生于任何一个皮区，但常表现出单一神经分布的疱疹和单神经炎[199]，其特点是轴索损伤和髓鞘破坏，带状疱疹相关的瘙痒和疼痛，也往往局限于单个皮区，即便有时超出了最初受累的皮区[200, 216, 217]。研究者推测一些可促进受损神经修复的神经营养类药物对疱疹性瘙痒的皮下神经纤维恢复有益。B 族维生素如维生素 B_1 和维生素 B_{12} 在神经营养、轴突转运、神经元兴奋性和神经递质的合成方面有重要作用[84, 218]。临床上经常应用 B 族维生素治疗各种疼痛性疾病[219-221]。而临床研究表明，利多卡因对神经性瘙痒伴随的疼痛有缓解作用[222]。

为此研究者招募了 92 例（男性 48 例，女性 44 例）患者，疱疹发作的病程在 180 天以内，皮肤和（或）皮下瘙痒和（或）疼痛位置在疱疹发作部位或相邻，时空上与疱疹相关，在过去 24 小时内，NRS 瘙痒的程度不低于 4 分。受试者被随机分配到 4 个组，分别为维生素 B_1 组、维生素 B_{12} 组、利多卡因（LD）组和联合用药（COB）组。所有受试者在急性期均接受了抗病毒药物治疗。维生素 B_1 组的受试者，接受维生素 B_1（100mg）局部注射，维生素 B_{12} 组受试者接受 MeB_{12}（1000μg）局部注射；LD 组受试者接受 1.0% 利多卡因（30mg）局部注射，COB 组受试者接受维生素 B_1（100mg）与 MeB_{12}（1000μg）联合局部注射。

该研究结果表明，针对瘙痒，维生素 B_1 组治疗 7 天后出现了明显的反应（$P=0.028$），瘙痒评分减轻持续到 14 天（$P < 0.001$）及 28 天（$P < 0.001$）。而维生素 B_{12} 组直到 28 天才出现明显的反应（$P = 0.003$）。LD 组的这 3 个时间点瘙痒评分均未发现显著下降。维生素 B_1 与维生素 B_{12} 组和 LD 组比较，瘙痒评分在 14 天（$P < 0.05$）和 28 天（$P < 0.001$）均有显著差异（图 20-8）。但维生素 B_{12} 组和 LD 组之间瘙痒评分变化没有显著差异。经过 28 天的硫胺素治疗，有 14 例（70%）患者的瘙痒评分较基线下降≥ 30%，2 例（10%）瘙痒评分较基线缓解≥ 50%，有 4 例患者（20%）瘙痒评分≤ 3 分。这一结果比 HI 患者自然恢复比例高（HI 患者 180 天内有 30% 以上的患者可自然缓解）[209, 210]。这些结果表明，高浓度的维生素 B_1 局部注射可明显缓解神经性瘙痒。人体细胞包括神经元不能合成水溶性硫胺素和微量营养素，必须从外部摄取通过肠道吸收而补充[223]。硫胺素是由高亲和性的载体跨质膜运输的[85]，但传输速率通常很缓慢。人体全血和血浆中硫胺素水平很低时，维生素

B_1 则可通过肠道运输，但效率很低 [39]。实验证据表明，组织摄取和消除硫胺素是剂量依赖性的 [224]。有报道表明硫胺素可缓解神经性疼痛 [86, 87, 225]，而且随着硫胺素的剂量增加效果更明显和持久 [226]。只有少数的研究报道使用硫胺素治疗瘙痒性皮炎 [227]，极少数报道可以治疗神经性瘙痒。本研究结果表明，高剂量的硫胺素局部用药可减少 HI 患者的神经性瘙痒，但确切的机制无法解释。推测局部给予外源性硫胺素，有利于高浓度的硫胺素在瘙痒皮肤处的神经周围吸收。

本研究结果表明，局部钴胺素注射可以显著减轻 HI 患者的疼痛。治疗后 1 周疼痛的严重程度明显降低直到终点（$P < 0.001$）。而维生素 B_1 组治疗直到 14 天出现明显反应（$P=0.013$）。LD 组在治疗期间疼痛评分没有显著下降。维生素 B_{12} 组的疼痛减轻程度与维生素 B_1 组和 LD 组比较，3 个时间点均明显不同（图 20-9）。维生素 B_1 组和 LD 组比较在 3 个点上疼痛评分差异没有统计学意义。经过 28 天的治疗：10 例（50%）接受维生素 B_{12} 注射患者疼痛评分较基线下降 ≥ 30%，8 例（40%）患者疼痛评分较基线下降 ≥ 50%，13 例（65%）患者疼痛评分 ≤ 3 分，只有 1 例患者在治疗结束时仍用镇痛药（图 20-9）。ZBPI 和 Euro QoL 表明 4 周后患者的 ADL 和生活质量显著改善（表 20-4）。临床研究表明，钴胺素可改善周围神经病变和自主神经功能障碍的症状 [228, 229]，而鞘内高剂量给药可明显缓解神经病的症状 [182]。高浓度的 MeB_{12} 局部用药可直接将 MeB_{12} 输送到被 VZV 损坏的局部皮下神经组织，从而产生明显的神经系统反应。

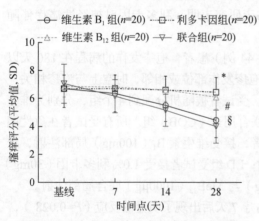

图 20-8　治疗过程中患者的瘙痒评分变化
#时间效应；§ 组间效应；*时间与分组交互作用。$P < 0.05$

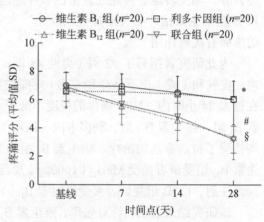

图 20-9　治疗过程中患者的疼痛评分变化
#时间效应；§ 组间效应；*时间与分组交互作用。$P < 0.05$

表 20-4　带状疱疹性瘙痒患者一般情况及治疗前后的症状变化

评定	维生素 B_1 组（n=20）	维生素 B_{12} 组（n=20）	LD 组（n=20）	COB 组（n=20）
治疗前基线				
发病年龄（s）	60.50（11.30）	62.70（12.29）	61.75（14.74）	59.05（15.57）
女性（%）	11（55.0）	12（60.0）	10（50.0）	9（45.0）
高中及以上文化程度（%）	16（80.0）	16（80.0）	17（85.0）	19（90.0）
疱疹发作天数（s）	48.35（25.43）	52.20（20.26）	49.65（23.78）	46.00（38.48）

续表

评定	维生素 B₁ 组（n=20）	维生素 B₁₂ 组（n=20）	LD 组（n=20）	COB 组（n=20）
瘙痒 NRS 评分（s）	6.8（1.3）	6.9（0.7）	6.8（1.0）	7.1（1.4）
疼痛 NRS 评分（s）	7.0（1.6）	6.7（1.0）	6.6（1.4）	6.9（1.0）
EuroQoL 评分（s）	26.85（2.73）	27.80（2.34）	30.05（3.36）	26.90（1.94）
服用镇痛药人数	15	13	16	17
治疗后与基线比				
瘙痒减轻少于30%人数	4	18	20	2*
瘙痒减轻≥30%人数	14	2	0	12*
瘙痒减轻≥50%人数	2	0	0	6*
瘙痒评分≤3分的人数	4	0	0	8*
瘙痒 NRS 评分（s）	4.5（1.2）	6.1（0.9）	6.5（1.0）	4.0（1.2）*
疼痛减轻少于30%人数	15	2	17	1*
疼痛减轻≥30%人数	5	10	3	6*
疼痛减轻≥50%人数	0	8	0	13*
疼痛评分≤3分的人数	1	13	0	14*
疼痛 NRS 评分（s）	6.0（1.7）	3.4（1.6）	6.1（1.3）	3.2（1.0）*
EuroQoL 评分（s）	45.55（3.23）	65.15（3.15）	41.30（3.23）	69.90（2.79）*
服用镇痛药人数	13	1	14	1*

注：表中的数据为平均值（s）或人数（%）。

s，标准差；NRS，瘙痒或疼痛数字等级评分（强度为 0～10 分）。

瘙痒或疼痛减轻 30% 或 50% 的受试者比例通过卡方检验进行比较。终点时瘙痒或疼痛 NRS 评分≤3 分，使用镇痛药的人数通过 Kruskal-Wallis 试验进行比较。方差分析进行终点比较时的疼痛强度。

*P < 0.05。

维生素 B₁，维生素 B₁ 局部注射组；维生素 B₁₂，维生素 B₁₂ 局部注射组；LD 组：利多卡因组局部注射组；COB 组，局部注射维生素 B₁+ 维生素 B₁₂ 组。

疼痛持续的部分原因可能是存活但被 VZV 破坏的皮肤伤害性感受纤维上累积的异常钠离子通道[189-191]。例如，其他临床试验已证明的利多卡因贴剂在 PHN 患者中有效[192, 193]，本研究预计利多卡因在缓解 HI 患者的疼痛方面可能同样有效。然而结果表明，经过 4 周的治疗，与维生素 B₁ 组相比，局部注射 1% 利多卡因没有显著减轻瘙痒，与维生素 B₁₂ 组相比，局部注射 1% 利多卡因没有显著缓解疼痛。瘙痒区域局部注射麻醉药可暂时缓解症状，表明残留的传入纤维对调节带状疱疹后瘙痒信号的重要性[230]。与 5% 利多卡因贴剂相比[193, 195]，每天 1 次局部注射利多卡因不能产生持续的镇痛效果。

研究结果表明，硫胺素和钴胺素联合注射可以显著减轻 HI 患者的瘙痒和疼痛。治疗后第 1 周瘙痒和疼痛的评分显著下降直到终点（P < 0.001）。但 COB 组中瘙痒评分变化与维生素 B₁ 组比较没有显著差异，COB 组中疼痛减轻程度与维生素 B₁₂ 组比较没有显著差异。

经过 28 天的硫胺素和钴胺素联合使用，患者的整体感觉、ADL 和生活质量 ZBPI 和 Euro QoL 评分都有明显改善。结果表明，将维生素 B_1 和 MeB_{12} 联合注射至受累神经纤维和末梢局部对瘙痒和疼痛有明显的双重缓解效果，但没有明显的协同效应。研究结果提示，疱疹相关的神经性瘙痒和疼痛可能涉及不同的机制，因此需要不同的神经营养药物来治疗。

HI 患者一般会体验到与 HN 有关的各种疼痛和不适 [196, 208, 216]。维生素 B_{12} 组与 COB 组比较，对这些疼痛亚型的变化没有显著差异，这表明钴胺素或与硫胺素合用对持续性疼痛、阵发性疼痛和痛觉超敏有一定的治疗作用。

4 周单中心随机对照的研究结果表明，局部注射硫胺素对 HI 有明显的治痒作用，局部注射钴胺素有明显治痛作用，而这两种药物的联用有双重功效，但没有明显的协同效应。局部注射硫胺素和钴胺素是减轻带状疱疹相关瘙痒和疼痛的重要干预措施。这种干预策略疗效明显，是可耐受和安全的。

神经组织对维生素 B_1 和维生素 B_{12} 的需求很高 [231, 232]。硫胺素的摄取取决于膜电位和细胞内 ATP 的浓度 [85]。硫胺素对于维持神经膜的稳定性和调节膜离子通道有效进行神经传导至关重要 [56]。有研究报道表明，硫胺素可以减轻神经性疼痛 [86-90]。硫胺素二磷酸或硫胺素三磷酸是神经膜中的活性硫胺素化合物，作用于内膜 [91]。硫胺素三磷酸可能参与神经冲动的传递，作用于配体门控的钠离子通道和电压门控的氯离子通道 [92]。此外，它可作为突触体蛋白磷酸化中的磷酸基团的特定供体 [93]。高剂量时硫胺素和苯硫胺素（硫胺素的磷酸化衍生物）对动物 [58] 和人体 [57] 有镇痛作用。

MeB_{12} 是临床常用的神经营养类药物，MeB_{12} 局部给药更有利于传送至神经组织，可促进髓鞘形成和轴突细胞骨架转运，对维持神经细胞髓鞘的形成、周围神经的再生和神经系统维护有重要作用 [127, 233, 234]。实验和临床研究证实 MeB_{12} 有治疗作用 [235-237]，可促进周围神经病变和自主神经失调症状的改善，MeB_{12} 可有效缓解神经病变的症状 [116]。MeB_{12} 和硫胺素是水溶性价廉的维生素。给药的主要途径是口服、静脉注射和肌内注射。然而即使单次给予大剂量 MeB_{12} 或硫胺素似乎也难以达到由 VZV 破坏所致受损区域神经组织所需的浓度 [126]。临床观察发现痛区局部注射 MeB_{12} 对带状疱疹急性期 [152, 238]、亚急性期 [113] 和后遗症期 [117] 的疼痛均有一定的治疗作用，而且局部给药的治痛效果明显优于系统给药，值得进一步探究其在带状疱疹相关神经痛中的神经保护作用。

在带状疱疹神经痛及 PHN 患者中，疼痛的基本生理警告功能和神经纤维释放神经肽、传递营养的功能受到损害 [239]。而皮下末梢周围的施万细胞在神经损伤和神经再生中起着至关重要的作用 [240]。神经胶质细胞对轴突起着营养支持的作用 [241]。在沃勒变性过程中，受伤的轴突首先再生，然后是去分化的施万细胞与再生的轴突接触，进入再分化阶段 [242]。轴突蛋白在局部合成而参与轴突再生 [243]。神经胶质细胞可合成并分泌转钴胺素 II [244]，可能会促进局部神经组织直接摄取钴胺素。

系列研究的结果表明，为了能对神经损伤导致的神经病理性疼痛起到治疗作用，局部注射可以将 MeB_{12} 和硫胺素直接输送至被 VZV 损伤的组织周围，缓解疼痛和瘙痒，这与以前的研究结果一致 [83, 245, 246]。潜在机制可能涉及通过营养神经、促进受损神经修复，而不仅仅是止痒或镇痛。今后还需要更多的临床和基础研究，以证实这些结果。

参 考 文 献

[1] ZERBONI L, SEN N, OLIVER S L, et al. Molecular mechanisms of varicella zoster virus pathogenesis [J]. Nat Rev Microbiol, 2014, 12(3): 197-210.

[2] ZHU Q, ZHENG H, QU H, et al. Epidemiology of herpes zoster among adults aged 50 and above in Guangdong, China [J]. Hum Vaccin Immunother, 2015, 11(8): 2113-2118.

[3] RABAUD C, ROGEAUX O, LAUNAY O, et al. Early antiviral treatment fails to completely prevent herpes-related pain [J]. Med Mal Infect, 2013, 43(11/12): 461-466.

[4] KIM S R, KHAN F, RAMIREZ-FORT M K, et al. Varicella zoster: an update on current treatment options and future perspectives [J]. Expert Opin Pharmacother, 2014, 15(1): 61-71.

[5] TRUINI A, HAANPAA M, ZUCCHI R, et al. Laser-evoked potentials in post-herpetic neuralgia [J]. Clin Neurophysiol, 2003, 114(4): 702-709.

[6] STEINER I, BENNINGER F. Manifestations of herpes virusinfections in the nervous system [J]. Neurol Clin, 2018, 36(4): 725-738.

[7] SELARIU A, CHENG T, TANG Q, et al. ORF7 of varicella-zoster virus is a neurotropic factor [J]. J Virol, 2012, 86(16): 8614-8624.

[8] ZHANG Z, SELARIU A, WARDEN C, et al. Genome-wide mutagenesis reveals that ORF7 is a novel VZV skin-tropic factor [J]. PLoS Pathog, 2010, 6:e1000971.

[9] COHEN J I, COX E, PESNICAK L, et al. The varicella-zoster virus open reading frame 63 latency-associated protein is critical for establishment of latency [J]. J Virol, 2004, 78(21): 11833-11840.

[10] COHEN J I, KROGMANN T, BONTEMS S, et al. Regions of the varicella-zoster virus open reading frame 63 latency-associated protein important for replication *in vitro* are also critical for efficient establishment of latency [J]. J Virol, 2005, 79(8): 5069-5077.

[11] GERADA C, STEAIN M, MCSHARRY B P, et al. Varicella-zoster virus ORF63 protects human neuronal and keratinocyte cell lines from apoptosis and changes its localization upon apoptosis induction [J]. J Virol, 2018, 92(12): e00338-18.

[12] BAIRD N L, BOWLIN J L, YU X, et al. Varicella zoster virus DNA does not accumulate in infected human neurons [J]. Virology, 2014, 458-459:1-3.

[13] ZERBONI L, SUNG P, LEE G, et al. Age-associated differences in infection of human skin in the SCID mouse model of varicella-zoster virus oathogenesis [J]. J Virol, 2018, 92(11): e00002-18.

[14] CASALE R, MATTIA C. Building a diagnostic algorithm on localized neuropathic pain (LNP) and targeted topical treatment: focus on 5% lidocaine-medicated plaster [J]. Ther Clin Risk Manag, 2014, 10:259-268.

[15] SCHLERETH T, HEILAND A, BREIMHORST M, et al. Association between pain, central sensitization and anxiety in postherpetic neuralgia [J]. Eur J Pain, 2015, 19(2): 193-201.

[16] DWORKIN R H, GNANN J W, OAKLANDER A L, et al. Diagnosis and assessment of pain associated with herpes zoster and postherpetic neuralgia [J]. J Pain, 2008, 9(1 Suppl 1): S37-S44.

[17] WATSON C P N, GERSHON A A. Herpes zoster and postherpetic neuralgia [M]. 2nd ed. Amsterdam: Elsevier, 2001.

[18] BARON R, MAIER C, ATTAL N, et al. Peripheral neuropathic pain: a mechanism-related organizing principle based on sensory profiles [J]. Pain, 2017, 158(2): 261-272.

[19] KRAMER S, BAEUMLER P, GEBER C, et al. Somatosensory profiles in acute herpes zoster and predictors of postherpetic neuralgia [J]. Pain, 2019, 160(4): 882-894.

[20] MAYORAL V, PEREZ-HERNANDEZ C, MURO I, et al. Diagnostic accuracy of an identification tool for

localized neuropathic pain based on the IASP criteria [J]. Curr Med Res Opin, 2018, 34(8): 1465-1473.

[21] JOHNSON R W, WASNER G, SADDIER P, et al. Postherpetic neuralgia: epidemiology, pathophysiology and management [J]. Expert Rev Neurother, 2007, 7(11): 1581-1595.

[22] 赵志奇 . 带状疱疹痛 : 基础和临床概述 [J]. 中国疼痛医学杂志 , 2014, 20(06): 369-375.

[23] 于生元 , 万有 , 万琪 , 等 . 带状疱疹后神经痛诊疗中国专家共识 [J]. 中国疼痛医学杂志 , 2016, 22(3): 161-167.

[24] 神经病理性疼痛诊疗专家组 . 神经病理性疼痛诊疗专家共识 [J]. 中国疼痛医学杂志 , 2013, 19(12): 705-710.

[25] 王家双 . 带状疱疹后神经痛及现代治疗 [J]. 中国现代神经疾病杂志 , 2010, 10(6): 615-618.

[26] 王家双 . 带状疱疹后神经痛临床诊疗的思考 [J]. 中国疼痛医学杂志 , 2011, 17(4): 211-214.

[27] ROWBOTHAM M C, PETERSEN K L, FIELDS H L. Is postherpetic neuralgia more than one disorder [J]. Pain Forum, 1998, 7(4): 231-237.

[28] ALESHIN V A, MKRTCHYAN G V, BUNIK V I. Mechanisms of non-coenzyme action of thiamine: protein targets and medical significance [J]. Biochemistry (Mosc), 2019, 84(8): 829-850.

[29] MANZETTI S, ZHANG J, VAN DER SPOEL D. Thiamin function, metabolism, uptake, and transport [J]. Biochemistry, 2014, 53(5): 821-835.

[30] INSTITUTE OF MEDICINE (U.S.). STANDING COMMITTEE ON THE SCIENTIFIC EVALUATION OF DIETARY REFERENCE INTAKES., INSTITUTE OF MEDICINE (U.S.). PANEL ON FOLATE OTHER B VITAMINS AND CHOLINE., INSTITUTE OF MEDICINE (U.S.). SUBCOMMITTEE ON UPPER REFERENCE LEVELS OF NUTRIENTS. Dietary Reference Intakes for Thiamin, Riboflavin, Niacin, Vitamin B b6 s, Folate, Vitamin B b12 s, Pantothenic Acid, Biotin, and Choline [M/OL]. New York: Acadenic Press, 1998.

[31] COMBS G F, PROQUEST (FIRM). The Vitamins Fundamental Aspects in Nutrition and health [M/OL]. New York: Acadenic Press, 2012.

[32] GROPPER S A S, SMITH J L, GROFF J L. Advanced Nutrition and Human Metabolism [M]. 4th ed. Australia: Thomson/Wadsworh, 2005.

[33] RINDI G. Thiamin absorption by small intestine [J]. Acta Vitaminol Enzymol, 1984, 6(1): 47-55.

[34] SAID H M, ORTIZ A, SUBRAMANIAN V S, et al. Mechanism of thiamine uptake by human colonocytes: studies with cultured colonic epithelial cell line NCM460 [J]. Am J Physiol Gastrointest Liver Physiol, 2001, 281(1): G144-150.

[35] SMITHLINE H A, DONNINO M, GREENBLATT D J. Pharmacokinetics of high-dose oral thiamine hydrochloride in healthy subjects [J]. BMC Clin Pharmacol, 2012, 12:4.

[36] HOYUMPA A M, STRICKLAND R, SHEEHAN J J, et al. Dual system of intestinal thiamine transport in humans [J]. J Lab Clin Med, 1982, 99(5): 701-708.

[37] GANAPATHY V, SMITH S B, PRASAD P D. SLC19: the folate/thiamine transporter family [J]. Pflugers Arch, 2004, 447(5): 641-646.

[38] SUBRAMANIAN V S, MARCHANT J S, PARKER I, et al. Cell biology of the human thiamine transporter-1 (hTHTR1). Intracellular trafficking and membrane targeting mechanisms [J]. J Biol Chem, 2003, 278(6): 3976-3984.

[39] GANGOLF M, CZERNIECKI J, RADERMECKER M, et al. Thiamine status in humans and content of phosphorylated thiamine derivatives in biopsies and cultured cells [J]. PLoS One, 2010, 5(10): e13616.

[40] TALWAR D, DAVIDSON H, COONEY J, et al. Vitamin B(1) status assessed by direct measurement of thiamin pyrophosphate in erythrocytes or whole blood by HPLC: comparison with erythrocyte transketolase

activation assay [J]. Clin Chem, 2000, 46(5): 704-710.

[41] HANES J W, CHATTERJEE D, SORIANO E V, et al. Construction of a thiamin sensor from the periplasmic thiamin binding protein [J]. Chem Commun (Camb), 2011, 47(8): 2273-2275.

[42] HAMADA S, HIRASHIMA H, IMAEDA M, et al. Thiamine deficiency induces massive cell death in the olfactory bulbs of mice [J]. J Neuropathol Exp Neurol, 2013, 72(12): 1193-1202.

[43] FAN G, FENG C, LI Y, et al. Selection of nutrients for prevention or amelioration of lead-induced learning and memory impairment in rats [J]. Ann Occup Hyg, 2009, 53(4): 341-351.

[44] BOWYER J F, TRANTER K M, SARKAR S, et al. Microglial activation and vascular responses that are associated with early thalamic neurodegeneration resulting from thiamine deficiency [J]. Neurotoxicology, 2018, 65:98-110.

[45] MKRTCHYAN G, ALESHIN V, PARKHOMENKO Y, et al. Molecular mechanisms of the non-coenzyme action of thiamin in brain: biochemical, structural and pathway analysis [J]. Sci Rep, 2015, 5:12583.

[46] DONNINO M W, VEGA J, MILLER J, et al. Myths and misconceptions of Wernicke's encephalopathy: what every emergency physician should know [J]. Ann Emerg Med, 2007, 50(6): 715-721.

[47] HAZELL A S, BUTTERWORTH R F. Update of cell damage mechanisms in thiamine deficiency: focus on oxidative stress, excitotoxicity and inflammation [J]. Alcohol Alcohol, 2009, 44(2): 141-147.

[48] CENTERS FOR DISEASE CONTROL AND, PREVENTION. Lactic acidosis traced to thiamine deficiency related to nationwide shortage of multivitamins for total parenteral nutrition -- United States, 1997 [J]. MMWR Morb Mortal Wkly Rep, 1997, 46(23): 523-528.

[49] PERRI V, SACCHI O, CASELLA C. Action of oxythiamine and pyrithiamine on the isolated rat superior cervical ganglion [J]. Q J Exp Physiol Cogn Med Sci, 1970, 55(1): 36-43.

[50] LISTEDN Thiamine. Monograph [J]. Altern Med Rev, 2003, 8(1): 59-62.

[51] COOPER J R, PINCUS J H. The role of thiamine in nervous tissue [J]. Neurochem Res, 1979, 4(2): 223-239.

[52] ARMETT C J, COOPER J R. The role of thiamine in nervous tissue: effect of antimetabolites of the vitamin on conduction in mammalian nonmyelinated nerve fibers [J]. J Pharmacol Exp Ther, 1965, 148:137-143.

[53] BARCHI R L, BRAUN P E. A membrane-associated thiamine triphosphatase from rat brain. Properties of the enzyme [J]. J Biol Chem, 1972, 247(23): 7668-7673.

[54] EDER L, HIRT L, DUNANT Y. Possible involvement of thiamine in acetylcholine release [J]. Nature, 1976, 264(5582): 186-188.

[55] MULHOLLAND P J. Susceptibility of the cerebellum to thiamine deficiency [J]. Cerebellum, 2006, 5(1): 55-63.

[56] BA A. Metabolic and structural role of thiamine in nervous tissues [J]. Cell Mol Neurobiol, 2008, 28(7): 923-931.

[57] WANG Z B, GAN Q, RUPERT R L, et al. Thiamine, pyridoxine, cyanocobalamin and their combination inhibit thermal, but not mechanical hyperalgesia in rats with primary sensory neuron injury [J]. Pain, 2005, 114(1/2): 266-277.

[58] SONG X S, HUANG Z J, SONG X J. Thiamine suppresses thermal hyperalgesia, inhibits hyperexcitability, and lessens alterations of sodium currents in injured, dorsal root ganglion neurons in rats [J]. Anesthesiology, 2009, 110(2): 387-400.

[59] FRANCA D S, SOUZA A L, ALMEIDA K R, et al. B vitamins induce an antinociceptive effect in the acetic acid and formaldehyde models of nociception in mice [J]. Eur J Pharmacol, 2001, 421(3): 157-164.

[60] GANGOLF M, WINS P, THIRY M, et al. Thiamine triphosphate synthesis in rat brain occurs in mitochondria and is coupled to the respiratory chain [J]. J Biol Chem, 2010, 285(1): 583-594.

[61] BROWN R D. The proton channel blocking agent omeprazole is an inhibitor of the thiamin shuttle [J]. J Theor

Biol, 1990, 143(4): 565-573.

[62] BETTENDORFF L, PEETERS M, WINS P, et al. Metabolism of thiamine triphosphate in rat brain: correlation with chloride permeability [J]. J Neurochem, 1993, 60(2): 423-434.

[63] FRANK L L. Thiamin in clinical practice [J]. JPEN J Parenter Enteral Nutr, 2015, 39(5): 503-520.

[64] HUANG H M, CHEN H L, GIBSON G E. Thiamine and oxidants interact to modify cellular calcium stores [J]. Neurochem Res, 2010, 35(12): 2107-2116.

[65] JHALA S S, HAZELL A S. Modeling neurodegenerative disease pathophysiology in thiamine deficiency: consequences of impaired oxidative metabolism [J]. Neurochem Int, 2011, 58(3): 248-260.

[66] KANEDA K, KIKUCHI M, KASHII S, et al. Effects of B vitamins on glutamate-induced neurotoxicity in retinal cultures [J]. Eur J Pharmacol, 1997, 322(2/3): 259-264.

[67] GENG M Y, SAITO H, KATSUKI H. The effects of thiamine and oxythiamine on the survival of cultured brain neurons [J]. Jpn J Pharmacol, 1995, 68(3): 349-352.

[68] ROMANENKO A V, GNATENKO V M, VLADIMIROVA I A. Effect of thiamine on neuromuscular transmission in smooth muscles [J]. Neurophysiology, 1994, 26(6): 370-377.

[69] YAMASHITA H, ZHANG Y X, NAKAMURA S. The effects of thiamin and its phosphate esters on dopamine release in the rat striatum [J]. Neurosci Lett, 1993, 158(2): 229-231.

[70] BIASIOLI S, D' ANDREA G, CHIARAMONTE S, et al. The role of neurotransmitters in the genesis of uremic encephalopathy [J]. Int J Artif Organs, 1984, 7(2): 101-106.

[71] BUTTERWORTH R F, KRIL J J, HARPER C G. Thiamine-dependent enzyme changes in the brains of alcoholics: relationship to the Wernicke-Korsakoff syndrome [J]. Alcohol Clin Exp Res, 1993, 17(5): 1084-1088.

[72] BARCLAY L L, GIBSON G E, BLASS J P. Impairment of behavior and acetylcholine metabolism in thiamine-deficiency [J]. J Pharmacol Exp Ther, 1981, 217(3): 537-543.

[73] KE Z J, DEGIORGIO L A, VOLPE B T, et al. Reversal of thiamine deficiency-induced neurodegeneration [J]. J Neuropath Exp Neur, 2003, 62(2): 195-207.

[74] GIBSON G E, PARK L C, ZHANG H, et al. Oxidative stress and a key metabolic enzyme in Alzheimer brains, cultured cells, and an animal model of chronic oxidative deficits [J]. Ann N Y Acad Sci, 1999, 893:79-94.

[75] CAO W, CARNEY J M, DUCHON A, et al. Oxygen free radical involvement in ischemia and reperfusion injury to brain [J]. Neurosci Lett, 1988, 88(2): 233-238.

[76] KRUSE M, NAVARRO D, DESJARDINS P, et al. Increased brain endothelial nitric oxide synthase expression in thiamine deficiency: relationship to selective vulnerability [J]. Neurochem Int, 2004, 45(1): 49-56.

[77] GUIX F X, URIBESALGO I, COMA M, et al. The physiology and pathophysiology of nitric oxide in the brain [J]. Prog Neurobiol, 2005, 76(2): 126-152.

[78] CALINGASAN N Y, PARK L C, CALO L L, et al. Induction of nitric oxide synthase and microglial responses precede selective cell death induced by chronic impairment of oxidative metabolism [J]. Am J Pathol, 1998, 153(2): 599-610.

[79] BROWN G C. Regulation of mitochondrial respiration by nitric oxide inhibition of cytochrome c oxidase [J]. Biochim Biophys Acta, 2001, 1504(1): 46-57.

[80] CALCUTT N A, BACKONJA M M. Pathogenesis of pain in peripheral diabetic neuropathy [J]. Curr Diab Rep, 2007, 7(6): 429-434.

[81] MIMENZA ALVARADO A, AGUILAR NAVARRO S. Clinical trial assessing the efficacy of gabapentin plus B complex (B_1/B_{12}) versus pregabalin for treating painful diabetic neuropathy [J]. J Diabetes Res, 2016, 2016:4078695.

[82] KOPRUSZINSKI C M, REIS R C, CHICHORRO J G. B vitamins relieve neuropathic pain behaviors induced by infraorbital nerve constriction in rats [J]. Life Sci, 2012, 91(23/24): 1187-1195.

[83] XU G, LV Z W, XU G X, et al. Thiamine, cobalamin, locally injected alone or combination for herpetic itching: a single-center randomized controlled trial [J]. Clin J Pain, 2014, 30(3): 269-278.

[84] FU Q G, CARSTENS E, STELZER B, et al. B vitamins suppress spinal dorsal horn nociceptive neurons in the cat [J]. Neurosci Lett, 1988, 95(1/3): 192-197.

[85] BETTENDORFF L, WINS P. Mechanism of thiamine transport in neuroblastoma cells. Inhibition of a high affinity carrier by sodium channel activators and dependence of thiamine uptake on membrane potential and intracellular ATP [J]. J Biol Chem, 1994, 269(20): 14379-14385.

[86] WOELK H, LEHRL S, BITSCH R, et al. Benfotiamine in treatment of alcoholic polyneuropathy: an 8-week randomized controlled study (BAP I Study) [J]. Alcohol Alcohol, 1998, 33(6): 631-638.

[87] WINKLER G, PAL B, NAGYBEGANYI E, et al. Effectiveness of different benfotiamine dosage regimens in the treatment of painful diabetic neuropathy [J]. Arzneimittelforschung, 1999, 49(3): 220-224.

[88] HAUPT E, LEDERMANN H, KOPCKE W. Benfotiamine in the treatment of diabetic polyneuropathy--a three-week randomized, controlled pilot study (BEDIP study) [J]. Int J Clin Pharmacol Ther, 2005, 43(2): 71-77.

[89] CARAM-SALAS N L, REYES-GARCIA G, MEDINA-SANTILLAN R, et al. Thiamine and cyanocobalamin relieve neuropathic pain in rats: synergy with dexamethasone [J]. Pharmacology, 2006, 77(2): 53-62.

[90] ONK D, MAMMADOV R, SULEYMAN B, et al. The effect of thiamine and its metabolites on peripheral neuropathic pain induced by cisplatin in rats [J]. Exp Anim, 2018, 67(2): 259-569.

[91] FOX J M, DUPPEL W. The action of thiamine and its di- and triphosphates on the slow exponential decline of the ionic currents in the node of Ranvier [J]. Brain Res, 1975, 89(2): 287-302.

[92] SAMBON M, NAPP A, DEMELENNE A, et al. Thiamine and benfotiamine protect neuroblastoma cells against paraquat and beta-amyloid toxicity by a coenzyme-independent mechanism [J]. Heliyon, 2019, 5(5): e01710.

[93] NGHIEM H O, BETTENDORFF L, CHANGEUX J P. Specific phosphorylation of Torpedo 43K rapsyn by endogenous kinase(s) with thiamine triphosphate as the phosphate donor [J]. FASEB J, 2000, 14(3): 543-554.

[94] CHRISTOPH T, DE VRY J, SCHIENE K, et al. Synergistic antihypersensitive effects of pregabalin and tapentadol in a rat model of neuropathic pain [J]. Eur J Pharmacol, 2011, 666(1/3): 72-79.

[95] LIU L, MA S H, XIA L J. The influence of thiamin on the efficacy of pregabalin in rats with spinal nerve ligation (SNL)-induced neuropathic pain [J]. Neurol Res, 2016, 38(8): 717-724.

[96] BAL B S, FINELLI F C, SHOPE T R, et al. Nutritional deficiencies after bariatric surgery [J]. Nat Rev Endocrinol, 2012, 8(9): 544-556.

[97] THOMSON A D, COOK C C, TOUQUET R, et al. The royal college of physicians report on alcohol: guidelines for managing Wernicke's encephalopathy in the accident and emergency department [J]. Alcohol Alcohol, 2002, 37(6): 513-521.

[98] MECHANICK J I, YOUDIM A, JONES D B, et al. Clinical practice guidelines for the perioperative nutritional, metabolic, and nonsurgical support of the bariatric surgery patient-2013 update: cosponsored by American Association of Clinical Endocrinologists, The Obesity Society, and American Society for Metabolic & Bariatric Surgery [J]. Obesity (Silver Spring), 2013, 21 (Suppl 1):S1-S27.

[99] CHAVES L C, FAINTUCH J, KAHWAGE S, et al. A cluster of polyneuropathy and Wernicke-Korsakoff syndrome in a bariatric unit [J]. Obes Surg, 2002, 12(3): 328-334.

[100] Vitamin preparations as dietary supplements and as therapeutic agents. Council on scientific affairs [J]. JAMA, 1987, 257(14): 1929-1936.

[101] WRENN K D, MURPHY F, SLOVIS C M. A toxicity study of parenteral thiamine hydrochloride [J]. Ann Emerg Med, 1989, 18(8): 867-870.

[102] WRENN K D, SLOVIS C M. Is intravenous thiamine safe [J]. Am J Emerg Med, 1992, 10(2): 165.

[103] NISHIMOTO A, USERY J, WINTON J C, et al. High-dose parenteral thiamine in treatment of wernicke's encephalopathy: case series and review of the literature [J]. *In Vivo*, 2017, 31(1): 121-124.

[104] MINOT G R, MURPHY W P. Treatment of pernicious anemia by a special diet. 1926 [J]. Yale J Biol Med, 2001, 74(5): 341-353.

[105] RICKES E L, BRINK N G, KONIUSZY F R, et al. Crystalline vitamin B_{12} [J]. Science, 1948, 107(2781): 396-397.

[106] PAVLOVA A, PARKS J M, GUMBART J C. Development of CHARMM-compatible force-field parameters for cobalamin and related cofactors from quantum mechanical calculations [J]. J Chem Theory Comput, 2018, 14(2): 784-798.

[107] REDMOND A. Efficacy of vitamin B_{12} in the alleviation of the lightning pains of tabes dorsails [J]. Br J Vener Dis, 1957, 33(2): 118-119.

[108] STEINBERG M D. The use of vitamin B_{12} in Morton's neuralgia. 1955 [J]. J Am Podiatr Med Assoc, 2007, 97(4): 293-295.

[109] HELLE J, OHELA K. Treatment of herpes zoster neuralgia with massive doses of vitamin B_{12} [J]. Ann Med Exp Biol Fenn, 1955, 33(1/2): 116-121.

[110] DEVATHASAN G, TEO W L, MYLVAGANAM A, et al. Methylcobalamin (Ch3-B-12, Methycobal) in chronic diabetic neuropathy - a double-blind clinical and electrophysiological study [J]. Clin Trials J, 1986, 23(2): 130-140.

[111] YAQUB B A, SIDDIQUE A, SULIMANI R. Effects of methylcobalamin on diabetic neuropathy [J]. Clin Neurol Neurosurg, 1992, 94(2): 105-111.

[112] SHINDO H, TAWATA M, INOUE M, et al. The effect of prostaglandin E1.alpha CD on vibratory threshold determined with the SMV-5 vibrometer in patients with diabetic neuropathy [J]. Diabetes Res Clin Pract, 1994, 24(3): 173-180.

[113] XU G, LV Z W, FENG Y, et al. A single-center randomized controlled trial of local methylcobalamin injection for subacute herpetic neuralgia [J]. Pain Med, 2013, 14(6): 884-894.

[114] MAURO G L, MARTORANA U, CATALDO P, et al. Vitamin B_{12} in low back pain: a randomised, double-blind, placebo-controlled study [J]. Eur Rev Med Pharmacol Sci, 2000, 4(3): 53-58.

[115] CHIU C K, LOW T H, TEY Y S, et al. The efficacy and safety of intramuscular injections of methylcobalamin in patients with chronic nonspecific low back pain: a randomised controlled trial [J]. Singapore Med J, 2011, 52(12): 868-873.

[116] ZHANG M, HAN W, HU S, et al. Methylcobalamin: a potential vitamin of pain killer [J]. Neural Plast, 2013, 2013:424651.

[117] XU G, XU G, FENG Y, et al. Transcutaneous electrical nerve stimulation in combination with cobalamin injection for postherpetic neuralgia: a single-center randomized controlled trial [J]. Am J Phys Med Rehabil, 2014, 93(4): 287-298.

[118] SMITH A D, WARREN M J, REFSUM H. Vitamin B_{12} [J]. Adv Food Nutr Res, 2018, 83:215-279.

[119] NEHRA A K, ALEXANDER J A, LOFTUS C G, et al. Proton pump inhibitors: review of emerging concerns [J]. Mayo Clin Proc, 2018, 93(2): 240-246.

[120] FORCE R W, NAHATA M C. Effect of histamine H2-receptor antagonists on vitamin B_{12} absorption [J]. Ann Pharmacother, 1992, 26(10): 1283-1286.

[121] KORNERUP L S, HVAS C L, ABILD C B, et al. Early changes in vitamin B$_{12}$ uptake and biomarker status following Roux-en-Y gastric bypass and sleeve gastrectomy [J]. Clin Nutr, 2019, 38(2): 906-911.

[122] MADANCHI M, FAGAGNINI S, FOURNIER N, et al. The relevance of vitamin and iron deficiency in patients with inflammatory bowel diseases in patients of the swiss IBD cohort [J]. Inflamm Bowel Dis, 2018, 24(8): 1768-1779.

[123] 李敏，陈超阳，陈哲晖，等. 钴胺素代谢及其不同形式的临床应用 [J]. 中华实用儿科临床杂志, 2020, 35(9): 716-720.

[124] KIM S, LIM I K, PARK G H, et al. Biological methylation of myelin basic protein: enzymology and biological significance [J]. Int J Biochem Cell Biol, 1997, 29(5): 743-751.

[125] RAGSDALE S W. Catalysis of methyl group transfers involving tetrahydrofolate and B(12) [J]. Vitam Horm, 2008, 79:293-324.

[126] SUZUKI K, TANAKA H, EBARA M, et al. Electrospun nanofiber sheets incorporating methylcobalamin promote nerve regeneration and functional recovery in a rat sciatic nerve crush injury model [J]. Acta Biomater, 2017, 53:250-259.

[127] OKADA K, TANAKA H, TEMPORIN K, et al. Methylcobalamin increases Erk1/2 and Akt activities through the methylation cycle and promotes nerve regeneration in a rat sciatic nerve injury model [J]. Exp Neurol, 2010, 222(2): 191-203.

[128] TAMADDONFARD E, FARSHID A A, SAMADI F, et al. Effect of vitamin B$_{12}$ on functional recovery and histopathologic changes of tibial nerve-crushed rats [J]. Drug Res (Stuttg), 2014, 64(9): 470-475.

[129] SUN H, YANG T, LI Q, et al. Dexamethasone and vitamin B(12) synergistically promote peripheral nerve regeneration in rats by upregulating the expression of brain-derived neurotrophic factor [J]. Arch Med Sci, 2012, 8(5): 924-930.

[130] HONG L, ZHANG J, SHEN J. Clinical efficacy of different doses of lipo-prostaglandin E1 in the treatment of painful diabetic peripheral neuropathy [J]. J Diabetes Complications, 2015, 29(8): 1283-1286.

[131] CHEN M, PEYRIN-BIROULET L, GEORGE A, et al. Methyl deficient diet aggravates experimental colitis in rats [J]. J Cell Mol Med, 2011, 15(11): 2486-2497.

[132] PADI S S, NAIDU P S, KULKARNI S K. Involvement of peripheral prostaglandins in formalin-induced nociceptive behaviours in the orofacial area of rats [J]. Inflammopharmacology, 2006, 14(1/2): 57-61.

[133] ERFANPARAST A, ESCORT M, TAMADDONFARD E, et al. Systemic and local peripheral injections of vitamin B$_{12}$ suppressed orofacial nociception induced by formalin in rats [J]. Drug Res (Stuttg), 2014, 64(2): 85-90.

[134] HOSSEINZADEH H, MOALLEM S A, MOSHIRI M, et al. Anti-nociceptive and anti-inflammatory effects of cyanocobalamin (vitamin B$_{12}$) against acute and chronic pain and inflammation in mice [J]. Arzneimittelforschung, 2012, 62(7): 324-329.

[135] JURNA I. Analgesic and analgesia-potentiating action of B vitamins [J]. Schmerz, 1998, 12(2): 136-141.

[136] BHATIA P, SINGH N. Homocysteine excess: delineating the possible mechanism of neurotoxicity and depression [J]. Fundam Clin Pharmacol, 2015, 29(6): 522-528.

[137] BOTTIGLIERI T, LAUNDY M, CRELLIN R, et al. Homocysteine, folate, methylation, and monoamine metabolism in depression [J]. J Neurol Neurosurg Psychiatry, 2000, 69(2): 228-232.

[138] MARTI-CARVAJAL A J, SOLA I, LATHYRIS D, et al. Homocysteine-lowering interventions for preventing cardiovascular events [J]. Cochrane Database Syst Rev, 2017, 8:CD006612.

[139] KOPRUSZINSKI C M, REIS R C, BRESSAN E, et al. Vitamin B complex attenuated heat hyperalgesia following infraorbital nerve constriction in rats and reduced capsaicin *in vivo* and *in vitro* effects [J]. Eur J

Pharmacol, 2015, 762:326-332.

[140] GHAZANFARI S, IMENSHAHIDI M, ETEMAD L, et al. Effect of cyanocobalamin (vitamin B_{12}) in the induction and expression of morphine tolerance and dependence in mice [J]. Drug Res (Stuttg), 2014, 64(3): 113-117.

[141] DENG X T, HAN Y, LIU W T, et al. B Vitamins potentiate acute morphine antinociception and attenuate the development of tolerance to chronic morphine in mice [J]. Pain Med, 2017, 18(10): 1961-1974.

[142] DIMPFEL W, SPULER M, BONKE D. Influence of repeated vitamin B administration on the frequency pattern analysed from rat brain electrical activity (Tele-Stereo-EEG) [J]. Klin Wochenschr, 1990, 68(2): 136-141.

[143] BUESING S, COSTA M, SCHILLING J M, et al. Vitamin B_{12} as a treatment for pain [J]. Pain Physician, 2019, 22(1): E45-E52.

[144] WANG H, LI L, QIN L L, et al. Oral vitamin B_{12} versus intramuscular vitamin B_{12} for vitamin B_{12} deficiency [J]. Cochrane Database Syst Rev, 2018, 3:CD004655.

[145] JAMES J, WARIN R P. Sensitivity to cyanocobalamin and hydroxocobalamin [J]. Br Med J, 1971, 2(5756): 262.

[146] ALVES-CORREIA M, GASPAR A, BORREGO L M, et al. Desensitization to cyanocobalamin: rush protocol [J]. J Investig Allergol Clin Immunol, 2017, 27(3): 196-197.

[147] HESP R, CHANARIN I, TAIT C E. Potassium changes in megaloblastic anaemia [J]. Clin Sci Mol Med, 1975, 49(1): 77-79.

[148] DUPRE A, ALBAREL N, BONAFE J L, et al. Vitamin B-12 induced acnes [J]. Cutis, 1979, 24(2): 210-211.

[149] CAMPBELL A, HEYDARIAN R, OCHOA C, et al. Single arm phase II study of oral vitamin B_{12} for the treatment of musculoskeletal symptoms associated with aromatase inhibitors in women with early stage breast cancer [J]. Breast J, 2018, 24(3): 260-268.

[150] HOUSE A A, ELIASZIW M, CATTRAN D C, et al. Effect of B-vitamin therapy on progression of diabetic nephropathy: a randomized controlled trial [J]. JAMA, 2010, 303(16): 1603-1609.

[151] JAMISON R L, HARTIGAN P, KAUFMAN J S, et al. Effect of homocysteine lowering on mortality and vascular disease in advanced chronic kidney disease and end-stage renal disease: a randomized controlled trial [J]. JAMA, 2007, 298(10): 1163-7110.

[152] X G, XU S, CHENG C, et al. Local administration of methylcobalamin and lidocaine for acute ophthalmic herpetic neuralgia: a single-center randomized controlled trial [J]. Pain Pract, 2016, 16(7): 869-881.

[153] NITHYANANDAM S, DABIR S, STEPHEN J, et al. Eruption severity and characteristics in herpes zoster ophthalmicus: correlation with visual outcome, ocular complications, and postherpetic neuralgia [J]. Int J Dermatol, 2009, 48(5): 484-487.

[154] DUNTEMAN E. Peripheral nerve stimulation for unremitting ophthalmic postherpetic neuralgia [J]. Neuromodulation, 2002, 5(1): 32-37.

[155] ALVAREZ F K, DE SIQUEIRA S R, OKADA M, et al. Evaluation of the sensation in patients with trigeminal post-herpetic neuralgia [J]. J Oral Pathol Med, 2007, 36(6): 347-350.

[156] LIESEGANG T J. Herpes zoster ophthalmicus natural history, risk factors, clinical presentation, and morbidity [J]. Ophthalmology, 2008, 115(2 Suppl): S3-S12.

[157] RAGOZZINO M W, MELTON L J, KURLAND L T, et al. Population-based study of herpes zoster and its sequelae [J]. Medicine (Baltimore), 1982, 61(5): 310-316.

[158] DWORKIN R H, WHITE R, O'CONNOR A B, et al. Healthcare costs of acute and chronic pain associated with a diagnosis of herpes zoster [J]. J Am Geriatr Soc, 2007, 55(8): 1168-1175.

[159] KATZ J, COOPER E M, WALTHER R R, et al. Acute pain in herpes zoster and its impact on health-related quality of life [J]. Clin Infect Dis, 2004, 39(3): 342-348.

[160] OXMAN M N, LEVIN M J, JOHNSON G R, et al. A vaccine to prevent herpes zoster and postherpetic neuralgia in older adults [J]. N Engl J Med, 2005, 352(22): 2271-2284.

[161] HARPAZ R, ORTEGA-SANCHEZ I R, SEWARD J F, et al. Prevention of herpes zoster: recommendations of the Advisory Committee on Immunization Practices (ACIP) [J]. MMWR Recomm Rep, 2008, 57(RR-5): 1-30; quiz CE2-4.

[162] WEAVER B A. Herpes zoster overview: natural history and incidence [J]. J Am Osteopath Assoc, 2009, 109(6 Suppl 2): S2-6.

[163] BENNETT G J. Hypotheses on the pathogenesis of herpes zoster-associated pain [J]. Ann Neurol, 1994, 35 Suppl:S38-41.

[164] GNANN J W, WHITLEY R J. Clinical practice. Herpes zoster [J]. N Engl J Med, 2002, 347(5): 340-346.

[165] CHEN N, LI Q, YANG J, et al. Antiviral treatment for preventing postherpetic neuralgia [J]. Cochrane Database Syst Rev, 2014, 2:CD006866.

[166] DWORKIN R H, JOHNSON R W, BREUER J, et al. Recommendations for the management of herpes zoster [J]. Clin Infect Dis, 2007, 44 Suppl 1:S1-26.

[167] WANG A G, LIU J H, HSU W M, et al. Optic neuritis in herpes zoster ophthalmicus [J]. Jpn J Ophthalmol, 2000, 44(5): 550-554.

[168] MARSH R J, COOPER M. Ophthalmic herpes zoster [J]. Eye (Lond), 1993, 7 (Pt 3):350-370.

[169] SHAIKH S, TA C N. Evaluation and management of herpes zoster ophthalmicus [J]. Am Fam Physician, 2002, 66(9): 1723-1730.

[170] MCCARBERG B, D'ARCY Y. Options in topical therapies in the management of patients with acute pain [J]. Postgrad Med, 2013, 125(4 Suppl 1): 19-24.

[171] DE MORAGAS J M, KIERLAND R R. The outcome of patients with herpes zoster [J]. AMA Arch Derm, 1957, 75(2): 193-196.

[172] ARANI R B, SOONG S J, WEISS H L, et al. Phase specific analysis of herpes zoster associated pain data: a new statistical approach [J]. Stat Med, 2001, 20(16): 2429-2439.

[173] DESMOND R A, WEISS H L, ARANI R B, et al. Clinical applications for change-point analysis of herpes zoster pain [J]. J Pain Symptom Manage, 2002, 23(6): 510-516.

[174] HELGASON S, PETURSSON G, GUDMUNDSSON S, et al. Prevalence of postherpetic neuralgia after a first episode of herpes zoster: prospective study with long term follow up [J]. BMJ, 2000, 321(7264): 794-796.

[175] ZAICHICK S V, BOHANNON K P, SMITH G A. Alphaherpesviruses and the cytoskeleton in neuronal infections [J]. Viruses, 2011, 3(7): 941-981.

[176] OAKLANDER A L. The density of remaining nerve endings in human skin with and without postherpetic neuralgia after shingles [J]. Pain, 2001, 92(1/2): 139-145.

[177] PETERSEN K L, RICE F L, FARHADI M, et al. Natural history of cutaneous innervation following herpes zoster [J]. Pain, 2010, 150(1): 75-82.

[178] WHITLEY R J, VOLPI A, MCKENDRICK M, et al. Management of herpes zoster and post-herpetic neuralgia now and in the future [J]. J Clin Virol, 2010, 48 (Suppl 1):S20-28.

[179] SOLOMON L R. Disorders of cobalamin (vitamin B_{12}) metabolism: emerging concepts in pathophysiology, diagnosis and treatment [J]. Blood Rev, 2007, 21(3): 113-130.

[180] DUYVENDAK M, VELDHUIS G J. Oral better than parenteral supplementation of vitamin B_{12} [J]. Ned Tijdschr Geneeskd, 2009, 153:B485.

[181] BUTLER C C, VIDAL-ALABALL J, CANNINGS-JOHN R, et al. Oral vitamin B_{12} versus intramuscular

vitamin B_{12} for vitamin B12 deficiency: a systematic review of randomized controlled trials [J]. Fam Pract, 2006, 23(3): 279-285.

[182] IDE H, FUJIYA S, ASANUMA Y, et al. Clinical usefulness of intrathecal injection of methylcobalamin in patients with diabetic neuropathy [J]. Clin Ther, 1987, 9(2): 183-192.

[183] SOLOMON L R. Oral pharmacologic doses of cobalamin may not be as effective as parenteral cobalamin therapy in reversing hyperhomocystinemia and methylmalonic acidemia in apparently normal subjects [J]. Clin Lab Haematol, 2006, 28(4): 275-278.

[184] DROR D K, ALLEN L H. Effect of vitamin B_{12} deficiency on neurodevelopment in infants: current knowledge and possible mechanisms [J]. Nutr Rev, 2008, 66(5): 250-255.

[185] WOOD M J, KAY R, DWORKIN R H, et al. Oral acyclovir therapy accelerates pain resolution in patients with herpes zoster: a meta-analysis of placebo-controlled trials [J]. Clin Infect Dis, 1996, 22(2): 341-347.

[186] RABINSTEIN S, BUMAGUIN DE RABINSTEIN S. Action of vitamin B_1 and B_{12} in massive doses in posterpes zoster neuralgia [J]. Sem Med, 1962, 121:158-161.

[187] KAIPAINEN W J. Vitamin B_{12} in zoster neuralgia [J]. Duodecim, 1994, 110(19): 1789-1791.

[188] HEATON J M. Vitamin B_{12} and herpes zoster ophthalmicus [J]. Br J Ophthalmol, 1959, 43:438-439.

[189] PAPPAGALLO M, OAKLANDER A L, QUATRANO-PIACENTINI A L, et al. Heterogenous patterns of sensory dysfunction in postherpetic neuralgia suggest multiple pathophysiologic mechanisms [J]. Anesthesiology, 2000, 92(3): 691-698.

[190] DEVOR M, GOVRIN-LIPPMANN R, ANGELIDES K. Na+ channel immunolocalization in peripheral mammalian axons and changes following nerve injury and neuroma formation [J]. J Neurosci, 1993, 13(5): 1976-1992.

[191] OAKLANDER A L. Mechanisms of pain and itch caused by herpes zoster (shingles) [J]. J Pain, 2008, 9(1 Suppl 1): S10-18.

[192] CLERE F, DELORME-MORIN C, GEORGE B, et al. 5% lidocaine medicated plaster in elderly patients with postherpetic neuralgia: results of a compassionate use programme in France [J]. Drugs Aging, 2011, 28(9): 693-702.

[193] GARNOCK-JONES K P, KEATING G M. Lidocaine 5% medicated plaster: a review of its use in postherpetic neuralgia [J]. Drugs, 2009, 69(15): 2149-2165.

[194] RITCHIE M, LIEDGENS H, NUIJTEN M. Cost effectiveness of a lidocaine 5% medicated plaster compared with pregabalin for the treatment of postherpetic neuralgia in the UK: a Markov model analysis [J]. Clin Drug Investig, 2010, 30(2): 71-87.

[195] DAKIN H, NUIJTEN M, LIEDGENS H, et al. Cost-effectiveness of a lidocaine 5% medicated plaster relative to gabapentin for postherpetic neuralgia in the United Kingdom [J]. Clin Ther, 2007, 29(7): 1491-1507.

[196] PETERSEN K L, ROWBOTHAM M C. Natural history of sensory function after herpes zoster [J]. Pain, 2010, 150(1): 83-92.

[197] WU C L, RAJA S N. An update on the treatment of postherpetic neuralgia [J]. J Pain, 2008, 9(1 Suppl 1): S19-30.

[198] RAPHAEL J H, RAHEEM T A, SOUTHALL J L, et al. Randomized double-blind sham-controlled crossover study of short-term effect of percutaneous electrical nerve stimulation in neuropathic pain [J]. Pain Med, 2011, 12(10): 1515-1522.

[199] ESIRI M M, TOMLINSON A H. Herpes Zoster. Demonstration of virus in trigeminal nerve and ganglion by immunofluorescence and electron microscopy [J]. J Neurol Sci, 1972, 15(1): 35-48.

[200] GILDEN D, MAHALINGAM R, NAGEL M A, et al. Review: the neurobiology of varicella zoster virus infection [J]. Neuropathol Appl Neurobiol, 2011, 37(5): 441-463.

[201] BARBARISI M, PACE M C, PASSAVANTI M B, et al. Pregabalin and transcutaneous electrical nerve stimulation for postherpetic neuralgia treatment [J]. Clin J Pain, 2010, 26(7): 567-572.

[202] AARSKOG R, JOHNSON M I, DEMMINK J H, et al. Is mechanical pain threshold after transcutaneous electrical nerve stimulation (TENS) increased locally and unilaterally? A randomized placebo-controlled trial in healthy subjects [J]. Physiother Res Int, 2007, 12(4): 251-263.

[203] KOLSEK M. TENS - an alternative to antiviral drugs for acute herpes zoster treatment and postherpetic neuralgia prevention [J]. Swiss Med Wkly, 2012, 141:w13229.

[204] BATES J A, NATHAN P W. Transcutaneous electrical nerve stimulation for chronic pain [J]. Anaesthesia, 1980, 35(8): 817-822.

[205] WOLFF R F, BALA M M, WESTWOOD M, et al. 5% lidocaine-medicated plaster vs other relevant interventions and placebo for post-herpetic neuralgia (PHN): a systematic review [J]. Acta Neurol Scand, 2011, 123(5): 295-309.

[206] THYREGOD H G, ROWBOTHAM M C, PETERS M, et al. Natural history of pain following herpes zoster [J]. Pain, 2007, 128(1/2): 148-156.

[207] JOHNSON R W, WASNER G, SADDIER P, et al. Herpes zoster and postherpetic neuralgia: optimizing management in the elderly patient [J]. Drugs Aging, 2008, 25(12): 991-1006.

[208] ELKERSH M A, SIMOPOULOS T T, MALIK A B, et al. Epidural clonidine relieves intractable neuropathic itch associated with herpes zoster-related pain [J]. Reg Anesth Pain Med, 2003, 28(4): 344-346.

[209] OAKLANDER A L, BOWSHER D, GALER B, et al. Herpes zoster itch: preliminary epidemiologic data [J]. J Pain, 2003, 4(6): 338-343.

[210] OZDEMIR M, TUZUN Y. Herpes zoster and pruritus [J]. Int J Dermatol, 2004, 43(10): 779-780.

[211] SEMIONOV V, SHVARTZMAN P. Post herpetic itching--a treatment dilemma [J]. Clin J Pain, 2008, 24(4): 366-368.

[212] BERNHARD J D. Itch : Mechanisms and Management of Pruritus [M]. New York: McGraw-Hill, 1994.

[213] JOHANEK L M, MEYER R A, FRIEDMAN R M, et al. A role for polymodal C-fiber afferents in nonhistaminergic itch [J]. J Neurosci, 2008, 28(30): 7659-7669.

[214] SCHMELZ M, SCHMIDT R, BICKEL A, et al. Specific C-receptors for itch in human skin [J]. J Neurosci, 1997, 17(20): 8003-8008.

[215] OAKLANDER A L, COHEN S P, RAJU S V. Intractable postherpetic itch and cutaneous deafferentation after facial shingles [J]. Pain, 2002, 96(1/2): 9-12.

[216] NIV D, MALTSMAN-TSEIKHIN A. Postherpetic neuralgia: the never-ending challenge [J]. Pain Pract, 2005, 5(4): 327-340.

[217] BURGOON C F, BURGOON J S, BALDRIDGE G D. The natural history of herpes zoster [J]. J Am Med Assoc, 1957, 164(3): 265-269.

[218] FU Q G, SANDKUHLER J, ZIMMERMANN M. B-vitamins enhance afferent inhibitory controls of nociceptive neurons in the rat spinal cord [J]. Klin Wochenschr, 1990, 68(2): 125-128.

[219] CAI T, WAGENLEHNER F M, LUCIANI L G, et al. Pollen extract in association with vitamins provides early pain relief in patients affected by chronic prostatitis/chronic pelvic pain syndrome [J]. Exp Ther Med, 2014, 8(4): 1032-1038.

[220] GELLER M, MIBIELLI M A, NUNES C P, et al. Comparison of the action of diclofenac alone versus diclofenac plus B vitamins on mobility in patients with low back pain [J]. J Drug Assess, 2016, 5(1): 1-3.

[221] SHAVLOVSKAYA O A. Neurotropic effect of B vitamins in the complex treatment of pain syndrome [J]. Zh Nevrol Psikhiatr Im S S Korsakova, 2017, 117(9): 118-123.

[222] HEMPENSTALL K, NURMIKKO T J, JOHNSON R W, et al. Analgesic therapy in postherpetic neuralgia: a quantitative systematic review [J]. PLoS Med, 2005, 2(7): e164.

[223] SUBRAMANYA S B, SUBRAMANIAN V S, SAID H M. Chronic alcohol consumption and intestinal thiamin absorption: effects on physiological and molecular parameters of the uptake process [J]. Am J Physiol Gastrointest Liver Physiol, 2010, 299(1): G23-31.

[224] DREWE J, DELCO F, KISSEL T, et al. Effect of intravenous infusions of thiamine on the disposition kinetics of thiamine and its pyrophosphate [J]. J Clin Pharm Ther, 2003, 28(1): 47-51.

[225] STRACKE H, LINDEMANN A, FEDERLIN K. A benfotiamine-vitamin B combination in treatment of diabetic polyneuropathy [J]. Exp Clin Endocrinol Diabetes, 1996, 104(4): 311-316.

[226] MOALLEM S A, HOSSEINZADEH H, FARAHI S. A study of acute and chronic anti-nociceptive and anti-inflammatory effects of thiamine in mice [J]. Iran Biomed J, 2008, 12(3): 173-178.

[227] OTROKOV A N. New methods of vitamin B treatment of itching dermatoses in middle aged and aged patients [J]. Vestn Dermatol Venerol, 1977, (12): 62-65.

[228] TALAEI A, SIAVASH M, MAJIDI H, et al. Vitamin B_{12} may be more effective than nortriptyline in improving painful diabetic neuropathy [J]. Int J Food Sci Nutr, 2009, 60 (Suppl 5):71-76.

[229] SUN Y, LAI M S, LU C J. Effectiveness of vitamin B_{12} on diabetic neuropathy: systematic review of clinical controlled trials [J]. Acta Neurol Taiwan, 2005, 14(2): 48-54.

[230] WOOD G J, AKIYAMA T, CARSTENS E, et al. An insatiable itch [J]. J Pain, 2009, 10(8): 792-797.

[231] BETTENDORFF L. Thiamine in excitable tissues: reflections on a non-cofactor role [J]. Metab Brain Dis, 1994, 9(3): 183-209.

[232] PAVLOV C S, DAMULIN I V, SHULPEKOVA Y O, et al. Neurological disorders in vitamin B_{12} deficiency [J]. Ter Arkh, 2019, 91(4): 122-129.

[233] AKAIKE A, TAMURA Y, SATO Y, et al. Protective effects of a vitamin B_{12} analog, methylcobalamin, against glutamate cytotoxicity in cultured cortical neurons [J]. Eur J Pharmacol, 1993, 241(1): 1-6.

[234] KIKUCHI M, KASHII S, HONDA Y, et al. Protective effects of methylcobalamin, a vitamin B_{12} analog, against glutamate-induced neurotoxicity in retinal cell culture [J]. Invest Ophthalmol Vis Sci, 1997, 38(5): 848-854.

[235] METIN S K, MEYDAN B, EVMAN S, et al. The effect of pregabalin and methylcobalamin combination on the chronic postthoracotomy pain syndrome [J]. Ann Thorac Surg, 2017, 103(4): 1109-1113.

[236] ZHANG M, HAN W J, HU S J, et al. Methylcobalamin: a potential vitamin of pain killer [J]. Neural Plast, 2013, 2013:424651.

[237] XU J, WANG W, ZHONG X X, et al. Methylcobalamin ameliorates neuropathic pain induced by vincristine in rats: effect on loss of peripheral nerve fibers and imbalance of cytokines in the spinal dorsal horn [J]. Mol Pain, 2016, 12:1744806916657089.

[238] XU G, XU S, TANG W Z, et al. Local injection of methylcobalamin combined with lidocaine for acute herpetic neuralgia [J]. Pain Med, 2016, 17(3): 572-581.

[239] WEHRFRITZ A, NAMER B, IHMSEN H, et al. Differential effects on sensory functions and measures of epidermal nerve fiber density after application of a lidocaine patch (5%) on healthy human skin [J]. Eur J Pain, 2011, 15(9): 907-912.

[240] CHEN Z L, YU W M, STRICKLAND S. Peripheral regeneration [J]. Annu Rev Neurosci, 2007, 30:209-233.

[241] NAVE K A, TRAPP B D. Axon-glial signaling and the glial support of axon function [J]. Annu Rev Neurosci, 2008, 31:535-561.

[242] NISHIMOTO S, TANAKA H, OKAMOTO M, et al. Methylcobalamin promotes the differentiation of Schwann cells and remyelination in lysophosphatidylcholine-induced demyelination of the rat sciatic nerve [J]. Front Cell Neurosci, 2015, 9:298.

[243] ZHENG J Q, KELLY T K, CHANG B, et al. A functional role for intra-axonal protein synthesis during axonal regeneration from adult sensory neurons [J]. J Neurosci, 2001, 21(23): 9291-9303.

[244] PEZACKA E H, JACOBSEN D W, LUCE K, et al. Glial cells as a model for the role of cobalamin in the nervous system: impaired synthesis of cobalamin coenzymes in cultured human astrocytes following short-term cobalamin-deprivation [J]. Biochem Biophys Res Commun, 1992, 184(2): 832-839.

[245] SHIBUYA K, MISAWA S, NASU S, et al. Safety and efficacy of intravenous ultra-high dose methylcobalamin treatment for peripheral neuropathy: a phase I/II open label clinical trial [J]. Intern Med, 2014, 53(17): 1927-1931.

[246] SIL A, KUMAR H, MONDAL R D, et al. A randomized, open labeled study comparing the serum levels of cobalamin after three doses of 500 mcg vs. a single dose methylcobalamin of 1500 mcg in patients with peripheral neuropathy [J]. Korean J Pain, 2018, 31(3): 183-190.

第二十一章 带状疱疹疫苗

目前 HZ 不属于法定报告的传染病，许多国家的医疗机构尚未开展相关监测，因此暂无法描述 HZ 的流行病学特征。目前仅有一些国家对 HZ 的发病情况展开调查。美国普通人群的年发病率为 1.2‰ ～ 4.8‰。但在 60 岁以上人群中，年发病率可升至 7.2‰ ～ 11.8‰。英国、意大利、德国的相关研究均表明，50 岁以上人群 HZ 的年发病率超过了 14.2‰。我国目前尚未将 HZ 纳入传染病管理范畴，对 HZ 的研究仅局限于临床观察、施治和护理方面[1]。严昆[2] 分析了 2012 年 1 月 ～ 2013 年 12 月在重庆市秀山县人民医院确诊的 523 例 HZ 病例，发现 51 ～ 90 岁的老年人发病率为 56.2%。刘太华等[3] 分析了中国人民解放军成都军区总医院皮肤科的 216 例 HZ 病例，发现 60 ～ 80 岁的病例占 38.0%。同时还发现了另一个发病小高峰年龄为 20 ～ 30 岁，占 20.4%。推测 20 ～ 30 岁人群处于求学创业阶段，精神压力大，家庭未稳定，生活无规律，可能成为 HZ 的发病诱因。

Hope-Simpson 的研究发现[4]，HZ 的发病率受年龄影响较大，而细胞免疫对防止 HZ 的发生起重要作用。VZV 减毒活疫苗通过增强人体细胞免疫应答功能，可以有效地防止 HZ 及 PHN 发生。Levin 等[5] 研究证实，VZV 减毒活疫苗可有助于 60 岁以上年龄受试者的细胞免疫，接种疫苗者体内 VZV 特异性 $CD4^+$ 记忆性细胞数量增加了近 2 倍。

人体自然感染 VZV 后激发产生的病毒特异性 T 细胞介导的免疫反应（specific cell-mediated immunity, CMI）随年龄增长而自然下降，如 60 ～ 69 岁老年人的病毒特异性 CD4 细胞产生的 IFN-γ、IL-4 和 IL-5 均低于年轻人 5 倍，CD4 早期效应细胞和 CD8 效应记忆性细胞则更低[6]。尽管 VZV 的无症状激活或再感染在一定程度上可维持 T-CMI，但不足以预防带状疱疹[6,7]。因此，通过接种疫苗激发机体病毒特异性 T-CMI 是预防带状疱疹的关键[8]。水痘疫苗的成功使人们推想，减毒活疫苗可用于增加健康老年人细胞介导的免疫反应并预防 HZ。

第一节 带状疱疹疫苗的开发

HZ 疫苗的研发主要分为 3 个方向，即减毒活疫苗、亚单位疫苗和 DNA 疫苗，其中减毒活疫苗是目前工艺研发较为成熟、临床试验研究最多的一类疫苗。

美国在 1998 ～ 2004 年进行了一项随机双盲安慰剂对照试验，招募了 38 546 例 60 岁以上的受试者进行 HZ 疫苗的效果观察[9]。一半的受试者皮下接种 1 剂病毒滴度为 24 600PFU（噬斑形成单位，plaque-forming unit）的 Oka/Merck 株 VZV 减毒活疫苗。病毒株和预防水痘的病毒株是同一种，但是滴度要高 14 倍。在接下来 3 年的随访中，确认了 957 例符合观测条件的 HZ 患者，其中 7% 是临床诊断或培养确诊，剩余 93% 通过 PCR 检测到野毒株 VZV，疫苗株 VZV 的 PCR 结果为 0，证明了疫苗的安全性。对疫苗的有效性分析显示，957 例 HZ 确认患者中，免疫组占 33%，对照组占 67%。总体疫苗效果评价显示，疫苗降低了 51.3% 的 HZ 发生率和 66.5% 的 PHN 发生率，显著降低了免疫组 HZ 确诊患者的疼痛不适感，由 HZ 带来的疾病负担降低了 61.6%，免疫保护效果持续 4 年以上。最终人们推出了这种 Oka 毒株疫苗，其效力是水痘疫苗的 14 倍，可以安全地预防约 60% 的 60 岁以上健康人群患带状疱疹的发生 [9]。

目前市场上获批的带状疱疹减毒活疫苗（VZL）Zostavax 和水痘减毒活疫苗均以 vOka 株制备而成，但其病毒滴度和抗原含量分别为水痘疫苗的 14 倍和 10 倍 [10]。带状疱疹减毒活疫苗 VZL 通过激发机体病毒特异性 T-CMI 而预防带状疱疹，如诱导多功能 CD4$^+$ 和 CD8$^+$ T 细胞分泌高水平细胞因子（IFN-γ、IL-2 和 TNF-α）参与针对 VZV IE63、IE62、gB、ORF9 和 gE 的免疫反应 [11]。目前，欧盟、美国等 60 多个国家和组织已推荐 ≥ 50 岁免疫功能正常人群接种 VZL 以预防带状疱疹和 PHN [7, 10]。接种方法是在上臂三角肌区皮下注射单剂疫苗（0.65ml，含 19 400PFU 病毒）。经大规模多中心临床试验验证，50 ～ 59 岁免疫功能正常人群接种后带状疱疹发病率降低 69.8% [12]，而 ≥ 60 岁人群接种后带状疱疹发病率、PHN 发病率和疾病负担分别下降了 51.3%、66.5% 和 61.1% [9, 13]。但 Zostavax 的预防效率随接种者年龄增长而逐渐降低，严重免疫低下者和孕妇禁忌接种此种疫苗。副作用主要包括偶尔出现头痛、注射局部疼痛等不良反应。

因此，制备更加安全有效疫苗的需要尤为迫切 [9, 13]，亚单位疫苗的研发可以突破此局限性。VZV 表面有 8 种糖蛋白，其中 gE 是 VZV 表达最丰富的一种糖蛋白，在被感染细胞表面大量存在，对病毒的复制和细胞间感染起重要作用，并且具有高度免疫原性，是体液免疫和细胞免疫的主要靶点。GSK 公司以 gE 糖蛋白为主要成分，AS01B 为佐剂，开发一种新型亚单位 HZ 疫苗（HZ/su），接种于 ≥ 50 岁免疫功能正常人群，结果使带状疱疹和 PHN 发病率分别降低 97.2% 和 91.2%，接种于 ≥ 70 岁人群则分别降低 89.8% 和 88.8%，效果优于减毒活疫苗，应用前景可能更好 [14, 15]。在该疫苗公布的 II 期临床数据中 [16]，间隔 2 个月进行 2 剂次的佐剂免疫组效果优于单剂免疫或 2 剂次无佐剂免疫组，前者 gE 特异性 CD4$^+$ T 细胞数量是后两组的 3 倍以上。gE 糖蛋白的免疫剂量对细胞免疫的提升无显著差异，但是与抗体滴度呈正相关。接种后 4 ～ 8 个月细胞免疫和体液免疫均达峰值，在随后的 1 ～ 3 年，均有所下降，但仍高于接种前。不良反应以短暂轻度的 I 和 II 级为主，III 级不良反应报告 ≤ 4.8%。常见的不良反应有注射部位疼痛、肌痛、疲劳等。自述症状常见背痛、寒战、注射部位瘙痒等。2 剂疫苗免疫组（4.3% ～ 7.4%）的 III 级不良反应仅略高于 1 剂免疫组（1.8%）和生理盐水对照组（1.2%），显示其较好的安全性。III 期临床招募了 37 000 例志愿者进行有效性、安全性和免疫原性综合评价。2014 年 12 月 18 日，GSK 公司宣布其一项 III 期临床试验达到主要终点，50 岁及以上志愿者 1.6 万名参与该项研究，与对照组相比，该疫苗可以将 HZ 风险降低 97.2%。

最近，已经开发出了这种由 VZV gE 和刺激固有和适应性免疫的佐剂组成的非感染性亚单位疫苗 [14, 15]。这种疫苗似乎在老年人中预防 HZ 和 PHN 的功效更高，目前已被批准。

第二节　带状疱疹疫苗产品

　　目前国外已上市的带状疱疹疫苗主要有默克公司的 Zostavax 和葛兰素史克公司的 Shingrix。Zostavax 最早于 2006 年获得美国 FDA 批准上市，用于预防 60 岁及以上老年人 HZ；2011 年适用范围又被批准扩大至 50 岁及以上人群[17, 18]。Shingrix 为含佐剂重组蛋白疫苗（HZ/su），复溶后每剂 0.5ml，含 VZV gE 50μg 及 AS01B 佐剂系统。Shingrix 于 2017 年获得美国 FDA 批准上市，用于预防 50 岁及以上老年人 HZ[19, 20]。目前也批准上述 2 种产品用于 50 岁及以上老年人预防 PHN[21-23]。一项 Meta 分析结果显示，Shingrix 对 HZ 的保护效力高于 Zostavax，但是接种后局部不良反应的发生率也高于 Zostavax[24]。2 种产品的接种方式和免疫程序不同。Zostavax 采用上臂三角肌皮下注射的方式接种 1 剂次；Shingrix 采用上臂三角肌肌内注射的方式接种 2 剂次，2 剂间隔 2 ～ 6 个月。

　　2018 年 8 月，我国国家药品监督管理局药品审评中心将葛兰素史克公司的 Shingrix 列入首批临床急需境外新药名单，该产品已于 2019 年 5 月获得我国进口注册，2020 年已在我国开始推广使用。

一、用法用量

（一）Zostavax

　　Zostavax 是减毒活疫苗（VZL），采用与水痘减毒活疫苗相同的 Oka 株接种人二倍体细胞（MRC-5），经培养获得病毒液，加入稳定剂冻干制成，复溶后每剂 0.65ml，含 VZV 活病毒不低于 19 400PFU。该疫苗可用于 ≥ 50 岁人群预防 HZ，但不能用于治疗 HZ 及 PHN，不能用于预防原发水痘感染。该疫苗的禁用人群包括对明胶、新霉素或疫苗中任何其他组分有过敏性（类过敏性）反应史的人；免疫功能低下者，包括白血病在内的原发性或获得性免疫缺陷疾病患者、影响骨髓或淋巴系统的任何类型的淋巴瘤或其他恶性肿瘤患者、患有艾滋病或其他有感染人类免疫缺陷病毒的患者。此类人群接种可能会导致传播性疾病。另外，该疫苗也禁用于进行免疫抑制治疗的患者及育龄妇女和孕妇。

　　Zostavax 仅供皮下给药，不能采取静脉或肌内注射，最佳方案为上臂三角肌区皮下单次给予 0.65ml 剂量。Zostavax 需冷冻储存，储存条件为 -50 ～ -15℃，稀释前可在 2 ～ 8℃下存储或运输，但必须在 72 小时内完成稀释，若超过时间，则不能再冷冻储存，应该废弃。从冷藏器皿中拿出疫苗后应立即配制，配制和注射 Zostavax 需使用无防腐剂、无抗菌剂和去垢剂的无菌注射器，以避免疫苗病毒失活。配制时，Zostavax 是呈半透明的、类白色至淡黄色的液体，需使用厂家专供的稀释液。吸取全部稀释液至注射器内，为避免产生过多气泡，应缓慢地将稀释液注入冻干疫苗瓶中，轻轻振摇至彻底混匀。稀释后应立即给药，以减少药效损失，如 30 分钟内未进行注射，应弃去稀释好的疫苗。

（二）Shingrix

美国 FDA 已经批准带状疱疹疫苗 Shingrix 上市，用于 50 岁及以上成年人的预防。Shingrix 为含佐剂重组蛋白疫苗，复溶后每剂 0.5ml，含 VZV gE 50μg 及 AS01B 佐剂系统。

Shingrix 是一种灭活型亚基疫苗（HZ/su），通过肌内注射 2 剂发挥作用。该疫苗由两部分组成。一部分是作为抗原的 gE，它也是 VZV 中重要的糖蛋白；另一部分是作为 AS01B 的佐剂系统，它能带来强力而长期的免疫反应，克服衰老过程中伴随的免疫力下降。该疫苗的批准是基于一个全面的 III 期临床试验结果，评估了 3.8 万人中的疗效、安全性和免疫原性。在这些研究中，Shingrix 对所有年龄组 HZ 表现出 90% 以上的功效及 4 年随访期间的持续功效。通过预防 HZ，Shingrix 还降低了 HZ 最常见并发症 PHN 的总体发病率。

作为单剂量小瓶的冻干 VZV gE 抗原组分，使用前需用 AS01B 佐剂悬浮液组分重新配制。重新配制后，单剂 Shingrix 为 0.5ml，仅用于肌内注射。在 0 和 2 ～ 6 个月施用 2 剂（各 0.5ml）。

Shingrix 是一种预防 50 岁以上成年人 HZ 发作的疫苗。Shingrix 不适用于预防原发性 VZV 感染的发作（水痘）。禁忌证包括对疫苗的任何组分或先前有接种疫苗过敏史者。

二、有效性评价

（一）Zostavax

Zostavax 的关键性临床研究为 2 项国际多中心、随机、双盲、安慰剂对照，以疫苗保护效力（vaccine efficacy，VE）为研究终点的 III 期临床试验（SPS 试验，ZEST 试验）[25, 26]。SPS 试验为 Zostavax 最初注册上市时的保护效力试验，在 60 岁及以上人群中开展；ZEST 试验为产品上市后补充申请扩大适用人群的保护效力试验，在 50 ～ 59 岁人群中开展 [27, 28]。2 项研究入组标准为既往有水痘病史或居住在研究区域达 30 年，无 HZ 病史，无水痘疫苗和带状疱疹疫苗接种史，符合年龄受试者，排除了免疫抑制状态或免疫功能低下的人群 [9, 12]。所有受试者按照 1 ： 1 的比例随机分配至疫苗试验组或安慰剂组（不含活病毒的疫苗稳定剂），采用上臂三角肌皮下注射的方式接种 1 剂疫苗或安慰剂。

SPS 试验共入组 38 546 例 ≥ 60 岁受试者，按照年龄分成 60 ～ 69 岁和 ≥ 70 岁 2 层。试验共随访到有效 HZ 确诊病例 957 例（试验组 315 例，安慰剂组 642 例），中位随访时间为 3.1 年（31 天至 4.9 年），93% 的 HZ 病例通过 PCR 检测方法确诊，1% 的病例通过病毒培养确诊，6% 的病例在未获得病原学检测结果的情况下由临床评价委员会确诊。

ZEST 试验共入组 22 439 例 50 ～ 59 岁受试者。试验共随访到有效 HZ 确诊病例 129 例（试验组 30 例，安慰剂组 99 例），中位随访时间为 1.3 年（0 ～ 2 年），86% 的 HZ 病例通过 PCR 检测确诊，14% 的病例在未获得病原学检测结果的情况下由临床评价委员会确诊。

2 项临床研究数据显示，Zostavax 在 50 ～ 59 岁老年人群中的保护效力为 69.8%（95%

CI 为 54.1% ～ 80.6%）[12]；在 60 ～ 69 岁老年人群中的保护效力为 63.9%（95% CI 为 55.5% ～ 70.9%）；对于≥ 70 岁人群的保护效力仅为 37.6%（95% CI 为 25.0% ～ 48.1%）[29]。

（二）Shingrix

Shingrix 的关键性临床研究为 2 项国际多中心、随机、双盲、安慰剂对照，以保护效力（VE）为研究终点的Ⅲ期临床试验（Zoster006 试验和 Zoster022 试验）[14, 15, 30]。2 项研究入组标准为无 HZ 病史、无水痘疫苗和 HZ 疫苗接种史的符合年龄受试者，排除了确诊 / 可疑免疫缺陷或免疫功能低下的人群。所有受试者按照 1 ：1 的比例随机分配至疫苗试验组或安慰剂组（氯化钠注射液），按照 "0 和 2 个月" 接种程序采用上臂三角肌肌内注射的方式接种 2 剂疫苗或安慰剂。

Zoster-006 试验共入组 14 759 例≥ 50 岁受试者，按照年龄分成 50 ～ 59 岁、60 ～ 69 岁、70 ～ 79 岁和≥ 80 岁 4 层（各年龄层样本量为 8 ：5 ：3 ：1）。试验共随访到有效 HZ 确诊病例 216 例（试验组 6 例，安慰剂组 210 例），中位随访时间为 3.1 年（0 ～ 3.7 年），89.4% 的 HZ 病例通过 PCR 检测确诊，10.6% 的病例由临床评价委员会确诊。

Zoster-022 试验共入组 13 163 例≥ 70 岁受试者，按照年龄分成 70 ～ 79 岁和≥ 80 岁 2 层（各年龄层样本量为 3 ：1）。试验共随访到有效 HZ 确诊病例 246 例（试验组 23 例，安慰剂组 223 例），中位随访时间为 3.9 年（0 ～ 4.5 年），92.3% 的 HZ 病例通过 PCR 检测确诊，7.7% 的病例由临床评价委员会确诊。

合并分析 2 项研究结果显示，Shingrix 对≥ 50 岁人群 HZ 的保护效力为 97.2%（95% CI 为 93.7%，99.0%）[14]，对≥ 70 岁人群 HZ 的保护效力为 91.3%（95% CI 为 86.8%，94.5%）[15]。目前尚不清楚保护的持续时间，但该试验证实在随访的 4 年中有相对稳定的疗效 [15]。

（三）有效性评价要点

Zostavax 与 Shingrix 2 个疫苗在国外上市注册的关键性临床试验均是通过计算疫苗组与安慰剂组相比 HZ 的发病风险降低程度来评价疫苗的有效性。

Zostavax 的 ZEST 试验及 Shingrix 的 Zoster-006 试验和 Zoster-022 试验均将有效观察期内的确诊 HZ 病例作为主要终点。试验均制定了明确的疑似 / 确诊 HZ 病例的定义、判定标准、相关症状出现 / 持续直至结束的时间定义等。有效病例的收集起始时间为全程免疫后 30 天。Zostavax 临床试验 HZ 病例的确诊通过 PCR、病毒培养和临床评价委员会 3 种方式相结合。Shingrix 临床试验 HZ 病例的确诊虽然未采用病毒培养的方式，但通过规范采样流程和多重 PCR 检测从而减少假阳性结果。有效性数据统计方面，均以 "每年每 1000 人" 为单位计算整个研究期内疫苗试验组与安慰剂组 HZ 的发病密度（incidence density，ID）和相对危险度（relative risk，RR）、VE（VE=1-RR）。统计学评价标准为，如果 VE 的双侧 95% CI 的下限高于 25%，则证实该疫苗预防 HZ 的 VE 具有临床意义 [9, 12, 14, 15]。上述试验均达到预定主要研究假设，美国 FDA 和 EMA 均批准 2 个疫苗用于预防 HZ。

SPS 试验、Zoster-006 试验和 Zoster-022 试验还将 PHN 的发生率、PHN 相关疼痛的严重程度和持续时间等作为次要终点,采用公认的 ZBPI 对方案定义的 PHN 疼痛程度进行描述,拟评价疫苗对 PHN 的 VE。因在已确诊 HZ 病例的受试者中,PHN 的疫苗效力分析结果未达到预设的统计学评价标准,且美国 FDA 认为 PHN 是伴随 HZ 出现的并发症,对 PHN 的预防获益是基于对 HZ 的预防效果,所以美国 FDA 未将"疫苗可预防 PHN"作为适应证纳入 2 个疫苗的说明书。

在受试者选择方面,因 HZ 既往病史、水痘疫苗和带状疱疹疫苗接种等因素会对疫苗 VE 的评价造成明确影响,2 个疫苗临床试验招募受试者时均排除了上述 3 种情况。结合 HZ 的流行病学特点,试验均选择 50 岁及以上的老年人群作为主要评价人群,同时考虑了按照一定比例年龄分层入组受试者。因 SPS 试验、Zoster-006 试验和 Zoster-022 试验中均排除了免疫功能抑制或免疫功能低下的人群,因此目前尚无足够数据支持老年人中有需求的此类人群能使用此疫苗。

三、免疫原性

有一项临床试验筛选了年龄在 60 岁以上有水痘感染病史的受试者,随机分为疫苗组(691 名)和对照组(704 名),分别在基线、免疫接种后第 6 周及第 1 年、2 年、3 年评估疫苗的免疫原性,研究表明,该疫苗在接种后 6 周至 3 年内,能够强化机体 VZV 特异性细胞介导的免疫反应(CMI);在接种疫苗后第 6 周,疫苗组中 CMI 水平为基线的 1.6 ~ 2.0 倍,显著高于对照组;虽然免疫反应强度随时间延长而减弱,但 3 年内,疫苗组中 CMI 水平显著高于对照组,且在 60 ~ 69 岁人群中反应强度较 70 岁以上人群要高 [31]。在另一项 Zostavax 免疫原性的临床试验中,探讨了免疫应答、HZ 严重程度与 PHN 之间的关系,研究表明,患者中 VZV 特异性 CMI 水平越高,HZ 的症状严重程度越轻,后期出现 PHN 的可能性越小,相反体液应答水平越高,则 HZ 的症状严重程度越重,后期出现 PHN 的可能性也越大 [32]。

在疫苗的联合应用方面,相关研究表明,在 50 岁以上人群中同时接种 HZ 疫苗与灭活的流感疫苗,并不会降低前者的免疫原性 [33]。然而,肺炎球菌疫苗与 HZ 疫苗联合使用,会显著降低 VZV 抗体水平。因此,为了防止 HZ 疫苗的免疫原性下降,不可同时接种两种疫苗 [34]。针对不同年龄段人群使用 HZ 疫苗是否会产生有差别的免疫原性这一问题,Sutradhar 等 [35] 比较了 50 ~ 59 岁人群与 60 岁以上人群在免疫接种 4 周后,VZV 特异性 gE LISA(gp ELISA)抗体几何平均滴度水平(geometric mean titre,GMT)和几何平均增长倍数(geometric mean fold ratio,GMFR),结果表明,50 ~ 59 岁人群中,VZV 特异性抗体反应非劣效于 60 岁以上人群。对于慢性病患者和有 HZ 病史的受试者,疫苗同样能促进机体 VZV 特异的免疫力。年龄在 50 岁以上有 HZ 病史的患者在接种疫苗后,抗体反应水平为对照组的 2 倍以上 [36],慢性病患者在接种后 6 周,抗体水平为非慢性病患者的 2 倍以上 [37, 38]。

四、成本效用

罹患 HZ 和 PHN 不仅严重地影响患者的生活质量，同时还给个人和国家带来沉重的卫生经济负担。现对 HZ 疫苗的成本效益研究主要集中在北美和欧洲等发达国家。美国的一项研究指出，对超过 60 岁的 100 万名受试者进行 HZ 疫苗免疫接种，预计可以减少 75 548 ～ 88 928 例 HZ 和 20 000 例 PHN 的发生，减少 300 000 次门诊、375 000 个处方、9700 次急诊和 10 000 例住院，转换后共计节省 8200 ～ 10 300 万美元的医疗费用[39]。因此，采用疫苗预防 HZ 对减轻国家的卫生经济负担具有重要的意义。Kawai 等[40]对 2006 ～ 2013 年 15 篇成本效益研究进行了系统评价，在考虑了各国汇率换算与通货膨胀的因素后，疫苗接种的费用为 123 ～ 253 美元，所有研究均采用质量调整生命年（quality-adjusted life year，QALY）作为健康结局指标，结果显示，在不同研究之间，增量成本效益比值不同，变化范围为 1 万～ 10 万美元。加拿大[41, 42]和欧洲一些国家[43, 44]的研究认为，HZ 疫苗是具有成本效用的，在美国，Pellissier 等[39]的研究支持疫苗具有良好的成本效用比，而 Hornberger 和 Robertus[45]及 Rothberg 等[46]的研究却得出相反的结论。这是由于后两篇研究中假定 HZ 和 PHN 导致的 QALY 损失较小，且年龄在 70 岁以上罹患 PHN 的风险值较低。Bilcke 等[47]的研究认为，由于不确定 HZ 疫苗免疫持久性，未得出结论。van Lier 等[48]的研究表明，计算出的增量成本效益比（incremental cost effectiveness ratio，ICER）略大于荷兰制定的成本效果阈值，因此认为疫苗不具有成本效用。

美国最近的一项研究发现，在 HZ/su 的价格为 290 欧元，ZVL 的价格为 350 美元情况下，当每系列疫苗的成本低于 360 美元时，对 60 岁的 HZ 进行疫苗接种的成本效益仍将低于每个 QALY 50 000 美元的成本效益阈值[49]。如果对第二剂 HZ/su 的依从性达 100%，以前接种过 ZVL 的个体加强一剂 HZ/su，仅在疫苗接种后 5 年内具有成本效益[50]。德国的一项研究估计，在预防 HZ 方面，10 个 ≥ 70 岁用 HZ/su 的人比 50 个用 ZVL 的人群所需接种人数（NNV）要高一些[51]。当每个系列疫苗的成本为 220 欧元时，HZ/su 疫苗的 ICER 每 QALY 介于 37 000 欧元和 44 000 欧元之间[52]。意大利的一项研究估算了 ZVL 的成本效益，同时考虑了随时间推移人口的变化，以及相伴随的水痘疫苗接种计划[53]。他们发现，由于人口老龄化，预计 HZ 的发病率在未来几十年内将增加；由于外源性免疫力的降低，水痘疫苗的接种可能会导致 HZ 的发病率进一步增加，HZ 疫苗的接种将使成本效用下降，从而增加了对 HZ 的负担。荷兰两项研究显示，70 岁老年人使用 VZL，每剂疫苗的成本分别为 77 欧元和 87 欧元，每增加一个 QALY 可获得的 ICER 为 22 000 欧元和 30 000 欧元[43, 48]。

研究表明[54]，与 ZVL（单剂量或单剂＋加强）相比，接种两剂 HZ/su 会导致预防 HZ 的病例数和 QALY 数更高，提示 HZ/su 效用更高。但与不接种疫苗或接种 ZVL 相比，用 HZ/su 是否有成本效益，很大程度上取决于每系列疫苗的成本。对于 60 岁及以上的人群，在某些情况下，ZVL 可能是更具成本效益的替代方案。只要 10 年后加强一剂 ZVL，就可减少 ZVL 和 HZ/su 间的有效性差距，但前提是每剂疫苗成本大大降低，这才是最经济的选择。两剂 HZ/su 疫苗是 70 岁老人接种疫苗的最有效策略，预防 HZ 的 NNV 为 10.0；与 60 岁和 80 岁的人群（NNV 为 10.9 和 10.8）相比差异很小。对于 ZVL 疫苗接种年龄对预防 HZ 的有效性有很大影响。疫苗接种的最有效年龄为 60 岁（NNV 为 22.8），随着年龄的增长疫苗的有效性在递减，70 岁 NNV 为 34.9，80 岁 NNV 为 117.0。往往要在 10 年后加强一剂提高 ZVL 的有效性，可使 60 岁人的 NNV 降至 17.2，70 岁 NNV 降至 28.3，而 80 岁 NNV 降至 109.5。

对 HZ/su 而言，成本效益每 QALY 是 20 000 欧元，这是 70 岁老年人接种疫苗的最高费用，是每个系列的最高疫苗成本阈值，这表明从成本考虑，70 岁是最佳有效的接种年龄。在这个年龄段，每个系列的疫苗阈值成本估计为 109.09 欧元。对于 ZVL 而言，60 岁成年人接种疫苗的最高阈值成本为 51.37 欧元，而在 10 年后加强一剂可使阈值成本降至 37.79 欧元。研究结果表明[54]，与单剂 ZVL 相比，ZVL 加强一剂的单剂阈值成本更低，这对加强剂与首剂之间的时间间隔（如 5 年）较短也有效。对于 80 岁的老年人进行疫苗接种，每剂 ZVL 的疫苗阈值成本略高于 0 欧元。使用更高的成本效益阈值（每 QALY 50 000 欧元）可大大提高疫苗的最高允许成本。在这种情况下，每 70 个人接种 HZ/su 的阈值成本增加到 274.91 欧元。

综上所述，关于疫苗是否具有成本效用价值，不同研究之间结论不完全一致，主要是源于疫苗有效的持续时间和 HZ、PHN 相关的损失 QALY 的假设不同造成的。成本效用分析中参数的不一致，如免疫接种的费用、贴现率、发病率、疾病负担、成本效益阈值、疫苗的目标人群和分析模型等，为不同国家不同研究之间的比较造成了困难[40, 54-57]。与单剂 ZVL 或 ZVL 加强剂 10 年后相比较，发现两剂 HZ/su 可以更好地减轻具有正常免疫功能的老年人的 HZ 负担。在每获得 QALY 成本效益阈值为 20 000 欧元的情况下，HZ/su 和 ZVL 疫苗接种都可能具有成本效益，但这在很大程度上取决于疫苗成本。

第三节　国内临床研究及评价考量[58]

鉴于我国目前仅有 Shingrix 含佐剂重组蛋白疫苗获批上市，而国内已获批临床试验的均为 HZ 减毒活疫苗，且目前尚无公认的免疫原性替代指标评价带状疱疹疫苗的有效性，建议国内带状疱疹疫苗设计开展随机、双盲、安慰剂对照，进行以病例为终点的 VE 临床试验，以充分评价疫苗的安全性和有效性。因国内同类疫苗药学基础和临床试验设计与已上市疫苗存在相似性，临床有效性评价时可借鉴国外经验，设计时重点考虑以下方面。

一、受试人群的选择

研究者应充分了解拟开展研究的地区近年 HZ 的流行病学数据，选择发病率较高的地区，入选足够数量的易感人群。入组受试者应获得可靠的病史、水痘疫苗及带状疱疹疫苗接种史，排除可能影响疫苗 VE 评价的已知因素。此外，还应结合我国人口构成比例和 HZ 人群分布，考虑设置合理的年龄分层及各层样本量的比例，以评价疫苗在不同年龄人群中的 VE 水平。

二、带状疱疹的定义及确诊

根据拟定适应证，在方案中制定明确的临床终点指标。因国内外疾病定义及诊断可能存在差异，建议采用国内公认的疑似 / 确诊病例的定义及诊断标准，并明确相关症状出现 / 持续直至结束的时间定义等。方案中应制订严格的皮肤样本采集方法及流程，制订统一的生物样本采样时间（距离发病的时间）、样本采集的优先顺序（疱疹液、结痂、拭子等）、收集方法、采样份数及存放方法等。采用公认且经过验证的检测方法进行样本病原学检测，设置临床评价委员会，明确相关检测结果的判定方法和流程。

三、带状疱疹病例的随访及观察

我国目前尚未将 HZ 纳入传染病监测系统，疫苗临床研究应建立灵敏的主动监测系统，可参考国外经验制订统一的病例调查和随访表，设置足够的随访时间以收集足够的有效病例。为准确计算有效随访时间，应明确有效病例监测期的起始时间、失访数据的定义和日期、有效病例的随访截止日期。收到病例报告时，应记录病例首次发作日期、采样日期等关键信息。

四、终点指标的评价

参考国外经验，建议将有效观察期内 HZ 的确诊病例作为有效性评价的主要终点，以"每年每 1000 人"为单位计算试验组和安慰剂组的 ID、RR 及 VE。制定明确的有效性研究假设、统计学检验水准和评价界值。若要评价疫苗对 PHN 的保护效力，需设置合理的统计学评价标准，收集足够的 HZ 病例以证实 PHN 在 HZ 患者中的保护效力。此外，由于我国对于 PHN 的定义和疼痛评价标准与国外存在差异 [59]，还需明确 PHN 的定义及确定依据，采用公认的疼痛量表评价疼痛的严重程度和持续时间。

随着我国人口结构逐渐老龄化，加之慢性疾病高发导致免疫力下降，增加了 HZ 的发病风险，同时，PHN 严重影响患者的生活质量，也给患者个人、家庭和社会带来严重的经济负担。但是，目前国内的研究主要局限于 HZ 的临床观察、施治和护理方面，对我国 HZ 的发病情况及流行病学特征分布尚缺乏文献参考 [60, 61]，因此有必要加强 HZ 的监测和流行病学调查研究工作，为开展该疾病的防治工作提供科学的理论依据。接种疫苗的目的在于阻断病毒的传播，减轻疾病产生的负担。

VZV 减毒活疫苗为 VZV 疾病的防控做出较大贡献。水痘疫苗显著降低了水痘的发生率或减轻了水痘症状，HZ 疫苗的应用与新型亚单位疫苗的研发对 VZV 的流行又起到进一步的防控作用。已上市的带状疱疹疫苗临床数据证明疫苗对于 HZ 具有良好的预防作用，同时降低了 PHN 的发生。因此，接种疫苗能够减轻老年人的疾病负担，提高老年人群的生活质量，但仍有一些问题是疫苗应用后不能忽视的。

首先，安全性始终贯穿于疫苗的研发与应用过程中。由于 vOka 株的减毒机制和变异情况尚未明了，水痘疫苗的安全性仍需长期的观察评估。就目前使用的 Varilrix 与 Varivax 相比较，有研究显示，1995 ～ 1999 年两者还很相似，但 2003 ～ 2005 年显出分化。1991 年以来，Varivax 与 vOka 也显示出了差异[62]。其次，疫苗的有效性需要长期累积的客观评价。水痘突破病例使得 2 剂免疫程序的必要性日益显现。我国在完善 VZV 流行病学监测的同时，有必要借鉴发达国家的防控手段，加快 2 剂免疫程序的研究与推广工作。再次，与 VZV 野毒株类似，水痘疫苗病毒也存在潜伏并诱发 HZ 的风险，但发病率低于前者。由于疫苗株对细胞免疫的刺激效果远不如野毒株[63]，而细胞免疫对 HZ 起主要保护作用，因此，这种疫苗株导致的隐性感染不容忽视。最后，免疫实施的代价与覆盖率及在个体、群体水平上对成人水痘和 HZ 流行病学的长期效应，仍需得到更多关注[63]。在将来的 VZV 防控中，水痘疫苗和带状疱疹疫苗这些错综复杂的关系，必将推进新疫苗的开发与精益求精。

随着我国人口老龄化进程逐渐加剧，带状疱疹疫苗的研发在我国具有合理的立题依据和迫切的临床需求。接种疫苗是预防 HZ 最经济、有效的手段，Zostavax 已在国外 60 多个国家上市并且获得了良好的安全性和有效性评价。采用科学合理的临床试验设计，有利于充分评价疫苗的安全性和有效性，从而提高临床研究的效率和质量。随着国内外对疫苗制备机制和生产工艺等方面的不断认识和改进，更安全、有效的带状疱疹疫苗将会获得更多的推广和应用。

参 考 文 献

[1] 吴根鹏，朱为 . 水痘 - 带状疱疹疫苗的使用现状及研究进展 [J]. 中国生物制品学杂志 , 2016, 29(3): 323-328,32.

[2] 严昆 . 523 例带状疱疹临床流行病学分析 [J]. 中国实用医药 , 2014, 9(35): 81-82.

[3] 刘太华，张忠奎，许泽娟，等 . 带状疱疹临床流行病学分析 [J]. 西南军医 , 2005, (6): 28-30.

[4] HOPE-SIMPSON R E. The nature of herpes zoster: a long-term study and a new hypothesis [J]. Proc R Soc Med, 1965, 58:9-20.

[5] LEVIN M J, SMITH J G, KAUFHOLD R M, et al. Decline in varicella-zoster virus (VZV)-specific cell-mediated immunity with increasing age and boosting with a high-dose VZV vaccine [J]. J Infect Dis, 2003, 188(9): 1336-1344.

[6] YAWN B P, GILDEN D. The global epidemiology of herpes zoster [J]. Neurology, 2013, 81(10): 928-930.

[7] GERSHON A A, GERSHON M D. Pathogenesis and current approaches to control of varicella-zoster virus infections [J]. Clin Microbiol Rev, 2013, 26(4): 728-743.

[8] 王官清，李晓霞 . 带状疱疹的临床流行病学及预防 [J]. 中国皮肤性病学杂志 , 2018, 32(11): 1325-1330.

[9] OXMAN M N, LEVIN M J, JOHNSON G R, et al. A vaccine to prevent herpes zoster and postherpetic neuralgia in older adults [J]. N Engl J Med, 2005, 352(22): 2271-2284.

[10] Varicella and herpes zoster vaccines: WHO position paper, June 2014 [J]. Wkly Epidemiol Rec, 2014, 89(25): 265-287.

[11] SEI J J, COX K S, DUBEY S A, et al. Effector and central memory poly-functional CD4(+) and CD8(+) T cells are boosted upon ZOSTAVAX(R) vaccination [J]. Front Immunol, 2015, 6:553.

[12] SCHMADER K E, LEVIN M J, GNANN J W, et al. Efficacy, safety, and tolerability of herpes zoster vaccine

in persons aged 50-59 years [J]. Clin Infect Dis, 2012, 54(7): 922-928.

[13] ANSALDI F, TRUCCHI C, ALICINO C, et al. Real-world effectiveness and safety of a live-attenuated herpes zoster vaccine: a comprehensive review [J]. Adv Ther, 2016, 33(7): 1094-1104.

[14] LAL H, CUNNINGHAM A L, GODEAUX O, et al. Efficacy of an adjuvanted herpes zoster subunit vaccine in older adults [J]. N Engl J Med, 2015, 372(22): 2087-2096.

[15] CUNNINGHAM A L, LAL H, KOVAC M, et al. Efficacy of the herpes zoster subunit vaccine in adults 70 years of age or older [J]. N Engl J Med, 2016, 375(11): 1019-1032.

[16] CHLIBEK R, SMETANA J, PAUKSENS K, et al. Safety and immunogenicity of three different formulations of an adjuvanted varicella-zoster virus subunit candidate vaccine in older adults: a phase II, randomized, controlled study [J]. Vaccine, 2014, 32(15): 1745-1753.

[17] KEATING G M. Shingles (herpes zoster) vaccine (zostavax (R)): a review in the prevention of herpes zoster and postherpetic neuralgia [J]. Biodrugs, 2016, 30(3): 243-254.

[18] BAYLOR N W. Perspective of the U.S. food and drug administration on concomitant administration of Zostavax and Pneumovax [J]. Vaccine, 2011, 29(48): 8771; author reply 8772.

[19] SHAH R A, LIMMER A L, NWANNUNU C E, et al. Shingrix for herpes zoster: a review [J]. Skin Therapy Lett, 2019, 24(4): 5-7.

[20] MALTZ F, FIDLER B. Shingrix: a new herpes zoster vaccine [J]. P T, 2019, 44(7): 406-433.

[21] SYED Y Y. Recombinant aoster vaccine (shingrix(R)): a review in herpes zoster [J]. Drugs Aging, 2018, 35(12): 1031-1040.

[22] SLY J R, HARRIS A L. Recombinant zoster vaccine (Shingrix) to prevent herpes zoster [J]. Nurs Womens Health, 2018, 22(5): 417-422.

[23] JAMES S F, CHAHINE E B, SUCHER A J, et al. Shingrix: the new adjuvanted recombinant herpes zoster vaccine [J]. Ann Pharmacother, 2018, 52(7): 673-680.

[24] TRICCO A C, ZARIN W, CARDOSO R, et al. Efficacy, effectiveness, and safety of herpes zoster vaccines in adults aged 50 and older: systematic review and network meta-analysis [J]. BMJ, 2018, 363:k4029.

[25] IZURIETA H S, WU X Y, LU Y, et al. Zostavax vaccine effectiveness among US elderly using real-world evidence: addressing unmeasured confounders by using multiple imputation after linking beneficiary surveys with Medicare claims [J]. Pharmacoepidem Dr S, 2019, 28(7): 993-1001.

[26] MILLER E R, LEWIS P, SHIMABUKURO T T, et al. Post-licensure safety surveillance of zoster vaccine live (Zostavax (R)) in the United States, Vaccine Adverse Event Reporting System (VAERS), 2006-2015 [J]. Hum Vacc Immunother, 2018, 14(8): 1963-1969.

[27] KEATING G M. Shingles (herpes zoster) vaccine (aostavax(R)): a review in the prevention of herpes zoster and postherpetic neuralgia [J]. BioDrugs, 2016, 30(3): 243-254.

[28] POPMIHAJLOV Z, PANG L, BROWN E, et al. A post hoc analysis utilizing the FDA toxicity grading scale to assess injection site adverse events following immunization with the live attenuated Zoster Vaccine (ZVL) [J]. Hum Vaccin Immunother, 2018, 14(12): 2916-2920.

[29] WATSON J C, HADLER S C, DYKEWICZ C A, et al. Measles, mumps, and rubella--vaccine use and strategies for elimination of measles, rubella, and congenital rubella syndrome and control of mumps: recommendations of the Advisory Committee on Immunization Practices (ACIP) [J]. MMWR Recomm Rep, 1998, 47(RR-8): 1-57.

[30] YANCEY K B. Commentary regarding: efficacy of an Adjuvanted Herpes Zoster Subunit Vaccine in Older Adults. H Lal, AL Cunningham, O Godeaux et al., N Engl J Med 372:2087-2096, 2015 [J]. Dermatol Ther, 2016, 29(5): 300-301.

[31] LEVIN M J, OXMAN M N, ZHANG J H, et al. Varicella-zoster virus-specific immune responses in elderly recipients of a herpes zoster vaccine [J]. J Infect Dis, 2008, 197(6): 825-835.

[32] WEINBERG A, ZHANG J H, OXMAN M N, et al. Varicella-zoster virus-specific immune responses to herpes zoster in elderly participants in a trial of a clinically effective zoster vaccine [J]. J Infect Dis, 2009, 200(7): 1068-1077.

[33] KERZNER B, MURRAY A V, CHENG E, et al. Safety and immunogenicity profile of the concomitant administration of ZOSTAVAX and inactivated influenza vaccine in adults aged 50 and older [J]. J Am Geriatr Soc, 2007, 55(10): 1499-1507.

[34] MACINTYRE C R, EGERTON T, MCCAUGHEY M, et al. Concomitant administration of zoster and pneumococcal vaccines in adults $> \neq$ 60 years old [J]. Hum Vaccin, 2010, 6(11): 894-902.

[35] SUTRADHAR S C, WANG W W, SCHLIENGER K, et al. Comparison of the levels of immunogenicity and safety of Zostavax in adults 50 to 59 years old and in adults 60 years old or older [J]. Clin Vaccine Immunol, 2009, 16(5): 646-652.

[36] MILLS R, TYRING S K, LEVIN M J, et al. Safety, tolerability, and immunogenicity of zoster vaccine in subjects with a history of herpes zoster [J]. Vaccine, 2010, 28(25): 4204-4209.

[37] WEINBERG A, PANG L, JOHNSON M J, et al. The effect of age on the immunogenicity of the live attenuated zoster vaccine is predicted by baseline regulatory T cells and varicella-zoster virus-specific T cell immunity [J]. J Virol, 2019, 93(15): e00305-19.

[38] SCHMADER K E, LEVIN M J, GRUPPING K, et al. The impact of reactogenicity after the first dose of recombinant zoster vaccine upon the physical functioning and quality of life of older adults: an open phase III trial [J]. J Gerontol A Biol Sci Med Sci, 2019, 74(8):1217-1224.

[39] PELLISSIER J M, BRISSON M, LEVIN M J. Evaluation of the cost-effectiveness in the United States of a vaccine to prevent herpes zoster and postherpetic neuralgia in older adults [J]. Vaccine, 2007, 25(49): 8326-8337.

[40] KAWAI K, PREAUD E, BARON-PAPILLON F, et al. Cost-effectiveness of vaccination against herpes zoster and postherpetic neuralgia: a critical review [J]. Vaccine, 2014, 32(15): 1645-1653.

[41] NAJAFZADEH M, MARRA C A, GALANIS E, et al. Cost effectiveness of herpes zoster vaccine in Canada [J]. Pharmacoeconomics, 2009, 27(12): 991-1004.

[42] PEDEN A D, STROBEL S B, FORGET E L. Is herpes zoster vaccination likely to be cost-effective in Canada [J]. Can J Public Health, 2014, 105(4): e287-295.

[43] DE BOER P T, POUWELS K B, COX J M, et al. Cost-effectiveness of vaccination of the elderly against herpes zoster in The Netherlands [J]. Vaccine, 2013, 31(9): 1276-1283.

[44] ULTSCH B, WEIDEMANN F, REINHOLD T, et al. Health economic evaluation of vaccination strategies for the prevention of herpes zoster and postherpetic neuralgia in Germany [J]. BMC Health Serv Res, 2013, 13:359.

[45] HORNBERGER J, ROBERTUS K. Cost-effectiveness of a vaccine to prevent herpes zoster and postherpetic neuralgia in older adults [J]. Ann Intern Med, 2006, 145(5): 317-325.

[46] ROTHBERG M B, VIRAPONGSE A, SMITH K J. Cost-effectiveness of a vaccine to prevent herpes zoster and postherpetic neuralgia in older adults [J]. Clin Infect Dis, 2007, 44(10): 1280-1288.

[47] BILCKE J, MARAIS C, OGUNJIMI B, et al. Cost-effectiveness of vaccination against herpes zoster in adults aged over 60 years in Belgium [J]. Vaccine, 2012, 30(3): 675-684.

[48] VAN LIER A, VAN HOEK A J, OPSTELTEN W, et al. Assessing the potential effects and cost-effectiveness of programmatic herpes zoster vaccination of elderly in the Netherlands [J]. BMC Health Serv Res, 2010,

10:237.

[49] LE P, ROTHBERG M B. Cost-effectiveness of the adjuvanted herpes zoster subunit vaccine in older adults [J]. JAMA Intern Med, 2018, 178(2): 248-258.

[50] LE P, ROTHBERG M B. Cost-effectiveness of the recommendations of the advisory committee on immunization practices for the recombinant adjuvanted zoster subunit vaccine [J]. JAMA Intern Med, 2018, 178(9): 1277-1278.

[51] CURRAN D, VAN OORSCHOT D, VARGHESE L, et al. Assessment of the potential public health impact of herpes zoster vaccination in Germany [J]. Hum Vaccin Immunother, 2017, 13(10): 2213-2221.

[52] VAN OORSCHOT D, ANASTASSOPOULOU A, POULSEN NAUTRUP B, et al. Cost-effectiveness of the recombinant zoster vaccine in the German population aged $> \neq$ 60 years old [J]. Hum Vaccin Immunother, 2019, 15(1): 34-44.

[53] MELEGARO A, MARZIANO V, DEL FAVA E, et al. The impact of demographic changes, exogenous boosting and new vaccination policies on varicella and herpes zoster in Italy: a modelling and cost-effectiveness study [J]. BMC Med, 2018, 16(1): 117.

[54] DE BOER P T, VAN LIER A, DE MELKER H, et al. Cost-effectiveness of vaccination of immunocompetent older adults against herpes zoster in the Netherlands: a comparison between the adjuvanted subunit and live-attenuated vaccines [J]. BMC Med, 2018, 16(1): 228.

[55] SZUCS T D, PFEIL A M. A systematic review of the cost effectiveness of herpes zoster vaccination [J]. Pharmacoeconomics, 2013, 31(2): 125-136.

[56] CHIYAKA E T, NGHIEM V T, ZHANG L, et al. Cost-effectiveness of herpes zoster vaccination: a systematic review [J]. Pharmacoeconomics, 2019, 37(2): 169-200.

[57] DE BOER P T, WILSCHUT J C, POSTMA M J. Cost-effectiveness of vaccination against herpes zoster [J]. Hum Vaccin Immunother, 2014, 10(7): 2048-2061.

[58] 陈艳, 李英丽, 高晨燕, 等. 带状疱疹疫苗注册研发与临床有效性评价 [J]. 中国新药杂志, 2019, 28(18): 2193-2196.

[59] 于生元, 万有, 万琪, 等. 带状疱疹后神经痛诊疗中国专家共识 [J]. 中国疼痛医学杂志, 2016, 22(3): 161-167.

[60] 李娟, 索罗丹, 赵丹, 等. 带状疱疹的流行病学研究进展 [J]. 现代预防医学, 2014, 41(5): 781-784.

[61] 崔长弘. 带状疱疹流行病学特征及预防策略研究现状 [J]. 疾病监测, 2013, 28(12): 1030-1034.

[62] SAUERBREI A, ZELL R, HARDER M, et al. Genotyping of different varicella vaccine strains [J]. J Clin Virol, 2006, 37(2): 109-117.

[63] LIESEGANG T J. Varicella zoster virus vaccines: effective, but concerns linger [J]. Can J Ophthalmol, 2009, 44(4): 379-384.

结　语

　　我们团队多年来一直致力于带状疱疹神经痛的临床治疗，随着病例的增多，对此病的认识也在加深，但感仍有许多待解之谜。因此查阅了大量资料，以求从病毒的特性来认识这个疾病，探究这个疾病。汇集目前现有的研究成果，我们认识到：

　　（1）水痘-带状疱疹病毒（VZV）这一古老的病毒起源于非洲大陆灵长类动物，它有种属特异性，仅仅在我们人类传播，并与人类共繁衍、共迁徙。它是双链DNA病毒，变异小。VZV具有嗜神经、亲皮肤和T细胞特性。

　　（2）人类从生长发育、成熟到衰老的过程中，VZV在体内有2次有活力的生命周期，同一种VZV可导致两种疾病。儿童及青少年多因感染此病毒而发水痘，成年人多因体内潜伏的病毒被重新激活而发带状疱疹。人体主要是通过呼吸道初次感染病毒，当病毒颗粒通过空气经呼吸道到达黏膜上皮时，扩散到扁桃体和其他区域淋巴组织，感染T细胞，病毒经血液循环传送到皮下，全身体表散发出水痘。此时的病毒有传染性，但通常对儿童的皮肤和神经毒性很小，也许是T细胞抑制了病毒的毒力，水痘发生期间病毒的毒性与年龄呈正比，年龄越大，体内病毒的毒性越强，表现出的病毒血症和神经刺激症状明显。水痘发生期间水痘疱液中的VZV除了向外传播扩散外，它主要是沿着患儿的感觉神经末梢，从神经轴突逆行转运至神经元，主要在背根神经节和三叉神经节细胞中潜伏下来。

　　这是很奇特的现象，此病毒逆行过程与轴突有相当好的兼容性，儿童时期的神经轴突竟然能包容这个异己分子，容忍它顺着轴突逆行至背根神经节潜伏下来。逆行到哪个神经节潜伏下来，随机还是有什么规律？目前尚不清楚。潜伏的场所主要为神经元细胞核，说明儿童期的神经细胞对这个异己分子有相当大的包容性，这更加令人惊奇。儿童期相对稚嫩的神经系统，包括轴突、神经元很大度地容纳了这个异己分子，并与之和平共处几十年，也说明病毒的伪装修饰手段非常精妙。潜伏几十年的病毒不影响宿主神经系统的生长发育和功能发挥，这本身也是一个令人难以想象的分子事件。对神经细胞来讲，这些异物的侵入，是否是一个重要的分子事件呢？也许并不算，当时能进入细胞核，并和平共处，相安无事，而且不影响宿主神经系统的功能；但它是一个不定时炸弹，不管是儿童、青少年，还是成年人，特别是高龄老人，机体免疫功能下降后，再被激活的病毒一改往日的温顺，具备相当大的毒力。潜伏在哪个神经节中的病毒被激活？是随机激活还是有什么规律？目前尚不清楚。

　　儿童初次感染的病毒，恰恰来自成年人，是成年人带状疱疹发作时，疱液中有毒力的病毒通过空气飞沫传播，进入儿童的呼吸道。经过一定的潜伏期后，经血液循环在儿童的体表发出水痘，可是此时的病毒对儿童仅有轻微的神经毒性，其中的机制是什么？是儿童期"敏锐"的免疫系统抑制了病毒的毒性？还是病毒自身的伪装修饰呢？最终的结果是免疫系统敌我不分，让病毒能轻而易举地进入轴突，逆行到神经元中。病毒的生存之道就是2次发作，长久潜伏，与人类共繁衍。万幸的是病毒本身生命周期的自限性，一般2～3周就"寿终正寝"了。

（3）VZV在人感觉神经节（三叉神经节、背根神经节等）的多种细胞中可潜伏终生，目前尚缺少有效的方法去消除宿主神经元潜伏的病毒基因组。VZV病毒颗粒在水痘阶段侵入轴突逆行传送，在进入轴突和随后的长途跋涉传送过程中，病毒颗粒的包膜与外层蛋白分离开来。在神经元细胞核中，病毒基因组被组蛋白覆盖，并被组蛋白修饰沉默，VZV终于潜伏下来。病毒基因组作为可兼容的异种染色质核小体在宿主细胞核中持续存在。除了ORF63，潜伏的VZV基因组表达的病毒蛋白基本上测不到，提示合成的蛋白不多，但确实表达高水平长的非编码RNA（与潜伏相关的转录产物），ORF63持续表达的生物学意义在于保护有丝分裂后的神经元能继续存活，同时维持病毒自身的潜伏活力和寄居场所的稳定。

（4）并非神经节中的所有神经元都含有潜伏的病毒基因组，只有部分存在病毒潜伏的神经元会在后来被重新激活的病毒感染。各种应激信号（如激素变化、体温变化、疾病、创伤、手术）都可能会激活潜伏的病毒。病毒被重新激活后，产生大量具有感染性的子代病毒体，并传播到其他组织和宿主。病毒被重新激活，复制子代病毒的同时，ORF63大量表达的生物学意义在于保护神经元不凋亡。此病毒的抗神经元凋亡能力同样令人惊奇。这于人于己都有利，首先VZV需要有自己的复制合成场所，保护有丝分裂后的神经元能继续存活，可为其源源不断地提供原料。病毒被重新激活，复制合成的DNA并不积聚在神经元中，而是持续不断地输送出来。在轴突中新合成的VZV颗粒沿着轴突顺行出来，组装合成的病毒颗粒源源不断地传送至皮下神经丛，最后从感觉神经末梢喷发出来，此时的病毒一改往日寻求潜伏寄居时的温和，具备相当强的神经和皮肤毒性，病毒子代"六亲不认"，肆无忌惮地蚕食破坏轴突和皮肤，表现出典型的带状疱疹，常伴有剧烈的神经痛，而此时的神经元至少在病毒复制合成阶段不凋亡，而为病毒的复制合成提供基地。

（5）此时病毒对皮肤的破坏形成了典型的带状疱疹，临床上表现为单侧界线分明的沿某一皮区分布的皮疹、水疱，常伴有剧烈的疼痛。此病毒引发的神经炎性反应不仅在急性期伴有让人难以忍受的剧痛，带状疱疹消退后，10%～15%及以上的人还要遭受疼痛的折磨，长达数月至数年，形成典型的神经病理性疼痛，说明病毒对神经的蚕食侵害更严重，也更持久。

所以我们更加偏向于把带状疱疹看成是神经病，带状疱疹神经痛是一种特殊类型的神经损伤。这是神经被病毒破坏所导致的恶果，是病毒从神经元到神经末梢由内而外全程的蚕食，是从轴突中心向外周髓鞘的破坏，此病毒的嗜神经亲皮肤特性决定了皮下神经纤维丛及神经末梢是重灾区。因此我们不仅要关注患者的皮肤，更应该关注痛区皮下的神经。不仅要关注患者的疼痛，更应该关注痛区皮下被各种疼痛掩盖的神经损伤。临床上不仅要促进皮肤愈合，更要促进神经修复。不仅要镇痛，更要治痛。

尽管目前已经开发了带状疱疹疫苗，但是推广普及尚需时日。而带状疱疹神经痛也是我们探究神经损伤的一个窗口，不仅可以让我们认识这种特殊类型的神经损伤，更为重要的是转变传统的镇痛而非治痛的理念。

　　编写的过程，是一个学习的过程，提高的过程。本书系统评述进入 20 世纪以来水痘－带状疱疹病毒和带状疱疹神经痛的基础研究的主要进展，汇集了国内外对带状疱疹神经痛的临床研究成果，从病毒的特性来认识和治疗带状疱疹神经痛。总结上万例患者的临床实践和发表的论文，提出了基于营养神经、修复神经的策略，理念新颖，疗效明显，希望能推广出去，造福于更多的患者。

　　本书编写过程中参考了国内外众多专家学者的研究成果，文后已经标明，在此一并表示感谢！

　　感谢我的家人及团队的支持与帮助。

2021 年 5 月 10 日